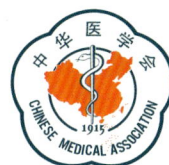

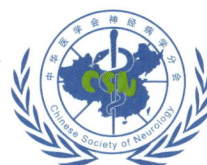

中华医学会
神经病学分会发展史

中华医学会神经病学分会　组织编写

蒲传强　崔丽英　主　编

中华医学电子音像出版社
CHINESE MEDICAL MULTIMEDIA PRESS

北　京

图书在版编目（CIP）数据

中华医学会神经病学分会发展史 / 蒲传强，崔丽英主编. —北京：
中华医学电子音像出版社，2023.5
ISBN 978-7-83005-321-5

Ⅰ．①中…　Ⅱ．①蒲…②崔…　Ⅲ．①中华医学会 – 神经病学 – 医学会 – 史料　Ⅳ．①R741-262

中国国家版本馆CIP数据核字（2023）第058849号

中华医学会神经病学分会发展史
ZHONGHUA YIXUE HUI SHENJINGBINGXUE FENHUI FAZHAN SHI

主　　编：蒲传强　崔丽英
策划编辑：史仲静　秦　静
责任编辑：张　宇　李超霞
校　　对：龚利霞
责任印刷：李振坤
出版发行：中华医学电子音像出版社
通信地址：北京市西城区东河沿街69号中华医学会610室
邮　　编：100052
E - mail：cma-cmc@cma.org.cn
购书热线：010-51322635
经　　销：新华书店
印　　刷：北京顶佳世纪印刷有限公司
开　　本：787 mm×1092 mm　1/12
印　　张：59
字　　数：772千字
版　　次：2023年5月第1版　2023年5月第1次印刷
定　　价：120.00元

内 容 简 介

　　本书由中华医学会神经病学分会组织编写，旨在记录中华医学会神经病学分会70余年光辉历程，采用图文并茂的方式，充分展示了该分会及其14个学组的发展进程、组织架构、学术活动及工作进展。谨以此书纪念并奉献给为中华医学会神经病学分会发展做出贡献的领导、专家和全国同道们！

编委会

前　言
FOREWORD

　　中华医学会的成立标志着中国的临床医学开始进入现代医学时代。随着医学科学技术的发展，中国的现代医学也在不断进步；中华医学会在持续发展的同时，也随之孕育了许多专科分会。中华医学会神经病学分会的前身是中华医学会神经精神科学会，于1951年由欧美留学回国的许英魁、魏毓麟等一批老前辈联合成立，开启了我国神经病学和精神病学学术组织的新时代。1955年，许英魁、冯应琨、伍正谊、王慰曾和张沅昌等教授创办了《中华神经精神科杂志》，为我国神经病学和精神病学的同道们提供了临床科研展示和学术交流的平台。从举办学术会议的次数、规模和方式来看，中华医学会神经病学分会的发展可划分为3个阶段。

　　第一阶段（1951—1994年）：为中华医学会神经精神科学会时期，基于当时的国情，中华医学会神经精神科学会组织召开的全国性学术会议较少。1965年之前，中华医学会神经精神科学会仅组织召开了一次全国学术年会和一次专业学术会议；1966—1976年，因故停止活动；1977—1994年，主办3次全国学术年会。此外，中华医学会神经精神科学会相继成立各学组，各学组独立或与《中华神经精神科杂志》编辑委员会联合举办了许多小型专业学术会议。

　　第二阶段（1995—2004年）：1994年成立中华医学会神经病学分会第一届委员会，1996年《中华神经科杂志》创刊；中华医学会神经病学分会带领全国神经内科同道们举行了各种神经病学学术活动，但受限于经济和其他客观条件，中华医学会神经病学分会主办的全国学术年会仅有3次，其余均为各学组独立或与《中华神经科杂志》编辑委员会共同主办的小型专业学术会议。

　　第三阶段（2005年至今）：2005年，中华医学会神经病学分会第三届委员会成立后，决定每年举行一次全国学术年会并要求各学组每2年必须举办一次专业学术会议；中华医学会神经病学分会第四届委员会决定将全国学术年会交由中华医学会学术会务部组织操办，之后的中华医学会全国神经病学学术会议越办越好，模式多样化，学术水平不断提高，会议投稿数量和参会人数逐年增加，使中华医学会全国神经病学学术会议成为我国神经内科同道们每年向往、积极参与的品牌学术盛会；同时，中华医学会神经病学分会还举办了其他各种形式的学术活动和公益活动，并完成了国家卫生行政部门和中华医学会指派的各项任务等。

为记录中华医学会神经病学分会的发展历史，本书采用图文并茂的方式，展示中华医学会神经病学分会的发展历程，铭记为中华医学会神经病学分会的发展做出贡献的领导、专家和全国同道们。

本书的主要内容包括中华医学会神经病学分会及其14个学组和《中华神经科杂志》的发展历程，分会、各学组委员和杂志编委名单，主要领导照片，以及学术活动图片。本书采用的图片编印规则是历届分会主任委员、副主任委员、学组组长、杂志总编辑和副总编辑的大头照片，收集历届年会、学组会议、杂志会议等图谱，尤其应收尽收历届分会委员、学组委员、杂志编委、知名专家等参加会议的图片，以及会议背景图、论文汇编和会议日程册等主要版面图谱等。

本书的资料主要来源于《中国现代神经精神病学发展概况》《中华神经科杂志》《中华神经病学专家荟萃》，历年全国学术年会、学组会议和其他学术会议的汇编和日程，许多热心老专家、分会委员和中华医学会学术会务部的同志们提供的资料，特别是张悦、张伟强、刘洁晓和蔡晓杰等同志积极提供了许多分会和各学组的图片，以及饶明俐、吕传真、粟秀初、曾进胜、董强、王朝霞、朱以诚、管阳太和包雅琳教授提供的资料和图片（本书所有资料收集的截止日期为2019年12月），在此表示衷心的感谢！

本书也存在许多不足，由于早期的学术会议较少，且当时拍照的机会不多，找到的图片极少；另外，各学组编写的学组发展史的格式和内容不尽一致，有的图片也较少，故不一定能全面展示其发展史，敬请各位读者批评指正！

2023年3月

目 录
CONTENTS

第一章　中华医学会神经病学分会发展历程

第一节　中华医学会神经病学分会历届委员会概况

  100多年前，由公共卫生学家伍连德和医学教育家颜福庆等联合21名医师于1915年2月5日在上海宣布成立中华医学会，成为中国现代医学发展史上的一大里程碑，标志着中国医学进入了新时代。100多年来，在历届中华医学会理事会的领导下，在各专科分会及无数医师的共同努力下，中华医学会不仅不断地辉煌发展，也孕育和产生了各种各样的医学、医疗民间组织团体，更重要的是，为中国的现代医学发展做出了极大贡献。中华医学会神经病学分会也是得益于中华医学会的发展而成立的，其与中华医学会一样，辉煌了我国神经病学的历史，促进了我国神经病学的快速发展。

  中华医学会神经病学分会的历史可追溯到1950年，当时由神经科和精神科医师共同成立了中华医学会神经精神科学会，从此我国有了与神经系统疾病相关的学术交流活动，且规模由小到大，学术水平逐渐提高，学术范围持续扩大；同时，也促进了我国神经系统疾病诊治水平的提高，造就和培养了大量神经病学专家、人才。1994年，中华医学会神经病学分会成立，给我国的神经病学学术交流活动和其他方面活动注入了更多的活力，使神经病学得到更广泛、更深入的发展；与此同时，也催生和孕育了其他与神经病学相关的行业协会和学术团体的诞生。为铭记中华医学会神经病学分会的光辉历史，纪念在中华医学会神经病学分会发展历程中做出贡献的专家和同道们，依据《中华神经科杂志》《中国现代神经精神病学发展概况》和各种会议资料记载，以及老前辈和一些热心的同道们提供的大量珍贵资料和图片，笔者本着尊重历史、还原历史真实面目的目的，按时间顺序，客观如实地编排本书。

中国现代神经精神病学发展概况

陈学诗 陈秀华 主编

中国科学技术出版社

编 委 会

主　编：陈学诗　陈秀华

编　委：（按文章先后次序排列）

王新德　徐韬园　薛崇成　陈秀华
曹起龙　于清汉　张葆樽　杨嘉春
沈定国　刘道宽　梁秀龄　郭玉璞
薛启蕖　许贤豪　沈鼎烈　瞿治平
汤晓芙　朱镛莲　陈昌惠　沈渔村
张明园　陶国泰　陈学诗　何慕陶
田祖恩　江三多　张继志　瞿书涛
沈其杰　侯沂　杨德森　舒良
赵耕源　钟友彬　姜佐宁

编　辑：陈秀华　杨小昕　李文慧　吕金梅

《中国现代神经精神病学发展概况》

1/封面

2/编委会

3/目录

一、中华医学会神经精神科学会第一届委员会

（一）组建和发展

　　1950年8月，著名神经科和精神科专家许英魁（北京协和医院）、粟宗华（上海市精神病医院）、黄友岐（中南大学湘雅医院）、王慰曾（南京脑科医院）、张沅昌（复旦大学附属华山医院）、夏镇夷（复旦大学附属华山医院）、周孝达（上海交通大学医学院附属仁济医院）、赵葆洵（北京协和医院）、陈文俊（北京大学第一医院）、王芷沅（北京大学第一医院）等10余人在参加中华医学会于北京召开的第十六次全国会员代表大会时，成立了中华医学会神经精神科学会筹备委员会，讨论和起草了中华医学会神经精神科学会章程，并向全国各地医学会征求意见，也调查了全国各地神经科和精神科工作人员的情况。

1951年8月1日，经中华医学会批准，中华医学会神经精神科学会在北京成立第一届委员会，主任委员为许英魁，副主任委员兼秘书为魏毓麟。可惜的是，第一届委员会其他常务委员和委员名单没有记载。当时，中华医学会神经精神科学会的领导组织了首次神经科和精神科工作者的聚会活动。

1954年，神经科和精神科的40余名学者在北京协和医院召开了学术讨论会，会上讨论了创办《中华神经精神科杂志》事宜。1955年3月，《中华神经精神科杂志》创刊号正式出版，第一届编辑委员会总编辑为许英魁，副总编辑为冯应琨、伍正谊、王慰曾和张沅昌。《中华神经精神科杂志》的出版，为我国神经科和精神科工作者提供了一个很好的科研成果展示平台和了解、学习神经与精神疾病诊治技术的重要渠道。

1956年7月23—29日，14名神经科和精神科专家参加了中华医学会在北京召开的第十八次全国会员代表大会；1956年7月24日下午和7月25日上午，中华医学会神经精神科学会在北京协和医院举办了学术讨论会，60余名专家参会，当时还有苏联专家参会。1956年7月29日上午，中华医学会神经精神科学会还组织了座谈会，冯应琨汇报了中华医学会神经精神科学会成立以来的工作和《中华神经精神科杂志》的工作，并征求了参会者对改进中华医学会神经精神科学会工作和提高《中华神经精神科杂志》质量的意见。大会还推选了中华医学会神经精神科学会第二届委员会主任委员，候选专家有周孝达、夏镇夷、王慰曾、黄友岐、刘多三、唐家琛、刘昌永、伍正谊、冯应琨、王芷沅和朱镛连。需要注意的是，中华医学会神经精神科学会第一届委员会没有成立亚专业学组。

（二）图片展示

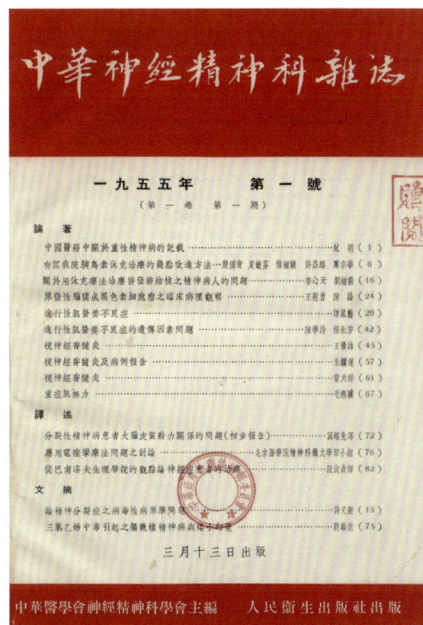

1955年3月，《中华神经精神科杂志》创刊号封面

二、中华医学会神经精神科学会第二届委员会

（一）组建和发展

1957年，中华医学会神经精神科学会在上海进行换届选举，成立了中华医学会神经精神科学会第二届委员会，主任委员为夏镇夷，副主任委员为冯应琨、伍正谊，常务委员有夏镇夷、冯应琨、伍正谊、王慰曾、许英魁、张沅昌、赵葆洵、黄友岐和粟宗华，委员有夏镇夷、冯应琨、伍正谊、王慰曾、许英魁、刘多三、刘昌永、刘贻德、朱镛连、张沅昌、周孝达、赵葆洵、陶国泰、黄友岐、唐家琛、莫淦明、粟宗华和王芷沅。遗憾的是，笔者没有查到任何记录中华医学会神经精神科学会第二届委员会组织的学术活动和其他工作事宜。

1963年11—12月，中华医学会第一次全国神经精神科学术会议在广州召开，100余名来自全国27个省、自治区、直辖市的神经科、精神科和神经外科代表参会，这也是中华医学会神经精神科学会成立以来组织的首次全国性神经精神病学学术会议，共召开7天。本次大会收到论文312篇，其中神经科118篇、神经外科68篇、精神科126篇。本次大会有17篇论文作为大会发言内容，108篇论文作为小组发言内容，涉及的内容有脑血管病、癫痫、感染、中毒、外伤、畸形、肿瘤、脱髓鞘病、肌病、精神分裂症、神经症及其他方面的学术问题。这些论文不仅是临床经验的总结，还有实验室、影像学、神经病理学和临床电生理学等的研究成果。中华医学会神经精神科学会第二届委员会也没有成立亚专业学组。

（二）图片展示

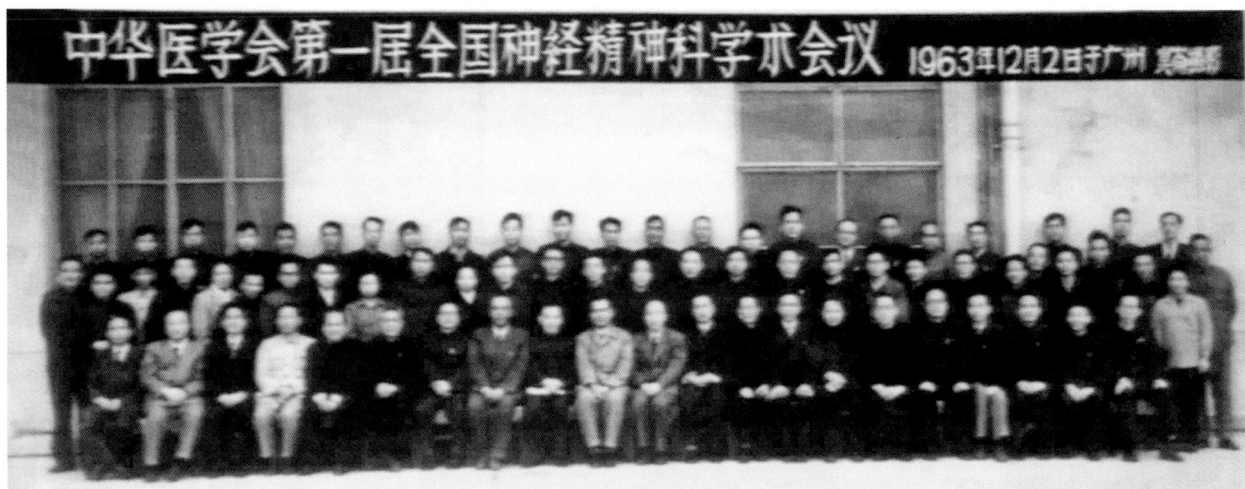

1963年11—12月，中华医学会第一届全国神经精神科学术会议（广州）全体参会代表合影

三、中华医学会神经精神科学会第三届委员会

1964—1977年，中华医学会、中华医学会神经精神科学会及相关杂志无学术活动记录。

1978年7月，中华医学会第二次全国神经精神科学术会议在南京召开，参加本次大会的代表有250人，共收到论文1472篇，其中神经科391篇、精神科698篇、神经外科383篇。本次大会主要反映了多年来全国各地施行的中西医结合治疗之路，尤其是应用活血化瘀方法治疗缺血性脑血管病取得的成果，并报告了颅内和颅外动脉吻合术治疗缺血性脑血管病的进展。本次大会还进行了中华医学会神经精神科学会委员会的换届改选，经民主协商、等额选举，最终选出中华医学会神经精神科学会第三届委员会，主任委员为夏镇夷，副主任委员为冯应琨、伍正谊、张沅昌、黄克维和王忠诚，秘书为陈学诗（秘书长）、沈渔邨和谭铭勋，委员共58名。可惜的是，当时《中华神经精神科杂志》发表的名单未提及常务委员。当时还召开了《中华神经精神科杂志》第三届编委会会议，会议由冯应琨主持并介绍了编委会的筹建工作，陈秀华介绍了《中华神经精神科杂志》的复刊筹备工作并讨论了编委会工作条例和审稿原则。

1981年，在江西庐山举办的中华医学会第一届全国神经遗传病学术交流会议上，中华医学会神经精神科学会神经遗传学组成立，组长为刘焯霖，副组长为薛启蓂，委员有刘焯霖、薛启蓂、高恒旺、杨任民、沈定国、马朝桂和吴保仁。

1984年，中华医学会神经精神科学会肌电图和临床神经电生理学组成立，组长为汤晓芙，副组长为康德瑄和沈定国，委员有汤晓芙、康德瑄、沈定国、黄绥仁、南登昆、游国雄、杨文俊和富慧谛。

1986年6月，中华医学会第三次全国神经精神科学术会议在重庆召开，来自全国27个省、自治区、直辖市的384名代表出席会议。本次大会还分出正式代表220名及列席代表164名。本次大会共收到论文990篇，其中全体大会发言12篇（神经科和精神科各6篇），分2个专科会场交流论文76篇（神经科52篇、精神科24篇），还有小组重点发言140篇（神经科62篇、精神科78篇）。本次大会的开幕式由中华医学会神经精神科学会秘书长陈学诗教授主持，夏镇夷主任委员致开幕辞。本次大会距离中华医学会第二次全国神经精神科学术会议已达8年，有较多的学科进展，积累了许多临床经验，在脑血管病、癫痫、帕金森病、肌病、周围神经病、多发性硬化和神经系统疾病的流行病学调查，以及相关的神经生化、神经病理、神经放射、诱发电位、神经电生理、X线、计算机体层成像（computed tomography，CT）、血药浓度监测、免疫学、遗传学、细胞学、动物实验等方面进行广泛交流。另外，本次大会组织许多神经科和神经外科专家制定了脑血管病防治试行方案，内容包括急性脑血管病分类、各类脑血管病诊断要点、脑动脉硬化诊断标准、颅内和颅外动脉吻合术治疗闭塞性脑血管病适应证和疗效评定及高血压性脑出血的手术适应证等。

四、中华医学会神经精神科学会第四届委员会

1986年6月，中华医学会第三次全国神经精神科学术会议同时进行了中华医学会神经精神科学会新一届委员会的换届选举。依据中华医学会章程，通过民主协商推荐出主任委员、副主任委员、常务委员候选人名单，经全体委员投票，最后选举出中华医学会神经精神科学会第四届委员会，主任委员为陈学诗，副主任委员为周孝达和沈渔邨，常务委员有陈学诗、周孝达、沈渔邨、王新德、江德华、杨德森、张明圆、赵葆洵、陶国泰、傅雅各和谭铭勋，委员有47名；此外，夏镇夷任名誉主任委员，冯应琨、伍正谊、黄克维、黄友岐和于清汉任名誉顾问。《中华神经精神科杂志》在本次大会前召开了第四届编委会会议，并按章程调整了编委会委员，陈学诗任总编辑。本届委员会还讨论通过了成立脑电图学组（后改为脑电图与癫痫学组）、神经生化学组、神经病理学组、神经心理学组（后改为神经心理学与行为神经病学组）、神经免疫学组、神经肌肉病学组、神经康复学组、脑脊液细胞学学组（后改为感染性疾病与脑脊液细胞学学组）。同时，神经科和精神科委员们还讨论拟分别成立中华医学会神经病学分会和中华医学会精神病学分会的事宜。

1986年5月，中华医学会神经精神科学会脑电图学组成立（后改为脑电图与癫痫学组），组长为冯应琨，委员有冯应琨、周孝达、沈鼎烈、吴逊、陈俊宁、周树舜、陈世峻、卢亮、曹起龙和瞿治平。

1986年5月，中华医学会第一届全国神经生化学术会议在天津召开，正式成立了中华医学会神经精神科学会神经生化学组，组长为薛启蒉，副组长为江德华，秘书为王尧，委员有薛启蒉、江德华、匡培根、张天锡、刘道宽、杜子威、陆雪芬、陈曼娥、杨蜀莲、董为伟、孟昭义、王尧、吴建中、蒋雨平和涂来慧。

1986年6月，中华医学会首届全国神经病理学术会议在长春召开，正式成立了中华医学会神经精神科学会神经病理学组，组长为黄克维，副组长为刘多三和杨露春，秘书为罗毅，委员有黄克维、刘多三、杨露春、郭玉璞、秦芝九、徐庆中、陈清棠、杭振镳、张葆樽、郑彩梅、陈诒、汤洪川和张福林。

1989年，中华医学会第二届全国神经心理学学术会议在北京召开，正式成立了中华医学会神经精神科学会神经心理学组（后改为神经心理学与行为神经病学组），组长为王新德，副组长为李心天，委员有王新德、李心天、王荪、秦震、高素荣、胡超群、朱镛连、陈久荣、袁光固和汤慈美。

1989年，中华医学会神经精神科学会神经免疫学组成立，组长为赵葆洵，副组长为侯熙德和许贤豪，委员有赵葆洵、侯熙德、许贤豪、施有昆、徐文桢、袁锦楣和吕传真（同时任秘书）。

1990年，中华医学会神经精神科学会神经肌肉病学组成立，组长为沈定国，副组长为陈清棠和郭玉璞，委员有沈定国、陈清棠、郭玉璞、刘焯霖、林世和、汤晓芙、涂来慧、吴丽娟、谢光洁、李大年和慕容慎行。

1991年，中华医学会神经精神科学会神经康复学组成立，组长为朱镛连，副组长为曹起龙，委员有朱镛连、曹起龙、丁德云、王新德、卢亮、刘道宽、陈俊宁、李恭、孟家眉、高素荣、郭玉璞、粟秀初和方定华（同时任秘书）。

1991年，中华医学会神经精神科学会脑脊液细胞学学组（后改为感染性疾病与脑脊液细胞学学组）成立，名誉组长为陈学诗、侯熙德和卢亮，组长为粟秀初，副组长为孔繁元，委员有粟秀初、孔繁元、方树友、王长华、叶文翔、朱淑贞、宋雪文、陆斌如、金锡强、姜新生、战其民、胡振序、黄如训和赵钢（同时任秘书）。

1991年9月，中华医学会第四次全国神经精神科学术会议在天津召开，来自全国28个省、自治区、直辖市的330名代表参会。本次大会共收到论文800余篇，大会开幕式由陈学诗主任委员做中华医学会神经精神科学会第四届委员会工作报告，之后神经科和精神科分开进行大会发言，2个学科均用1.5天做大会发言、1.5天做小组讨论。其中，神经科设3个分会场，即脑血管病组，癫痫与神经临床电生理组，以及神经病理、神经免疫病、变性病、脱髓鞘病、肌病和其他疾病组，就神经系统疾病及其相关基础与临床研究和技术进行充分、广泛、深入的讨论。本次大会还讨论了脑血管病的分类、颅内动脉瘤的术前分级等。

五、中华医学会神经精神科学会第五届委员会

1991年9月，中华医学会第四次全国神经精神科学术会议上进行了中华医学会神经精神科学会新一届委员会的换届选举，通过民主协商推荐出主任委员、副主任委员、常务委员候选人名单，经全体委员投票，最后选举出中华医学会神经精神科学会第五届委员会，主任委员为陈学诗，副主任委员为沈渔邨、王新德、江德华和张明圆，常务委员有陈学诗、沈渔邨、王新德、江德华、张明圆、谭铭勋、杨德森、徐韬园、侯熙德、粟秀初、刘协和、沈其杰和朱镛连，秘书为吴逊和周东丰，委员共47人；此外，夏镇夷任名誉主任委员，周孝达、陶国泰和赵葆洵任名誉委员。本次大会上，神经科和精神科的委员们认为神经科和精神科事业发展迅速，已形成2个非常壮大的专科队伍，为了更加强2个专科的学术交流，大家一致认为应分别成立中华医学会神经病学分会和中华医学会精神病学分会，同时《中华神经精神科杂志》亦应分成2本杂志。

中华医学会神经精神科学会第五届委员会任期内，神经病学方面的学组人员也进行了一些调整，如神经遗传学组组长为刘焯霖，副组长为薛启蒉；肌电图和临床神经电生理学组组长为汤晓芙，副组长为康德瑄和沈定国；脑电图与癫痫学组组长为周孝达，副组长为沈鼎烈、吴逊和瞿治平；神经生化学组组长为薛启蒉，副组长为江德华；神经病理学组组长为徐庆中，副组长为张福林和张昱；神经心理学组（后改为神经心理学与行为神经病学组）组长为王新德，副组长为李心天；神经免疫学组组长为赵葆洵，副组长为侯熙德和许贤豪；神经肌肉病学组组长为沈定国，副组长为陈清棠和郭玉璞；神经康复学组组长为朱镛连，副组长为曹起龙；脑脊液细胞学学组（后改为感染性疾病与脑脊液细胞学学组）名誉组长为陈学诗、侯熙德和卢亮，组长为粟秀初，副组长为孔繁元。

自中华医学会神经精神科学会成立以来，总共举办了5次全国性神经精神科学术会议，即1963年第一次（广州）、1978年第二次（南京）、1986年第三次（重庆）、1991年第四次（天津）和1994年第五次（西安），每次会议间隔长达多年。1977年以后，许多热心于学术活动的神经内科专家相互组合，共同举办了各种神经系统疾病及各种相

关技术的学术研讨会、专题研讨。在中华医学会神经精神科学会领导和神经科委员的支持下，分别成立了10个亚专业学组，并以学组名义组织、召开各种学术研讨会和专题研讨会，特别是专家们或学组委员们还经常与《中华神经精神科杂志》合作举办各种形式多样、内容丰富的专题研讨会和培训班，为全国同道提供了很多参与神经病学学术会议的机会，为提高我国神经病学学术交流水平、加速培养神经病学专业骨干、提高神经内科诊治技术发挥了积极作用。

六、中华医学会神经病学分会第一届委员会

（一）组建和发展

1993年初，由全国多名神经病学和精神病学专家签名要求分别成立2个专科分会的报告提交中华医学会常务理事会。1993年2月4日，中华医学会第二十届第十五次常务理事会会议讨论了该申请报告，同意中华医学会神经精神科学会分为中华医学会神经病学分会和中华医学会精神病学分会。而后，中华医学会学术会务部负责中华医学会神经病学分会第一届委员会的选举前期工作。1993年3月22日，中华医学会神经精神科学会第五届委员会的神经科专家组成中华医学会神经病学分会筹备组，在中华医学会学术会务部和组织管理部的领导下，按照中华医学会建立新专科分会的原则（保留老委员，增补新委员，原分会委员较少或无委员地区增加一名委员），由筹备组提名，再征求中华医学会各地分会的意见，确定中华医学会神经病学分会第一届委员会名单。1993年4月29日，中华医学会神经病学分会筹备组还向中华医学会常务理事会和中华医学会杂志社提交了"建议将《中华神经精神科杂志》分为《中华神经科杂志》和《中华精神科杂志》"的请示报告。

1994年4月，中华医学会神经病学分会第一届委员会筹备组在西安组织召开中华医学会神经病学分会成立暨中华医学会第五次全国神经病学学术会议，这也是中华医学会神经病学分会成立后召开的首次全国性神经病学学术会议，370名参会代表来自除西藏自治区、台湾地区以外的29个省、自治区、直辖市。大会开幕式由粟秀初教授主持，中华医学会神经精神科学会第五届委员会主任委员陈学诗教授致开幕辞，副主任委员王新德教授报告了中华医学会神经病学分会的筹备经过。本次大会共收到论文2800余篇，选出了13篇进行大会报告，内容包括："连续5年脑血管病死亡危险因素干预试验""中国急性软瘫的常见类型是吉兰-巴雷综合征、线粒体肌病和脑肌病""对散发性脑炎的再认识及其命名的建议""多发性硬化患者的白介素（IL）-4和γ干扰素（IFN-γ）分泌细胞"及"中国Machado-Joseph病研究的6年报告"等。在其余论文中，脑血管病较多，分为4组进行交流；癫痫论文分为2组进行交流；其他神经系统疾病分为周围神经病，神经心理和脱髓鞘疾病，神经系统感染，神经电生理，病理、生化、脑脊液细胞学，神经变性病，头痛、综合征、小儿神经病，肌病，代谢性中毒及其他，单独以1组交流。本次大会期间，中华医学会学术会务部和组织管理部组织召开了中华医学会神经病学分会第

一届委员会会议，全体委员共37名，经过民主协商推选出候选人名单，最终投票选举产生了中华医学会神经病学分会第一届委员会，主任委员为王新德，副主任委员为江德华、秦震、陆雪芬和陈清棠，常务委员有王新德、江德华、秦震、陆雪芬、陈清棠、朱克、朱镛连、饶明俐、侯熙德、董为伟、粟秀初和谭铭勋，秘书为吴逊（兼）和陈伟群；名誉顾问有周孝达、赵葆洵、匡培根、于清汉和陈学诗。本届委员会还首次提名并选出了8名青年委员。中华医学会第五次全国神经病学学术会议闭幕式由新当选的中华医学会神经病学分会第一届委员会秦震副主任委员主持，王新德主任委员做会议总结，并代表中华医学会神经病学分会表态："中华医学会神经病学分会必须依靠和充分发挥全体委员，特别是常务委员的作用，在全国神经科同道的支持下做好本届委员会的工作，更好地为发展我国神经病学事业做出更大贡献；此外，中华医学会神经病学分会从专业上来说，各亚专业学组是主要力量，希望各亚专业学组在神经病学各领域中做出更大成绩，在更多的科研工作中达到国际水平，多与国际接轨；常务委员会有责任加强与各亚专业学组的联系。"中华医学会神经病学分会第一届委员会成立后的任期内，各亚专业学组没有进行换届改选，也没有新增学组。

中华医学会神经病学分会的成立标志着我国神经病学界开启了新征程，之后中华医学会神经病学分会第一届委员会带领全国同道为我国神经病学的学术发展、神经内科诊治水平的提高和对外交流的加强发挥了重要作用。但由于经济因素，每次全国神经病学学术会议仍间隔5年才召开1次，此届委员会任期内主要还是以亚专业学组或《中华神经科杂志》的名义召开专题会议。

2000年11月，中华医学会第六次全国神经病学学术会议在武汉召开，在开幕式上，王新德主任委员做了中华医学会神经病学分会第一届委员会工作报告，之后中华医学会领导致辞。408名来自28个省、自治区、直辖市和香港特别行政区的代表参加本次大会，其中列席代表200余名。本次大会共收到论文900余篇，入选论文636篇，其中专题报告7篇，大会发言36篇，分会场发言285篇，会议交流308篇。7篇专题报告：徐庆中教授讲授了"现代神经病学进展"，朱镛连教授讲授了"神经康复学进展"，许贤豪教授讲授了"神经免疫学新进展"，汤晓芙教授讲授了"事件相关电位N270——反映大脑信息的冲突识别"，汤慈美教授讲授了"神经心理学研究进展"，沈定国教授讲授了"神经肌肉病研究进展"，粟秀初教授讲授了"我国脑脊液细胞学的近5年工作新进展"。大会论文发言的专家有陈清棠、黄家星、郎森阳、张苏明、陆兵勋、贾建平、袁云、张成、侯熙德、高素荣、蒲传强、吴志英、慕容慎行、王国相、刘焯霖、崔丽英、陈生弟和秦震等36名。285篇论文分别在脑血管病、基础研究、癫痫和其他4个分会场发言。

王新德主任委员在本次大会上总结了中华医学会神经病学分会第一届委员会成立以来的主要工作：①完成全国自然科学名词审定委员会医学名词中神经病学部分的审定，完成国家基本药物中神经系统疾病治疗药物的遴选工作，撰写了《国家基本药物目录》和《国家基本药物临床手册》2本书中的有关章节。②共举办全国性一类学术会议3次，二类学术会议28次，参加国际学术交流活动8次，如1997年4月在昆明召开的第一届世界华人神经科学术会议和2000年4月在上海召开的第一届中美神经病学学术会议等，各学组还召开了全国脑血管病学术会议、全国锥体外系疾病专题学术会议、全国神经遗传病学术交流会议、中枢神经系统感染学术研讨会、老年期痴呆专题学术研讨会、肌张力障碍及肉毒毒素治疗学习班等。③1995年首次主办了全国中青年医学学术会议论文评奖活动，评出了一等奖4名、二等奖6名、三等奖13名，1998年有6名神经科医师获得吴阶平医学奖。④组织和加强了各省、直辖市举办神经科培训班和临床病理讨论会，如支持由黄克维教授牵头北京组织的"北京市神经科临床病理讨论会"，每月举办1次，每次讨论2个病例，均有全身及脑脊髓的尸体解剖报告，截至目前已坚持了20多年，从未中断。⑤积极组织专家下乡活动，如到吉安、临沂、延安等地进行帮带和为百姓服务活动。⑥加强常务委员的集体领导作用，共召开15次常务委员会会议和常务委员扩大会议，学习中华医学会有关文件、重大决议和任务，讨论中华医学会神经病学分会新增补委员，选拔青年委员，选派专家参加国际学术交流活动，严格账务制度和管理等。⑦全面安排和监督各学组的学术活动，如要求每个学组每3年召开1次学术研讨会，会后向中华医学会学术会务部上交论文汇编和纪要。⑧加强和规范医疗水平，如鼓励有条件医院的神经科成立疑难疾病会诊中心，组织专家第三次修订脑血管病分类、诊断要点，卒中患者临床神经功能缺损程度评分标准，急性缺血性卒中患者处理建议，以及帕金森病患者的治疗建议。⑨加强《中华神经科杂志》建设，如1996年《中华神经科杂志》独立出版后，郭玉璞总编辑严把质量关，充分发挥中华医学会神经病学分会领导、专家和杂志编委的积极作用，安排8次组稿座谈会，使每期杂志都能刊登出高水平的论文。⑩积极参加世界神经病学联盟举办的学术活动，王新德教授和王纪佐教授多次与世界神经病学联盟的前任主席Walton教授和现任主席Toole教授会面洽谈，希望中华医学会神经病学分会加入世界神经病学联盟，但因特殊原因未能达成一致意见。此外，本届委员会工作期间，江德华副主任委员和汪无级委员先后逝世，对我国神经病学的发展和中华医学会神经病学分会的工作是很大的损失。

（二）图片展示

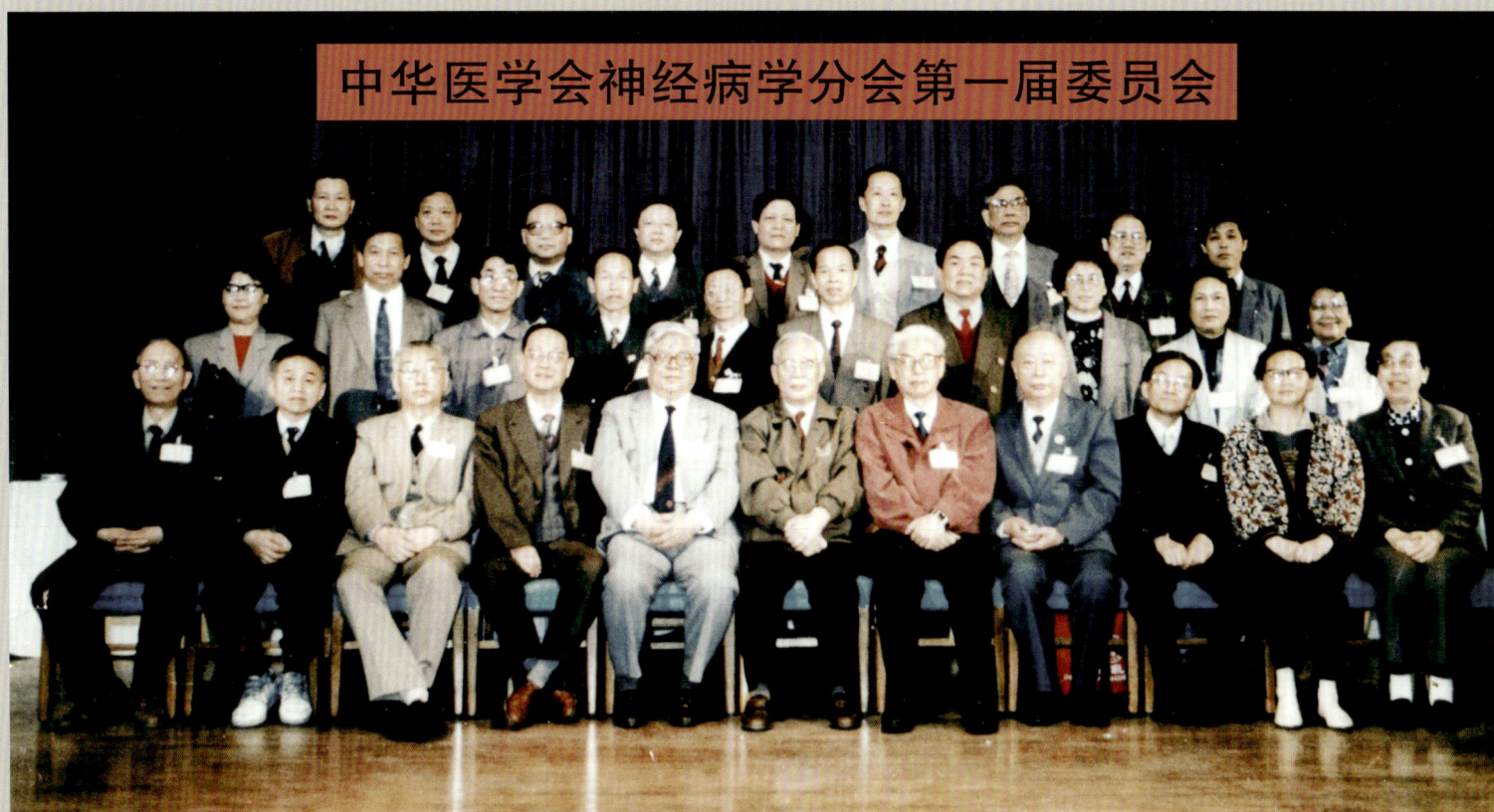

1994年4月，中华医学会神经病学分会第一届委员会成立大会（西安）部分委员合影

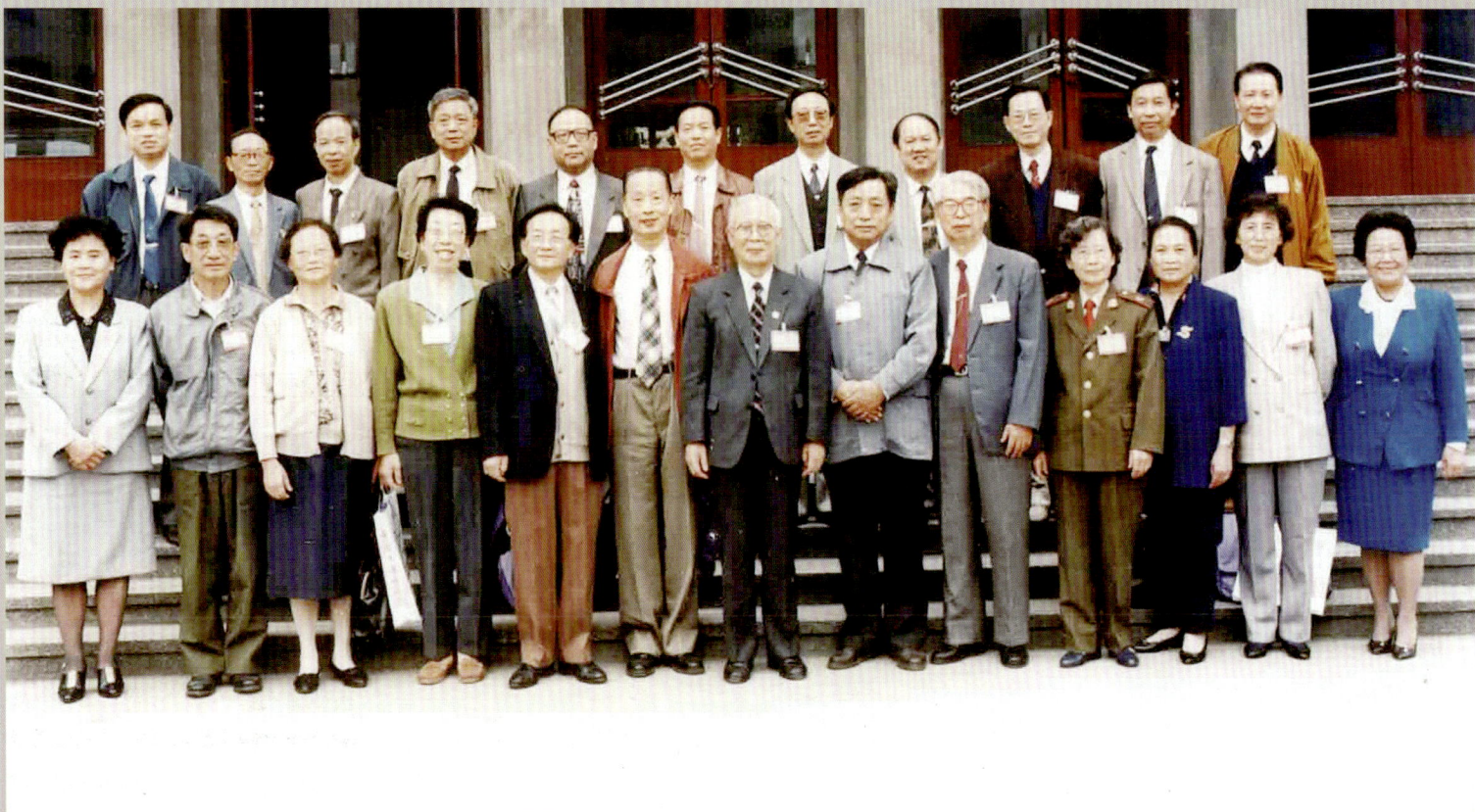

1995年10月，中华医学会神经病学分会第一届委员会第二次会议（成都）部分委员合影

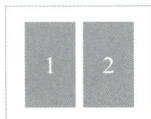

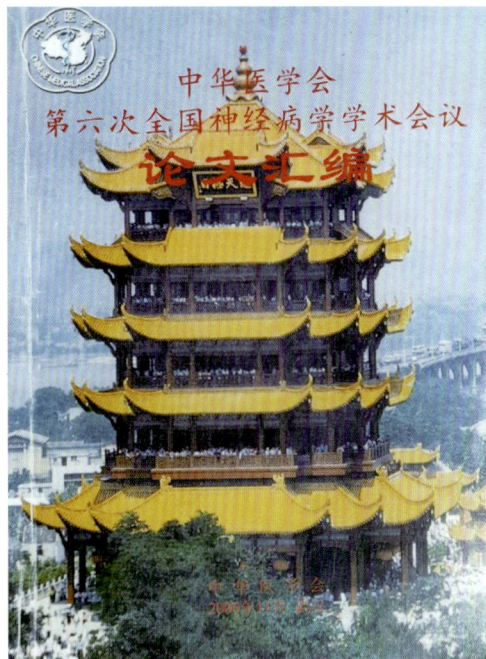

2000年11月，中华医学会第六次全国神经病学学术会议在武汉召开

1/论文集封面

2/日程表

七、中华医学会神经病学分会第二届委员会

（一）组建和发展

2000年11月，中华医学会刘海宁副会长主持召开了中华医学会神经病学分会第二届委员会会议，全体委员共43名。经民主协商，推荐出等额候选人名单，经全体委员投票，选举产生了中华医学会神经病学分会第二届委员会，主任委员为陈清棠，副主任委员为朱克、王纪佐、吕传真和陆雪芬，常务委员有陈清棠、朱克、王纪佐、吕传真、陆雪芬、董为伟、孔繁元、李春岩、李舜伟、李作汉、饶明俐、吴逊、许贤豪、袁光国和张苏明，秘书为王微微和蔡晓杰。本届委员会还提名选出了青年委员13名（陈海波、樊东升、冯加纯、管阳太、胡学强、刘鸣、蒲传强、汪昕、王微微、王拥军、吴世政、肖剑锋和赵钢）。本届委员会名誉主任委员为王新德，顾问为粟秀初、谭铭勋和朱镛连。

2001年9月，首届全国中青年神经病学学术会议在广州召开，大会顾问为中华医学会神经病学分会前任主任委员王新德，大会名誉主席为中华医学会神经病学分会主任委员陈清棠，大会主席为张成，大会秘书长为胡学强。王新德和陈清棠教授应邀出席会议。本次大会共收到论文472篇，其中大会专题发言7篇、大会发言14篇、分会场发言134篇、会议交流317篇。来自全国各地和美国、法国等国家的专家300多人参加了本次大会。大会开幕式由胡学强主持，张成致开幕辞。大会专题发言：张成教授讲授了"骨髓干细胞移植在神经疾病中的应用前景"，张苏明教授讲授了"脑血管病防治研究新阶段：从理论到实践的挑战与冲击"，张微微教授讲授了"急性卒中的研究进展"，陈生弟教授讲授了"帕金森病的基础与临床研究进展"，贾建平教授讲授了"老年性痴呆研究进展"，肖波教授讲授了"癫痫的分子遗传学研究进展"，袁云教授讲授了"线粒体病"。大会发言专家有蒲传强、黄家星、郎林阳、王学峰、汪寅、董强、胡学强、崔丽英、张为西、王丽娟、林卫红、秦新月、彭福华和王琳教授。本次大会设有脑血管病、癫痫、周围神经病、中枢神经系统感染、脱髓鞘病、神经肌肉病、锥体外系疾病、遗传变性疾病和其他分会场。本次大会是由全国知名医院神经内科的中青年专家组织策划和安排的，会议的主持、专题讲座、论文发言、论文交流均由中青年专家和参会代表们执行。蒲传强教授在大会闭幕致辞中强调："首届全国中青年神经病学学术会议充分体现了全国神经内科中青年专家、医师和研究人员朝气蓬勃的学术氛围。"

2002年7月，在北京由饶明俐教授牵头成立了中华医学会神经病学分会脑血管病学组，组长为饶明俐，副组长为王纪佐、王文志和黄如训，顾问有王新德、陈清棠、郭玉璞、秦震、陆雪芬和董为伟，秘书为王伟和吴江，委员有王伟、王文志、王纪佐、王德生、刘鸣、吴江、陆兵勋、杨期东、武成斌、贺茂林、饶明俐、龚涛、黄一宁、黄如训、董强和蒲传强。参加成立会议的领导和嘉宾有中华医学会组织管理部周赞主任、《中华神经科杂志》编辑部陈秀华和包雅琳主任、《中华医学杂志》编辑部袁桂清主任和《健康报》记者徐晓宇等。饶明俐组长主持会议，周赞主任代表中华医学会宣布了第一届脑血管病学组委员名单并讲话，王新德顾问和陈清棠主任委员分别致辞。饶明俐教授主持讨论了脑血管病学组今后的工作计划和任务，确定脑血管病学组在国际交流中称为Chinese Stroke Society（CSS）。脑血管病学组的主要任务是在全国范围内组织开展脑血管病相关学术和教育活动，包括制定脑血管病指南、共识和标准等规范化诊治文件，举办高水平学术会议和国内外学术交流活动，开展脑血管病防治的继续教育、科普和公益活动等，带领和推动我国脑血管病防治事业的发展。

2002年，中华医学会正式批准成立了中华医学会神经病学分会帕金森病及运动障碍学组，组长为陈生弟，副组长为陈海波和陈彪，顾问有王新德、罗毅、谭铭勋、徐德隆、刘道宽、梁秀龄、刘焯霖、杨任民和汤晓芙，委员有陈生弟、蒋雨平、张振馨、陈彪、陈海波、孙斌、孙相如、孙圣刚、彭国光和程焱。至此，中华医学会神经病学分会的亚专业学组增加至12个。

2002年9月，第二届亚洲、大洋洲肌病中心学术年会（the 2th Annual Scientific Meeting of Asian and Oceanian Myology Center, AOMC）暨第五届全国神经肌肉病学术会议在北京召开，共有200余名代表参加，其中国外代表60余名。本次大会特别邀请了时任世界神经病学联盟（World Federation of Neurology，WFN）主席的临床神经电生理学家Jun Kimura教授参加并做大会致辞，许多国际著名肌肉病专家，如Ikuya Nonaka、Byron Kakulas和Hideo Sugita教授等也参加了本次会议。

2002年和2003年，陈清棠主任委员和朱克副主任委员先后因病去世，是我国神经病学界的巨大损失，对本届委员会来说也是非常大的损失。中华医学会组织管理部指定王新德教授代理主任委员继续主持本届委员会的工作，直至2004年新一届委员会换届为止。

中华医学会神经病学分会第二届委员会任期内，部分亚专业学组进行了换届选举并新成立了2个学组，即：神经遗传学组组长张成，副组长徐文桢；肌电图和临床神经电生理学组组长汤晓芙，副组长康德瑄、沈定国；脑电图与癫痫学组组长吴逊，副组长王学峰；神经生化学组组长蒋雨平，副组长王尧、伍期专；神经病理学组组长王鲁宁，副组长张昱、叶诸榕；神经心理学组（后改为神经心理学与行为神经病学组）组长陈海波，副组长洪震、翁旭初；神经免疫学组组长许贤豪，副组长吕传真、袁锦楣；神经肌肉病学组组长沈定国，副组长吴丽娟、陈琳；神经康复学组组长朱镛连，副组长汪家琼、梅元武；脑脊液细胞学学组（后改为感染性疾病与脑脊液细胞学学组）组长孔繁元，副组长赵钢；脑血管病学组组长饶明俐，副组长王纪佐、王文志、黄如训；帕金森病及运动障碍学组组长陈生弟，副组长陈海波、陈彪。

2004年4月，中华医学会第七次全国神经病学学术会议在南京召开，本次大会共有参会代表800余人。大会共收到论文945篇，其中专题讲座15篇、大会发言64篇、大会交流866篇。整个会议只设一个大会场，没有分会场，在3天的会期中，每天上午和下午均安排专题讲座，之后再进行大会论文发言。大会专题讲座：饶明俐教授讲授了"中国脑血管病防治指南简介"，李作汉教授讲授了"脑淀粉样血管病"，孔繁元教授讲授了"激光扫描共聚焦显微技术在脑脊液细胞学临床研究中的应用"，汪凯教授讲授了"记忆、情绪和注意的认知神经心理学：认知神经科学研究的热点与前沿"，张苏明教授讲授了"脑出血研究的新进展"，吴逊教授讲授了"癫痫发作和癫痫综合征分类介绍"，蒋雨平教授讲授了"神经生化基础研究的进展"，张成教授讲授了"部分神经系统遗传性疾病的研究进展"，臧敬玉教授讲授了"多发性硬化的合理治疗"，陈生弟教授讲授了"帕金森病的临床与基础研究进展"，王鲁宁教授讲授了"神经变性疾病的临床病理进展"，崔丽英教授讲授了"肌电图的临床应用进展"，沈定国教授讲授了"几个神经肌肉病的进展"，许贤豪教授讲授了"神经免疫学新进展"，朱镛连教授讲授了"卒中的恢复与康复理论进展"。

王新德代主任委员所做中华医学会神经病学分会第二届委员会工作报告的主要内容：①积极完成中华医学会和卫生部交代的任务，如参与中华医学会要求编写的《临床诊疗指南：神经病学分册》和《临床技术操作规范：神经病学分册》，完成卫生部要求编写的《中国脑血管病防治指南》，讨论修改了卫生部科教司组织编写的《脑死亡判定标准（成人）》和《脑死亡判定技术规范》，还制定了《肌萎缩侧索硬化症的诊断标准》《血管性痴呆的诊断标准》。②组织开展各种学术会议21次，其中包括2次全国神经病学学术会议（2000年武汉、2004年南京），2次全国中青年神经病学学术会议（2001年广州、2003年上海），2次全国脑血管病学术会议（1999年宁波、2003年福州），中美神经病学学术会议（2001年上海），中日医学大会脑血管病会议分会场（2002年北京），世界华人癫痫大会（2002年广州），亚洲、大洋洲神经肌肉病会议（2002年北京）；中华医学会神经病学分会还与《中华神经科杂志》联合举办神经心理、脑血管病和神经系统感染学习班。③讨论通过成立脑血管病学组和帕金森病及运动障碍学组，使分会的亚专业学组达12个，并要求各学组之后按规定召开学术会议，提高会议质量，且会后上报会议资料和纪要。④由中华医学会对外联络部马素云主任、中华医学会神经病学分会陈清棠主任委员和王纪佐副主任委员与时任世界神经病学联盟主席Jun Kimura教授会谈加入世界神经病学联盟问题，但因特殊原因仍未达成一致意见。⑤《中华神经科杂志》进行扩容，改善了纸张质量，并筹备拟由双月刊改为月刊。本刊除了继续被CA（conference article，即会议论文）检索系统等20余个国内外著名检索系统和数据库收录外，2003年又被属于世界六大检索系统的俄罗斯《文摘杂志》和荷兰《医学文摘》收录，2002年本刊荣获"第三届中国科学技术协会优秀科技期刊奖二等奖"。2001年，本刊进行了编委会换届改选工作，新增热心期刊工作的学科带头人担任编委并审稿。

（二）图片展示

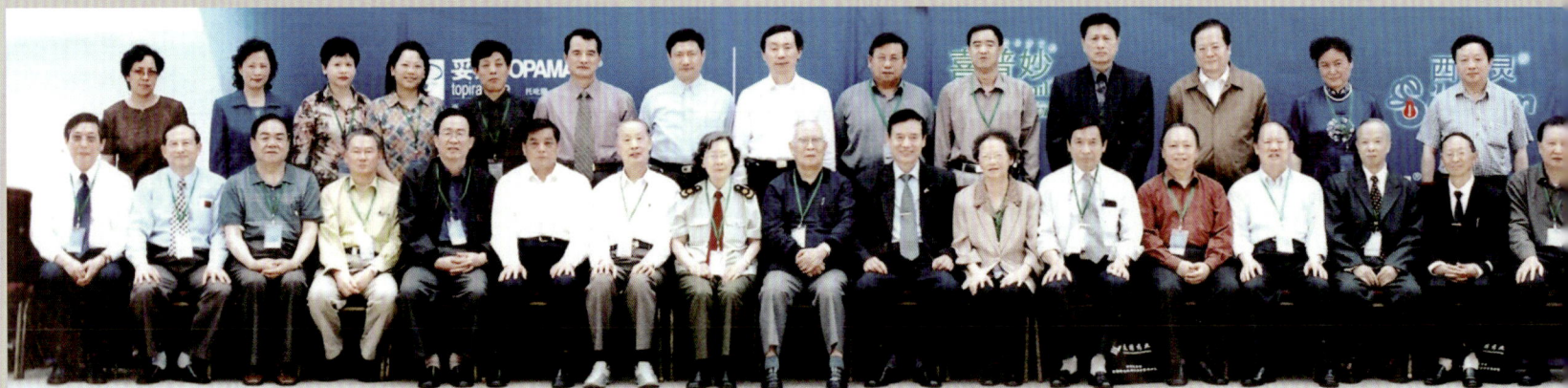

2004年4月，中华医学会神经病学分会第二届委员会部分委员合影（于南京补拍摄）

1/ 论文汇编封面

首届全国中青年神经病学学术会议

论文汇编

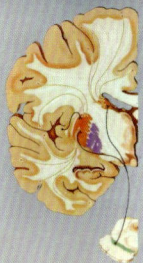

主 办：中华医学会神经病学分会
　　　首届全国中青年神经病学学术会议组织委员会
承 办：中山医科大学

2001.9. 广州

2/ 会议组织结构名单

首届全国中青年神经病学学术会议组织结构

大会顾问：王新德 中华医学会神经病学分会名誉主任委员
大会名誉主席：陈清棠 中华医学会神经病学分会主任委员
大会主席：张 成 中山医科大学附属第一医院神经科主任、教授
大会秘书长：胡学强 中山医科大学附属第三医院神经科主任、教授
大会秘书处：中山医科大学附属第一医院

组织委员会：
顾 问：陈清棠 朱克 王纪佐 吕传真 陆雪芬
委 员：（以姓氏笔划为序）
万 琪　第四军医大学西京医院
王玉平　首都医科大学宣武医院
王丽娟　广东省人民医院
王学峰　重庆医科大学附一院
王拥军　北京天坛医院
张 成　中山医科大学附一院
张苏明　华中科技大学同济医院
张 苗　北京安贞医院
张 通　中国康复研究中心
张颖冬　南京医科大学脑科医院
张微微　北京军区总医院
朱国行　上海华山医院
吴 江　白求恩医科大学附一院
肖 波　湖南医科大学湘雅医院
汪 昕　上海中山医院
陈生弟　上海瑞金医院
余 海　北京宣武总医院
陈海波　北京医院

赵永波　上海市第一人民医院
郑 健　第三军医大学新桥医院
周盛年　山东大学齐鲁医院
胡学强　中山医科大学附三院
贺茂林　北京大学第一医院
袁 云　北京大学第一医院
贾建平　首都医科大学宣武医院
莫雪安　广西医科大学附一院
朗森阳　中国人民解放军总医院
崔丽英　北京协和医院
董 强　上海华山医院
蒲传强　中国人民解放军总医院
谭 盛　第一军医大学珠江医院
潘小平　广州市第一人民医院
樊东升　北京医科大学附三院

执行委员会：
主任委员：张 成　中山医科大学附属第一医院
委 员：胡学强　中山医科大学附属第三医院
　　　王丽娟　广东省人民医院
　　　潘小平　广州市第一人民医院
　　　谭 盛　第一军医大学珠江医院
秘 书：苏全喜　中山医科大学附属第一医院
　　　陆正齐　中山医科大学附属第三医院

论文汇编责任编辑：郭怡菁　中山医科大学附属第一医院
　　　　　陆正齐　中山医科大学附属第三医院
　　　　　苏全喜　中山医科大学附属第一医院

3/ 论文汇编部分目录

4/ 会议日程

首届全国中青年神经病学学术会议议程安排

9 月 19 日

全天报到

晚上　1）卫星会议
　　　2）组委会预备会议

9 月 20 日

上午

8:30～9:00　开幕式　主持：胡学强　致开幕词：张成
9:00～9:30　照像留念
9:30～12:00　专题报告与大会发言

下午

14:00～17:30　分会场会议
晚上　卫星会议

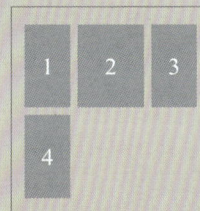

9 月 21 日

上午

8:00～12:00　分会场会议

下午

14:00～17:00　专题报告与大会发言
17:00～17:30　闭幕式　主持：张成　致闭幕词：蒲传强
晚上　卫星会议

2001 年 9 月，中华医学会神经病学分会首届全国中青年神经病学学术会议在广州召开

1/ 论文汇编封面

2/ 会议组织结构名单

3/ 论文汇编部分目录

4/ 会议日程

首届全国中青年神经病学学

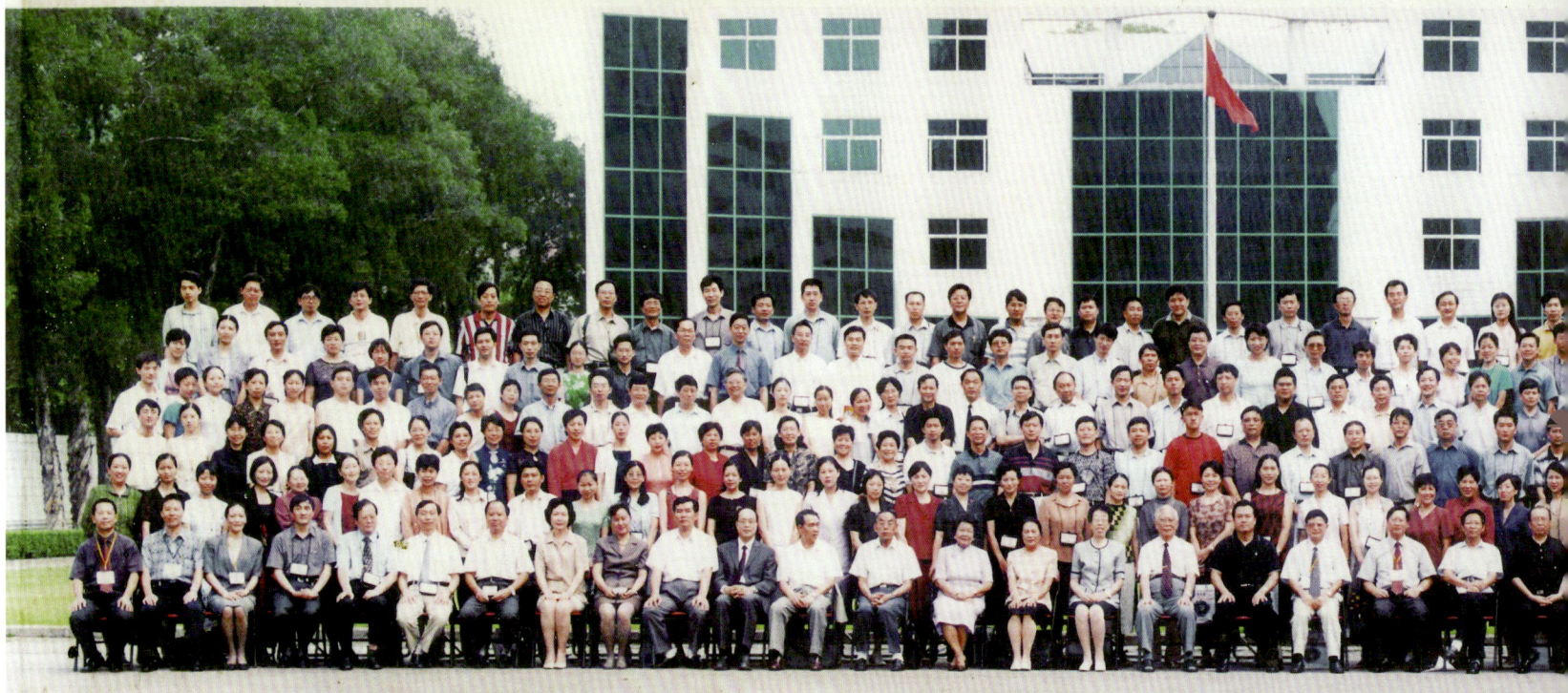

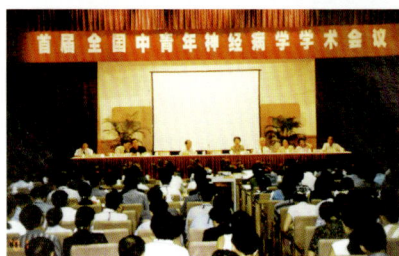

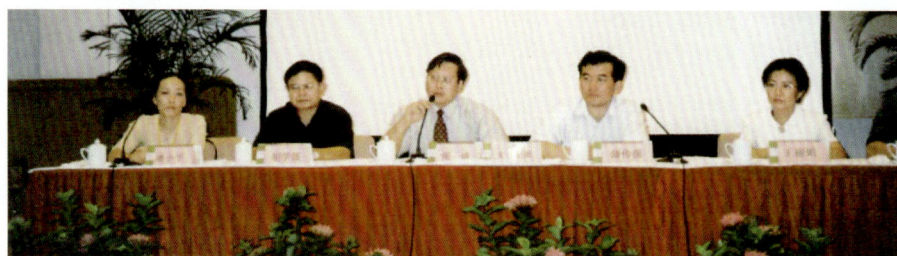

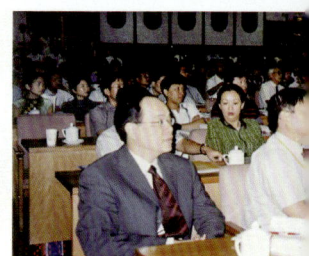

2001年9月，中华医学会神经病学分会首届全国中青年神经病学学术会议在广州召开

5/ 全体代表合影

6/ 会场，王新德和陈清棠教授出席开幕式

7/ 潘小平、胡学强、张成、蒲传强和王丽娟教授（从左至右）主持会议

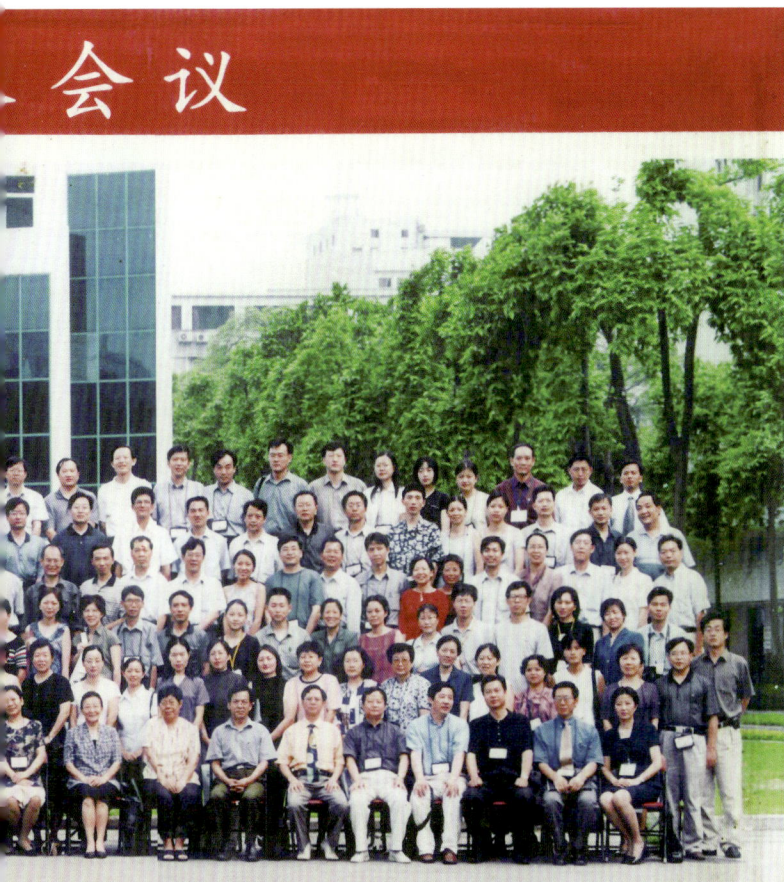

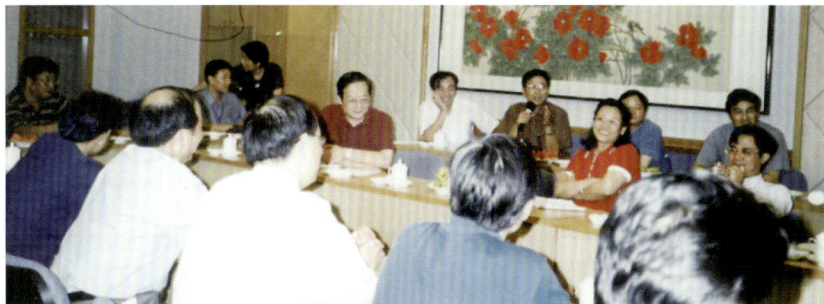

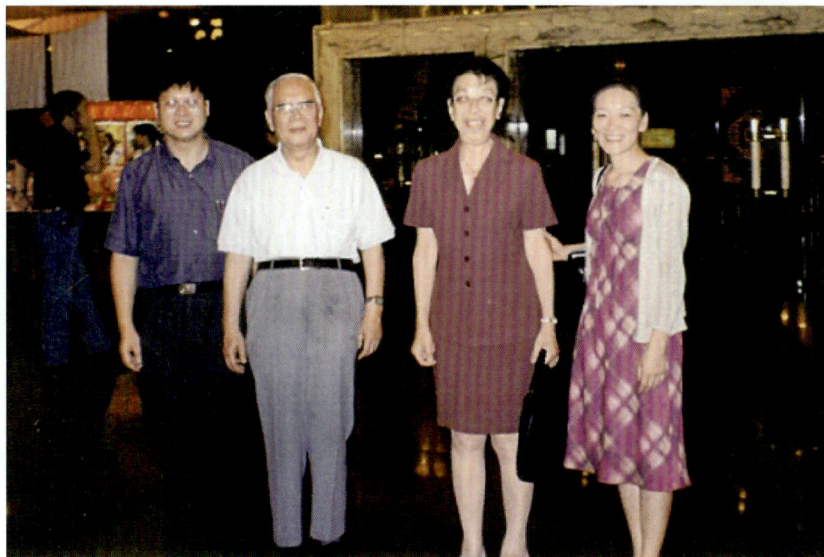

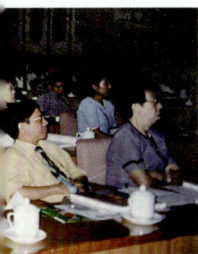

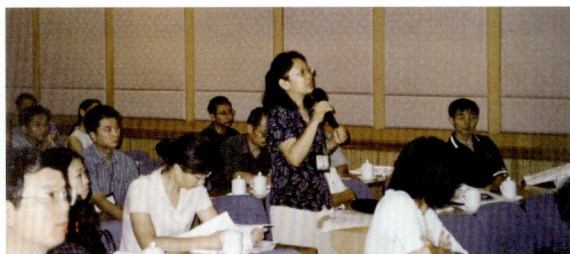

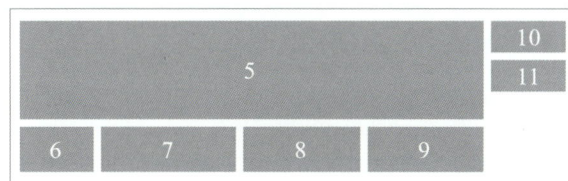

8/ 黄家星、张成、肖波和陈清棠教授（从左至右）参会

9/ 会场讨论（站着发言者为崔丽英教授）

10/ 中青年专家座谈会，张苏明、崔丽英、贾建平和肖波教授等参加

11/ 陈清棠主任委员、王新德前主任委员与专家合影

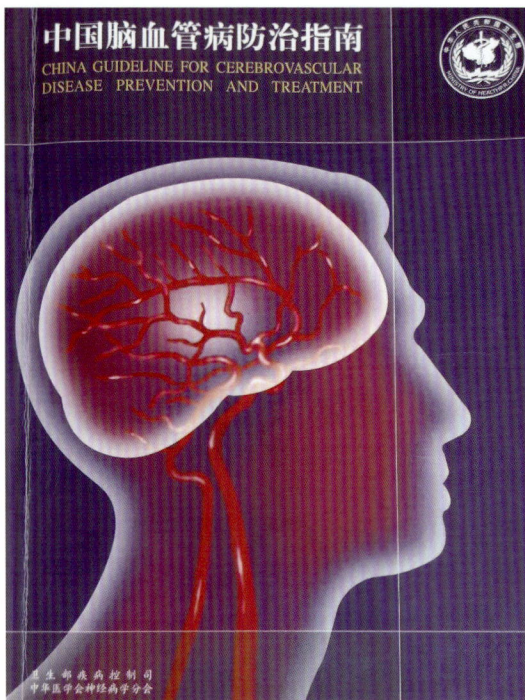

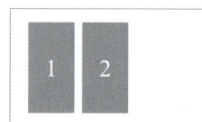

中国脑血管病防治指南
CHINA GUIDELINE FOR CEREBROVASCULAR DISEASE PREVENTION AND TREATMENT

卫生部疾病控制司
中华医学会神经病学分会

中国脑血管病防治指南

（试行版）

中国脑血管病防治指南编写委员会

主　编：饶明俐
副主编：王文志　黄如训
委　员：（按姓氏笔划排列）
王　伟　王拥军　王德生　刘　鸣
吴　江　吴中学　张　通　陆兵勋
武成斌　杨期东　赵继宗　贺茂林
洪　震　贾建平　黄一宁　龚　涛
董　强　蒲传强

中国脑血管病防治指南学术委员会

主任委员：王新德　陈清棠　吕传真
委　员：（按姓氏笔划排列）
孔灵芝　孔繁元　王文志　王纪佐
王德生　刘力生　许贤豪　朱镛连
匡培根　李作汉　张苏明　吴　逊
吴中学　陆雪芬　赵雅度　武成斌
饶明俐　袁光固　秦　震　钱荣立
郭玉璞　黄如训　魏岗之

二○○四年二月

《中国脑血管病防治指南》

1/封面

2/编写委员会和学术委员会名单

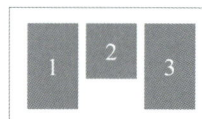

2004年4月，中华医学会第七次全国神经病学学术会议在南京召开

1/论文汇编封面

2/会议日程

3/论文汇编部分目录

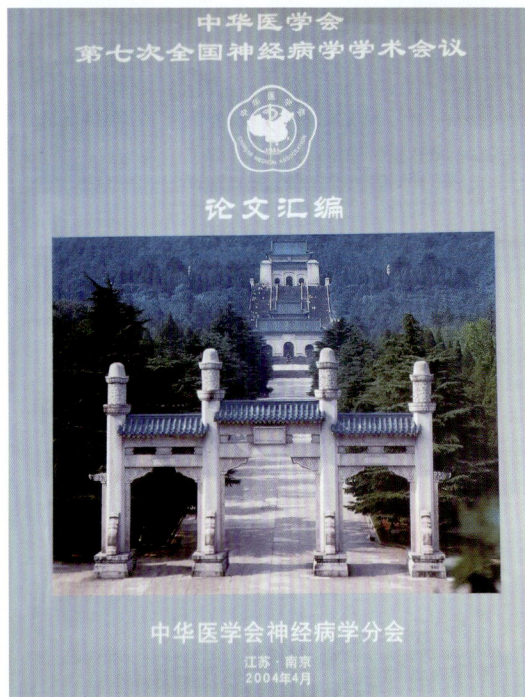

中华医学会
第七次全国神经病学学术会议

论文汇编

中华医学会神经病学分会

江苏·南京
2004年4月

会议日程

日　期	上　午（8:00~11:30）	下　午（2:00~5:30）
4月21日	总结报告：王新德 专题讲座：饶明俐 李作汉 大会发言：第1~8篇	专题讲座：孔繁元 汪凯 张苏明 大会交流：第9~20篇
4月22日	专题讲座：吴逊 蒋雨平 张成 大会发言：第21~32篇	专题讲座：戚敬伍 陈生弟 王鲁宁 大会发言：第33~44篇
4月23日	专题讲座：崔丽英 沈定国 大会交流：第45~56篇	专题讲座：许贤豪 朱镛连 大会交流：第57~64篇

专题讲座：每位专家30分钟；大会交流：每位代表10分钟

卫办疾控发〔2005〕11号

卫生部办公厅关于印发
《中国脑血管病防治指南(试行版)》的通知

各省、自治区、直辖市卫生厅局,新疆生产建设兵团卫生局,计划单列市卫生局:

近年来,我国脑血管病的患病率和死亡率呈上升趋势,已经成为一类严重危害人民健康的重要慢性非传染性疾病。为进一步规范脑血管病的防治工作,以控制其流行趋势,减少患者的并发症,提高生存率,改善生存质量,我部委托中华医学会神经病学分会脑血管病学组组织专家编写了《中国脑血管病防治指南(试行版)》。现印发给你们,供防治工作中推广使用。

附件:中国脑血管病防治指南(试行版)

二○○五年一月十九日

2005年1月,卫生部办公厅发布关于印发《中国脑血管病防治指南》的通知

《临床诊疗指南:神经病学分册》

1/封面

2/编著者名单

临床诊疗指南
神经病学分册

中华医学会 编著

人民卫生出版社

临床诊疗指南·神经病学分册

编著者名单

主 编 王纪佐 教授 天津医科大学第二医院
朱 克 教授 解放军总医院
陈清棠 教授 北京大学第一医院

主 审 王新德 教授 北京医院
吕传真 教授 复旦大学附属华山医院

编 委(以姓氏笔画为序)
王纪佐 教授 天津医科大学第二医院
王维治 教授 哈尔滨医科大学附属第二医院
王新德 教授 北京医院
方思羽 教授 华中科技大学同济医学院附属同济医院
匡培根 教授 解放军总医院
吕传真 教授 复旦大学附属华山医院
许贤豪 教授 北京医院
李春岩 教授 河北医科大学第二附属医院
李舜伟 教授 中国医学科学院北京协和医院
吴 逊 教授 北京大学第一医院
吴丽娟 教授 北京大学第一医院
陈生弟 教授 上海交通大学医学院附属瑞金医院
林世和 教授 吉林大学附属第一医院
罗祖明 教授 四川大学华西医院
崔丽英 教授 中国医学科学院北京协和医院
康德瑄 教授 北京大学第三医院
梁秀龄 教授 中山大学附属第一医院
魏岗之 教授 首都医科大学附属北京宣武医院

主编助理
蔡晓杰 副主任技师 北京医院
王薇薇 教授 北京大学第一医院
蒲传强 教授 解放军总医院
李 新 教授 天津医科大学第二医院

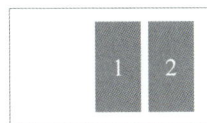

临床技术操作规范·神经病学分册

编 著 者 名 单

主　　编　王纪佐　教授　天津医科大学第二医院
主　　审　王新德　教授　卫生部北京医院
　　　　　吕传真　教授　复旦大学附属华山医院
编 著 者　（以姓氏笔画为序）
　　　　　王纪佐　教授　天津医科大学第二医院
　　　　　汤晓芙　教授　中国协和医科大学协和医院
　　　　　李　新　教授　天津医科大学第二医院
　　　　　吴　逊　教授　北京大学第一医院
　　　　　黄一宁　教授　北京大学第一医院
　　　　　崔丽英　教授　中国协和医科大学协和医院
　　　　　潘映福　教授　首都医科大学友谊医院
主编助理
　　　　　蔡晓杰　副主任技师　卫生部北京医院
　　　　　王薇薇　教授　北京大学第一医院
　　　　　蒲传强　教授　解放军总医院

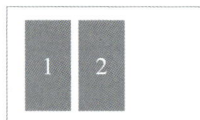

《临床技术操作规范：
神经病学分册》

1/封面

2/编著者名单

八、中华医学会神经病学分会第三届委员会

（一）组建和发展

　　2004年4月20日晚，在中华医学会组织管理部周赞主任的主持下，召开了中华医学会神经病学分会委员工作会议（参会委员36名）并进行了新一届委员会的选举工作。依据中华医学会新章程规定和总会要求，采取以差额候选人的方式，通过公开无记名投票，现场计票并宣布得票结果，最后选举产生了中华医学会神经病学分会第三届委员会，主任委员为吕传真，副主任委员为孔繁元、张苏明和崔丽英，常务委员有吕传真、孔繁元、张苏明、崔丽英、王得新、刘鸣、许贤豪、吴江、李作汉、李春岩、李舜伟、迟兆富、陈生弟、胡学强、贾建平、谢鹏和蒲传强，顾问有王新德、王纪佐、饶明俐和陆雪芬；由主任委员提名，经常务委员会通过，确定本届委员会学术秘书为蒲传强，工作秘书为卢家红、蔡晓杰；常务委员会还选出青年委员15名。本次委员会换届打破了以往等额候选人的做法，第一次采取差额候选人和现场全体委员以无记名投票、现场计票并公布选举结果的模式进行，整个选举工作在中华医学会组织管理部周赞主任的主持下，按组织选举规定，严格、公平、公开地进行，最后获得

中华医学会党委批准本届中华医学会神经病学分会领导人，充分体现出全国同道的民意。

2004年5月，中华医学会神经病学分会第三届常务委员会第一次会议在北京召开，由吕传真主任委员主持，本次大会做出以下决议：①每年以中华医学会神经病学分会的名义召开1次全国神经病学学术会议，时间固定在每年9月，且在不同的、有条件办会的城市轮流举办，会议名称定为"中华医学会第**次全国神经病学学术会议"，这也是中华医学会神经病学分会关于召开学术年会的重大举措，并拟定于2005年9月在重庆召开中华医学会第八次全国神经病学学术会议。②讨论通过中华医学会神经病学分会第三届委员会15名青年委员名单。③根据中华医学会章程，新的委员会成立后，必须在半年内完成各专业学组的换届选举工作，且还要求各专业学组的组长和副组长必须由国内同行认可的知名专家担任，特别是要求组长必须由国内该专业公认的著名专家担任，且必须是本届委员会的常务委员或委员，个别专业性很强的学组组长可以由国内认可的知名专家担任，最后讨论并通过了12个学组组长、副组长和委员的调整名单。④依据上届常务委员会意见及相关部门要求，讨论并通过本届委员会新增加2名委员（分别给予北京大学第一医院神经内科和北京医院神经内科），并按程序上报中华医学会组织管理部审批（最终获批增补了北京大学第一医院神经内科黄一宁教授和北京医院神经内科陈海波教授为本届委员）。

经中华医学会神经病学分会报送，中华医学会批准，本届委员会12个亚专业学组新任组长、副组长如下：神经遗传学组组长王柠，副组长张成、唐北沙；肌电图和临床神经电生理学组组长崔丽英，副组长樊东升、王玉平；脑电图与癫痫学组组长迟兆富，副组长黄远桂、洪震、王学峰；神经生化学组组长蒋雨平，副组长王得新、伍期专、廖卫平；神经病理学组组长王鲁宁，副组长卢德宏、张薇薇、陈琳；神经心理学组（后改为神经心理学与行为神经病学组）组长陈海波，副组长汪凯、翁旭初；神经免疫学组组长许贤豪，副组长胡学强、李柱一、吴卫平；神经肌肉病学组组长蒲传强，副组长贾建平、陈琳、肖波；神经康复学组组长张通，副组长梅元武；脑脊液细胞学学组（后改为感染性疾病与脑脊液细胞学学组）组长孔繁元，副组长赵钢、何俊瑛；脑血管病学组组长吕传真，副组长张苏明、黄如训、王文志；帕金森病及运动障碍学组组长陈生弟，副组长陈彪。

2005年9月，中华医学会第八次全国神经病学学术会议在重庆召开。1000余名参会代表来自全国20多个省、自治区、直辖市的200家单位，其中副高级及以上职称560余名。本次大会共收到论文1060篇，设大会专题讲座、大会发言和分会场（脑血管病，癫痫，神经肌肉病，变性疾病，神经心理，炎症、免疫性疾病和其他神经系统疾病，以及神经介入和神经影像共7个分会场）发言，其中大会专题讲座5篇、大会发言24篇、分会场发言277篇、会议交流754篇。大会特邀4名国内外专家进行了5个专题讲座：日本的Jun Kimura教授讲授了"周围神经病的临床与电生理评估"，美国的Kachuck教授讲授了"多发性硬化的现代治疗""吉兰-巴雷综合征的治疗药物经济学：血浆置换与静脉注射免疫球蛋白（IVIG）"，中国香港的黄家星教授讲授了"脑内微出血与急性脑梗死患者脑出血危险的Cox回归研究"，中国台湾的翁文章教授讲授了"中国台湾地区卒中的二级预防"。大会发言专家有秦震、饶明俐、许贤豪、张苏明、王学峰、陈海波、汪凯、吴志英、汪寅、关鸿志、吴波和王坚等24人。各分会场发言的论文数有脑血管病40篇，癫痫38篇，神经肌肉病43篇，变性疾病36篇，神经心理20篇，炎症、免疫性疾病和其他神经系统疾病50篇，神经介入和神经影像50篇。

2006年9月，中华医学会第九次全国神经病学学术会议在广州召开。本次大会由中华医学会、中华医学会神经病学分会主办，广东省医学会、广东省医学会神经病学分会承办，具体由中华医学会神经病学分会常务委员、中山大学第三医院神经内科胡学强教授协办。按照中华医学会提出的规范学术会议组织结构的要求，此次大会正式列出大会组织委员会名单：大会学术委员会主席为吕传真，副主席为崔丽英、孔繁元、张苏明，执行主席为本届委员会的17名常务委员；大会组织委员会主席为胡学强，副主席为陆兵勋、廖卫平、曾进胜和王丽娟。参加本次大会的近1600名代表来自31个省、自治区、直辖市和香港地区。本次大会共收到论文1447篇，其中大会发言18篇、分会场发言445篇、大会交流984篇。本次大会还邀请了世界神经病学联盟前主席Jun Kimura教授讲授"面肌无力与不自主运动"、中国科学院上海生命科学研究院神经科学研究所的段树民院士讲授"神经元与胶质细胞相互作用的研究"。大会发言专家有饶明俐、孔繁元、陈生弟、张苏明和陈琳等18人。本次大会共有神经变性和运动障碍性疾病、脑血管病、神经免疫感染和脑脊液细胞学、肌病和神经系统遗传病、癫痫和其他疾病共五大专题。

2007年，由贾建平教授牵头召集并提出组建中华医学会神经病学分会痴呆与认知障碍学组，经中华医学会神经病学分会第三届委员会常务委员会批准，上报中华医学会。2007年4月，中华医学会神经病学分会痴呆与认知障碍学组成立会议在西安召开，中华医学会组织管理部周赞主任和中华医学会神经病学分会吕传真主任委员到会祝贺并致辞。首届痴呆与认知障碍学组组长为贾建平，副组长为丁新生、张朝东、李焰生和陈晓春，顾问为许贤豪、张明园、钱采韵，秘书为魏翠柏，委员有贾建平、丁新生、张朝东、李焰生、陈晓春、王毅、王荫华、王鲁宁、王新平、田金洲、吴江、张昱、张振馨、张晓君、汪凯、肖世富、陈生弟、罗本燕、徐江涛、晏勇、郭洪志、高晶、章军建、彭丹涛、管小亭、蔡晓杰和魏翠柏。痴呆与认知障碍学组的成立使中华医学会神经病学分会的亚专业学组增至13个。

2007年8—9月，中华医学会第十次全国神经病学学术会议在上海召开。本次大会由中华医学会神经病学分会主办，上海市医学会神经内科分会和复旦大学神经病学研究所承办。大会主席为吕传真，大会副主席为崔丽英、孔繁元、张苏明；大会组织委员会主席为吕传真，副主席为郑惠民、陈生弟、洪震和赵忠新；大会执行主席为董强、汪昕、李焰生和管阳太。本次大会参会986人，来自31个省、自治区、直辖市和香港地区。本次大会共收到学术论文1076篇，依定稿会质量不同，论文汇编和大会形式分为特邀发言（8篇）、大会交流论文（254篇）、壁报论文（346编）和列题论文（468篇）。本次大会首设壁报交流，拓宽和增加了代表参与学术交流的机会。大会特邀发言：黄家星教授讲授了"脑小血管病变"，日本Jun Kimura教授讲授了"神经传导测定在临床试验中的应用"，吕传真教授讲授了"中国脑血管病的现状"，薛启蓂教授讲授了"生物化学与诺贝尔奖"，张苏明教授讲授了"神经与脑血管疾病干细胞生物学治疗研究中存在的主要问题、可能的策略与展望"，陈海波教授讲授了"帕金森病的认知功能改变"，王柠教授讲授了"我国神经系统遗传性疾病的研究现状及展望"，蒲传强教授讲授了"肌肉活检诊断技术在某些神经肌肉病诊断中的关键作用——2982例肌肉活检体会"。

（二）图片展示

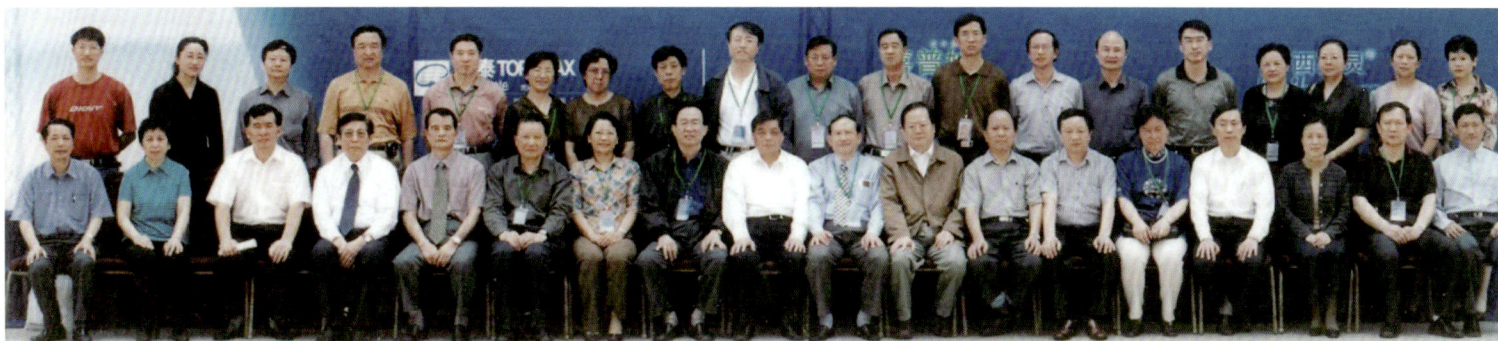

2004年4月，中华医学会神经病学分会第三届委员会部分委员合影

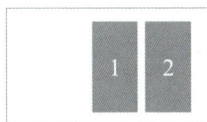

2005年9月，中华医学会第八次全国神经病学学术会议在重庆召开

1/论文汇编封面

2/论文汇编部分目录

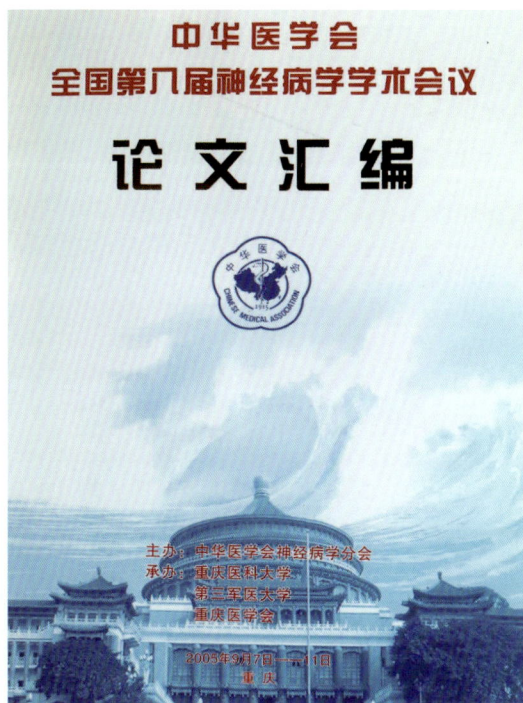

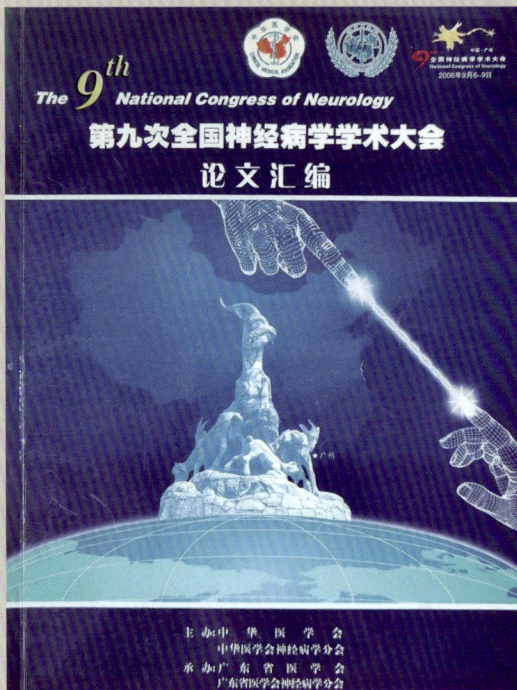

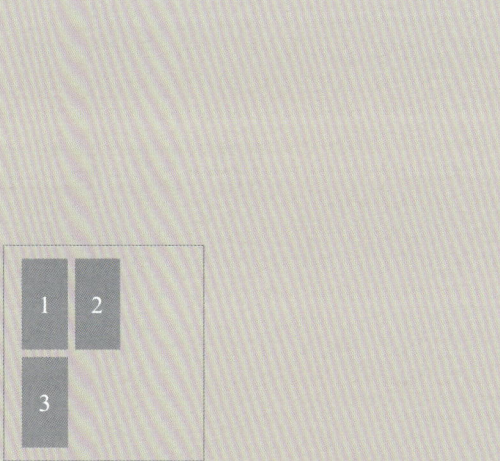

2006年9月，中华医学会第九次全国神经病学学术会议在广州召开

1/论文汇编封面

2/组织委员会名单

3/论文汇编部分目录

2007年8—9月，中华医学会第十次全国神经病学学术会议在上海召开

1/论文集封面

2/大会主席吕传真教授致辞

3/组织结构名单

4/论文集部分目录

九、中华医学会神经病学分会第四届委员会

（一）组建和发展

2007年9月5日晚，在中华医学会组织管理部周赞主任的主持下，中华医学会神经病学分会第四届委员会的领导换届选举会议召开。中华医学会副秘书长韩晓明，组织管理部的崔新生、郑嵘也参加了本次换届选举会议。依据中华医学会新章程规定，专科分会换届选举有新的规则和程序：①各专科分会设现任主任委员、前任主任委员和候任主任委员，每届任期3年。中华医学会章程规定，现任主任委员直接转为下一届前任主任委员且兼常务委员。如果本届委员会已有候任主任委员，则自动转为下一届现任主任委员。因此，换届选举时，只选举下一届候任主任委员；如果原来没有候任主任委员，则同时选举下一届现任主任委员和候任主任委员，并选举下一届副主任委员和常务委员（先选举）；章程还规定各级领导的选举均可采用差额候选人方式，即在选举时，委员可以自荐竞选常务委员，常务委员可以自荐竞选副主任委员、候任主任委员和现任主任委员。②因中华医学会神经病学分会第四届委员会没有候任主任委员，故这次换届同时选举了现任主任委员和候任主任委员，以及副主任委员和常务委员。本次选举的程序为：第一，由上届常务委员会推荐本届常务委员候选人名单，上届主任委员和中华医学会组织管理部推荐本届主任委员候选人和副主任委员候选人名单，且均为差额候选人；第二，由中华医学会组织管理部领导主持召开全国委员会会议，说明选举规则并提出要求，按中华医学会全国各地区划分，即时召开各地区委员会会议，讨论上届推荐的本地区常务委员候选人名单（通过协商或投票决定）；第三，集中召开全体委员会会议，提交各地区确认的常务委员候选人名单，且在正式投票选举前现场征求各位委员是否还有自荐参加竞选常务委员者，当时有7名委员提出竞选常务委员（共31名差额候选人）；第四，以无记名投票和即时计票选出了新一届常务委员24名；第五，进行差额选举现任主任委员、候任主任委员和副主任委员。在选举前也有几位常务委员自荐参选分会领导，在投票前，每位竞选者有5分钟的竞选演讲，之后，全体委员以无记名投票和即时计票选出当选者，由组织管理部领导宣布当选者名单并报中华医学会批准。本次换届选举产生了中华医学会神经病学分会第四届委员会，主任委员为崔丽英，前任主任委员为吕传真，候任主任委员为贾建平；副主任委员为陈生弟、胡学强、蒲传强和谢鹏；常务委员有崔丽英、吕传真、贾建平、陈生弟、胡学强、蒲传强、谢鹏、王得新、张微微、陈海波、黄一宁、程焱、郭力、张朝东、吴江、洪震、赵忠新、丁新生、王柠、迟兆富、张苏明、肖波、刘鸣、赵钢和樊东升。本次顺利选举充分体现了中华医学会及其各专科分会学术民主、选举民主、选举透明、公正公平的原则。中华医学会出台每个专科分会设定3个主任委员为领导班子的新模式，加强了各专科分会的领导力，充分发扬了学术民主原则，在各专科分会的各方面工作中发挥了重要作用。

选举结束后，崔丽英主任委员召开了本届委员会第一次常务委员会会议，讨论通过以下决议：①提名并通过

本届委员会秘书长樊东升，副秘书长陈琳，工作秘书卢家红和蔡晓杰，顾问孔繁元、李舜伟、许贤豪、李春岩和李作汉。②根据中华医学会章程，各专科分会均应成立青年委员会并独立开展以青年为主的学术活动，为此常务委员会确定了青年委员会委员的推荐方法：入选委员年龄在45岁以下（1961年12月31日后出生）；副高级及以上职称；每个常务委员推荐1名，每个省、市医学会神经病学分会推荐1名；报送中华医学会组织管理部进行形式审查合格后，再经本届常务委员会讨论通过并提交中华医学会批准方可成为本届青年委员会委员；青年委员会主任委员为本届分会的主任委员兼任，设2～4名副主任委员，由本届分会主任委员提名，经全体青年委员会投票，以2/3以上多数票通过方能当选。③启动各亚专业学组换届，根据中华医学会组织管理部的要求，本届常务委员会决定以下事宜：半年内完成各亚专业学组的换届工作；各亚专业学组委员限定在41名以内；学组委员必须在副高级及以上职称；新入学组的专家不能同时在2个学组任职（原有的不变）；一个单位不能有2个以上专家在同一个学组内（仅组长单位可2个），提交近3年来与本学组有关的学术论文3篇（如没有与本学组学术相关的论文，则不能加入本学组）；学组组长和副组长应该是国内该专业认可的知名专家。④今后每年的全国神经病学学术会议（年会）交由中华医学会学术会务部组织操办（之前由各专科分会自己操办），中华医学会神经病学分会及举办地医学会神经病学分会和常务委员积极配合、共同办会；鼓励各亚专业学组与《中华神经科杂志》合作办会。⑤为了加强和发挥各亚专业学组的作用，提高神经病学全方位的学术水平，要求各亚专业学组必须在1～2年举办一次由学组组织的全国性学术会议；每年全国神经病学学术会议征集的论文中，各亚专业组应积极筹集论文，设立独立分会场并负责分会场的学术活动。⑥主任委员、副主任委员进行了工作任务分工。

2007年11月，为促进政府重视和群众参与卒中防治教育，由中华医学会神经病学分会和全国脑血管病防治研究办公室主办，中国疾病预防控制中心和中华医学会支持的第一届"中国卒中教育日"活动启动仪式在北京人民大会堂重庆厅举行。本次大会由中华医学会神经病学分会主任委员崔丽英教授主持，卫生部科教司孟群副司长、中国疾病预防控制中心张立副局长、中华医学会白书忠副会长、北京市卫生局梁万年副局长、首都医科大学附属北京天坛医院王忠诚院士、复旦大学附属华山医院吕传真教授等分别致辞，这也是我国首次举行的国际卒中日活动。中华医学会神经病学分会及其脑血管病学组的部分专家王新德、匡培根、饶明俐、吕传真、崔丽英、张苏明、贾建平、蒲传强、刘鸣、杨期东、张微微、贺茂林、张通、胡学强、谢鹏和龚涛等参加了本次大会。

中华医学会新章程规定，各专科分会必须成立相应的青年委员会，且规定青年委员会主任委员由分会主任委员兼任，在青年委员会中选举副主任委员2～4名，委员限于41名以内。为此，中华医学会神经病学分会第四届委员会（第一届）青年委员会委员的提名由本届常务委员及各省、市医学会神经病学分会各推荐1名，经中华医学会组织管理部审查核实符合条件后提交中华医学会神经病学分会常务委员会讨论通过并报中华医学会批准。最后选举产生了本届青年委员会主任委员崔丽英，副主任委员王伟、周东和焉传祝，青年委员共37名，秘书为彭斌。中华医学会神经病学分会首届青年委员会的成立标志着我国神经内科青年医师有了自己的学术团体平台，在中华医学会神经病学分会主任委员的领导下，可以独立开展全国性中青年神经病学学术会议及其他有意义的学术活动，为推动我国神经病学中青年骨干人才的培养发挥了积极作用。按照中华医学会新章程规定，中华医学会神经病学分会青年委员会每年应召开一次全国中青年神经病学学术会议，会议统一称为"中华医学会神经病学分会第＊＊次全国中青年神经病学学术会议"。

2008年1月，在中华医学会神经病学分会第四届委员会青年委员会成立大会（武汉）召开的同时举办了中华医学会神经病学分会第一次全国中青年神经病学学术会议（更名后重新定为第一次）。该会议由青年委员会副主任委员王伟教授协助中华医学会学术会务部操办。本次大会专题讲座：裘法祖院士讲授了"寄语年轻医生"，董尔丹教授讲授了"如何申请国家自然科学基金课题"等。本次大会充分体现了我国中青年神经内科医师积极向上的学术氛围。本次大会还邀请了部分老专家和中华医学会神经病学分会常务委员参加。

2008年，经各亚专业学组组长提名，中华医学会神经病学分会常务委员会讨论通过并报中华医学会批准，中华医学会神经病学分会第四届委员会13个亚专业学组改选完成，各亚专业学组组长和副组长名单为：神经遗传学组组长王柠，副组长张成、唐北沙、吴志英；肌电图和临床神经电生理学组组长崔丽英，副组长樊东升、王玉平；脑电图与癫痫学组组长洪震，副组长肖波、迟兆富、王学峰、周东；神经生化学组组长谢鹏，副组长廖卫平；神经病理学组组长王鲁宁，副组长卢德宏、张微微、陈琳；神经心理学与行为神经病学组组长陈海波，副组长汪凯、翁旭初、郎森阳；神经免疫学组组长胡学强，副组长郭力、李柱一、吴卫平；神经肌肉病学组组长蒲传强，副组长陈琳、焉传祝；神经康复学组组长张通，副组长梅元武；脑脊液细胞学学组（后改为感染性疾病与脑脊液细胞学学组）组长赵钢，副组长何俊瑛、范学文；脑血管病学组组长张苏明，副组长王文志、刘鸣、吴江、董强、王拥军、黄一宁；帕金森病及运动障碍学组组长陈生弟，副组长陈彪、孙圣刚；痴呆与认知障碍学组组长贾建平，副组长张朝东、丁新生、陈晓春、李焰生。

2008年8月，中华医学会第十一次全国神经病学学术会议在长春召开。本次大会有11篇特邀发言：Donald B. Sanders教授讲授了"重症肌无力的治疗"，顾晓松院士讲授了"组织工程神经修复周围神经缺损的研究"，黄家星教授讲授了"急性缺血性脑血管病脑血流自动调节的研究"，李春岩院士讲授了"核因子E2相关因子（Nrf2）/抗氧化反应元件（ARE）通路与老化和神经变性的基础研究"，祝捷教授讲授了"炎症细胞因子在神经免疫与神经退行性疾病作用研究进展"，崔丽英教授讲授了"国内运动神经元病临床与研究的现状"，梁秀龄教授讲授了"肝豆状核变性诊断与治疗指南"，卢德宏教授讲授了"难治性癫痫的神经病理学"，贾建平教授讲授了"阿尔茨海默病的诊治新进展"，任惠民教授讲授了"重症肌无力非免疫相关蛋白质的研究"，吴江教授讲授了"氙-CT脑血管量测定在缺血性脑血管病诊疗中的应用价值"。本次大会共收到论文1527篇，包括脑血管病学组和神经康复学组487篇，脑电图与癫痫学组104篇，神经病理学组138篇，帕金森病及运动障碍学组81篇，痴呆与认知障碍学组82篇，神经心理学与行为神经病学组35篇，神经肌肉病学组及肌电图和临床神经电生理学组132篇，神经免疫学组65篇，脑脊液细胞学学组（后改为感染性疾病与脑脊液细胞学学组）35篇，神经遗传学组118篇，神经生化学组76

篇，其他学组174篇。本次大会共设13个分会场进行论文交流。

自本次大会开始，中华医学会全国神经病学学术会议和全国中青年神经病学学术会议均由中华医学会学术会务部负责操办。中华医学会神经病学分会部分亚专业学组与《中华神经科杂志》合作，由杂志社操办会议。至此，中华医学会神经病学分会及部分亚专业学组主办的会议均按中华医学会章程规定进入正规办会程序，合规合法办会。

在中华医学会第十一次全国神经病学学术会议的筹备过程中，饶明俐、崔丽英和吴江教授主编了《中国神经病学专家荟萃（第一集）》。该书收集了全国神经内科知名老专家的照片和简历，按年龄顺序排列而成。入编该书的专家条件是70岁以上（1938年12月前出生者），对中国神经病学发展有重要贡献，并符合下列条件之一者：①历届中华医学会神经病学分会主任委员、副主任委员、常务委员；②历届各省医学会神经病学分会主任委员；③部属院校或著名医院神经病学创始人；④国家级神经病学专业杂志总编辑；⑤对中国神经病学的发展有特殊贡献者（由各省上报，本书编委会商讨确定）。入选条件明确后，主要由饶明俐教授负责牵头组织编委会成员在全国收集老专家的2张照片（一张为青年时期照片，一张为近期照片或去世前照片）和个人简历。在收集老专家资料的过程中，因为有的老专家较早去世或很早定居国外，没任何联系方式，难以收集，编委会成员克服困难，通过各种各样的渠道，甚至通过图书馆、单位人事部门和派出所等查找老专家下落及其相关资料，最终收集了140名专家的照片和个人简历汇编成书。许多专家、同行和相关单位都将该书作为珍贵的资料保存着。该书铭记了我国神经病学先驱们的美好形象和他们对我国神经病学发展所做的重要贡献。该书的出版也凝集了饶明俐主编等付出的艰辛努力。

2008年，经中华医学会神经病学分会第四届委员会常务委员会讨论通过并报中华医学会批准，由赵忠新教授牵头组建的中华医学神经病学分会睡眠障碍学组于2008年11月29日在厦门举行成立仪式，中华医学会组织管理部张辉主任出席并给睡眠障碍学组的委员们颁发证书，确定组长为赵忠新，副组长为王玉平，委员有黄颜、黄志力、陈贵海、潘集阳、沈扬、张红菊、邓丽影、吴中亮、王瑛、王玉平、宿长军、张熙、赵忠新和黄流清，顾问为李舜伟，秘书为黄流清、宿长军。睡眠障碍学组的成立使中华医学会神经病学分会的亚专业学组增至14个。

2009年4月，由中华医学会、中华医学会神经病学分会第四届委员会青年委员会主办，四川大学华西医院和华中科技大学同济医学院附属同济医院承办的中华医学会神经病学分会第二次全国中青年神经病学学术会议在成都召开。本次大会由青年委员会副主任委员周东教授具体操办。参加大会开幕式的专家和嘉宾有吕传真、崔丽英、王伟、周东和焉传祝等，还邀请了国外专家和国内领导参会。本次大会代表200余名。大会开幕式后进行学术讲座，伯尔尼大学医学院的Burgunder J.M.教授讲授了"运动障碍疾病的诊断和治疗"，香港中文大学的黄家星教授讲授了"卒中诊治新进展"，香港中文大学的关国良教授讲授了"难治性癫痫的诊治策略"，渥太华大学分子医学中心的张遐教授讲授了"基础医学如何临床转换"，国家自然科学基金委员会生命科学部的叶鑫生教授讲授了"科研选题和科学基金"，华盛顿大学医学院的叶祖承教授讲授了"胶质和脑微环境"，崔丽英教授讲授了"怎样做个合格的临床神经科医师"，焉传祝教授讲授了"线粒体医学与神经系统疾病"，周东教授讲授了"多模态神经影像与神经系统疾病"，新加坡国立大学的Eina Wilder-Smith教授讲授了"超声在周围神经疾病诊断中的作用"。

2009年8月，中华医学会神经病学分会第四届委员会常务委员会会议在北京召开，崔丽英主任委员做主持，主要内容是对中华医学会第十二次全国神经病学学术会议的稿件进行审定并商定会议各项工作的安排。

2009年10月，中华医学会第十二次全国神经病学学术会议在北京召开。从这次会议开始，中华医学会神经病学分会的会议操办得更规范，成立了会议学术组织结构：大会主席为崔丽英、吕传真、贾建平，副主席为陈生弟、胡学强、蒲传强、谢鹏；大会组织委员会主席为崔丽英、吕传真、贾建平，副主席为陈生弟、胡学强、蒲传强、谢鹏。本次大会还成立了大会顾问委员会、大会学术委员会、大会组织委员会和秘书处。本次大会印制了2本文件，一本是会议论文汇编，另一本是会议日程册。本次大会由胡学强副主任委员主持开幕式，崔丽英主任委员和中华医学会祁国明副会长分别做大会致辞。本次大会共收到论文1526篇，设30个分会场，有211个专题发言和论文交流，壁报交流论文270篇，书面交流论文832篇，汇编交流论文200篇，还有7例神经病理病例报告和6例临床神经肌肉病理讨论病例。本次大会特邀专题讲座：吕传真教授讲授了"缺血半暗区和脱髓鞘病的再认识"，中国医学科学院基础医学研究所的沈岩院士讲授了"基础与临床结合研究的经验和体会"，澳大利亚墨尔本大学皇家墨尔本医院的Stephen M. Davis教授讲授了"急性卒中治疗的时间窗"，中国台湾台北荣民总医院神经医学中心的蔡清标教授讲授了"中国台湾地区多发性硬化患者的临床多样性"，美国克利夫兰医院头痛及疼痛中心的Stewart Tepper教授讲授了"偏头痛和紧张性头痛的治疗和挑战"，四川大学华西医院的龚启勇教授讲授了"重大神经精神疾病影像研究新进展"，崔丽英教授讲授了"丁苯酞注射液治疗急性脑梗死的多中心、随机、双盲双模拟、对照Ⅲ期临床试验"，法国巴黎Lariboisiere医院的Marie-Germaine Bousser教授讲授了"颈动脉夹层研究进展"，中南大学湘雅二医院的张亚林教授讲授了"心理健康新概念"，香港中文大学的黄家星教授讲授了"氯吡格雷联合阿司匹林治疗减少大动脉狭窄的亚急性卒中或短暂性脑缺血发作（TIA）患者的微栓子信号与单独使用阿司匹林的疗效比较"，赵钢教授讲授了"人参皂苷-Rd注射液治疗急性缺血性卒中的随机、双盲、安慰剂对照多中心Ⅲ期临床研究"。本次大会的参会代表近2000名，且首次评选参加会议交流的优秀论文并在会议结束时颁奖。为了纪念每年年会并进行规范的交接仪式，从本次大会开始，中华医学会神经病学分会专门订制了年会交接杯（水晶杯），杯中刻录了历届年会的日期、主办地和届数，以示长期纪念；且在会议结束后进行交接仪式并由接杯者发表简短的演讲。本次大会的主办杯由崔丽英主任委员交接给明年年会的主办方，周东教授代表2010年主办方发表了热情洋溢的演讲。

在本次大会开幕的前一天晚上，中华医学会神经病学分会第四届委员会再次举行了常务委员会会议和委员会议，崔丽英主任委员就近一年来的工作和本次年会的筹备情况做汇报，中华医学会组织管理部姜永茂主任参加并讲话。

2010年，国家组织编写《中华医学百科全书》，其中临床医学各专科分册由卫生部指派中华医学会各专科分会组织编写，中华医学会神经病学分会接到编写神经病学分册的任务后，崔丽英主任委员组织了26位专家参加编写，于2010年2月12日在北京召开第一次编委会，启动《中华医学百科全书·神经病学》的编写工作，最终于2019年正式出版该书。

2010年6月，中华医学会神经病学分会第三次全国中青年神经病学学术会议在烟台召开。本次大会主席为崔丽英主任委员，执行主席为青年委员会副主任委员焉传祝、王伟和周东教授。大会发言：美国哥伦比亚大学的Mikio Hirano教授讲授了"线粒体医学与神经系统疾病"，美国得克萨斯大学的白易东教授讲授了"线粒体与老化"，王伟教授讲授了"神经血管单元调控研究"，周东教授讲授了"难治性癫痫新定义和治疗策略"，焉传祝教授讲授了"脂质沉积性肌病病因研究启示"，彭斌教授讲授了"缺血性卒中风险因素评估"，吴志英教授讲授了"基因确诊的伴皮质下梗死和白质脑病的常染色体显性遗传性脑动脉病（CADASIL）的临床和神经影像特点"，刘新峰教授讲授了"急性卒中血管内介入治疗未来的展望"，戚晓昆教授讲授了"脑白质病变的临床鉴别诊断"，张铭湘教授讲授了"动脉粥样硬化病理机制研究进展"。本次大会还举行了3场辩论会和1场青年医师论坛。

2010年8月，中华医学会神经病学分会第四届委员会常务委员会会议暨中华医学会第十三次全国神经病学学术会议定稿会在沈阳召开。崔丽英主任委员主持本次大会，讨论了中华医学会神经病学分会第五届委员会的换届工作细节，确定了第五届委员会的候选人名单，为第五届委员会的换届工作做了充分准备。本次大会还审定了参加年会的稿件，安排会议程序和商定各方面的具体工作。

2010年9月，由中华医学会、中华医学会神经病学分会主办，四川省医学会、四川省医学会神经病学专业委员会承办，四川大学华西医院协办的中华医学会第十三次全国神经病学学术会议在成都召开。大会主席为崔丽英、吕传真、贾建平，副主席为陈生弟、胡学强、蒲传强、谢鹏和方勇；大会组织委员会主席为刘鸣、濮永杰，副主席为周东、孙红斌、王伟。本次大会共收到学术论文1509篇，其中大会特邀报告12篇、专题报告39篇、论文交流215篇、壁报交流239篇、汇编交流980篇，还有16例神经病理病例讨论和8例临床神经肌肉病理讨论；共设20个分会场，参会人数近2000名。大会开幕式由胡学强副主任委员主持，崔丽英主任委员、中华医学会领导及四川省医学会领导分别致辞后，大会进入主题学术内容。大会特邀专题报告：崔丽英教授讲授了"中国人肌萎缩侧索硬化诊疗现状的注册研究"，英国的David Bates教授讲授了"多发性硬化的认识——慢性疾病的长期管理"，樊代明院士讲授了"生物医学3000年"，洪震教授讲授了"抗癫痫药物应用专家共识"，日本的Yukito Shinohara教授讲授了"日本2009年卒中指南——准备过程及与西方指南的区别"，刘鸣教授讲授了"脑血管病循证研究——中国15年发展与趋势"，美国的Shin Joong Oh教授讲授了"肌肉特异性受体肌酶阳性重症肌无力研究进展"，吴志英教授讲授了"肝豆状核变性十年研究——从临床到基础、从基础回归临床"，美国的Daniel Truong讲授了"帕金森病治疗"，赵靖平教授讲授了"躯体化障碍：焦虑抑郁的诊断治疗"，张旭院士讲授了"神经痛研究的新进展"，中华医学会杂志社游苏宁讲授了"如何向世界展示我们的研究成果"。

（二）图片展示

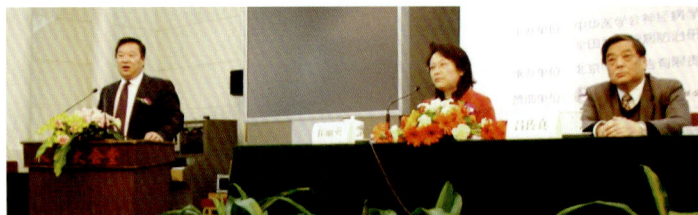
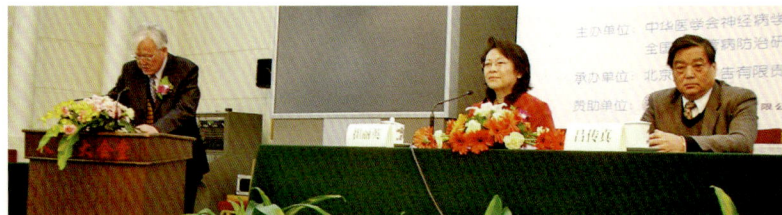

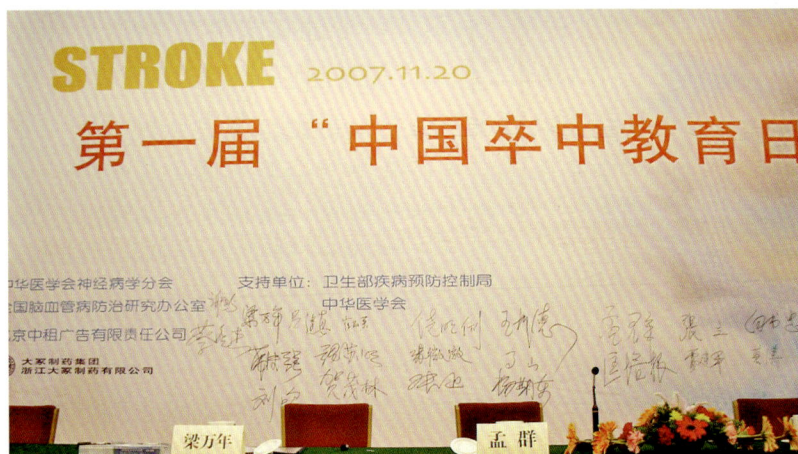
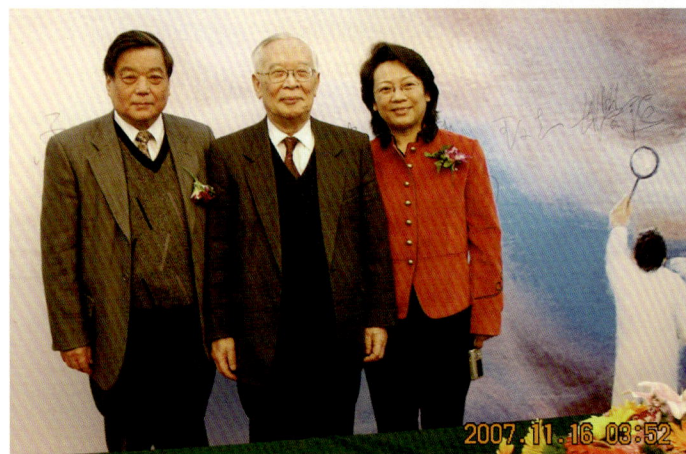

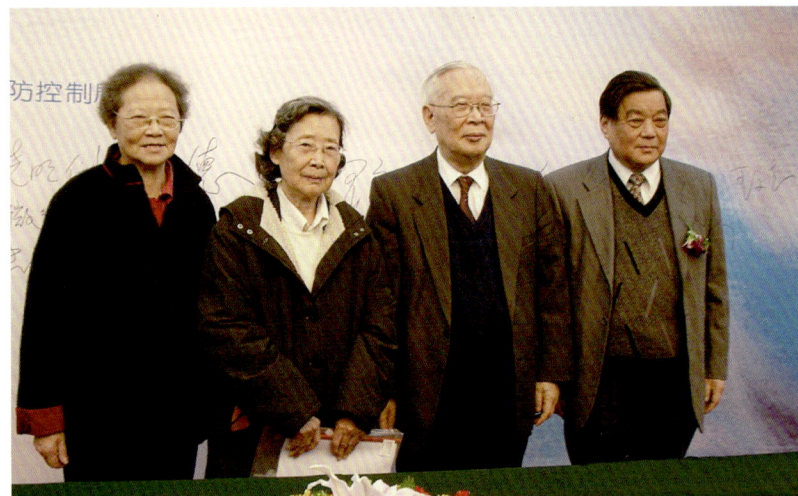

1	2
3	4
5	

2007年11月，第一届"中国卒中教育日"活动启动仪式在北京人民大会堂举办

1/ 吕传真和崔丽英教授主持，梁万年教授致辞

2/ 吕传真和崔丽英教授主持，王忠诚教授致辞

3/ 背景展示签字板

4/ 吕传真、王新德和崔丽英教授合影

5/ 饶明俐、匡培根、王新德和吕传真教授合影

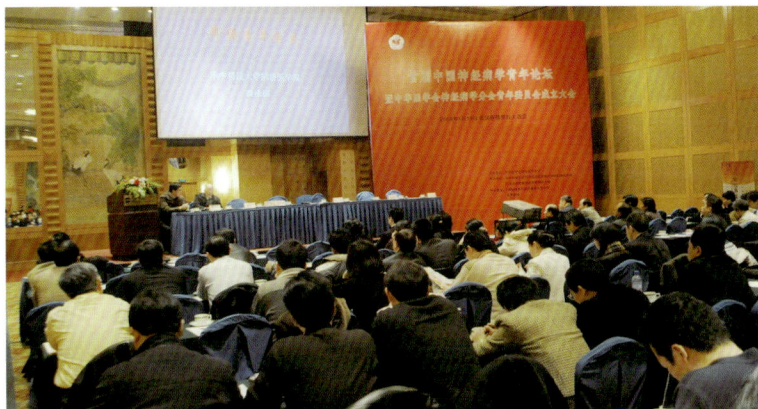

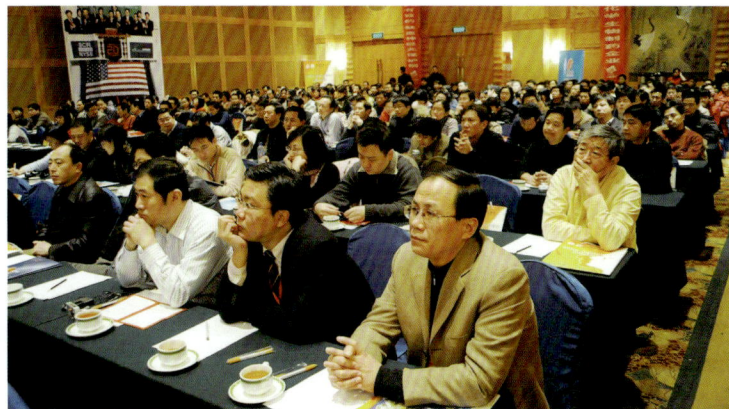

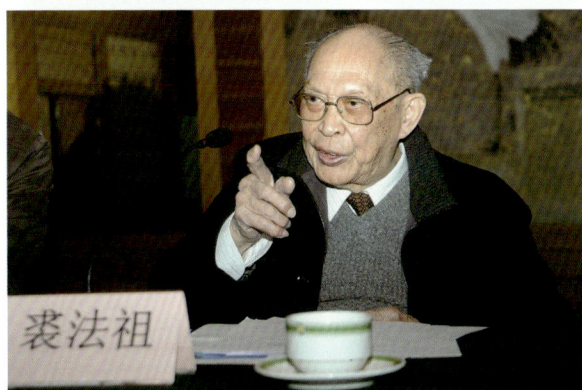

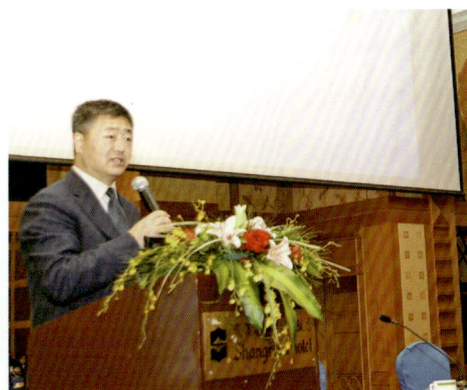

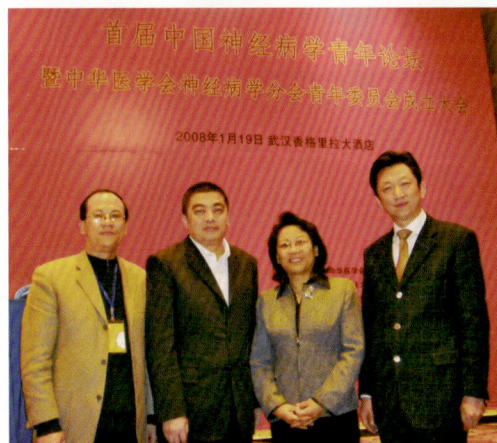

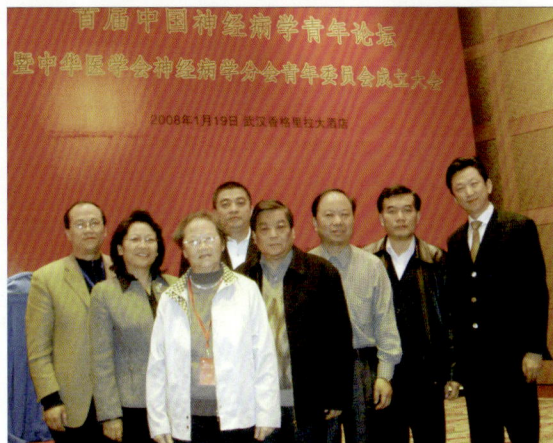

裘法祖

1	2
3	4
5	6

2008年1月，中华医学会神经病学分会第一次全国中青年神经病学学术大会在武汉召开

1、2/会场

3/裘法祖院士做大会专题报告

4/董尔丹教授做大会专题报告

5/焉传祝、周东、崔丽英和王伟教授合影

6/焉传祝、崔丽英、饶明俐、周东、吕传真、贾建平、蒲传强和王伟教授合影

目　录

大会特邀发言

大会交流论文

脑血管病及康复学组论文

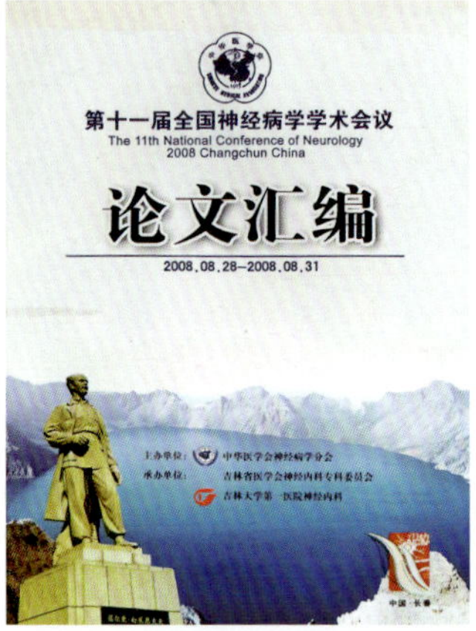

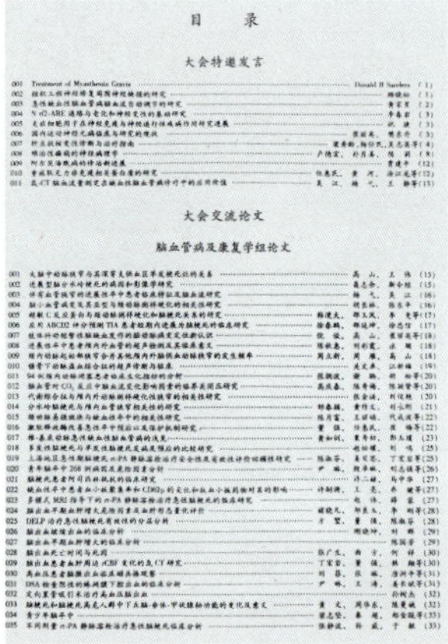

2008年8月，中华医学会第十一次全国神经病学学术会议在长春召开

1/论文汇编封面

2/论文汇编部分目录

3/主会场

4/谢鹏、贾建平、吕传真、崔丽英和蒲传强教授合影

5/中华医学会神经病学分会老专家合影

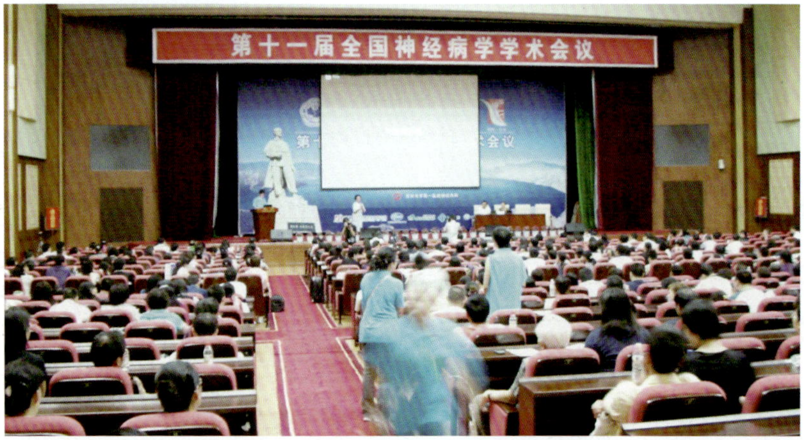

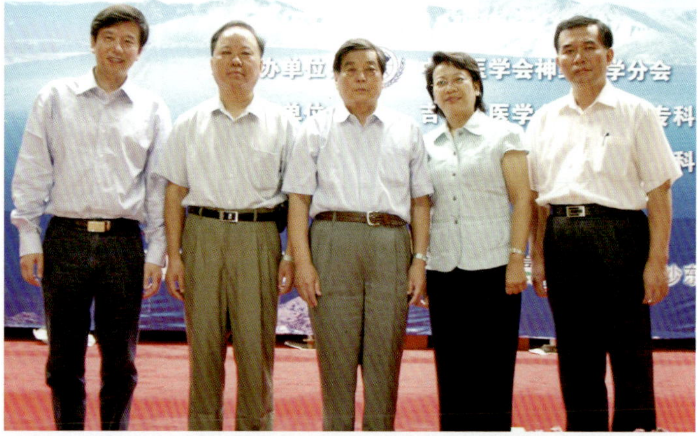

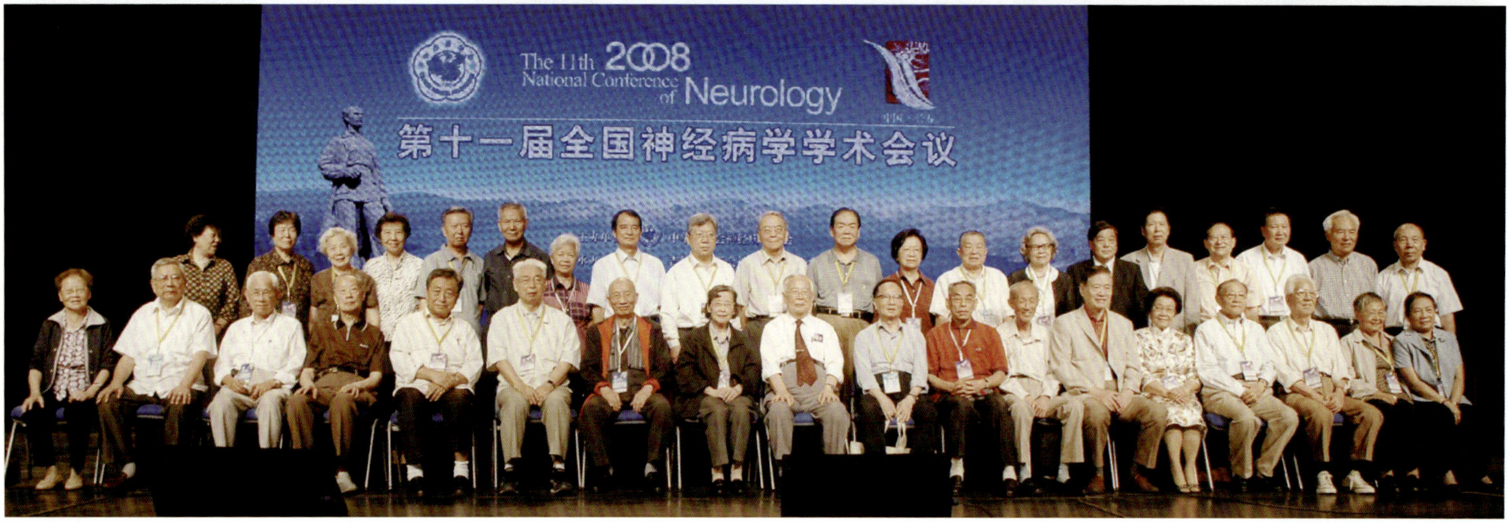

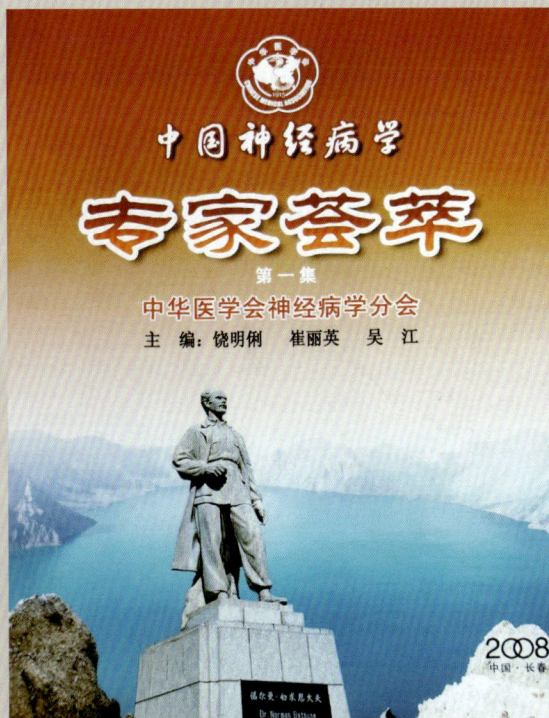

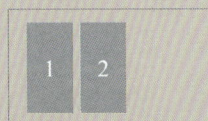

中国神经病学专家荟萃
第一集

主　　编：饶明俐　崔丽英　吴　江

编　　委：（按姓氏笔划排列）

吴　江　饶明俐　胡国华

徐忠信　崔丽英

责任编辑：程门雪

《中国神经病学专家荟萃（第一集）》

1/ 封面

2/ 编委会

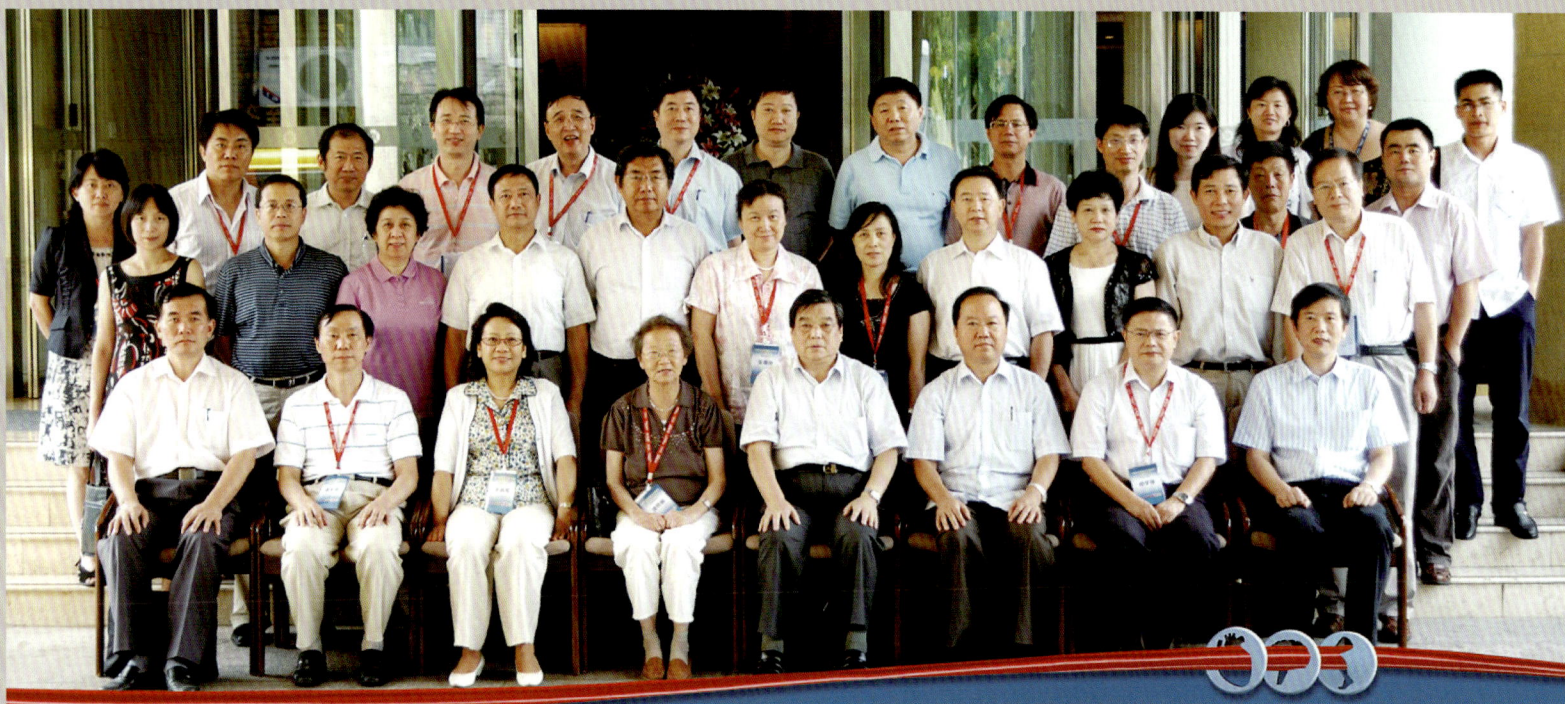

2009年，中华医学会神经病学分会第四届委员会常务委员、各亚专业学组组长和老专家合影（北京）

1

2

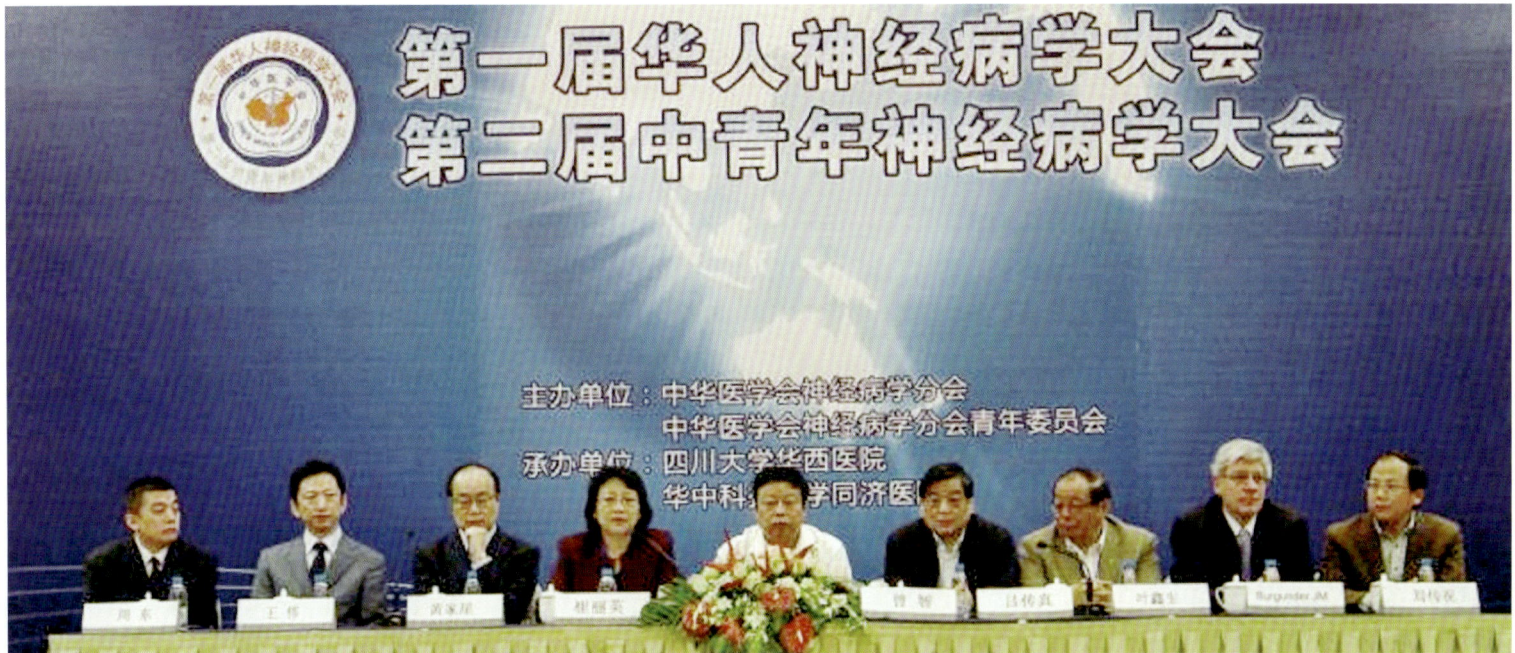

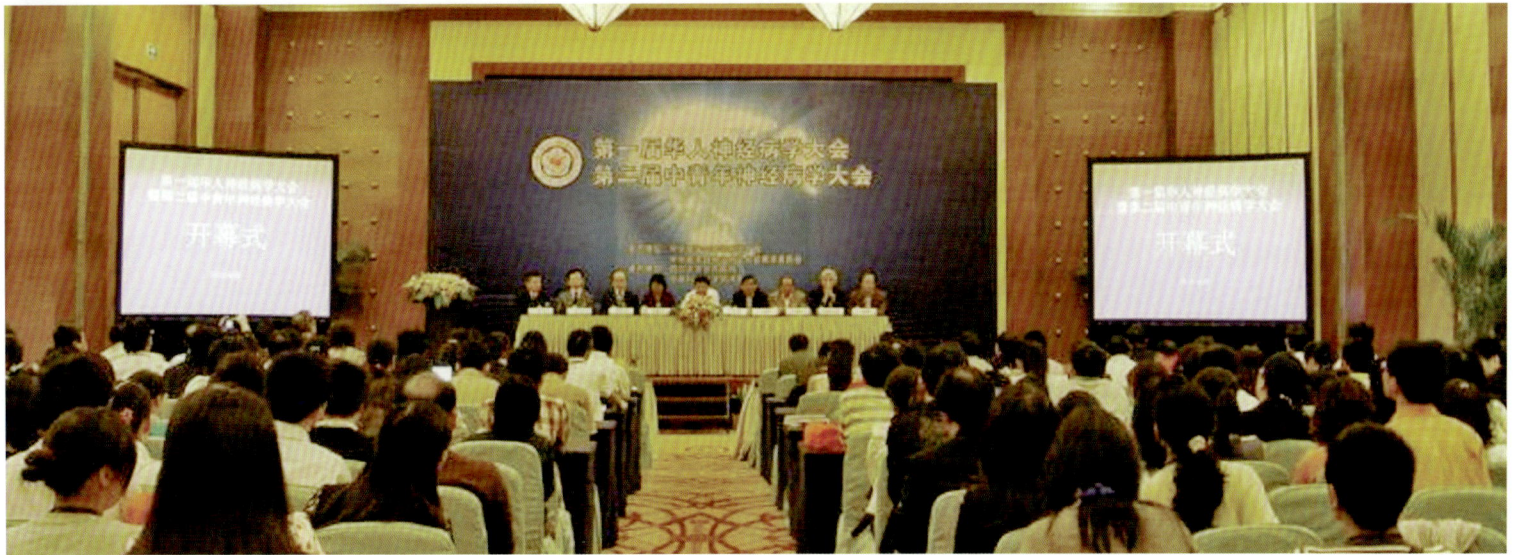

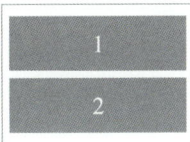

2009 年 4 月，中华医学会神经病学分会第二次全国中青年神经病学学术会议在成都召开

1/开幕式主席台（从左向右为周东、王伟、黄家星、崔丽英、曾智、吕传真、叶鑫生、Eina Wilder-Smith 和焉传祝教授）

2/ 会场

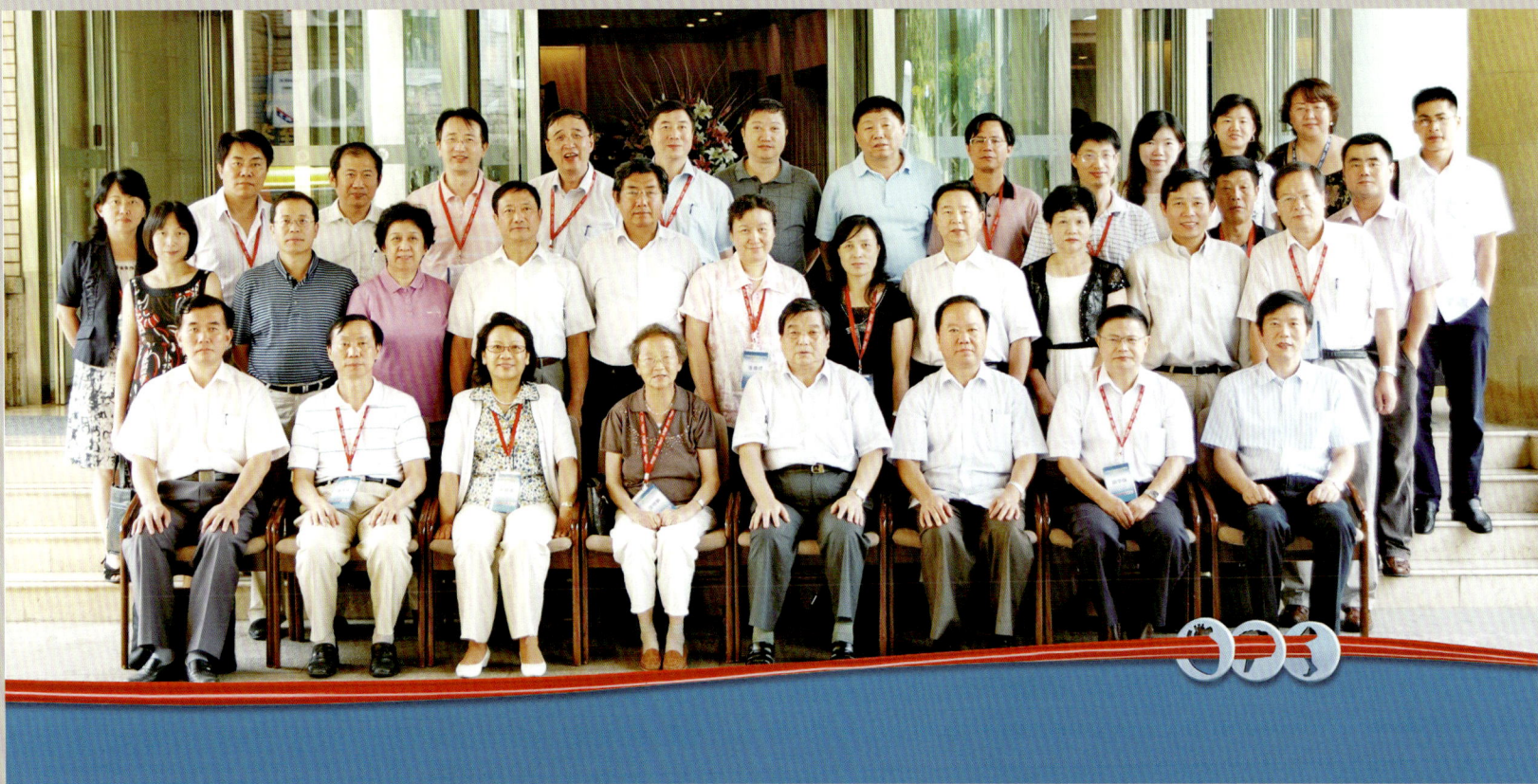

2009年8月，中华医学会神经病学分会第四届委员会常务委员会会议（北京）专家合影

1	
2	3
4	

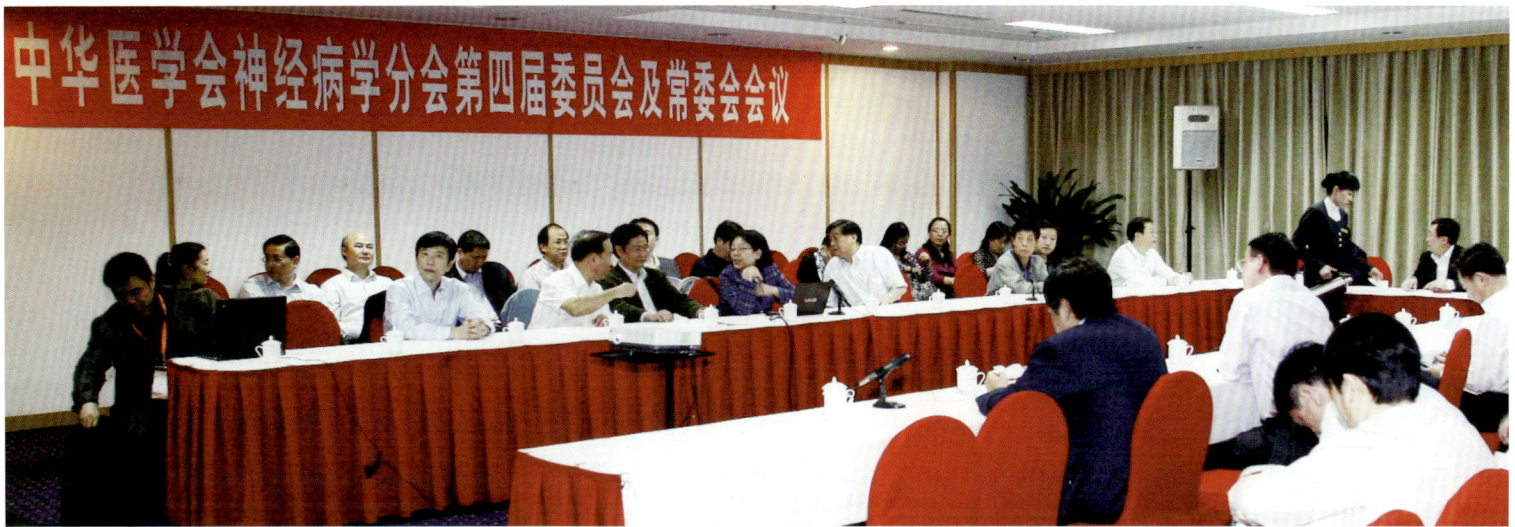

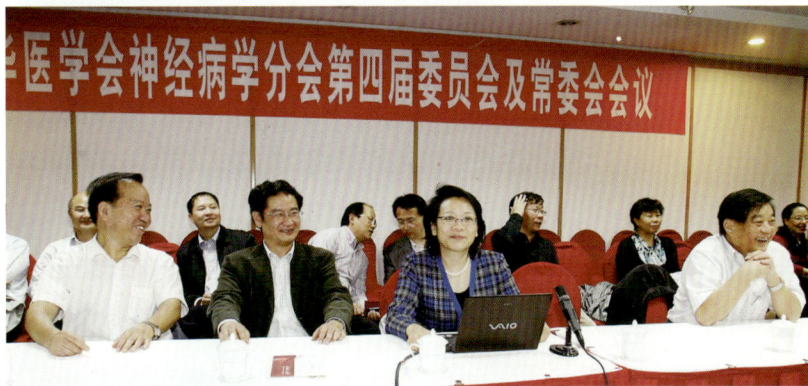

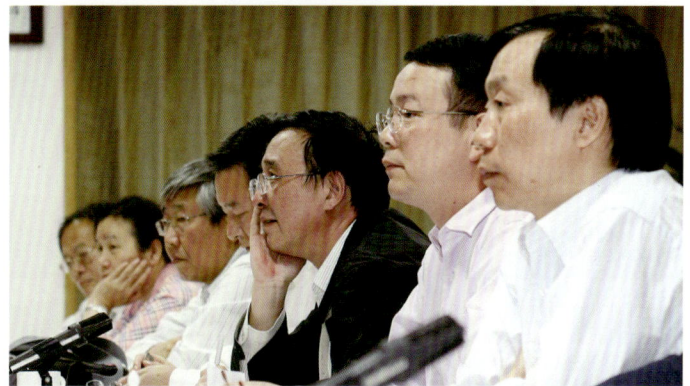

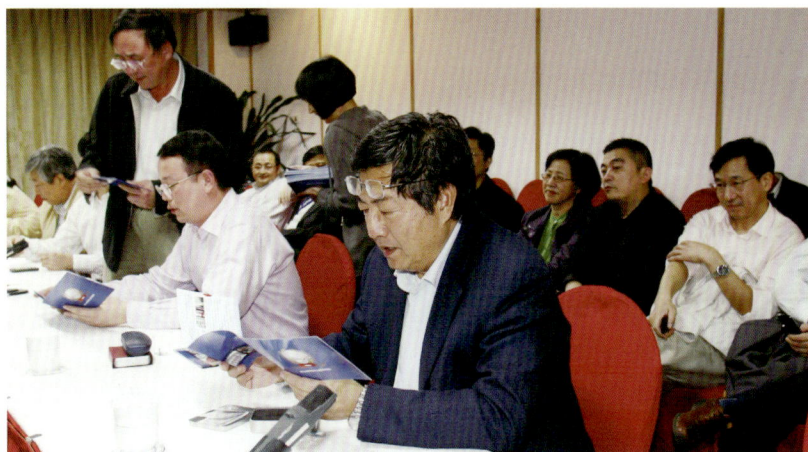

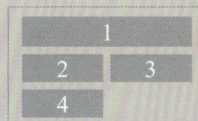

2009年10月，中华医学会神经病学分会第四届委员会常务委员会会议和委员会议在北京召开

1~4/各位常务委员和委员积极参会

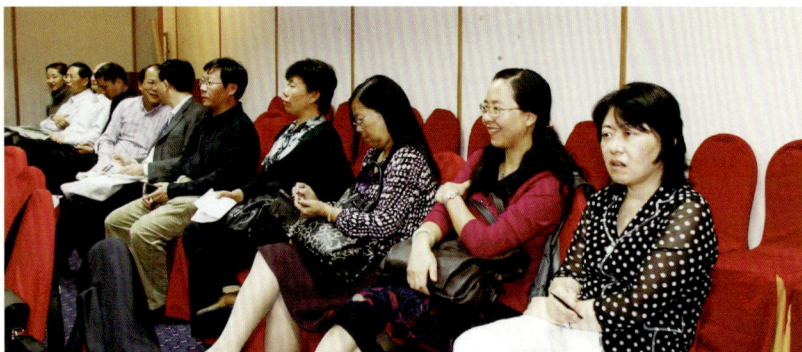

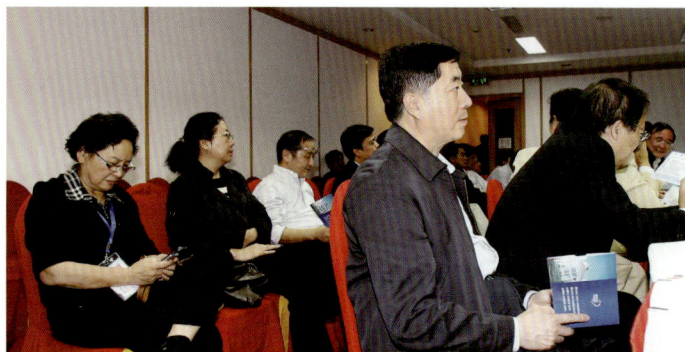

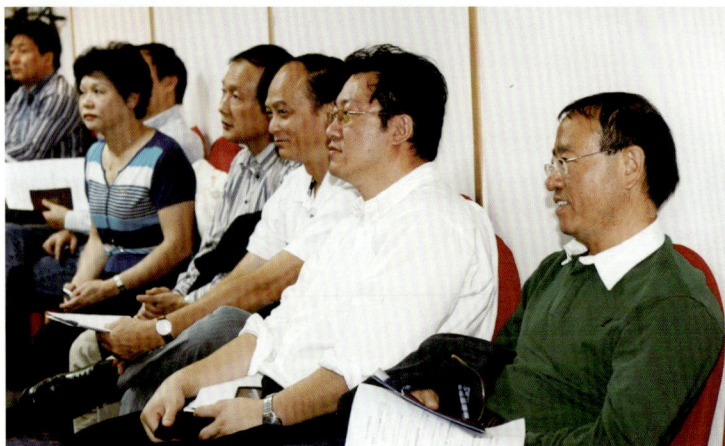

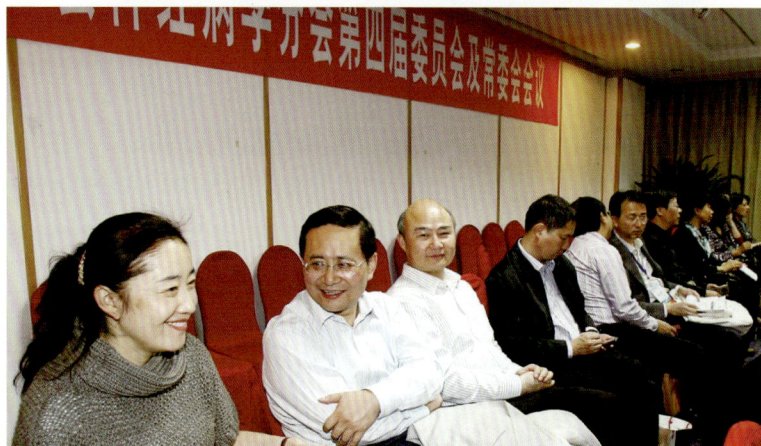

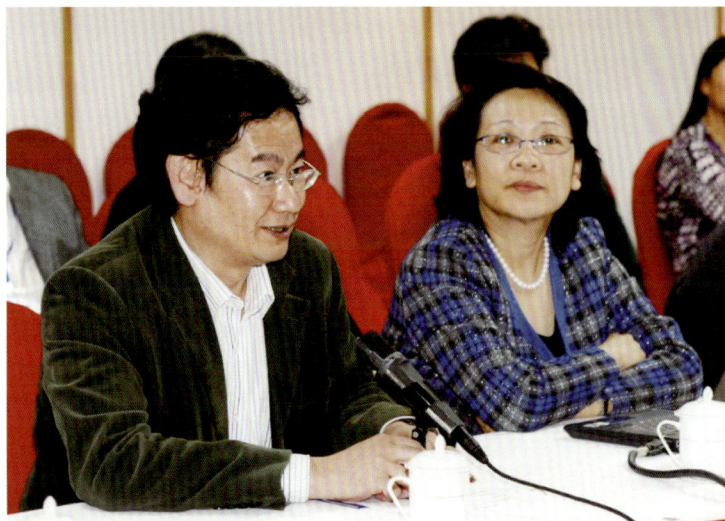

5	6
7	8
9	

2009 年 10 月，中华医学会神经病学分会第四届委员会常务委员会会议和委员会会议在北京召开

5～8/各位常务委员和委员积极参会

9/中华医学会组织管理部姜永茂主任和崔丽英主任委员

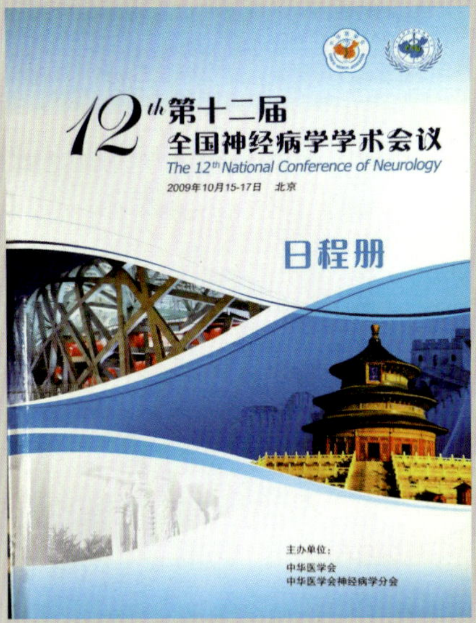

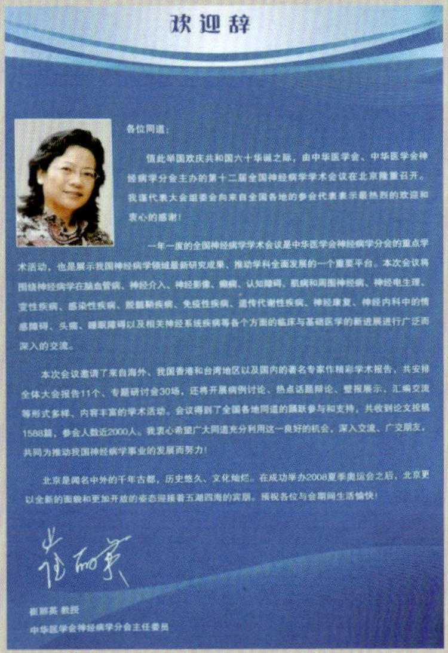

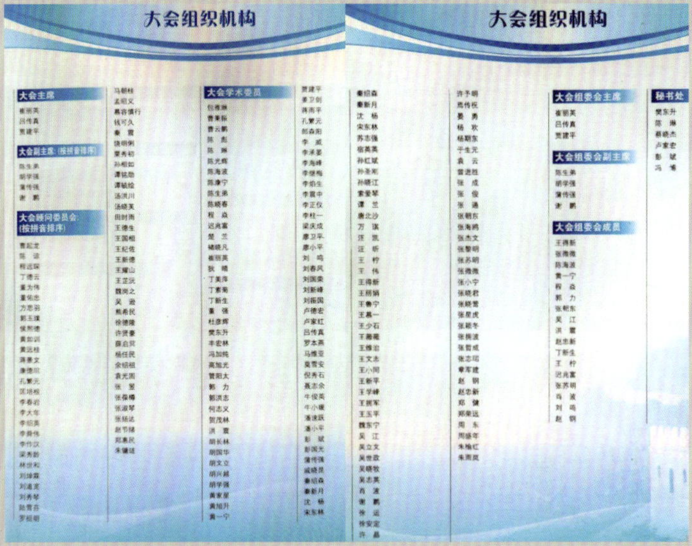

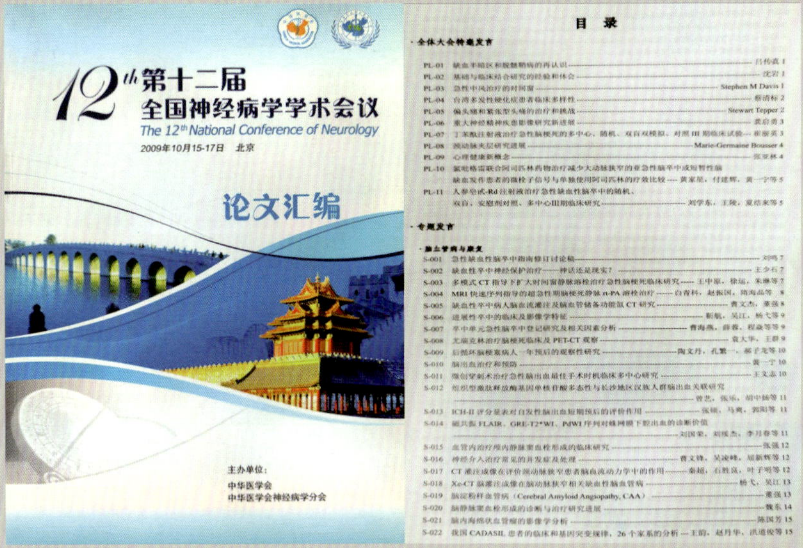

2009年10月，中华医学会第十二次全国神经病学学术会议在北京召开

1/ 会议日程册封面

2/ 会议日程册崔丽英主任委员欢迎辞

3/ 会议组织机构名单

4/ 论文汇编封面与部分目录

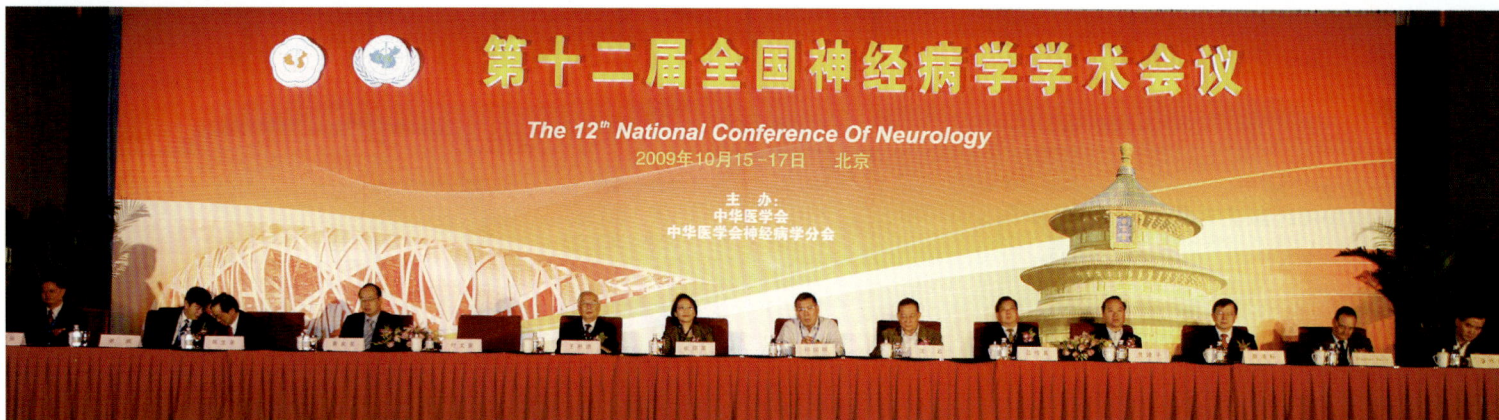

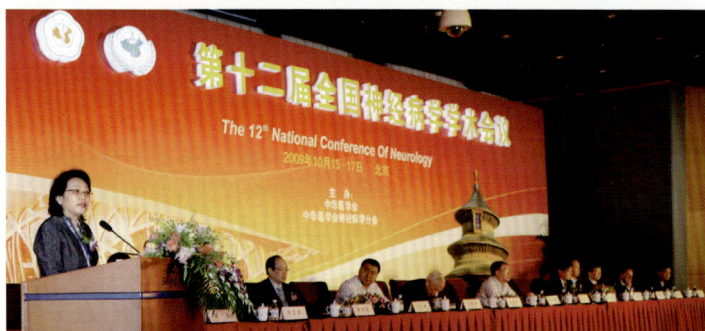

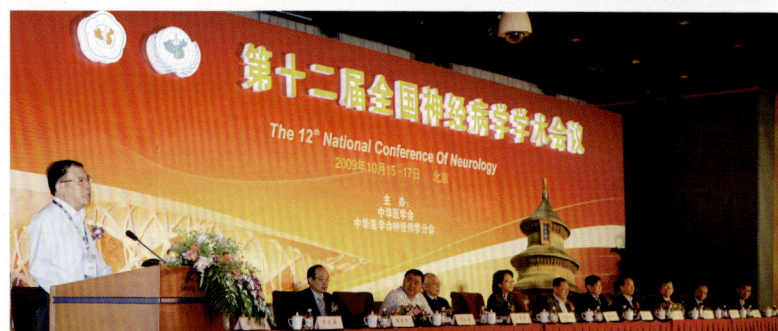

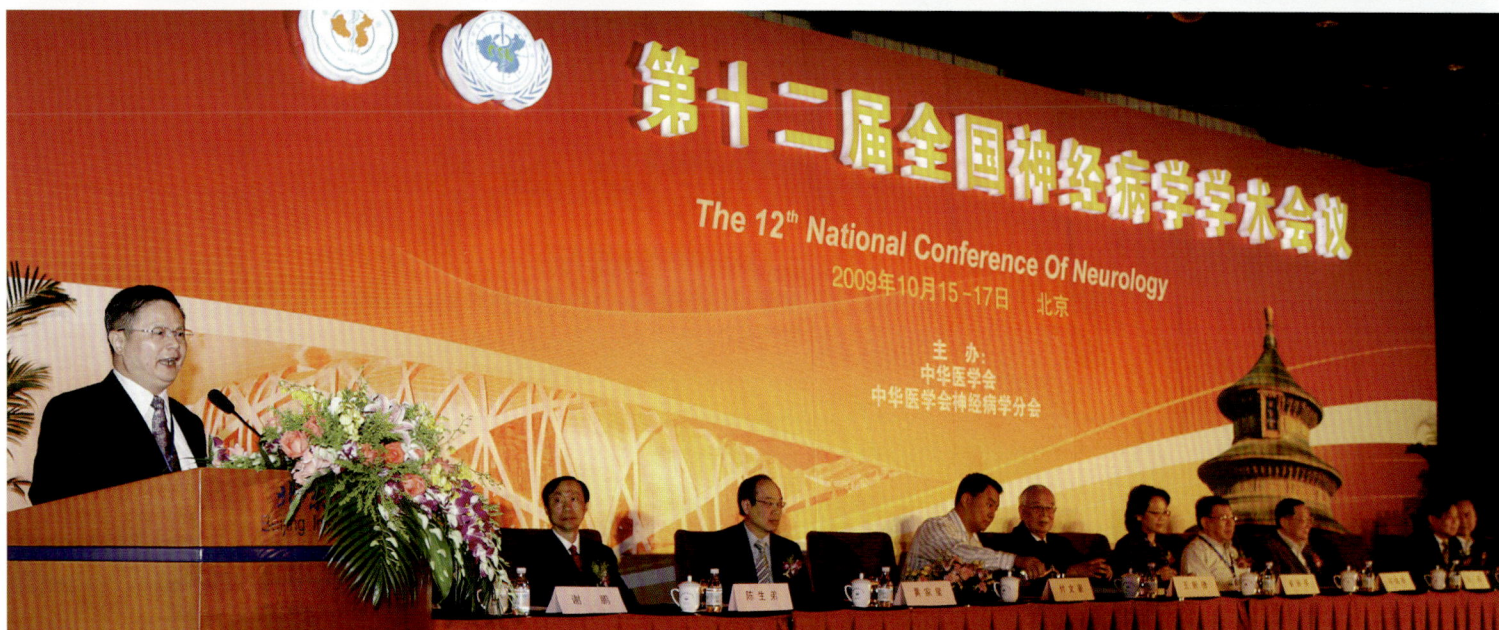

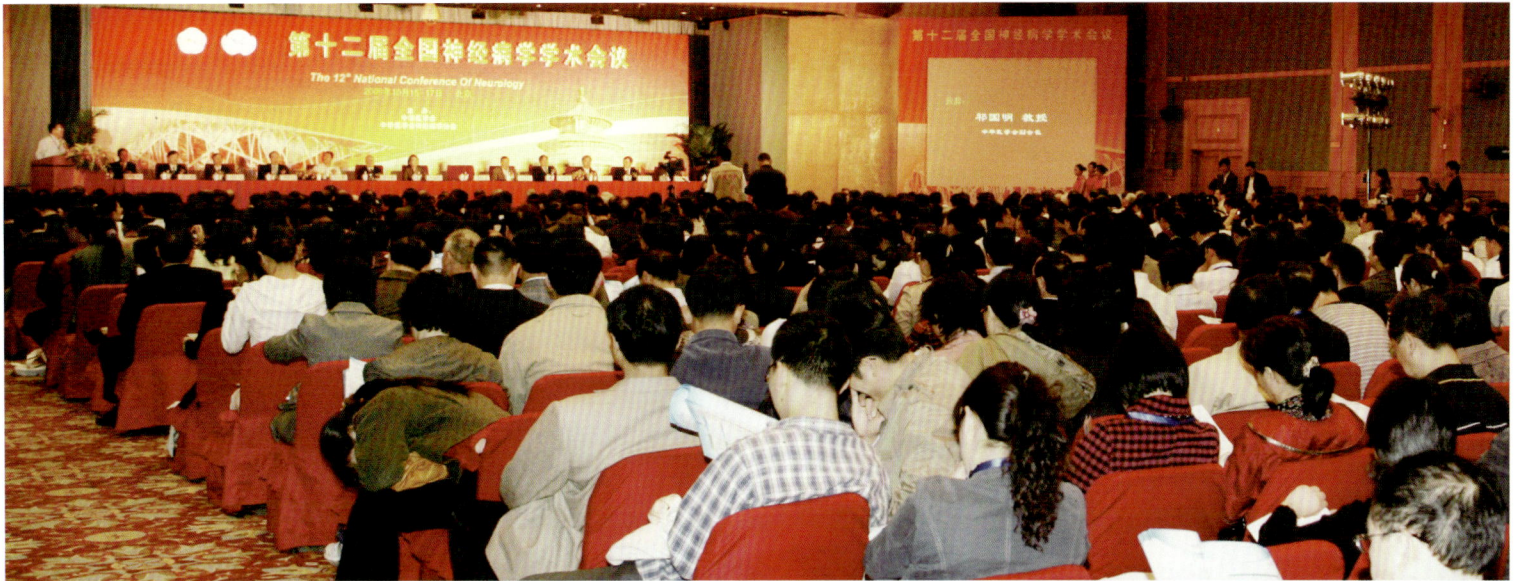

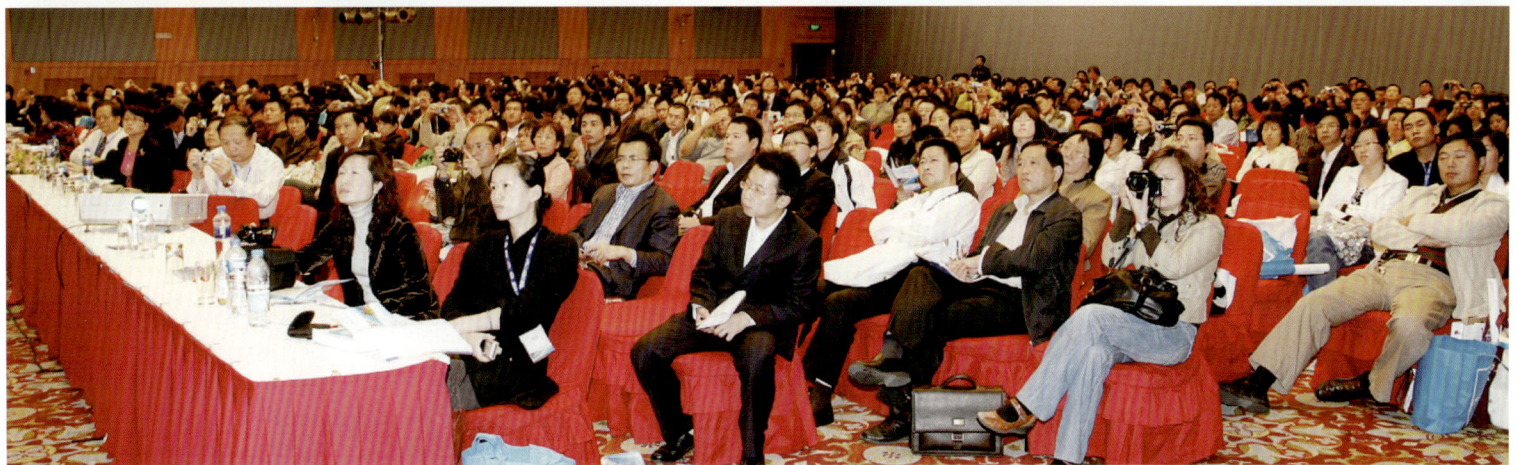

	5		9
6		7	10
	8		

2009年10月，中华医学会第十二次全国神经病学学术会议在北京召开

5/开幕式主席台

6/开幕式上，崔丽英主任委员致欢迎辞

7/开幕式上，中华医学会祁国明副会长致辞

8/开幕式上，胡学强副主任委员主持开幕式

9、10/会场

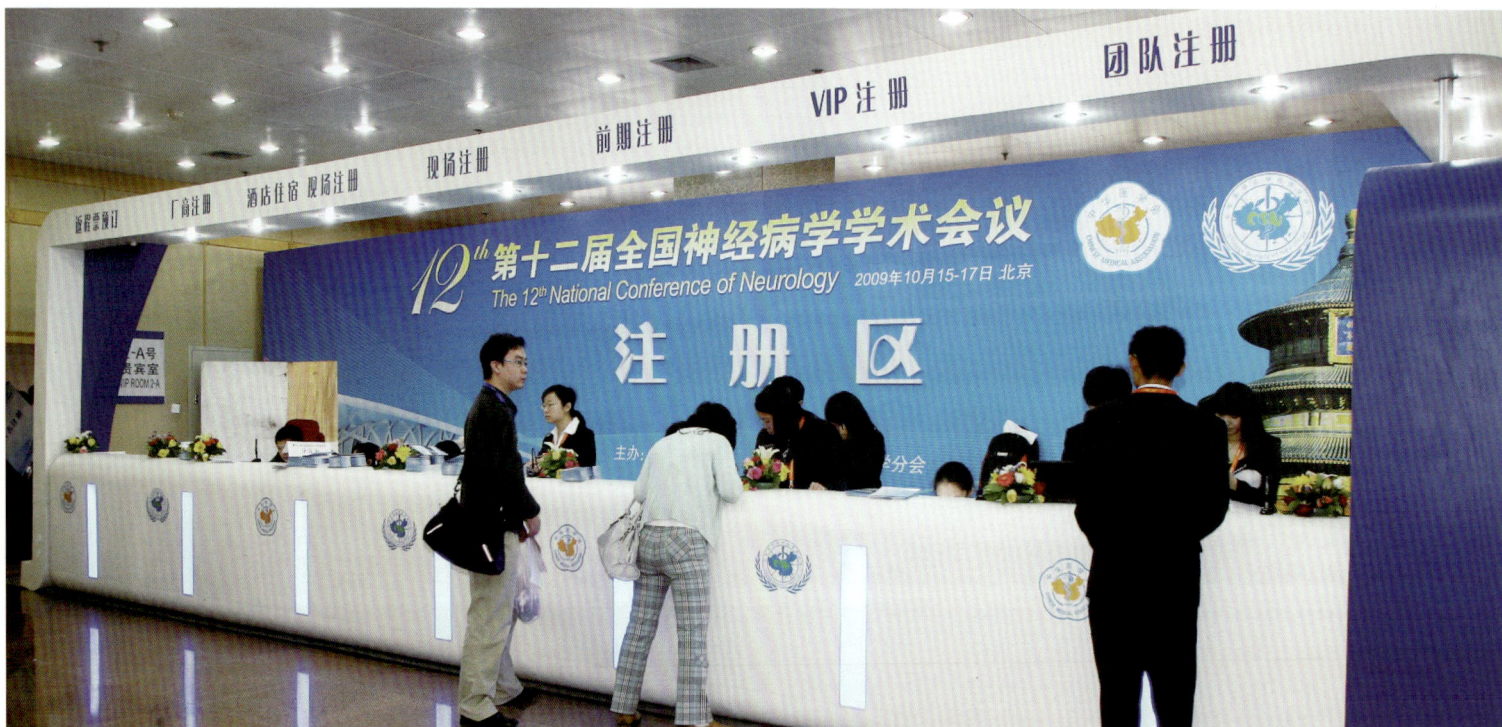

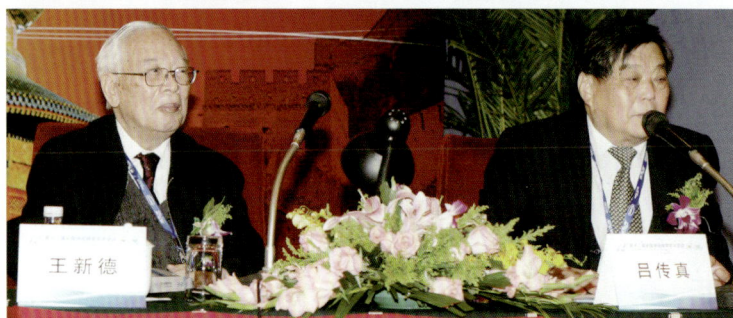

王新德　　　吕传真

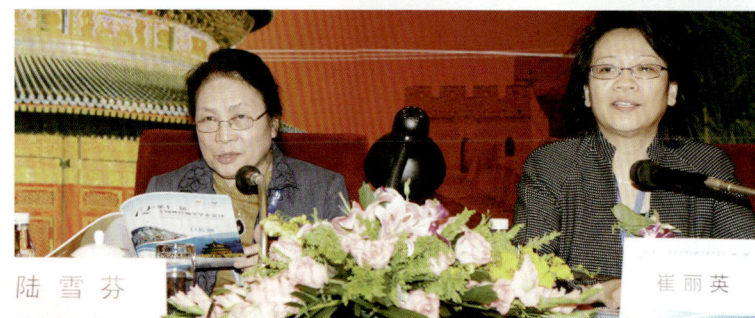

陆雪芬　　　崔丽英

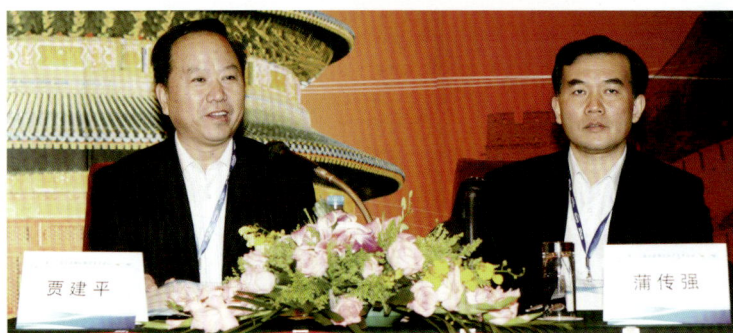

贾建平　　　蒲传强

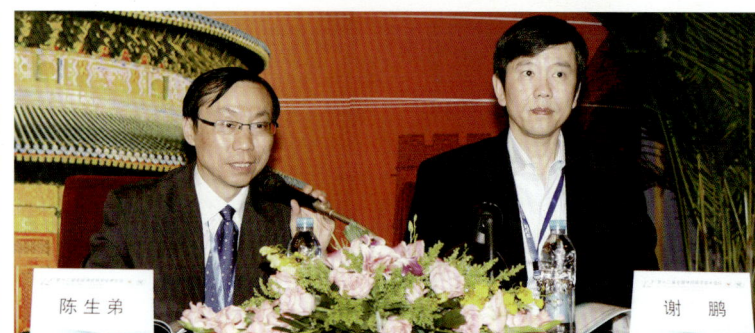

陈生弟　　　谢鹏

第十二届全国神经病学学术会议

The 12th National Conference Of Neurology

2009年10月15～17日 北京

主 办：
医学会
中华医学会神经病学分会

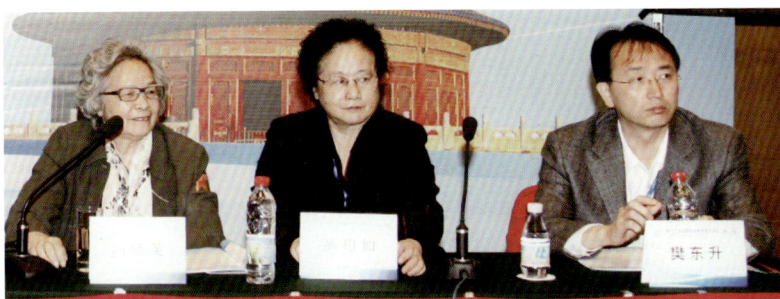

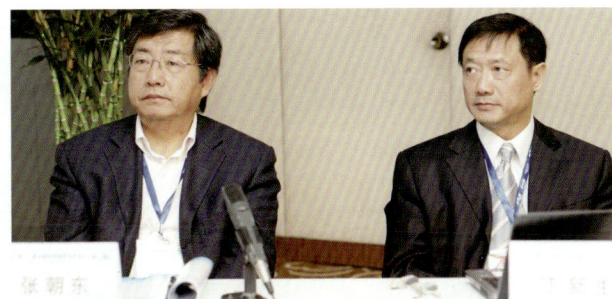

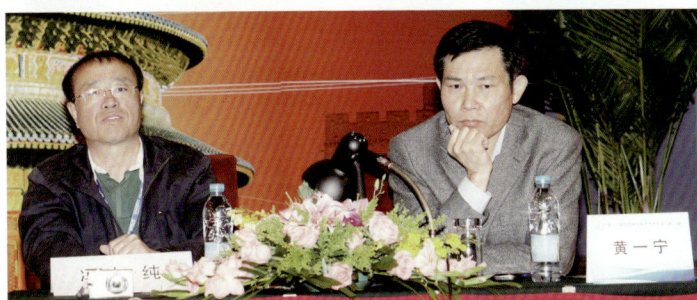

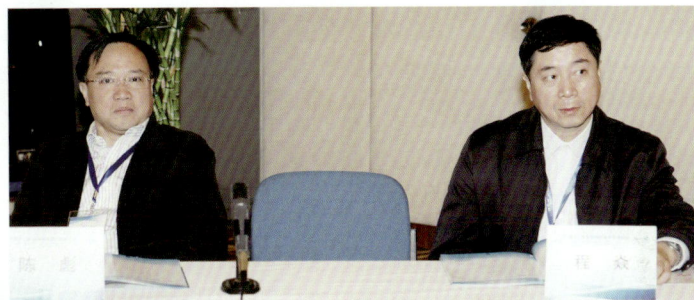

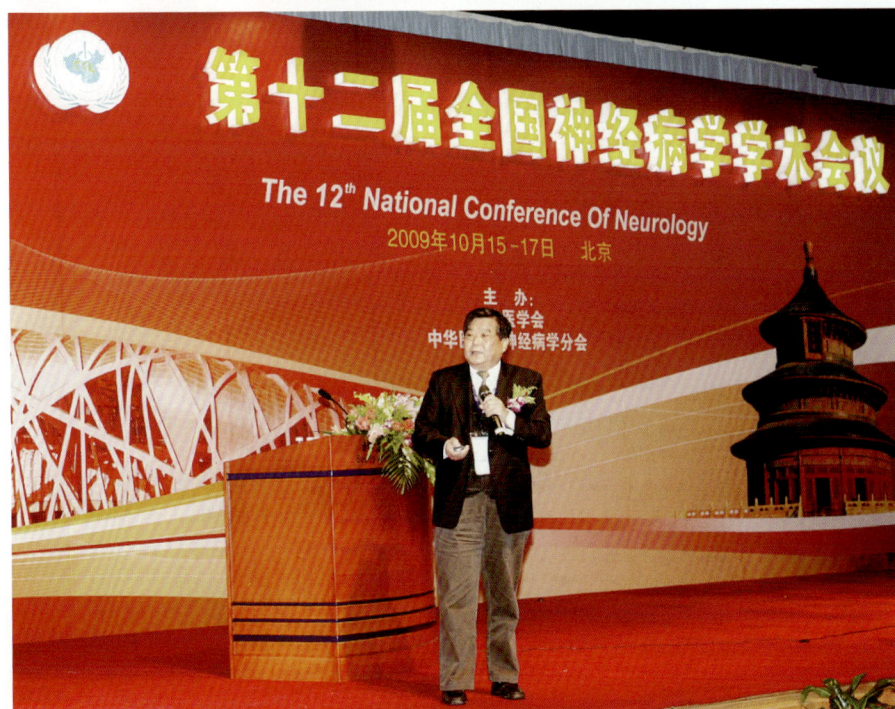

	11		16	17
12	13		18	19
14	15		20	

2009年10月，中华医学会第十二次全国神经病学学术会议在北京召开

11/会场先进的信息化报到注册平台

12/王新德和吕传真教授做主持

13/崔丽英和陆雪芬教授做主持

14/贾建平和蒲传强教授做主持

15/陈生弟和谢鹏教授做主持

16/汤晓芙、孙相如和樊东升教授做主持

17/丁新生和张朝东教授做主持

18/黄一宁和冯加纯教授做主持

19/陈彪和程炎教授做主持

20/吕传真教授做大会专题报告

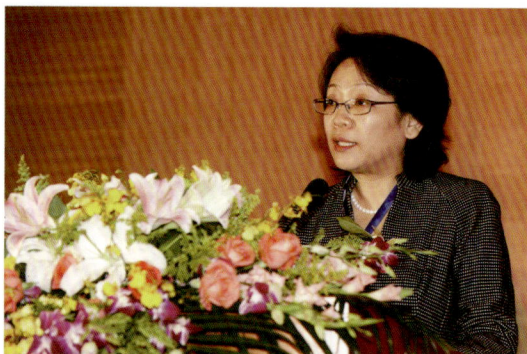

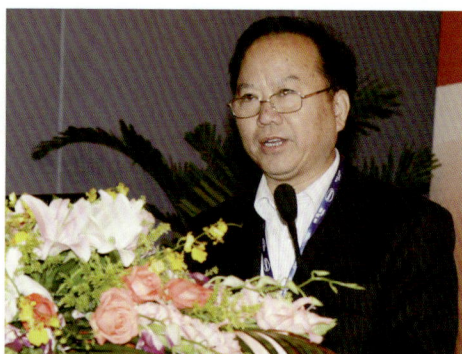

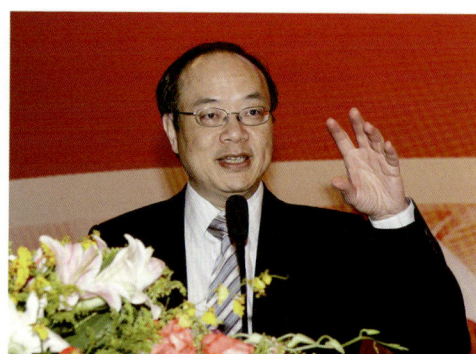

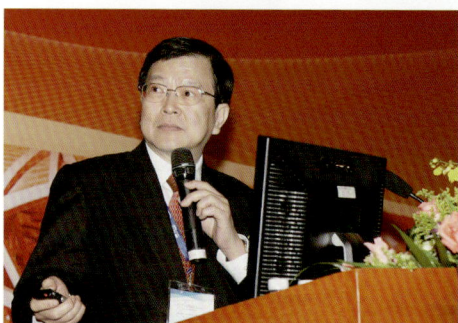

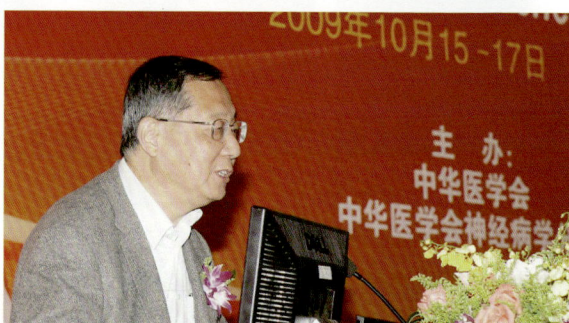

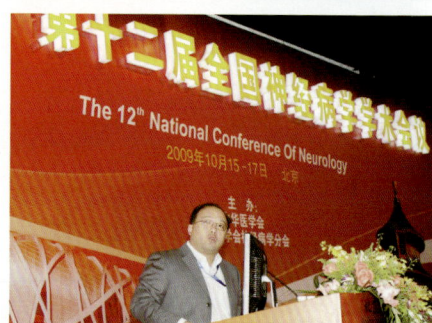

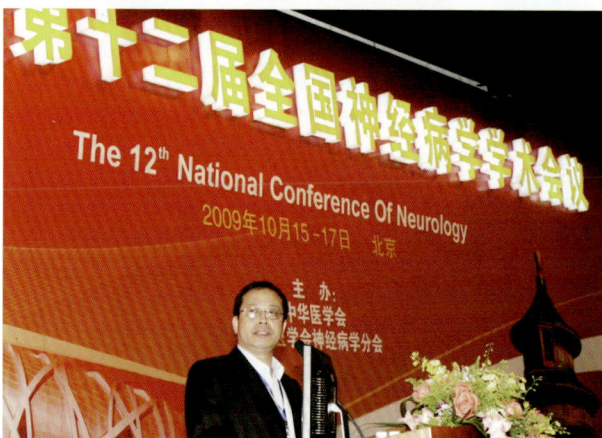

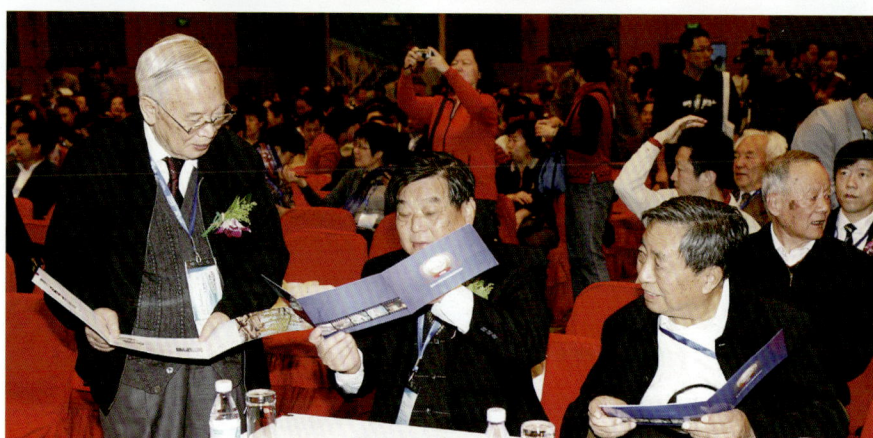

2009年10月，中华医学会第十二次全国神经病学学术会议在北京召开

21/ 崔丽英教授做大会专题报告

22/ 贾建平教授做大会专题报告

23/ 黄家星教授做大会专题报告

24/ 中国台湾学者蔡清标教授做大会专题报告

25/ 沈岩院士做大会专题报告

26/ 董强教授做大会专题报告

27/ 赵钢教授做大会专题报告

28/ 王新德、郭玉璞和吕传真教授等热烈讨论

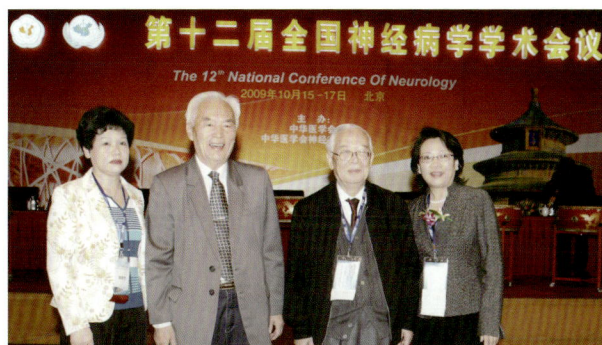

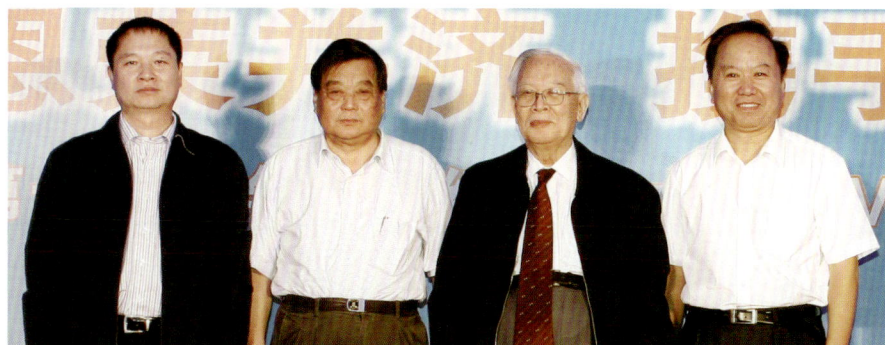

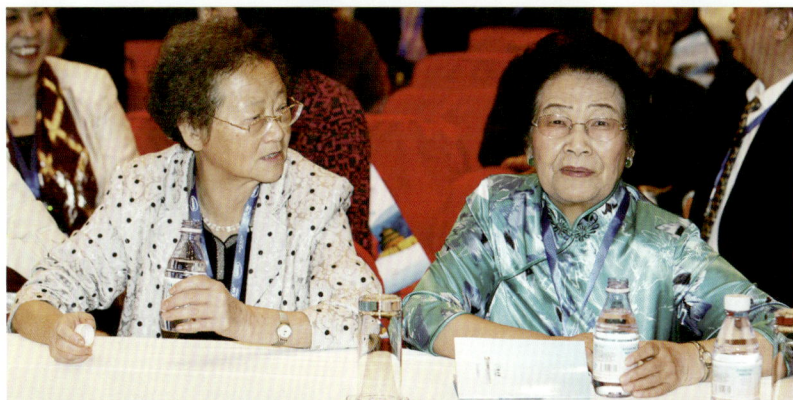

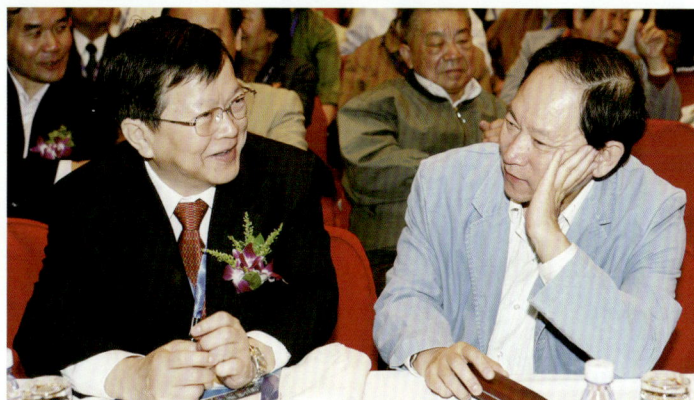

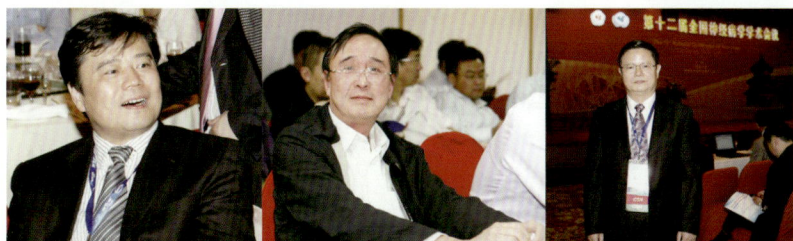

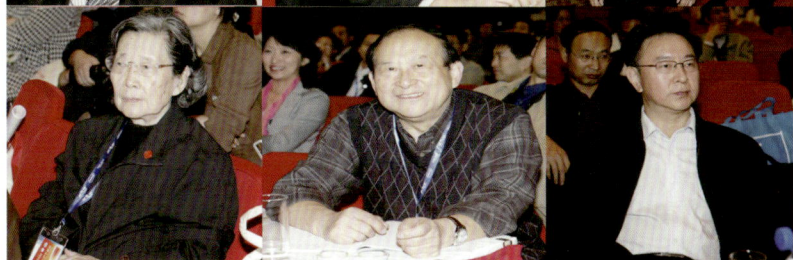

2009年10月，中华医学会第十二次全国神经病学学术会议在北京召开

29/蔡晓杰（秘书）、林世和、王新德和崔丽英教授合影

30/曾进胜、吕传真、王新德和贾建平教授合影

31/饶明俐和梁秀龄教授讨论

32/王维治和蔡清标教授讨论

33/贺茂林、洪震、胡学强、匡培根、李舜伟和赵忠新教授参加会议

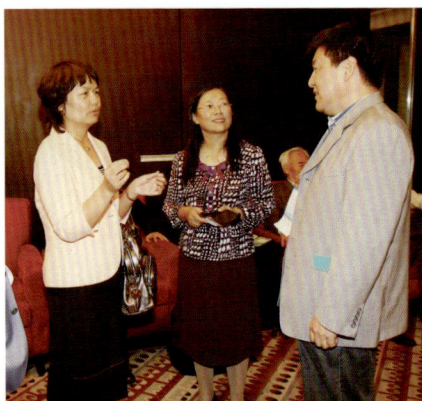

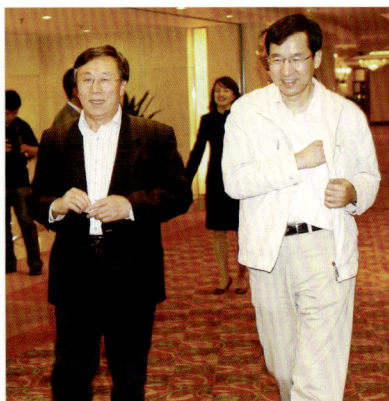

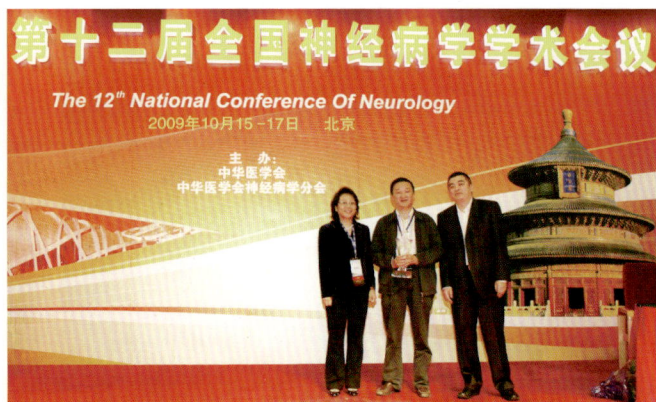

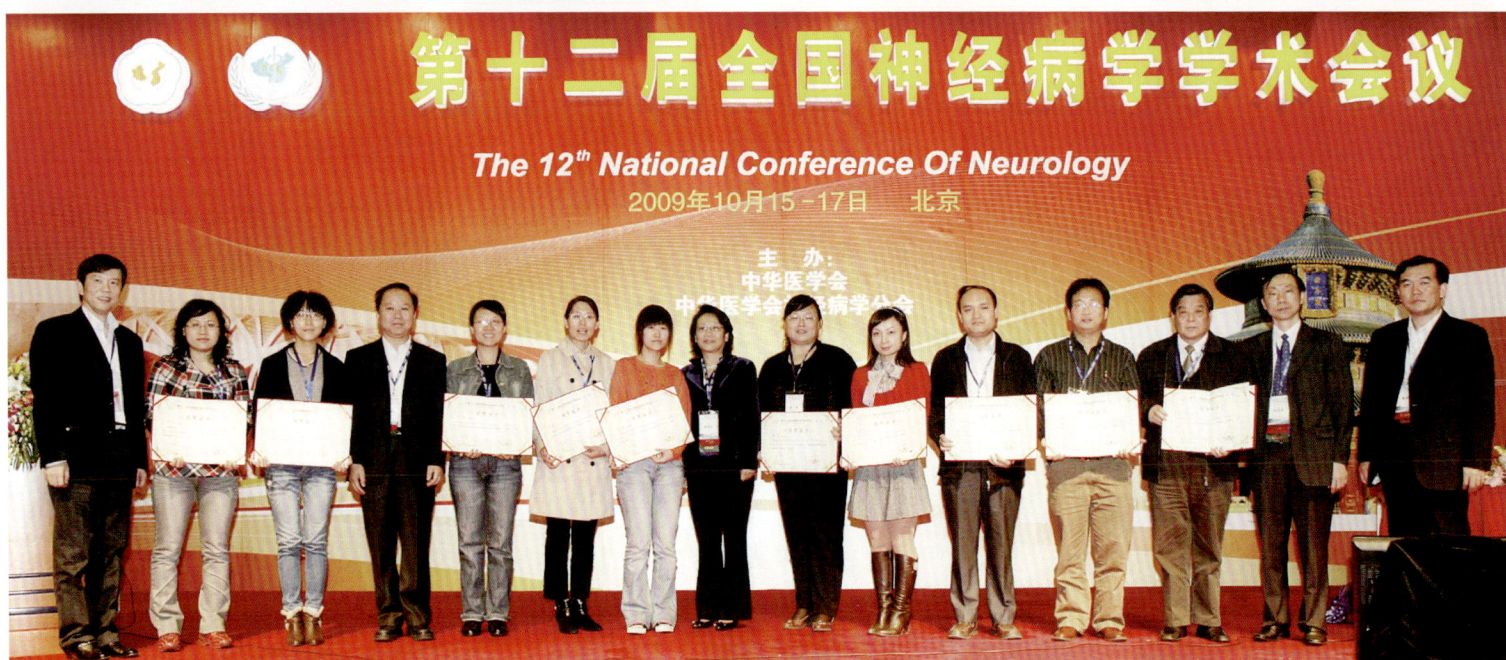

2009年10月，中华医学会第十二次全国神经病学学术会议在北京召开

34/ 褚晓凡、朱榆红教授与《中华神经科杂志》包雅琳主任谈话

35/ 杜彦辉和吴晓牧教授参加会议

36/ 崔丽英主任委员与孙红斌和周东教授举行主办杯交接仪式并合影留念

37/ 中华医学会神经病学分会领导给获得本次大会优秀学术论文的获奖者颁发获奖证书并合影留念

34	35	36		38	
	37			39	40

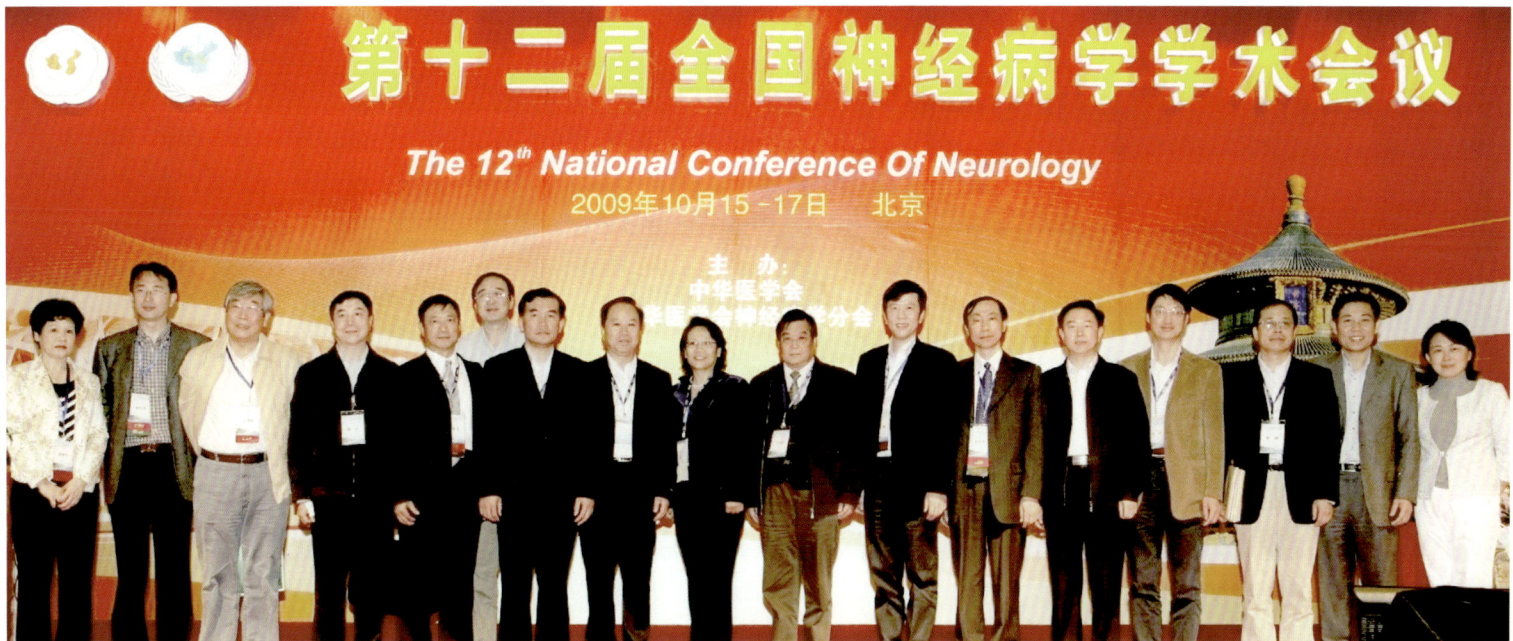

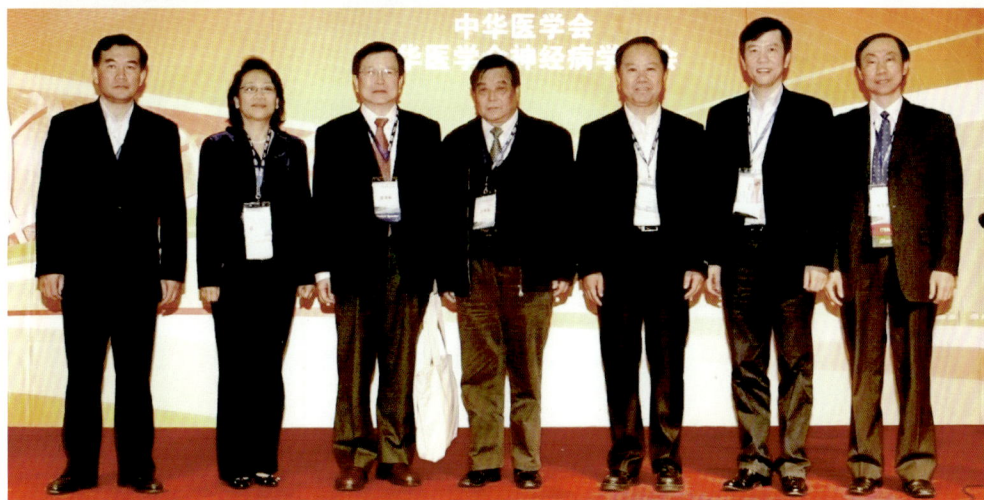

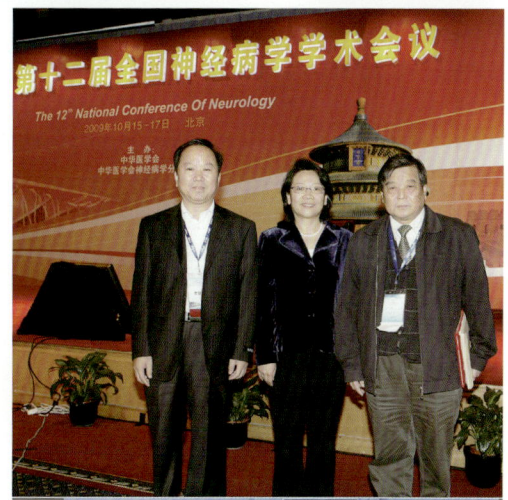

38/参会专家合影留念（从右到左为陈琳、黄一宁、赵钢、王柠、赵忠新、陈生弟、谢鹏、吕传真、崔丽英、贾建平、蒲传强、洪震、丁新生、程焱、王得新、樊东升、蔡晓杰）

39/崔丽英、吕传真、贾建平、陈生弟、蒲传强、谢鹏和蔡清标教授合影留念

40/现任主任委员崔丽英、前任主任委员吕传真和候任主任委员贾建平教授合影留念

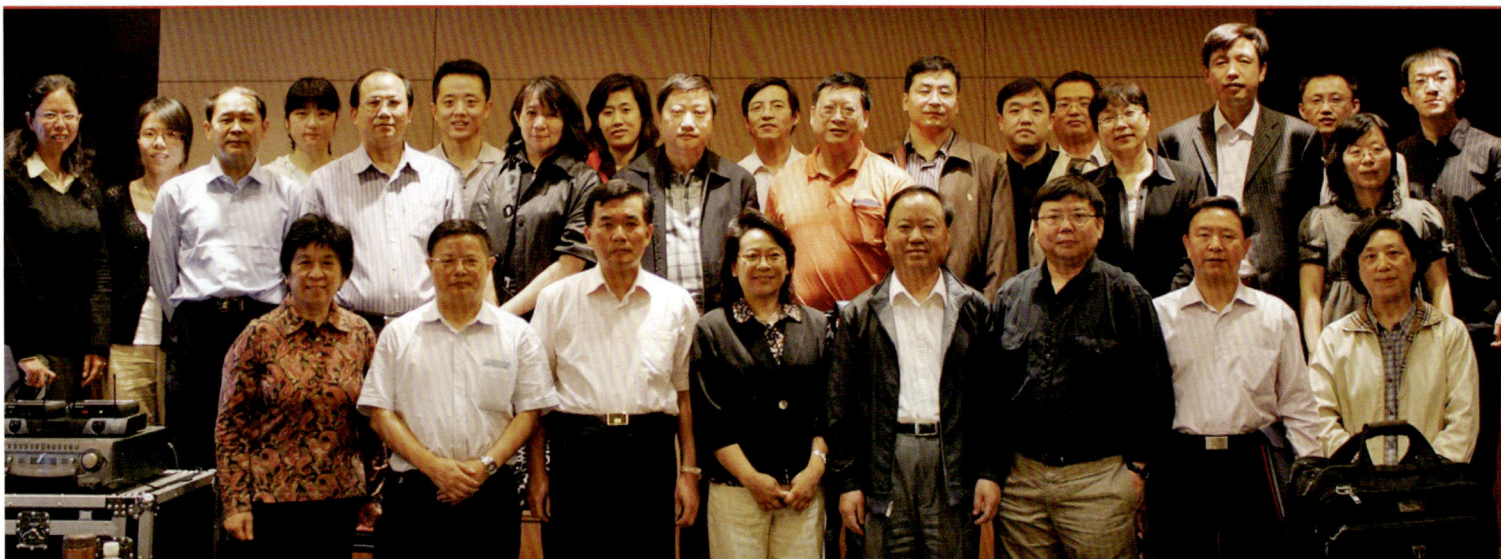

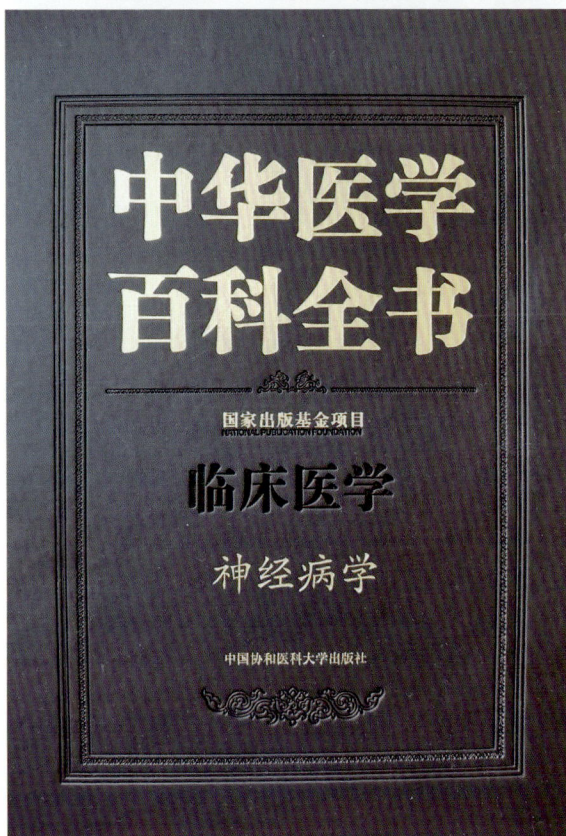

临床医学

神经病学

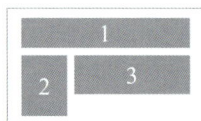

《中华医学百科全书》编纂委员会

总顾问 吴阶平 韩启德 桑国卫

总指导 陈竺

总主编 刘德培

副总主编 曹雪涛 李立明 曾益新

《中华医学百科全书》学术委员会

主任委员 巴德年

副主任委员（以姓氏笔画为序）

汤钊猷 吴孟超 陈可冀 贺福初

临床医学

总主编

高润霖 中国医学科学院阜外医院

本卷编委会

主 编

崔丽英 中国医学科学院北京协和医院

副主编（以姓氏笔画为序）

肖 波 中南大学湘雅医院

吴 江 吉林大学第一医院

洪 震 复旦大学附属华山医院

贾建平 首都医科大学宣武医院

蒲传强 中国人民解放军总医院

学术委员

李舜伟 中国医学科学院北京协和医院

吕传真 复旦大学附属华山医院

编 委（以姓氏笔画为序）

《中华医学百科全书·神经病学》

1/编委合影

2/封面

3/编纂委员会

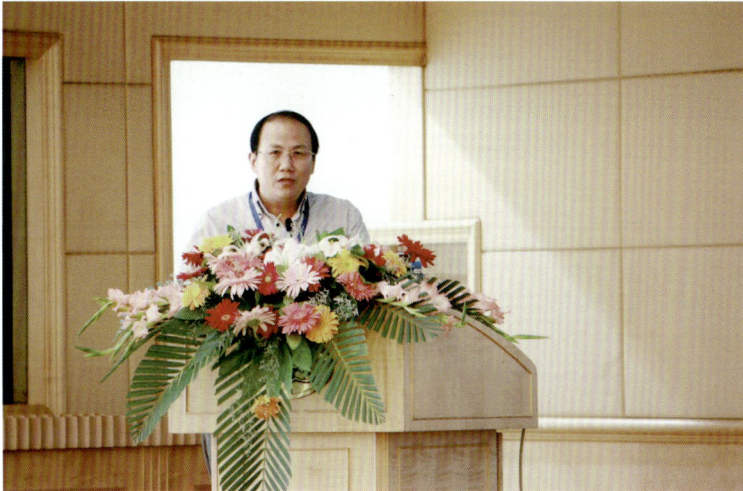

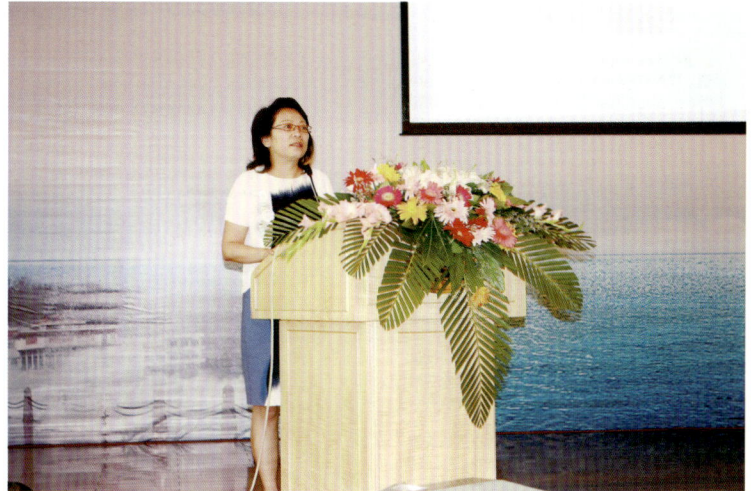

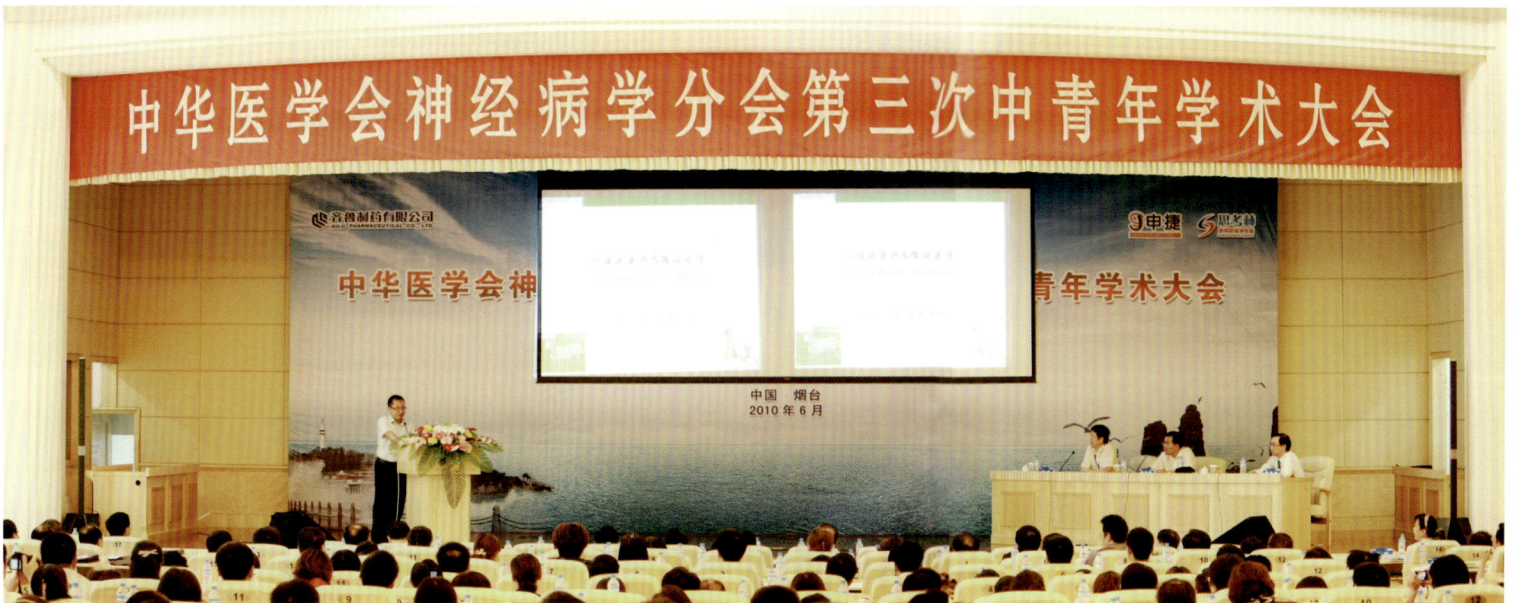

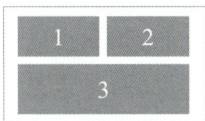

2010年6月，中华医学会神经病学分会第三次全国中青年神经病学学术会议在烟台召开

1/ 开幕式上，青年委员会副主任委员、大会执行主席焉传祝教授做主持

2/ 开幕式上，大会主席崔丽英教授致辞

3/ 会场

由中华医学会神经病学分会青年委员会主办的第三次中青年高级讲授班及学术大会将于2010年6月12-13日在山东烟台召开。本次会议的宗旨是加强中青年神经内科医师间的相互了解，推动中青年医师间的交流与合作，倡导严谨求实的科研精神，为青年医师的成长创造良好的氛围。

本次会议将设立前沿讲座、学术辩论、论文交流和研究生论坛等板块，欢迎从事临床一线工作的广大中青年神经内科医师和研究生参加。会议还将设立优秀博士论文奖以鼓励研究生积极参加学术交流。

征文内容包括神经病学基础与临床研究本次会议将组织安排一些辩题，对神经病学领域一些有争议的问题进行学术辩论，有意参加者请尽早与会务组联系。论文摘要要求500-800字，投稿截止日期延长为2010年5月25日。投稿方式为网络投稿。可登录大会网站浏览大会学术安排信息并提交论文摘要和前期注册。

六月的烟台山青水秀，有丰富的自然景观和人文景观。海风抚面，清爽宜人；山花烂漫，沁人心脾；海光山色，交相辉映。美丽的烟台欢迎您的到来！

中华医学会神经病学分会
青年委员会
2010年5月

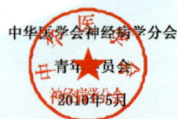

大会主办单位： 中华医学会神经病学分会青年委员会

大会承办单位： 山东大学齐鲁医院

大会协办单位： 烟台市毓璜顶医院

大会学术委员会

顾问：

吕传真	贾建平	王锡新	蒲传强	胡学强	谢鹏 刘鸣
吴江	陈生弟	李作汉	迟兆富	张苏明	张朝东 王拧
肖波	波程众	洪震	赵忠新	丁新生	张微微 黄一宁
郭力	陈海波	陈琳	吴东升		

大会主席： 崔丽英

执行主席： 焉传祝 王伟 周东

学术委员会委员：

崔丽英	彭斌	舟涛	张俊	张维克	张斓功 马欣
黄旭升	戚晓昆	孙莉	李新	李家中	曹云鹏 方伯言
孙梓	苏忠耀	吴志英	肖勤	赵永波	狄晴 焉传祝
刘艺鸣	李海峰	张连建	刘新峰	罗本燕	聚杰文 王伟
杨欢	王�娟	潘速跃	徐安定	芽超	秦新月 陈康宁
周东	李秋一	王莉	王扳海		

大会组织委员会

委员：

焉传祝	王伟	周东	彭斌	戚晓杰	刘艺鸣 李海峰
于国平	周盛年	徐广润	李伟	刘学伍	赵玉英 曹隶振
杜怡峰	李虹红	毕建忠	段瑞生	谭兰	赵仁亮 谢安木
潘旭东	王强				

大会秘书长：

彭斌 刘艺鸣 李海峰 于国平 戚晓杰

学术讲座内容

一、讲座

1. 线粒体医学与神经系统疾病
   Mikio Hirano
   Department of Neurology (with Tenure)and H. Houston Merritt
   Clinical Research Center, Columbia University
2. 线粒体与老化
   白易东
   Associate Professor, University of Texas, Health Science Center at
   San Antonio
3. 神经血管单元调控研究
   王伟 华中科技大学同济医学院同济医院
4. 难治性癫痫新定义和治疗策略
   周东 四川大学华西医院
5. 脂质沉积性肌病病因研究启示
   焉传祝 山东大学齐鲁医院
6. 缺血性卒中风险因素评估
   彭斌 北京协和医院
7. 基因确诊的CADASIL的临床和神经影像特点
   吴志英 上海复旦大学附属华山医院
8. 急性脑卒中血管内介入治疗未来的展望
   刘新峰 南京军区南京总医院
9. 脑白质病变的临床鉴别诊断
   戚晓昆 北京海军总医院
10. 动脉粥样硬化病理机制研究进展
    张铭湘 山东大学齐鲁医院心血管重构与功能研究卫生部与
    教育部重点实验室

二、辩论

辩题1. 临床实践中循证医学与个体化医学原则的合理运用
   张俊 北京大学第三医院
   李海峰 青岛大学医学院附属医院
辩题2. 椎基底动脉供血不足"诊断名词的"去"与"留"
   潘速跃 南方医科大学南方医院
   徐安定 暨南大学附属第一医院
辩题3. 帕金森病早期治疗可否使用多巴胺制剂
   刘艺鸣 山东大学齐鲁医院
   李新 天津医科大学第二医院

三、青年医师论坛

四、卫星会

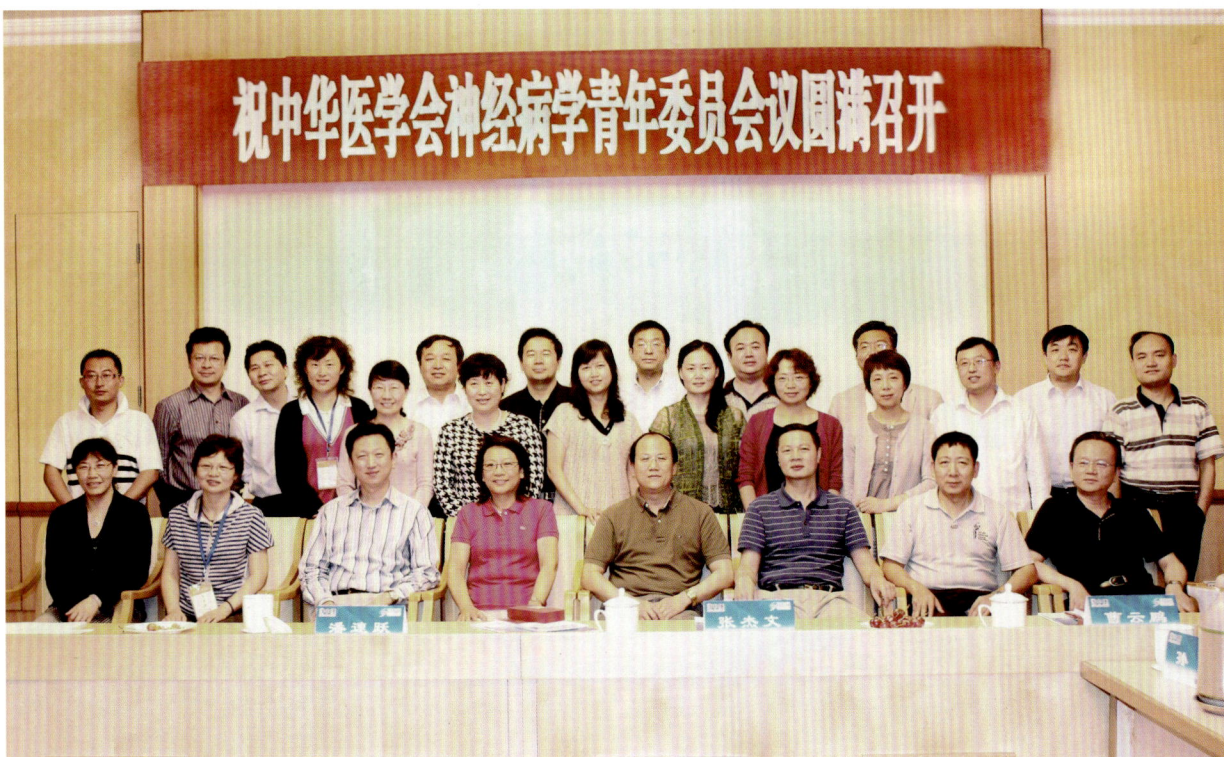

祝中华医学会神经病学青年委员会议圆满召开

4
5

2010年6月，中华医学会神经病学分会第三次全国中青年神经病学学术会议在烟台召开

4/ 会议日程册部分内容

5/ 青年委员会委员合影

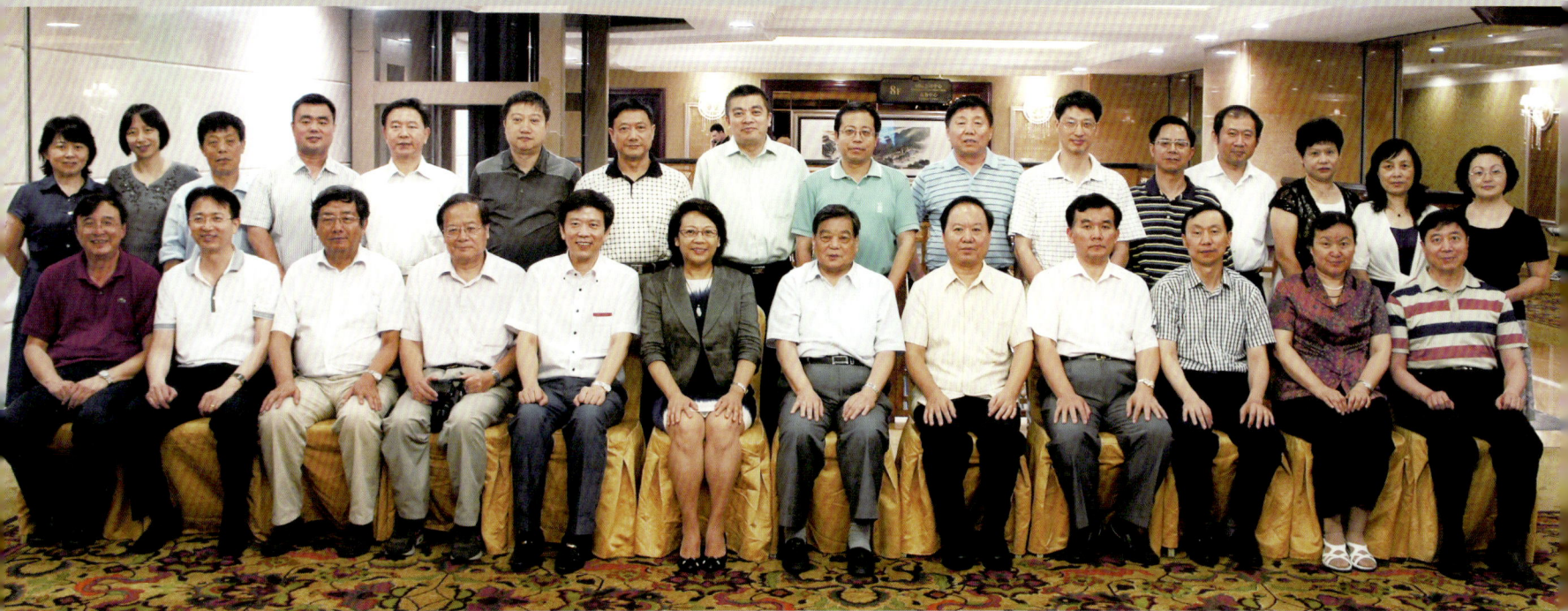

2010年8月，中华医学会神经病学分会第四届委员会常务委员会会议暨中华医学会第十三次全国神经病学学术会议定稿会（沈阳）专家合影

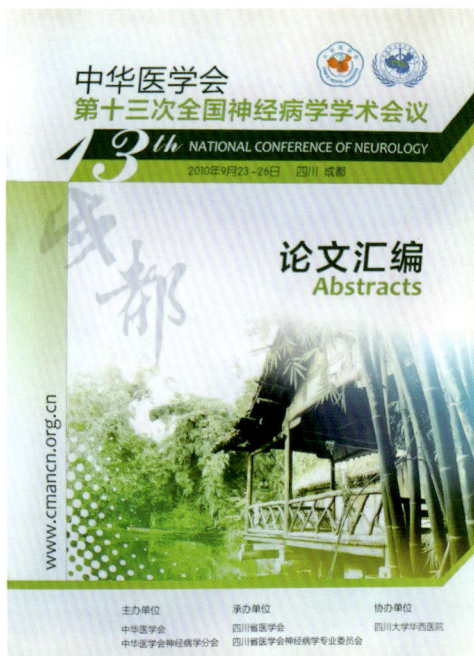

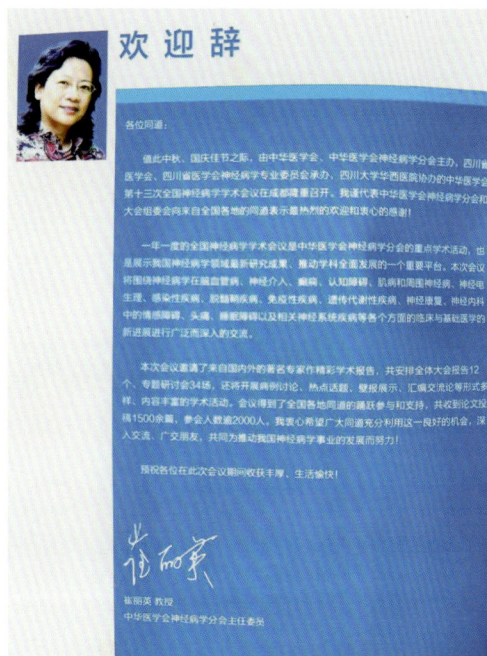

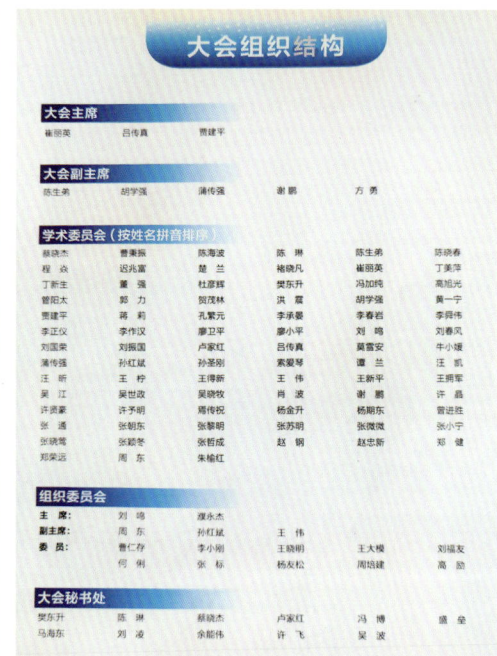

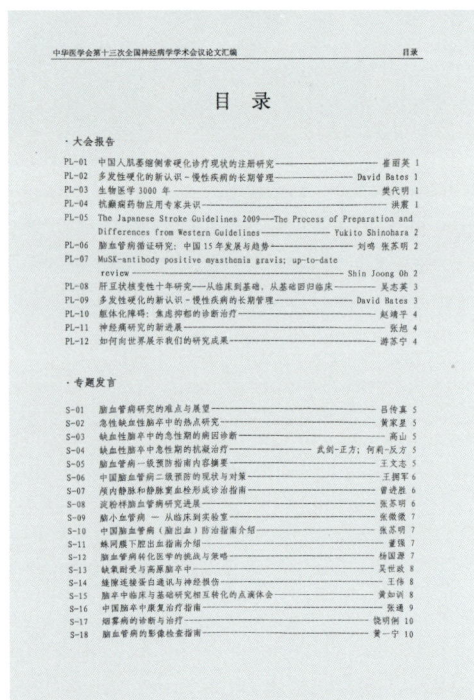

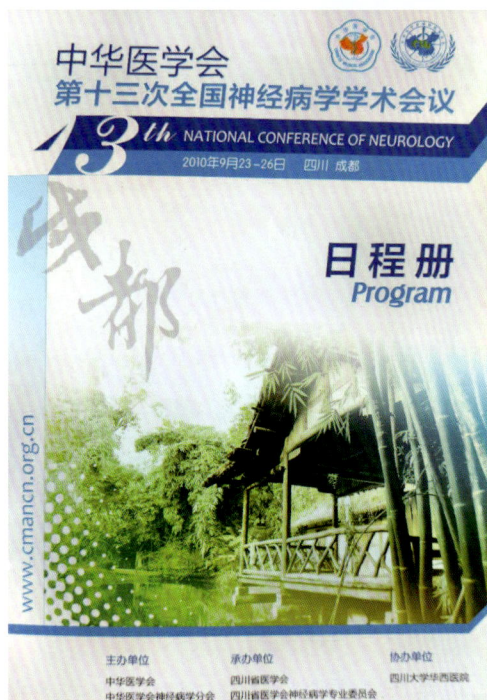

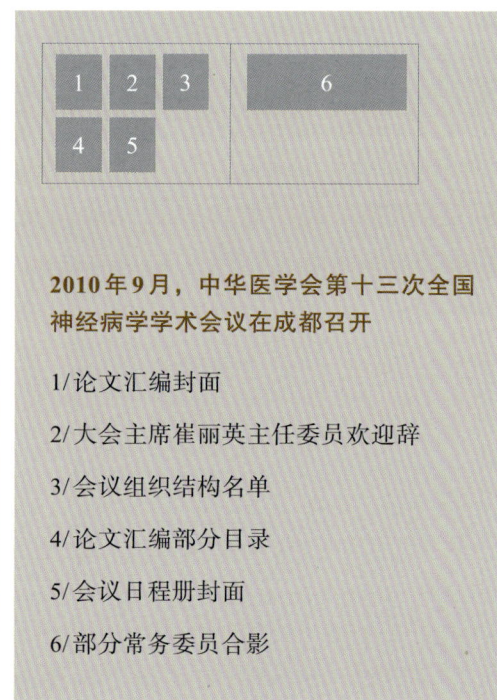

2010年9月，中华医学会第十三次全国神经病学学术会议在成都召开

1/ 论文汇编封面

2/ 大会主席崔丽英主任委员欢迎辞

3/ 会议组织结构名单

4/ 论文汇编部分目录

5/ 会议日程册封面

6/ 部分常务委员合影

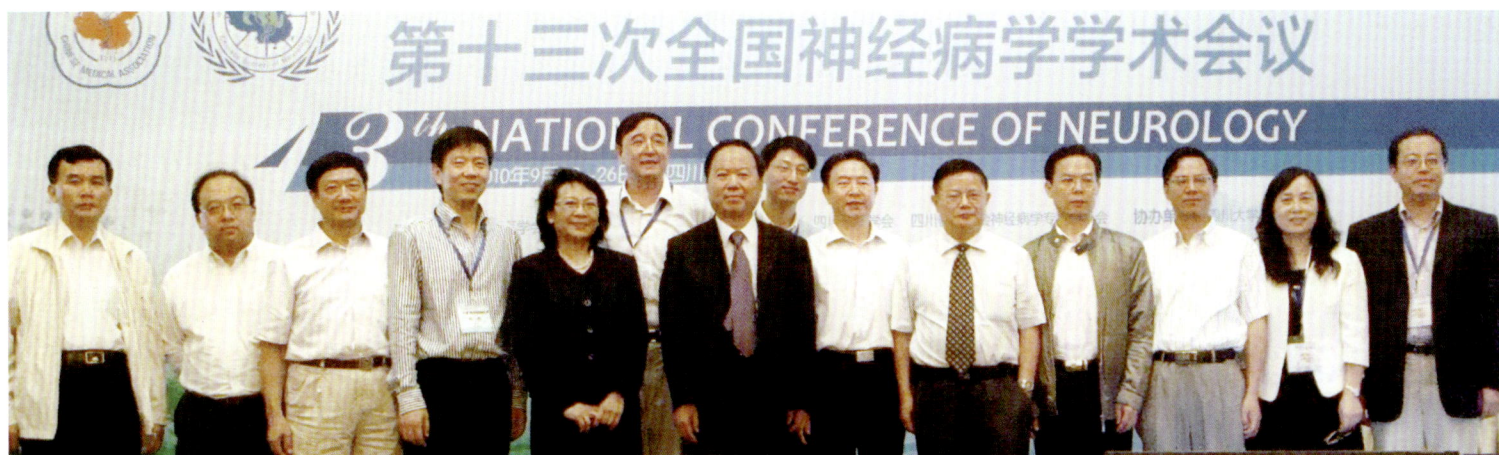

十、中华医学会神经病学分会第五届委员会

（一）组建和发展

2010年9月23日晚，在成都由中华医学会组织管理部张辉副主任主持召开中华医学会神经病学分会第五届委员会的换届选举工作。依中华医学会章程规定，中华医学会神经病学分会第四届委员会候任主任委员贾建平自动转为中华医学会神经病学分会第五届委员会现任主任委员，中华医学会神经病学分会第四届委员会主任委员崔丽英转为中华医学会神经病学分会第五届委员会前任主任委员兼常务委员，因此，本次换届选举工作的主要任务是选出中华医学会神经病学分会第五届委员会候任主任委员、副主任委员和常务委员。本次换届选举工作的程序与前次一样，先召开全体委员会议，由张辉副主任宣读上届常务委员会推荐的本届常务委员候选人名单，之后由各地区委员再商讨或投票选出本地区新一届常务委员候选人名单，再次集中召开全体委员会议并再征求各位委员是否有自荐竞选常务委员者（当时有几位委员自荐参选常务委员），最终确定了差额候选人名单，然后经全体委员以无记名方式投票，选出了第五届委员会常务委员。接着，张辉副主任公布本届候任主任委员和副主任委员候选人名单，并以同样的方式询问新的常务委员是否进行自荐竞选（当时有几位常务委员自荐），最终形成了差额选举的候任主任委员和副主任委员名单，在每位竞选者做了5分钟的演讲后，全体委员以无记名方式投票，现场揭票，最后选出中华医学会神经病学分会第五届委员会现任主任委员贾建平、前任主任委员崔丽英、候任主任委员蒲传强，副主任委员陈生弟、胡学强、王拥军、谢鹏，常务委员有贾建平、崔丽英、蒲传强、胡学强、陈生弟、谢鹏、王拥军、陈海波、程焱、迟兆富、丁新生、董强、樊东升、郭力、何志义、洪震、黄一宁、刘鸣、王柠、吴江、肖波、张通、张苏明、赵钢、赵忠新，全体委员有74名。经贾建平主任委员提名、常务委员会通过，本届

委员会秘书长为樊东升，副秘书长为陈琳，工作秘书有孙永馨、魏翠柏、蔡晓杰。

2011年上半年，中华医学会神经病学分会第五届委员会进行了各亚专业学组的换届改选，依据中华医学会章程规定，常务委员会讨论决定各亚专业学组换届改选的要求是：①每个学组委员人数不能超过41名；②学组委员必须在副高级及以上职称；③新入学组的专家不能同时在2个学组任职；④一家单位不能有2名以上专家在同一个学组（仅组长单位可2名），提交近3年来与本学组有关的学术论文3篇（如果没有与本学组学术相关的论文，则不能加入本学组）；⑤各学组组长和副组长均应该是国内本学组相关学术领域内被认可的知名专家，特别要求组长必须由常务委员担任，如果常务委员内没合适的人选，可由委员担任，个别专业性很强的学组，委员内没有合适人选，可经常务委员会认真讨论通过后由著名专家担任。经原各学组组长提名后，中华医学会神经病学分会领导进行形式审查，符合规定的学组委员通过常务委员会讨论并上报中华医学会批准，完成了本届委员会各亚专业学组的换届改选工作。中华医学会神经病学分会第五届委员会各亚专业学组的组长和副组长名单：神经遗传学组组长王柠，副组长张成、唐北沙、吴志英；肌电图和临床神经电生理学组组长崔丽英，副组长樊东升、王玉平、黄旭升；脑电图与癫痫学组组长洪震，副组长肖波、迟兆富、王学峰、周东；神经生化学组组长谢鹏，副组长廖卫平、程焱、杨晓苏、何志义；神经病理学组组长卢德宏，副组长张微微、陈琳、袁云、焉传祝；神经心理学组组长陈海波，副组长汪凯、翁旭初、郎森阳；神经免疫学组组长胡学强，副组长郭力、李柱一、吴卫平、董会卿；神经肌肉病学组组长蒲传强，副组长陈琳、焉传祝、袁云；神经康复学组组长张通，副组长梅元武、刘雁、李小刚；感染性疾病与脑脊液细胞学学组组长赵钢，副组长何俊瑛、范学文、王佳伟；脑血管病学组组长张苏明，副组长王文志、刘鸣、吴江、董强、王拥军、黄一宁；帕金森病及运动障碍学组组长陈生弟，副组长陈彪、孙圣刚；痴呆与认知障碍学组组长贾建平，副组长张朝东、丁新生、陈晓春、李焰生；睡眠障碍学组组长赵忠新，副组长王玉平、宿长军。

2011年8月，中华医学会神经病学分会第五届委员会青年委员会选举会议在西安召开，在中华医学会组织管理部领导和贾建平主任委员的主持下，通过无记名投票，选出本届青年委员会副主任委员武剑、吴志英、江文、杨弋，委员共52名。

2011年8—9月，中华医学第十四次全国神经病学学术会议在西安召开。本次大会由中华医学会、中华医学会神经病学分会主办，陕西省医学会承办，具体由本届委员会常务委员赵钢教授协办。本次大会主席为贾建平、崔丽英、蒲传强，副主席为陈生弟、胡学强、谢鹏、王拥军；组织委员会主席为贾建平；执行主席为赵钢、赵岚，执行副主席为李正仪、吴海琴、邓艳春、高敬龙、李柱一和屈秋民。出席本次大会开幕式的领导和嘉宾有中华医学会副会长祁国明，陕西省副省长郑小明，陕西省卫生厅厅长刘少明，陕西省保健局局长刘元琳，空军军医大学副校长王茜，空军军医大学西京医院院长熊利泽，中华医学会神经病学分会主任委员贾建平、前任主任委员崔丽英、候任主任委员蒲传强，副主任委员陈生弟、胡学强、王拥军、谢鹏，以及本届委员会各位常务委员、委员等。中华医学会神经病学分会副主任委员胡学强教授主持开幕式，大会执行主席赵钢教授和贾建平主任委员致欢迎辞，之后空军军医大学副校长王茜、陕西省卫生厅厅长刘少明和中华医学会副会长祁国明分别致辞。本次大会共收到论文2107篇，其中专题讲座46篇、分会场发言218篇、临床神经病理报告24篇、壁报展示311篇，其余为大会论文交流。大会特邀报告：贾建平教授讲授了"中国老年人群认知障碍患病率调查及中国医院神经内科门诊痴呆现患率调查分析"，樊代明院士讲授了"肠菌的共生与共赢"，加拿大麦吉尔大学的Serg Gauthier教授讲授了"神经病学临床实践与临床试验的互动"，崔丽英教授讲授了"卒中二级预防现状：'十一五'课题小结"，加拿大曼尼托巴大学的Xinmin Li教授讲授了"抑郁症的临床治疗指南和神经生物学"，澳大利亚西澳大学的Allan G. Kermode教授讲授了"多发性硬化诊断治疗进展"，赵钢教授讲授了"改良抗酸染色法对结核性脑膜炎的诊断价值"，陈生弟教授讲授了"中国帕金森病研究的昨天、今天和明天"，洪震教授讲授了"非惊厥性癫痫持续状态的专家共识"，卢德宏教授讲授了"重视颅内多发和弥漫性病变的病理学研究"，张通教授讲授了"'十一五'支撑计划脑血管病康复规范化方案的研究"。本次大会评出了优秀论文奖和优秀壁报奖，并在大会闭幕式上由中华医学会神经病学分会领导颁发获奖证书。

2011年11月，中华医学会神经病学分会、中华医学会神经病学分会青年委员会、中华医学会神经病学分会神经遗传学组和《中华神经科杂志》联合在上海举行了中华医学会神经病学分会第四次全国中青年神经病学学术会议暨第八届全国神经遗传病学高级讲授班及学术研讨会。本次大会由中华医学会神经病学分会青年委员会副主任委员吴志英教授协办，主要由青年专家和神经遗传病学专家进行专题讲座，内容丰富多彩，参会代表们收获很大。本次大会期间还召开了中华医学会神经病学分会第五届青年委员会会议。

2012年2月，中华医学会神经病学分会第五届委员会前任主任委员崔丽英教授组织肌萎缩侧索硬化（ALS）专家学术研讨会，参会专家有郭玉璞、汤晓芙、吴丽娟、康德瑄、蒲传强、魏东宁、李晓光、袁云、黄旭升、管宇宙和刘明生教授等。之后，本次大会组织了中华医学会神经病学分会肌电图和临床神经电生理学组、神经肌肉病学组的专家和其他临床专家讨论并制定了《中国肌萎缩侧索硬化诊断和治疗指南》，其于2012年7月在《中华神经科杂志》上发表。

2012年上半年，受卫生部委托，由中华医学会统一组织评审各临床学科的"国家临床重点专科建设项目"，中华医学会神经病学分会负责组织专家评审"国家临床重点神经内科建设项目"。全国共有71家医院的神经内科申报该项目。中华医学会神经病学分会组织全体委员到北京参加该项目的评审工作，每位评委依据预先制定的评审条件和要求进行独立的评审和打分，最后分会收集所有评委的意见和评分上报卫生部，圆满完成本次工作。

2012年7月，中华医学会神经病学分会常务委员扩大会议暨中华医学会第十五次全国神经病学学术会议（年会）定稿会在海拉尔举行。可惜的是，当时因雷电暴雨天气，许多常务委员未能参加，但本次大会仍如期召开并圆满完成各项任务。

2012年9月，中华医学会神经病学分会第五届委员会常务委员会会议在广州召开，经中华医学会批准，讨论决定每年以中华医学会神经病学分会的名义选派青年学术骨干赴国外研修，本年度的具体安排为中华医学会神经病学分会的常务委员每人推荐1名赴国外研修青年骨干候选人，于2012年10月31日前将候选人简历发送至分会秘书处。候选人应具备以下条件：①年龄不超过45岁；②无国外研修经历；③博士学位拥有者；④有培养前途和发展潜力；⑤选派人员需要考虑地区分布。简历应阐明申请者个人信息、教育和工作背景、出国研修目的、意向合作单位和工作计划等。2012年年底前，中华医学会神经病学分会常务委员组成的专家评审组将对候选人进行考核选拔，最终筛选出赴国外研修青年骨干5名。这5名青年骨干应在2013年内实现赴外研修的出行计划，逾期未达成目标者中华医学会神经病学分会将不再支付相关经费。原则上每位赴外研修人员的研修时间为6个月，资助费用平均为3.5万元/（人·半年），由中华医学会神经病学分会的经费支出。受资助者在完成赴外研修工作回国后的3个月内应向中华医学会神经病学分会提交在国外研修期间的工作总结。这是首次由中华医学会神经病学分会利用分会经费资助优秀神经内科青年骨干出国学习，且之后每年均继续进行此项工作。

2012年9月，由中华医学会、中华医学会神经病学分会主办，广东省医学会承办的中华医学会第十五次全国神经病学学术会议在广州召开。大会主席为贾建平、崔丽英、蒲传强，副主席为胡学强、陈生弟、谢鹏和王拥军；组织委员会主席为贾建平；执行主席为胡学强、朱宏。本次大会由中华医学会神经病学分会副主任委员胡学强教授协办。本次大会共收到论文2873篇，其中有71篇专题讲座、386篇口头交流、509篇壁报交流，其余为大会论文交流，还有11例神经病理病例报告、10例神经肌肉病例讨论；设55个分会场，并专设一个中国香港分会场。本次大会特邀发言：复旦大学神经生物学研究所的杨雄里院士讲授了"基础神经科学与临床神经病学间的互动"，贾建平教授讲授了"阿尔茨海默病临床和科学研究的困境和出路"，崔丽英教授讲授了"神经变性病的临床神经电生理研究"，日本东京医科大学的Midehiro Mizusawa教授讲授了*Advance in neurodegenerative disease*，蒲传强教授讲授了"线粒体病的临床与研究进展"，韩国首尔国立大学医院的Beom S. Jeon教授讲授了*Egetic disorders presenting with dystonia*，胡学强教授讲授了"多发性硬化的研究进展"，黄家星教授讲授了"经颅多普勒超声（TCD）在社区人群中筛查大血管和小血管病的应用"，赵忠新教授讲授了"睡眠障碍与神经系统退行性疾病的联系"，谢鹏教授讲授了"临床神经标志物筛选的新策略"，刘鸣教授讲授了"后循环与前循环梗死临床差异的新认识"，卢德宏教授讲授了"海马硬化的组织学分型及临床病理相关性研究"，陈生弟教授讲授了"帕金森病的神经心理学"。本次大会结束前评出了优秀论文奖和优秀壁报奖。

2012年11月，由中华医学会神经病学分会主办，中华医学会神经病学分会第五届青年委员会和首都医科大学宣武医院承办的中华医学会神经病学分会第五次全国中青年神经病学学术会议在北京召开。中华医学会神经病学分会第五届青年委员会主任委员贾建平为大会主席，青年委员会副主任委员武剑为执行主席。所有委员和近600名来自全国的中青年神经内科医师参加了本次会议。本次大会既有中青年专家的专题讲座，也有中青年医师的大会论文交流。本次大会加强了中青年神经内科医师的相互了解，为推动中青年医师间的临床、科研和学术交流合作创造了良好氛围。

2013年3月，由《中华神经科杂志》编辑委员会组织，中华医学会神经病学分会神经肌肉病学组及肌电图和临床神经电生理学组在北京共同讨论制定《糖尿病周围神经病诊断和治疗共识》，并于2013年底在《中华神经科杂志》上发表。

为了培养和提高神经内科医师队伍的诊疗水平，使西部民众有机会享受国家级专业诊疗服务，由中华医学会神经病学分会主办，青海省医学会神经病学分会和青海省人民医院承办的中华医学会神经病学分会"西部行"医疗支援公益活动于2013年5月在青海省人民医院举行，主题名称为"西部行系列活动-2013（青海站）"。该活动由贾建平主任委员带队，青海省人民医院吴世政教授协办，参加本次"西部行"医疗支援公益活动的专家有贾建平、崔丽英、蒲传强、胡学强、赵钢、谢鹏、陈海波、丁新生、董强、樊东升、刘鸣、王柠、肖波、张苏明、赵忠新和吴世政等，主要开展学术讲座、疑难病例会诊、临床查房和大型专家义诊等活动。本次活动在举行简短的"中华医学会神经病学分会-专家西部行系列活动-2013"启动会后，分别安排专家做学术报告、病房查房教学和疑难病例会诊，在户外为200多名群众义诊。本次活动圆满结束后得到当地人民的感谢、当地同行的赞扬和当地领导的高度评价。这是中华医学会神经病学分会第一次举办"西部行"医疗支援公益活动，开启了分会为西部地区人民提供优势医疗服务和提高当地同行诊疗水平的先河，之后每年都会面向西部各省市的不发达地区举办"西部行"医疗公益支援活动。可惜的是，本次活动没有收集到相关影像或图片资料。

2013年6月，经中华医学会报请外交部有关部门批准，由亚洲大洋洲肌病中心、中华医学会和中华医学会神经病学分会主办，中华医学会神经病学分会神经肌肉病学组、肌电图和临床神经电生理学组、陕西省医学会承办的第十二届亚洲大洋洲肌病中心学术年会暨第九届全国神经肌肉病学术会议在西安召开。这是通过外交部审批，由中华医学会和中华医学会神经病学分会正式举办的国际性神经病学学术会议。本次大会的组织结构：主席为Ikuya Nonaka教授，副主席为Roymond L. Rosales教授，地方组织结构：名誉主席为沈定国教授，主席为崔丽英和蒲传强教授，副主席有陈琳、焉传祝、袁云、樊东升、王玉平和黄旭升教授等。本次大会有40多名国外代表和300余名国内代表参加，设有5个专题论坛、1个临床肌肉病理大讨论，有32名专家做专题讲座，临床肌肉病理大讨论的10例复杂疑难肌肉病例有国内外专家带来的病例资料和病理玻片，在大会现场摆放10台显微镜，供参会者直接在镜下观察病理并进行讨论，很有特色。

2013年8月，由中华医学会神经病学分会主办，中华医学会神经病学分会第五届青年委员会和吉林大学白求恩第一医院承办的中华医学会神经病学分会第六次全国中青年神经病学学术会议在长春召开。中华医学会神经病学分会主任委员暨青年委员会主任委员贾建平为大会主席，中华医学会神经病学分会青年委员会副主任委员杨弋为执行主席。本次大会由贾建平、崔丽英、饶明俐教授及青年委员会副主任委员和青年专家做专题讲座。

（二）图片展示

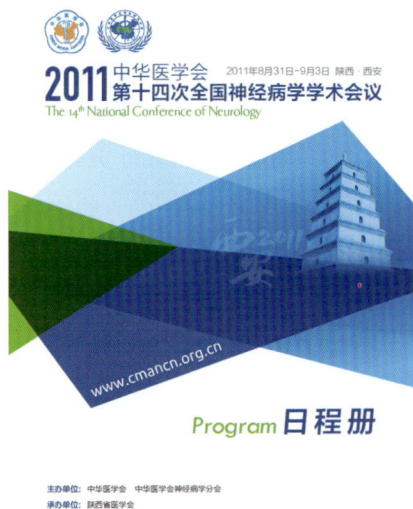

郑小明　刘少明

刘元琳　王茜　熊利泽

贾建平　崔丽英　蒲传强

陈生弟　胡学强　王拥军　谢鹏

2011 中华医学会 第十四次全国神经病学学术会议
The 14th National Conference of Neurology
主办单位：中华医学会　中华医学会神经病学分会　承办单位：陕西省医学会

赵钢

2011 中华医学会 第十四次全国神经病学
The 14th National Conference of Neurol
主办单位：中华医学会　中华医学

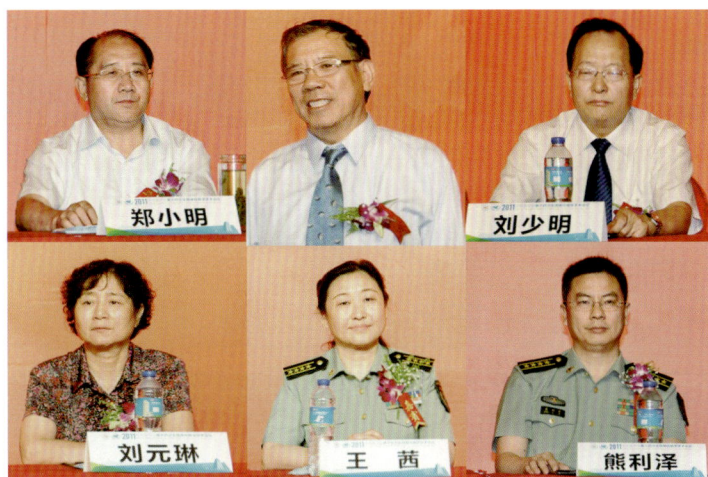

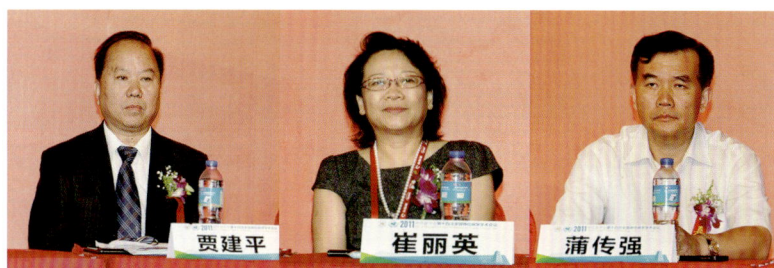

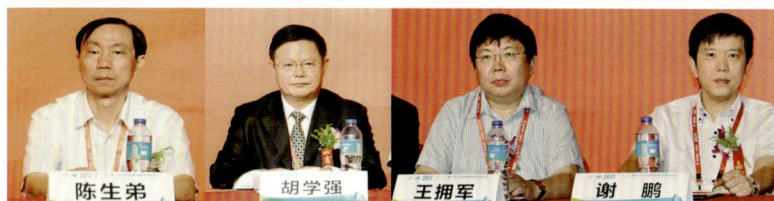

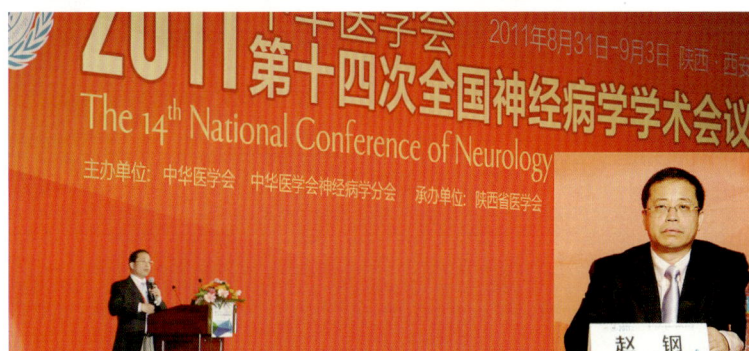

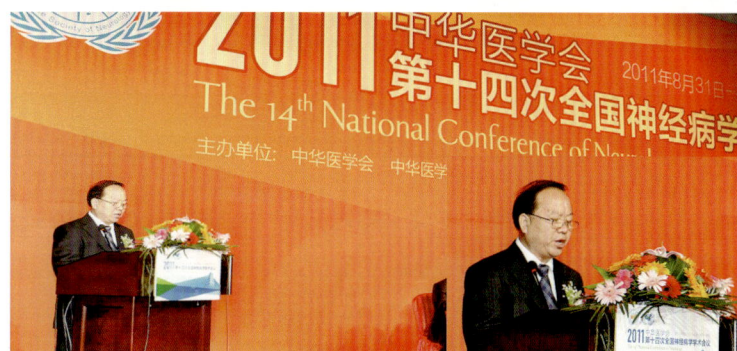

2011年8—9月，中华医学会第十四次全国神经病学学术会议在西安召开

1/ 大会日程册

2/ 大会主席贾建平主任委员欢迎辞

3/ 大会执行主席赵钢教授欢迎辞

4/ 会议组织结构名单

5/ 出席开幕式的领导有陕西省副省长郑小明，中华医学会副会长祁国明，陕西省卫生厅厅长刘少明，陕西省保健局局长刘元琳，空军军医大学副校长王茜，空军军医大学西京医院院长熊利泽

6/ 贾建平、崔丽英和蒲传强教授出席开幕式

7/ 陈生弟、胡学强、王拥军和谢鹏教授出席开幕式

8/ 大会执行主席赵钢教授致辞

9/ 大会主席贾建平教授致辞

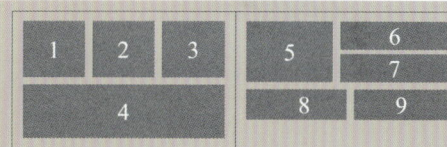

1	2	3		5	6
					7
4				8	9

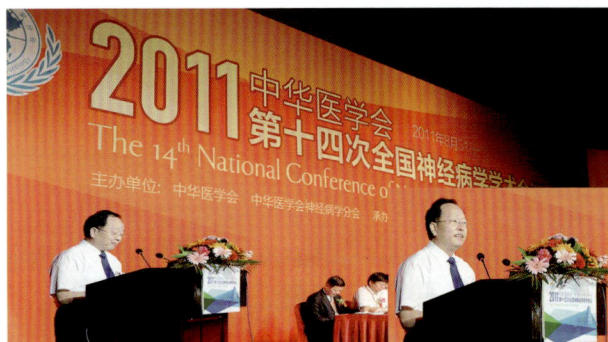

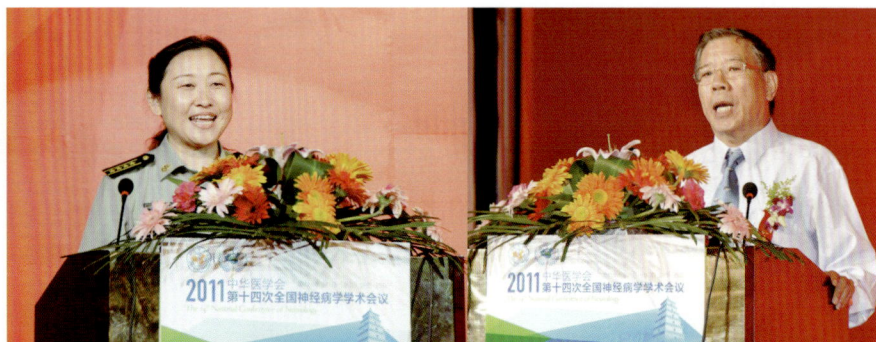

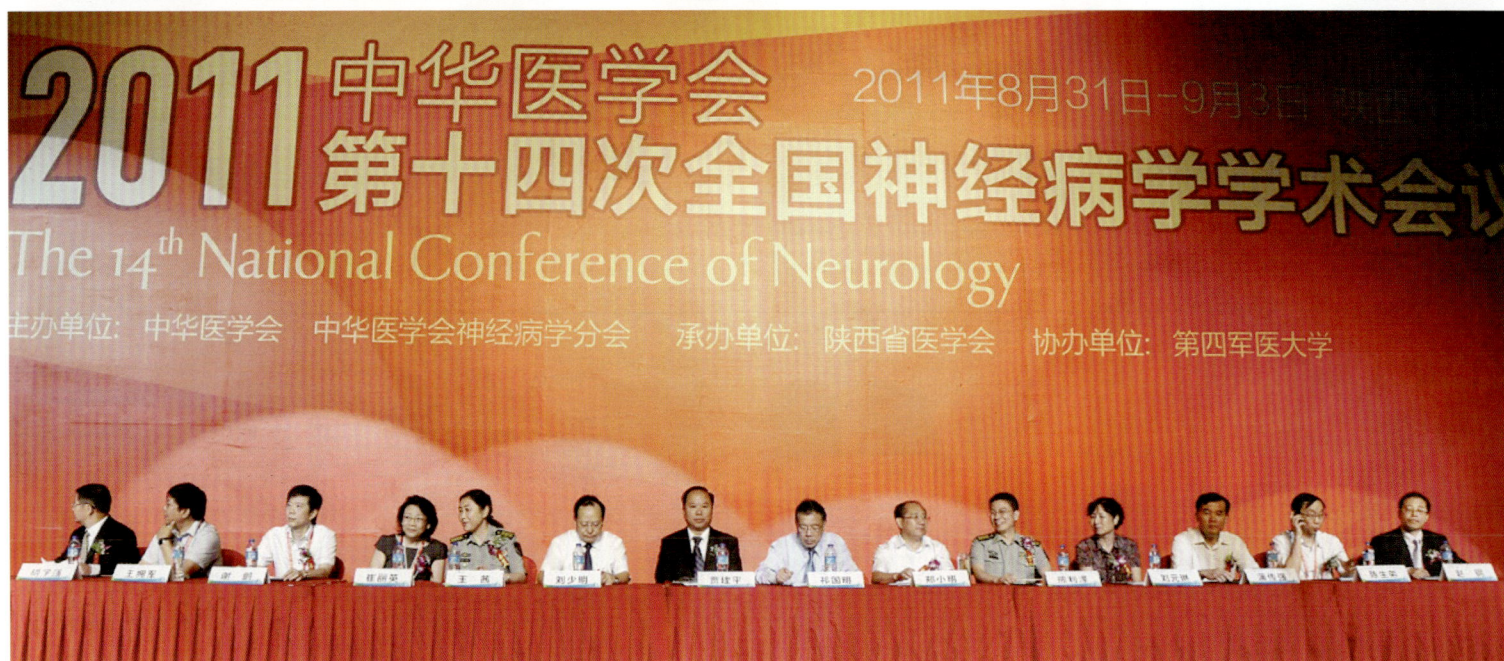

2011年8—9月，中华医学会第十四次全国神经病学学术会议在西安召开

10/陕西省卫生厅厅长刘少明致辞

11/空军军医大学副校长王茜和中华医学会副会长祁国明分别致辞

12/开幕式主席台

13～15/开幕式会场

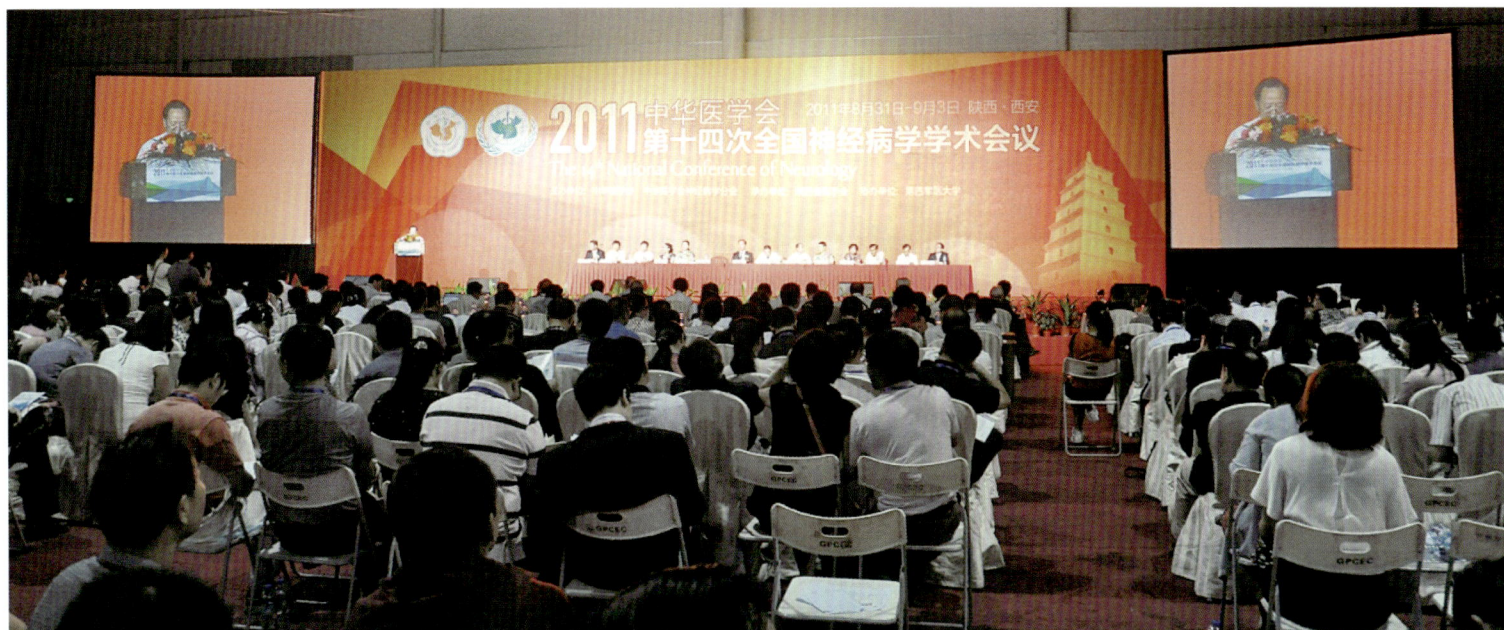

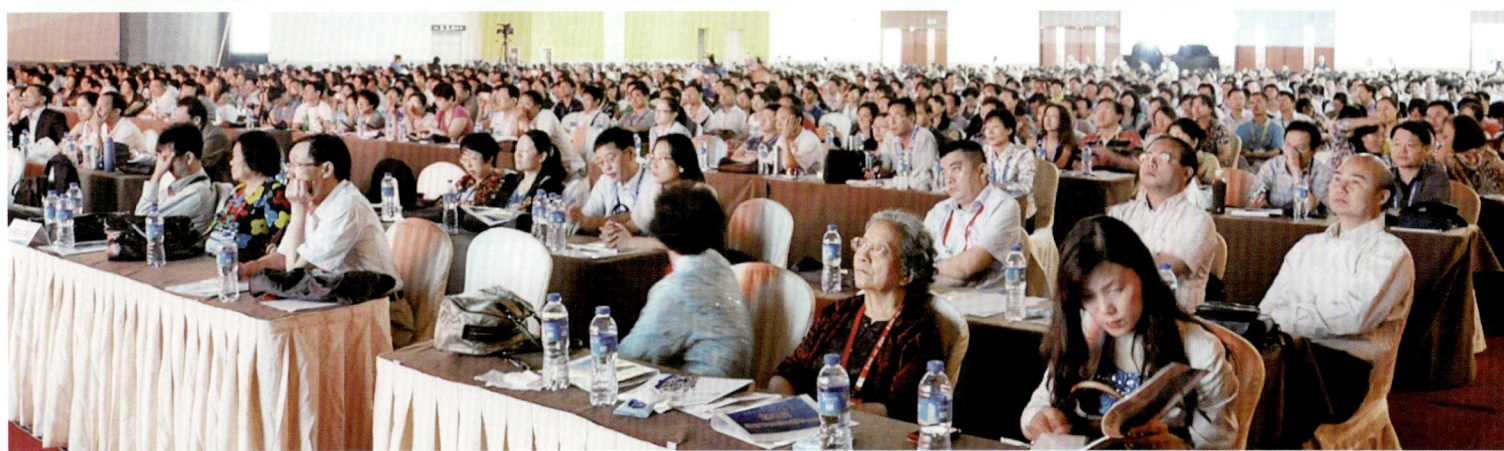

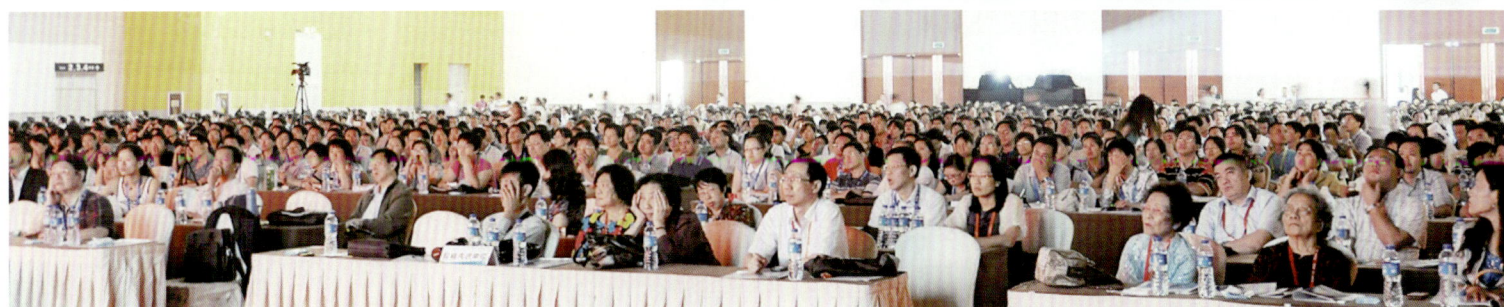

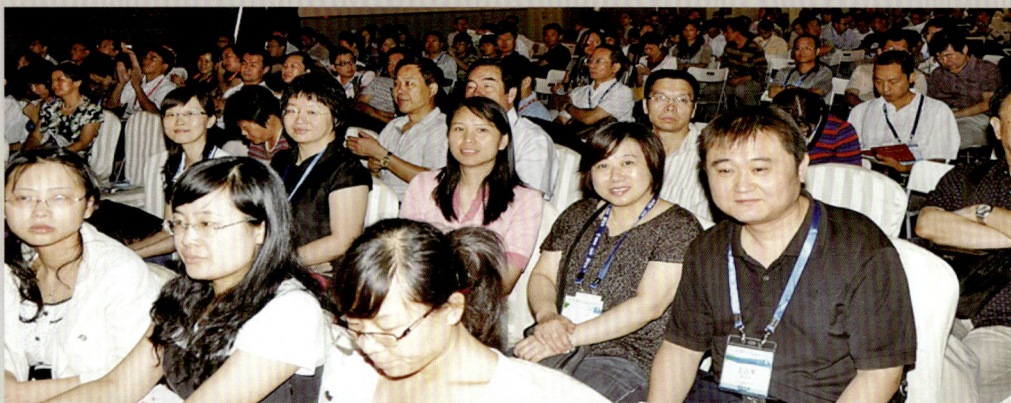

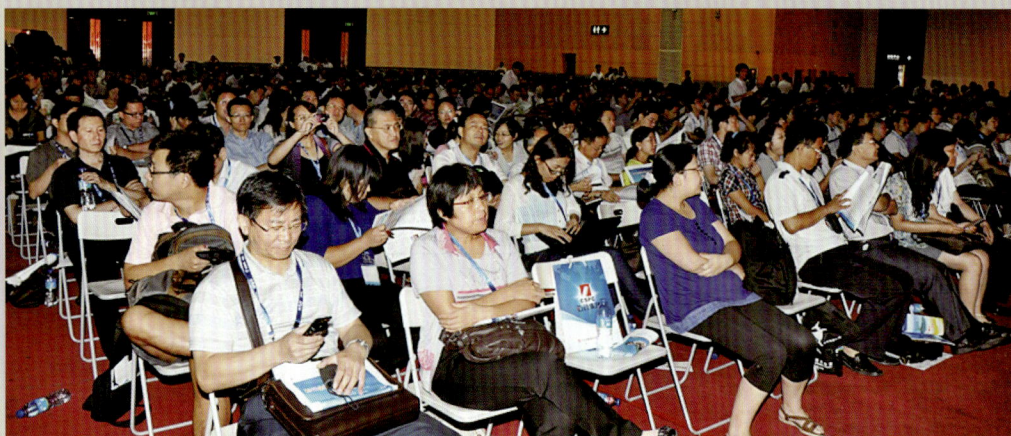

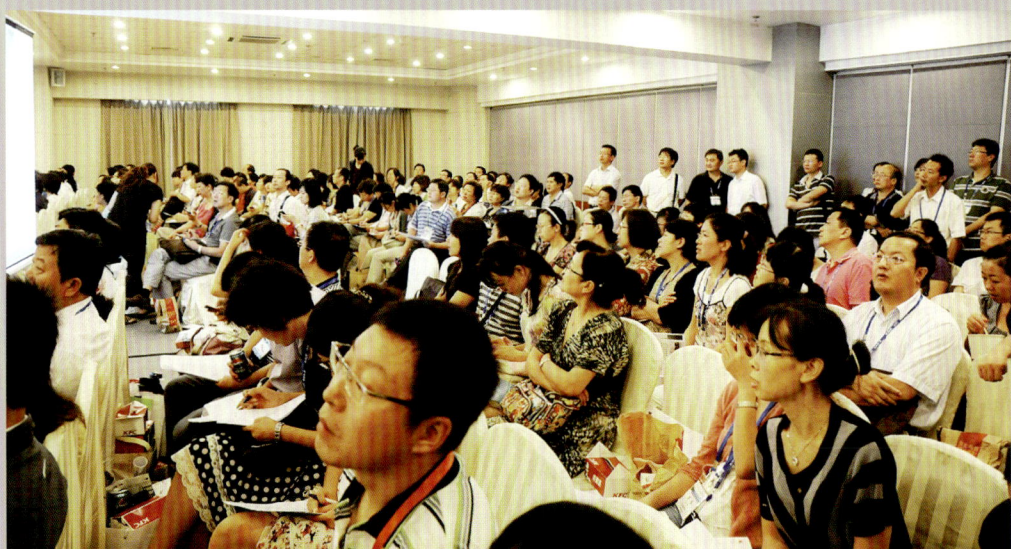

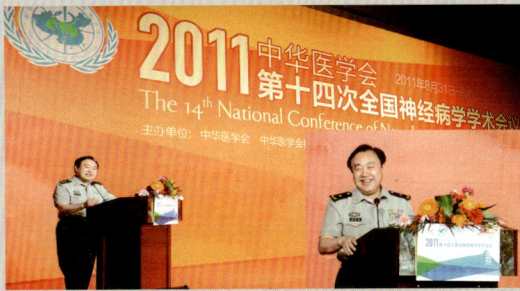

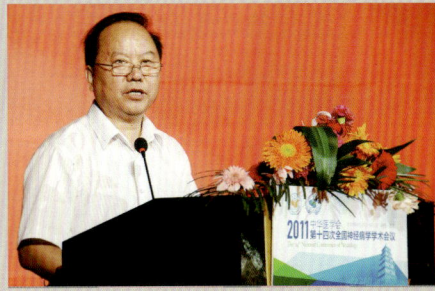

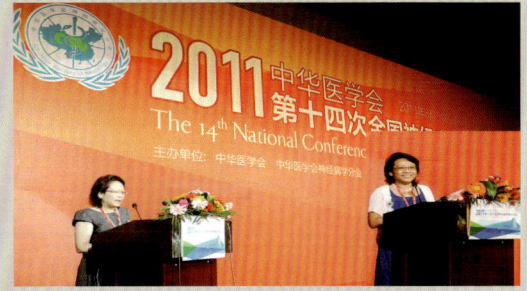

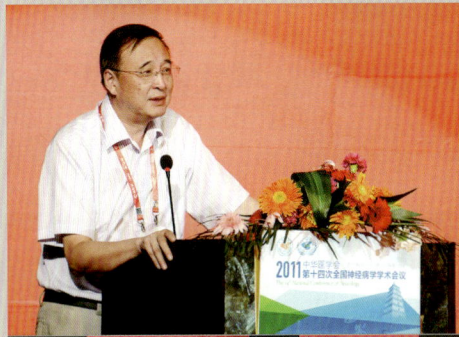

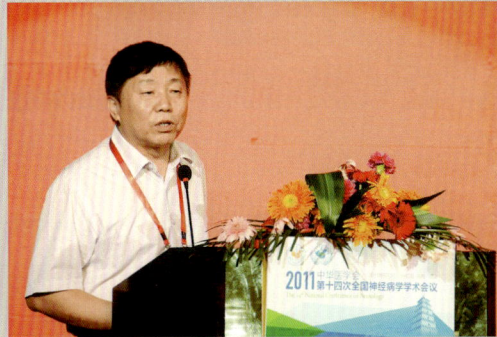

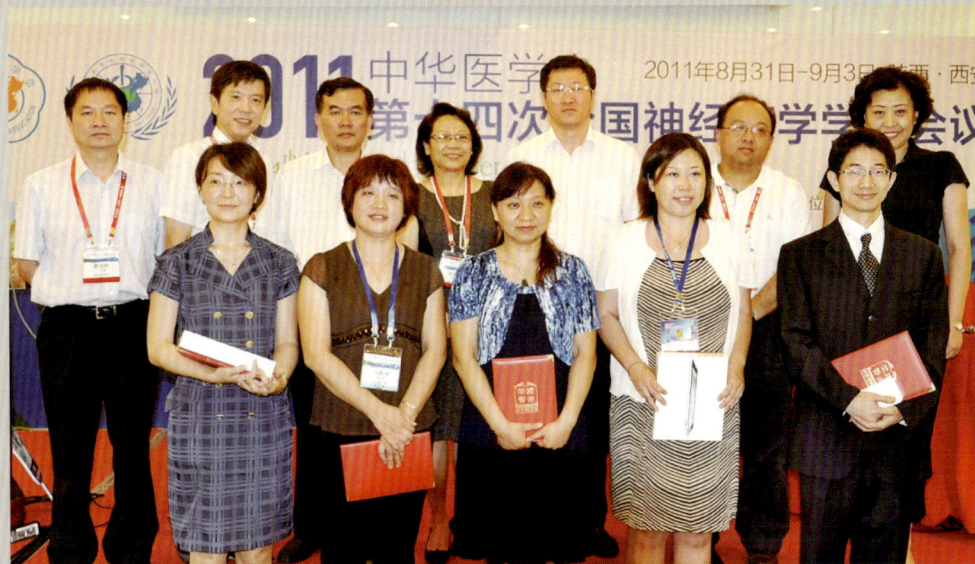

2011年8—9月，中华医学会第十四次全国神经病学学术会议在西安召开

16~17/开幕式会场

18/分会场

19/樊代明院士做大会发言

20/贾建平教授做大会发言

21/崔丽英教授做大会发言

22/洪震教授做大会发言

23/卢德宏教授做大会发言

24/优秀学科风采奖获得者与评委们合影

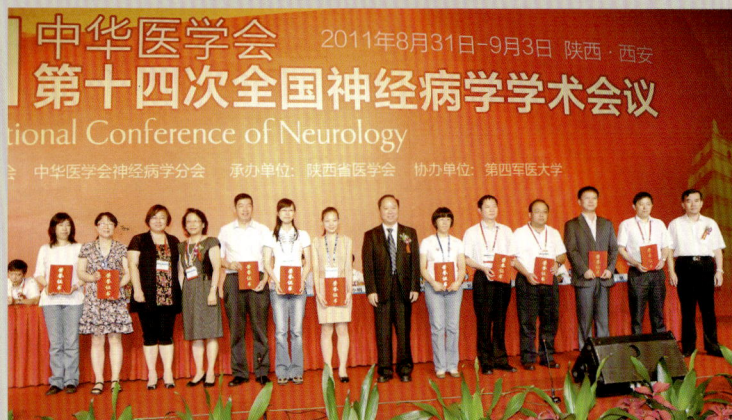

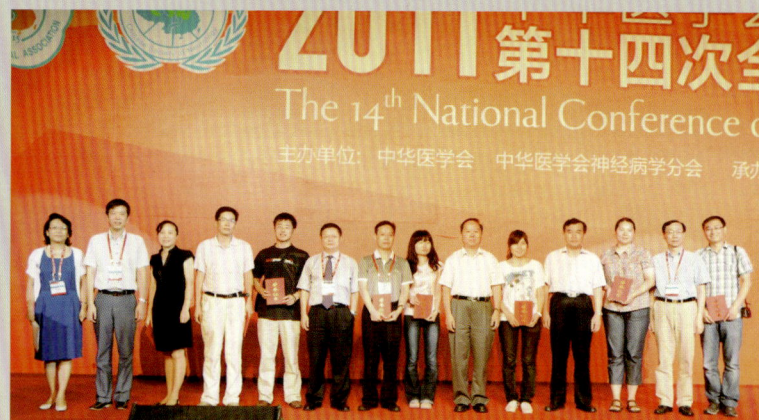

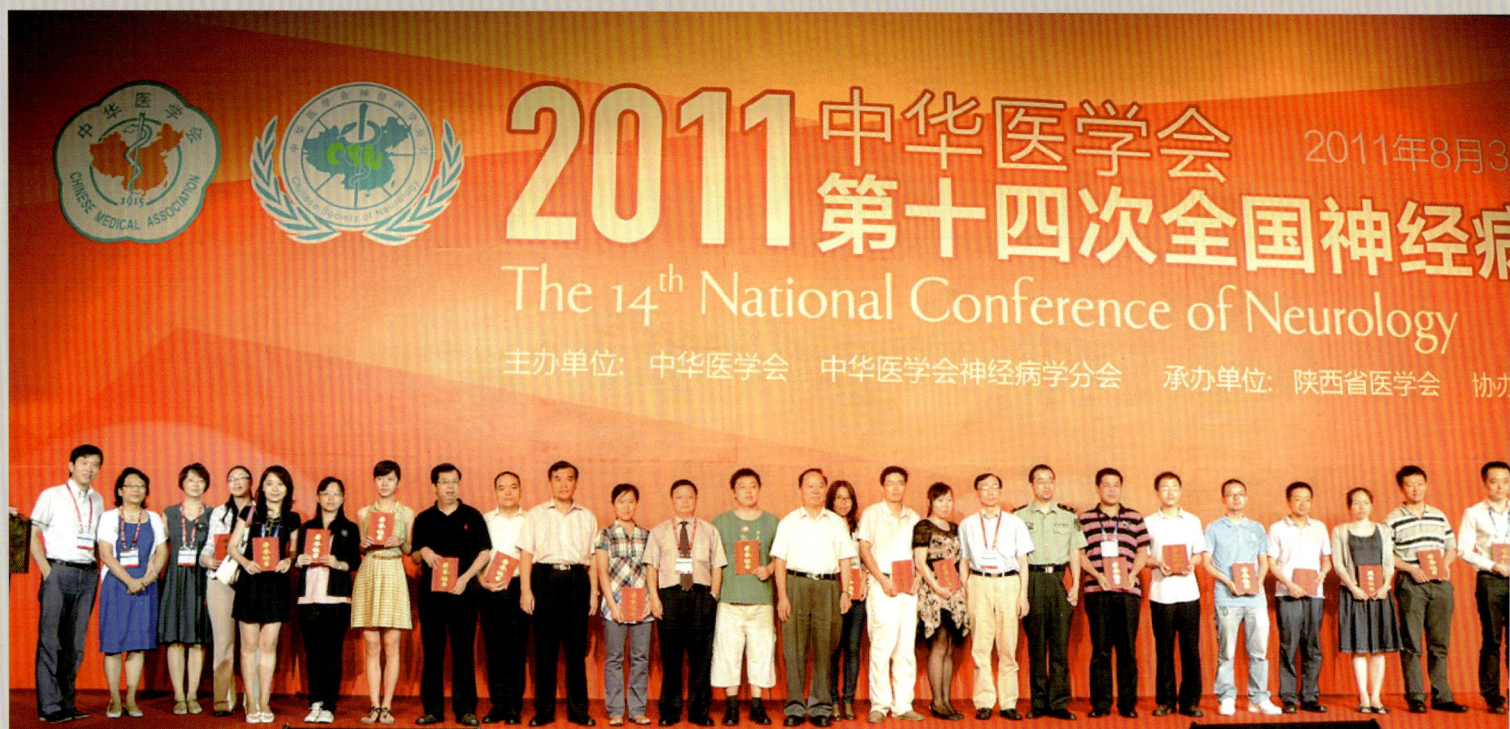

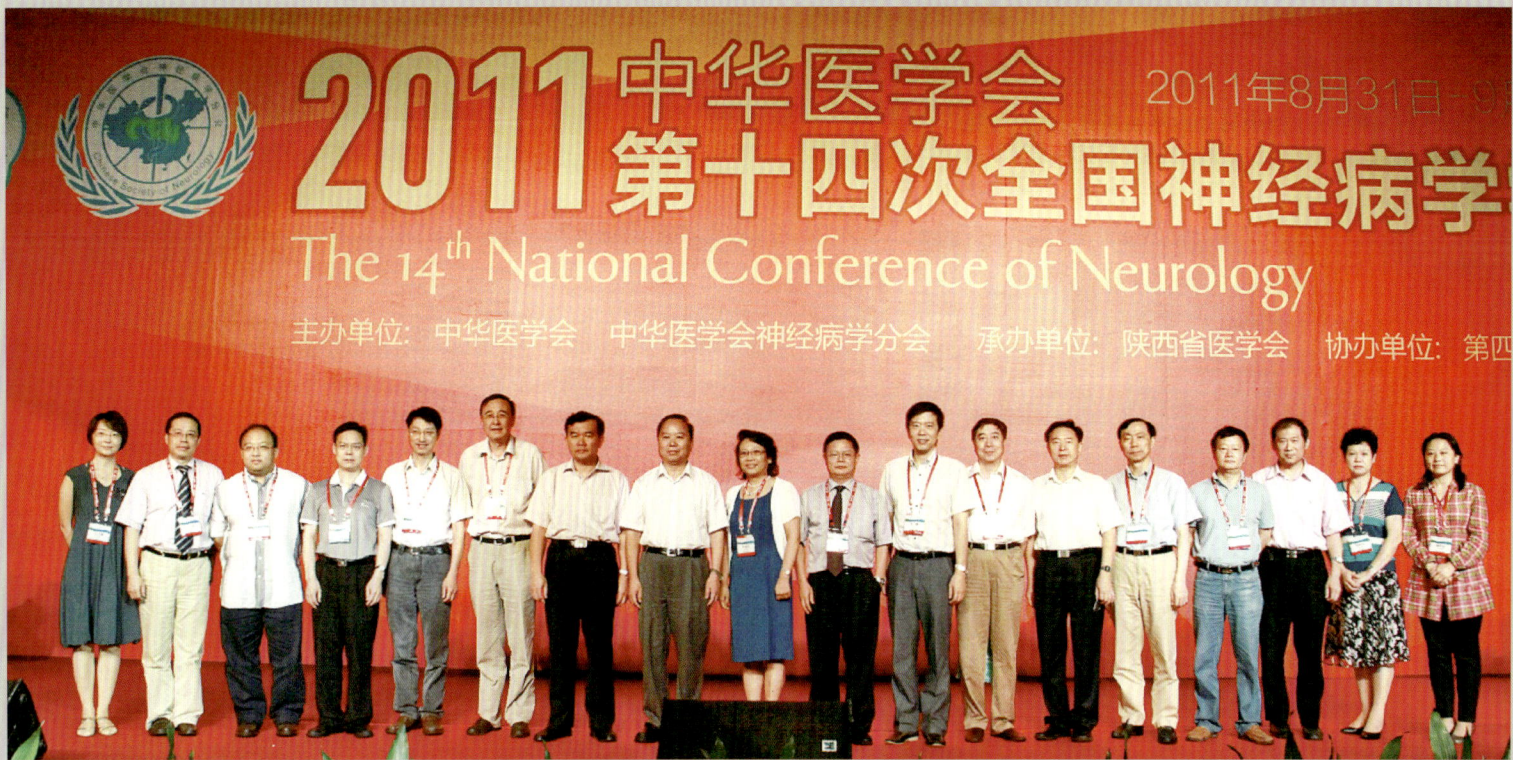

2011年8—9月，中华医学会第十四次全国神经病学学术会议在西安召开

25～27/优秀论文和优秀壁报获奖者与中华医学会神经病学分会领导合影

28/部分委员和专家合影留念

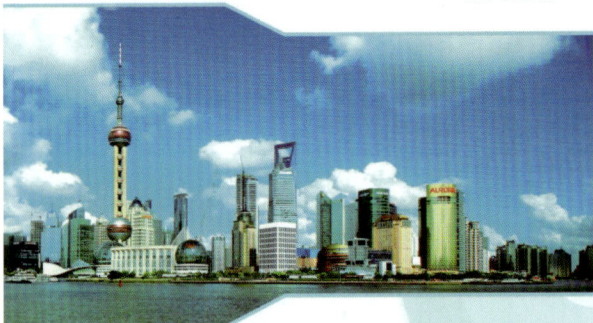

1/论文汇编封面

2011年11月，中华医学会神经病学分会第四次全国中青年神经病学学术会议暨第八届全国神经遗传病学高级讲授班及学术研讨会在上海召开

1/论文汇编封面

2/会场

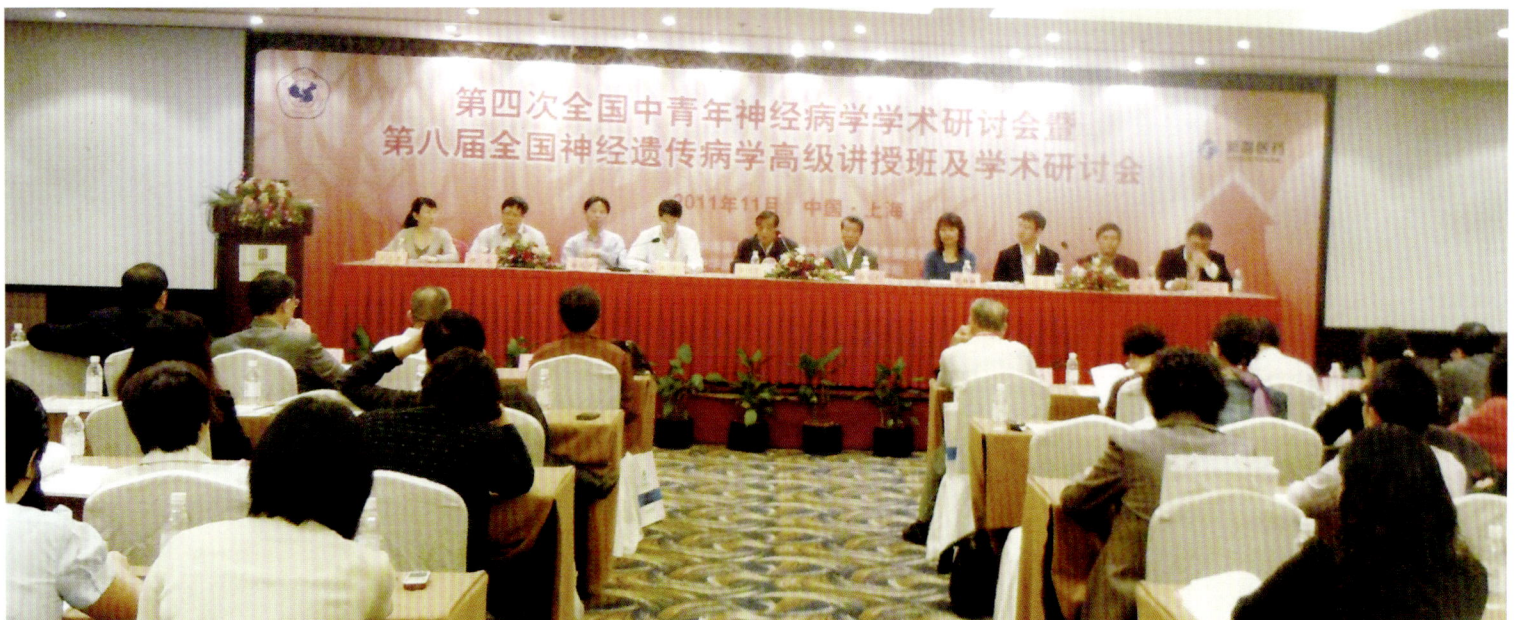

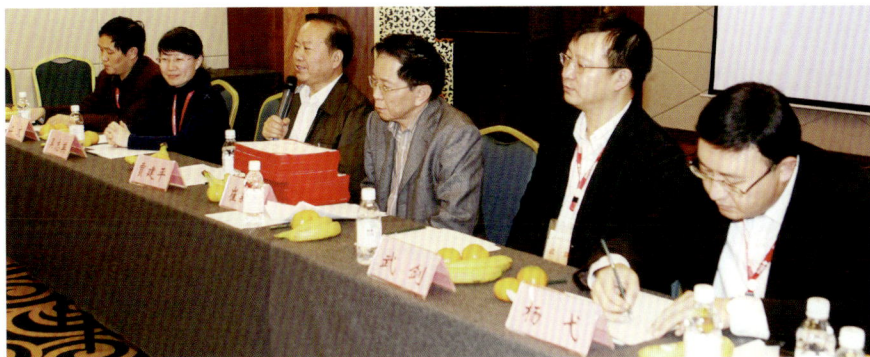

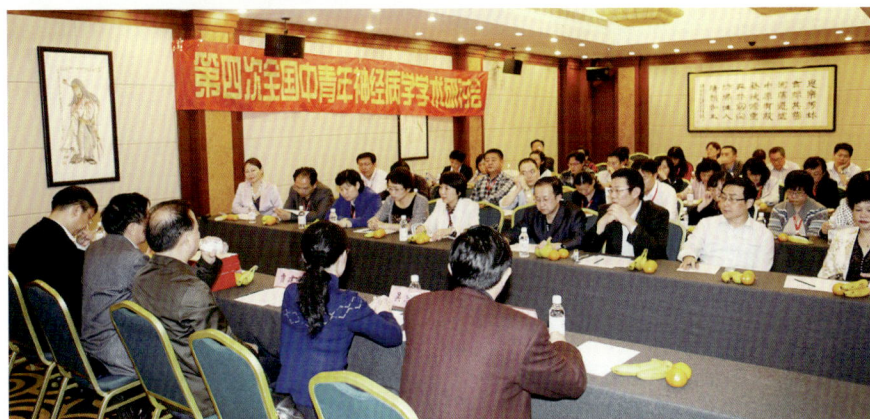

2011 年 11 月，中华医学会神经病学分会第五届青年委员会会议在上海召开

1/青年委员们积极参会

2/会场

3/青年委员合影

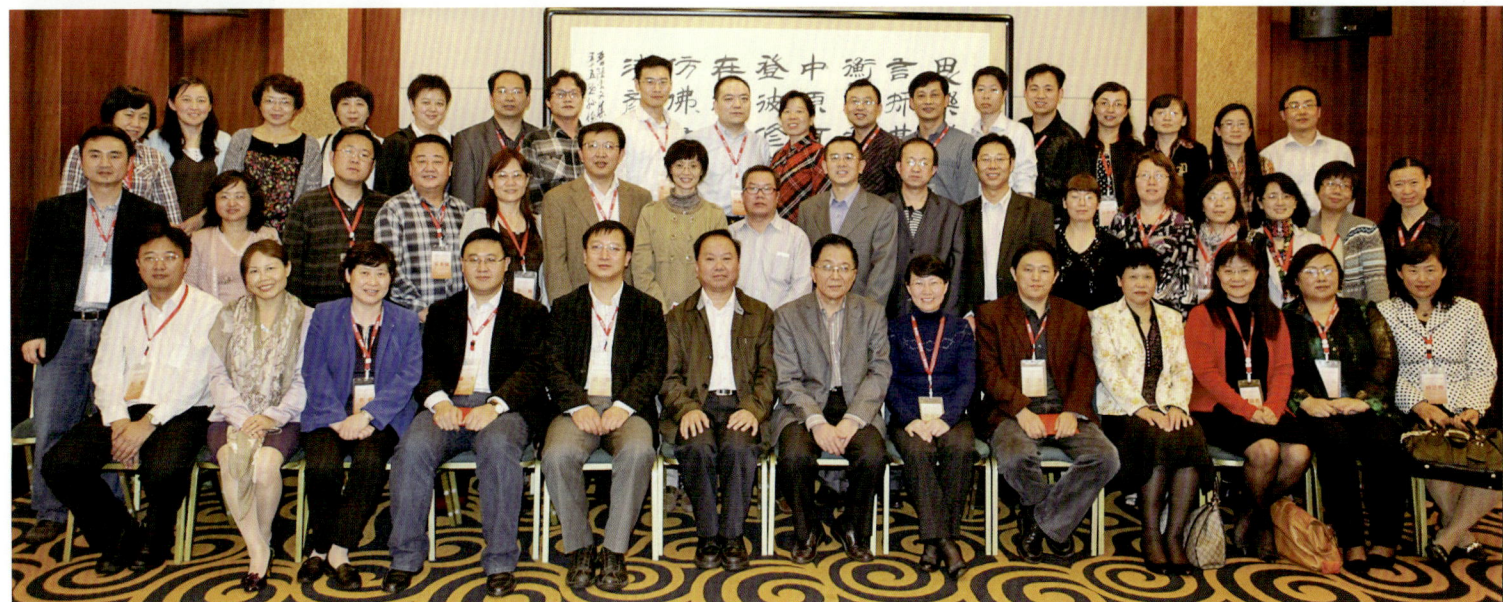

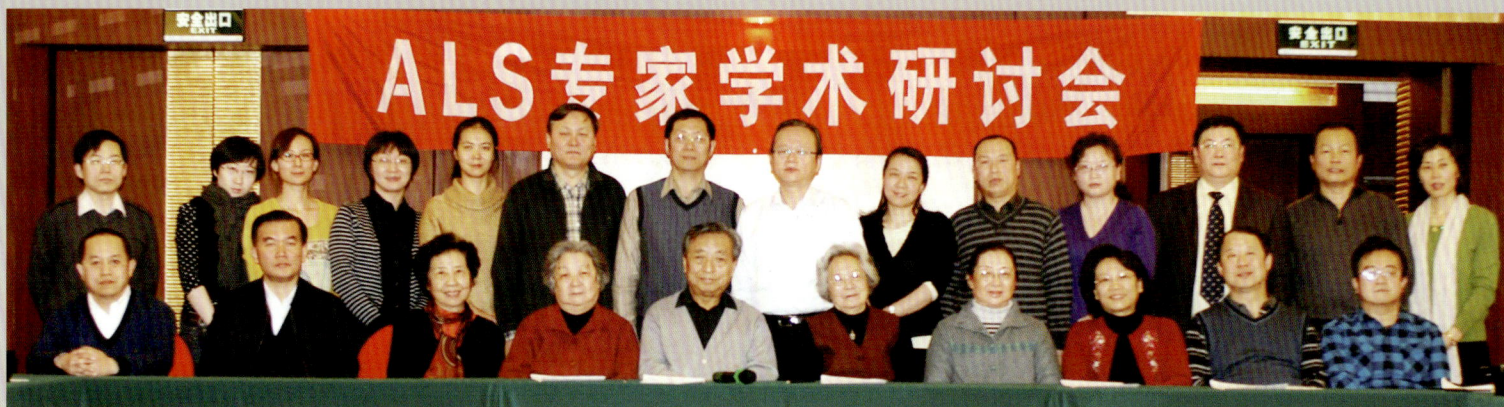

2012年2月，ALS专家学术研讨会（北京）参会专家合影

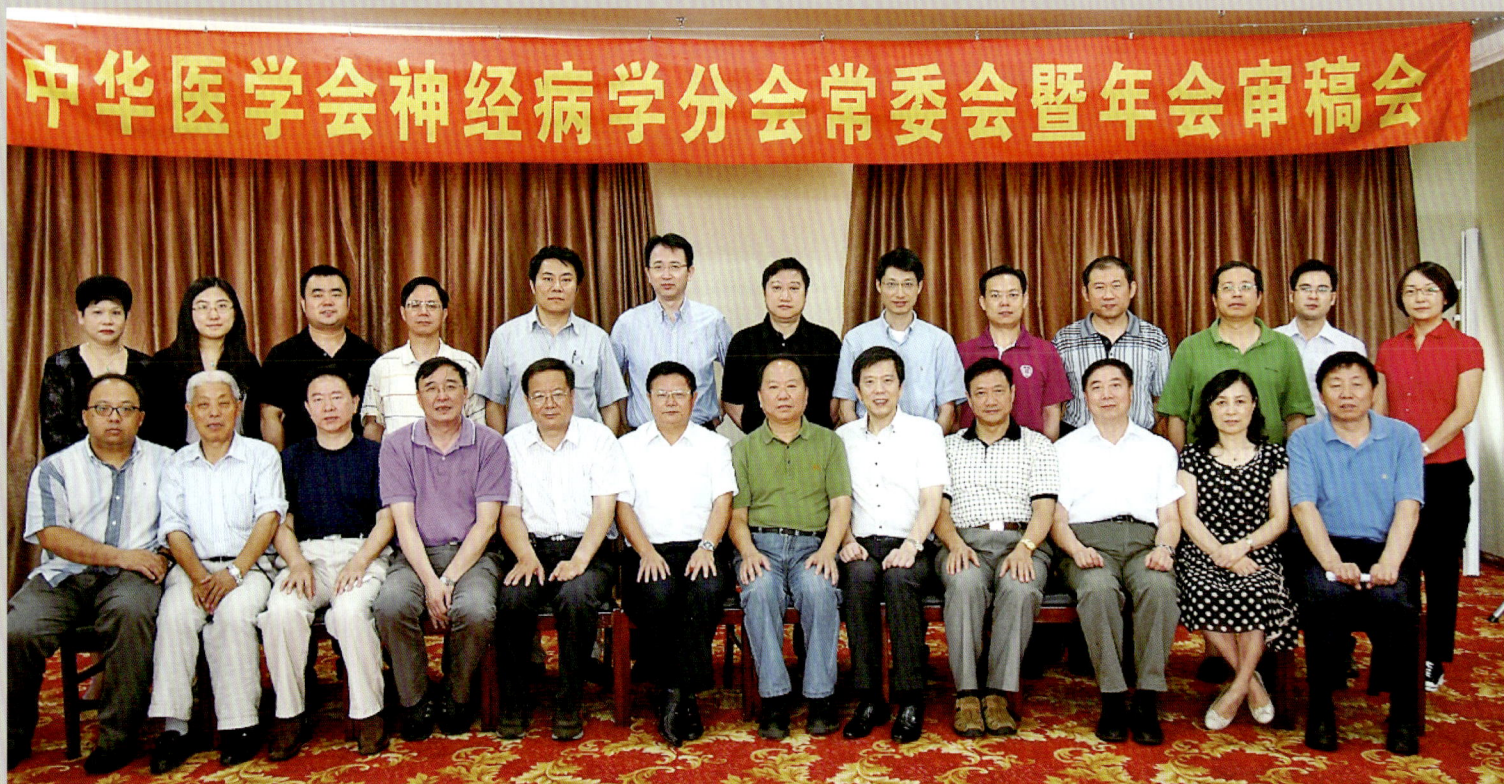

2012年7月，中华医学会神经病学分会常务委员扩大会议暨中华医学会第十五次全国神经病学学术会议（年会）定稿会（海拉尔）参会专家合影

1

2

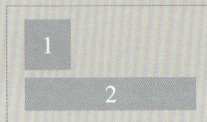

2012年9月，中华医学会第十五次全国神经病学学术会议在广州召开

1/ 会议日程册

2/ 大会主席贾建平教授和大会执行主席胡学强教授欢迎辞

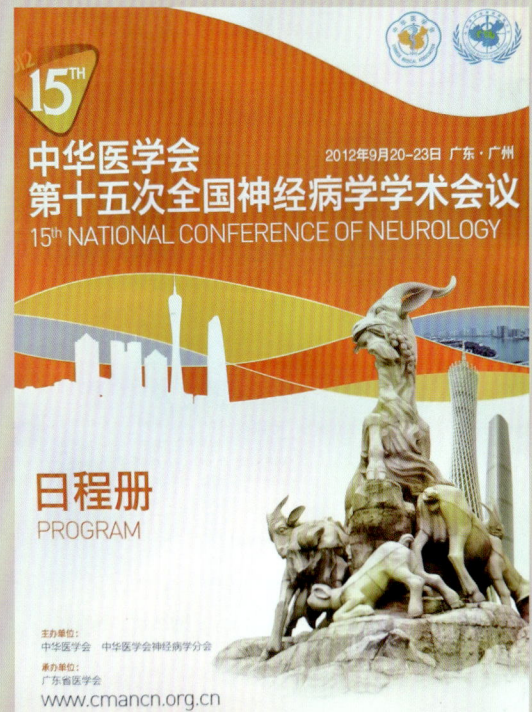

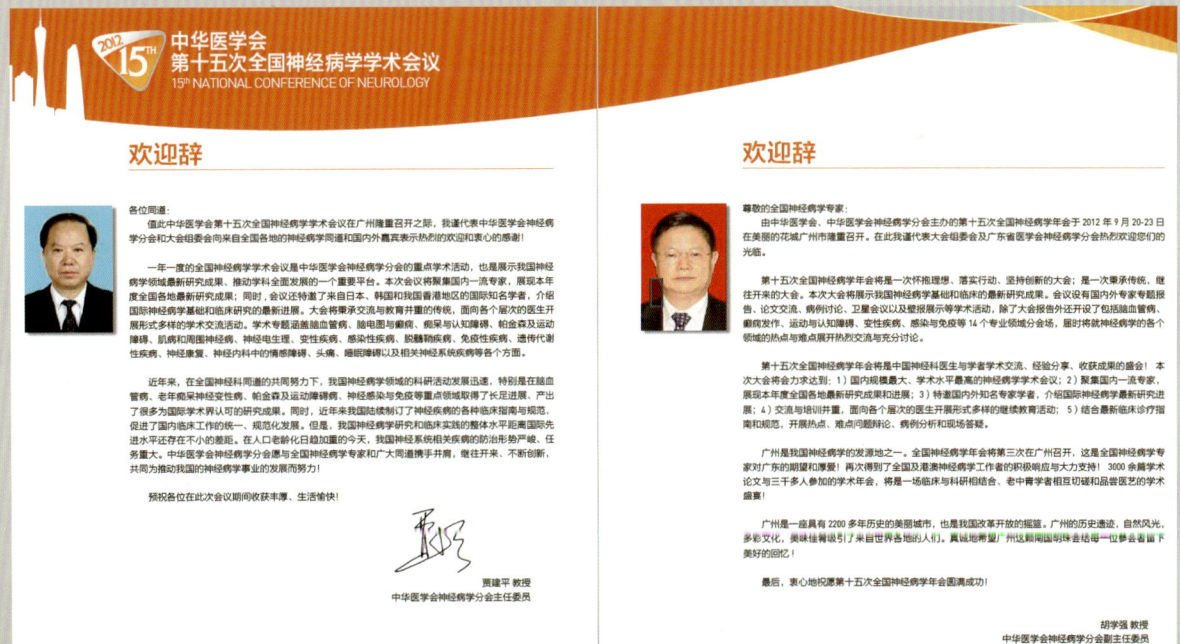

大会组织结构

大会主席

贾建平　崔丽英　蒲传强

大会副主席

胡学强　陈生弟　谢鹏　王拥军

学术委员会：（按姓氏笔画排序）

丁美萍	丁新生	牛小媛	王伟	王柠	王宏	王丽娟
王拥军	王新平	冯加纯	卢家红	刘鸣	刘春风	刘世国
孙圣刚	孙红斌	朱榆红	许予明	何志义	吴江	吴世政
吴晓牧	张通	张小宁	张苏明	张杰文	张哲成	张微光
张微微	张颖冬	张黎明	李正仪	李承晏	李继梅	杜源辉
杨金升	汪凯	汪昕	肖波	迟兆富	陈琳	陈生弟
陈晓春	陈海波	陈康宁	周东	罗本燕	郑健	姜长斌
洪震	胡学强	贺茂林	赵钢	赵忠新	唐北沙	莫雪安
贾建平	郭力	高旭光	崔丽英	曹秉振	蒋伟祝	黄一宁
曾进胜	程焱	董强	谢鹏	楚兰	蒲传强	廖卫平
廖小平	管阳太	谭兰	樊东升			

组织委员会：

主　席　贾建平

执行主席　胡学强　朱宏

委　员：

丁美萍	丁新生	牛小媛	王伟	王柠	王宏	王丽娟
王拥军	王新平	冯加纯	卢家红	刘鸣	刘春风	刘世国
孙圣刚	孙红斌	朱榆红	许予明	何志义	吴江	吴世政
吴晓牧	张通	张小宁	张苏明	张杰文	张哲成	张微光
张微微	张颖冬	张黎明	李正仪	李承晏	李继梅	杜源辉
杨金升	汪凯	汪昕	迟兆富	陈琳	陈生弟	姜长斌
陈晓春	陈海波	陈康宁	周东	罗本燕	郑健	姜长斌
洪震	胡学强	贺茂林	赵钢	赵忠新	唐北沙	莫雪安
贾建平	郭力	高旭光	崔丽英	曹秉振	蒋伟祝	黄一宁
曾进胜	程焱	董强	谢鹏	楚兰	蒲传强	廖卫平
廖小平	管阳太	谭兰	樊东升	姜永茂	朱宏	陈华红
徐安定	刘振华	潘小平	蔡悦	陈俊抛	陈荣植	
陈石伙	陈蕾	陈文明	陈湛	褚晓凡	邓远飞	郭毅
韩蓉蓉	何国栋	何小燕	洪铭范	黄海威	黄病新	黄燕
康平	雷爽娟	李朝晖	李淳	廖建湘	凌志明	刘军
刘晓加	刘亚杰	刘洪	罗伟良	罗一峰	黄延辉	
宁玉萍	潘速跃	彭英	祁风	邵明	谭峰	潭琦
潘天侠	田贤先	王曼娥	王展航	王真真	吴文军	吴振东
吴智兵	肖卫民	徐恩	徐书雯	许治强	杨楠	杨职
余炳坚	俞万香	翟跗香	张成	张海鹏	张素平	曾成国
钟建新	钟剑萍	周厉民	周智珍	庄伟端		

大会秘书处：

樊东升	陈琳	蔡晓杰	冯博	裁景柏	孙永馨	陈华红
邱伟	戴永强	李冰				

详细日程

2012 年 9 月 20 日

3 号楼一层大堂

08:30-22:00	注册报到

2012 年 9 月 21 日

世纪大会堂（4 号楼二层）

08:00-08:30		开幕式	主持人：胡学强
08:30-10:00		全体大会 1	主持人：贾建平，崔丽英
08:30-09:00	PL-01	【大会报告】基础神经科学与临床神经病学间的互动	
		杨雄里　复旦大学神经生物学研究所	
09:00-09:30	PL-02	【大会报告】阿尔茨海默病临床和科学研究的困境和出路	
		贾建平　北京宣武医院	
09:30-10:00	PL-03	【大会报告】神经系统变性病的临床神经电生理研究	
		崔丽英　北京协和医院	
10:00-10:20		茶歇	
10:20-12:00		全体大会 2	主持人：吕传真，蒲传强
10:20-10:50	PL-04	【大会报告】Advance in neurodegenerative disease	
		Hidehiro Mizusawa	
		Department of Neurology and Neurological Science, Tokyo Medical and dental University, Japan	
10:50-11:20	PL-05	【大会报告】线粒体病的临床与研究进展	
		蒲传强　解放军总医院	
11:20-11:50	PL-06	【大会报告】Genetic disorders presenting with dystonia	
		Beom S. Jeon	
		Department of Neurology, Seoul National University Hospital, Seoul, Korea	

2012 年 9 月 23 日

岭南大会堂（2 号楼二层）

08:30-10:10		全体大会 3	主持人：谢鹏，王拥军
08:30-08:55	PL-07	【大会报告】多发性硬化的研究进展	
		胡学强　中山大学附属第三医院	
08:55-09:20	PL-08	【大会报告】TCD 在社区人群筛查大血管病和小血管病的应用	
		黄家星　香港中文大学	
09:20-09:45	PL-09	【大会报告】睡眠障碍与神经系统退行性疾病的联系	
		赵忠新　第二军医大学附属长征医院	
09:45-10:10	PL-10	【大会报告】临床神经标志物筛选的新策略	
		谢鹏　重庆医科大学附属第一医院	
10:10-10:30		茶歇	
10:30-11:45		全体大会 4	主持人：胡学强，陈生弟
10:30-10:55	PL-11	【大会报告】后循环与前循环梗死临床差异的新认识	
		刘鸣　四川大学华西医院	
10:55-11:20	PL-12	【大会报告】脑硬化的组织学分型及临床病理相关性研究	
		卢德宏　首都医科大学宣武医院病理科	
11:20-11:45	PL-13	【大会报告】帕金森病的神经心理学	
		陈生弟　上海交通大学医学院附属瑞金医院	
11:45-12:15		闭幕式	主持人：崔丽英

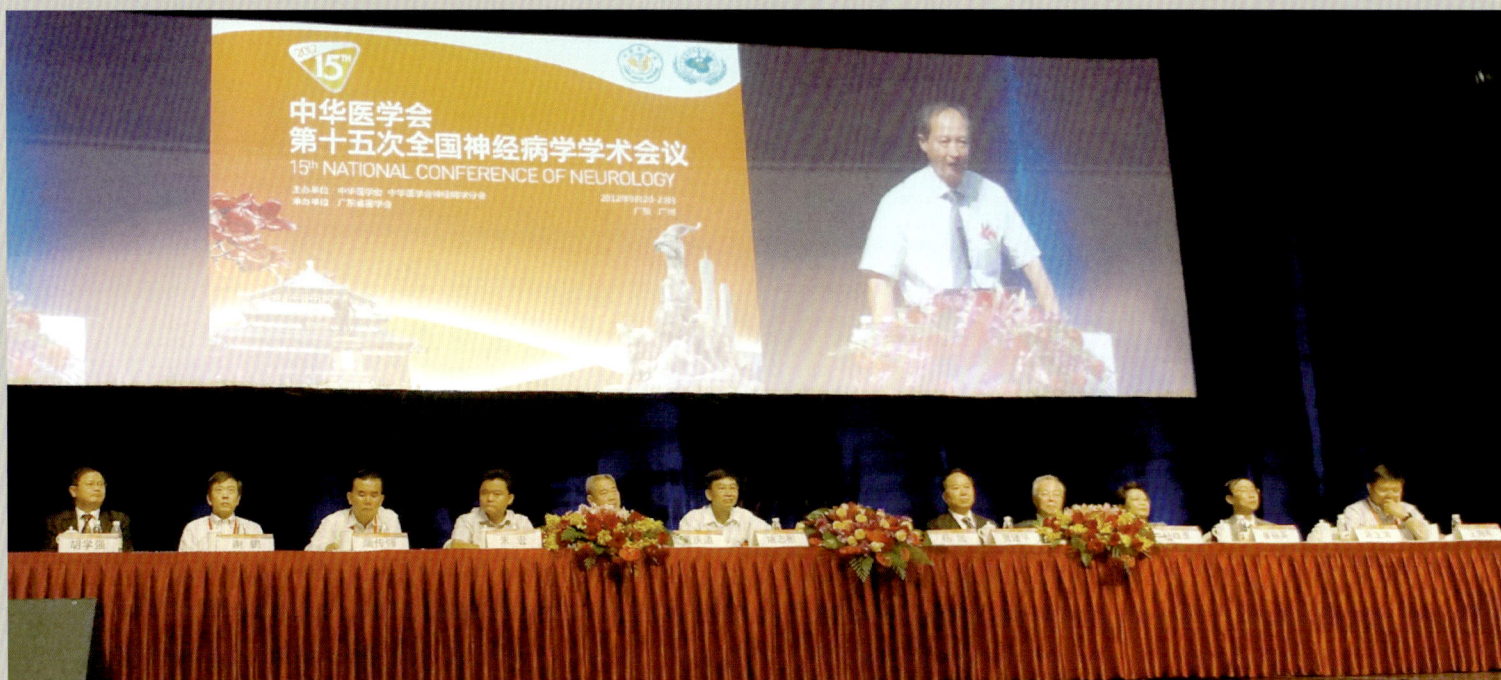

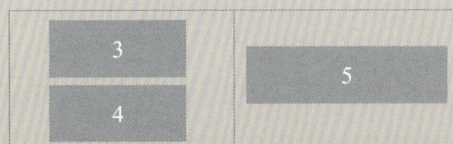

2012年9月，中华医学会第十五次全国神经病学学术会议在广州召开

3/ 会议组织结构名单

4/ 大会详细日程

5/ 开幕式主席台

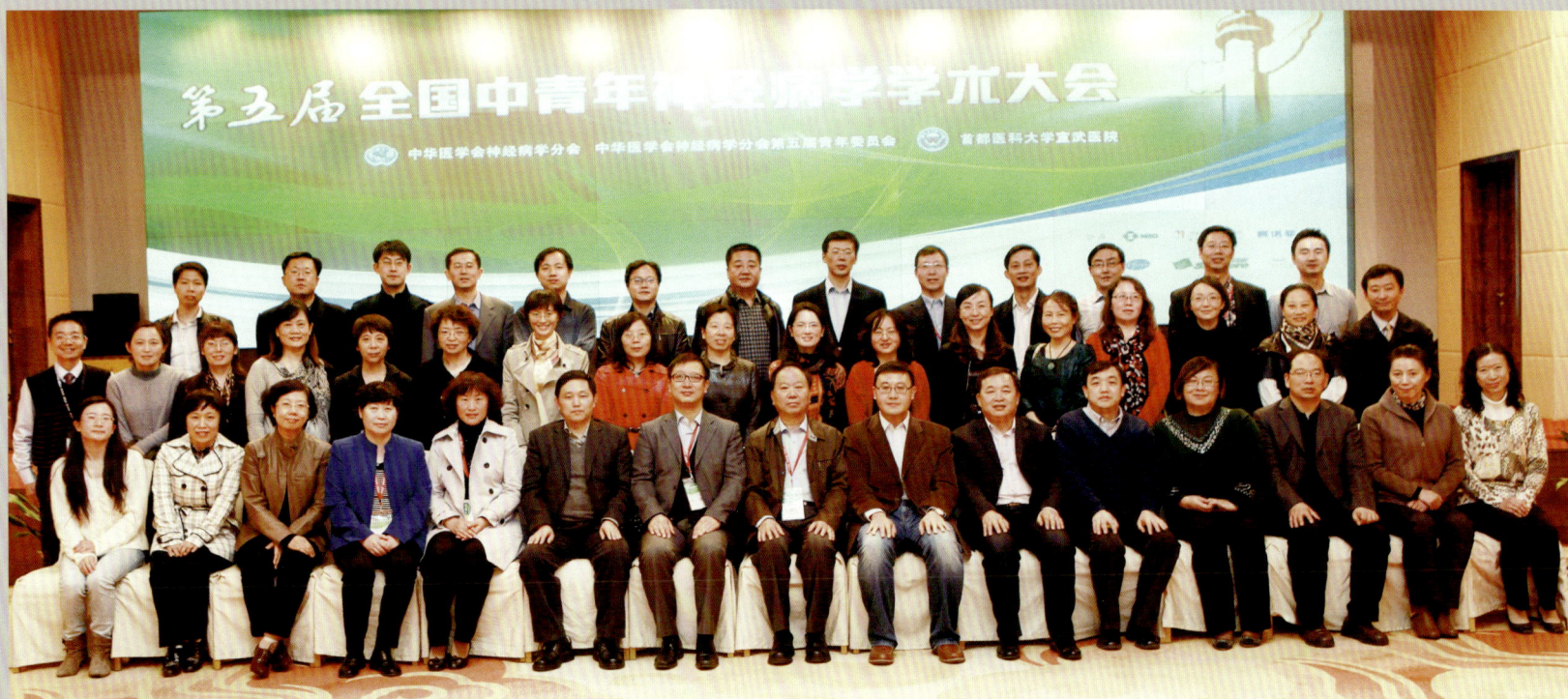

2012年11月，中华医学会神经病学分会第五届全国中青年神经病学学术会议（北京）青年委员合影

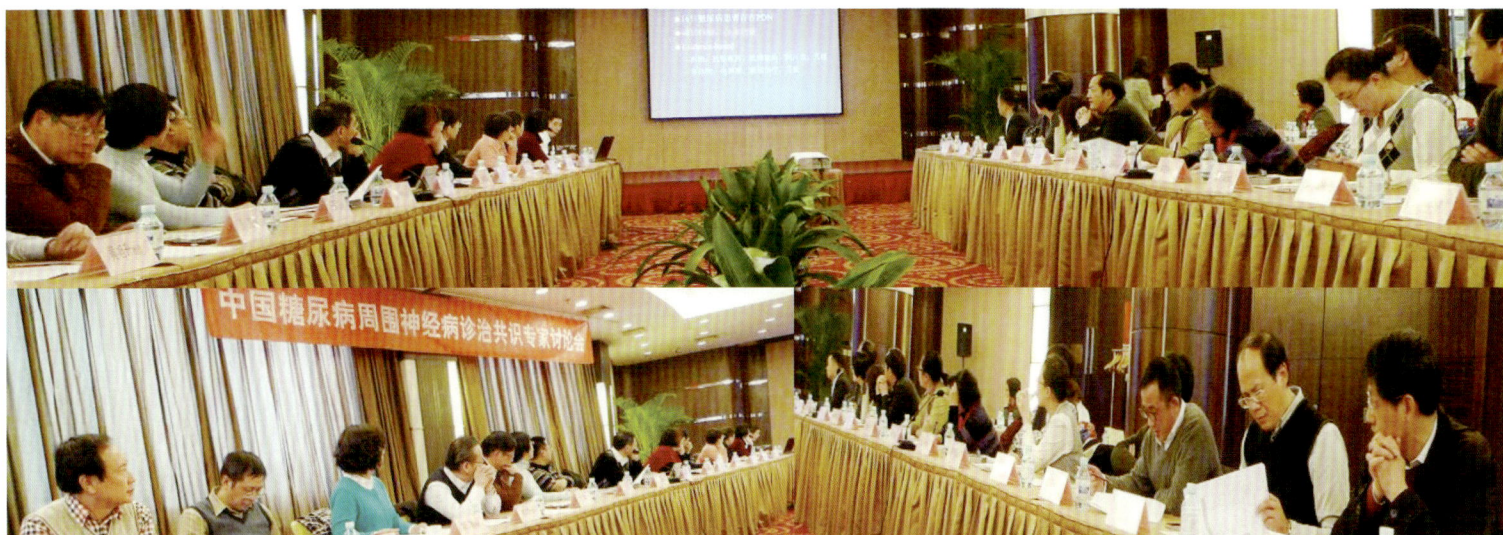

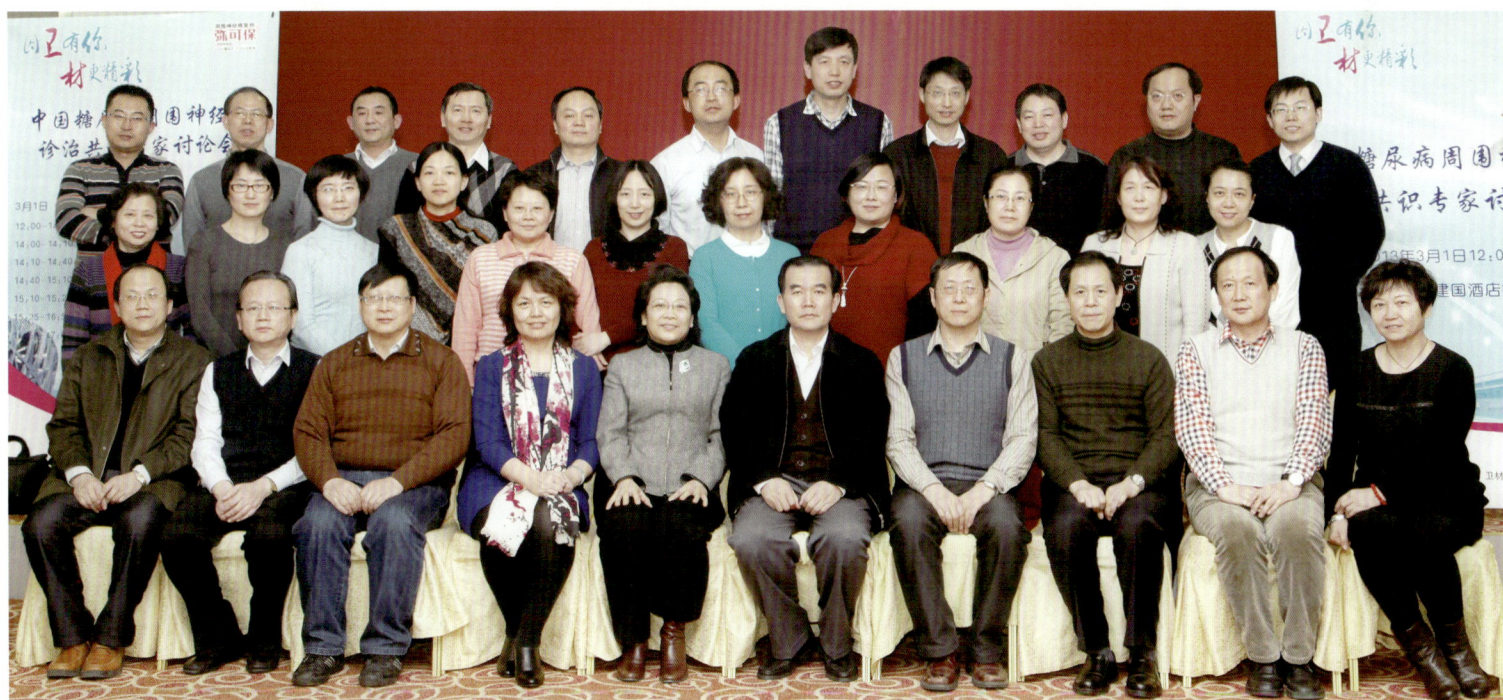

2013年3月，《糖尿病周围神经病诊断和治疗共识》讨论会在北京召开

1/会场

2/参会专家合影

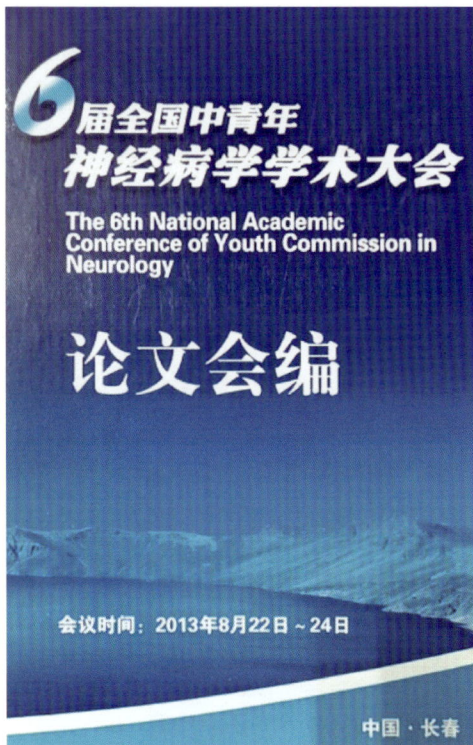

第六届全国中青年神经病学学术大会会议日程

8月23日上午会展厅

主持人：武 剑 杨 弋

时间	讲者	题目
08:30-08:50	开幕式	
08:50-09:20	饶明俐	优化动脉粥样硬化治疗-抗氧化应激
09:20-09:50	贾建平	血管性认知障碍的病因学分类
09:50-10:20	奚国华（美国）	脑出血的机制和治疗
10:20-10:30	茶 歇	

主持人：吴志英 江 文

时间	讲者	题目
10:30-11:00	崔丽英	运动神经元病诊断中应注意的问题
11:00-11:30	张 和（美国）	转化型研究：历史、现在和未来
11:30-11:50	卫星会	
12:00	午 餐	

8月23日下午分会场-会展厅专题讨论：脑血管病

主持人：武 剑 杨 弋

时间	讲者	题目
13:30-13:50	武 剑	静脉溶栓质控和出血风险评估的单中心研究
13:50-14:10	徐蔚海	高分辨核磁技术的临床和科研应用
14:10-14:30	王伊龙	TIA 和小卒中急性期诊疗策略
14:30-14:50	彭 斌	急性缺血性卒中的非药物治疗进展
14:50-15:10	杨 弋	偏头痛与右向左分流相关性研究
15:10-15:30	茶 歇	

8月23日下午分会场-会展厅专题讨论：遗传代谢病

主持人：吴志英 王朝霞

时间	讲者	题目
15:30-15:50	吴志英	PRRT2 基因突变与相关发作性疾病
15:50-16:10	王 坚	生物学标志物在神经退行病中的诊断价值-AD 研究对 PD 研究的启迪
16:10-16:30	陈万金	家族性特发性基底节钙化 SLC20A2 基因突变分析
16:30-16:50	商慧芳	肌张力障碍的诊断
16:50	晚 餐	

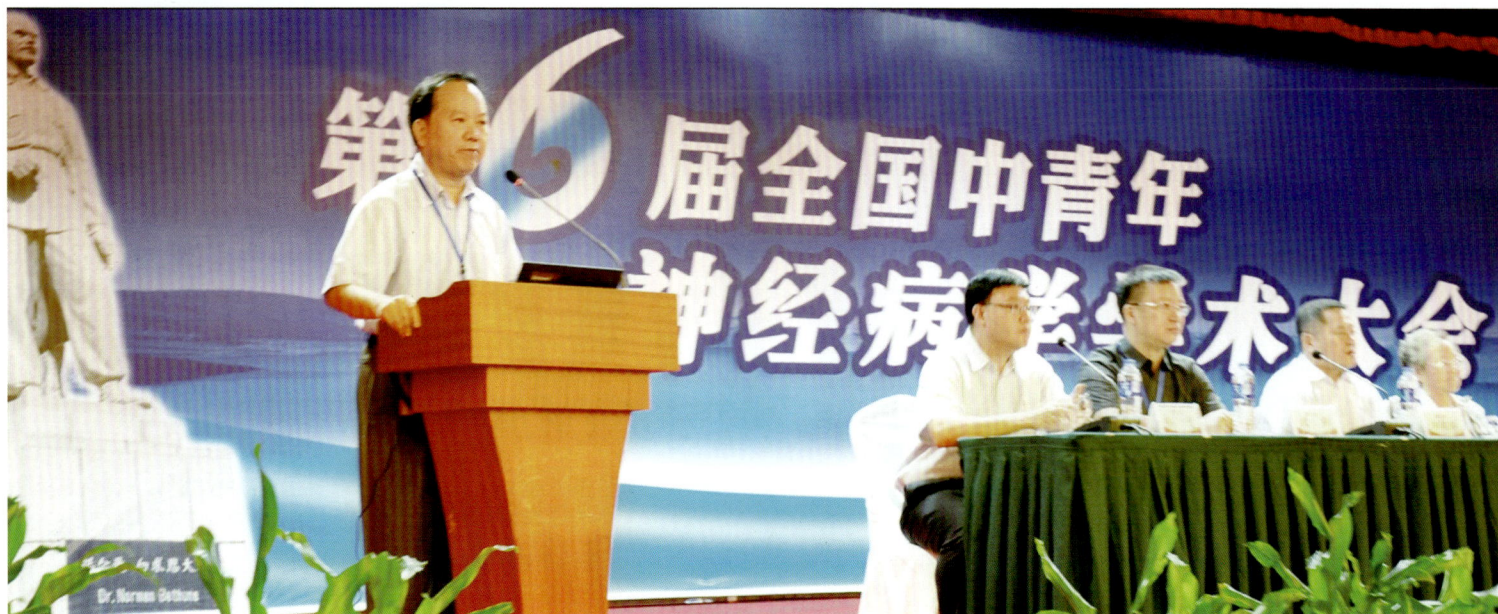

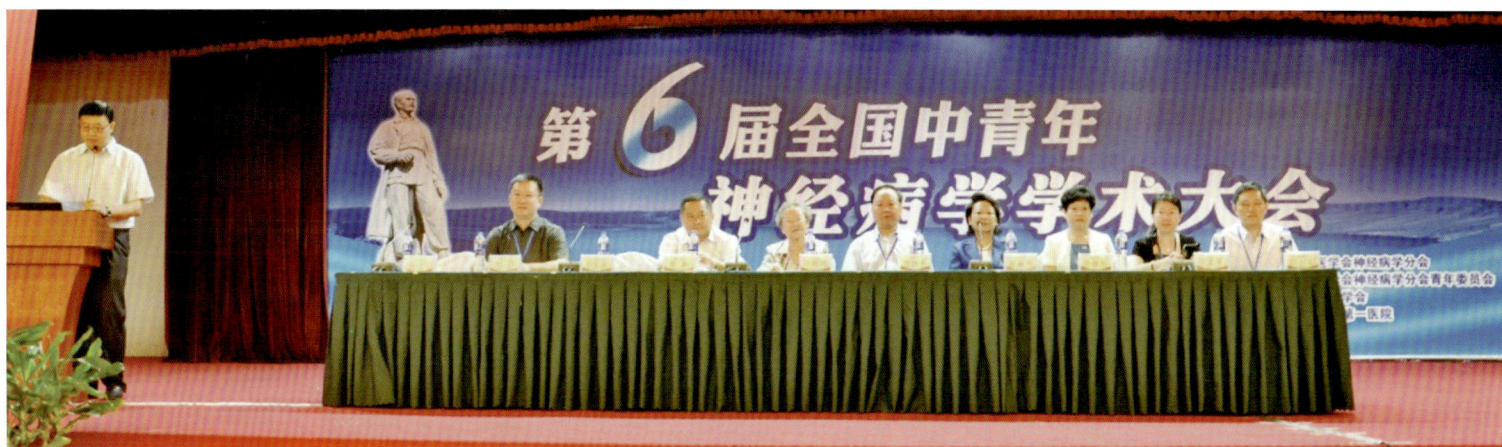

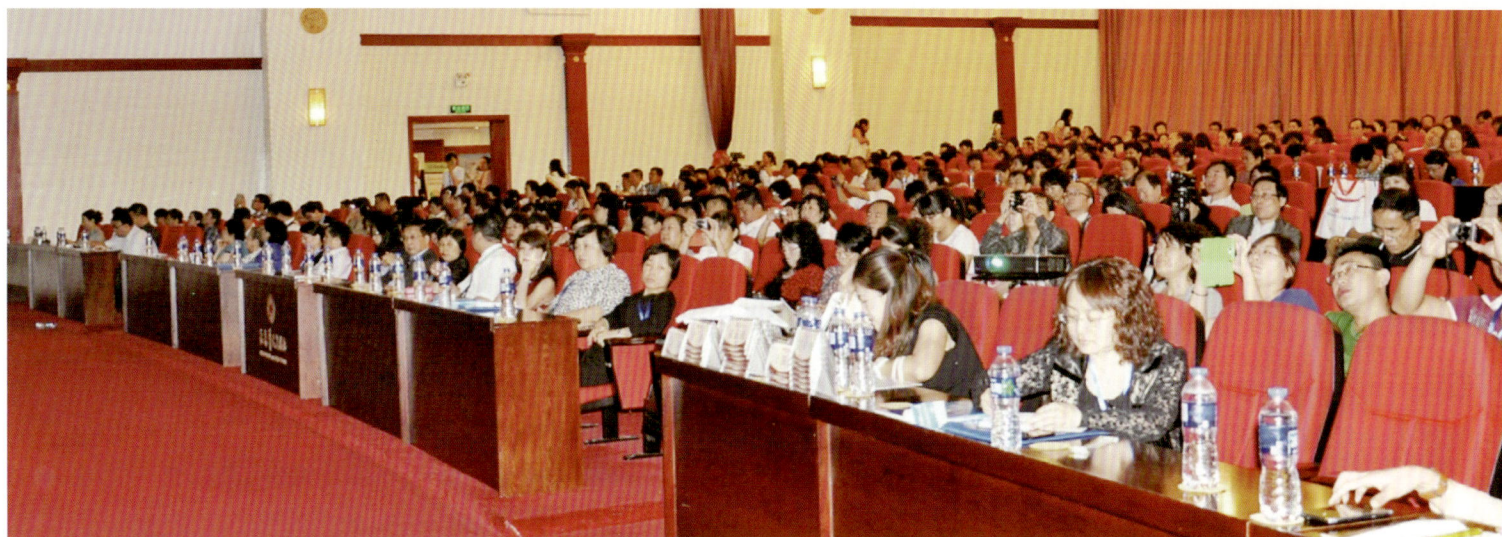

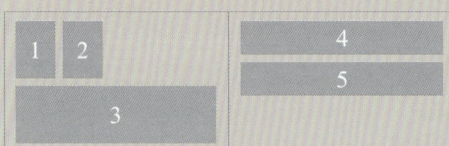

2013年8月，中华医学会神经病学分会第六届全国中青年神经病学学术会议在长春召开

1/论文汇编封面

2/会议日程

3/贾建平主任委员致辞

4/主席台

5/会场

十一、中华医学会神经病学分会第六届委员会

（一）组建和发展

2013年10月，在中华医学会杨明副秘书长和组织管理部郑荣副主任的主持下，中华医学会神经病学分会第五届委员会全体委员会议暨第六届委员会选举会议在南京召开。依据中华医学会章程规定，中华医学会神经病学分会第五届委员会候任主任委员蒲传强转为中华医学会神经病学分会第六届委员会现任主任委员，中华医学会神经病学分会第五届委员会主任委员贾建平转为中华医学会神经病学分会第六届委员会前任主任委员兼常务委员，故本次换届选举工作是选出中华医学会神经病学分会第六届委员会候任主任委员、副主任委员和常务委员。本次换届选举工作的程序与前次一样，先召开全体委员会议，由郑荣副主任宣读上届常务委员会推荐的本届常务委员候选人名单，由各地区委员再协商或投票选出本地区新一届常务委员候选人名单，再次集中召开全体委员会议，征求是否有自荐竞选常务委员者，最后确定了差额候选人名单，经全体委员以无记名方式投票，选出第六届委员会常务委员（王伟、王拥军、王柠、刘鸣、肖波、吴江、何志义、汪昕、张通、陈生弟、陈海波、施福东、洪震、徐运、赵钢、郭力、贾建平、焉传祝、黄一宁、崔丽英、曾进胜、董强、谢鹏、蒲传强和樊东升）。接着，以同样的方式，根据上一届主任委员提名和本次常务委员自荐的候任主任委员候选人差额名单，在投票前各位候选人做5分钟的竞选演讲，之后经全体委员投票选举，选出新的候任主任委员崔丽英；而后，再以同样的方式，差额选出副主任委员王拥军、赵钢、陈生弟和谢鹏。至此，圆满完成中华医学会神经病学分会第六届委员会的选举工作，新当选的主任委员为蒲传强，前任主任委员为贾建平，候任主任委员为崔丽英，副主任委员为王拥军、赵钢、陈生弟和谢鹏，常务委员25名，委员76名。

2013年10月，由中华医学会、中华医学会神经病学分会主办，江苏省医学会承办的中华医学会第十六次全国神经病学学术会议在南京召开。大会主席为贾建平、崔丽英、蒲传强，副主席为胡学强、陈生弟、谢鹏、王拥军和丁新生；组织委员会主席为贾建平；执行主席为丁新生。本次大会报到人数为3135名；设60个分会场，其中专设1个中国香港分会场、10场卫星会；收到3412篇论文，其中有91篇专题讲座、346篇口头交流、20例神经病理病例交流、3例帕金森病病例讨论、4例神经肌肉病例临床病理讨论、645篇壁报交流，其余为大会论文交流。本次大会特邀发言：北京大学生命科学学院院长饶毅教授讲授了"神经科学发展史"，贾建平教授讲授了"中国家族性阿尔茨海默病研究"，崔丽英教授讲授了"国内神经病学临床与研究现状，"蒲传强教授讲授了"中国遗传性包涵体肌病研究"，美国亨利福特医院的 Michael Chopp 教授讲授了 *Remodeling and rewiring the intact central nervous system as a treatment for stroke and neural injury*，美国华盛顿大学医学院阿尔茨海默病研究中心的 John Morris 教授讲授了 *Dominantly inherited Alzheimer disease:prevention trials in Alzheimer disease*，美国约翰亨特医院卒中急诊

中心的Mark Parsons教授讲授了*Update on acute stroke treatment and imaging*，王拥军教授讲授了"轻型卒中的诊断和治疗"，丁新生教授讲授了"重组组织型纤溶酶原激活剂（rt-PA）静脉溶栓相关问题的临床研究"，赵钢教授讲授了"结核性脑膜炎诊断与治疗"，肖波教授讲授了"癫痫临床研究思路"，张通教授讲授了"卒中康复临床路径"，吴志英教授讲授了"我国亨廷顿病患者的临床特点及遗传学研究"。

本次大会的专题内容覆盖了神经病学各领域，包括脑血管病、痴呆与认知障碍、神经肌肉病、帕金森病与运动障碍、肌电图和临床神经电生理、神经病理、神经康复、睡眠障碍与头痛、神经免疫、感染与脑脊液细胞学、神经遗传、神经生化、脑电图与癫痫、神经心理与行为神经病。本次大会结束前评选出了优秀论文奖和优秀壁报奖。本次大会汇编与《中华神经科杂志》合作，以增刊方式出版。

2013年11月，中华医学会神经病学分会第六届委员会第一次常务委员会会议在北京召开，全体常务委员均参加了本次大会，中华医学会组织管理部郑荣副主任应邀参会，蒲传强主任委员做主持。本次大会的主要议程和决议：①郑荣副主任给常务委员颁发聘书。②经蒲传强主任委员提名，全体常务委员经举手方式通过了提名彭斌为本届委员会秘书长，杨弋为副秘书长，蔡晓杰、石强和刘洁晓为工作秘书，吕传真为名誉主任委员，张苏明、丁新生、赵忠新和迟兆富为顾问。③为了响应国家卫生和计划生育委员会的要求，遵循中华医学会的安排，中华医学会神经病学分会发挥在全国神经病学领域的领导和权威作用，要求各亚专业学组大力制定或修订各种神经系统疾病诊治指南和共识，特别是中国脑血管病相关指南、共识的更新和制定，为全国同道规范、正确地诊治神经系统疾病提供了权威意见。④继续办大、办强中华医学会神经病学分会"三大会议"，即中华医学会全国神经病学学术会议、中国脑血管病大会和中华医学会神经病学分会全国中青年神经病学学术会议。三大会议新增2个项目：一是利用晚上时间增加"专家面对面"病例讨论会，会前向全国同道征集疑难复杂病例，特别安排全国知名神经内科专家参加，对病例进行现场讨论，让参加会议的同道有机会聆听临床一线专家对病例的分析，类似于全国大查房，有助于提高参会者的临床诊治水平；二是在会前报道当天，在当地医院举行义诊活动，让当地居民得到权威专家的疾病防治指导。⑤组织专家开展"西部行"医疗支援公益活动，每年举行2～3次，每次组织约20名专家，由中华医学会神经病学分会领导带队，主要是去西部地区或其他经济欠发达的地区，通过举行大型义诊、授课和查房等活动，让当地居民有机会获得权威专家的健康指导，当地基层医师有机会接受专业培训和聆听高水平的大查房。⑥每次中华医学会全国神经病学学术会议均由分会全额资助50～100名西部地区或经济欠发达地区的青年医师、研究生参加会议，但必须是入选会议论文的投稿者（第一作者）。⑦明年上半年完成各亚专业学组的换届选举工作，要求严格按照中华医学会章程规定，一个人只能参加一个学组，且必须具有该学组专业方面的工作成绩（至少近3年发表3篇以上该亚专业学组相关的专业论文），必须在副高级及以上职称，组长和副组长的人选必须是该亚专业学组相关的权威学术带头人。⑧明年上半年完成本届青年委员会的换届选举工作。推荐青年委员的条件是必须为45周岁以下、副高级及以上职称者。推荐方式为每位常务委员提名一位候选人，各省医学会神经病学分会提名一位候选人。之后，汇总候选人名单，经审查符合条件后，提交中华医学会神经病学分会常务委员会进行讨论，并按限额指标进行无记名差额投票，选出正式青年委员候选人。再由中华医学会组织管理部给正式候选人发资格审查表，填写并由单位审查盖章后提交组织管理部，经中华医学会审批后成为本届青年委员会正式青年委员。⑨中华医学会章程规定，当选的新一届常务委员必须学习中华医学会章程及有关文件，故蒲传强主任委员组织常务委员们认真学习中华医学会章程及相关规定，认识到履行常务委员职责的重要性，积极参加中华医学会神经病学分会的各项工作，反对学术浮夸、学术不端行为。⑩中华医学会新要求，凡是各专科分会及其各亚专业学组召开的会议，一律由中华医学会学术会务部具体操办，且均以"中华医学会、中华医学会***分会主办，中华医学会***分会***学组承办，当地医学会、学校或医院协办"的署名方式进行宣传和安排落实，由中华医学会财务部管理账目。这些新要求完全规范了办会的程序和操作，符合国家法律法规规定，也减轻了各专科分会及其各亚专业学组办会的压力。从此，中华医学会神经病学分会主办的全国神经病学学术会议、中国脑血管病大会和中华医学会神经病学分会全国中青年神经病学学术会议均由主任委员亲自负责，中华医学会学术会务部操办，财务部管理账目，常务委员、脑血管病学组领导和青年委员会共同参与。

2013年11月，中华医学会神经病学分会第十一届神经内科科室管理与学科建设高级研修班在三亚举办，来自全国各地的39名神经病学专家参加了本次大会，由蒲传强主任委员和崔丽英候任主任委员做主持，崔丽英、周东和胡纪泽教授做了专题讲座，同时参会者进行了热烈讨论，大家交流经验，收获丰富。

2014年2月，中华医学会神经病学分会第六届委员会第二次常务委员扩大会议在南昌召开，中华医学会组织管理部郑嵘副主任和刘东同志、学术会务部朱永赞副主任和张悦同志参加了本次大会，主要内容为：①传达中华医学会年会精神。蒲传强主任委员传达了中华医学会2014年专科分会主任委员工作会议精神，重点强调各专科分会及其亚专业学组举办的学术会议/活动应严格按照相关规定执行，尤其是账务一律归中华医学会财务部管理。②确定新一届青年委员会。中华医学会组织管理部郑嵘副主任介绍了青年委员会换届改选的前期工作和青年委员会委员名单的产生过程，人数上限为51名，采用常务委员推荐结合地方分会推荐的方式，共上报52名，经审核，因有的候选人超龄、有的医院超额，最后一致通过46名候选人成为正式青年委员。③酝酿新一届各亚专业学组名单。郑嵘副主任对各亚专业学组的换届选举工作进行说明，根据2011年亚专业学组调整原则，设定了任职年限。为保障各亚专业学组的工作顺利进行，本次调整作为过渡，希望各亚专业学组在工作中培养接班人，下一次换届选举时按中华医学会章程调整。蒲传强主任委员通报了调整后的14个亚专业学组名单，包括组长、新增委员和退出委员等，中华医学会神经病学分会对候选人资质进行了严格审核，每位专家任职的学组不能超过2个，同一学组中同一单位专家不能超过2名。④关于各专科分会及其各亚专业学组举办学术会议/活动的规定。中华医学会学术会务部朱永赞副主任在会上介绍了中华医学会关于各专科分会及其各亚专业学组举办学术会议/活动的规定。相关文件强调会议/活动（各专科分会年会及其各亚专业学组会议）需要经中华医学会常务委员会审批；在举行亚专业学组会议时，地方医学会可以由以前的"承办"转为"主办"。蒲传强主任委员强调，相关文件已出台，中华医学会神经病学分会及其各亚专业学组主办的学术会议和其他活动必须由中华医学会学术会务部操办，不能委托其他会议公司操办。⑤其他工作。A．"西部行"医疗支援公益活动，今年的第一站定在贵州，时间在2014年6月，参加人员包括常务委员和委员。之后每年举行1～2次"西部行"医疗支援公益活动，每次参与人数为10～20名，在3年的任期内，常务委员至少参加一次该活动。B．本次大会对中华医学会神经病学分会全国神经病学学术会议（年会）的准备工作进行了介绍。C．本次大会对中华医学会神经病学分会和各亚专业学组设立网站及其建设提出要求。D．确定青年骨干出国学习选拔工作，由委员提名，条件为45岁以下、优秀骨干、一个科室只推荐1人、资助3万～5万元，在第十五次中国脑血管病大会前确定名单。E．指南、共识的编写工作。在2014年3月底的中华医学会神经病学分会第六届委员会第三次常务委员扩大会议上，各亚专业学组组长汇报历年编写并发表的指南、共识，由中华医学会神经病学分会统筹安排相关指南、共识的编写工作。F．确定2015年第十五次中国脑血管病大会的主办地，初步确定为苏州，时间在2015年4月。G．2014年8月将在西安举行中华医学会神经病学分会第七次全国中青年神经病学学术会议和中华医学会第十届神经系统感染性疾病与脑脊液细胞学学术大会。⑥进行2014年第十四次中国脑血管病大会的筹备情况汇报。中华医学会学术会务部的张悦同志汇报筹备情况，刘鸣组长代表筹备组详细汇报会议日程。这也是第一次由中华医学会和中华医学会神经病学分会主办，中华医学会学术会务部具体操办的中国脑血管病大会（以前均由脑血管病学组单独操办），会议启动征文、收稿、形式审查、议程设计和议程安排，均由张悦同志和刘鸣教授全程负责操办，中华医学会财务部负责所有财务事宜。⑦进行第十五次中国脑血管病大会的稿件审理工作。

经中华医学会神经病学分会批准并报中华医学会组织管理部备案，2014年3月，中华医学会神经病学分会神经血管介入协作组在南京举行成立大会。神经血管介入协作组组长由东部战区总医院的刘新峰教授担任，副组长为石进、缪中荣、周华东、张晓龙和李定民，委员共34名。神经血管介入协作组的宗旨为整合神经科的技术优势，促进神经血管介入技术的发展，推动神经血管介入领域的学术交流，规范神经血管介入技术的临床应用，尤其是积极组织安排协作组委员参加中华医学会神经病学分会主办的中华医学会全国神经病学学术会议，组织专家制定神经血管介入相关指南、共识。本次大会由刘新峰组长做主持，蒲传强主任委员参与并致辞。之后，刘新峰组长主持了《中国急性缺血性脑卒中早期血管内介入诊疗指南》修订会。

2014年3月底，中华医学会神经病学分会第六届委员会第三次常务委员扩大会议在长沙召开，参加本次会议的有各常务委员和新当选的各亚专业学组组长，中华医学会组织管理部的刘东同志和学术会务部的张悦同志参加本次会议，主要议题有：①汇报各亚专业学组的改选结果。本届中华医学会神经病学分会14个亚专业学组的换届改选工作已完成，有65名老委员退出，新增委员98名，14个亚专业学组共有454名委员。换届后的各亚专业学组组长为神经遗传学组王柠、肌电图和临床神经电生理学组崔丽英、脑电图与癫痫学组洪震、神经生化学组谢鹏、神经病理学组卢德宏、神经心理学与行为神经病学组陈海波、神经免疫学组胡学强、神经肌肉病学组蒲传强、神经康复学组张通、感染性疾病与脑脊液细胞学学组赵钢、脑血管病学组刘鸣、帕金森病及运动障碍学组陈生弟、痴呆与认知障碍学组贾建平、睡眠障碍学组赵忠新。②给各亚专业学组组长颁发聘书并就如何发挥各亚专业学组的作用进行讨论。③2015年第十五次中国脑血管病大会的举办地由苏州改为南京。④进行中华医学会全国神经病学学术会议稿件审理工作的改革。由于稿件量越来越大（尽管这体现了中华医学会全国神经病学学术会议的品牌效益和全国同行积极参与的热情），给审稿带来巨大压力，常务委员会决定中华医学会全国神经病学学术会议稿件的审理工作分为2个阶段，第一阶段为网上审稿（提前2个月通过网络审稿），第二阶段为在召开常务委员会会议的同时进行中华医学会全国神经病学学术会议的日程安排。

2014年3月底，第十四次中国脑血管病大会在长沙召开。本次大会的组织结构设"大会指导委员会""大会委员会"和"大会组织委员会"。大会指导委员会主席为贾建平，副主席为蒲传强、崔丽英、谢鹏、陈生弟、胡学强和王拥军，委员为本届中华医学会神经病学分会的常务委员；大会学术委员会主席为张苏明，副主席为刘鸣、王拥军、黄家星、董强、黄一宁、王文志和吴江，执行主席为肖波；大会组织委员会主席为张苏明、肖波。本次大会的参加人数为1743名，安排大会报告14篇、专题讲座59篇、病例讨论8例、口头论文发言57篇、壁报论文交流236篇、书面论文交流317篇。本次大会开幕式由中华医学会神经病学分会常务委员肖波教授主持，中华医学会神经病学分会脑血管病学组组长刘鸣教授致欢迎辞，中华医学会神经病学分会主任委员蒲传强教授致开幕辞，湖南省医学会会长刘家望和中华医学会党委书记饶克勤分别致辞。参加本次大会开幕式的领导和嘉宾有中华医学会组织管理部张辉主任、中南大学副校长田勇泉教授、湖南省卫生和计划生育委员会龙开超副主任、中南大学湘雅医院肖平书记、中华医学会神经病学分会前任主任委员贾建平教授和候任主任委员崔丽英教授、世界卒中组织（World Stroke Organization，WSO）主席 Stephen Davis 教授、首都医科大学宣武医院凌锋教授和中华医学会神经病学分会全体常务委员、脑血管病学组全体委员。本次大会报告：蒲传强教授讲授了"中国脑血管病研究的优势与问题"，贾建平教授讲授了"脑小血管病的认知障碍"，崔丽英教授讲授了"跟着指南走面临的挑战：缺血性卒中"，凌锋教授讲授了"脑血管病的外科和介入治疗进展"，Stephen Davis 教授讲授了 *Recent advances in atrial fibrillation and prevention of stroke*，Michael Brainin 教授讲授了 *Post-stoke cognitive impairment: underinvestigated,underrecognized,untreated*，王拥军教授讲授了"溶栓治疗出血转化的预测"，黄一宁教授讲授了"脑血管病影像诊断进展"，张苏明教授讲授了"缺血性卒中和短暂性脑缺血发作二级预防研究进展"等。本次大会还特别设立了WSO与脑血管病学组联合举办的"卒中诊治高级培训班"专场，由张苏明、刘鸣和樊东升教授做主持，讲课的专家有刘鸣、Stephen Davis、Bernard Yan、Michael Brainin、曾进胜和Pawel等。

2014年5月，中华医学会神经病学分会第六届委员会青年委员会换届选举会议在海口召开，中华医学会组织管理部郑荣副主任主持本次会议，蒲传强主任委员参会。本届青年委员会共有46名委员，按照中华医学会章程规定，青年委员会主任委员由分会主任委员蒲传强教授担任，选举产生4名青年委员会副主任委员。先以自荐方式确定候选人名单，之后每位候选人做5分钟演讲，以无记名差额方式进行投票，最后选举出新一届青年委员会副主任委员朱以诚、江文、王延江和王小姗，并现场颁发聘书。之后，蒲传强主任委员主持召开青年委员会全体委员会议，并对本届青年委员会之后的3年工作做了具体要求和安排，同时商议了2014年8月将在西安召开的中华医学会神经病学分会第七次全国中青年神经病学学术会议的细节安排。

2014年6月，中华医学会神经病学分会第六届委员会成立以来举行的第一次"西部行"医疗支援公益活动在贵阳开展，参与本次活动的专家有蒲传强、崔丽英、洪震、徐运、肖波、刘鸣、何志义、焉传祝、张苏明、楚兰、胡波、卢家红、张黎明、丁美萍、吴晓牧和许予明等，中华医学会学术会务部的张悦同志和中华医学会神经病学分会的蔡晓杰、刘洁晓秘书等也参加了本次活动。本次活动得到了贵州省医学会神经病学分会主任委员楚兰教授和当地同道的大力协助。本次活动除了在贵州医科大学教学区举行大型义诊外，还分6组专家到贵州医科大学附属医院、贵州省人民医院、贵州医科大学附属医院白云分院、贵州中医药大学第一附属医院、贵阳市第一人民医院、贵阳市第二人民医院进行查房和疑难病例讨论；晚上专家们还分别参与当地同道举办的脑血管病、神经电生理与肌肉病、免疫性疾病和癫痫沙龙会议。此外，蒲传强、刘鸣、崔丽英和何志义教授还在贵州省医学会第十届神经病学年会上做了专题讲座。

2014年8月，中华医学会神经病学分会第六届委员会第四次常务委员扩大会议在北京召开，参加会议的人员有各常务委员、各亚专业学组组长、中华医学会学术会务部张辉主任、财务部赵雅玲主任、继续教育部刘君玉副主任、组织管理部刘东同志、学术会务部张悦同志等。本次大会的主要内容：①中华医学会相关部门领导讲话。A．财务部赵雅玲主任传达了前期审计署对中华医学会进行审计的有关内容，重申相关财务制度，要求分会严格按照相关制度办会，加强对会议合同签订和印章的管理，财务项目纳入中华医学会账簿；在会后转发《中华医学会工作会议管理实施细则》及相关规定给各位委员。B．继续教育部刘君玉副主任以《中华医学会重症医学专科资质培训》项目为例介绍了中华医学会专科资质培训工作的有关内容。C．组织管理部刘东同志介绍了中华医学会各专科分会摸底工作的情况，要求主治医师以上资格的专科医师进行网上登记。D．学术会务部张辉主任肯定了中华医学会神经病学分会的工作，对分会的学术会议提出了"加强学术交流和引导、加强公益性和参与性"的建议。②蒲传强主任委员对分会工作的安排和强调。A．在全国各医院的神经内科启动中华医学会专科会员登记，中华医学会神经病学分会各常务委员、各委员及各省市主任委员负责促进该项工作开展，年底前完成工作。B．按照中华医学会的要求，强调举办学术会议的规定。a．所有会议均以中华医学会、中华医学会神经病学分会名义主办。b．单独以本分会名义办会，可与各省市医学会的神经病学分会合办。c．各会议账目归中华医学会财务部统一管理。d．各亚专业学组会议由自身承办，组长具体负责，学术会务部张悦同志协助。e．学术会议文件汇编使用统一格式。f．统一制定学术会议的宣传材料。③强调编写神经病学相关指南、共识的有关注意事项。A．单独由分会的一个或多个亚专业学组负责编写，指南、共识投稿《中华神经科杂志》发表，凸显指南、共识的权威性。B．指南、共识的题目采用统一格式，即"中国****诊治指南（共识）"。C．署名采用统一格式，即"中华医学会神经病学分会**学组执笔：***　通信作者：***（可有多名专家）"，参与的专家附后（加单位名称）。④确定2015年9月在成都举行中华医学会第十八次全国神经病学学术会议。⑤确定中华医学会第十八次全国神经病学学术会议的细节安排。A．今年是中华医学会神经病学分会成立20周年，年会上将介绍分会的发展史。B．选择大会发言者，包括老专家与青年专家各一名。C．资助100名西部青年医师参会，但被资助者必须投稿，入选发言者优先，由西部各省市医学会神经病学分会主任委员确定。D．会议前一天上午开展义诊，常务委员、委员和当地专家参与。E．确定了年会的主持人、发言人和题目。⑥继续完善各亚专业学组网站的建设工作。

2014年8月，由中华医学会、中华医学会神经病学分会主办，空军军医大学西京医院协办的中华医学会神经病学分会第七次全国中青年神经病学学术会议暨第十届全国神经系统感染性疾病与脑脊液细胞学学术会议在西安召开。大会主席为蒲传强、贾建平、崔丽英，副主席为王拥军、陈生弟、谢鹏、赵钢、杨弋、武剑、吴志英和江文；大会组织委员会主席为蒲传强；大会执行主席为赵钢、江文、杨弋、武剑、吴志英、何俊瑛、范学文和王佳伟。本次大会就脑血管病、癫痫、神经肌肉病、痴呆与认知障碍、神经系统感染性疾病、神经系统脱髓鞘病、神经系统变性疾病、帕金森病及运动障碍、神经心理疾病等的基础与临床研究及临床诊治体会进行广泛交流，为全国中青年神经内科医师提供了很好的交流平台，也充分彰显出自由、大胆、热烈的学术氛围。中华医学会神经病学分会部分常务委员和饶明俐、粟秀初教授应邀参加本次大会。

2014年8月20日，国家卫生和计划生育委员会、中华医学会召开国家临床重点专科建设项目审核和中期评估工作启动会，国家卫生和计划生育委员会医政医管局医疗质量管理处樊静、中华医学会副秘书长罗玲及有关分会主任委员、秘书长参加本次大会。之后，中华医学会神经病学分会给全体常务委员传达了此次会议精神并提出具体要求：①审核验收2012年评出的国家临床重点神经内科专科建设项目并进行中期评估；②工作原则为客观公正、突出临床（专科服务能力、水平、人才队伍建设）、定量为主（定量数据、实证资料）、简便易行（信息化手段、网络审核）；③分会常务委员均为参评专家；④工作要求为高度重视、公平公正、全程本人参加、严格数据保密；⑤专家评分采用百分制，即优90～100分、良70～89分、一般60～69分、不合格0～59分。启动会后，中华医学会神经病学分会正式评估的时间为2014年9月1—10日。最终，中华医学会神经病学分会按时完成了此项任务。

因中华医学会全国神经病学学术会议召开之际有大量全国知名专家参与，故中华医学会神经病学分会决定在每次召开该会议前在会议主办地选择一家医院开展大型神经病学专家公益行活动，主要目的是为当地居民提供国家级知名专家健康咨询服务和为当地医院神经内科病房进行查房教学活动。因此，2014年9月18日上午，在厦门大学附属第一医院门诊大厅举行了大型义诊和部分专家到病房进行教学查房活动。参加本次活动的专家有蒲传强、崔丽英、饶明俐、黄如训、肖波、洪震、丁新生、程焱、王柠、徐运、丁美萍、罗本燕、张黎明、李柱一、叶钦勇、方玲和林红教授等。

2014年是中华医学会神经病学分会成立20周年，为了回顾历史、展望未来、感谢为中国神经病学及其学术发展做出贡献的前辈们，特别是希望再次聆听前辈们对中华医学会神经病学分会今后的发展提出的建议和指导，中华医学会神经病学分会第六届委员会的领导们于2014年9月18日下午在厦门邀请仍活跃在神经病学界的老前辈们参加座谈会，参会的老专家有郭玉璞、吕传真、饶明俐、粟秀初、黄如训、蒋雨平、杨任民、慕容慎行、梁秀龄、刘焯霖、陆雪芬、方树友、沈鼎烈和刘道宽教授等，蒲传强主任委员和崔丽英候任主任委员主持了座谈会，陈晓春和王柠教授也参加了本次座谈会。在座谈会上，每位前辈都积极发言、献计献策，为今后中华医学会神经病学分会的发展提供了宝贵意见。

2014年9月18日晚，中华医学会神经病学分会第六届委员会全体委员工作会议在厦门召开，蒲传强主任委员主持本次会议，向全体委员汇报了近一年来分会的工作、明天召开全国神经病学学术会议的筹备情况和明年重点工作的安排。

2014年9月，由中华医学会、中华医学会神经病学分会主办，厦门市医学会和福建省医学会神经病学分会承办的中华医学会第十七次全国神经病学学术会议在厦门召开。大会主席为蒲传强、贾建平、崔丽英，副主席为王拥军、赵钢、陈生弟、谢鹏、王柠、陈晓春和童绥君；组织委员会主席为蒲传强；执行主席为王柠、陈晓春、童绥君。为了庆贺中华医学会神经病学分会成立20周年，本次大会特别邀请世界神经病学联盟主席Shakir教授、中华医学会神经外科学分会主任委员周定标教授、中华医学会精神病学分会主任委员于欣教授和中华医学会医学遗传学分会主任委员张学教授参加本次大会并做专题讲座和交流。大会开幕式由中华医学会神经病学分会副主任委员王拥军教授主持，中华医学会神经病学分会常务委员、大会执行主席王柠教授，厦门市医学会领导，福建省医学会副会长陈晓春教授，中华医学会神经病学分会主任委员、大会主席蒲传强教授，世界神经病学联盟主席Shakir教授，中华医学会秘书长饶克勤等分别致辞。本次大会吸引了国内3760名神经内科及相关学科的医师参加；设2个全体大会和25个分会场；共收到论文3487篇，其中大会报告13篇、专题报告160篇、大会交流278篇、15例神经病理病例和8例肌肉病理病例交流、壁报交流3013篇。大会特邀发言：蒲传强教授讲授了"中华医学会神经病学分会20年"，Shakir教授讲授了 *World neurology: the way ahead*，中国人民解放军总医院的周定标教授讲授了"颅内外动脉旁路术：历史、现状与展望"，贾建平教授讲授了"痴呆国家奖介绍和工作展望"，北京大学第六医院（北京大学精神卫生研究所）的于欣教授讲授了"从跨学科视角认识神经精神障碍"，中国医学科学院基础医学研究所、北京协和医学院的张学教授讲授了"神经系统遗传病研究的过去与未来"，陈生弟教授讲授了"基于新机制发现的帕金森病（PD）早期诊断生物学标志的研究"，美国维克森林大学医学院的徐剑锋教授讲授了"遗传转化医学：积极的和整体的个体化医疗"，黄如训教授讲授了"增强卒中研究的创新之浅见"，施福东教授讲授了"卒中的免疫机制和免疫干预"，王柠教授讲授了"神经遗传病基础研究与临床应用的互动"，赵忠新教授讲授了"发作性睡病现代诊断与治疗管理策略"，朱以诚教授讲授了"脑小血管病的运动症状"。为了让我国西部地区和经济欠发达地区的神经内科青年医师有机会参加中华医学会全国神经病学学术会议、得到更多到现场学习和交流的机会，本次大会首次利用中华医学会神经病学分会的账户资金全额资助99名西部地区和经济欠发达地区青年医师参会，这些青年医师均为本次大会的投稿者，且均在会议上进行了口头发言、壁报交流和书面交流。由于中华医学会全国神经病学学术会议不仅得到了全国同道的大力支持，还得到了社会各界的大力赞助，故中华医学会神经病学分会决定对长期以来为分会学术发展做出贡献的专家、全国新老委员、新老学组组长及会议主持和专题发言的专家等资助参会，使会议达到全国性、高水平、高质量的程度，更加强了中华医学会神经病学分会主办的年会品牌效应。中华医学会神经病学分会举办学术交流活动的最终目的是促进同行临床诊治水平的提高，故从本次中华医学会全国神经病学学术会议开始，专设新的学术交流平台，即"专家面对面"临床病例讨论会，这也是为提高临床医师诊治水平举办的临床学术实战平台。利用晚上的空余时间，安排国内知名一线专家在主席台上就座，从全国同道投稿的60多例病例中遴选出具有代表性的疑难复杂病例进行类似"全国大查房"模式讨论，台上、台下的专家均可以发言。这个创新性的学术交流模式得到了参会者的热烈欢迎和积极参与，获得了很好的效果，让参会者直接聆听知名一线专家们对疑难复杂病例的分析、判断和处理方法，为会议增添亮点，也给参与的专家们提供了考验和展示机会。第一天会议晚上参加"专家面对面"临床病例讨论会的专家有饶明俐、黄如训、崔丽英、蒲传强、王拥军、赵钢、张苏明、黄一宁、肖波、陈海波、贺茂林、徐运和张通教授，共讨论了4例病例；次日晚参加讨论会的专家有饶明俐、吕传真、蒲传强、贾建平、洪震、肖波、陈海波、焉传祝、陈生弟、赵钢、黄一宁、赵忠新和王柠教授，共讨论了10例病例。

2014年11月，中华医学会神经病学分会第六届委员会脑血管病学组全体委员会议在北京举行，参加会议的成员有中华医学会神经病学分会蒲传强主任委员，脑血管病学组全体委员、名誉组长张苏明、顾问和特邀相关专家等，刘鸣组长主持本次会议，除了总结2014年的工作和2015年的计划安排外，还主持讨论了8部脑血管病相关指南、共识的编写工作，即刘鸣教授执笔《中国急性缺血性脑卒中诊治指南》（修订），王拥军教授执笔《中国缺血性脑卒中和短暂性脑缺血发作二级预防指南》（修订），张苏明教授执笔《中国脑出血诊治指南》（新订），黄一宁教授执笔《中国脑小血管病诊治共识》（新订），董强教授执笔《中国蛛网膜下腔出血诊治指南》（新订），徐运教授执笔《中国脑血管病影像技术应用指南》（新订），吴江和杨弋教授执笔《中国脑血管疾病分类》（新订），许予明教授执笔《中国缺血性脑卒中风险评估量表使用专家共识》（新订）。本次大会由蒲传强主任委员主抓，刘鸣组长统筹安排，增加了很多脑血管病方面指南、共识的修订或新订工作，要求每部指南、共识必须通过中华医学会神经病学分会常务委员会讨论通过才能投稿《中华神经科杂志》，且《中华神经科杂志》在进行三审通过后再发表。

2014年11月底，由中华医学会神经病学分会神经血管介入协作组组织的《中国急性缺血性脑卒中早期血管内介入诊疗指南》（新订）和《中国缺血性脑血管病血管内介入诊疗指南》（修订）讨论会在南京召开。

2014年12月，中华医学会神经病学分会组织全国专家和海口当地专家参与"西部行"医疗支援公益活动海南站。参加本次活动的专家有崔丽英、蒲传强、饶明俐、蒋雨平、黄如训、梁秀玲、陈海波、焉传祝、赵钢、肖波、孙圣刚、张苏明、刘鸣、楚兰、吴晓牧、朱遂强、张黎明、刘振国、胡学强、王柠、罗本燕、廖小平、陈志斌、文国强、苏庆杰、王淑荣、苏庆杰、余丹、徐斌、黄仕雄、欧阳锋、田成林、黄影柳、方立、王宝爱和韩秀琴。本次活动一部分专家到海南医学院第一附属医院、海南省农垦总医院、海口市人民医院、中国人民解放军第一八七中心医院（海南187医院）和海南省人民医院的神经内科病房进行查房和教学，其余专家在海口市中医医院门诊大厅进行大型义诊活动。

2014年下半年，经中华医学会神经病学分会常务委员会讨论批准并报中华医学会组织管理部备案，成立中华医学会神经病学分会神经重症协作组，组长为首都医科大学宣武医院的宿英英教授，副组长为黄旭升、潘速跃、彭斌和江文，委员共29名。神经重症协作组的主要任务是在中华医学会及中华医学会神经病学分会的领导下以中华医学会神经病学分会的名义独立举办学术会议，积极组织安排参加中华医学会神经病学分会主办的全国神经病学学术会议和制定神经重症方面的指南、共识等。

2014年，中华医学会神经病学分会第六届委员会还完成了以下工作：①常务委员会明确要求要办好每年分会的三大会议。②为加强与世界神经病学联盟的合作，分会向世界神经病学联盟缴纳2014年会费，且以后每年按时缴费。③启动神经内科青年骨干出国学习推选工作，确定资助14名优秀青年骨干出国进修，费用全部由分会支付。④受日本神经学会的邀请，选派10名神经内科青年医师参加2014年日本神经学会年会，费用由日方提供。⑤除了三大会议外，本年度由各亚专业学组和协作组主办的全国性会议如下：A. 2014年3月，由神经重症协作组在北京主办第五届全国神经重症学术会议，参加人员700名；B. 2014年5月，由感染性疾病与脑脊液细胞学学组在十堰举办第十届全国感染性疾病与脑脊液细胞学高级讲授班及学术研讨会；C. 2014年6月，由神经血管介入协作组在南京举办第十届国际脑血管病高峰论坛；D. 2014年7月，由帕金森病及运动障碍学组在济南举办第九届全国帕金森病及其他运动障碍疾病学术研讨会，参加人员420名；E. 2014年7月底，由神经病理学组在哈尔滨举办2014年全国神经病理高级讲授班及学术研讨会暨第十二届全国神经病理读片讨论会，参加人员159名；F. 2014年8月，由睡眠障碍学组在西安举办第三届全国睡眠障碍高级讲授班及学术研讨会，参会人员260名；G. 2014年8月底，由肌电图和临床神经电生理学组在贵阳举办第十三届全国肌电图和临床神经电生理学术会议暨规范化研讨会，参加人员299名。⑥各亚专业学组和协作组共制定各种神经系统疾病诊治指南、共识或规范15部。

2015年1月，中华医学会神经病学分会脑血管病学组在北京召开部分脑血管病诊治指南、共识讨论会，蒲传强主任委员也参加了本次会议，共讨论了9部指南和共识的编写工作，即《中国急性缺血性脑卒中诊治指南》（刘鸣教授执笔）、《中国缺血性脑卒中和短暂性脑缺血发作二级预防指南》（王拥军教授执笔）、《中国脑出血诊治指南》（张苏明教授执笔）、《中国脑小血管病诊治共识》（黄一宁教授执笔）、《中国蛛网膜下腔出血诊治指南》（董强教授执笔）、《中国脑血管病影像技术应用指南》（徐运教授执笔）、《中国缺血性脑卒中风险评估量表使用专家共识》（许予明教授执笔）、《中国脑血管疾病分类》（吴江和杨弋教授执笔）和《中国颈部动脉夹层诊治指南》（彭斌教授执笔）。

2015年1月下旬，中华医学会神经病学分会第六届委员会第五次常务委员扩大会议在哈尔滨召开，全体常务委员和部分亚专业学组、协作组组长和中华医学会学术会务部朱永赞主任参加本次会议，主要内容有：①朱永赞主任讲话。②传达陈竺会长的讲话，特别强调各专科分会及其亚专业学组举办学术会议的要求，即均以中华医学会、中华医学会神经病学分会主办，亚专业学组承办，地方医学会协办；特别是各亚专业学组举办的学术会议要求中华医学会学术会务部与亚专业学组共同操办，独立办会，统一网上投稿，中华医学会财务部管理账目，统一学术会议的称呼等。③做2014年分会工作总结。④2015年分会的主要工作为办好分会的三大会议。⑤为庆贺2015年中华医学会百年华诞和2014年中华医学会神经病学分会成立20周年，以分会名义出版一部《中华医学会神经病学发展史》，其意义是百年纪念，以辉煌回忆和保留历史为目的，采用图文并茂的方式，以记录事实为主体，展示中华医学会神经病学分会的发展历程和辉煌成绩，主要内容包括中华医学会神经病学分会发展历程、各亚专业学组发展历程、《中华神经科杂志》发展历程和展示为分会做出重要贡献的专家们的生动形象。⑥继续加强制定各种神经系统疾病诊治指南、共识和规范的工作。⑦拟办2～3次"西部行"医疗支援公益活动。⑧继续选拔青年骨干出国培训，归国后颁发证书，入选条件包括博士学位、35岁以下（1979年3月31日后出生）和未出国学习过。⑨2015年常务委员会会议的举办时间和地点为2015年1月24日哈尔滨、2015年4月9日南京、2015年7月17日重庆、2015年9月17日成都。⑩召开第十五次中国脑血管病大会审稿会，商讨会议日程和拟邀请的专题讲座专家。这是中华医学会神经病学分会首次将脑血管病学组主办的中国脑血管病大会的稿件提交常务委员会审定并直接策划会议的细节安排，加强了中国脑血管病大会稿件的质量和引导全国同道积极参加会议。常务委员会还决定在中国脑血管病大会主办地举行大型义诊活动，邀请国内知名专家提前一天到达以便参加义诊活动。此次常务委员扩大会议还讨论了中华医学会全国神经病学学术会议是否还制作纸质版论文汇编的问题，由于品牌效益，年会的论文多达4000篇以上，印制一本论文汇编过于沉重，甚至翻看都困难。讨论后，各位专家一致认为仍印制纸质版，但分为上、下册，同时制作光盘版，便于保存和阅读。

2015年3月，中华医学会神经病学分会脑血管病学组在北京举行脑血管病指南修订会，蒲传强主任委员和刘鸣组长主持会议，讨论的指南、共识有《中国脑小血管病诊治共识》（黄一宁教授执笔）、《中国蛛网膜下腔出血诊治指南》（董强教授执笔）、《中国脑血管病影像技术应用指南》（徐运教授执笔）、《中国缺血性脑卒中风险评估量表使用专家共识》（许予明教授执笔）、《中国脑血管疾分类》（吴江和杨弋教授执笔）、《中国颈部动脉夹层诊治指南》（彭斌教授执笔）、《中国颅内静脉系统血栓形成诊断和治疗指南》（曾进胜教授执笔）和《中国卒中一级预防指南》（王文志教授执笔）。

2015年4月9日上午，在第十五次中国脑血管病大会召开之际，中华医学会神经病学分会组织全国相关专家在南京大学医学院附属鼓楼医院门诊大厅举行大型义诊活动，参与的专家有饶明俐、蒲传强、刘鸣、肖波、陈海波、徐运、魏东宁、许予明、张黎明、赵钢、朱遂强、李作汉、万琪、王小姗和李正仪教授等，本次活动得到了南京大学医学院附属鼓楼医院领导的大力支持和徐运教授充分的协调，圆满完成。

2015年4月9日晚，中华医学会神经病学分会第六届委员会第六次常务委员扩大会议在南京召开，参加会议的有各常务委员、各亚专业学组和协作组组长、第十五次中国脑血管病大会承办者罗本燕教授和中华医学会神经病学分会第八次全国中青年神经病学学术大会承办者王延江教授，本次大会的主要内容：①学术会务部的张悦同志汇报了第十五次中国脑血管病大会的筹备情况，在中华医学会神经病学分会的直接领导下，以及脑血管病学组组长刘鸣教授、大会承办者徐运教授、各常务委员、各亚专业学组组长、各协作组领导和江苏省医学会的共同努力下，基本完成该会议的各项筹备工作。第十五次中国脑血管病大会的新亮点是论文投稿数量较去年增加58.49%，共收到1006篇；新增设"专家面对面"临床病例讨论会和神经护理专场；在上午的义诊活动中，有20余名全国知名专家参与，为400余名群众进行了医学咨询。②传达中华医学会的重要通知，为迎接中华医学会百年华诞，中华医学会有2项重要活动，一是在换届的同时举行纪念活动，二是举办一次重要而有意义的学术活动。经中华医学会推荐，中华医学会会长陈竺院士同意，将中华医学会第八次全国中青年神经病学学术会议改称为"中华医学峰会暨第八届全国中青年神经病学学术大会"，还是由中华医学会、中华医学会神经病学分会主办，中华医学会神经病学会青年委员会承办。中华医学会会长陈竺院士将参加本次大会，并特邀诺贝尔生理学或医学奖获得者和发达国家的医学院士到会进行学术交流。该会议改为2015年7月9—11日在重庆举行。该会议是中华医学会的重大学术活动，也是中华医学会神经病学分会难得的荣誉。中华医学会神经病学分会将在中华医学会的领导下，尽全力积极与各方办好本次大会。蒲传强主任委员指出，陈竺会长不仅亲自参加会议，还亲自邀请国际顶级专家参加会议，是中华医学会历史上顶级规格的学术会议，故要求各常务委员、亚专业学组组长、协作组负责人必须参加，全国委员也应该积极参加。③审定资助2015年神经内科优秀青年骨干出国学习名单。经各常务委员推荐，资格审查，共有11名青年骨干符合推荐标准，经常务委员会讨论一致通过这11名青年医师获得2015年度资助赴国外学习。中华医学会神经病学分会将在每一名当选者学成归来后颁发优秀青年骨干证书，以资鼓励。2015年度获得资助的青年医师有付莹（天津医科大学总医院）、甘世锐（福建医科大学附属第一医院）、张宁（河北医科大学第二医院）、刘卓（南京大学医学院附属鼓楼医院）、潘静（上海交通大学医学院附属瑞金医院）、王德任（四川大学华西医院）、刘彩燕（北京协和医院）、丁则昱（首都医科大学附属北京天坛医院）、叶珊（北京大学第三医院）、骆翔（华中科技大学同济医学院附属同济医院）和冯慧宇（中山大学附属第一医院）。④审议通过成立神经影像协作组。在常务委员会会议上，黄一宁教授首先对其牵头成立的神经影像协作组进行介绍，主要由神经科医师、放射科医师和有关工程技术专家组成，主要开展神经影像学术活动，尤其是开展临床实用的神经影像读片活动，在同道中有很好的影响。为了更正规和更好地继续开展神经影像方面的学术活动，希望以中华医学会神经病学分会的名义开展工作和积极参加分会的各种学术会议。经蒲传强主任委员同意并提交常务委员会审定，常务委员会同意批准成立中华医学会神经病学分会神经影像协作组并报中华医学会组织管理部备案。中华医学会神经病学分会第六届委员会神经影像协作组组长为黄一宁，副组长为徐运、徐蔚海，委员有黄一宁、徐运、徐蔚海、田成林、赵重波、楼敏、邢英奇、卢晓东、张在强、秦超、范玉华、任连坤、郑洪波、史树贵、张冰、李飞宇、刘嘉、刘冰和张珏。⑤审定脑血管病诊治指南、共识，包括《中国脑小血管病诊治共识》（黄一宁教授执笔）、《中国颅内静脉系统血栓形成诊断和治疗指南》（曾进胜教授执笔）、《中国脑血管病影像技术应用指南》（徐运教授执笔）、《中国缺血性脑卒中风险评估量表使用专家共识》（许予明教授执笔）、《中国颈部动脉夹层诊治指南》（彭斌教授执笔）、《中国卒中一级预防指南》（王文志教授执笔）和《中国脑血管疾病分类》（吴江和杨弋教授执笔）。参会专家同意上述指南、共识修改后投稿《中华神经科杂志》。本次大会就进一步完善和更新指南、共识达成一致意见，包括《中国蛛网膜下腔出血诊治指南》（董强教授执笔）、《中国缺血性脑血管病血管内介入诊疗指南》（刘新峰教授执笔）、《中国重症脑血管病管理共识》（彭斌、宿英英教授执笔）、《中国脑卒中早期康复治疗指南》（张通教授执笔）和《中国脑血管病超声临床应用指南》（黄一宁教授执笔），并定于2015年5月29日在成都进行上述指南、共识的再审定。

2015年是中华医学会成立100周年，中华医学会将举行一系列纪念和庆祝活动，并要求各专科分会以纪念100周年为契机，在举办的各种学术活动中彰显中华医学会的百年精神，以表达对百年中华医学会的纪念。

回首历史，中国脑血管病方面的学术会议经历了从无到有、从小到大、从弱到强，从单一学术交流模式到综合多元化学术交流模式，特别是由中华医学会神经精神科学会的专家们引领主办的全国脑血管病学术会议发展为今天的中国脑血管病大会，这是在历届中华医学会神经病学分会领导们的带领下，全国新老委员、专家和同道长期团结合作和齐心勠力的结果。中国脑血管病大会之所以成为我国最高水平的脑血管病大会，一是因为每次会议均由中华医学会神经病学分会全体委员和各亚专业学组、协作组的数百名神经病学专家和同道自觉、主动、积极地参加并在会议上做精彩的专题讲座，主持引导讨论；二是会议设计囊括了脑血管病学术的系统性和特色性，包括脑血管病基础与临床研究成果的展示、实用性脑血管病相关临床新技术与药物推广、脑血管病最新系列指南和共识解读、复杂少见脑血管病病例专家面对面讨论等，内容丰富多彩，可满足不同目的参会者的需求。经老专家及相关文件资料考证，由中华医学会神经精神科学会的神经内科同道和神经病学专家们于1981年在苏州召开了第一次我国的脑血管病学术会议（中华医学会第一届全国脑血管病学术会议），而后分别于1986年（扬州）、1990年（洛阳）、1995年（成都）、1999年（宁波）、2003年（福州）、2006年（上海）、2007年（成都）、2008年（长沙）、2010年（武汉）、2011年（郑州）、2012年（成都）、2013年（济南）和2014年（长沙）召开了14次全国脑血管病学术会议，2015年的中国脑血管病大会确定称为"第十五次中国脑血管病大会"。在第十五次中国脑血管病大会召开的前一年，在中华医学会神经病学分会的领导下，脑血管病学组领导与中华医学会学术会务部密切合作，通过对外发布会议信息和征文通知，多次召开脑血管病学组会议和中华医学会神经病学分会常务委员会会议等，反复强调中国脑血管病大会的召开事宜。第十五次中国脑血管病大会召开的3个月前，中华医学会神经病学分会第六届委员会第五次常务委员扩大会议召开，包括脑血管病学组领导在内，对征集到的稿件进行审定，并商量邀请国内外知名专家参加本次脑血管病大会。根据中华医学会章程和要求，以及中华医学会神经病学分会领导和常务委员会对脑血管病学组召开的中国脑血管病大会的重视，将中国脑血管病大会作为分会每年的重大会议之一。本次大会主席为蒲传强、贾建平和崔丽英，副主席为王拥军、陈生弟、赵钢、谢鹏、刘鸣和徐运；大会组织委员会名誉主席为张苏明，主席为刘鸣；大会执行主席为徐运，副主席为王拥军、黄家星、董强、黄一宁、王文志和吴江。

2015年4月，中华医学会第十五次中国脑血管病大会在南京召开，参加大会开幕式的领导和专家有中华医学会吴明江副会长、组织管理部张辉副主任、学术会务部朱永赞主任，中华预防医学会会长王陇德院士，国际卒中学会秘书长黄家星教授，江苏省卫生和计划生育委员会黄祖瑚副主任，江苏省医学会秘书长刘彦群教授，南京大学医学院附属鼓楼医院韩光曙院长，中华医学会神经病学分会全体常务委员、脑血管病学组全体委员，以及吕传真、饶明俐、李作汉、黄如训等著名老教授和特邀外国专家。本次大会由大会执行主席徐运教授主持开幕式，致辞的领导和专家有中华医学会神经病学分会脑血管病学组组长刘鸣教授、中华医学会神经病学分会主任委员蒲传强教授、南京大学医学院附属鼓楼医院院长韩光曙教授、江苏省卫生和计划生育委员会黄祖瑚副主任、中华预防医学会会长王陇德院士、国际卒中学会秘书长黄家星教授、中华医学会吴明江副会长。本次大会共收到论文1006篇，参会人数达2000多名。开幕式结束后举行大会报告，邀请国内外著名专家做专题讲座：王陇德院士讲授了"中国脑卒中防治进展与筛查数据分析"，蒲传强教授讲授了"中国脑静脉血栓形成的临床研究历史与进展"，崔丽英教授讲授了"特殊情况下缺血性脑卒中抗栓治疗决策"，贾建平教授讲授了"脑小血管病与血管性认知功能障碍"，英国爱丁堡大学的Peter Sandercock教授讲授了*Diagosis and management of TIA and minor stroke*，美国加利福尼亚大学的Raymond A. Swanson教授讲授了*Inflammation as a therapeutic target in stroke*，刘鸣教授讲授了"中国脑血管病规范化治疗进展"。闭幕式上的专题讲座有：英国爱丁堡大学的Peter Sandercock教授讲授了*Hout design a reaesrch project*，南京大学国家遗传工程小鼠资源库主任高翔教授讲授了*Multiple targets and complicated menchanisms for CNS disease: view point from mouse models*，徐运教授讲授了"脑血管病诊疗相关问题的临床研究"。本次大会设有脑梗死急性期诊治、疑难少见原因脑血管病、脑卒中预防及流行病学、神经血管介入、神经血管影像诊断与评估、血管性认知功能障碍、颅内出血及相关疾病、脑静脉系统疾病、神经康复及并发症、基础与转化医学、动脉夹层及脑小血管病、重症脑血管病的救治与管理等主题；还首次增设护理专场，即脑血管病患者的护理策略，让神经内科的护理人员有了交流平台。本次大会还选出302篇论文以壁报形式展出，让更多的论文作者有机会展示自己的科研成果，也让参会者有了更多交流的机会和方式。由于会议时间很紧，本次大会还利用晚上时间新增了"专家面对面"临床病例讨论会，特别邀请知名神经内科专家选出的疑难复杂脑血管病病例进行现场讨论，许多参会者积极参加，受益匪浅。参加"专家面对面"临床病例讨论会的专家有蒲传强、贾建平、崔丽英、吕传真、饶明俐、黄如训、刘鸣、王拥军、赵钢、张苏明、黄一宁、肖波、徐运、焉传祝、王柠、朱遂强和曾进胜。

2015年6月，由中华医学会神经病学分会组织安排的"西部行"医疗支援公益活动（2015·银川站）在宁夏医科大学总医院举行。参加本次"西部行"活动的专家有蒲传强、崔丽英、赵钢、焉传祝、张通、何志义、郎森阳、张杰文、刘振国、丁素菊、丁新生、朱遂强、张哲成、张黎明和孔繁元等。宁夏医科大学总医院王振海副院长和神经内科杜彦辉教授给予积极协调。本次活动除了给当地居民举行大型义诊活动外，还组成5个专家小组到宁夏医科大学总医院神经病学中心内科一病区、脑卒中病区、ICU（重症监护病房），宁夏医科大学总医院心脑血管病医院，以及银川市第一人民医院神经内科进行疑难复杂病例查房教学。

2015年7月11日晚，中华医学会神经病学分会第六届委员会第七次常务委员扩大会议在重庆召开，主要议题有：①汇报明天举行的中华医学峰会暨中华医学会神经病学分会第八次全国中青年神经病学学术大会的筹备事宜。②拟正式出版《中国脑血管病诊治指南与共识》。近一年来，在中华医学会神经病学分会的领导下，由脑血管病学组具体组织制定的系列"中国脑血管病诊治指南/共识/分类"共十余部基本完成编写，是我国脑血管病领域最高水平的指导性疾病诊治文件；这些"指南/共识/分类"不仅以最快速度在《中华神经科杂志》上发表，中华医学会神经病学分会还将把这些文件与其他学组制定的与脑血管病相关的指南一起，以中华医学会神经病学分会的名义交由人民卫生出版社正式出版。③出版脑血管病科普读物。为配合和加强脑血管病防治的科普宣传工作，中华医学会神经病学分会将组织编写脑血管病科普小册子并正式出版。④在全国范围内开展"中国脑血管病诊治指南/共识/分类"宣讲和解读活动。随着"中国脑血管病诊治指南/共识/分类"制定完成，中华医学会神经病学分会将从2015年下半年开始，与《中华神经科杂志》编辑委员会合作，在全国分片、分区进行"指南/共识/分类"的宣讲解读，以更广泛地让全国同行规范诊治脑血管病，提高我国脑血管病的诊治水平，真正发挥"中国脑血管病诊治指南/共识/分类"的作用。⑤拟出版《中华医学会神经病学分会发展史》。2015年是中华医学会成立100周年，为配合中华医学会成立100年的庆祝活动，中华医学会神经病学分会将编写并出版《中华医学会神经病学分会发展史》，努力做到资料翔实、图文并茂，充分反映中华医学会神经病学分会的成长和发展历程。⑥汇报年会筹备工作。学术会务组的张悦同志汇报了中华医学会第十八次全国神经病学学术会议的筹备情况，筹备工作按计划顺利进行，截至投稿结束，共收到论文3437篇。四川省医学会王伟副秘书长、四川大学华西医院神经内科的刘鸣教授和周东教授介绍了筹备工作，并表示一定将本次年会办好。然后进行年会稿件的审定安排。大会将在开幕式和闭幕式上邀请国内外著名学者做专题报告，各亚专业学组负责分会场的学术活动，包括专题发言和大会学术交流，同时将继续举办具有特色的"专家面对面"临床病例讨论会，新增神经内科护理论坛专场。⑦确定2016年年会在广州召开，由曾进胜教授负责当地的协调工作。⑧审议脑血管病学组制定和更新的指南/共识，包括《中国脑血管超声诊断指南》（黄一宁）、《中国缺血性脑卒中介入诊疗指南》（更新版，刘新峰）、《中国蛛网膜下腔出血诊治指南》（董强）、《中国脑血管病重症患者管理共识》（彭斌、宿英英）和《中国脑血管病患者早期康复指南》（张通）。会议同意上述指南/共识修改后投《中华神经科杂志》发表。

2015年7月10—12日，由中华医学会、中华医学会神经病学分会主办，中华医学会神经病学分会青年委员会和重庆市医学会承办，陆军军医大学大坪医院协办的中华医学峰会暨中华医学会神经病学分会第八次全国中青年神经病学学术会议在重庆召开。2015年是中华医学会百年诞辰，中华医学会举行了各种各样的庆贺和纪念活动。中华医学会会长陈竺院士提出在庆贺中华医学会百年诞辰之际，邀请世界顶级医学科学家来我国参加一次由中华医学会主办的中型规模的高级别医学学术会议，经与中华医学会饶克勤秘书长商量，决定让中华医学会神经病学分会青年委员会在重庆举办中华医学会神经病学分会第八次全国中青年神经病学学术会议的同时一起主办这个会议，命名为"中华医学峰会"，故本次大会总称为"中华医学峰会暨中华医学会神经病学分会第八次全国中青年神经病学学术会议"。本次大会主席团主席为陈竺，副主席为蒲传强、贾建平、崔丽英和王延江；大会学术委员会主席为陈竺，副主席为蒲传强、贾建平、崔丽英、王拥军、陈生弟、谢鹏、赵钢、周华东、王延江、朱以诚、江文和王小姗。本次大会分为两个部分，7月11日全天为中华医学峰会，除了陈竺会长和邀请来的欧美专家外，中华医学会神经病学分会全体常务委员、青年委员会全体委员和来自全国的中青年代表都参加；7月12日为第八次全国中青年神经病学学术会议，主要由青年委员会全体委员和神经病学中青年医师参加。2015年7月11日上午8:30，本次大会在重庆悦来温德姆酒店举行庄重的开幕式，参加开幕式的领导和专家有中华医学会会长陈竺院士，中华医学会秘书长饶克勤，中华医学会组织管理部副主任张辉，重庆市人民代表大会常务委员会副主任沈金强，重庆市人民代表大会常务委员会副秘书长喻体金，重庆市卫生和计划生育委员会主任屈谦，法国科学院院士、法国国家科学研究中心 Hugues de Thé 博士，Lasker 和 Girdner 奖获得者、美国国家科学院院士 Napolenone Ferrara 教授，美国斯坦福大学医学院院长 Lloyd B.Minor 博士，*Science* 主编、美国国家科学院院士 Marcia McNutt 博士，英国皇家科学院院士、牛津大学临床试验与流行病学研究中心所长 Richard Peto 爵士，巴西科学院院士 Eduardo Krieger 博士，自然系列杂志主编 Zhao Jianfei 博士，中华医学会神经病学分会全体常务委员和青年委员会全体委员等。本次大会由中华医学会神经病学分会候任主任委员崔丽英教授主持开幕式，首先请大家起立，奏唱《中华人民共和国国歌》；之后，大会致辞的领导有中华医学会神经病学分会主任委员蒲传强，重庆市人民代表大会常务委员会副主任沈金强，中华医学会秘书长饶克勤，中华医学会会长陈竺。开幕式结束后开始学术交流，包括陈竺会长在内，以上专家都做了精彩的学术专题演讲，让参会者受益匪浅。本次全国中青年神经病学学术会议共收到学术论文 573 篇，数量创历史新高；该会议分为 2 个会场，设 6 个专题，将由神经病学中青年专家做 15 个专题讲座及有 26 篇学术论文进行大会交流，同时还有 193 篇论文进行壁报交流；会议内容涵盖了脑血管病、痴呆与认知障碍、神经肌肉病、癫痫、神经重症、神经介入、神经系统脱髓鞘病、神经系统感染性疾病、神经系统变性疾病、帕金森病与运动障碍、神经心理疾病等基础与临床研究及临床诊治体会等。中华医学峰会自确立召开起，陈竺会长亲自参与规划、安排和指导，亲自邀请国际顶级专家，一天的会期，他参加开幕式，做致辞和主旨演讲，自始至终在会场，坚持到会议结束。中华医学会秘书长饶克勤和中华医学会神经病学分会主任委员蒲传强积极配合，把会议的每个细节、日程和工作安排得周到，使中华医学峰会得以圆满完成，为中华医学的百年华诞增添光彩。在会议开始前，中华医学会会长陈竺院士接见了中华医学会神经病学分会的领导，并亲切进行交流和指导。7 月 12 日上午圆满完成全部会议日程后，举行大会闭幕式，由中华医学会神经病学分会青年委员会副主任委员江文教授主持，青年委员会副主任委员王延江教授代表组织委员会对大会进行总结，青年委员会副主任委员朱以诚教授宣布本次大会优秀论文奖 13 篇和优秀壁报奖 15 篇。蒲传强主任委员为获奖者颁发获奖证书并合影留念。蒲传强主任委员向大会执行主席王延江教授颁发大会主办纪念杯。大会结束前，蒲传强主任委员从王延江教授手中接过大会主办杯，交给明年全国中青年神经病学学术会议执行主席王小姗教授，而后王小姗教授进行了热情洋溢的发言。

2015 年 9 月 17 日白天，在周东教授的协助下，由中华医学会神经病学分会组织全国神经病学专家在四川大学华西医院举行中华医学会神经病学分会"专家义诊公益行 2015·成都站"活动，参加本次义诊活动的专家有饶明俐、崔丽英、蒲传强、胡学强、刘鸣、郎森阳、丁美萍、肖波、商慧芳、卢祖能、孙红斌、陈海波、王柠、朱遂强、周东、张成和张黎明教授。

2015 年 9 月 17 日晚，中华医学会神经病学分会第六届委员会第八次常务委员会会议及第六届全体委员会议在成都召开，全体委员和各亚专业学组及协作组组长参加了会议，蒲传强主任委员汇报以下工作：①为纪念中华医学会成立100周年，中华医学会神经病学分会计划出版3部书籍。一为《中华医学会神经病学分会发展史》，主要以图文并茂的形式编写中华医学会神经病学分会、各亚专业学组和《中华神经科杂志》的发展历程，以客观和纪实的形式编写出来。整本书由蒲传强主任委员主抓，各亚专业学组组长和《中华神经科杂志》编辑部主任分别撰写相关稿件。二为《中国脑血管病诊治指南与共识》，分为大开本版和手册版，总负责人为蒲传强、贾建平、崔丽英，总执行人为刘鸣、张苏明，执笔人为各亚专业学组组长和《中华神经科杂志》编辑部主任，学术委员会为中华医学会神经病学分会第六届委员会委员及相关参与人员，主要由刘鸣负责。三为《脑卒中健康知识问答》，主审为蒲传强、崔丽英、贾建平，主编为杨弋、刘鸣，主要由杨弋负责。②讨论2016年青年骨干出国选拔工作。依照原来的规则，要求推荐和评审青年骨干的方式是每位委员推荐1名候选人和各省市神经病学分会推荐1名候选人。基本条件是候选人应具有博士学位，年龄35岁以下（1980年1月1日后出生），无出国培训经历，报名截止时间为2015年12月30日。选拔方法：候选人填写申请表上交中华医学会神经病学分会，分会进行形式审查，在2016年2月由常务委员会以无记名投票方式决定10名最终入选者。③进行2015年工作总结。本次大会对中华医学会神经病学分会组织的三大重要会议进行总结，介绍了制定指南、选派青年骨干出国、成立神经影像协作组、缴纳世界神经病学联盟会费等有关工作。④讨论2016年主要工作，继续办好中华医学会神经病学分会三大会议。⑤继续开展"西部行"活动。⑥2016年召开4次常务委员会会议，且明年第一次常务委员会会议同时召开第十六次中国脑血管病大会定稿会。⑦为强化中华医学会神经病学分会制定的权威性脑血管病指南、共识，分会拟计划与《中华神经科杂志》合作，由相关省市神经病学分会协办，在全国分区开展3～4次指南、共识解读巡讲会议，以推广、普及指南和共识。⑧讨论2016年中华医学会神经病学分会换届工作。⑨汇报2015年年会的筹备工作。

2015年9月17—20日，由中华医学会、中华医学会神经病学分会主办，四川省医学会、四川省医学会神经病学专业委员会承办，四川大学华西医院协办的中华医学会第十八次全国神经病学学术会议在成都召开。大会主席为蒲传强、贾建平、崔丽英，副主席为王拥军、赵钢、陈生弟、谢鹏、刘鸣和周东；组织委员会主席为蒲传强；执行主席为刘鸣、张刚、王伟、周东和孙红斌，副主席为王庆松、王晓明和李小刚。本次大会共有5200多名神经内科及相关学科的医师参加；收到论文3567篇，设有2个全体大会，14个亚专业学组、2个协作组组织了26场次专题报告、166个专题讲座和16个学术专场讲座，有296篇论文进行口头交流和695篇论文以壁报形式交流，有23例精彩的临床神经病理病例展示和肌肉病理进行讨论，其余为大会论文交流。本次大会召开期间的2天晚上还安排"专家面对面"临床病例讨论会，从全国来稿的110例病例中挑选20例疑难复杂病例进行现场讨论。本次大会还新增设神经影像专场和神经护理专场。此外，本次大会全额支持来自西部地区和基层地区55名投稿入选参会的青年作者参加。2015年9月18日上午，开幕式由王拥军副主任委员主持，中华医学会神经病学分会主任委员蒲传强、四川省医学会秘书长张刚和中华医学会副会长魏于全院士等分别致辞。大会学术报告：中华医学会副会长魏于全院士讲授了"生物治疗与生物技术药物研究进展"，四川大学华西医院的李幼平教授讲授了"循证医学学科与技术前沿"，崔丽英教授讲授了"我国自身免疫性脑炎的现状和展望"，*The Lancet Neurolgy*主编Elena Becker-Barroso

教授讲授了 *How to publish in The Lancet Neurology: the secrets of success in peer review*，饶明俐教授讲授了"警惕神经梅毒再次蔓延"，刘新峰教授讲授了"脑梗死的血管学特征与血运重建治疗的新策略"。9月18日晚，"专家面对面"临床病例讨论会的主持人为蒲传强、刘鸣，参与专家还有王柠、卢祖能、朱遂强、杨任民、陈海波、何志义、赵钢、饶明俐、贺茂林、徐运、黄一宁、黄如训、董强和曾进胜。9月19日晚，"专家面对面"临床病例讨论的主持人为崔丽英、贾建平，其他专家有王学峰、吕传真、许贤豪、吴晓牧、郭玉璞、肖波、张成、张苏明、郎森阳、周东、焉传祝、梁秀龄、粟秀初和蒲传强。2015年9月20日上午，吴志英教授讲授了"靶向测序在神经疾病诊断中的规范应用"，黄一宁教授讲授了"脑出血的预警因素"，赵钢教授讲授了"中枢神经系统感染的精准医学"。之后，贾建平前任主任委员主持闭幕式，崔丽英候任主任委员做大会总结，彭斌秘书长宣读51名优秀论文奖获奖者，杨弋副秘书长宣读16名优秀壁报奖获奖者，中华医学会神经病学分会的领导们上台给获奖者颁奖并合影留念。

2015年10月29日是第十个"世界卒中日"，中华医学会神经病学分会脑血管病学组要求并组织全国同道在各自的医院门诊开展脑卒中教育宣传活动，并通过各大媒体大力宣传脑卒中的危险性与如何识别和预防脑卒中，以加强民众对脑卒中的认识，提高民众的健康水平。对于本次"世界卒中日"全国大范围宣传活动，中华医学会神经病学分会脑血管病学组还专门编印了预防脑卒中的资料，免费赠送来咨询的群众。

2015年12月，中华医学会神经病学分会"西部行"医疗支援公益活动（2015·南宁站）在南宁开展。在广西医科大学第一附属医院神经内科主任秦超教授的大力协助下，支援专家们到广西医科大学第一附属医院门诊大厅举行大型义诊活动并参加病房疑难病例讨论和教学。参加本次"西部行"活动的专家有蒲传强、肖波、刘鸣、李柱一、丁素菊、郎森阳、杜彦辉、莫雪安、张黎明、杜怡峰、戚晓昆、王丽娟、程焱、陈海波、卢祖能、李新、朱遂强和秦超。

2015年12月，中华医学会第二十五次全国会员代表大会暨成立100周年纪念活动在北京举行，国务院副总理刘延东、中华医学会会长陈竺院士等领导参加。本次大会宣读了中华医学会优秀专科分会获奖名单，中华医学会神经病学分会在内。

近2年来，在中华医学会神经病学分会蒲传强主任委员的积极推动和领导下，由脑血管病学组组长刘鸣教授积极组织安排撰写了近20部中国脑血管病相关指南和共识并发表在《中华神经科杂志》上，为规范我国脑血管病的诊治发挥了重要作用。为了更广泛、更直接地推广这些指南和共识，同时通过对这些指南和共识的解读与来自全国各地医院神经内科的同道有直接接触的机会，进行务实的学术讨论，经中华医学会神经病学会分会蒲传强主任委员、《中华神经科杂志》崔丽英总编辑和中华医学会神经病学分会脑血管病学组刘鸣组长一起讨论决定由中华医学会神经病学分会、中华医学会神经病学分会脑血管病学组和《中华神经科杂志》编辑委员会共同主办"中国脑血管病防治指南巡讲"。第一届中国脑血管病防治指南巡讲于2015年12月17—19日在广州举行，18日上午举行了短暂的开幕式，由刘鸣教授和汪谋岳主任主持，广东省医学会神经病学分会主席曾进胜教授致欢迎辞，《中华神经科杂志》总编辑崔丽英教授致辞，中华医学会神经病学分会主任委员蒲传强教授致辞。会上，吴江教授讲授了"中国脑血管病分类分型"，王文志教授讲授了"中国脑血管病的一、二级预防指南2015"，许予明教授讲授了"中国脑卒中风险评估工具选择共识2015"，刘鸣教授讲授了"中国急性缺血性脑卒中诊治指南2014"，张苏明教授讲授了"中国脑出血诊治指南2014"，彭斌教授讲授了"中国颈动脉夹层诊治指南2015"，董强教授讲授了"中国蛛网膜下腔出血诊治指南2015"，曾进胜教授讲授了"中国颅内静脉系统血栓形成诊断和治疗指南"，黄一宁教授讲授了"中国脑小血管病诊治共识"，陆正齐教授讲授了"中国脑血管病影像应用指南"。本次巡讲的成功举办为之后每年继续举办奠定了模式和基础。

2016年1月，中华医学会神经病学分会第十八届神经内科科室管理与学科建设高级研修班在哈尔滨召开。中华医学会神经病学分会蒲传强主任委员、黑龙江省医学会神经病学分会李国忠主任委员、饶明俐、何志义、罗本燕、王丽华和来自全国各地医院神经内科的30余名科室主任参加了本次大会。

2016年2月底，中华医学会神经病学分会第六届委员会第九次常务委员扩大会议在北京召开，各常务委员、各亚专业学组和协作组组长、学术会务部张悦同志和浙江省医学会会务部人员参加了本次会议，主要内容是审定第十六次中国脑血管病大会的稿件和安排会议日程。

2016年4月7日，中华医学会神经病学分会第六届委员会第十次常务委员会会议在杭州召开，全体常务委员和中华医学会组织管理部杨威同志参加，主要内容有：①审批成立中华医学会神经病学分会肌萎缩侧索硬化协作组，牵头人崔丽英教授介绍了本协作组的发展历程与工作，自1999年起国内多家医院的老中青专家自发组织成立肌萎缩侧索硬化协作组，以进行肌萎缩侧索硬化的联合研究、学术交流和宣教等，包括开展国内多中心研究、每年举行1～2次学术会议、每年6月21日开展"6·21国际渐冻人日"宣教活动、参加国际学术会议等。蒲传强主任委员充分肯定了肌萎缩侧索硬化协作组所做的成绩，建议按照中华医学会有关规定提请中华医学会神经病学分会常务委员会讨论审批成立中华医学会神经病学分会肌萎缩侧索硬化协作组。经全体常务委员讨论，一致同意成立中华医学会神经病学分会肌萎缩侧索硬化协作组，并拟上报中华医学会组织管理部备案。中华医学会神经病学分会第六届委员会第一届肌萎缩侧索硬化协作组名单：顾问有李春岩、郭玉璞、汤晓芙、粟秀初、蒋雨平、沈定国、康德瑄、梁秀龄、李作汉、慕容慎行、蒲传强，组长为崔丽英，副组长为樊东升、黄旭升、张成、卢家红和商慧芳，委员有崔丽英、李晓光、刘明生、樊东升、鲁明、徐迎胜、黄旭升、崔芳、杨飞、李存江、丁岩、卢家红、陈嬿、丁新生、金庆文、牛琦、商慧芳、徐严明、刘亚玲、宋学琴、张成、姚晓黎、李洵桦、焉传祝、曹丽丽、张在强、张俊、袁云、魏东宁、胡静、张哲成、管阳太、侯晓军、吴志英、张宝荣、吕文、王柠、周瑞玲、曹秉振、梁战华、卜碧涛、肖波、唐北沙、赵钢、张旭、卢祖能、丰宏林、何志义、张杰文、李六一、郭军红、王占军、笪宇威、党静霞，秘书柳青和冯国栋。②讨论关于中华医学会神经病学分会的换届选举工作事宜。依据中华医学会章程，中华医学会神经病学分会今年应该进行换届选举工作，故特请中华医学会组织管理部杨威同志参加本次大会。杨威同志根据中华医学会规定介绍了换届选举的步骤，具体为：A．召开常务委员会会议启动换届选举工作。B. 2016年4—5月份进行网上（中华医学会官网）预先投票。C. 2016年6月25日召开常务委员会会议，依预先投票结果讨论确定建议连任或不连任名单，之后中华医学会组织管理部给各省市医学会发送建议候选人名单。D. 2016年7—8月份各省市医学会组织选出新的全国委员并按规定时间上报组织管理部。E. 2016年9月22日召开常务委员会会议，在新的全体委员会议上举行第七届委员会候任主任委员、副主任委员和常务委员的选举。③汇报第十六次中国脑血管病大会的筹备情况，由刘鸣教授、罗本燕教授和张悦同志介绍筹备细节。

2016年4月7—9日，由中华医学会、中华医学会神经病学分会主办，中华医学会神经病学分会脑血管病学组、浙江省医学会和浙江省医学会神经病学分会承办，浙江大学医学院第一附属医院协办的第十六次中国脑血管病大会在杭州召开。本次大会主席为蒲传强、贾建平、崔丽英，副主席为王拥军、陈生弟、赵钢、谢鹏、刘鸣和罗本燕；组织委员会名誉主席为张苏明，主席为刘鸣；执行主席为罗本燕，执行副主席为王拥军、黄家星、董强、黄一宁、王文志和吴江。本次大会有3000多名从事脑血管病及相关领域研究工作的知名专家、学者和医护人员参加。本次大会收到论文1249篇，其中包括大会报告11篇、专题发言77篇、病例讨论8例、口头论文交流97篇、壁报论文交流627篇、书面论文交流429篇；大会共设18个专题，还设立富有特色的"专家面对面"临床病例讨论会和神经护理专场。2016年4月8日上午举行大会开幕式，出席大会开幕式的领导有中华医学会杜治琴副秘书长、中华医学会学术会务部张辉主任、浙江省医学会骆华伟秘书长、浙江省医学会王莉副秘书长、浙江大学医学院段树民院士、浙江大学医学院第一附属医院王伟林院长、国际卒中组织秘书长黄家星教授和世界卒中组织主席Stephen Davis教授。大会开幕式由执行主席罗本燕教授主持，分别做致辞的领导有中华医学会神经病学分会脑血管病学组组长刘鸣教授、中华医学会神经病学分会主任委员蒲传强教授、浙江大学医学院第一附属医院院长王伟林教授、浙江大学医学院段树民院士、国际卒中组织秘书长黄家星教授、浙江省医学会秘书长骆华伟教授和中华医学会杜治琴副秘书长。会上，段树民院士讲授了"光遗传学研究脑功能的神经环路基础"，崔丽英教授讲授了"规范化脑卒中二级预防十年之路"，王拥军教授讲授了"高危非致残性缺血性脑血管病的临床与转化研究"，黄一宁教授讲授了"心脑血管病新药评估平台建设项目"，刘鸣教授讲授了"脑出血病因及其预后研究"，张通教授讲授了"脑血管病整体康复适宜技术的开发推广及康复信息平台建设"，王文志教授讲授了"全国脑血管病流行病学专项调查方法学和主要结果"，Stephen Davis教授讲授了 *Future challenges in reperfusion therapy*，黄家星教授讲授了"TIA的病理机制及预后"，Bernard Yan教授讲授了 *Mechanical thrombectomy at a state-wide service: looking after 5 million population*，罗本燕教授讲授了"卒中后认知功能损害危险因素分析"。2016年4月8日晚举行了"专家面对面"临床病例讨论会，参加的专家有吕传真、饶明俐、黄如训、蒲传强、刘鸣、张杰文、张宝荣、罗本燕、黄一宁、曾进胜、徐运、朱遂强、贺茂林和何志义教授。2016年4月9日上午大会专题报告结束后，由王拥军副主任委员主持闭幕式，崔丽英候任主任委员宣读优秀论文奖获得者名单，分会领导颁发获奖证书并与获奖者合影。蒲传强主任委员与本次大会执行主席罗本燕教授和明年大会执行主席王柠教授举行中国脑血管病主办杯交接仪式并合影。

2016年4月，由中华医学会神经病学分会及其脑血管病学组和《中华神经科杂志》组织委员会主办的中国脑血管病防治指南巡讲在合肥举行。崔丽英总编辑、蒲传强主任委员、汪谋岳主任、汪凯教授、张苏明教授参加本次大会并做主持和致辞。会上，彭斌教授讲授了"中国颈部动脉夹层诊治指南"，刘新峰教授讲授了"中国急性缺血性卒中早期血管内介入诊治指南"，曾进胜教授讲授了"中国颅内静脉系统血栓形成诊断和治疗指南"，黄一宁教授讲授了"中国脑血管超声临床应用指南"，王文志教授讲授了"中国脑血管病一级预防指南"，王拥军教授讲授了"中国缺血性脑卒中和短暂性脑缺血发作二级预防指南"，徐运教授讲授了"中国脑血管病影像应用指南"，张苏明教授讲授了"中国脑出血诊治指南"，刘鸣教授讲授了"中国急性缺血性脑卒中诊治指南"，蒲传强教授讲授了"中国蛛网膜下腔出血诊治指南"。

2016年5月底，中华医学会神经病学分会在成都召开第十九届神经内科科室管理与学科建设高级研修班，周东教授主持开幕式并致辞，蒲传强主任委员致辞并主持会议。会上，肖波教授讲授了"优势学科亚专业发展的机遇与挑战"，朱遂强教授讲授了"制度管理、保驾护航，专科细化、乘风破浪"，周东教授讲授了"精细化管理促进学科发展"。

2016年6月，中华医学会神经病学分会第六届委员会第十一次常务委员会会议在北京召开，常务委员们和中华医学会组织管理部杨威同志参加，主要内容有：①讨论中华医学会神经病学分会第七届委员会换届选举事宜。中华医学会组织管理部杨威同志根据中华医学会章程介绍了换届选举的有关规定，各专科分会每届委员会委员更新比例不应少于委员总数的1/3。按此比例，中华医学会神经病学分会第六届委员会中可连任下届委员会委员的人数应不超过50名。杨威同志公布了前期进行的中华医学会神经病学分会第七届委员会预选选票统计结果，经常务委员们讨论，确定了建议连任和不连任名单。中华医学会组织管理部将在会后给各省市医学会发送建议名单。将在2016年9月22日14:00在广州举行委员会换届选举。②讨论常务委员会参会人员考勤事宜。彭斌秘书长报告了本届委员会召开历次常务委员会会议的考勤情况，蒲传强主任委员强调分会有关纪律，各位常务委员应积极参加分会工作，建议将参会考勤作为各位委员参加分会工作的一项考核指标。

之后召开了常务委员扩大会议，各常务委员、各亚专业学组和协作组组长、学术会务部张悦同志、广东省医学会会务部人员参加，在审定稿件后，讨论年会的各方面细节。学术会务部张悦同志报告了中华医学会第十九次全国神经病学学术会议的筹备情况，现已完成征稿工作，共收到稿件3784篇，后期将进行专家审稿，确定会议最终日程。曾进胜教授代表本次大会承办方介绍了会议筹备情况，各项工作顺利进行。会后进行了年会审稿工作。

2016年6月，中华医学会神经病学分会肌萎缩侧索硬化协作组成立大会在北京召开，黄旭升教授主持会议，崔丽英组长发表讲话，蒲传强主任委员参会。分会领导给协作组各位委员颁发委员证书后进行学术会议。肌萎缩侧索硬化协作组成立后，可以以中华医学会神经病学分会的名义规范开展全国性肌萎缩侧索硬化学术会议和合作研究，有利于提高我国在肌萎缩侧索硬化方面的诊治水平。

2016年7月，由中华医学会、中华医学会神经病学分会主办，中华医学会神经病学分会青年委员会、江苏省医学会承办，南京脑科医院、江苏省神经病学专业委员会、南京医学会神经病学专科分会协办的中华医学会神经病学分会第九次全国中青年神经病学学术会议在南京召开。本次大会主席为蒲传强、贾建平、崔丽英，副主席为王拥军、陈生弟、谢鹏、赵钢、王小姗、朱以诚、江文和王延江；组织委员会主席为蒲传强；执行主席为王小姗、王延江、朱以诚和江文。参加本次大会的代表有400余名。本次大会设立1个大会报告会场和2个分会场；收到投稿541篇，其中有18篇专题讲座、20篇论文口头交流、156篇壁报交流、347篇书面论文交流，内容涉及脑血管病、癫痫与脑电图、神经系统遗传代谢病、周围神经病、肌病、神经变性病、运动障碍、神经免疫病和神经重症等。大会开幕式由执行主席王小姗教授主持，中华医学会神经病学分会主任委员蒲传强教授和南京脑科医院张宁副院长致欢迎辞。本次大会特邀专题发言：贾建平教授讲授了"阿尔茨海默病研究展望"，徐运教授讲授了"磁共振指导下脑血管病精准诊断的临床研究"，彭斌教授讲授了"类卒中的临床处理思路等"，刘军教授讲授了"帕金森病的早期诊断进展"。蒲传强主任委员和崔丽英候任主任委员参加了病例讨论。本次大会还特别安排一个晚上进行"专家面对面"临床病例讨论，参加讨论的专家有蒲传强、贾建平、崔丽英、徐运、王小姗、王延江、朱以诚、江文、田成林、商慧芳、郝峻巍、王坚和杨清武。本次大会还评出优秀论文奖并在大会闭幕式上颁发证书。

为了加强我国有条件医院的神经内科开展高水平的神经肌肉病诊治工作，中华医学会神经病学分会神经肌肉病学组与肌电图和临床神经电生理学组共同商定拟联合组建以肌肉病理诊断技术和肌电图诊断技术为特色的神经肌肉病诊治规范培训中心，设立国家神经肌肉病诊治规范培训中心学术委员会并选出国内在肌肉病理和肌电图方面做得好的神经内科作为该委员会的分中心并设相应负责人。经中华医学会神经病学分会常务委员会批准，2016年7月16日在济南举行国家神经肌肉病诊治规范培训中心成立大会并给个人和各单位颁发聘书和匾牌。

2016年7月，中华医学会神经病学分会"西部行"医疗支援公益活动（2016·黑龙江站）在牡丹江开展，参加本次活动的专家有蒲传强、崔丽英、饶明俐、陈海波、郎森阳、张黎明、丁美萍、吴志英、廖小平、丁新生、谭兰、丁素菊、卢祖能、李国忠、苏志强和省内专家20余名。本次活动包括两方面内容：一是为当地居民举行大型义诊活动，二是蒲传强、饶明俐、郎森阳和陈海波教授参加黑龙江省医学会神经内科分会年会并做专题讲座。

2016年8月，由中华医学会神经病学分会、中华医学会神经病学分会脑血管病学组和《中华神经科杂志》编辑委员会主办的中国脑血管病防治指南巡讲在沈阳举行。刘鸣教授和汪谋岳主任主持开幕式，辽宁省医学会神经病学分会何志义主任委员、《中华神经科杂志》崔丽英总编辑、中华医学会神经病学分会蒲传强主任委员分别致辞。会上，王拥军教授讲授了"中国缺血性脑卒中和短暂性脑缺血发作二级预防指南"，曾进胜教授讲授了"中国颅内静脉系统血栓形成诊断和治疗指南"，董强教授讲授了"中国蛛网膜下腔出血诊治指南"，蒲传强教授讲授了"中国脑血管病分类"，彭斌教授讲授了"中国颈部动脉夹层诊治指南"，许予明教授讲授了"中国缺血性脑卒中风险评估量表使用专家共识"，何志义教授讲授了"中国脑出血诊治指南"，刘鸣教授讲授了"中国急性缺血性脑卒中诊治指南"。每个讲座后均有15分钟左右的提问讨论时间。

（二）图片展示

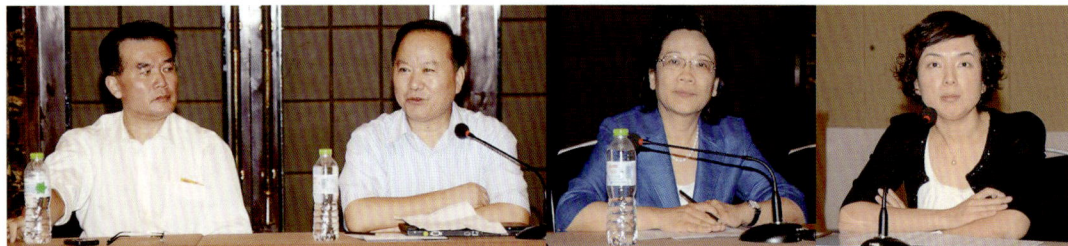

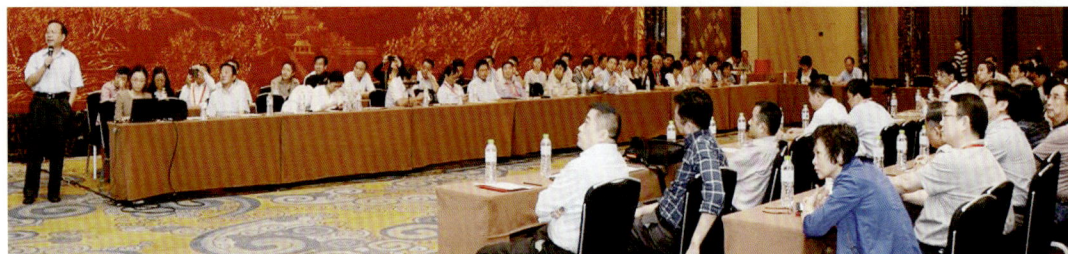

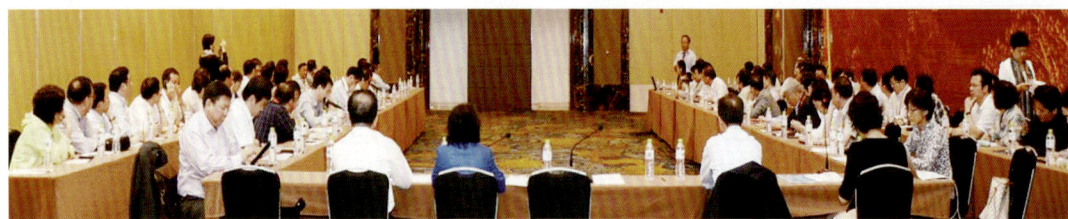

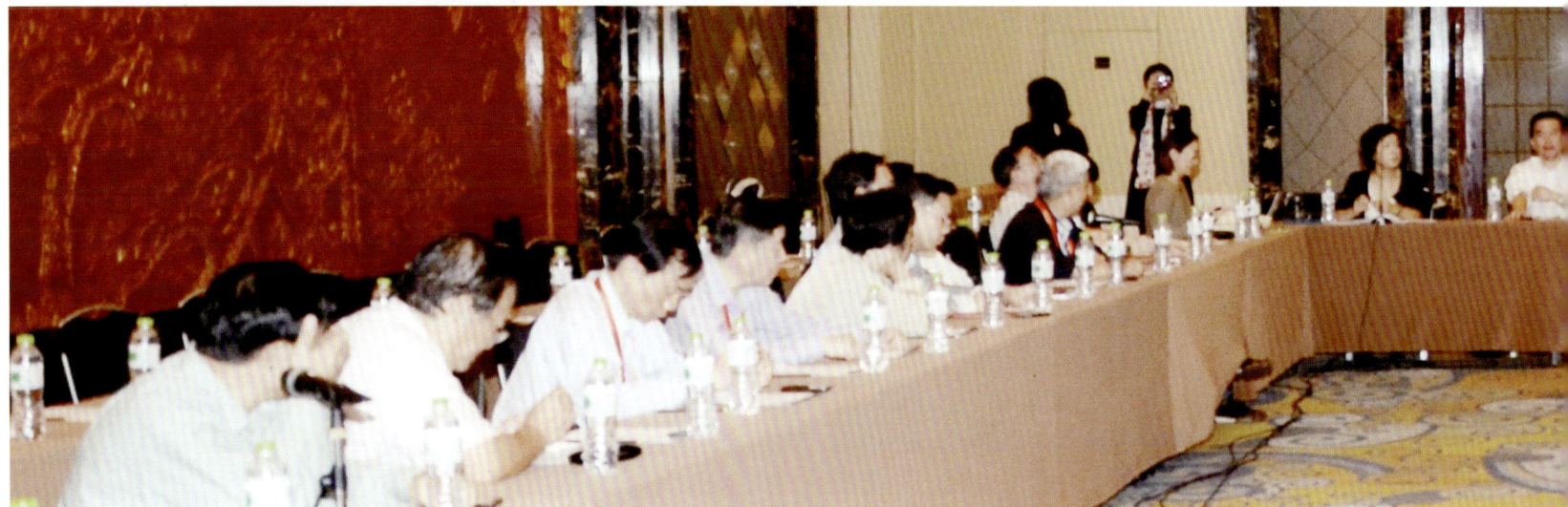

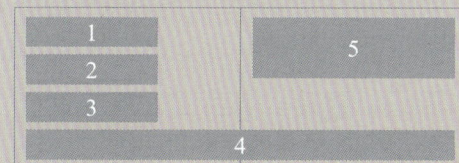

2013年10月，中华医学会神经病学分会第五届委员会全体委员会议暨第六届委员会选举会议在南京召开

1/郑荣副主任、贾建平主任委员、崔丽英前任主任委员、蒲传强候任主任委员参会

2、3/贾建平主任委员做工作总结

4/会场

5/常务委员会正酝酿新一届常务委员候选人

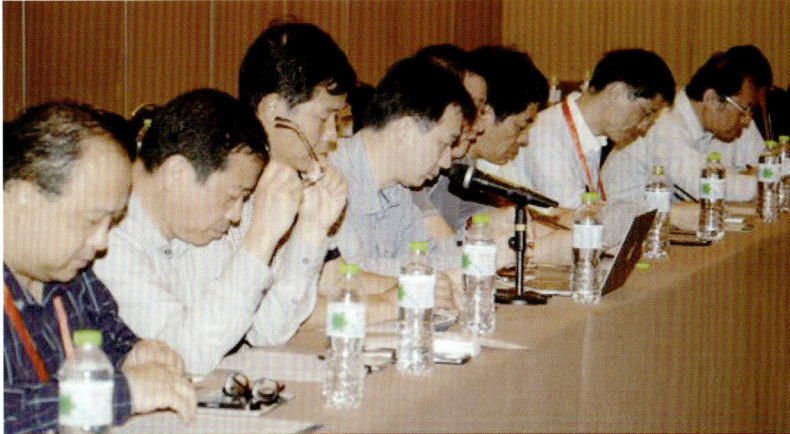
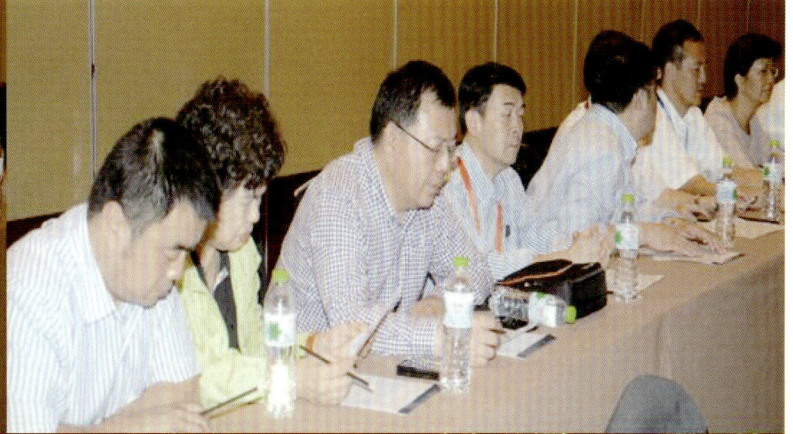
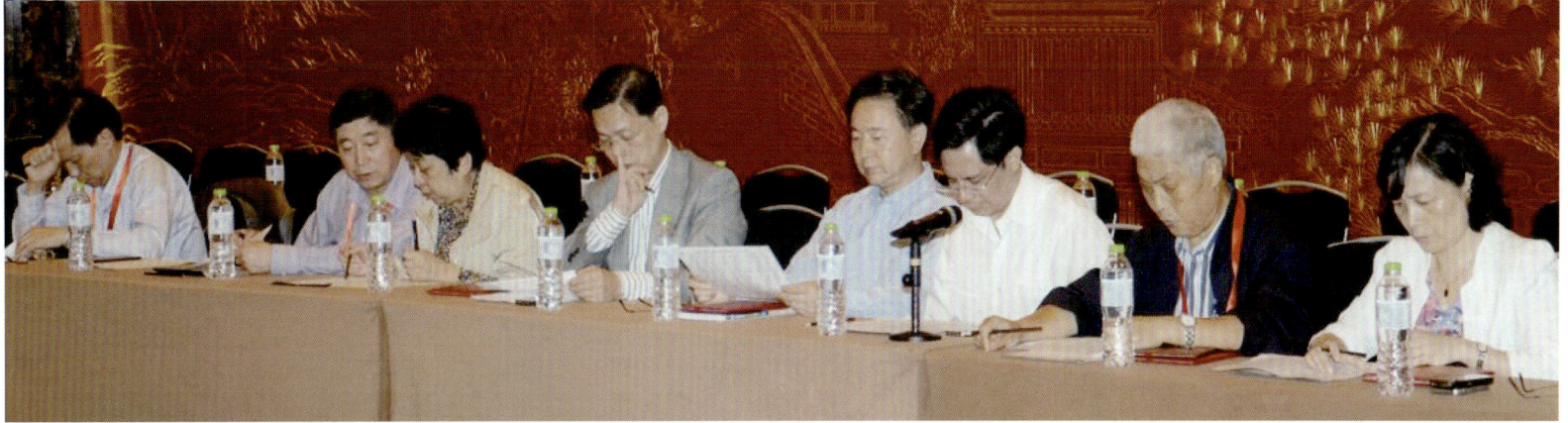
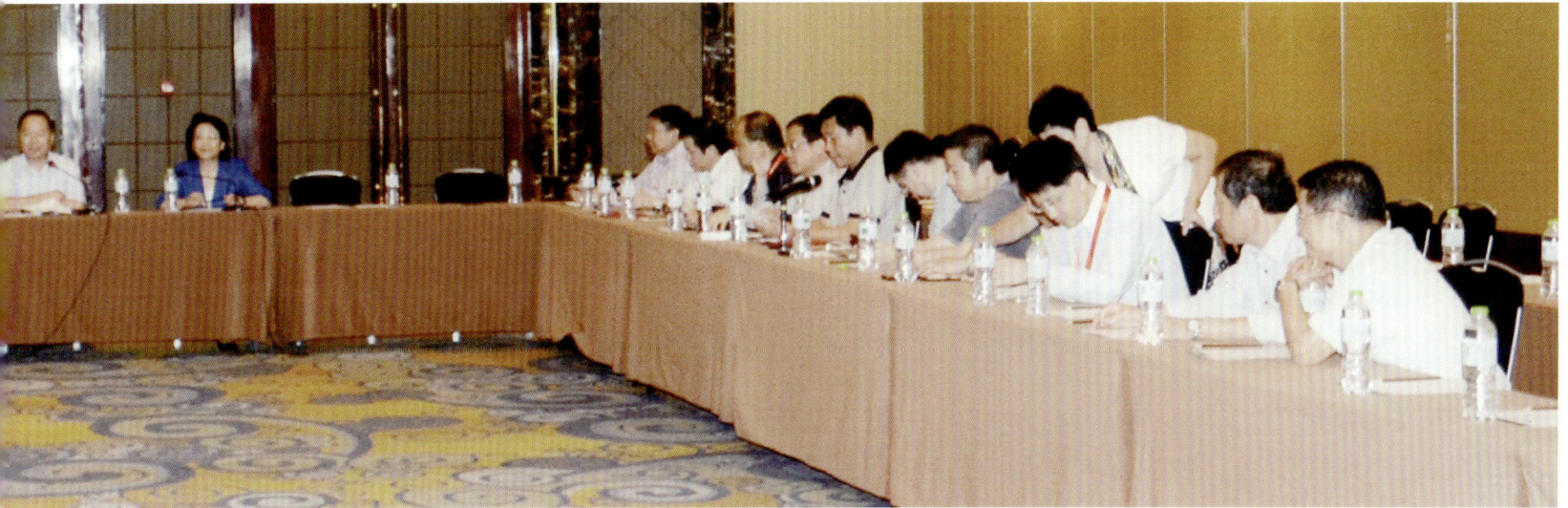

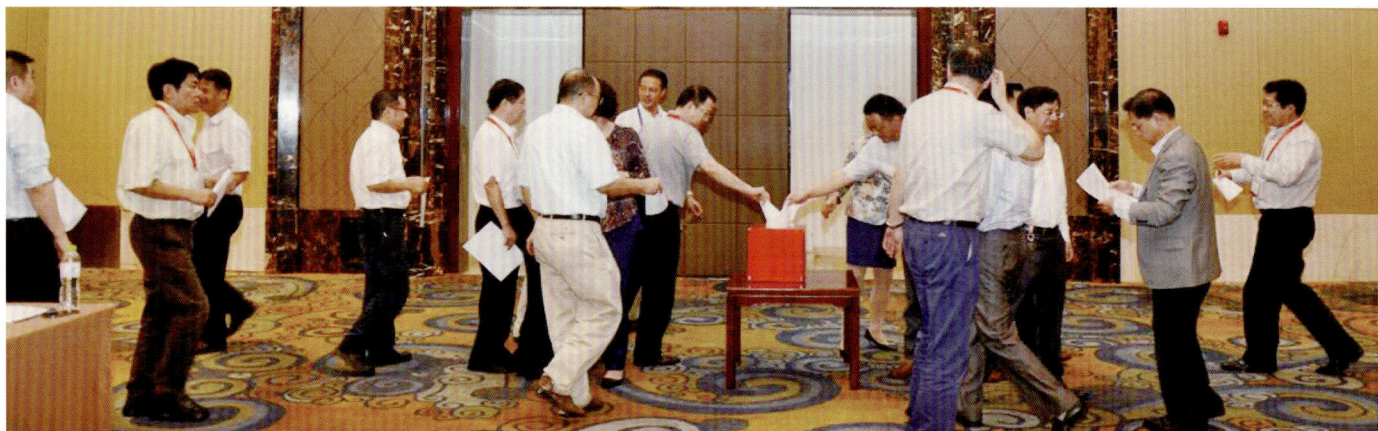

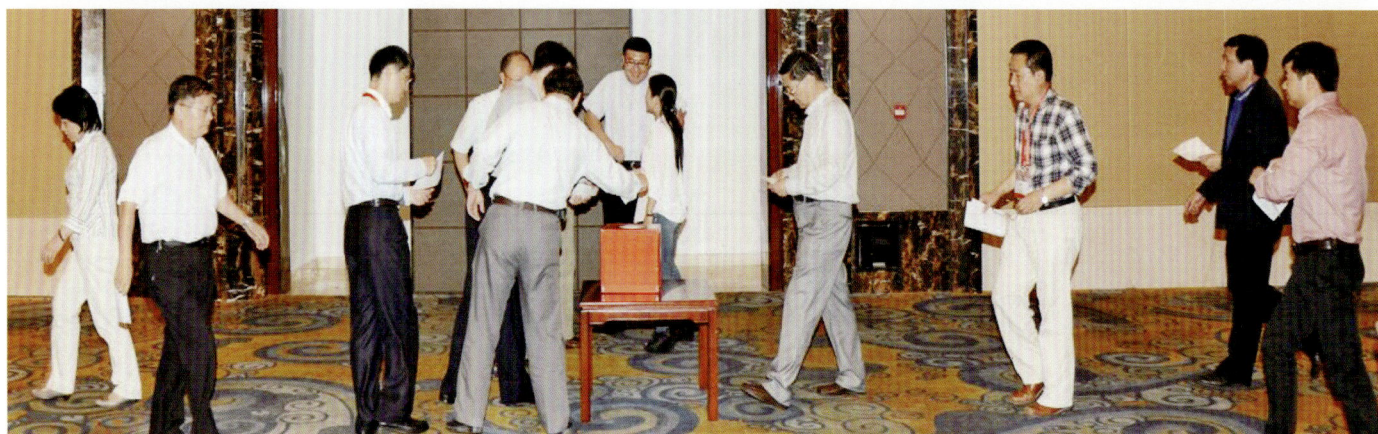

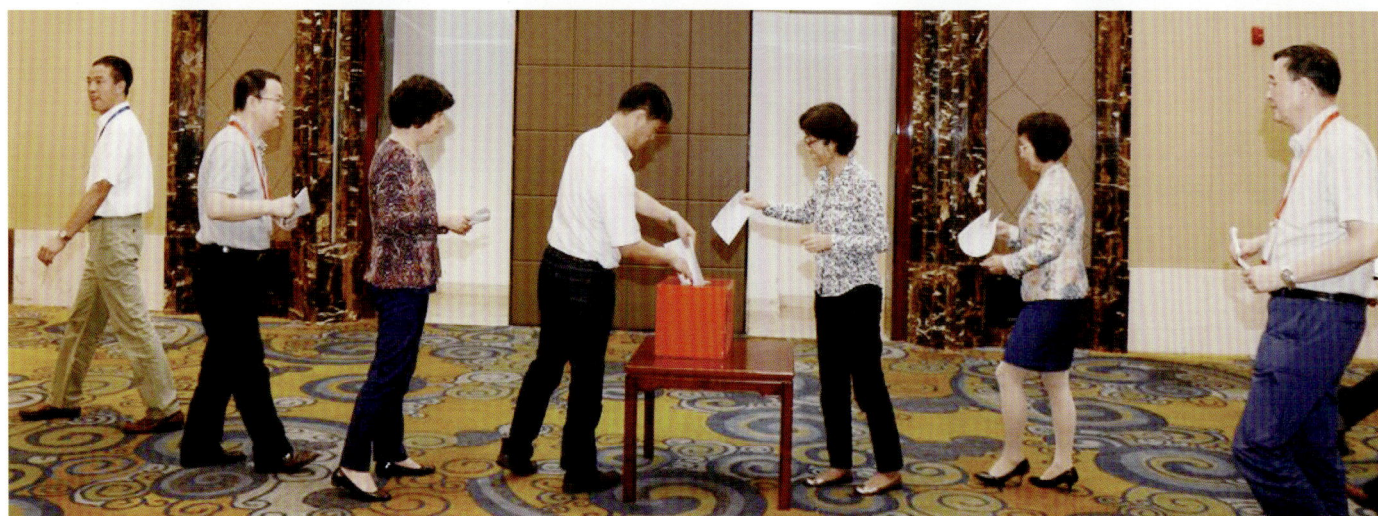

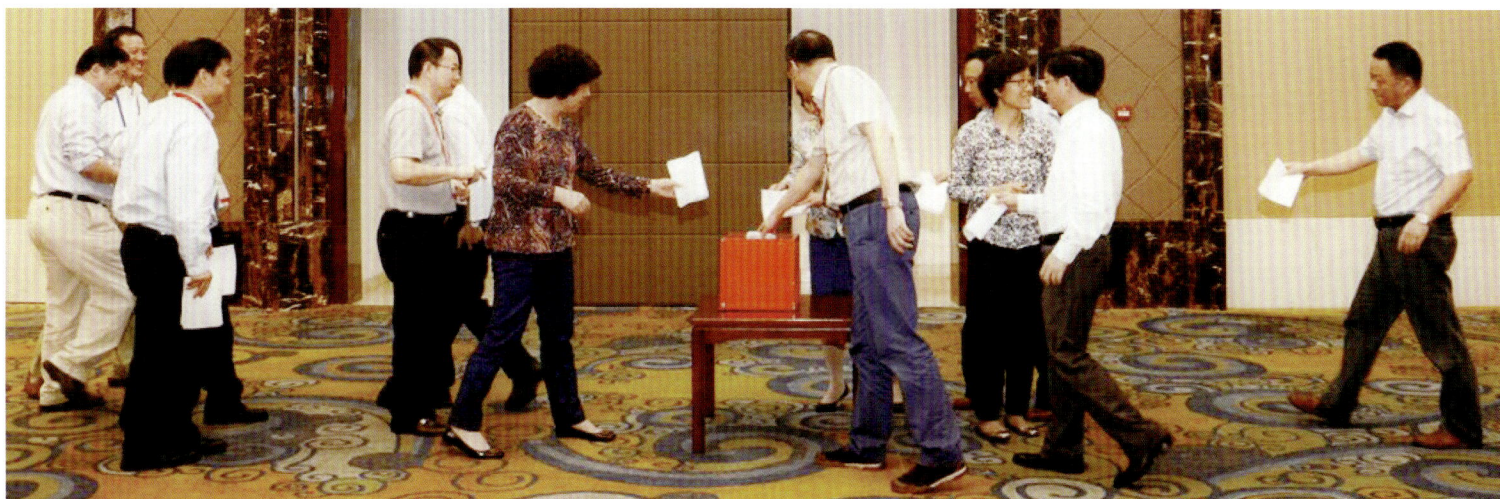

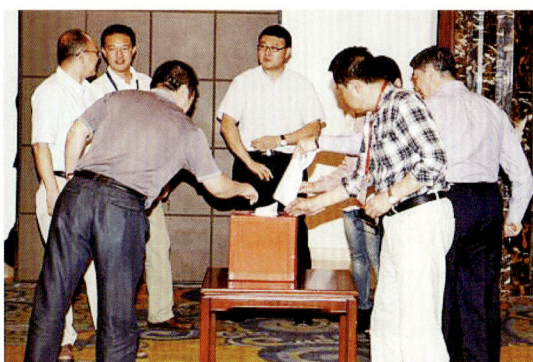

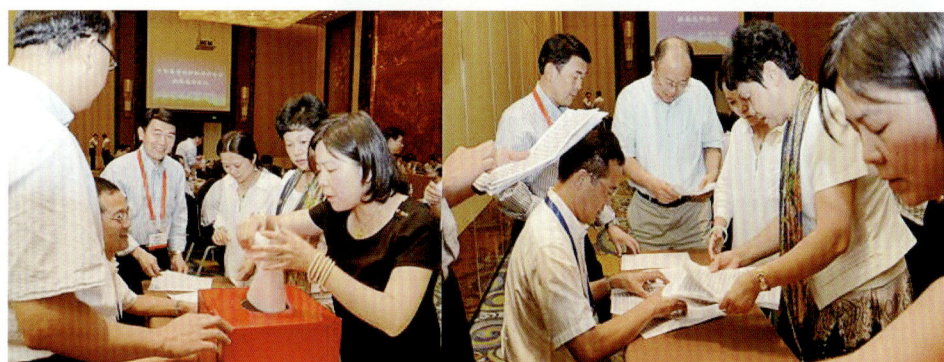

2013年10月，中华医学会神经病学分会第五届委员会全体委员会议暨第六届委员会选举会议在南京召开

6～10/选举投票过程

11/计票过程

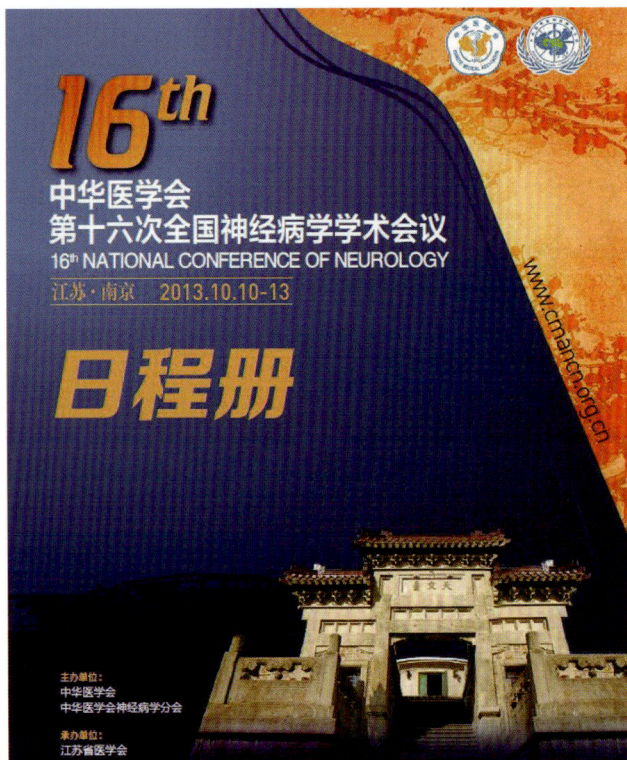

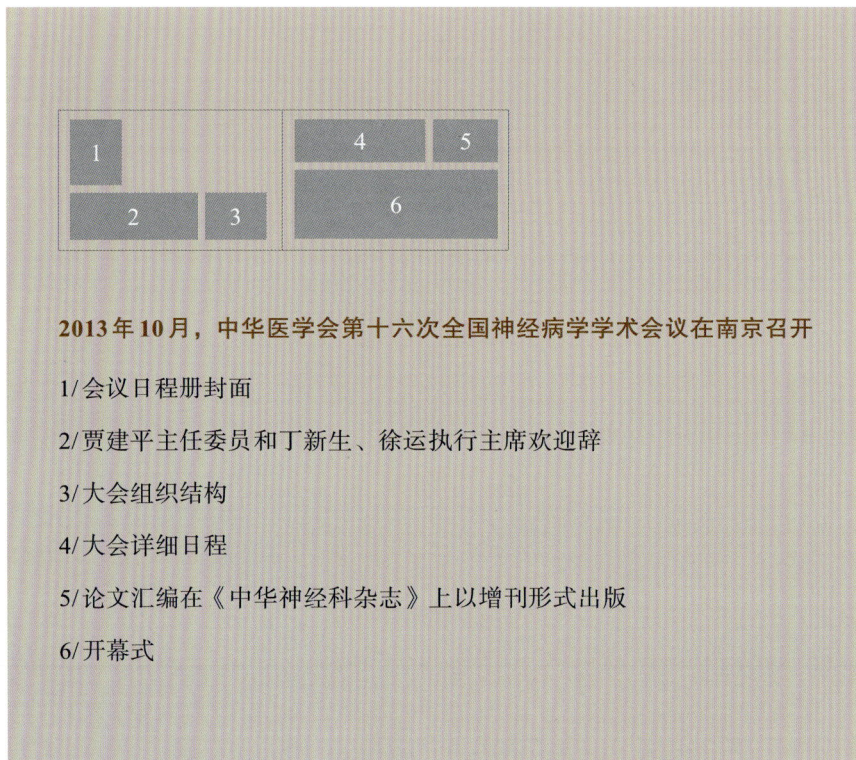

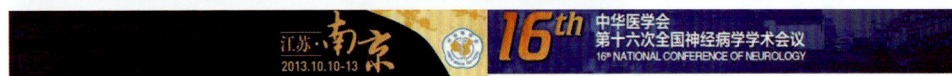

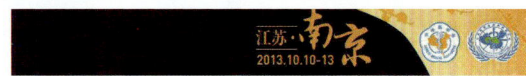

16th 中华医学会第十六次全国神经病学学术会议
16th NATIONAL CONFERENCE OF NEUROLOGY
江苏·南京 2013.10.10-13

日程册

主办单位：
中华医学会
中华医学会神经病学分会

承办单位：
江苏省医学会

www.cnahcn.org.cn

2013年10月，中华医学会第十六次全国神经病学学术会议在南京召开

1/ 会议日程册封面

2/ 贾建平主任委员和丁新生、徐运执行主席欢迎辞

3/ 大会组织结构

4/ 大会详细日程

5/ 论文汇编在《中华神经科杂志》上以增刊形式出版

6/ 开幕式

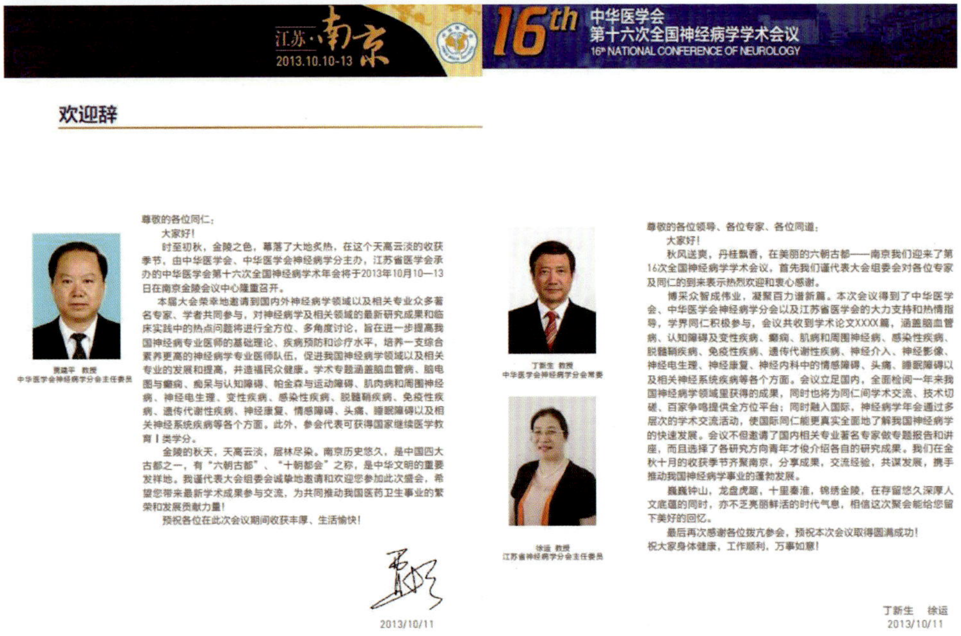

欢迎辞

尊敬的各位同仁：

大家好！

时至初秋，金陵之色，幕幕了大地炽热，在这个天高云淡的收获季节，由中华医学会、中华医学会神经病学分会主办，江苏省医学会承办的中华医学会第十六次全国神经病学学术年会将于2013年10月10-13日在南京金陵会议中心隆重召开。

本届大会将来地邀请国内外神经病学领域以及相关专业众多著名专家、学者共同参与，对神经病学及相关领域最新研究成果和临床实践中的热点问题将进行全方位、多角度讨论，旨在进一步提高我国神经病学专业的基础理论、疾病预防和诊疗水平，培养一支综合素养更高的神经病学专业医师队伍，促进我国神经病学领域以及相关专业的发展和提高，并造福民众健康。学术专题涵盖脑血管病、认知障碍及变性疾病、癫痫病、肌肉病和周围神经病、神经电生理、变性疾病、感染性疾病、脱髓鞘疾病、免疫性疾病、遗传代谢性疾病、神经康复、情感障碍、头痛、睡眠障碍以及相关神经系统疾病等各个方面。此外，参会代表可获得国家继续医学教育I类学分。

金陵的秋天，天高云淡，层林尽染，南京历史悠久，是中国四大古都之一，有"六朝古都"、"十朝都会"之称，是中华文明的重要发祥地。我谨代表大会组委会诚挚地邀请和欢迎您参加此次盛会，希望您带来最新学术成果参与与交流，为共同推动我国医药卫生事业的繁荣和发展贡献力量！

预祝各位在此次会议期间收获丰厚、生活愉快！

贾建平 教授
中华医学会神经病学分会主任委员

2013/10/11

尊敬的各位领导、各位专家、各位同道：

大家好！

秋风送爽，丹桂飘香，在美丽的六朝古都——南京我们迎来了第16次全国神经病学学术会议，首先我们谨代表大会组委会向各位专家及同仁的到来表示热烈欢迎和衷心感谢。

博采众智成伟业，凝聚百力谱新篇。本次会议得到了中华医学会、中华医学会神经病学分会以及江苏省医学会的大力支持和热情指导，学界同仁积极参与、会议共收到学术论文XXXX篇，涵盖脑血管病、认知障碍及变性疾病、癫痫病、肌肉病和周围神经病、脱髓鞘疾病、免疫性疾病、遗传代谢性疾病、神经介入、神经影像、神经电生理、神经康复、神经内科中的情感障碍、头痛、睡眠障碍以及相关神经系统疾病等各个方面。会议立足国内、全面检阅一年来我国神经病学领域获得的成果，同时也将为同仁间学术交流、技术切磋、百家争鸣提供全方位平台；同时融入国际，神经病学年会通过多层次的学术交流活动，使国际同仁都更真实全面地了解我国神经病学的快速发展。会议不但邀请了国内相关专业著名专家做专题报告和讲座，而且选择了各位研究方向青年才俊介绍各自的研究成果，我们在金秋十月的收获季节齐聚南京，分享成果，交流经验，共谋发展，携手推动我国神经病学事业的蓬勃发展。

巍巍钟山，龙盘虎踞，十里秦淮，锦绣金陵，在存留悠久深厚人文底蕴的同时，亦不乏美丽鲜活的时代气息，相信这次聚会能给您留下美好的回忆。

最后再次感谢各位拨冗参会，预祝本次会议取得圆满成功！

祝大家身体健康，工作顺利，万事如意！

丁新生 徐运
2013/10/11

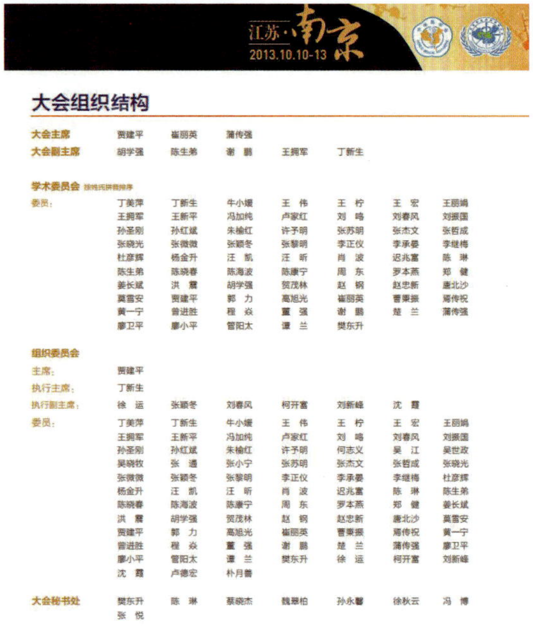

丁新生 教授
中华医学会神经病学分会常委

徐运 教授
江苏省神经病学分会主任委员

大会组织结构

大会主席：贾建平 崔丽英 蒲传强

大会副主席：胡学强 陈生弟 谢鹏 王拥军 丁新生

学术委员会（按姓氏拼音排序）

委员：丁美萍 丁新生 牛小媛 王伟 王柠 王宏 王丽娟 王拥军 王新平 冯加纯 卢家红 刘鸣 刘春风 刘振国 孙圣刚 孙红斌 朱榆红 许予明 张苏明 张杰文 张继志 张晓光 张璁微 张颖冬 张黎明 李正仪 李承晏 李继梅 杜彦辉 杨金升 汪凯 汪昕 肖波 迟兆富 陈琳 陈生弟 陈晓春 陈海波 陈謇宁 周东 罗本燕 郑健 姜长斌 洪震 胡学强 贺茂林 赵钢 赵忠新 黄北沙 莫喜安 贾建平 郭力 高旭光 崔丽英 曹秉振 曹伟祝 黄一宁 曾进胜 程焱 董强 谢鹏 楚兰 蒲传强 廖仲平 廖小平 管阳太 谭兰 樊东升 刘新峰

组织委员会

主席：贾建平

执行主席：丁新生

执行副主席：徐运 张颖冬 刘春风 柯开富 刘新峰 沈霞

委员：丁美萍 丁新生 牛小媛 王伟 王柠 王宏 王丽娟 王拥军 王新平 冯加纯 卢家红 刘鸣 刘春风 刘振国 孙圣刚 孙红斌 朱榆红 许予明 何志文 吴江 吴世政 吴碌枚 张通 张小宁 张苏明 张杰文 张晓光 张璁微 杨金升 汪凯 汪昕 肖波 迟兆富 张继梅 陈琳 陈晓春 陈海波 陈謇宁 周东 罗本燕 郑健 姜长斌 洪震 胡学强 贺茂林 赵钢 赵忠新 黄北沙 黄富安 曾进胜 程焱 董强 谢鹏 楚兰 蒲传强 廖仲平 廖小平 管阳太 谭兰 樊东升 徐运 柯开富 沈霞 卢德宏 朴月善 刘新峰

大会秘书处：樊东升 陈琳 蔡晓杰 魏�柏 孙永馨 徐秋云 冯博 张悦

中华医学会
16th 第十六次全国神经病学学术会议
16th NATIONAL CONFERENCE OF NEUROLOGY
江苏·南京 2013.10.10-13

详细日程 10月11日

中华厅

时间	编号	主题	主持人/讲者	单位
08:00-08:30		开幕式	主持人：丁新生	
08:30-10:30		全体大会1	主持人：陈生弟 谢鹏	
08:30-09:00	PL-01	神经科学发展史	饶毅	北京大学生命科学学院
09:00-09:30	PL-02	中国家族性阿尔茨海默病研究	贾建平	首都医科大学宣武医院
09:30-10:00	PL-03	国内神经病学临床与研究现状	崔丽英	北京协和医院
10:00-10:30		茶歇/壁报交流		
10:30-11:00	PL-04	中国遗传性包涵体肌病研究	蒲传强	解放军总医院
11:00-12:30		全体大会2	主持人：蒲传强 胡学强	
11:00-11:30	PL-05	Remodeling and rewiring the intact central nervous system as a treatment for stroke and neural injury	Michael Chopp	Henry Ford Hospital
11:30-12:00	PL-06	Dominantly Inherited Alzheimer Disease (DIAN): Prevention Trials in Alzheimer Disease	John Morris	Friedman Distinguished Professor of Neurology Director, Knight Alzheimer Disease Research Center Washington University School of Medicine
12:00-12:30	PL-07	Update on acute stroke treatment and imaging	Mark Parsons	Director Acute Stroke Services I Department Neurology, John Hunter Hospital Senior Staff Neurologist I Department Neurology, John Hunter Hospital Director - Stroke Program I Priority Research Centre, Translational Neuroscience and Mental Health - University of Newcastle/Hunter Medical Research Institute Professor of Medicine (Neurology), Faculty of Health, University of Newcastle C/-Department of Neurology, John Hunter Hospital,

详细日程 10月13日

紫金厅

时间	编号	主题	主持人/讲者	单位
08:30-10:00		全体大会3	主持人：贾建平 崔丽英	
08:30-09:00	PL-08	轻型卒中的诊断和治疗	王拥军	北京天坛医院
09:00-09:30	PL-09	r-tPA静脉溶栓相关问题的临床研究	丁新生	江苏省人民医院
			徐运	南京大学医学院附属鼓楼医院
09:30-10:00	PL-10	结核性脑膜炎诊断与治疗	赵钢	第四军医大学西京医院
10:00-10:30		茶歇/壁报交流		
10:30-12:00		全体大会4	主持人：王拥军 丁新生	
10:30-11:00	PL-11	癫痫临床研究思路	肖波	中南大学湘雅医院
11:00-11:30	PL-12	脑卒中康复临床路径	张通	中国康复研究中心北京博爱医院
11:30-12:00	PL-13	我国亨廷顿病患者的临床特点及遗传学研究	吴志英	复旦大学附属华山医院神经病学研究所
12:00-12:30		闭幕式		

中华医学会系列杂志
ISSN 1006-7876
CN 11-3694/R

中华神经科杂志
ZHONGHUA SHENJINGKE ZAZHI
2013年9月 第46卷 增刊

CHINESE JOURNAL OF NEUROLOGY
Volume 46 Supplement
September 2013

CHINESE MEDICAL ASSOCIATION
ISSN 1006-7876

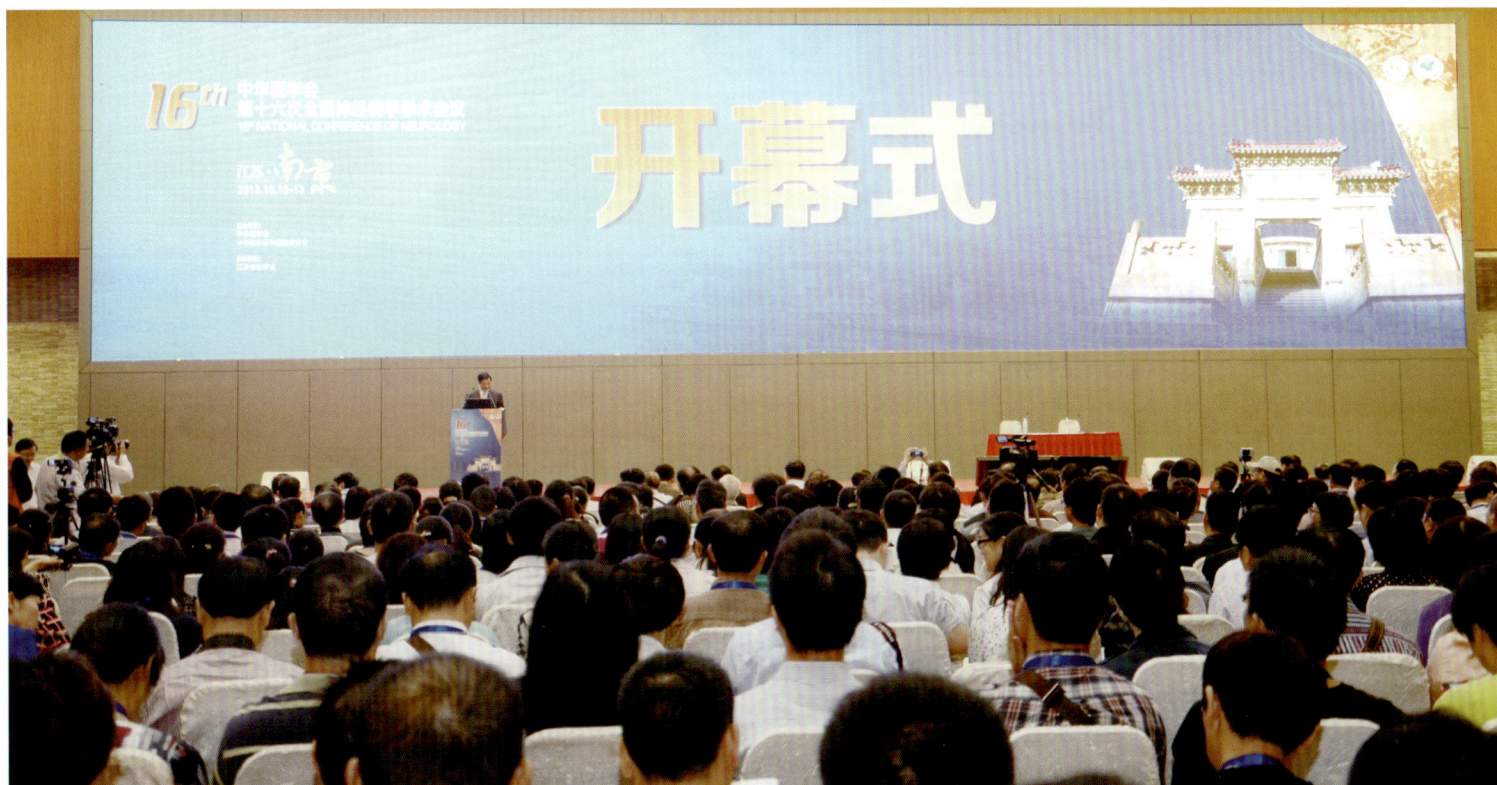

开幕式

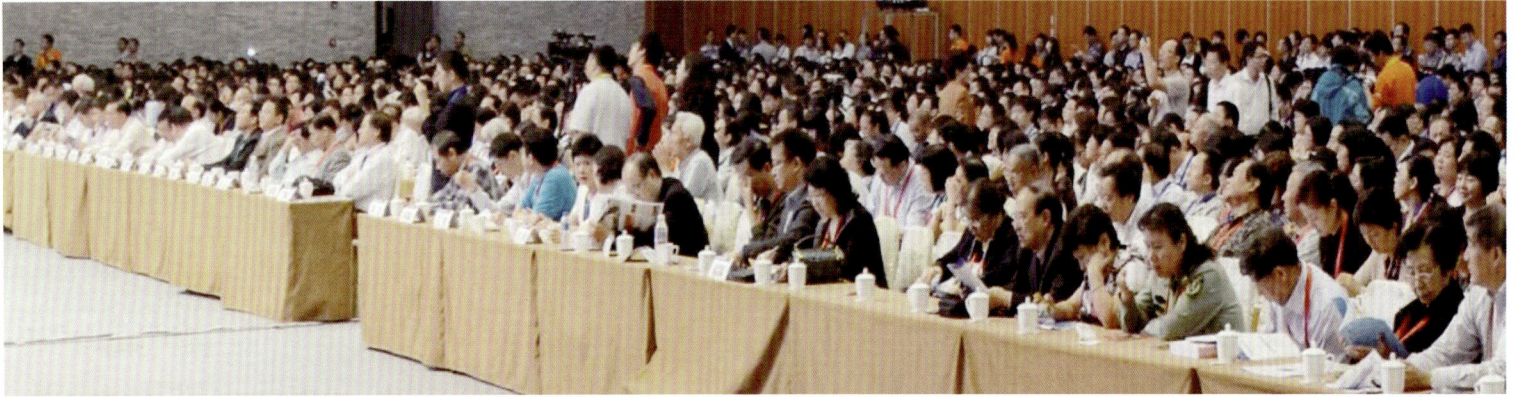

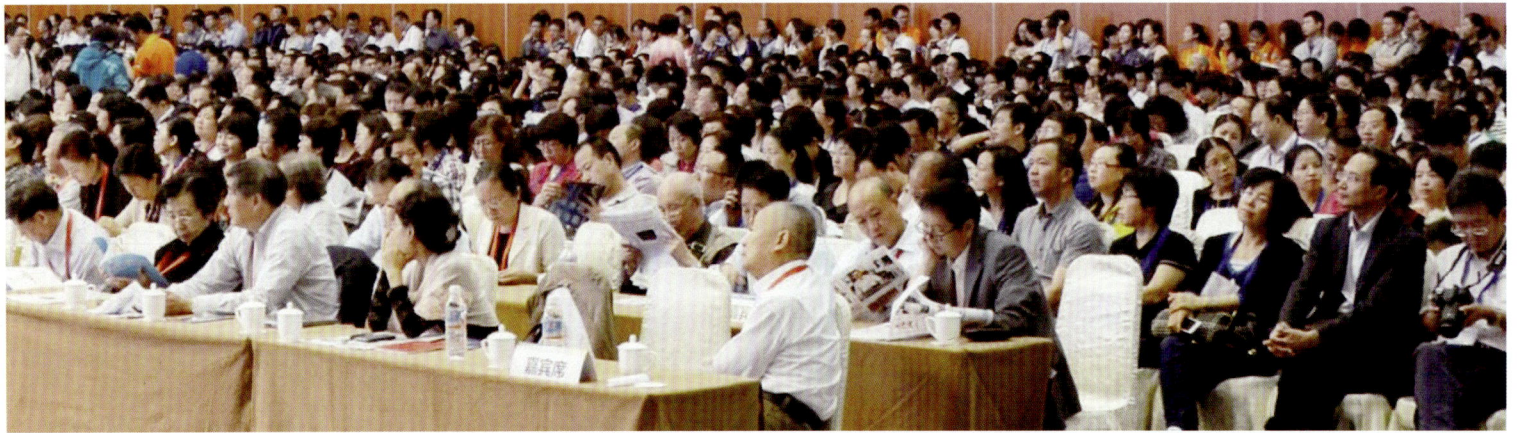

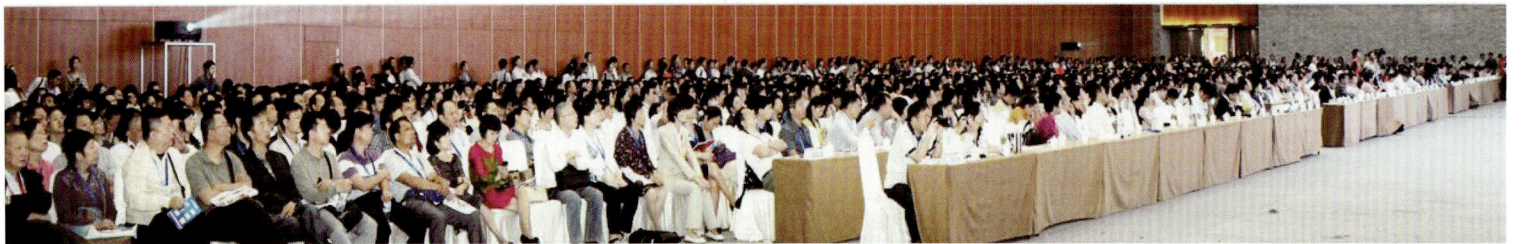

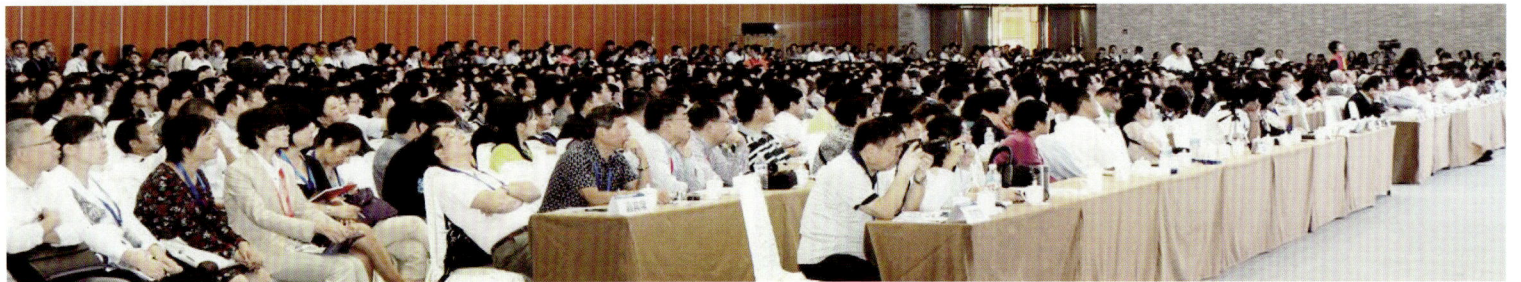

嘉宾席

王拥军　蒲传强　崔丽英　贾建平

黄祖瑚　刘彦群　张辉　朱永赞

毅　嘉宾席

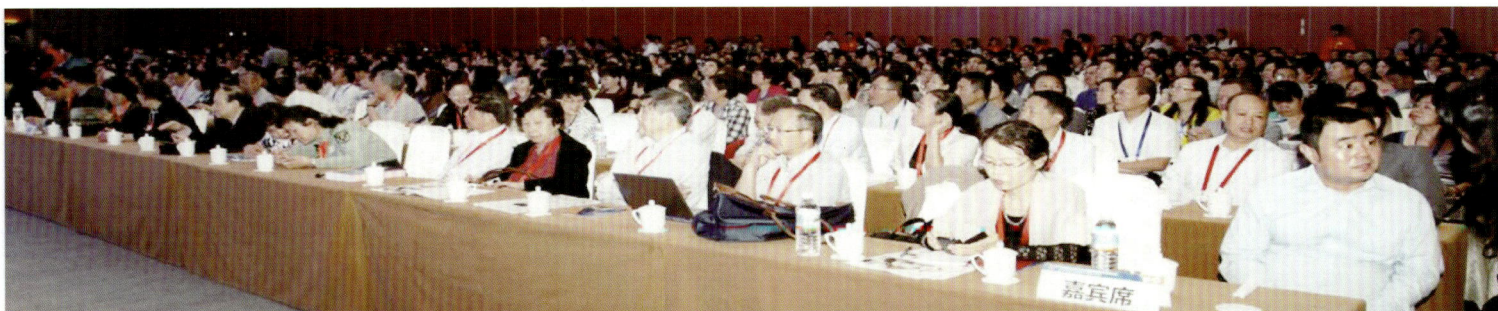

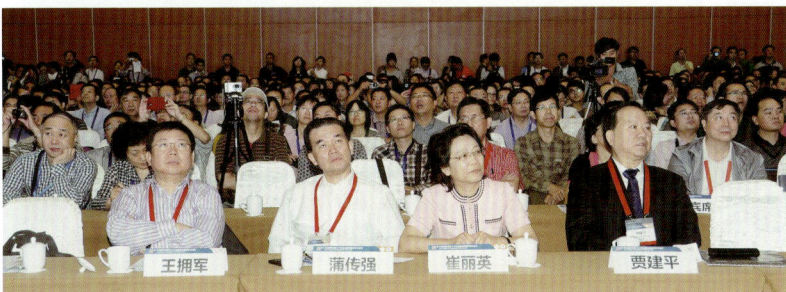

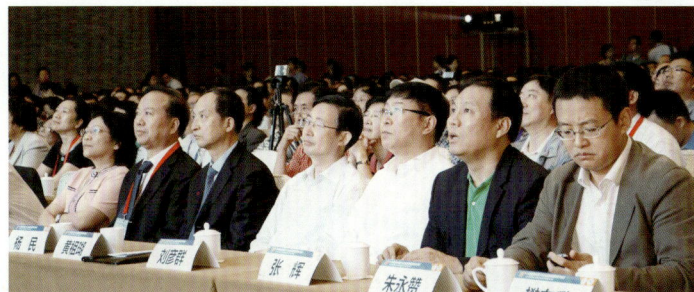

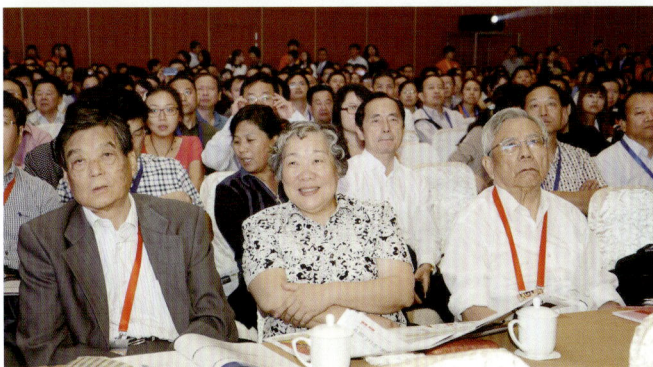

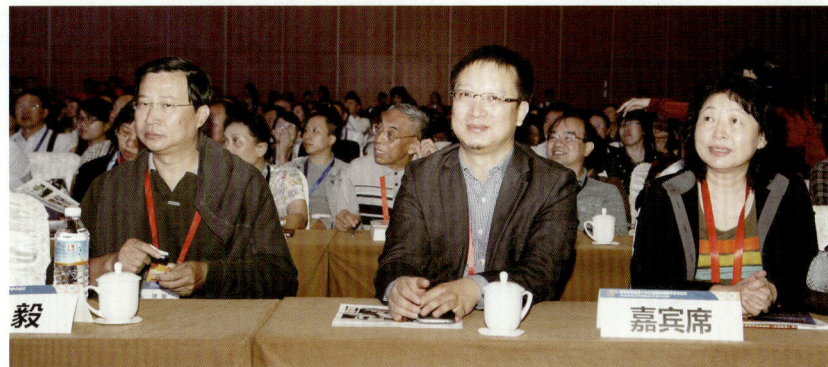

2013年10月，中华医学会第十六次全国神经病学学术会议在南京召开

7~11/开幕式会场

12/贾建平、崔丽英、蒲传强和王拥军教授参加开幕式

13/参加开幕式的专家和领导朱永赞、张辉、刘彦群、黄祖瑚、杨民、贾建平和崔丽英教授

14/吕传真、杨任民教授等参加开幕式

15/饶毅、武剑和王新平教授参加开幕式

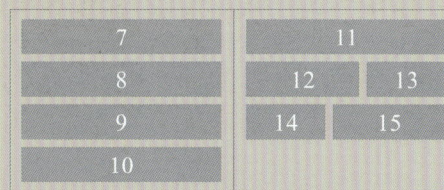

7		11	
8		12	13
9		14	15
10			

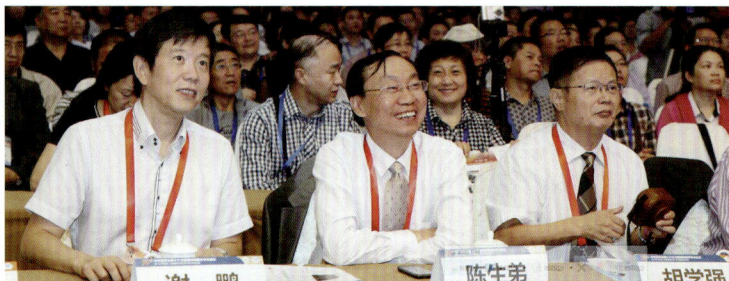
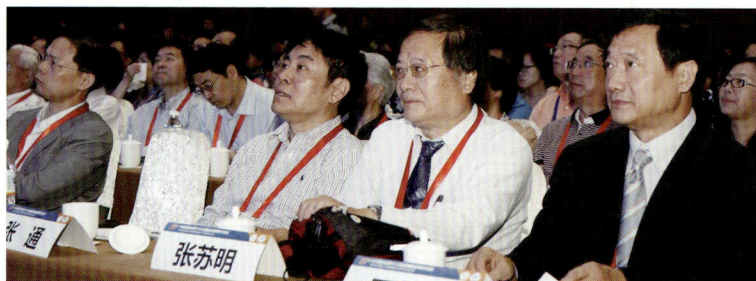
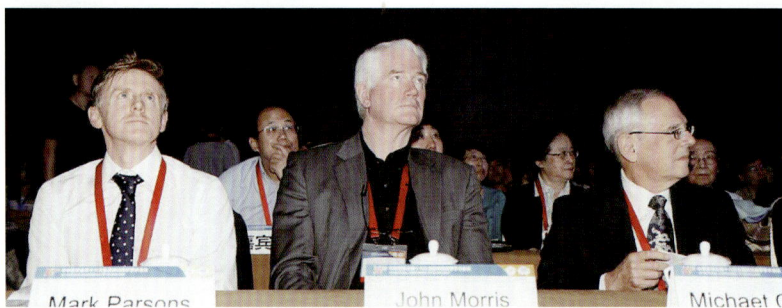
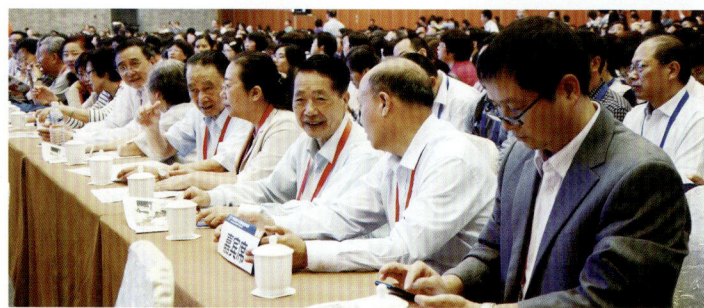
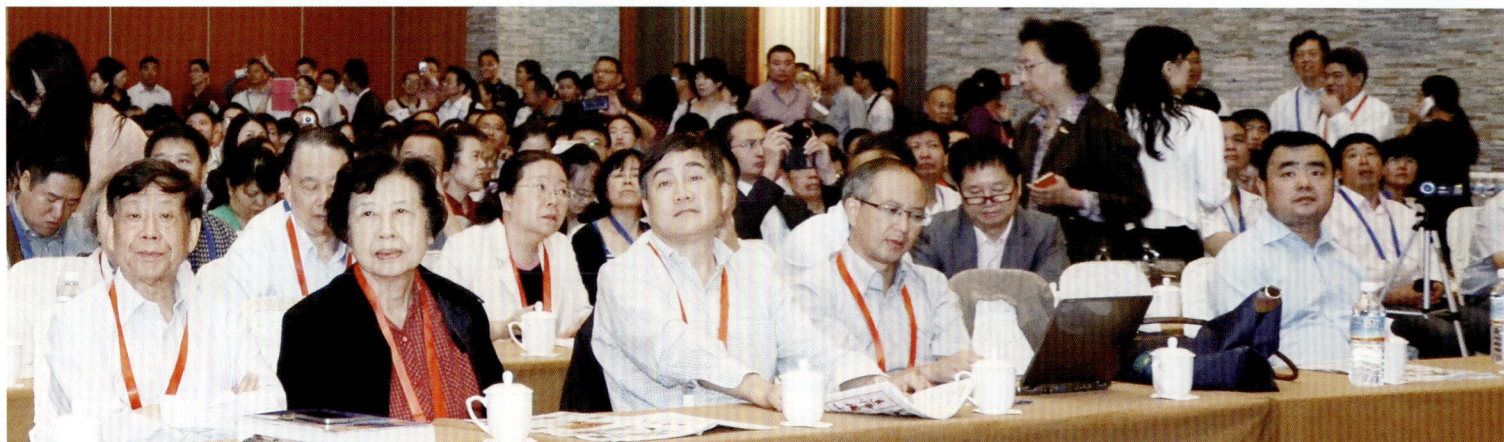

2013年10月，中华医学会第十六次全国神经病学学术会议在南京召开

16/谢鹏、陈生弟和胡学强教授参加开幕式

17/张苏明、张通、丁新生和何志义教授参加开幕式

18/外国专家Mark Parsons、John Morris和Michaet Chopp参加开幕式

19/曾进胜、王文志、杨期东、黄如训和洪震教授等参加开幕式

20/沈定国、康德瑄、王学峰和廖卫平教授等参加开幕式

16	17
18	19
20	

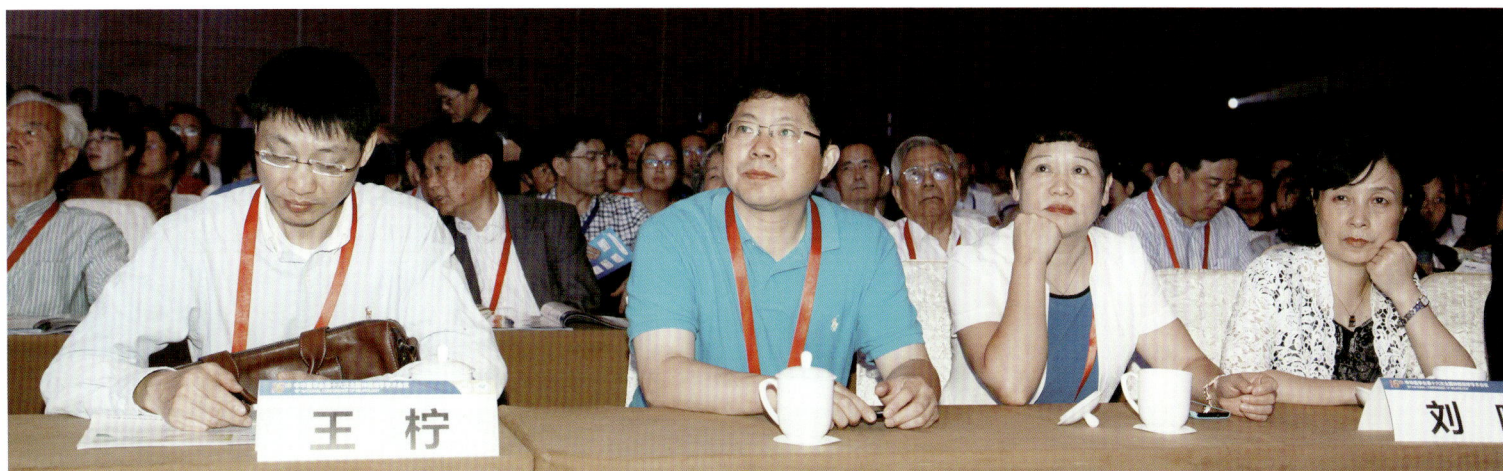

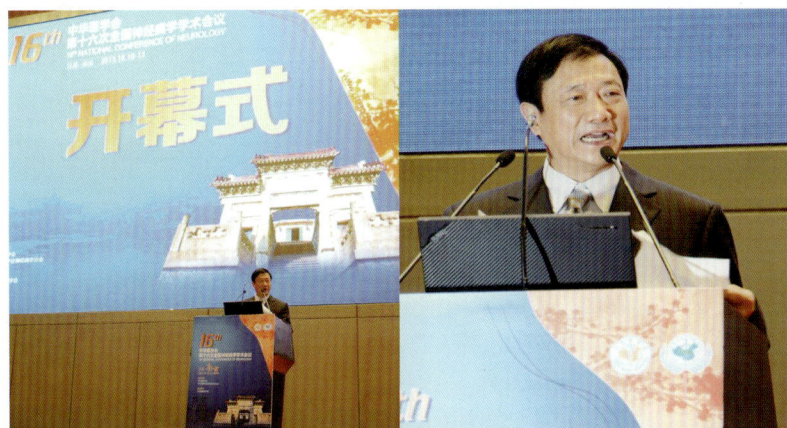

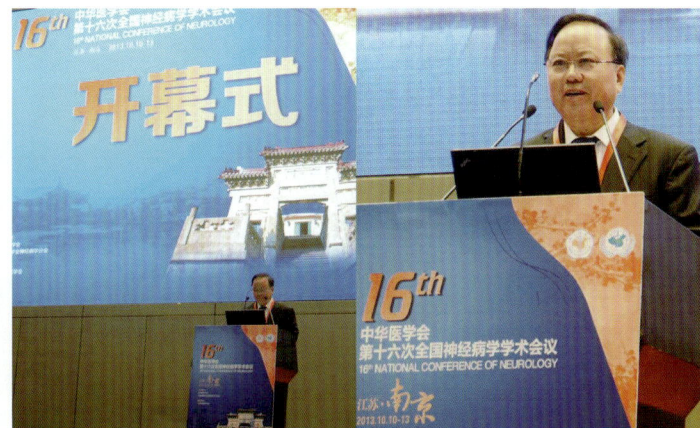

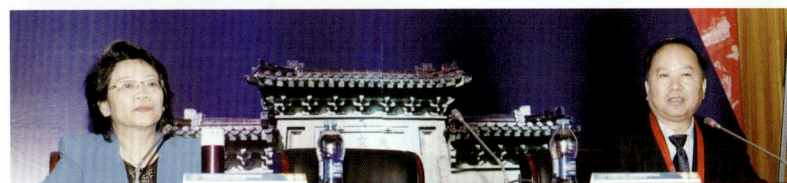

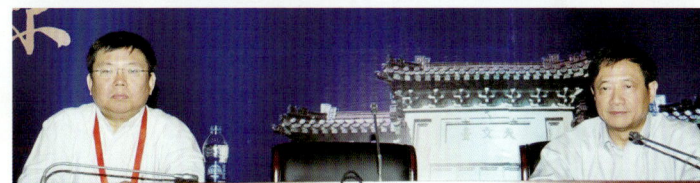

2013 年 10 月，中华医学会第十六次全国神经病学学术会议在南京召开

21/王柠、刘鸣、蔡晓杰和汪凯教授等参加开幕式

22/丁新生教授主持开幕式

23/贾建平教授在开幕式上致辞

24、25/贾建平、崔丽英、王拥军和丁新生教授主持会议

	21	
22		23
24		25

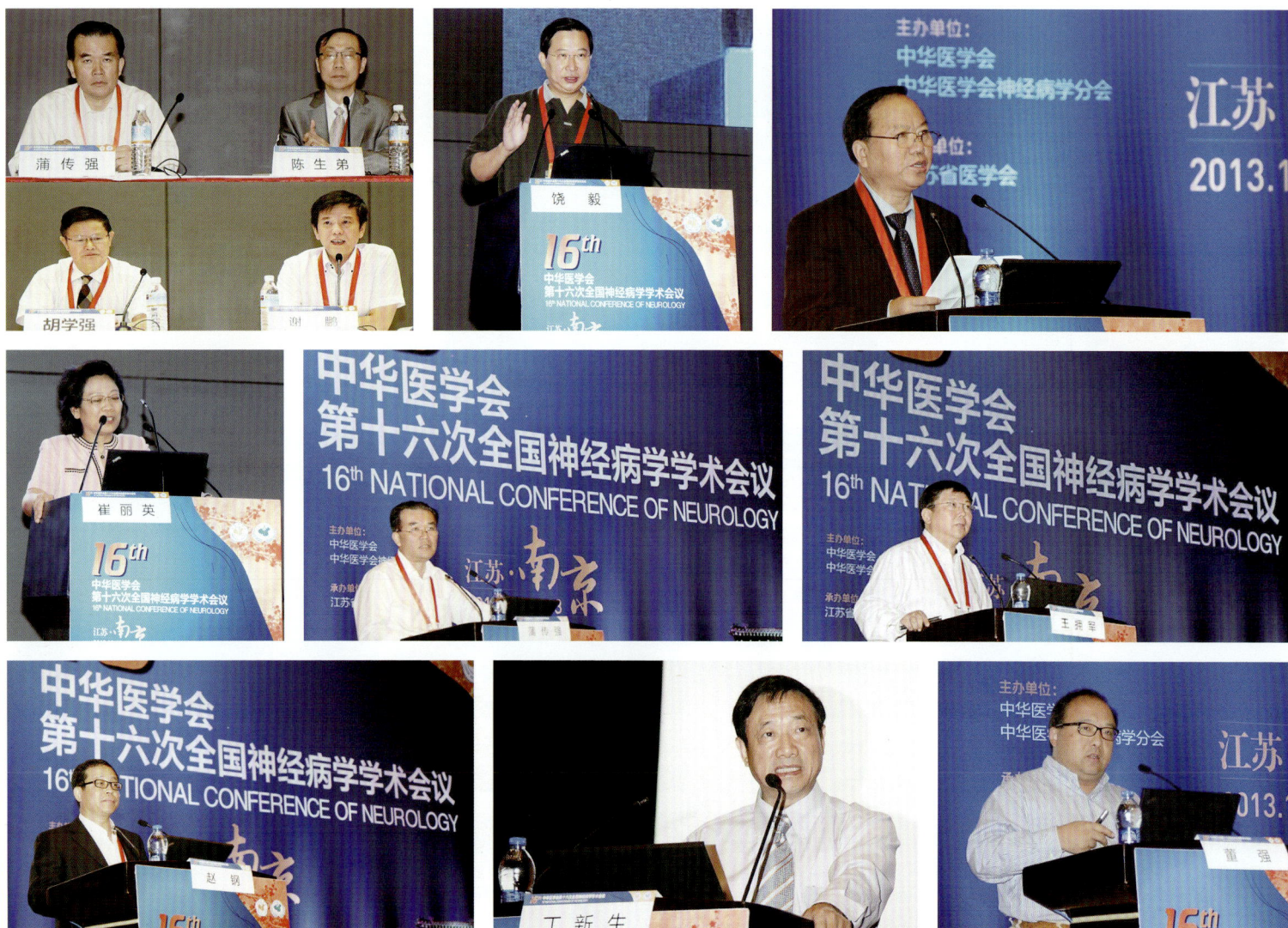

2013年10月，中华医学会第十六次全国神经病学学术会议在南京召开

26/蒲传强、陈生弟、胡学强和谢鹏
教授主持会议

27/饶毅教授做大会发言

28/贾建平教授做大会发言

29/崔丽英教授做大会发言

30/蒲传强教授做大会发言

31/王拥军教授做大会发言

32/赵钢教授做大会发言

33/丁新生教授做大会发言

34/董强教授做大会发言

26	27	28
29	30	31
32	33	34

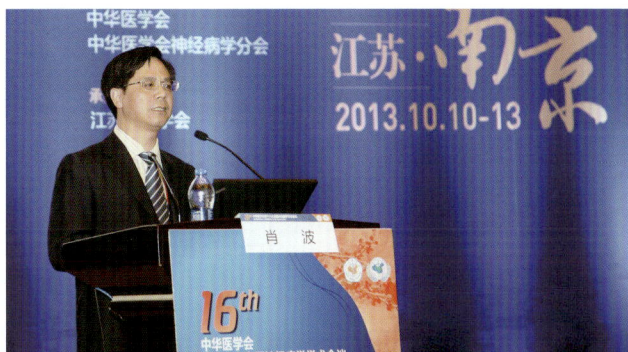

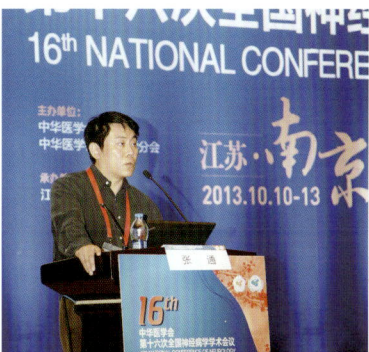

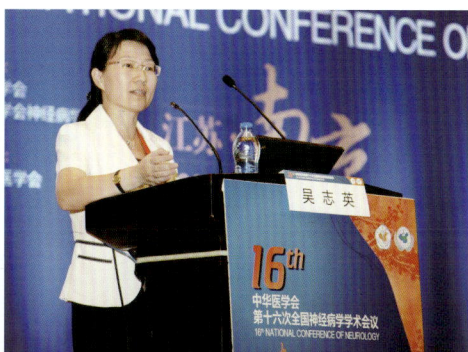

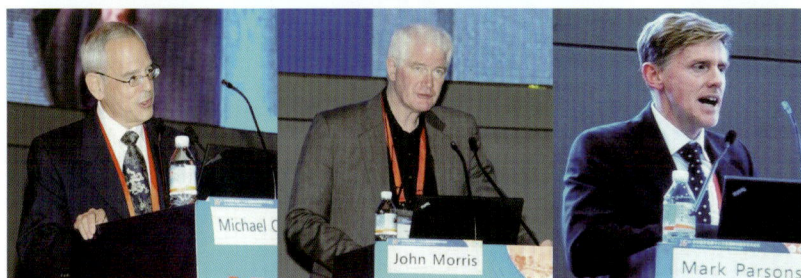

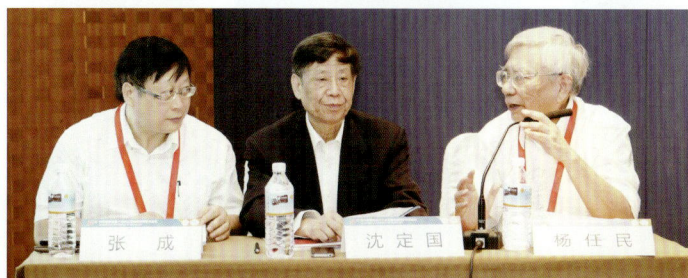

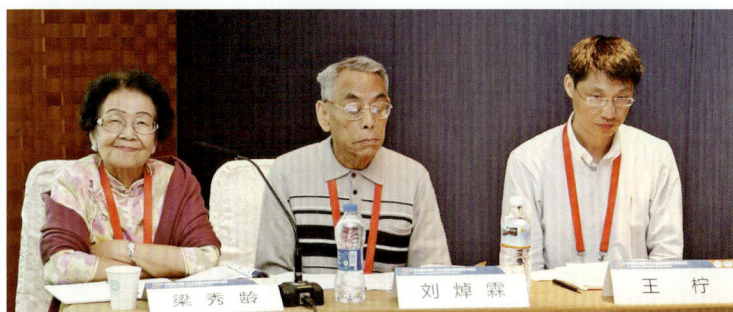

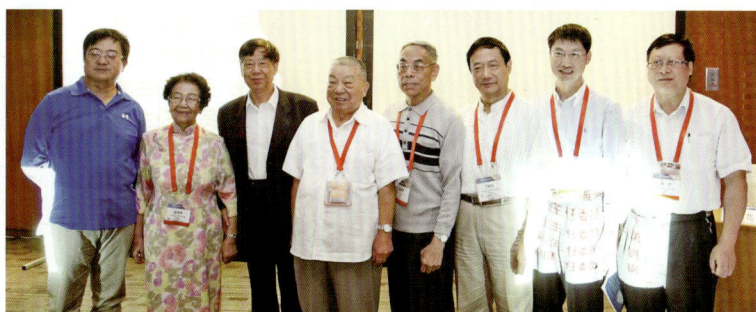

2013年10月，中华医学会第十六次全国神经病学学术会议在南京召开

35/肖波教授做大会发言

36/张通教授做大会发言

37/吴志英教授做大会发言

38/Mark Parsons、John Morris 和 Michaet Chopp 教授做大会发言

39/神经遗传学组分会场上，杨任民、沈定国和张成教授做主持

40/神经遗传学组分会场上，刘焯霖、梁秀龄和王柠教授做主持

41/神经遗传学组分会场参会专家（自右向左为张成、王柠、丁新生、刘焯霖、慕容慎行、沈定国、梁秀龄、李晓光）合影留念

35	36	37
38		39
40		41

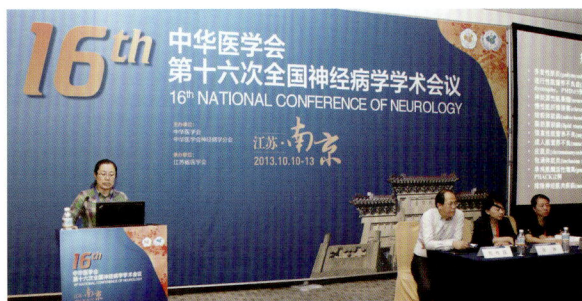

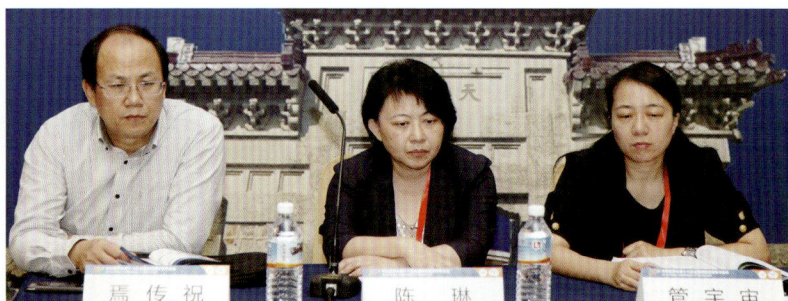

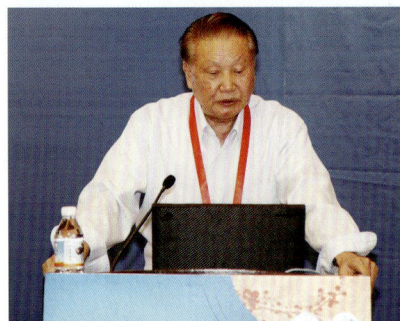

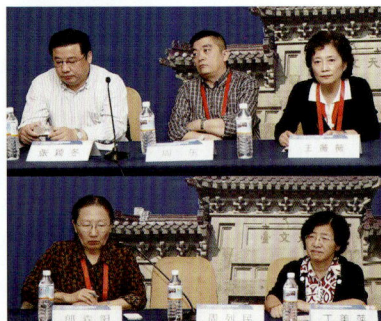

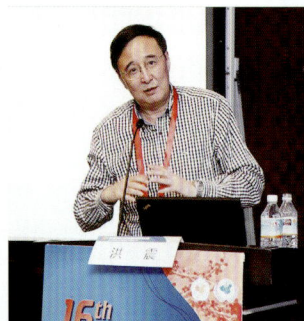

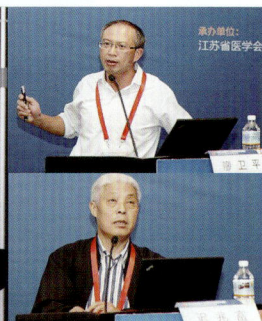

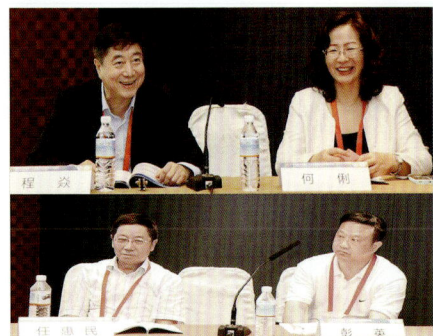

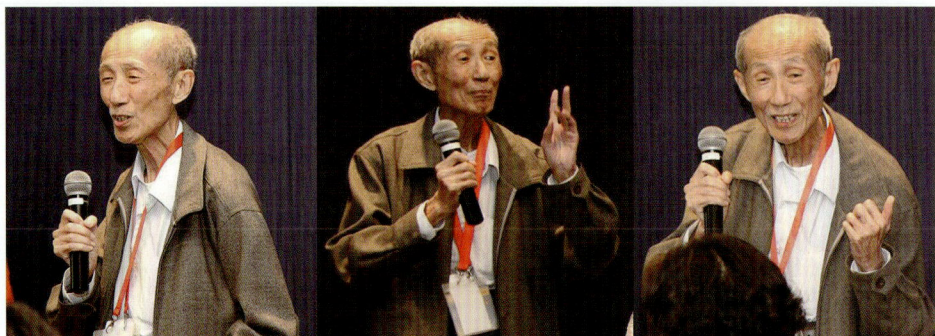

2013 年 10 月，中华医学会第十六次全国神经病学学术会议在南京召开

42/ 神经肌肉病学组与肌电图和临床神经电生理学组分会场

43/ 神经肌肉病学组与肌电图和临床神经电生理学组分会场主持人焉传祝、陈琳和管宇宙教授

44/ 神经肌肉病学组与肌电图和临床神经电生理学组分会场上，李作汉教授发言

45/ 脑电图与癫痫学组分会场主持人周东、张颖冬、王微微、郎森阳和丁美萍教授

46/ 脑电图与癫痫学组分会场上，洪震、迟兆富和廖卫平教授发言

47/ 神经生化学组分会场主持人程焱、何俐、任惠民和彭英教授

48/ 神经生化学组分会场上，薛启蓂教授积极参与讨论

42		43
44	45	46
47		48

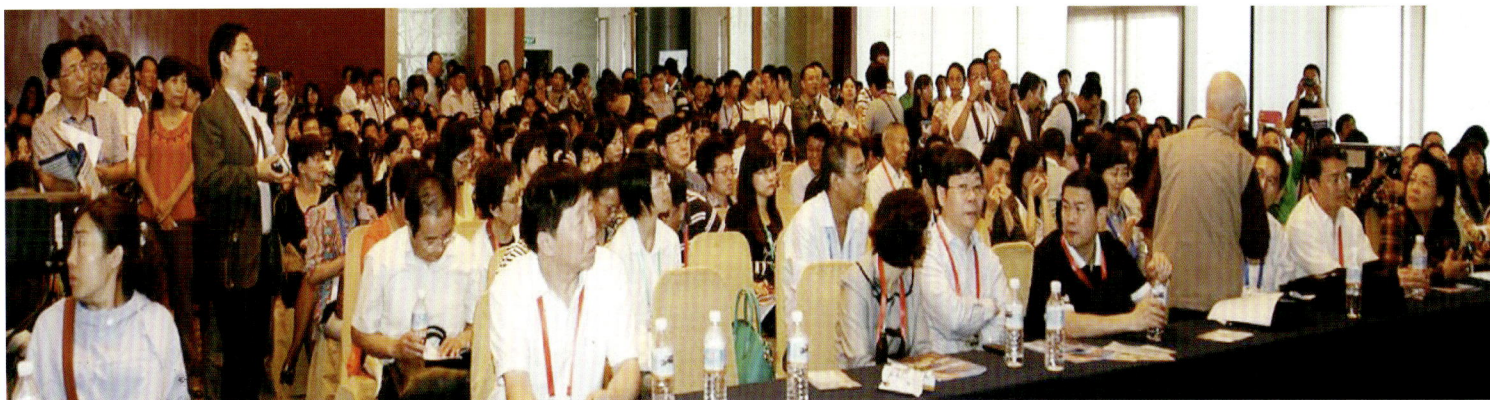

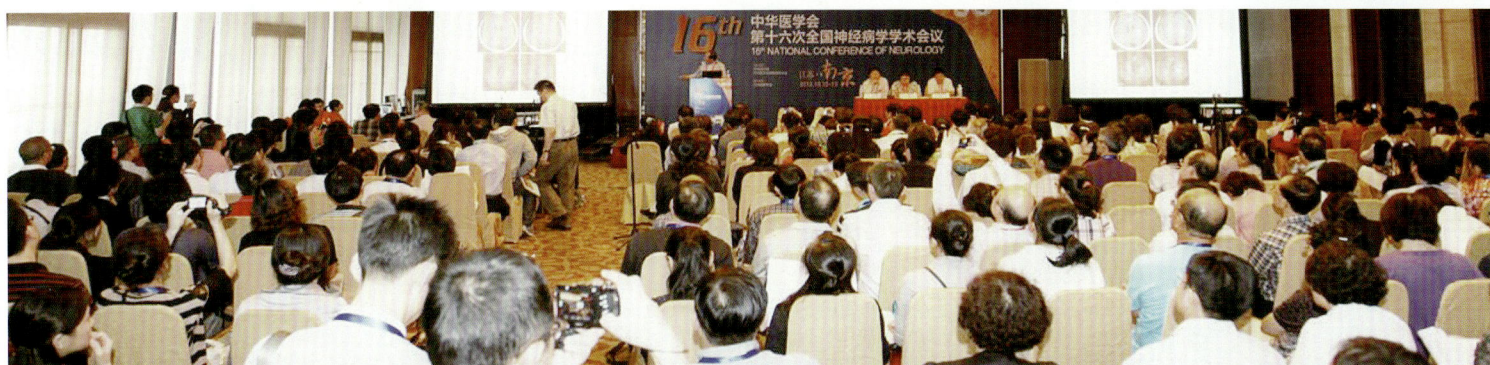

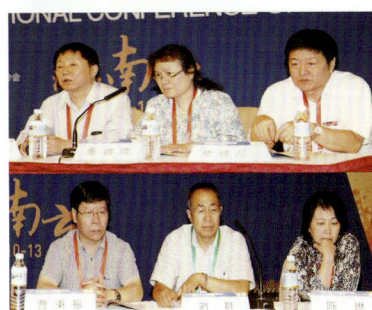

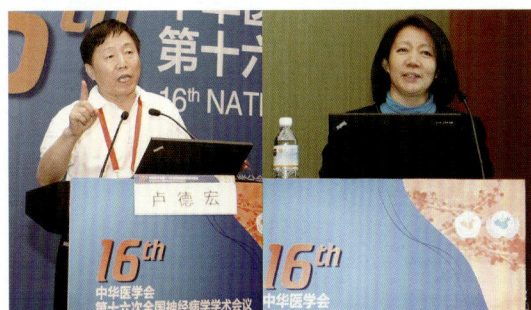

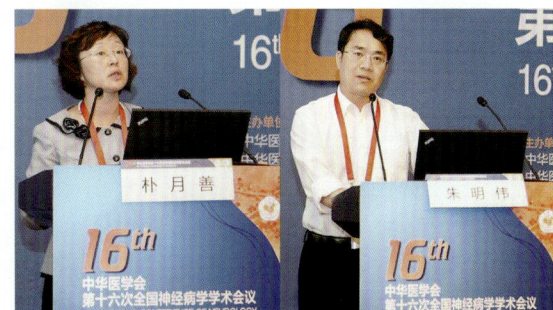

2013年10月，中华医学会第十六次全国神经病学学术会议在南京召开

49、50/神经病理学组分会场

51/神经病理学组分会场主持人卢德宏、张微微、褚晓凡、曹秉振、刘群和陈琳教授

52/神经病理学组分会场上，卢德宏、高晶教授发言

53/神经病理学组分会场上，朴月善、朱明伟教授发言

49		
50		
51	52	53

郭力　许贤豪　　　侯熙德　　　吴晓牧　安中平　　　李泽宇　　　董会卿　　　廖小平

王维治　　　方树友　吴卫平　　　秦新月　　　杜彦辉　　　莫雪安　　　王满侠　　　管阳太

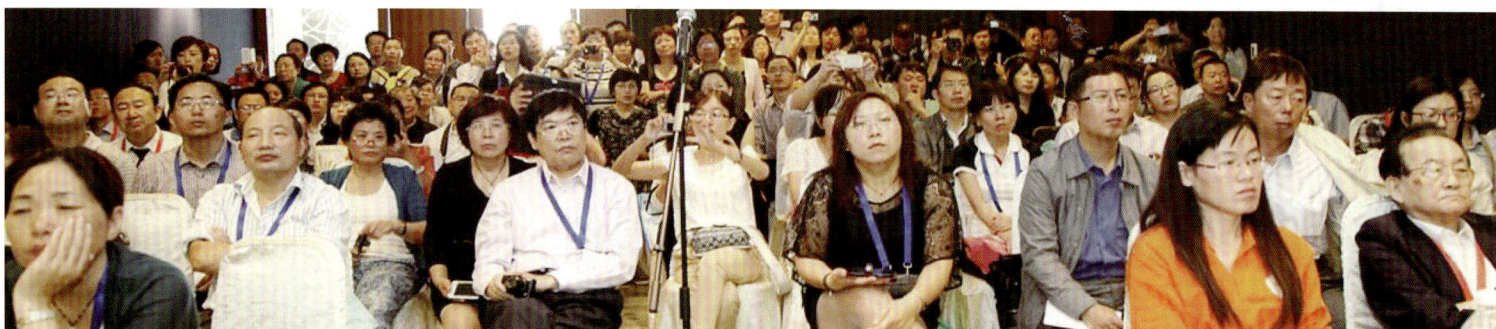

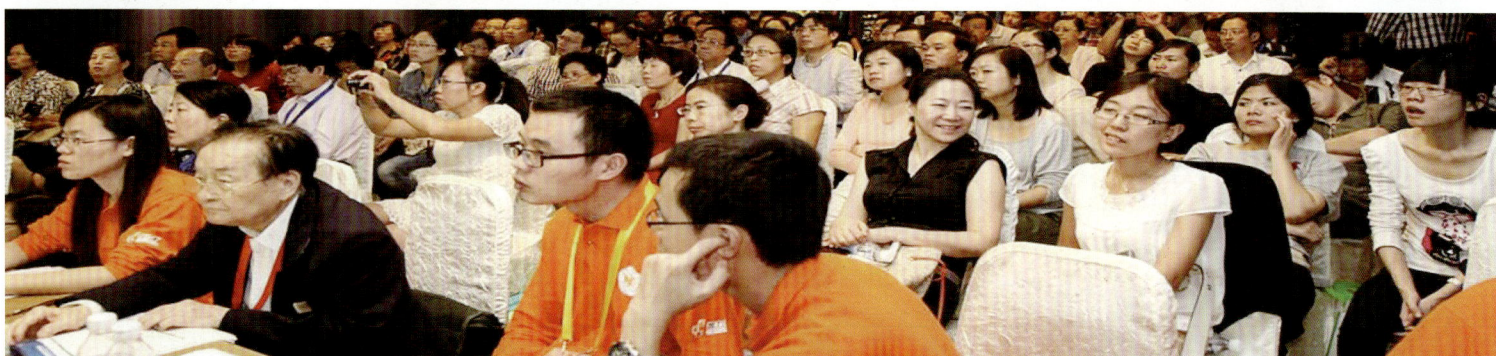

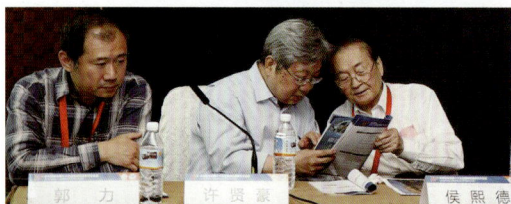

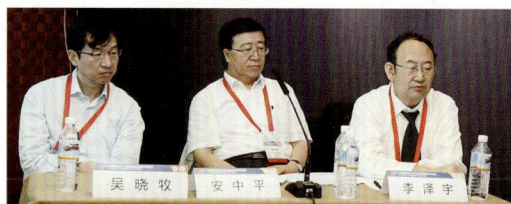

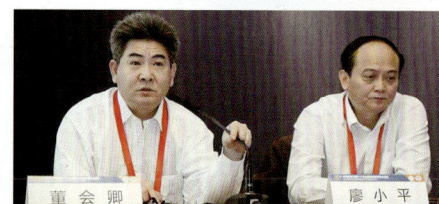

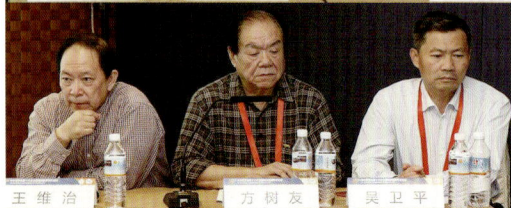

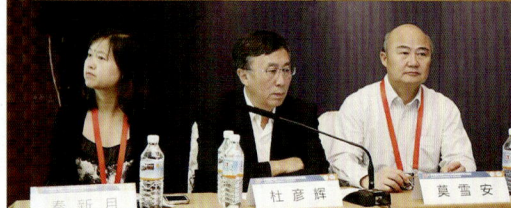

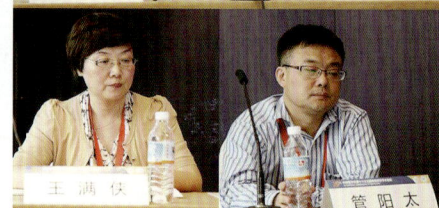

2013年10月，中华医学会第十六次全国神经病学学术会议在南京召开

54、55/神经免疫学组分会场

56/神经免疫学组分会场主持人侯熙德、许贤豪、郭力、王维治、方树友和吴卫平教授

57/神经免疫学组分会场主持人吴晓牧、安中平、李泽宇、秦新月、杜彦辉和莫雪安教授

58/神经免疫学组分会场主持人董会卿、廖小平、管阳太和王满侠教授

	54	
	55	
56	57	58

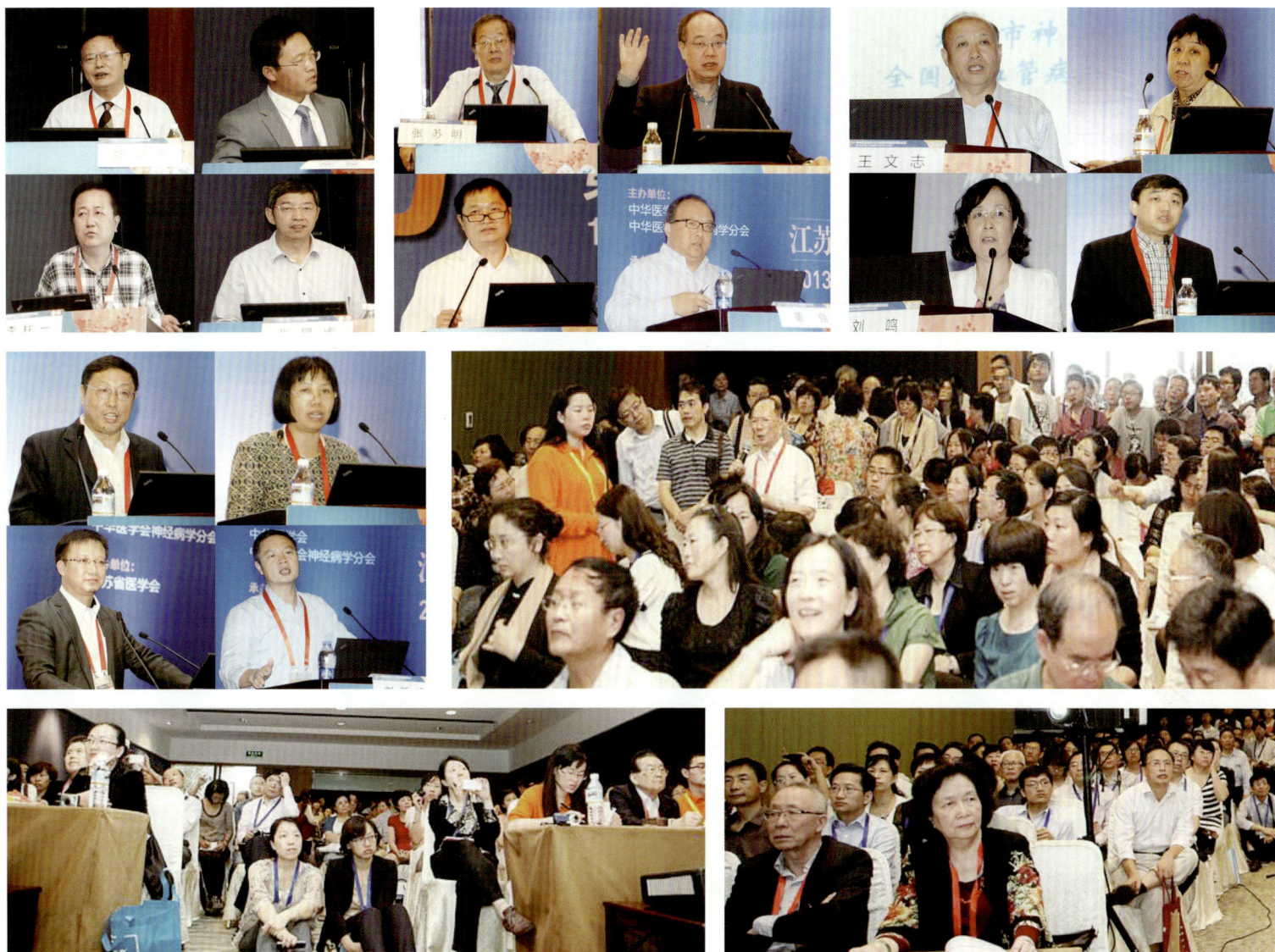

2013年10月，中华医学会第十六次全国神经病学学术会议在南京召开

59/神经免疫学组分会场上，胡学强、施福东、李柱一和张星虎教授发言

60/脑血管病学组分会场上，张苏明、黄家星、董强和曾进胜教授发言

61/脑血管病学组分会场上，王文志、吴江、刘鸣和彭斌教授发言

62/脑血管病学组分会场上，张祥建、徐恩、武剑和刘新峰教授发言

63～65/帕金森病及运动障碍学组分会场

59	60	61
62	63	
64	65	

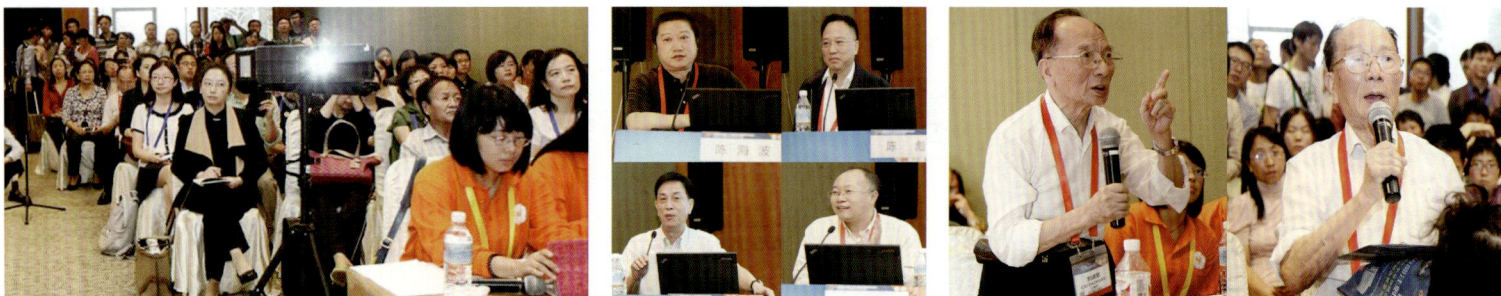

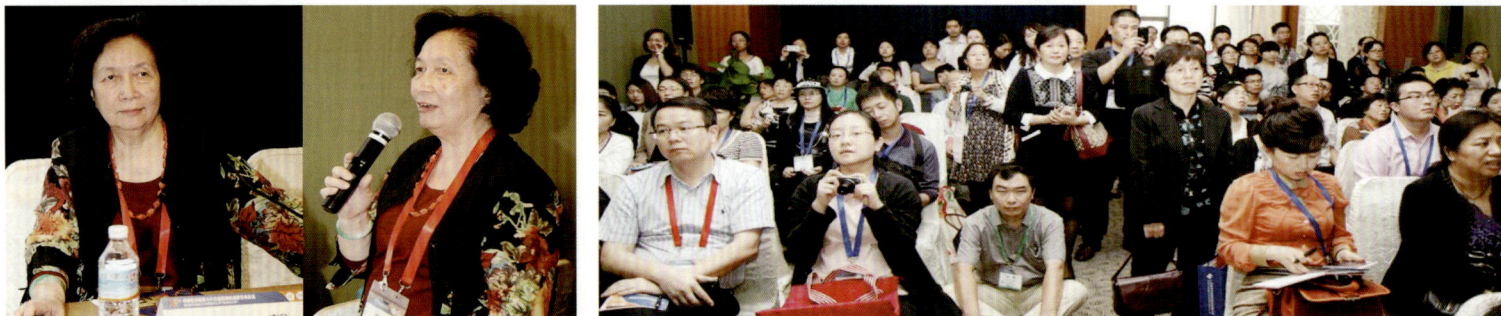

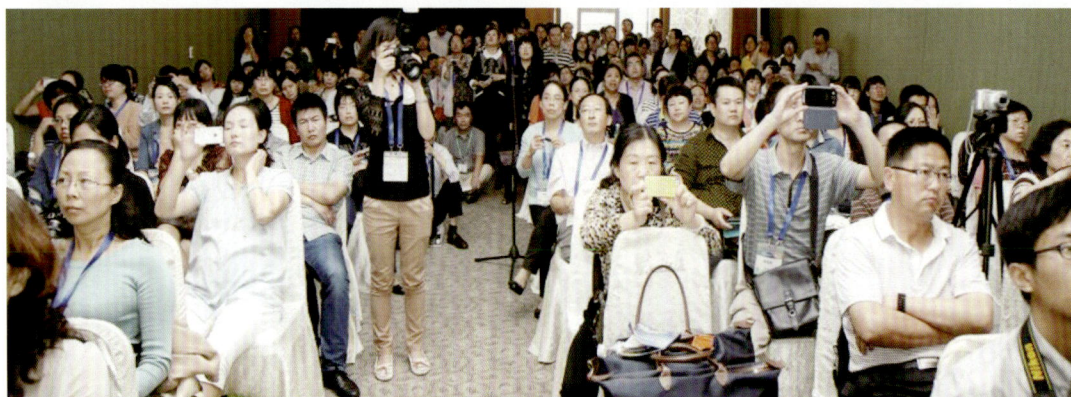

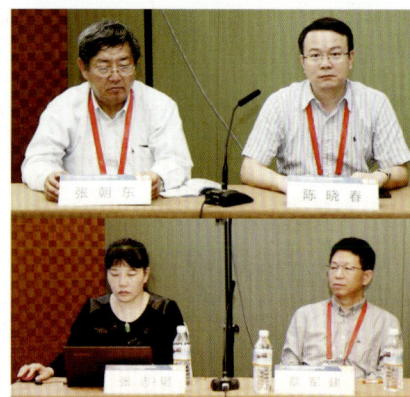

2013年10月，中华医学会第十六次全国神经病学学术会议在南京召开

66/ 帕金森病及运动障碍学组分会场

67/ 帕金森病及运动障碍学组分会场上，陈海波、孙圣刚、刘振国和陈彪教授发言

68/ 帕金森病及运动障碍学组分会场上，刘道宽教授积极参与讨论

69/ 帕金森病及运动障碍学组分会场上，主持人张振馨教授参与讨论

70、71/ 痴呆与认知障碍学组分会场

72/ 痴呆与认知障碍学组分会场主持人陈晓春、张朝东、张军建和张志珺教授

66	67	68
69	70	
71	72	

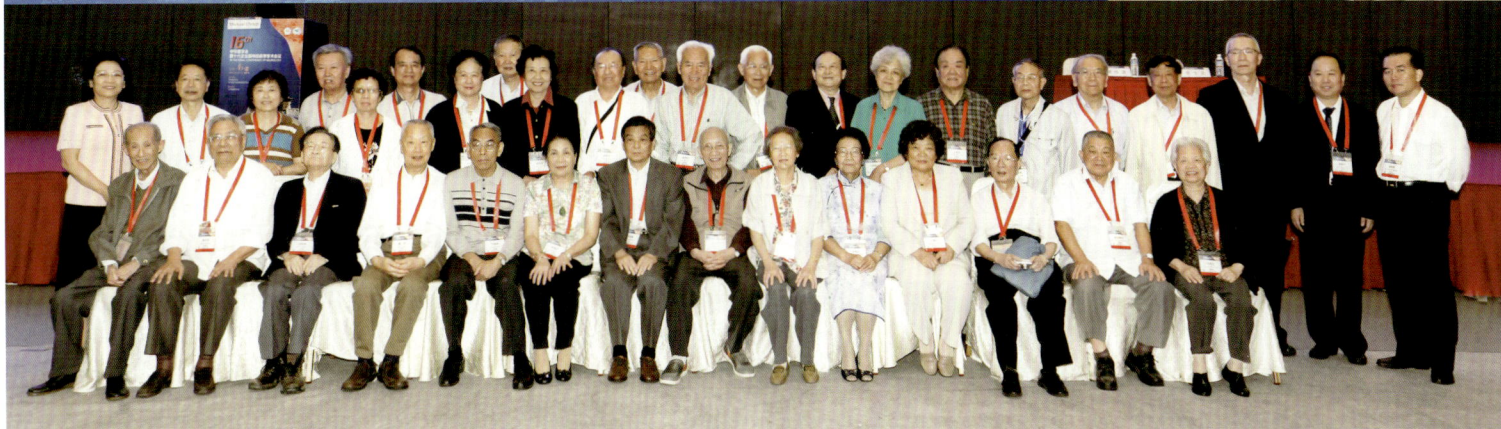

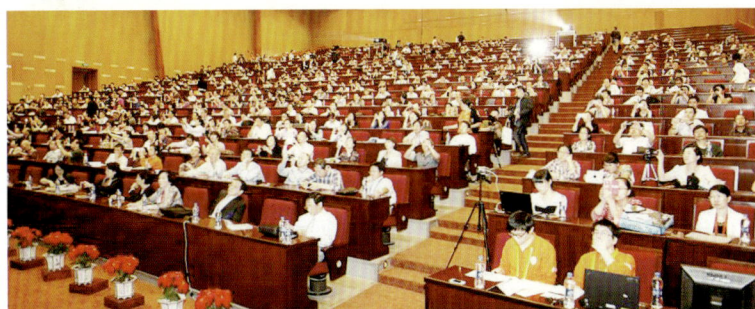
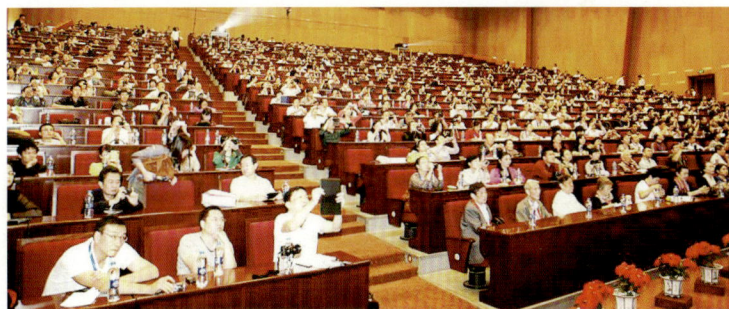

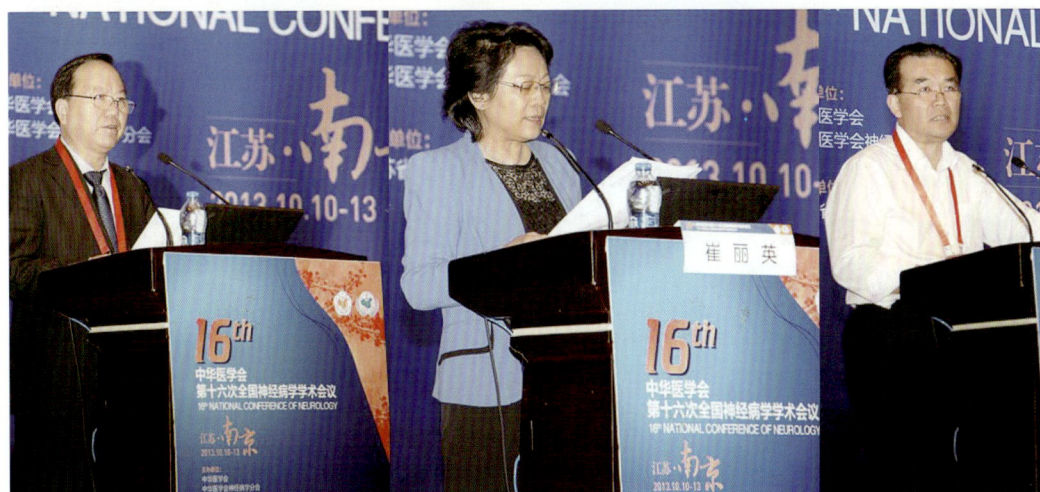

	73	
74		75
	76	

2013年10月，中华医学会第十六次全国神经病学学术会议在南京召开

73/中华医学会神经病学分会领导与参加会议的老专家合影留念

74、75/闭幕式会场

76/闭幕式上，贾建平主任委员、崔丽英前任主任委员和蒲传强候任主任委员分别讲话

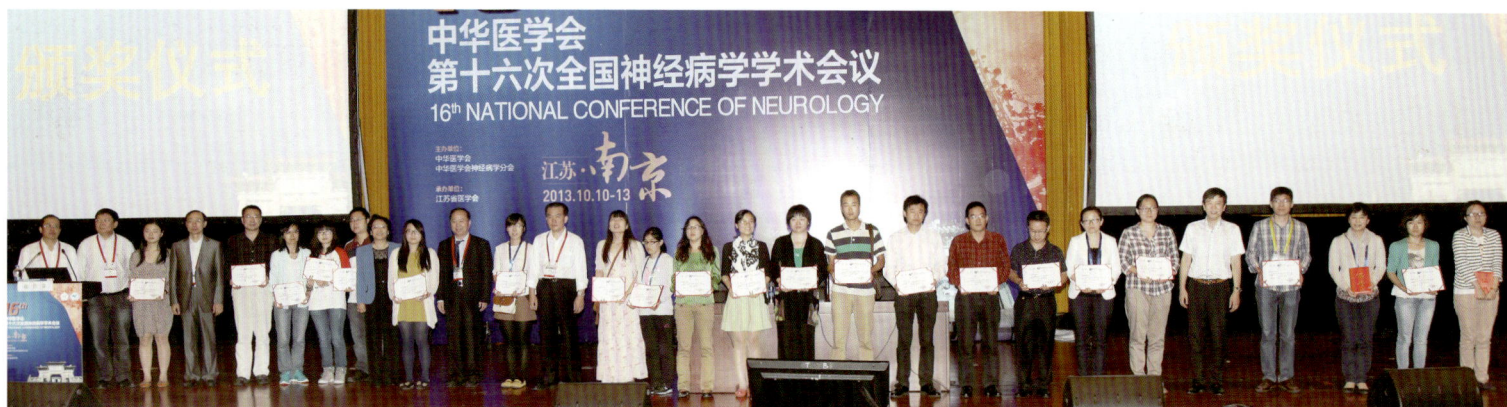

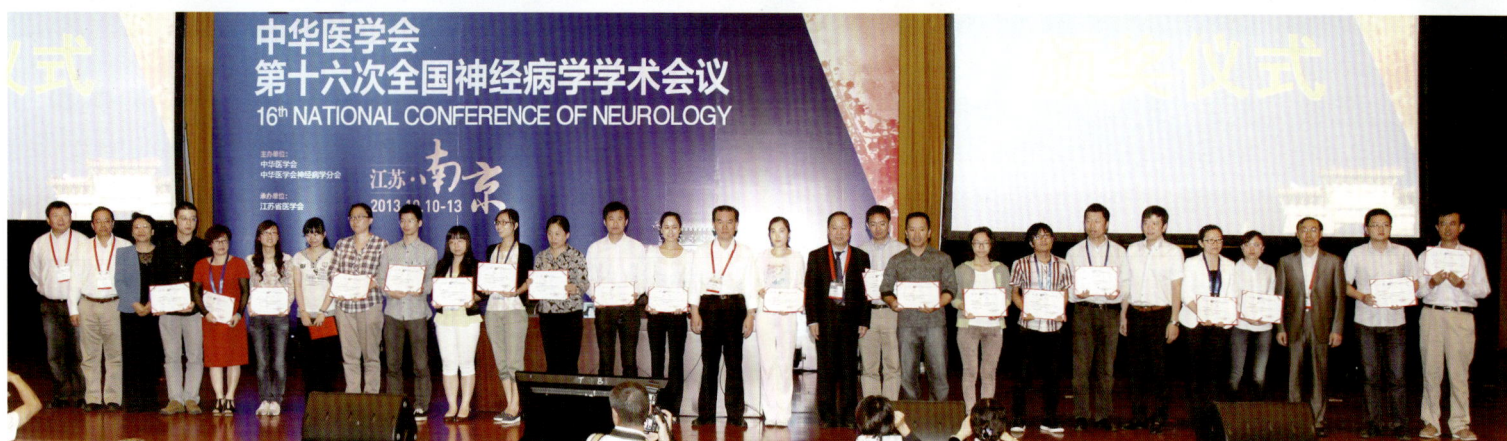

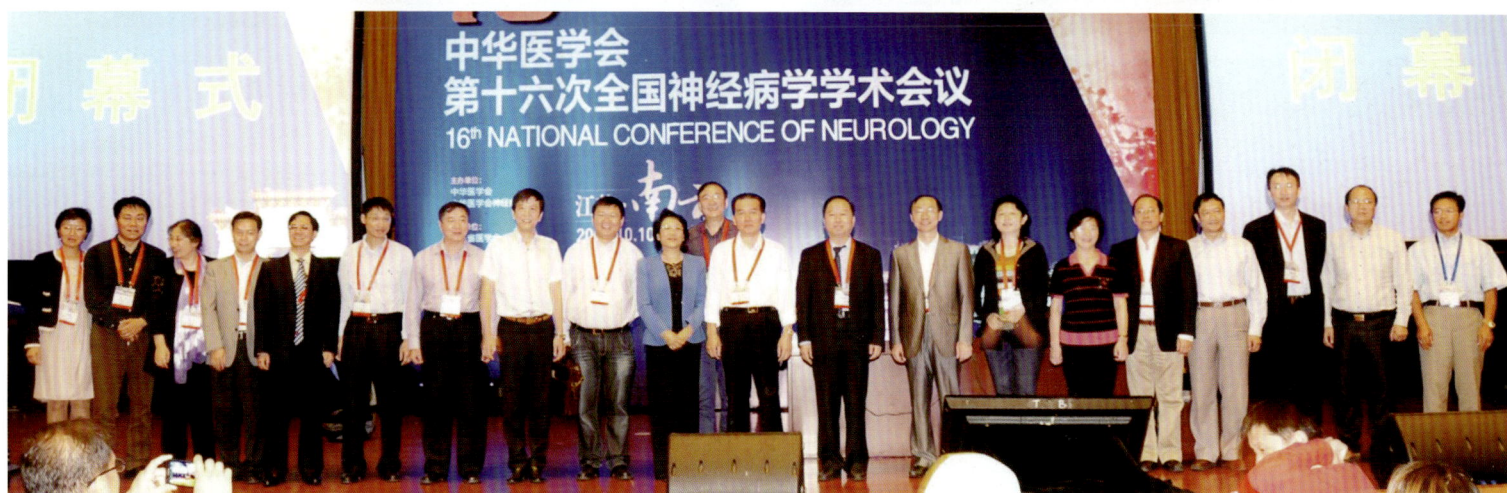

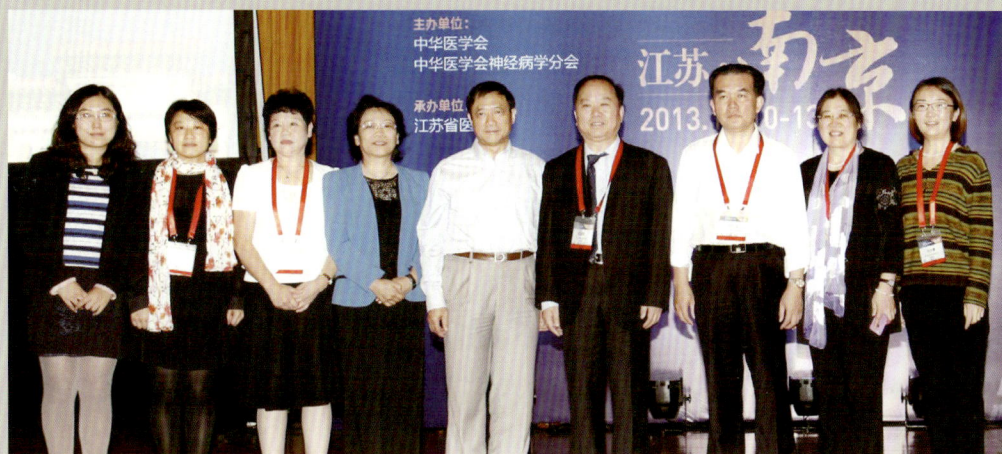

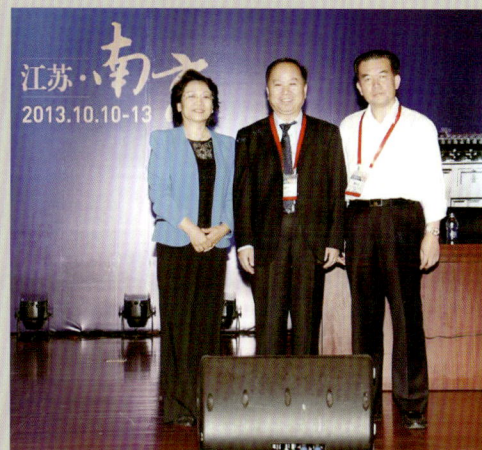

77	80	81
78		
79		

2013年10月，中华医学会第十六次全国神经病学学术会议在南京召开

77、78/闭幕式上，中华医学会神经病学分会领导给优秀论文奖获得者颁发证书

79/王丽娟、张通、徐运、何志义、肖波、王柠、程焱、谢鹏、王拥军、崔丽英、洪震、蒲传强、贾建平、陈生弟、王新平、丁美萍、赵钢、丁新生、樊东升、焉传祝和施福乐教授（从左向右）合影留念

80/张悦、魏翠柏、蔡晓杰、崔丽英、丁新生、贾建平、蒲传强、徐运和孙永馨教授（从左向右）合影留念

81/贾建平主任委员、崔丽英前任主任委员和蒲传强候任主任委员合影留念

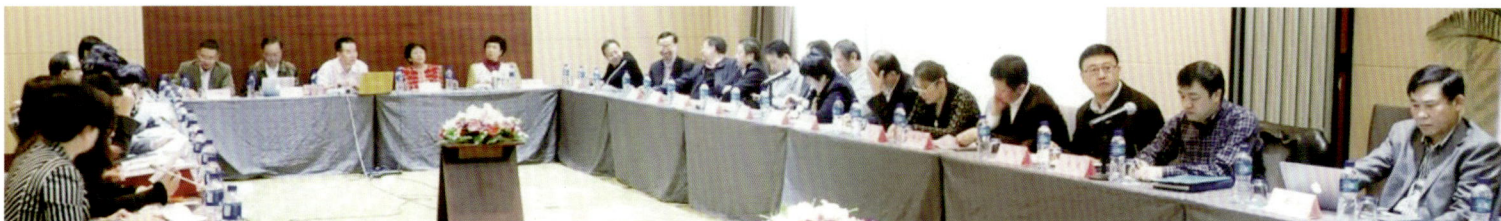
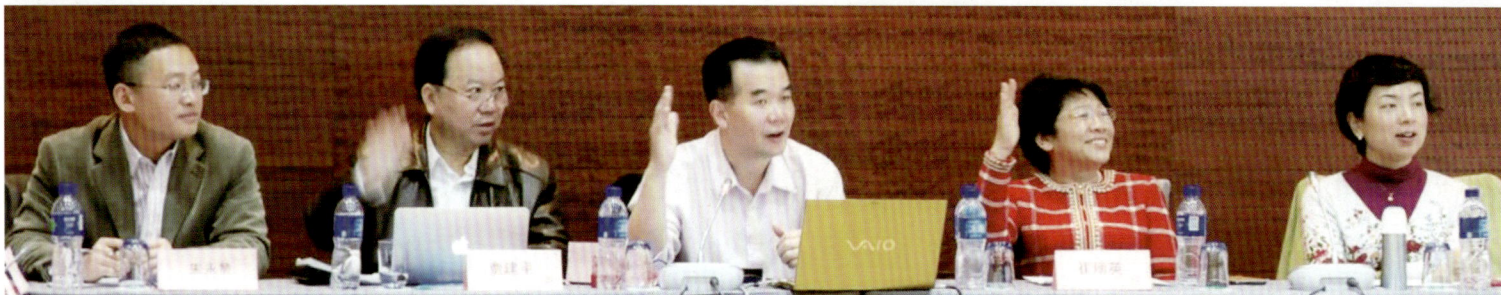
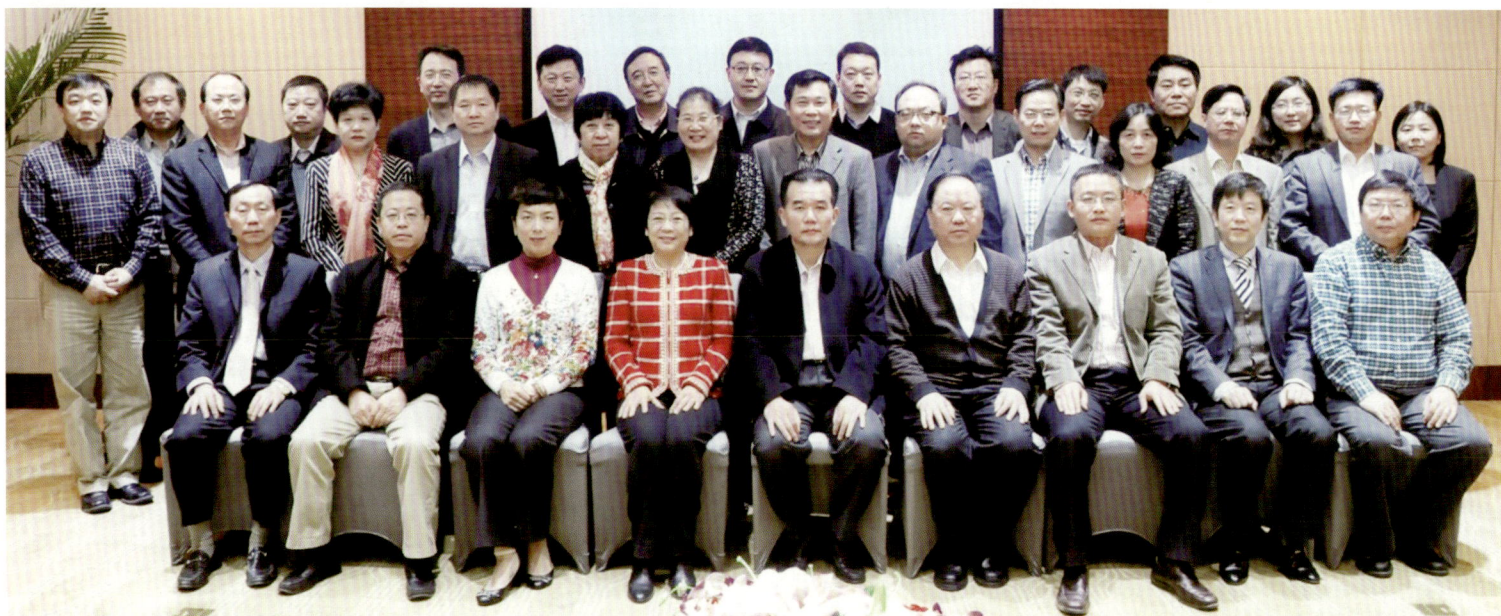

2013年11月，中华医学会神经病学分会第六届常务委员会会议在北京召开

1/ 会场

2/ 主席台

3/ 参会专家合影

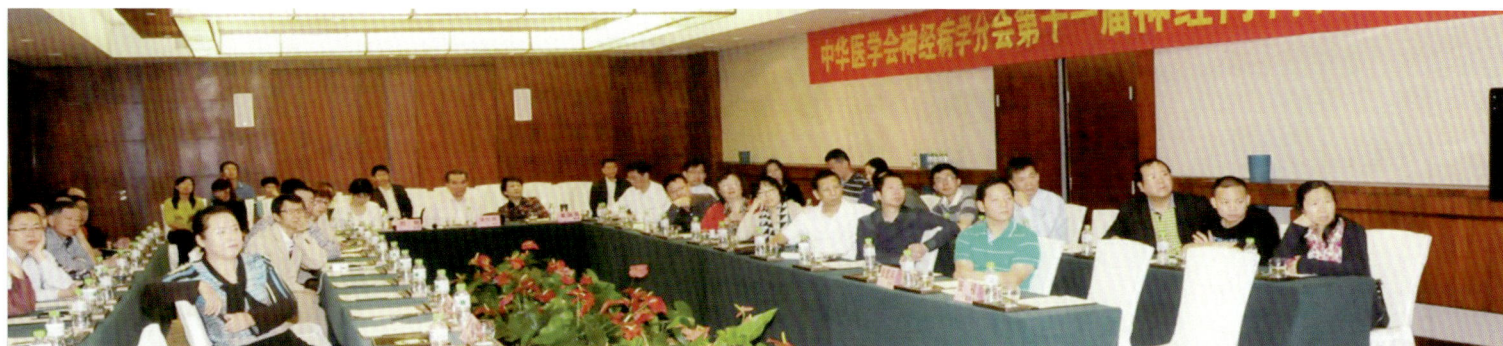

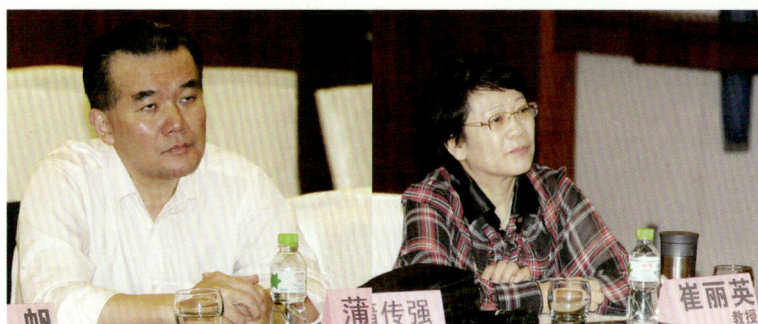

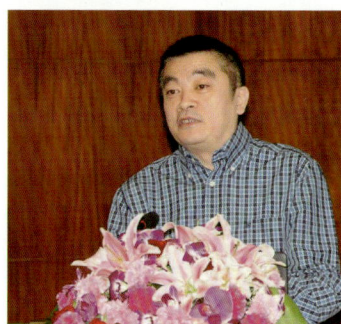

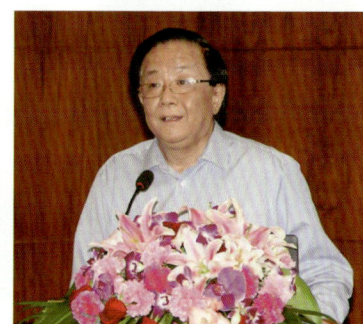

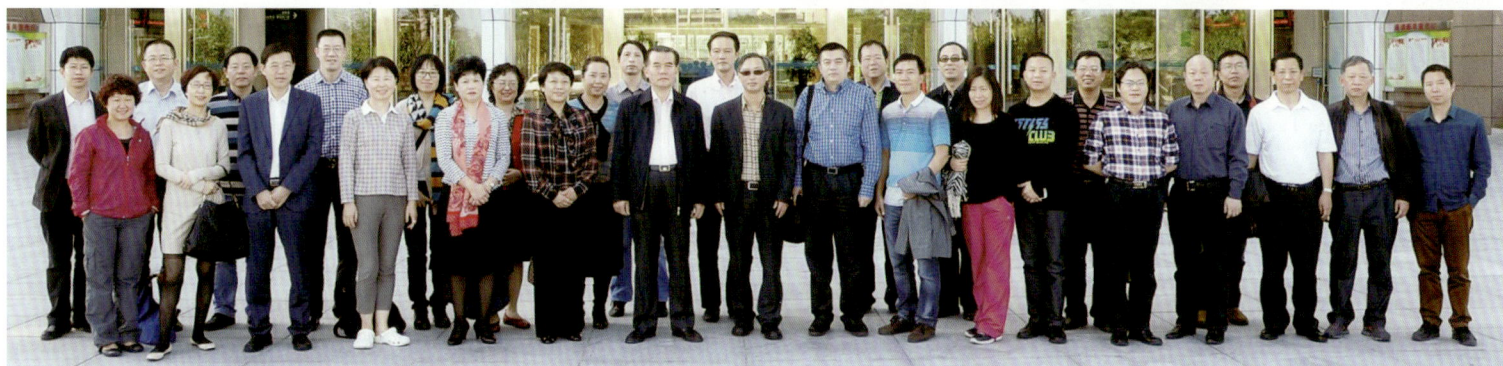

2013年11月，中华医学会神经病学分会第十一届神经内科科室管理与学科建设高级研修班在三亚举办

1/ 会场

2/ 蒲传强和崔丽英教授主持会议

3/ 周东教授做专题讲座

4/ 胡纪泽教授做专题讲座

5/ 参会专家合影

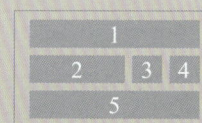

	1		
2		3	4
	5		

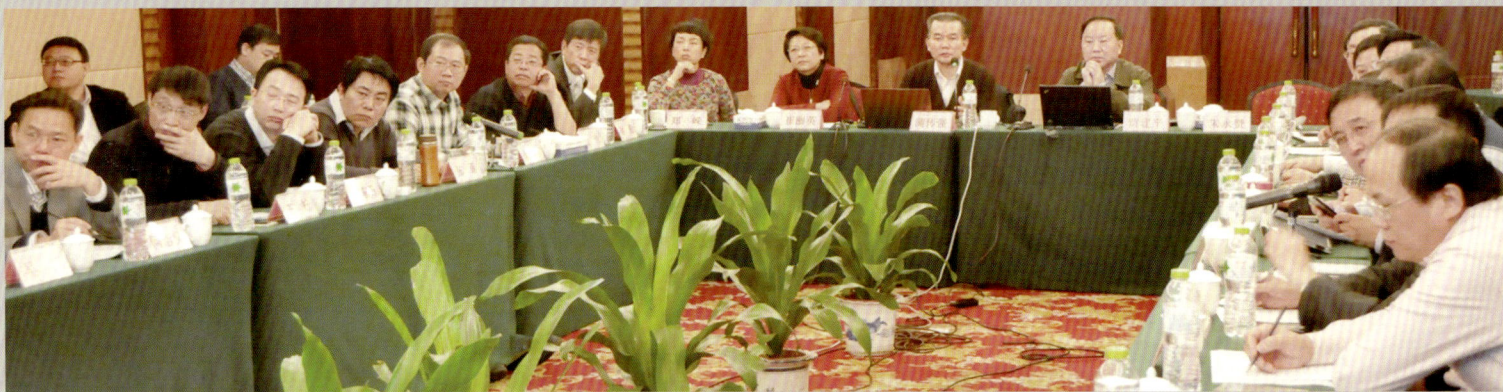

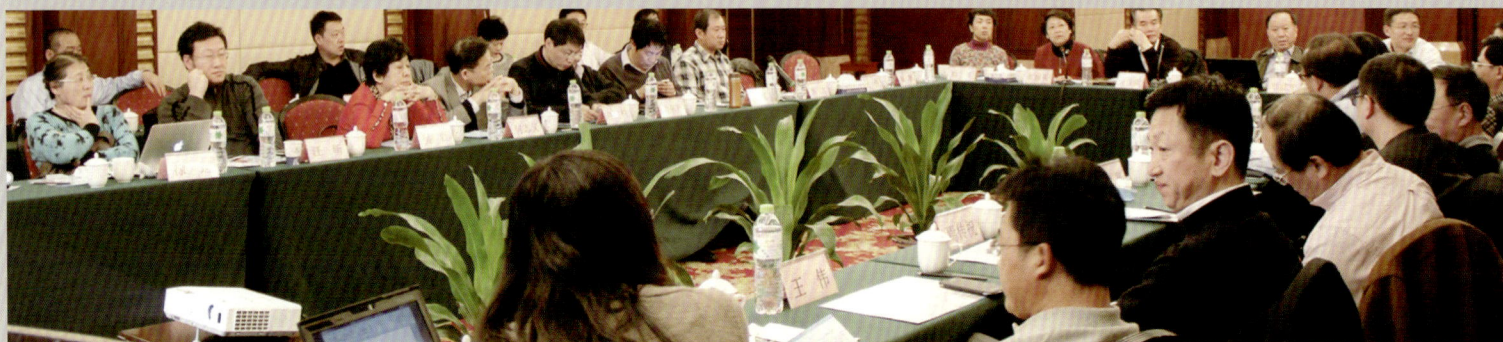

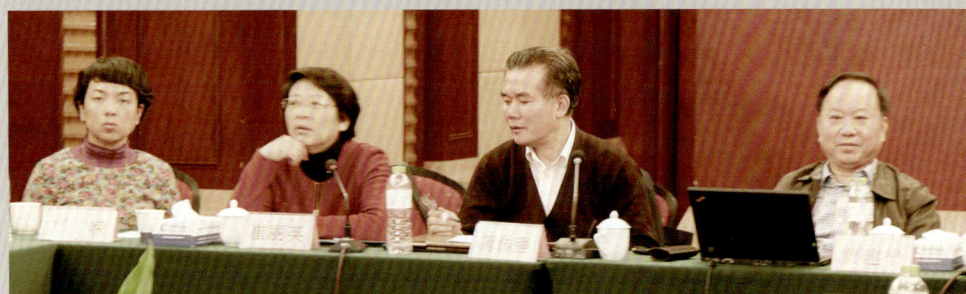

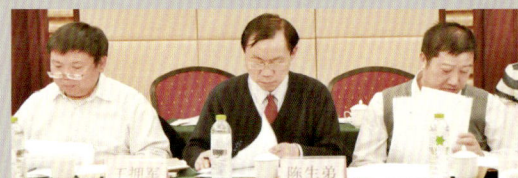

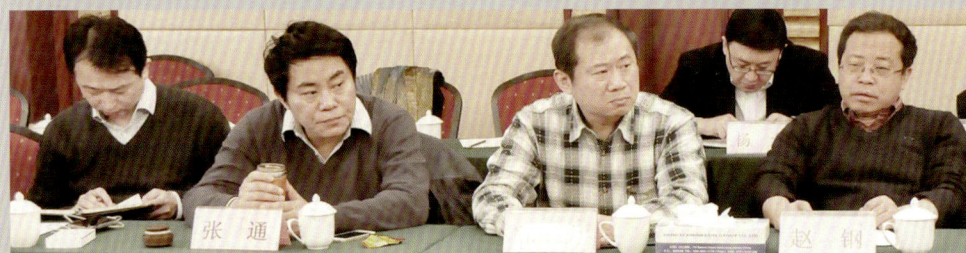

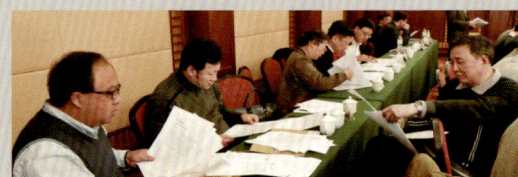

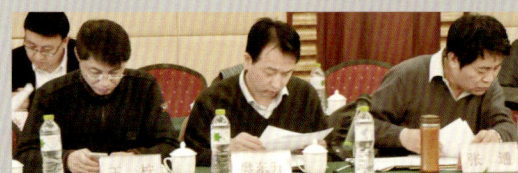

中华医学会神经病学分会第六届委员会第二次常委会合影留念

2014年2月 江西 南昌

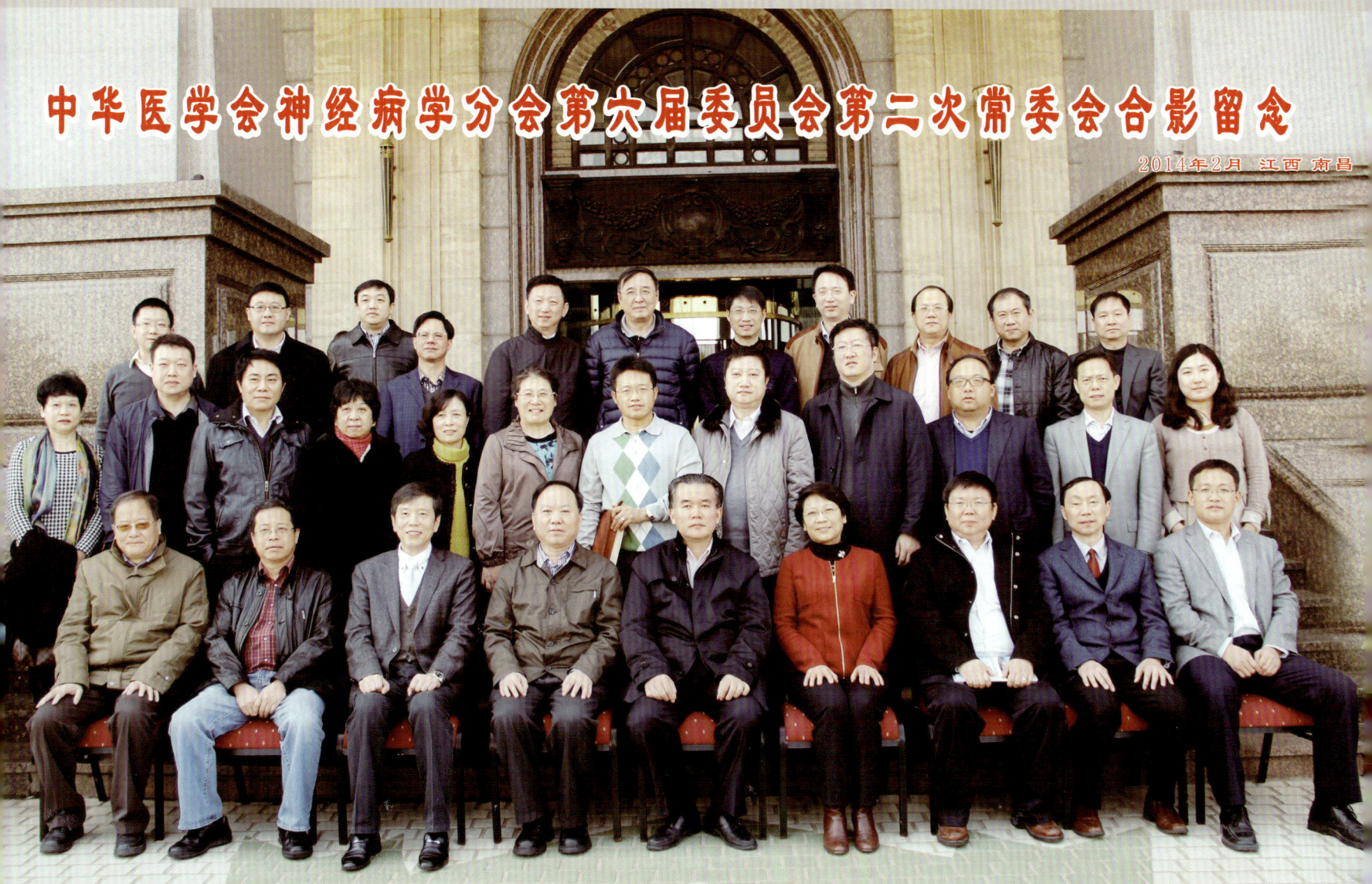

2014年2月，中华医学会神经病学分会第六届委员会第二次常务委员扩大会议在南昌召开

1、2/会场

3、4/专家讨论

5～7/专家审稿

8/参会专家合影

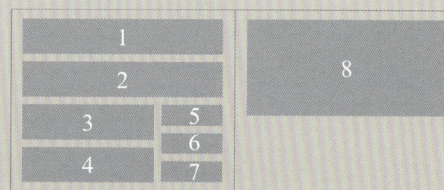

第一章 中华医学会神经病学分会发展历程 P/125

| 1 | 2 | 3 |
| 4 | | |

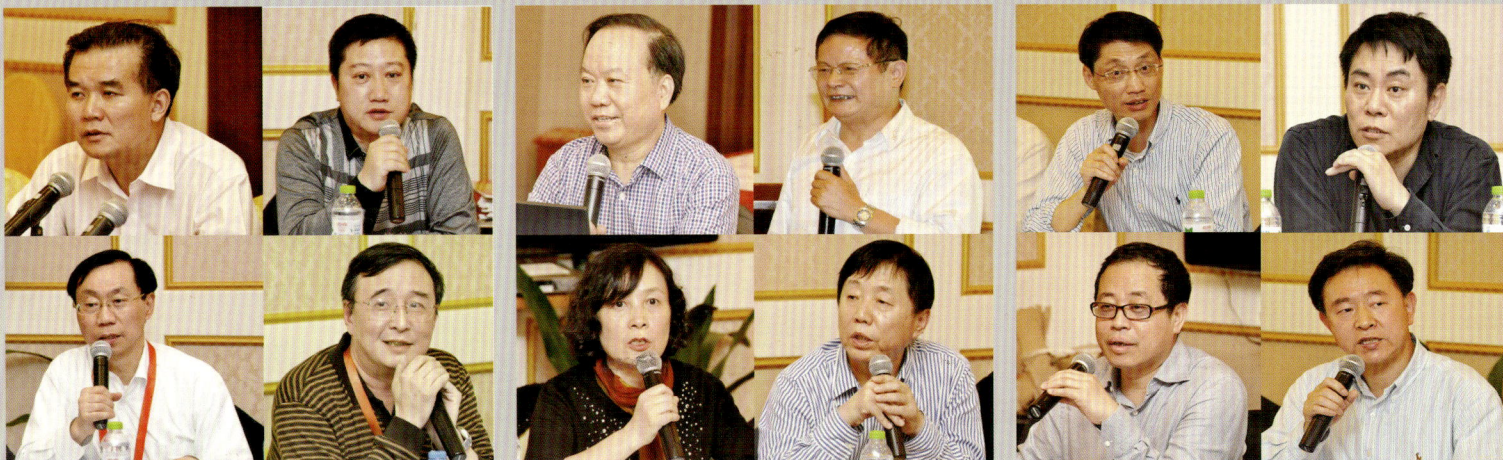

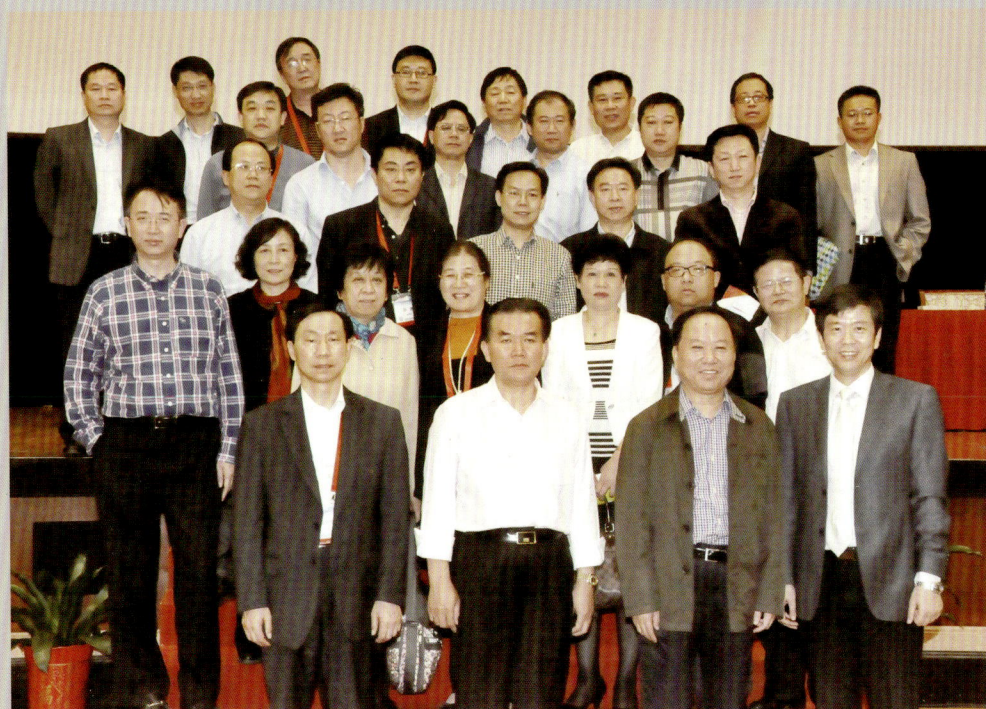

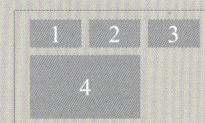

2014年3月底，中华医学会神经病学分会第六届委员会第三次常务委员扩大会议在长沙召开

1/蒲传强、陈生弟、陈海波和洪震教授发言

2/贾建平、胡学强、刘鸣和卢德宏教授发言

3/王柠、张通、赵钢和赵忠新教授发言

4/参会专家合影

中华医学会

中国脑血管病大会2014
第一轮会议及征文通知

尊敬的 医师：

为了进一步提高我国脑血管疾病诊疗水平，积极推动我国脑血管疾病规范化防治，中国脑血管病大会2014拟定于2014年3月27日-3月29日在湖南省长沙市圣爵菲斯酒店隆重召开。

本次大会是由中华医学会神经病学分会脑血管病学组主办，湖南省医学会、湖南省医学会神经内科专业委员会承办的学术盛会，旨在为广大的脑血管病医务工作者提供一个学术交流平台，展示国内外脑血管病领域的最新进展和诊治前沿。

大会将邀请国内、外著名脑血管病专家莅临指导，同时期盼全国从事脑血管研究的学者踊跃参与。大会内容涉及脑血管病的急性期治疗、脑血管病的一、二级预防、血管内介入治疗、出血性脑血管病的诊断与治疗、少见脑血管病的诊治、脑血管病基础与转化医学的研究、康复以及病例讨论。会议将密切结合实践与指南，基础与临床，倡导跟看指南行动，意期普及与提高，围绕脑血管病领域的最新热点及追切需解决的问题以专题讲座、论文发言、讨论与争鸣等多种形式进行交流，力求内容丰富多彩。

在此，中华医学会神经病学分会脑血管病学组及中国脑血管病大会2014组织委员会诚挚地邀请您光临此次盛会并积极投稿，分享您的最新科研成果、临床经验和心得体会，共同促进我国脑血管事业的发展。

本次参会代表将获得国家级I类继续教育学分，学分负责人：蔡晓杰。

大会工作官方网站：www.sinostroke.org

主办单位：中华医学会神经病学分会脑血管病学组
承办单位：中国脑血管病大会2014组织委员会
湖南省医学会
湖南省医学会神经内科专业委员会
中南大学神经病学国家重点学科
2013-06-20

地址：北京东城区东四西大街42号　　邮编：100710

大会组织结构

大会指导委员会：

顾问：吕传真 饶明俐 黄如训 王纪佐 杨期东 王德生

主席：贾建平

副主席：蒲传强 崔丽英 谢鹏 陈生弟 胡学强 王拥军

委员：（按姓氏汉语拼音排列）
陈海波 程焱 迟兆富 董强 丁新生 樊东升 郭力 贾家军 黄一宁 洪震 何志义 刘鸣 吴江 王柠 王文志 肖波 赵钢 曾进胜 张苏明 张通 赵忠新

大会学术委员会：

主席：张苏明

副主席：刘鸣 王拥军 黄家星 董强 黄一宁 王文志 吴江

执行主席：肖波

委员：（按姓氏汉语拼音排列）
包雅琳 曹秉振 陈生弟 陈海波 陈琳 陈晓春 陈康宁 程焱 迟兆富 楚兰 崔丽英 丁新生 丁美萍 董强 杜彦辉 樊东升 范薇 冯加纯 高山 高旭光 黄涛 郭力 郭毅 管阳太 韩钊 贺茂林 何志义 洪震 胡学强 黄一宁 黄家星 黄如训 贾建平 姜长斌 刘鸣 刘新峰 刘运海 刘春风 刘振国 李正仪 李威 李继梅 李承晏 廖正仪 廖正声 卢家红 罗本燕 吕传真 莫雪安 牛平 牛小媛 彭斌 宋水江 孙红斌 孙圣刚 谭兰 唐北沙 王ethnic 王纪佐 王拥军 王文志 王伟 王柠 王新平 王朝晖 王宏 汪昕 汪凯 吴江 吴哲政 吴钢 吴晓牧 武剑 肖波 谢鹏 许子明 徐安定 徐恩 徐运 徐江涛 焉传祝 杨期东 杨金升 曾进胜 张苏明 张通 张微微 张朝明 张祥建 张晓光 张颜波 张杰文 张小宁 赵钢 赵忠新

地址：北京东城区东四西大街42号　　邮编：100710

大会组织委员会：
赵性泉 周东 周华东 周广喜 周盛年 朱榆红 邓健

大会组织委员会：

主席：张苏明 肖波

委员：（按姓氏汉语拼音排列）
蔡晓杰 邓泉贵 董强 范薇 郭洁 郭毅 高山 黄涛 高小平 贺茂林 黄仁彬 黄一宁 韩钊 胡治平 刘鸣 刘新峰 李威 刘运海 陆正齐 李正仪 牛平 彭斌 宋水江 宋治 唐北沙 谭李明 谭利明 汤永红 吴晓明 吴江 武剑 吴世政 王拥军 王伟 王文志 徐安定 徐恩 向绪林 徐运 许子明 杨晓苏 赵钢 周广喜 周华东 曾进胜 张黎明 周盛年 张通 张维强 资晓宏 张祥建 赵性泉 朱榆红

大会秘书处：

秘书长：曾进胜 许子明 武剑 蔡晓杰

副秘书长：刘运海 郭洁 黄仁彬 高小平

秘书处成员：
龙书耀 杨晓苏 杨欢 熊永清 夏健 张乐 姜海燕 吴志国 陶子荣 王耀辉 戴玉 陈华 李育 李丹梅 解媛媛 毕方方 殷俊

大会征稿

热忱欢迎广大医师按照大会主题提交论文，凡未在国内外书刊物上公开发表的涉及脑血管病学各相关研究领域的论文均可投稿。来稿以论文摘要的形式投稿，需800~1000字，请者自留底稿。来稿恕不退还。入选论文均将刊登于此次论文汇编中，并推荐在相关脑血管病杂志专刊上发表。

投稿格式：（1）题目信息：要求汉字40字内；（2）作者信息：五名为准，多于五名则以"等"表示，包含姓名、单位（注明第一作者或通讯作者）、地址（含邮政编码）、以及电子邮件、电话信息；（3）论文内容：包含背景与目的（要求汉字200字内）、材料与方法（要求汉字300字内）、结果（要求汉字400字内）、结论（要求汉字100字内）。

投稿方式：通过网络投稿，请登录本学组工作网站：www.sinostroke.org 或将稿件发至

地址：北京东城区东四西大街42号　　邮编：100710

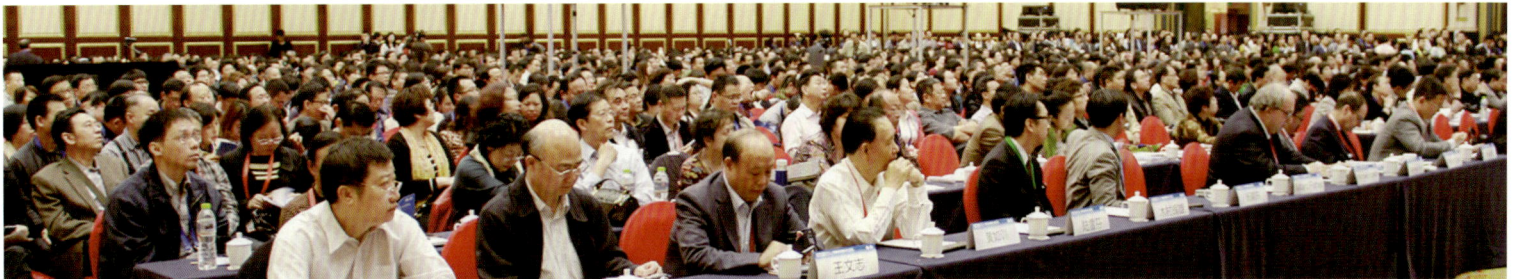

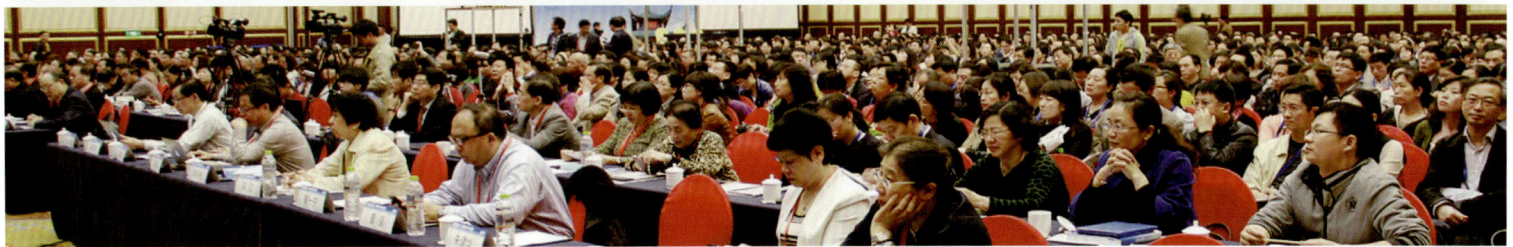

2014年3月底，第十四次中国脑血管病大会在长沙召开

1/大会征文通知和大会组织结构

2～3/开幕式会场

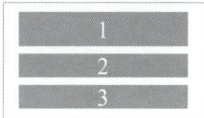

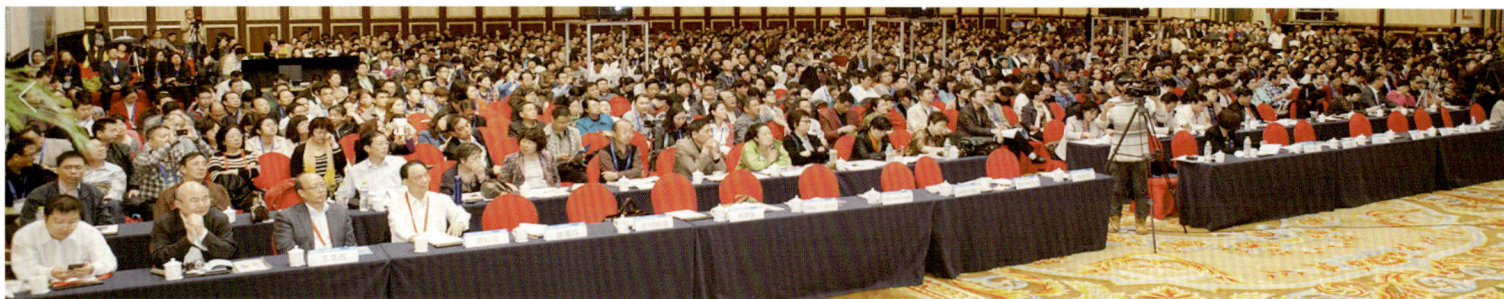

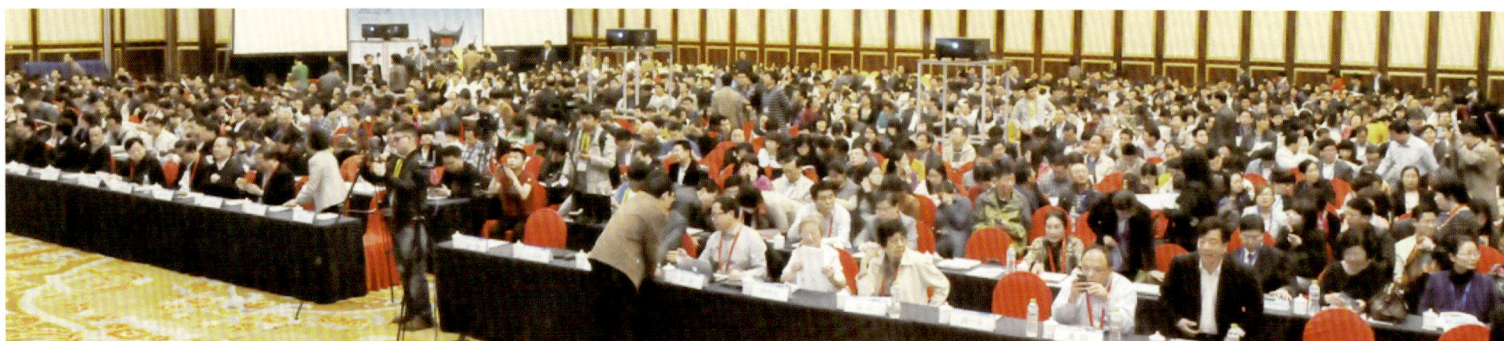

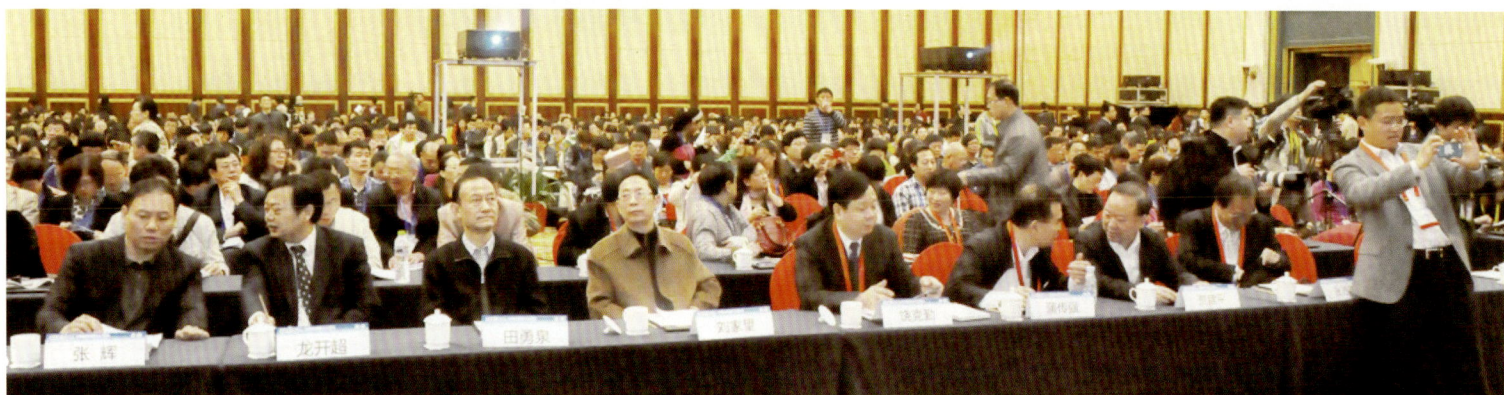

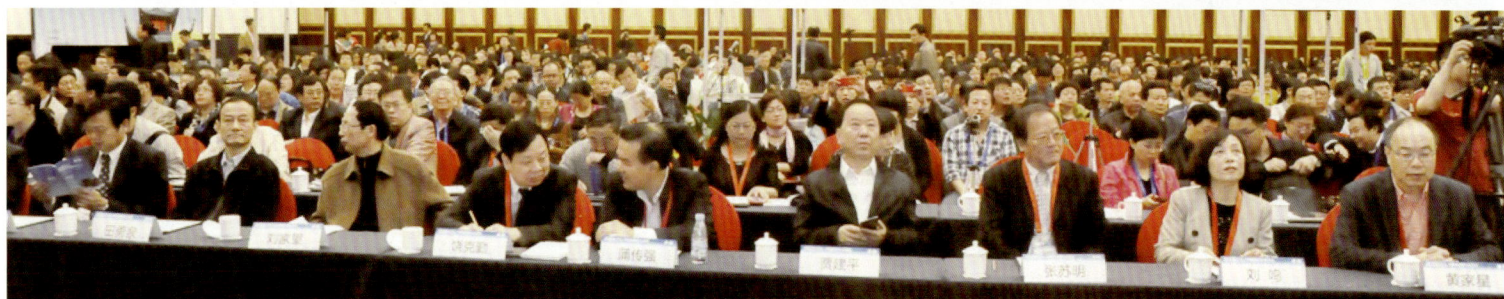

饶明俐 贾建平

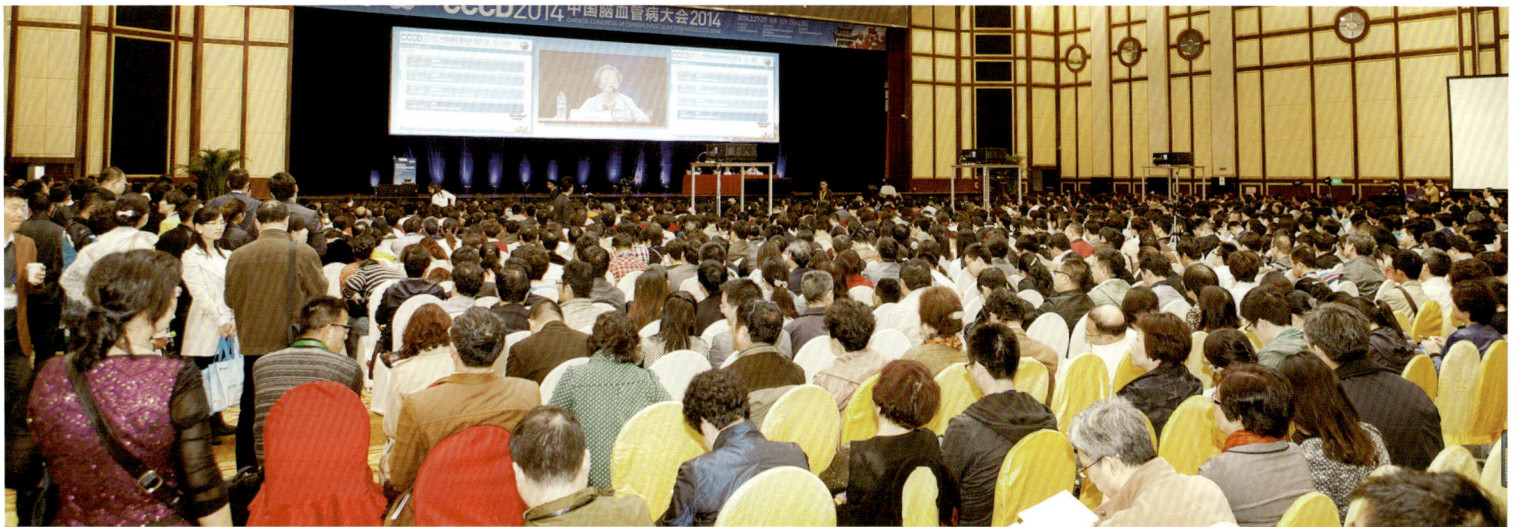

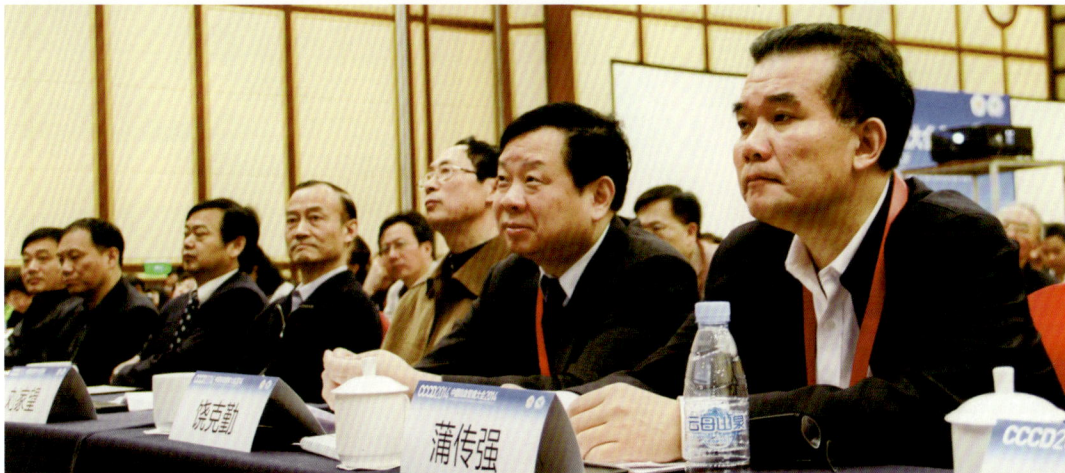

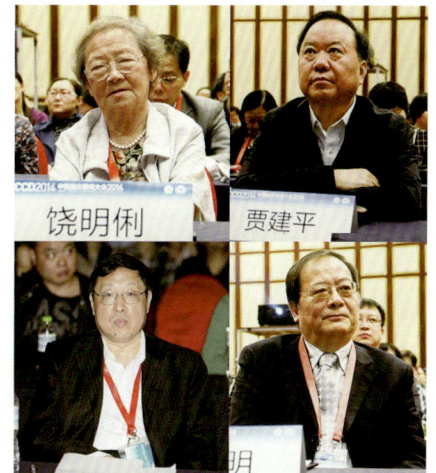

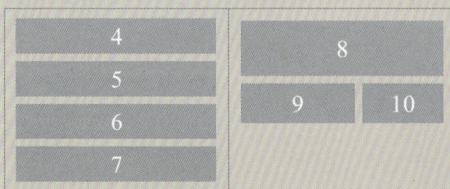

2014年3月底，第十四次中国脑血管病大会在长沙召开

4～8/开幕式会场

9/饶克勤秘书长、刘家望会长、蒲传强主任委员参加开幕式

10/饶明俐、贾建平、张苏明和张祥建教授参加开幕式

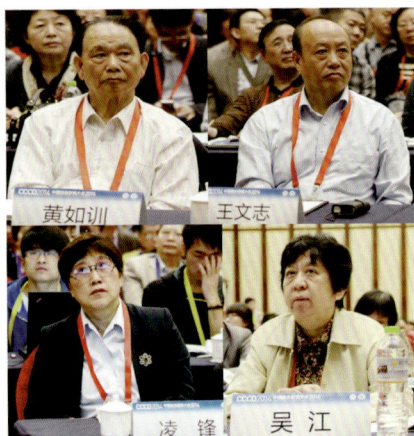

黄如训　王文志

凌锋　吴江

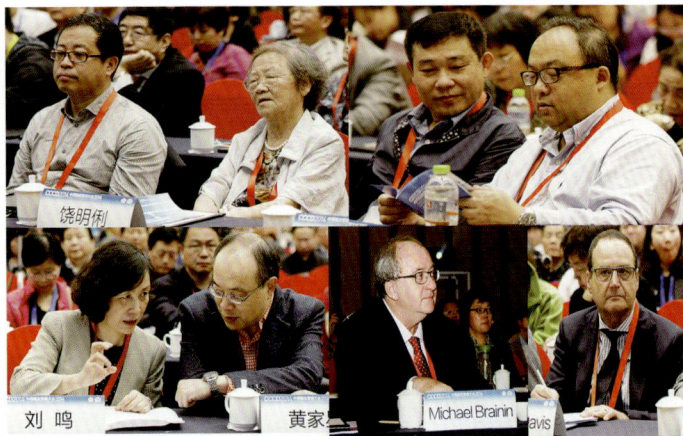

饶明俐

刘鸣　黄家　Michael Brainin　avis

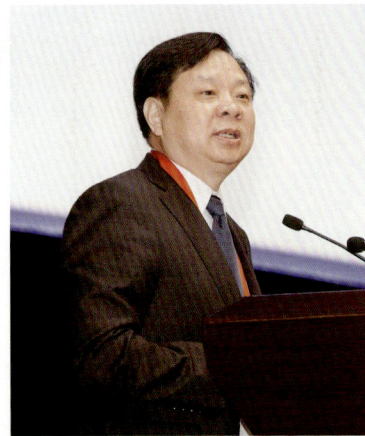

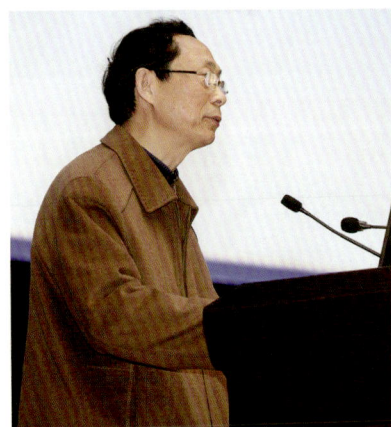

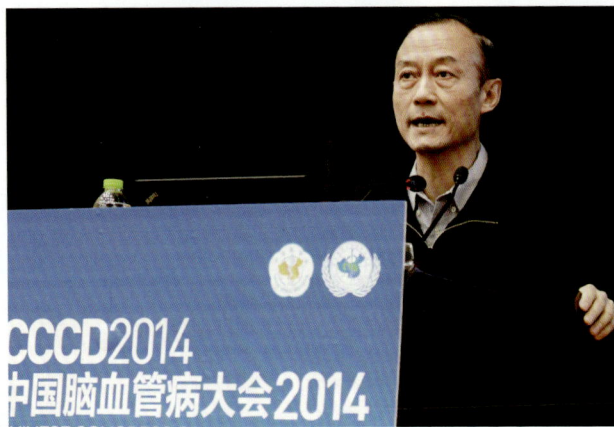

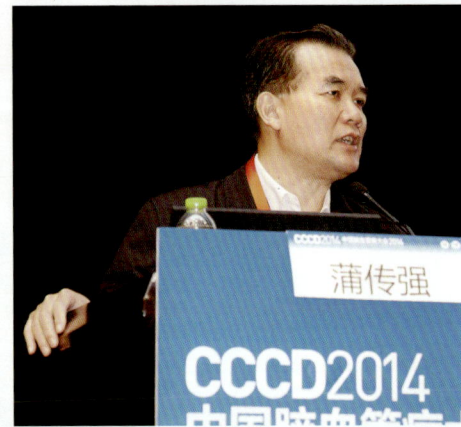

蒲传强

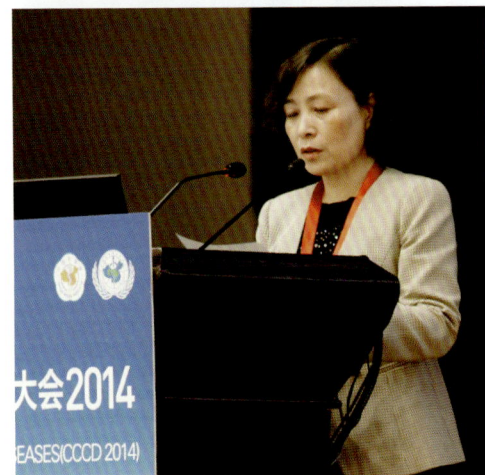

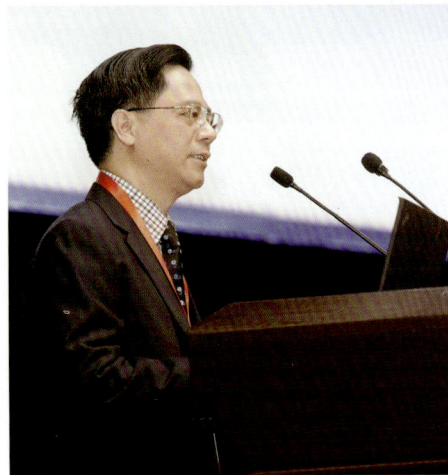

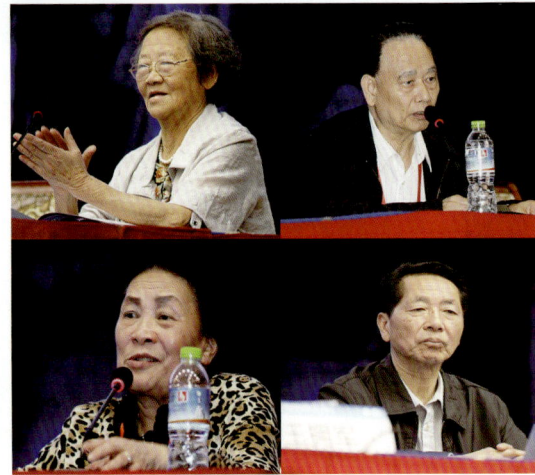

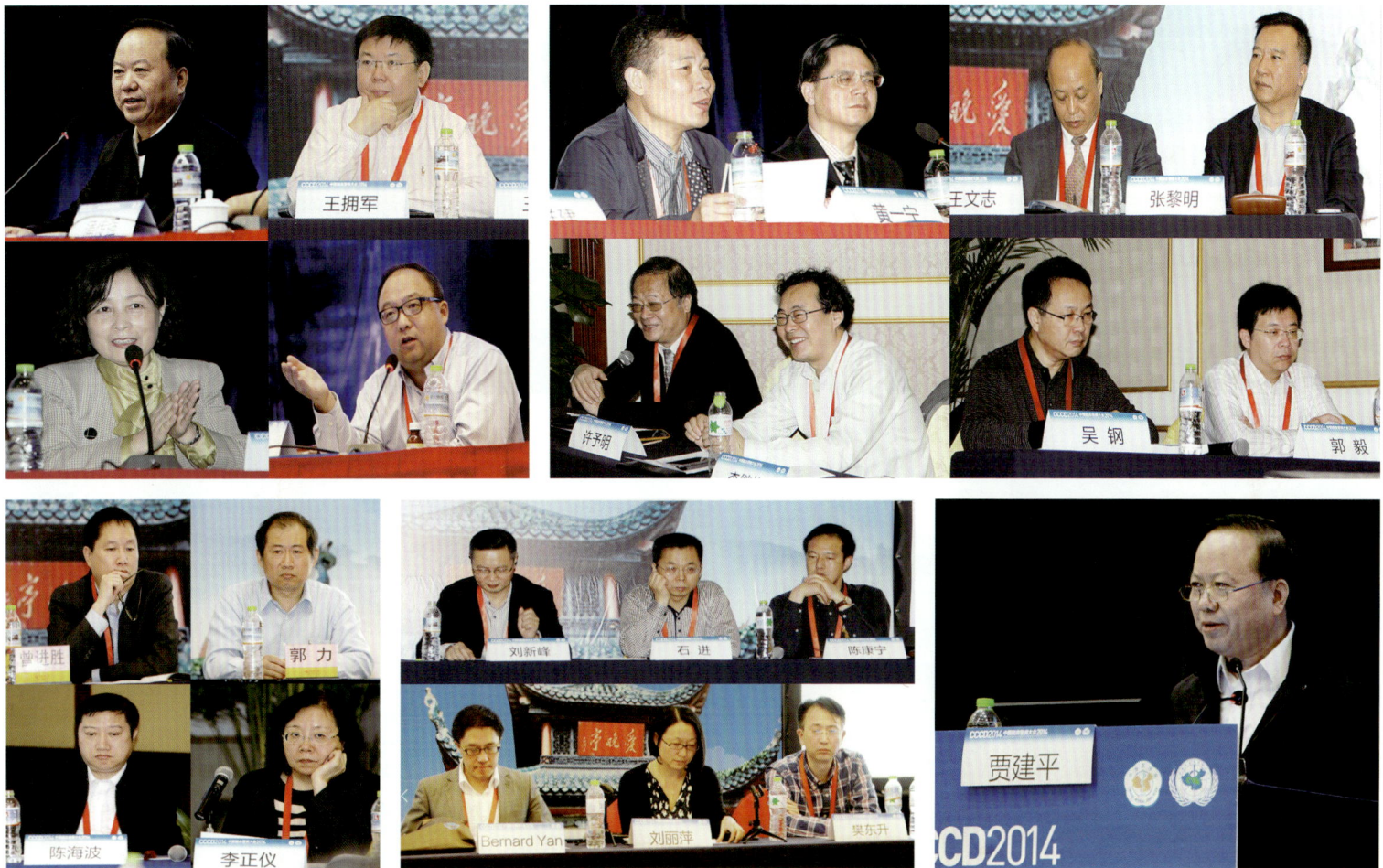

王拥军　黄一宁　王文志　张黎明　许予明　吴钢　郭毅　曾洪胜　郭力　陈海波　李正仪　刘新峰　石进　陈康宁　Bernard Yan　刘丽萍　樊东升　贾建平

2014年3月底，第十四次中国脑血管病大会在长沙召开

11/ 黄如训、王文志、凌锋和吴江教授参加开幕式

12/ 赵钢、饶明俐、黄一宁、董强、刘鸣、黄家星、Michael Brainin 和 Stephen Davis 教授参加开幕式

13/ 开幕式上，饶克勤秘书长致辞

14/ 开幕式上，刘家望会长致辞

15/ 开幕式上，中南大学副校长田勇泉教授致辞

16/ 开幕式上，蒲传强主任委员致辞

17/ 开幕式上，脑血管病学组组长刘鸣教授致辞

18/ 开幕式上，肖波教授致辞

19/ 饶明俐、陆雪芬、杨期东和黄如训教授主持会议

20/ 贾建平、王拥军、刘鸣和董强教授主持会议

21/ 黄一宁、肖波、王文志、张黎明、张苏明、许予明、吴钢和郭毅教授主持会议

22/ 曾进胜、郭力、陈海波和李正仪教授主持会议

23/ 刘新峰、石进、陈康宁、Bernard Yan、刘丽萍和樊东升教授主持会议

24/ 贾建平教授发言

11	12	13
14	15	16
17	18	19

20	21
22	23	24

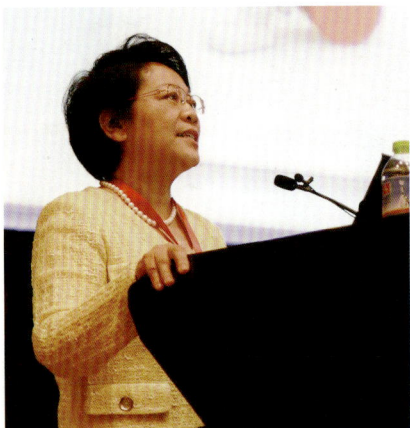
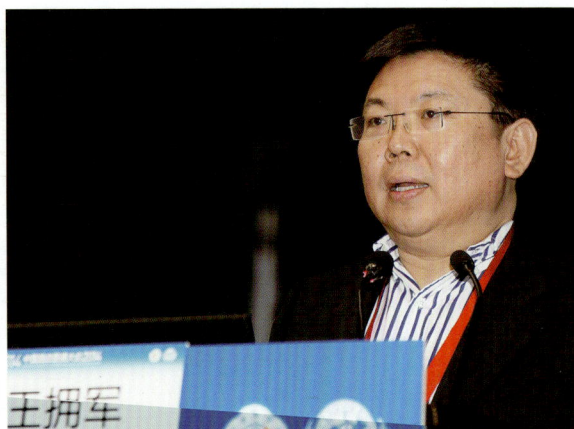
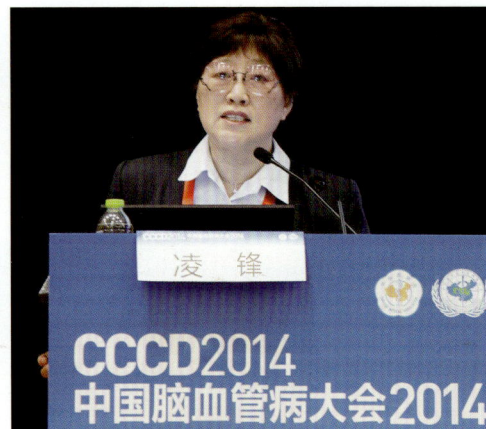
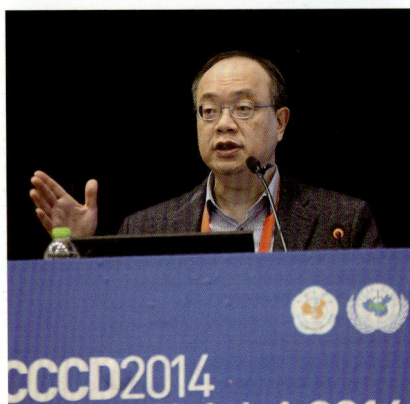
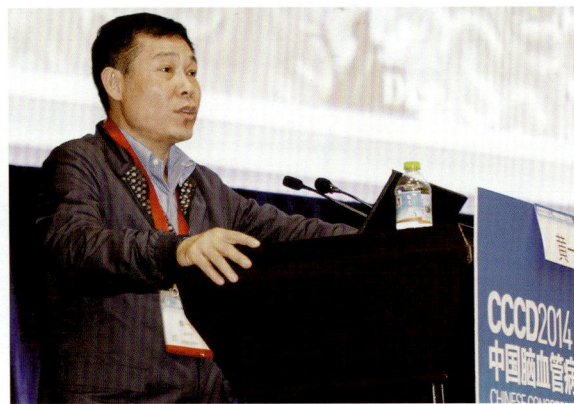
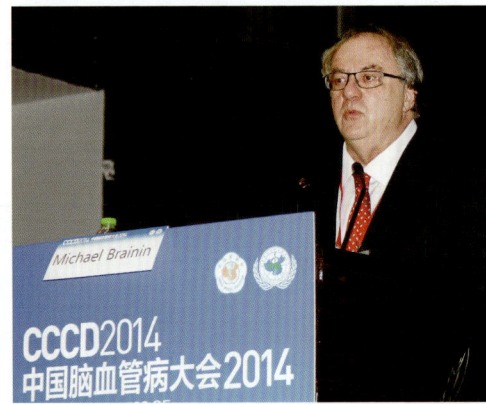
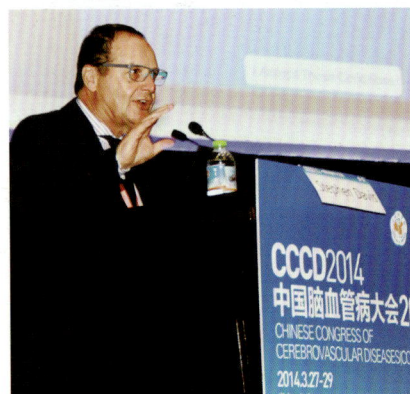
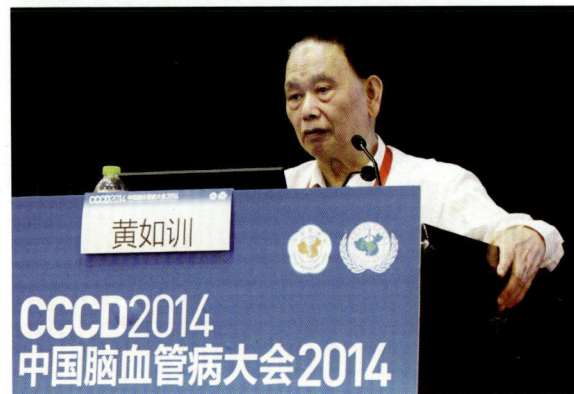
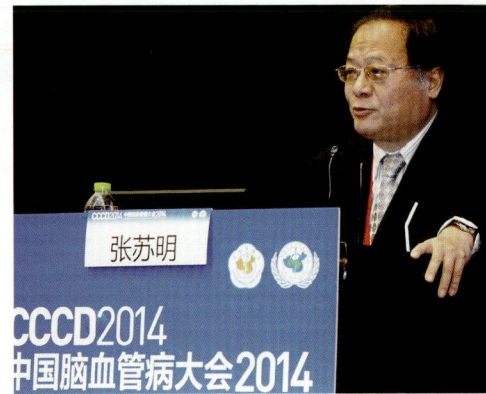

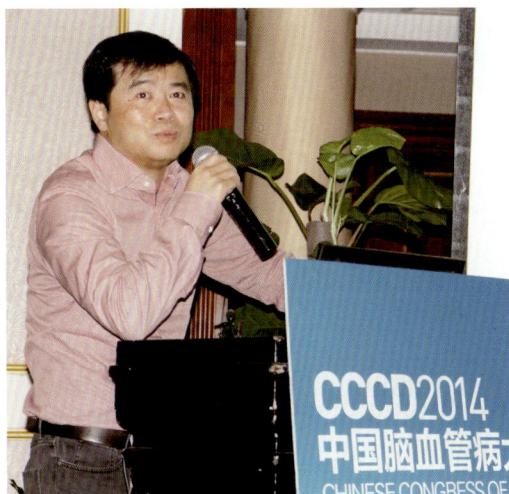

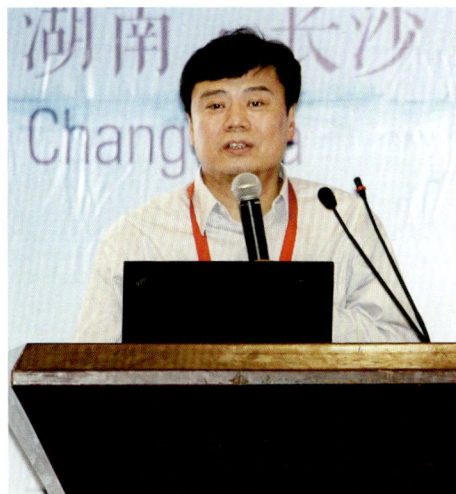

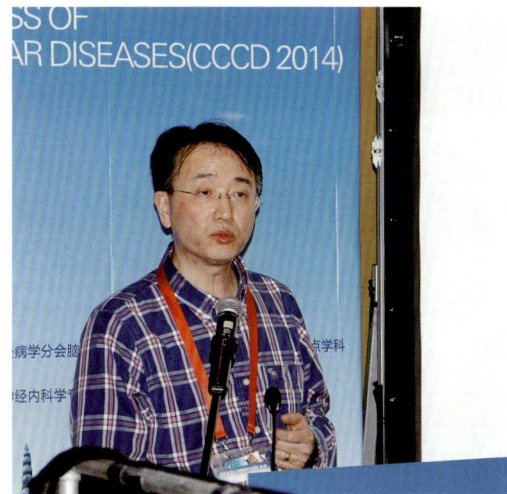

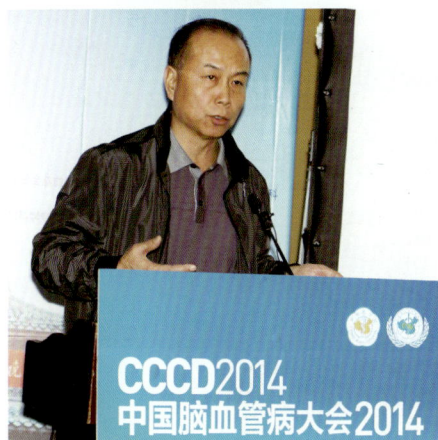

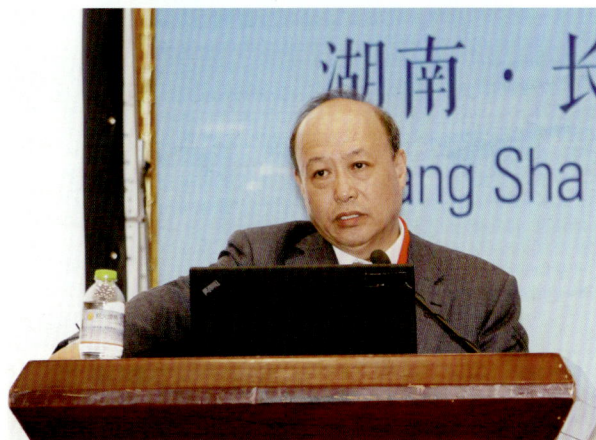

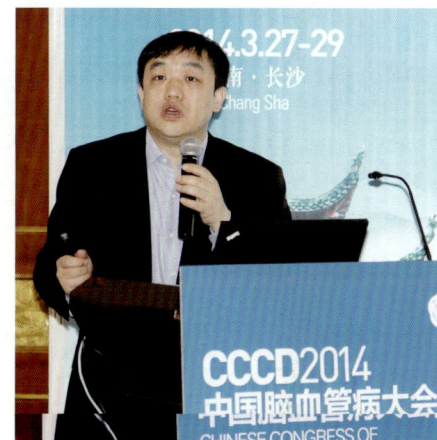

2014年3月底，第十四次中国脑血管病大会在长沙召开

25/ 崔丽英教授发言

26/ 王拥军教授发言

27/ 凌锋教授发言

28/ 黄家星教授发言

29/ 黄一宁教授发言

30/ Michael Brainin教授发言

31/ Stephen Davis教授发言

32/ 黄如训教授发言

33/ 张苏明教授发言

34/ 朱遂强教授发言

35/ 贺茂林教授发言

36/ 樊东升教授发言

37/ 李宝民教授发言

38/ 王文志教授发言

39/ 彭斌教授发言

25	26	27	34	35	36
28	29	30	37	38	39
31	32	33			

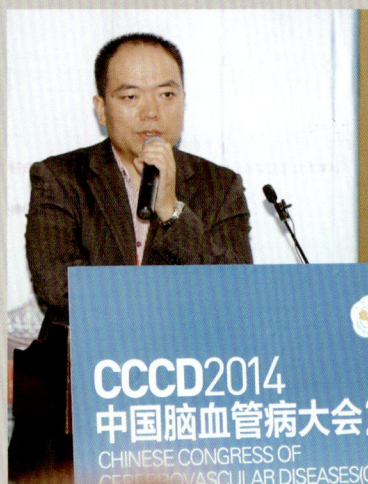

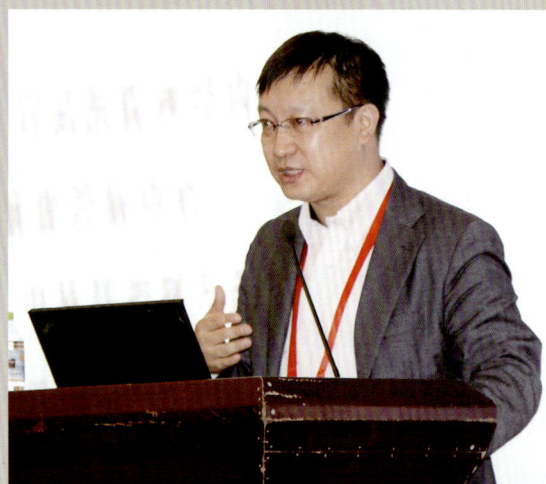

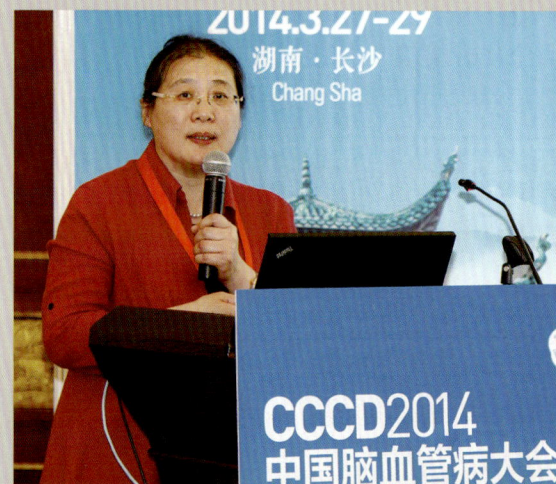

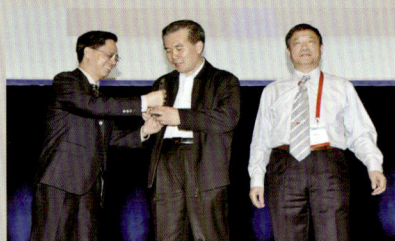

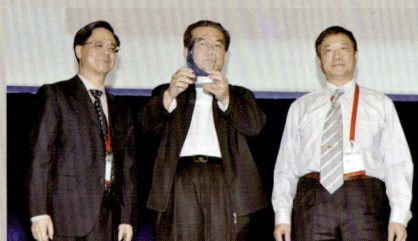

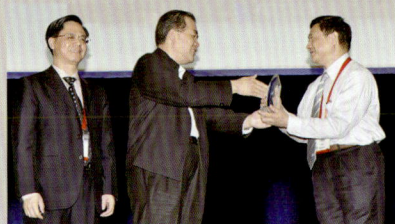

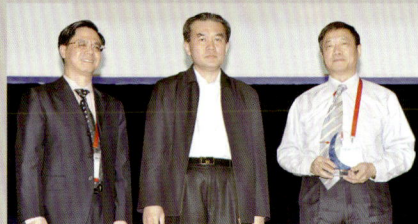

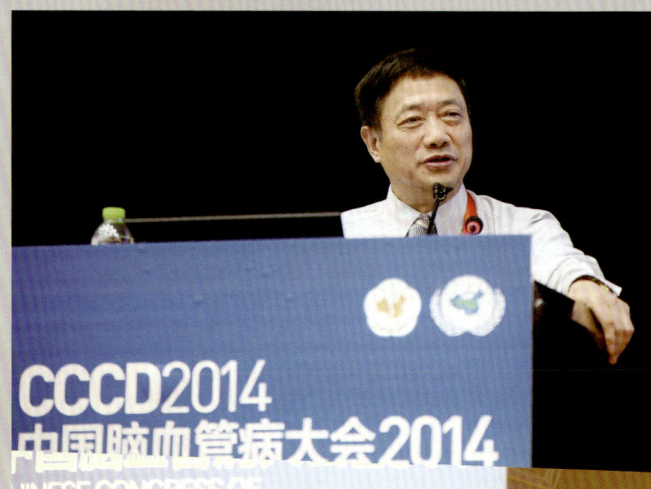

2014 年 3 月底，第十四次中国脑血管病大会在长沙召开

40/ 田成林教授发言

41/ 武剑教授发言

42/ 徐运教授发言

43~46/ 闭幕式上，蒲传强主任委员与肖波、丁新生教授举行中国脑血管病大会主办杯交接仪式

47/ 闭幕式上，丁新生教授致下一次会议欢迎辞

48/ 陆雪芬、杨期东、张苏明、蒲传强、崔丽英、谢鹏、黄家星、王拥军、刘鸣、赵钢、肖波、丁新生、李新、李继梅、李新、徐恩教授，蔡晓杰秘书，朱永赞主任和张悦同志（中华医学会学术会务部）合影

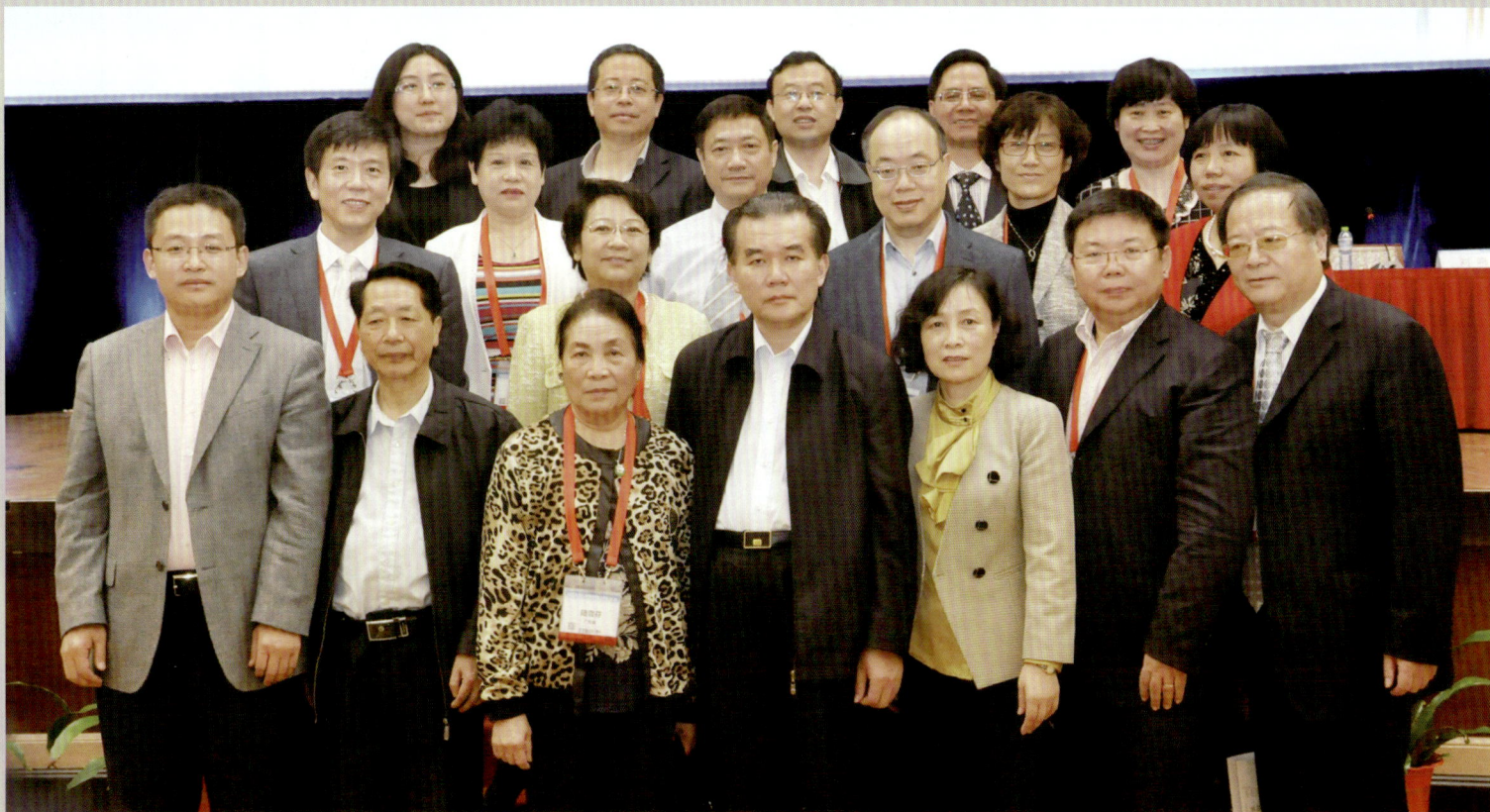

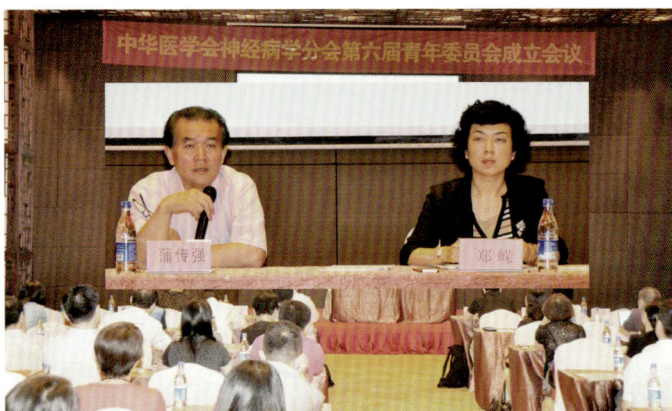

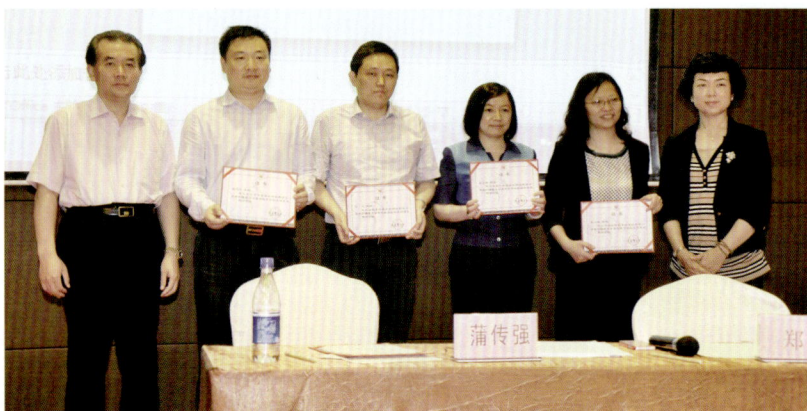

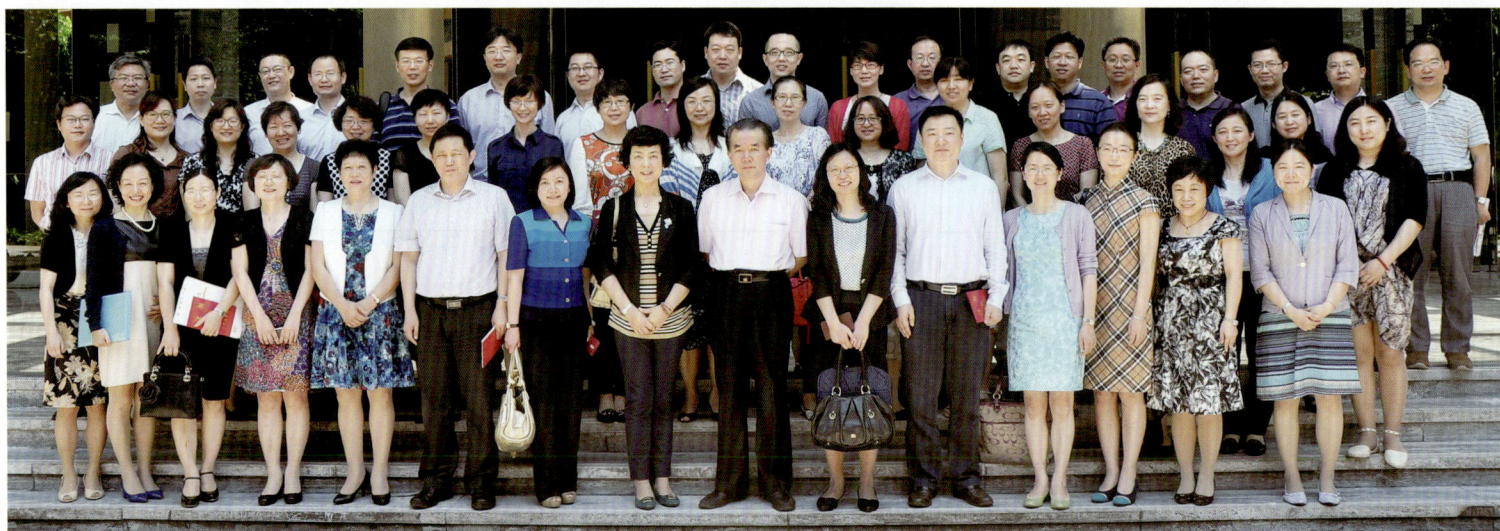

2014年5月，中华医学会神经病学分会第六届委员会青年委员会换届选举会议在海口召开

1/ 郑荣副主任主持换届选举会议，蒲传强主任委员参加

2/ 当选青年委员会副主任委员的朱以诚、江文、王延江和王小姗教授接受聘书并与中华医学会领导合影

3/ 全体青年委员合影

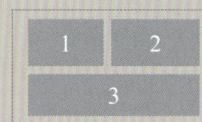

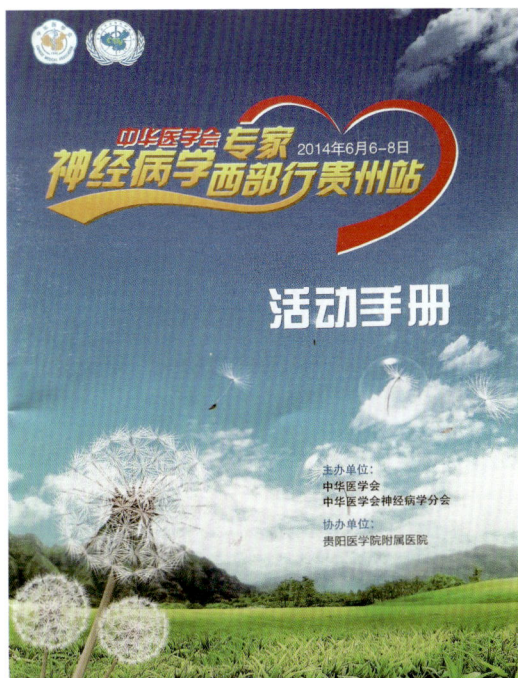

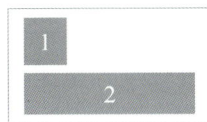

2014年6月，中华医学会神经病学分会"西部行"
医疗支援公益活动在贵阳开展

1/活动手册封面

2/活动前中华医学会神经病学分会志愿专家合影

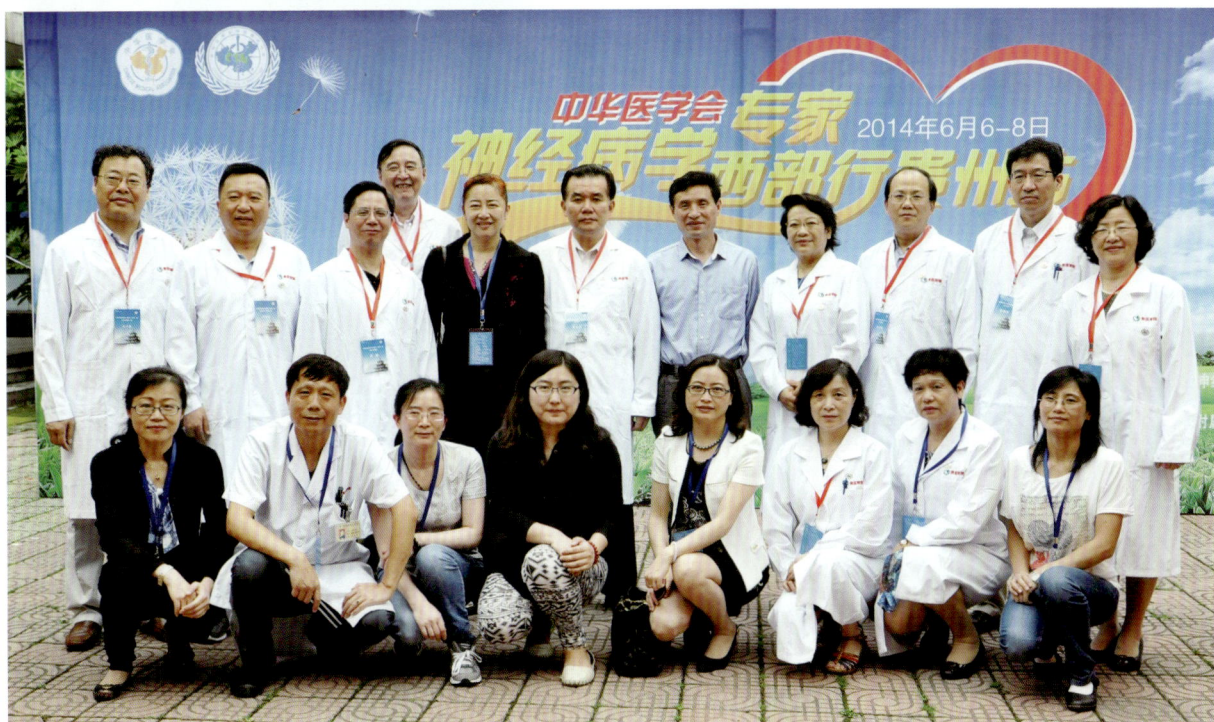

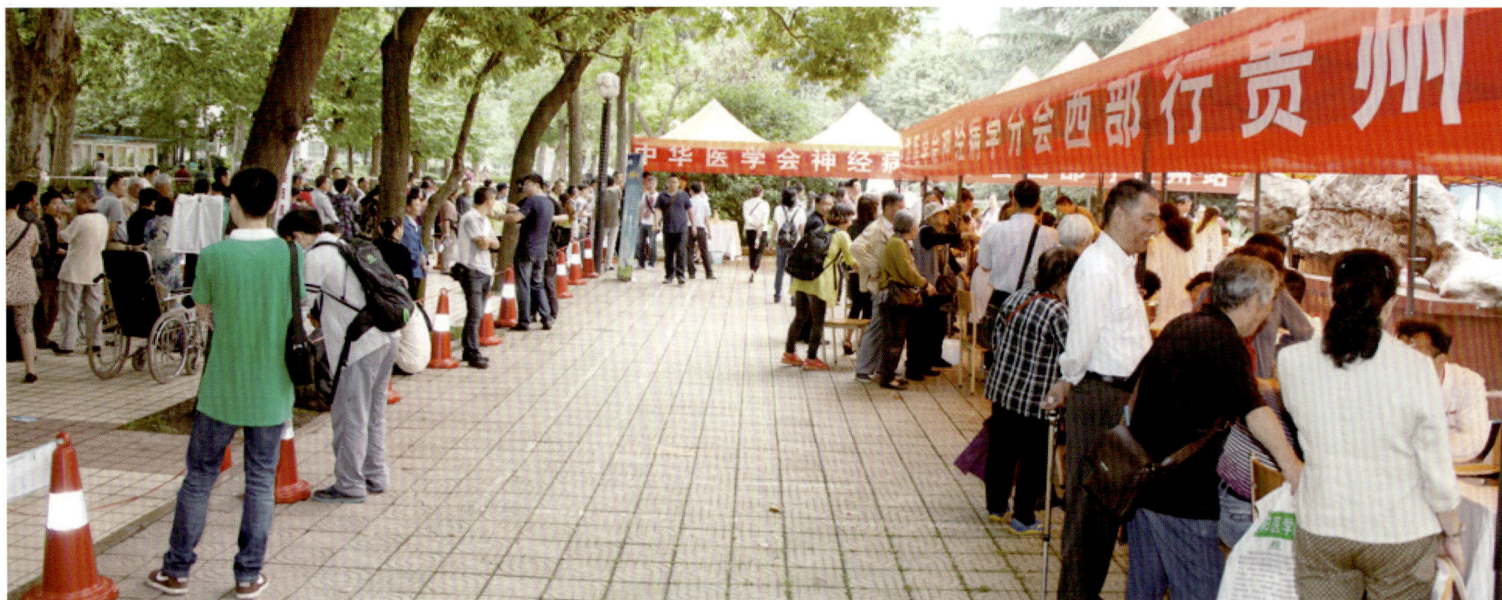

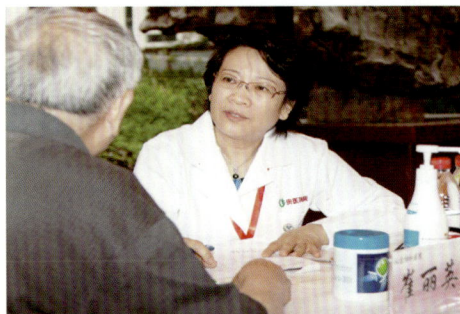
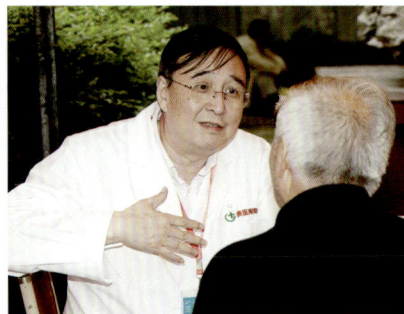
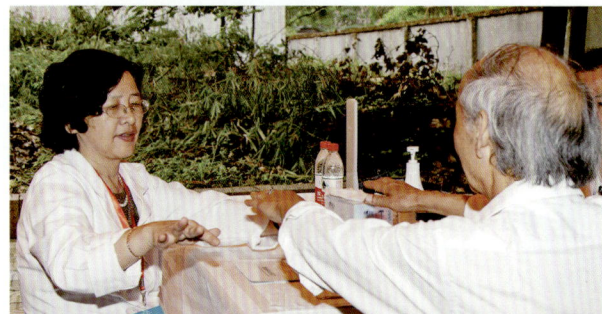

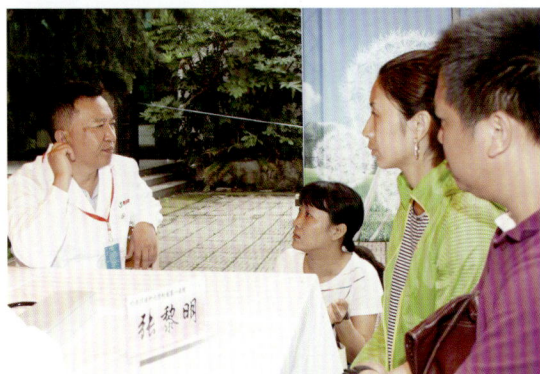
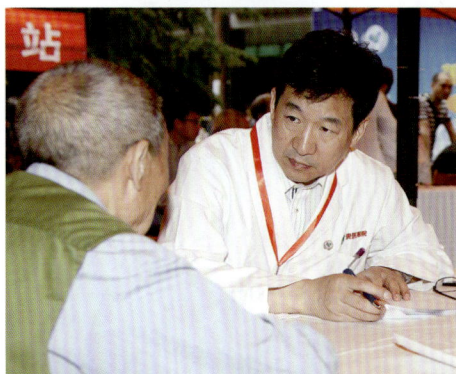
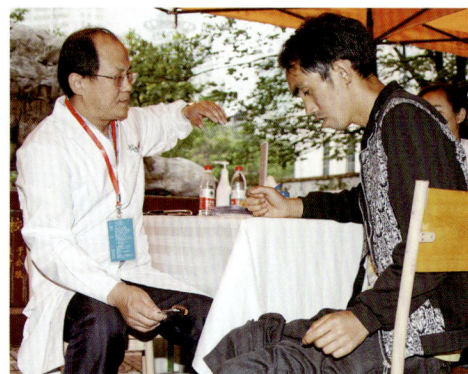

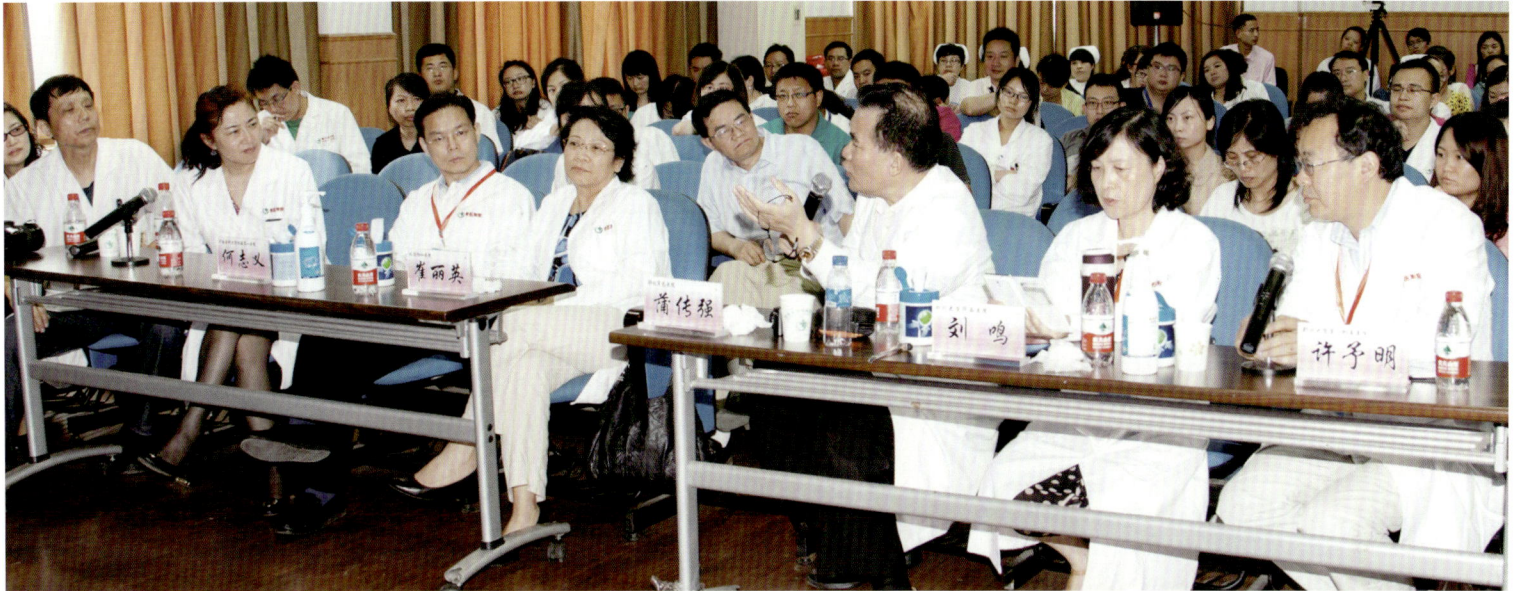

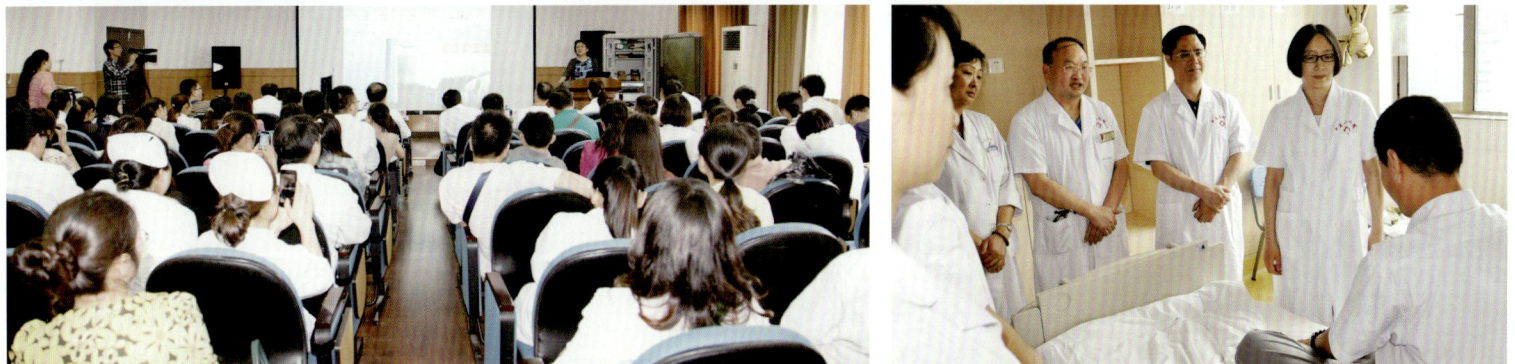

2014年6月，中华医学会神经病学分会"西部行"医疗支援公益活动在贵阳开展

3/ 义诊现场

4/ 崔丽英教授义诊

5/ 洪震教授义诊

6/ 丁美萍教授义诊

7/ 张黎明教授义诊

8/ 吴晓牧教授义诊

9/ 焉传祝教授义诊

10/ 参加大查房讨论的专家有蒲传强、崔丽英、刘鸣、许予明、何志义和楚兰教授等

11/ 大查房会议室座无虚席

12/ 肖波、卢家红教授查房

3		10
4	5	6	11	12
7	8	9		

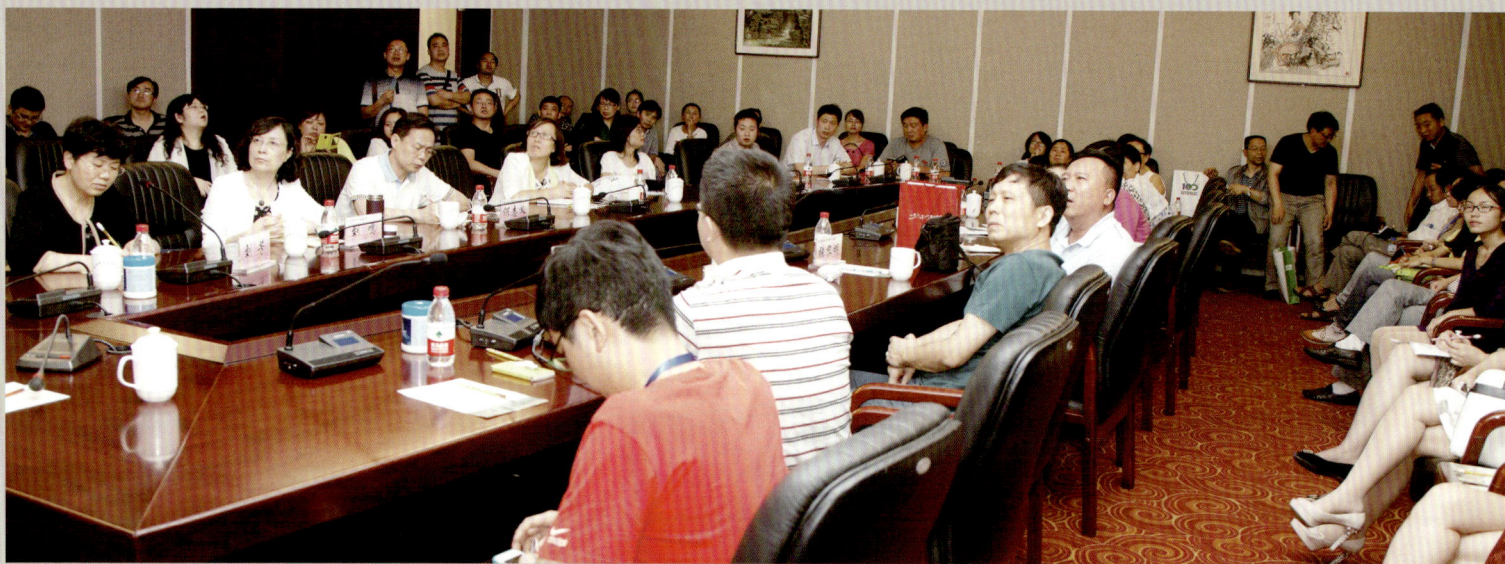

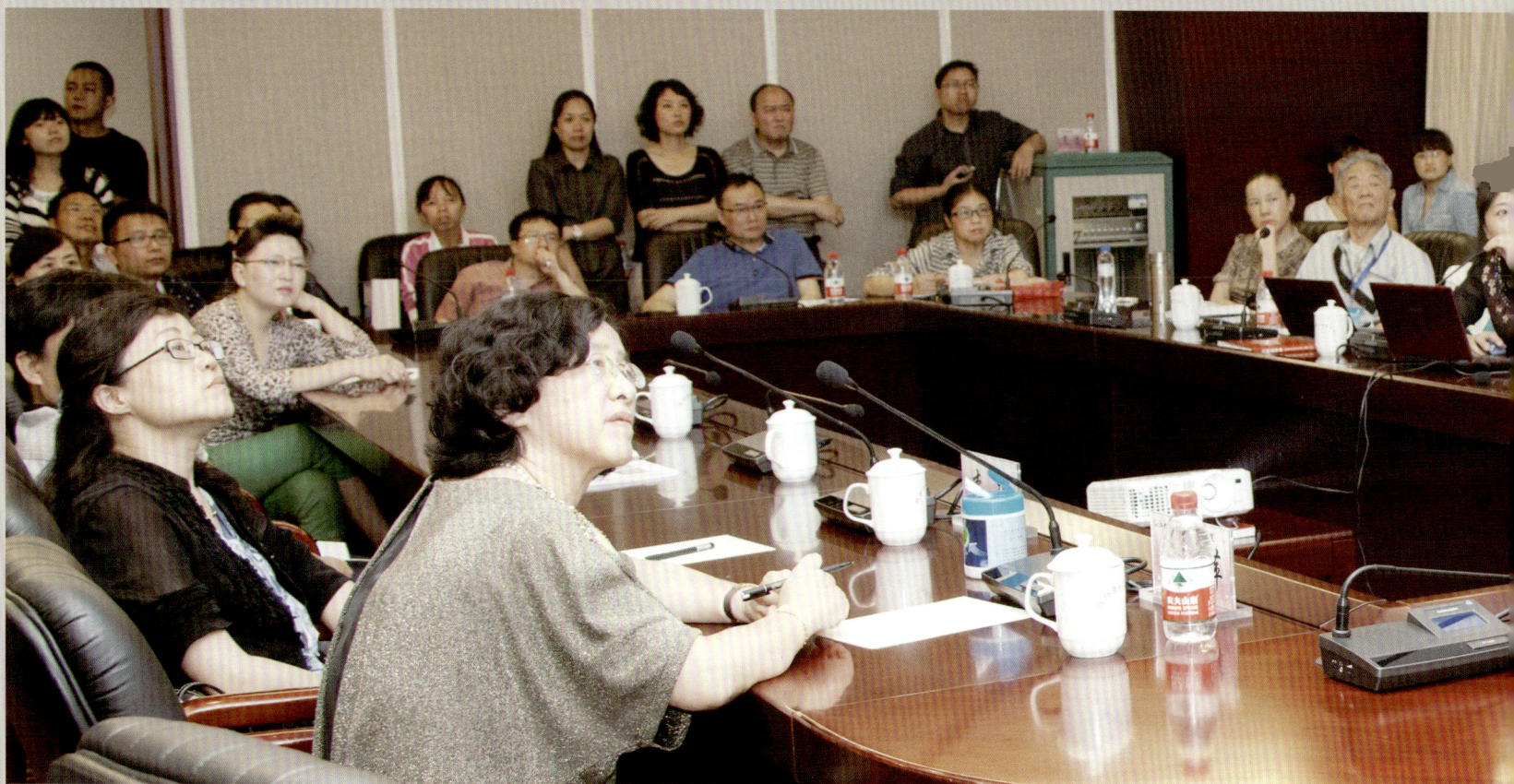

2014 年 6 月，中华医学会神经病学分会"西部行"医疗支援公益活动在贵阳开展

13、14/ 在贵州省医学会神经病学年会上进行的病例讨论

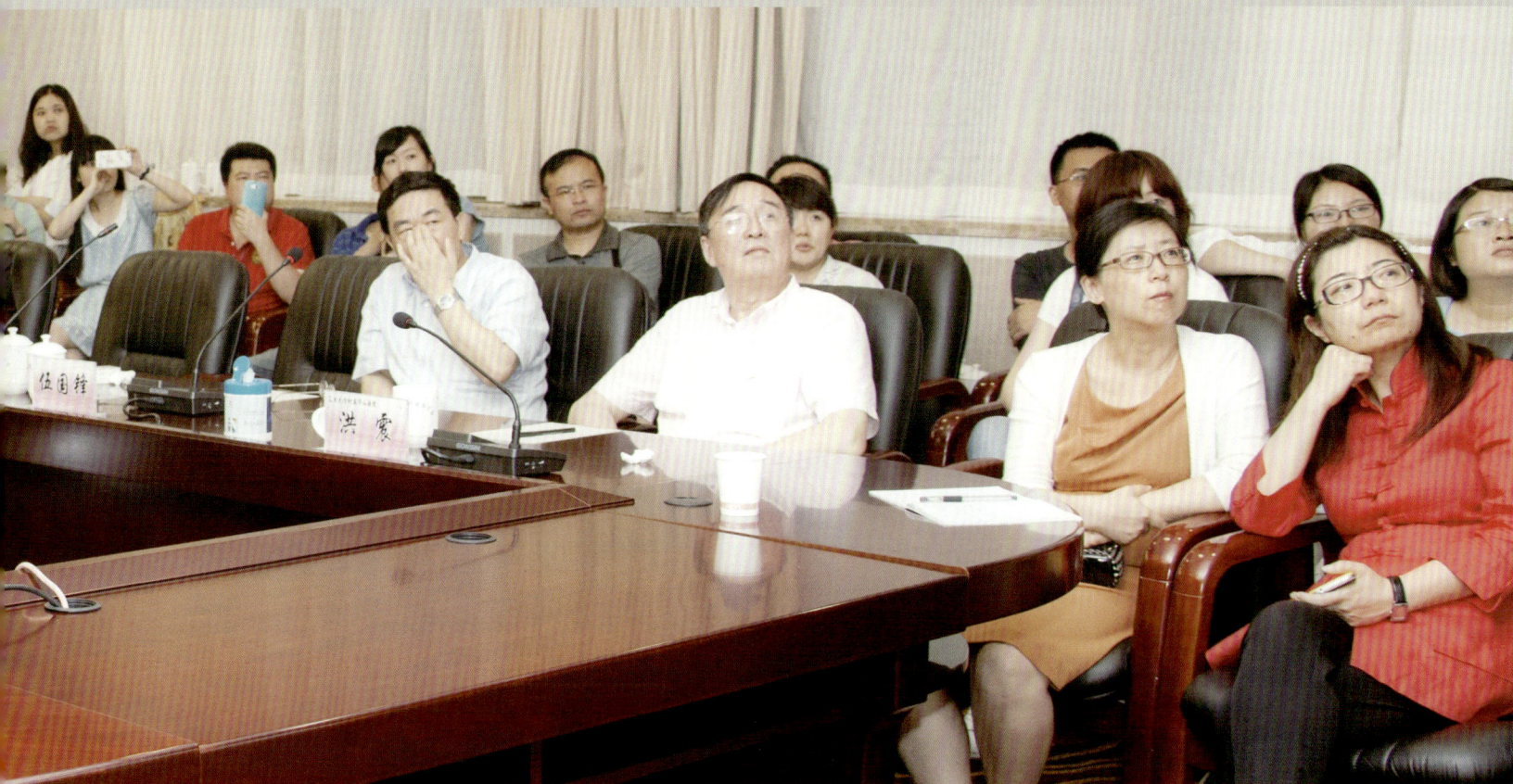

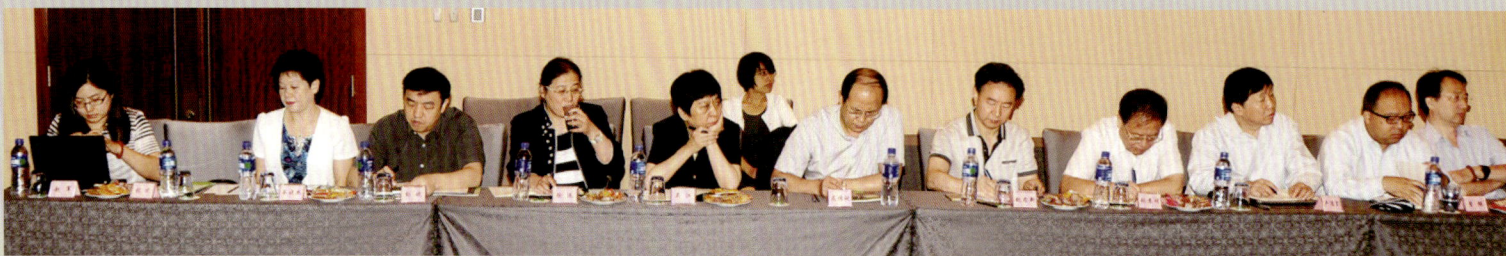

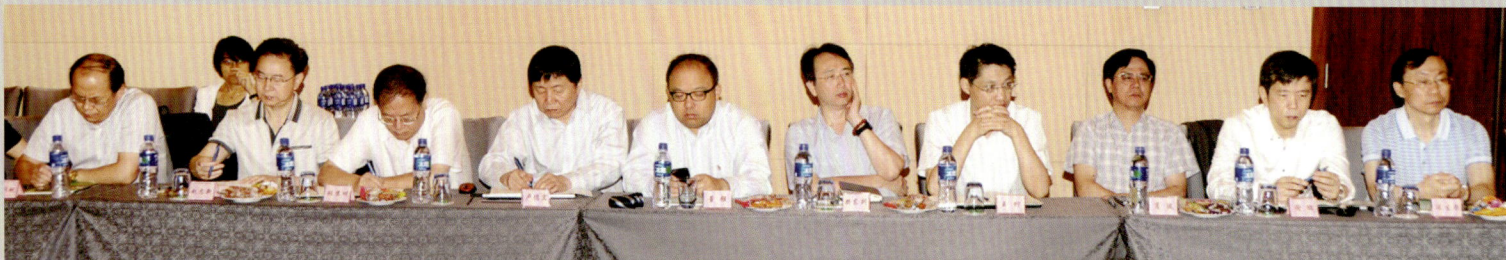

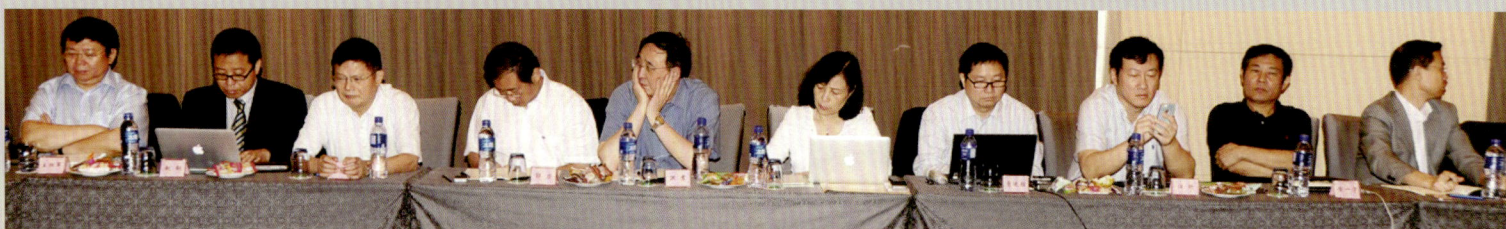

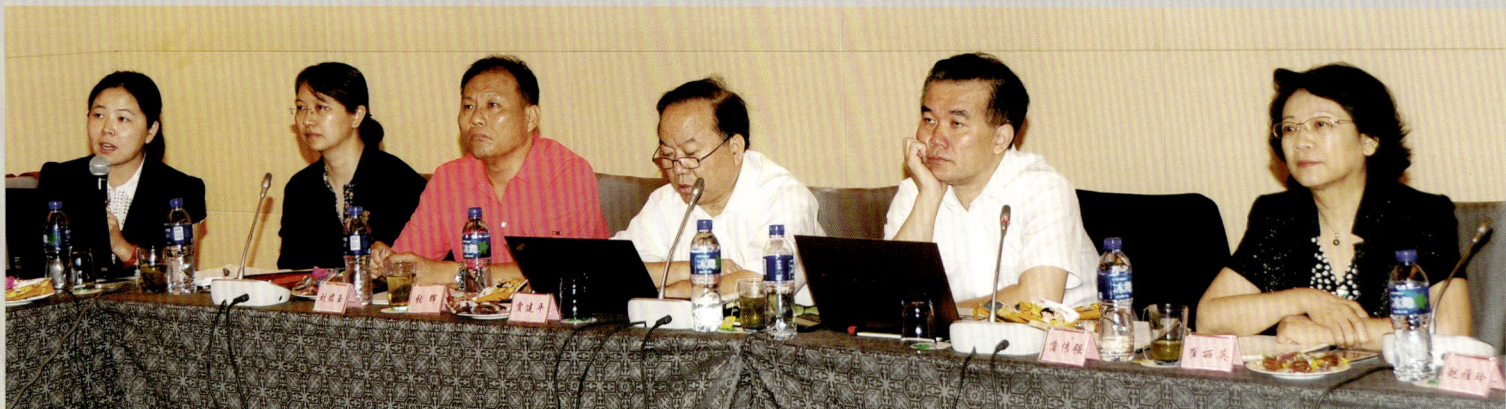

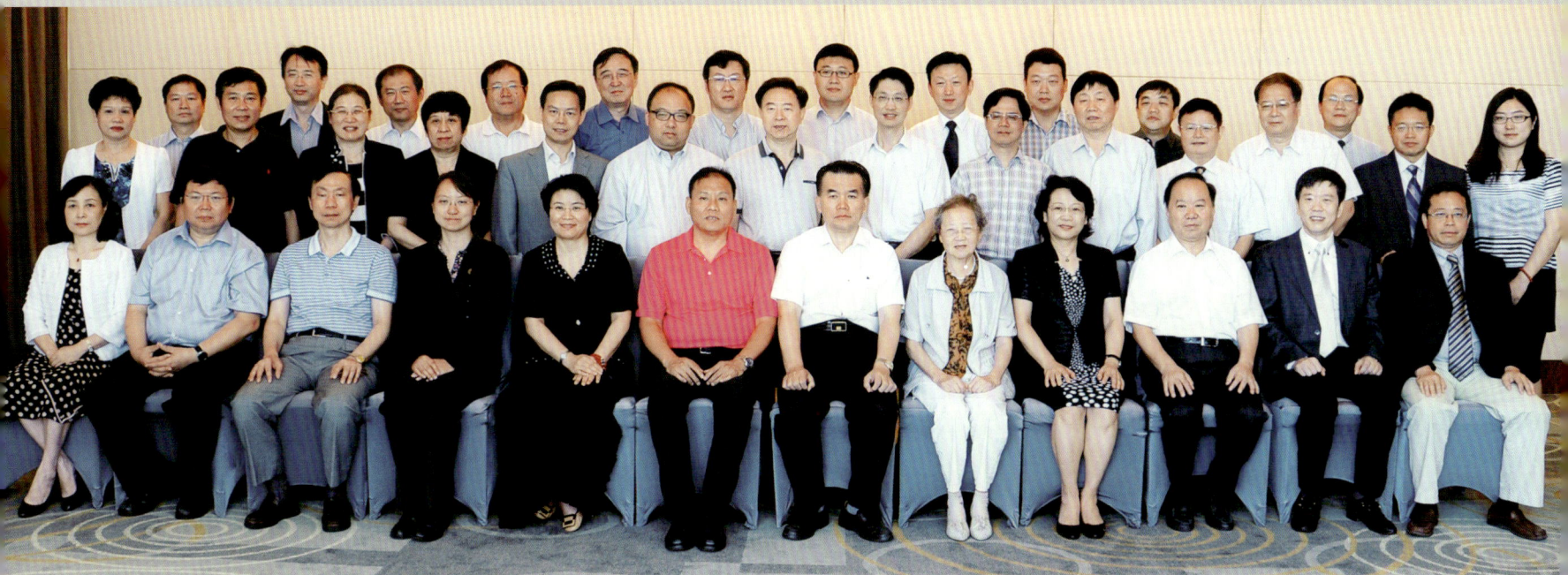

2014年8月，中华医学会神经病学分会第六届委员会第四次常务委员扩大会议在北京召开

1～3/ 会场参会专家

4/ 中华医学会组织管理部张辉副主任、蒲传强主任委员、贾建平前任主任委员和崔丽英候任主任委员

5/ 参会专家合影

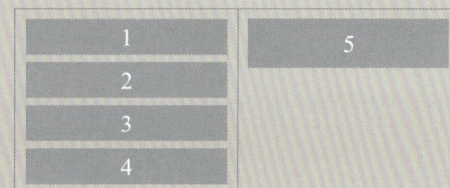

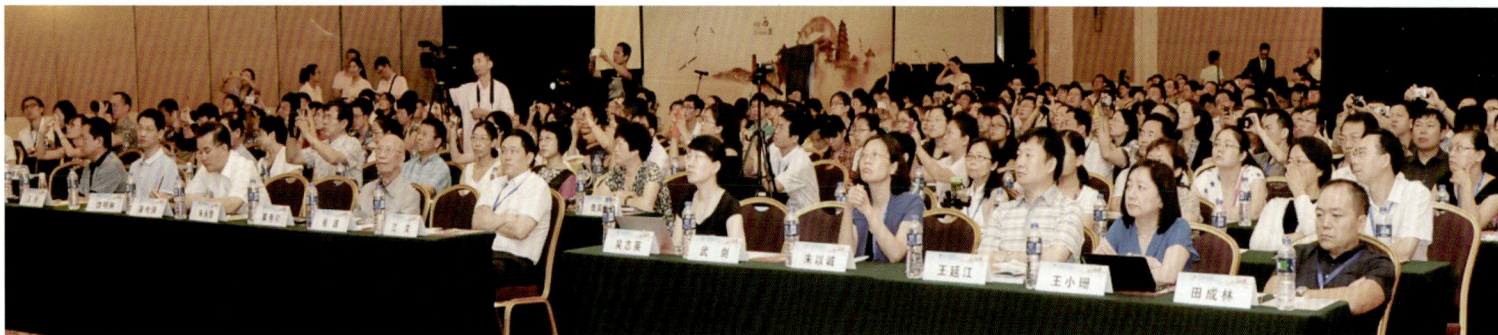

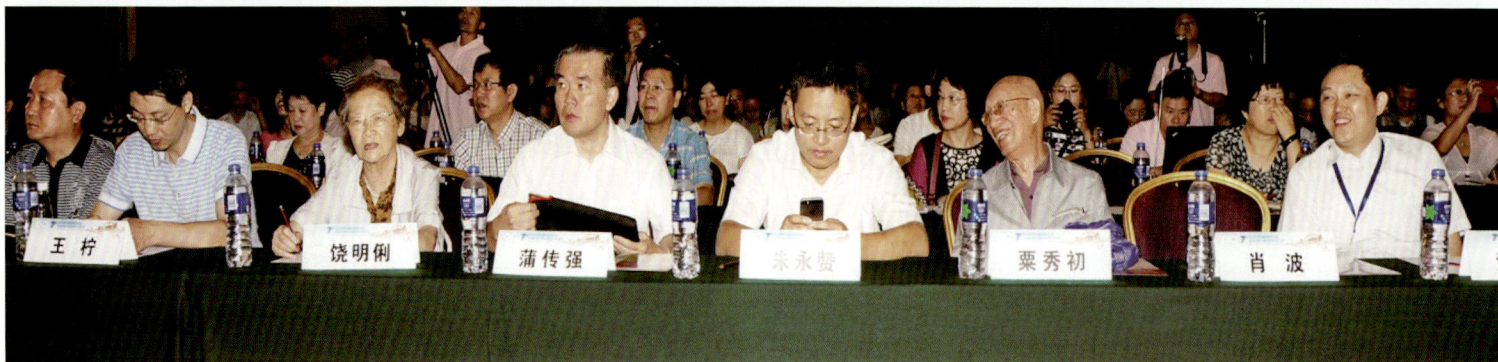

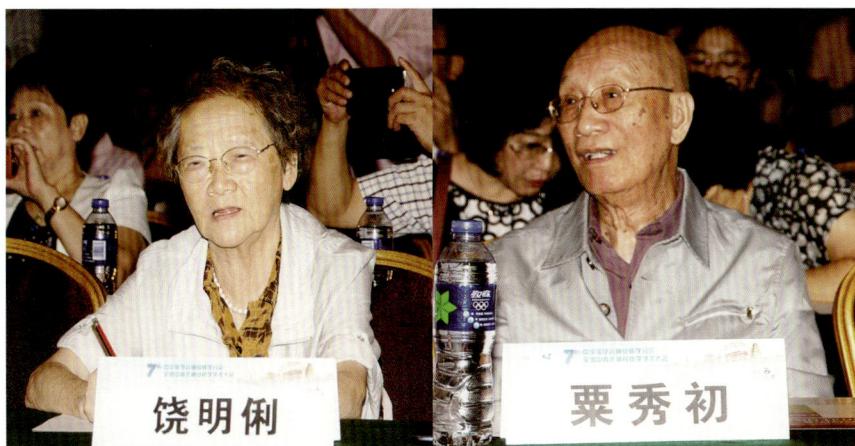

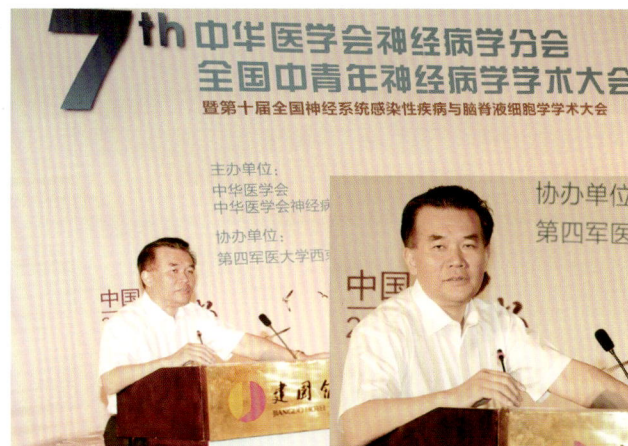

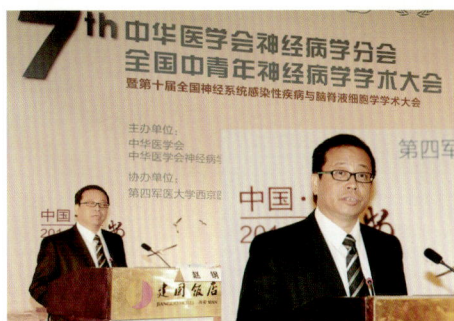

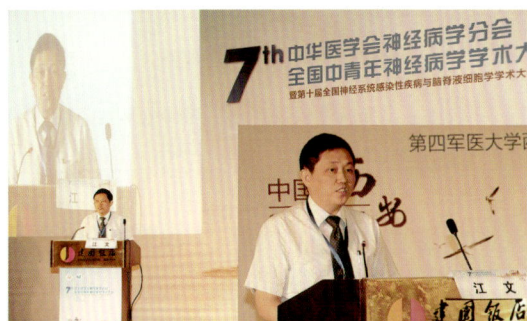

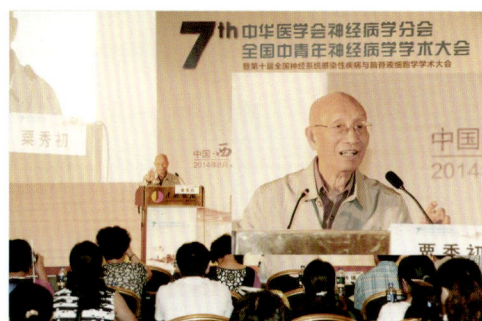

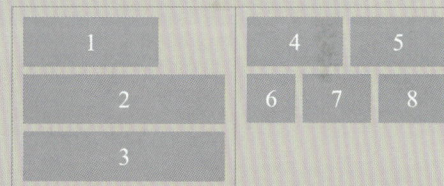

2014年8月，中华医学会神经病学分会第七次全国中青年神经病学学术会议暨第十届全国神经系统感染性疾病与脑脊液细胞学学术会议在西安召开

1/论文汇编封面和大会组织结构

2、3/开幕式会场

4/饶明俐和粟秀初教授应邀出席会议

5/蒲传强教授在开幕式上致辞

6/赵钢教授在开幕式上致辞

7/大会执行主席江文教授主持开幕式

8/粟秀初教授做专题讲座

1		4	5
2		6	7	8
3			

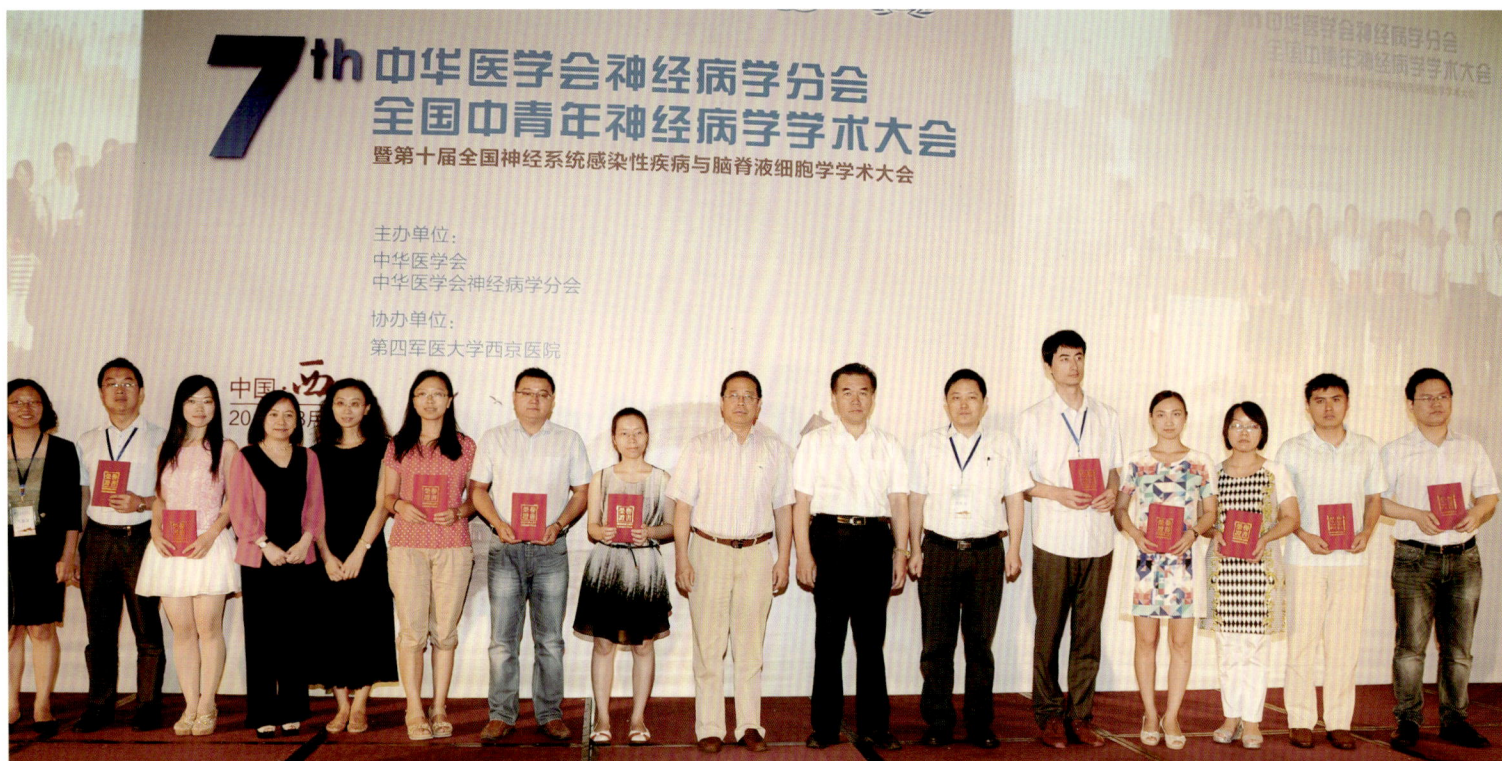

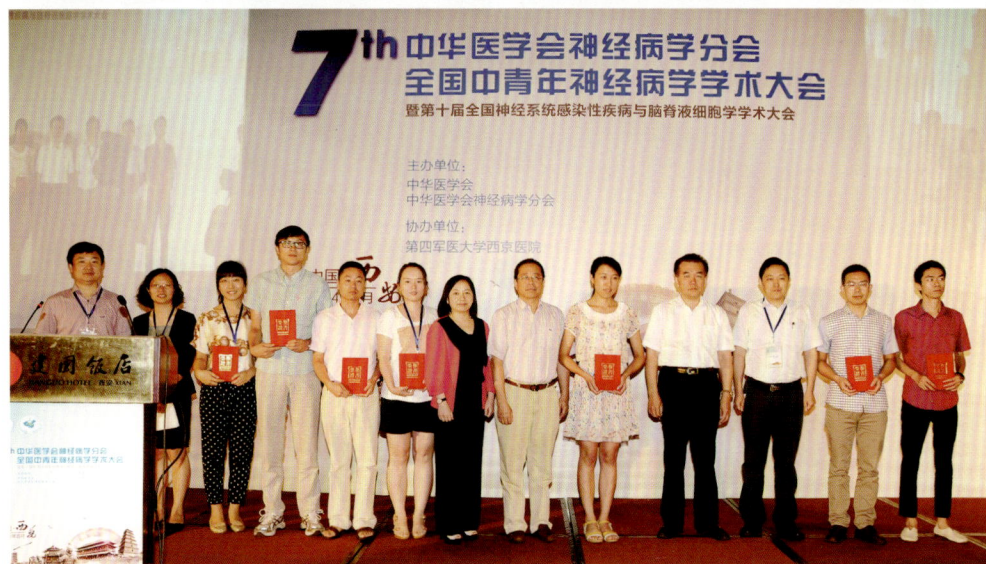

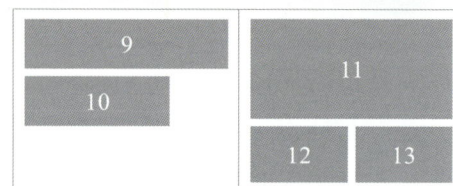

2014年8月，中华医学会神经病学分会第七次全国中青年神经病学学术会议暨第十届全国神经系统感染性疾病与脑脊液细胞学学术会议在西安召开

9、10/中华医学会神经病学分会第六届委员会及青年委员会领导给优秀论文奖获得者颁发证书

11/部分青年委员会委员合影

12/青年委员会主任委员与副主任委员合影

13/主办杯交接仪式

7th 中华医学会神经病学分会
全国中青年神经病学学术大会
暨第十届全国神经系统感染性疾病与脑脊液细胞学学术大会

主办单位：
中华医学会
中华医学会神经病学分会

协办单位：
第四军医大学西京医院

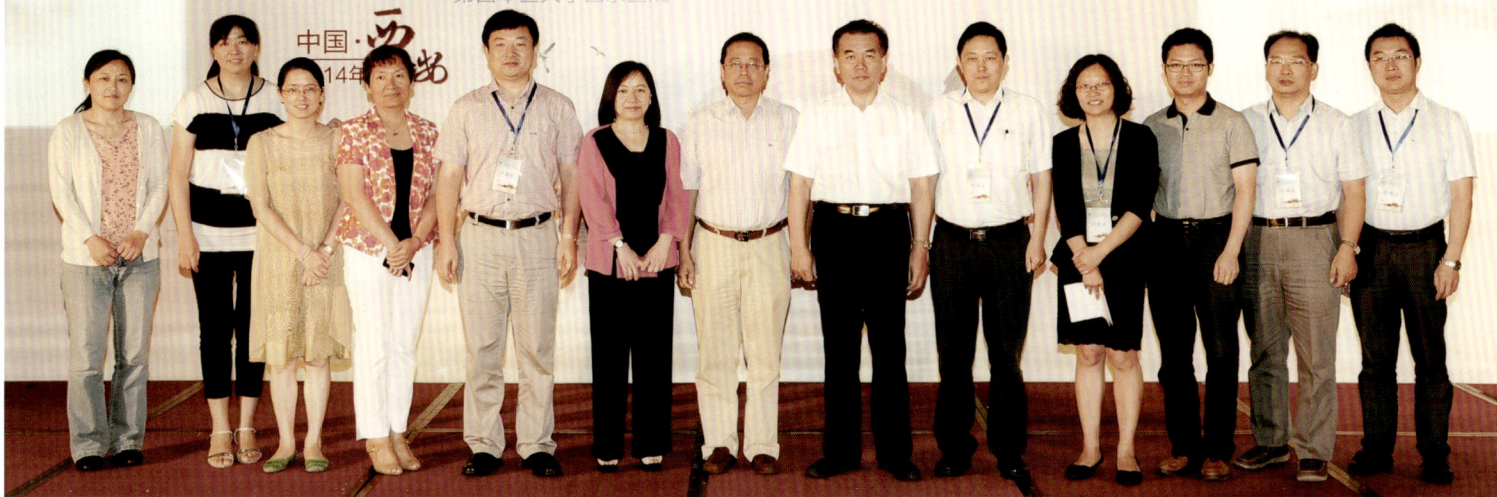

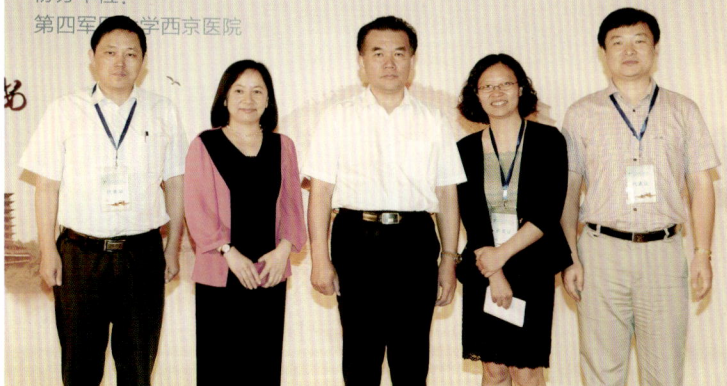

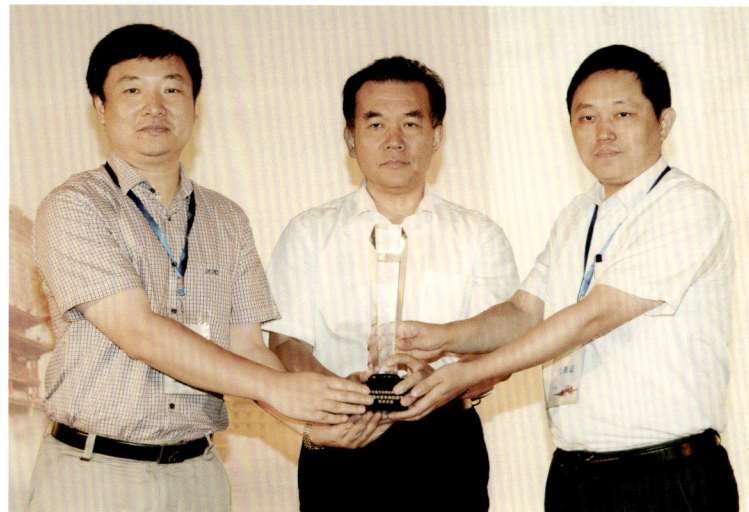

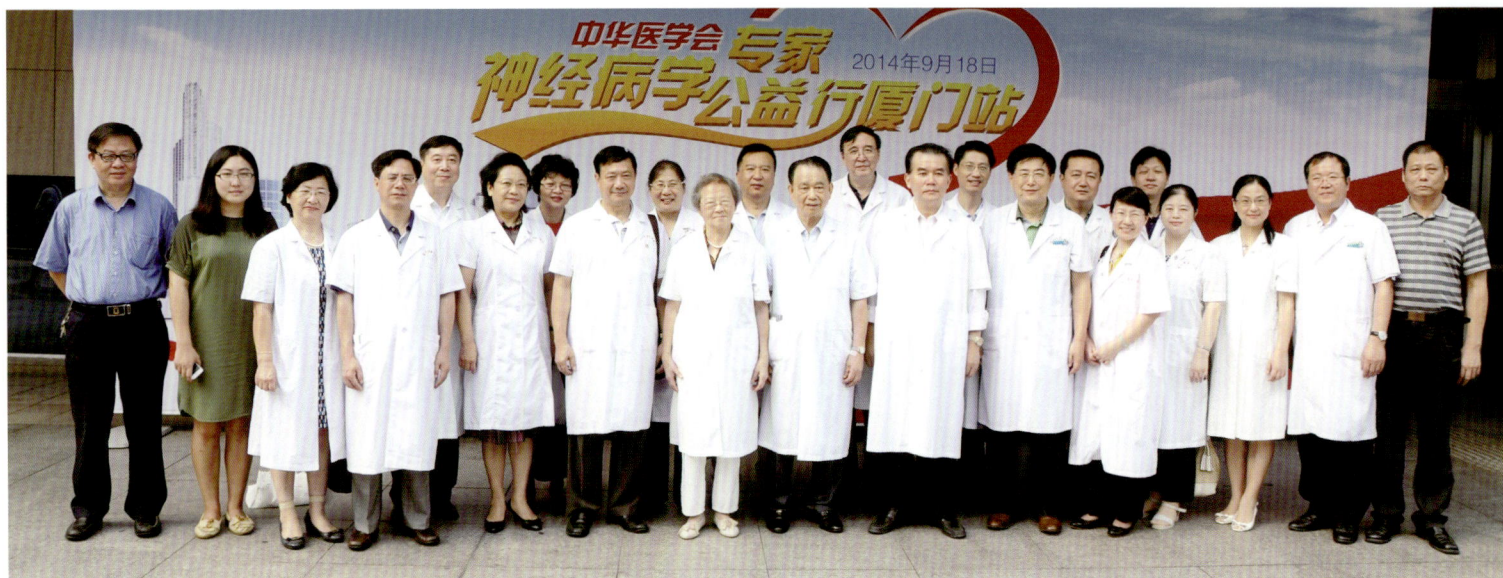

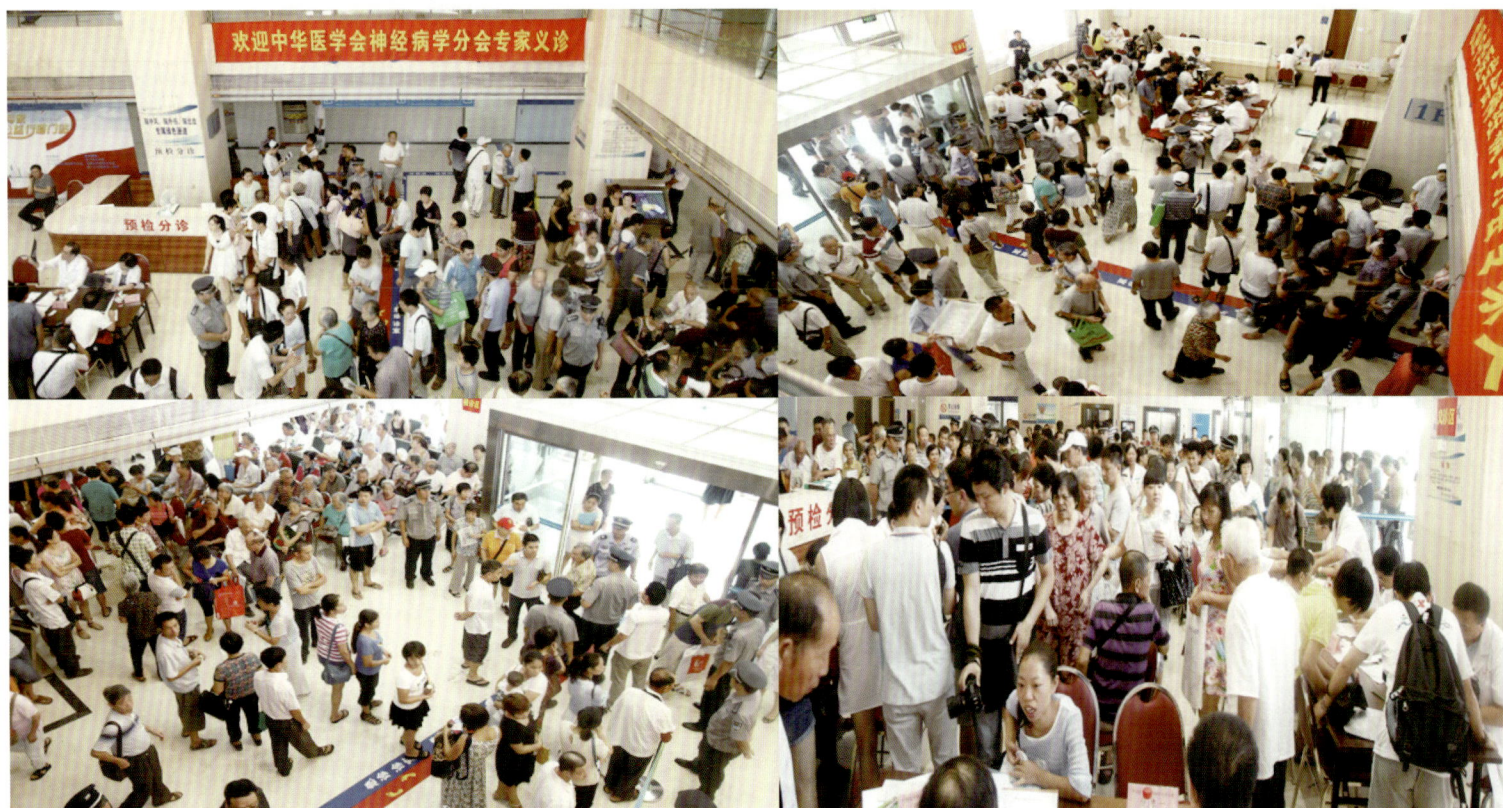

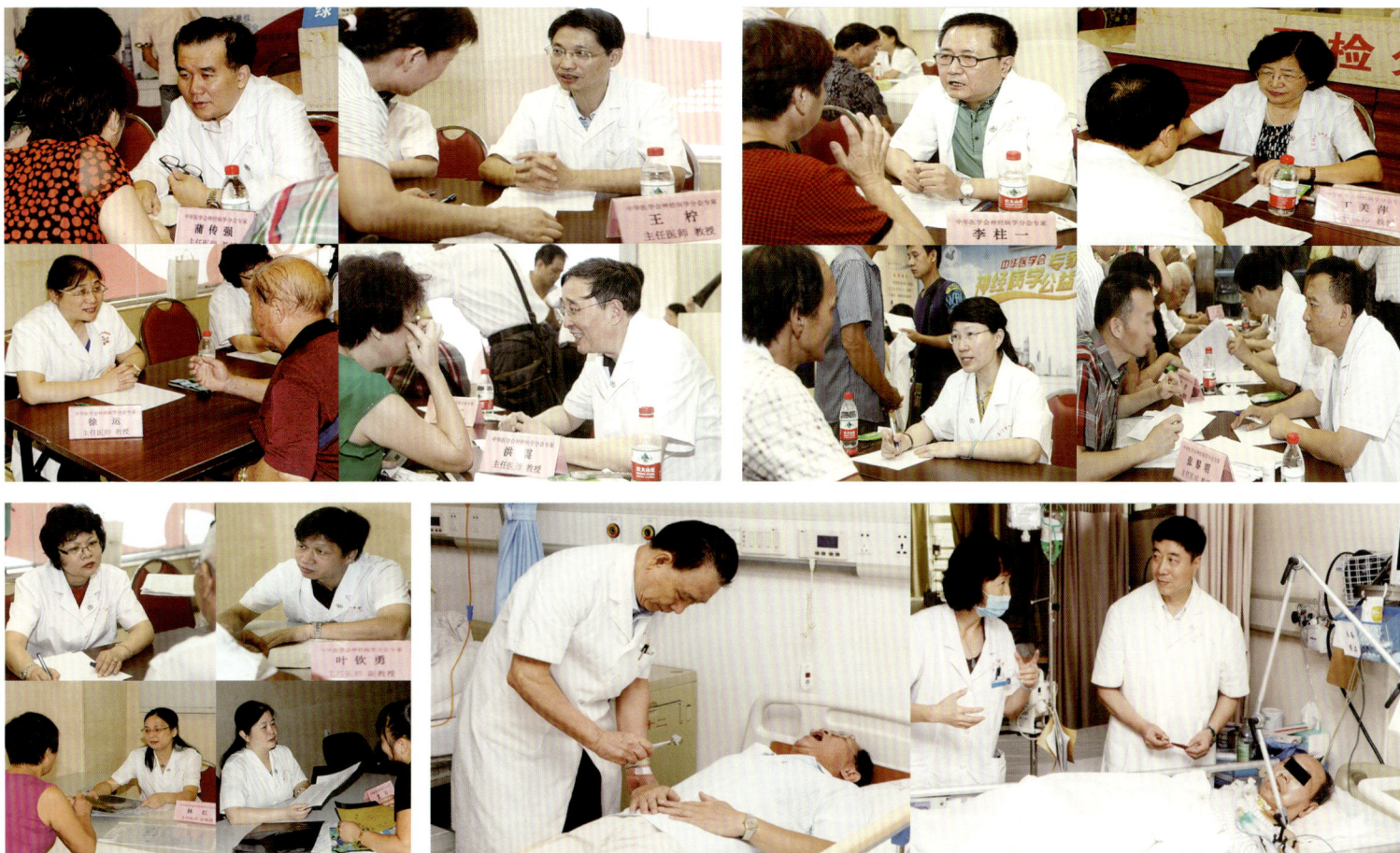

2014年9月18日上午，在厦门大学附属第一医院举行大型神经病学专家公益行活动

1/ 专家们与医院领导合影

2/ 居民等候健康咨询

3/ 参加健康咨询的专家——蒲传强、王柠、徐运和洪震教授

4/ 参加健康咨询的专家——李柱一、丁美萍、吴志英和张黎明教授

5/ 参加健康咨询的专家——罗本燕、叶钦勇、林红和方玲教授

6/ 黄如训和程焱教授分别在2个病房进行查房教学

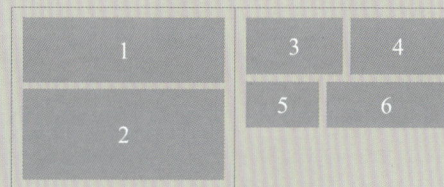

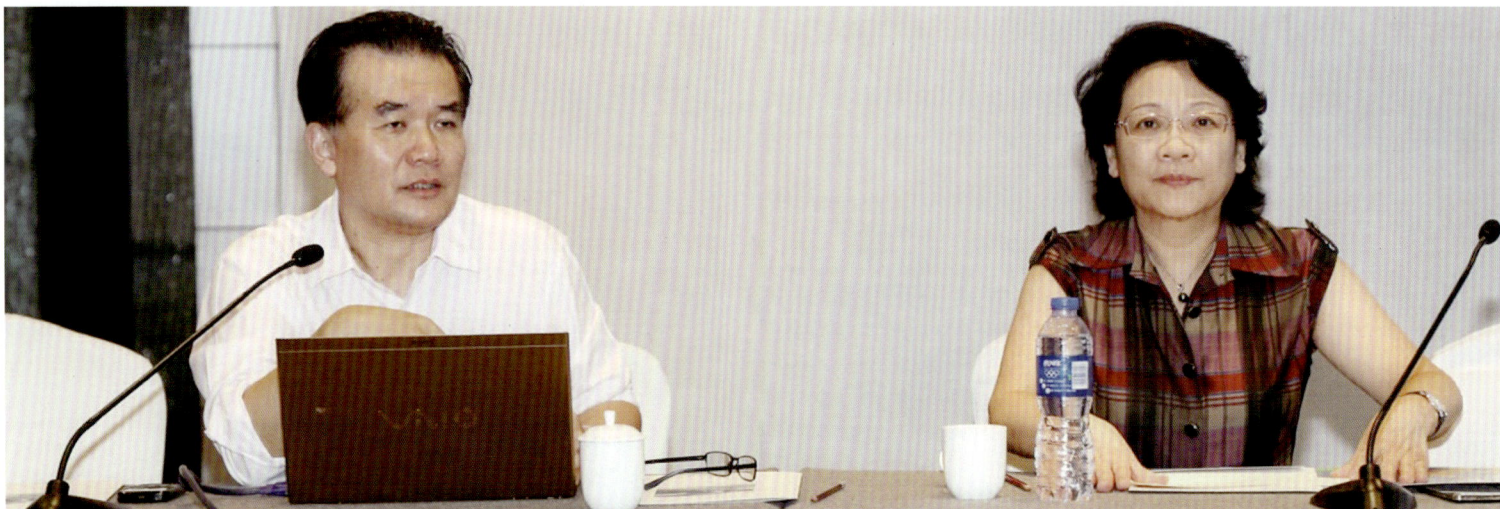

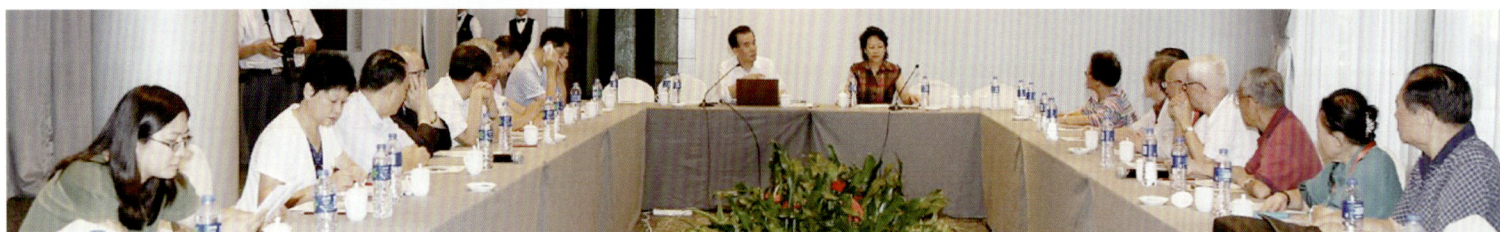

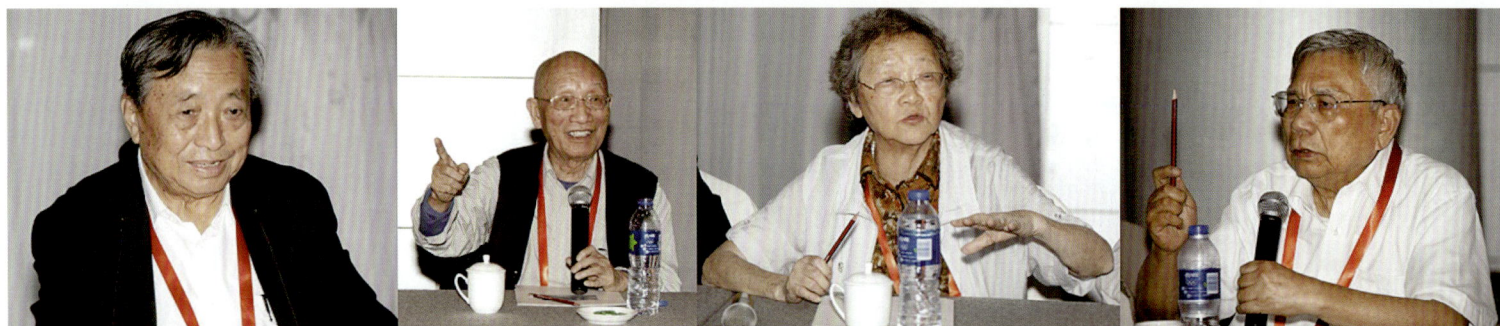

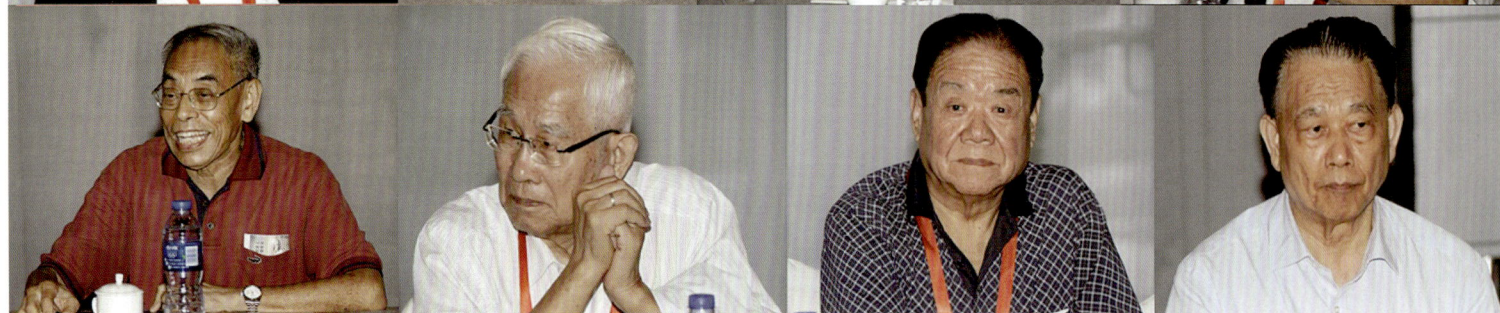

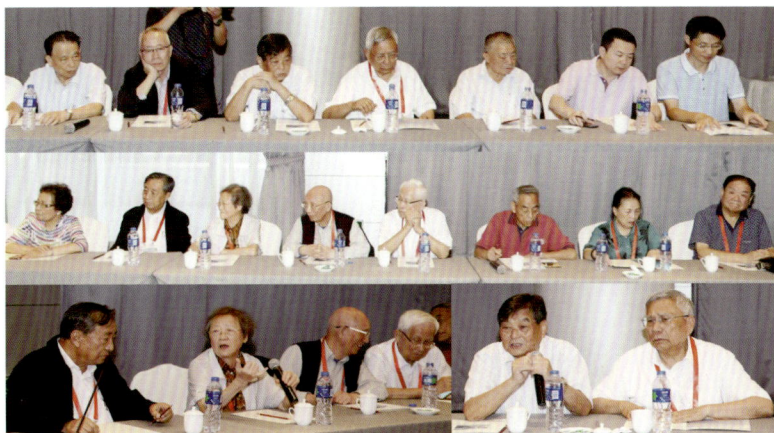

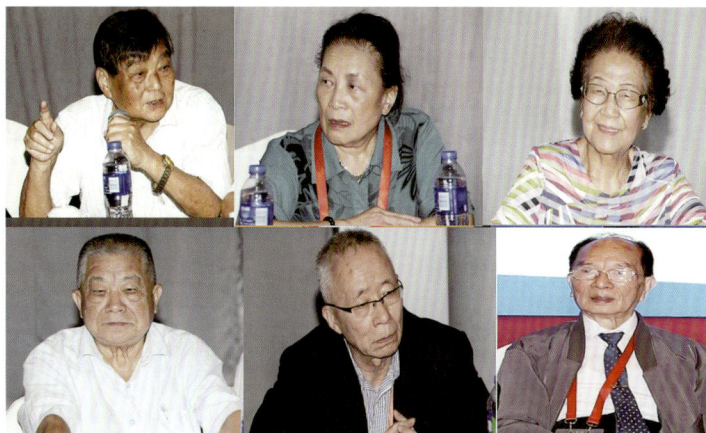

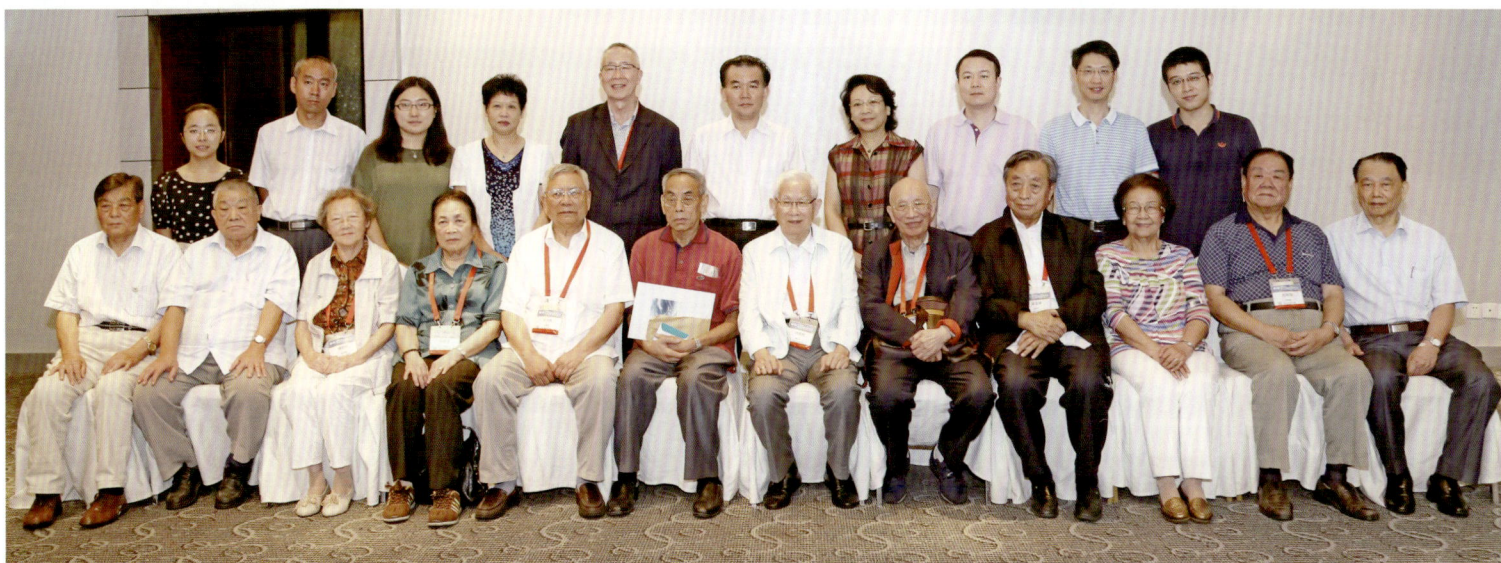

2014年9月18日下午，中华医学会神经病学分会在厦门召开神经病学界老专家座谈会

1、2/蒲传强主任委员和崔丽英候任主任委员主持会议

3～5/参会的各位专家

6/参会专家合影

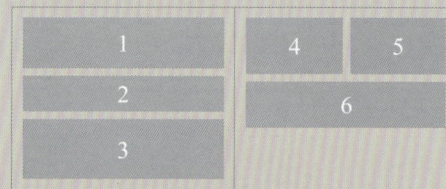

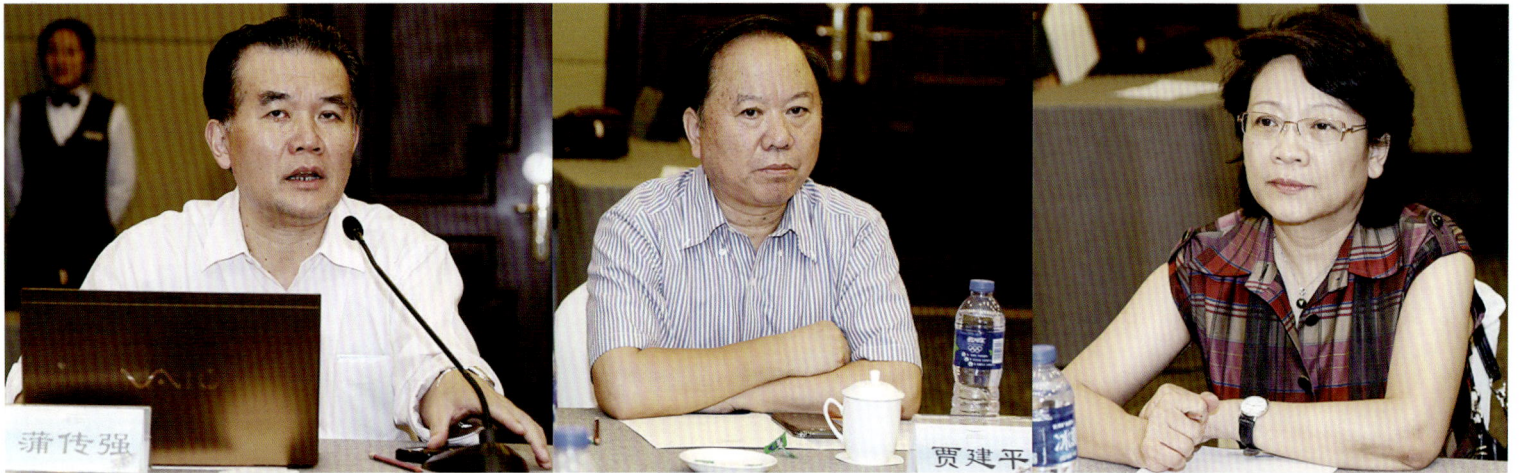

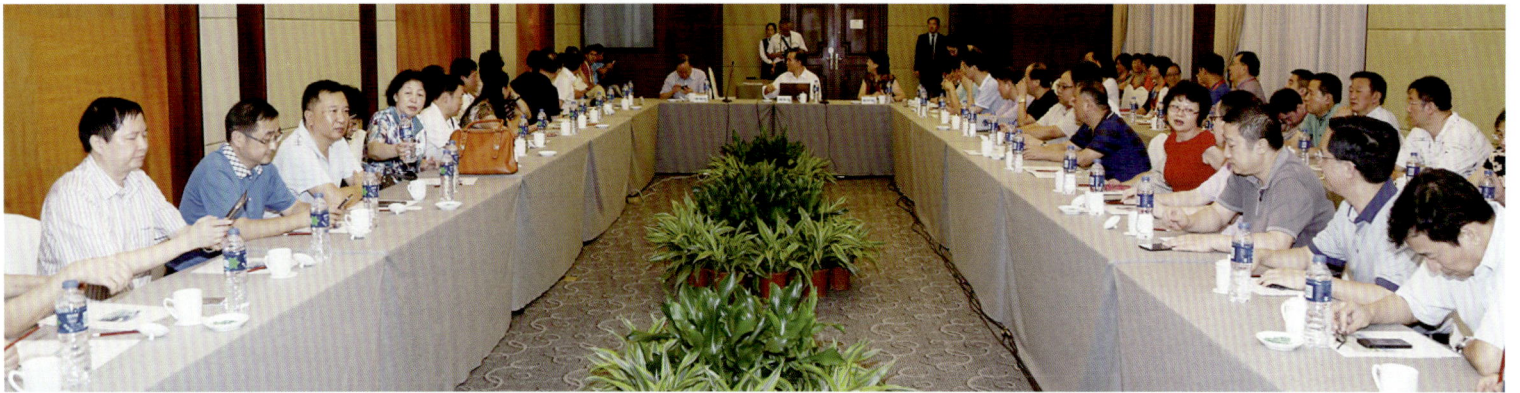

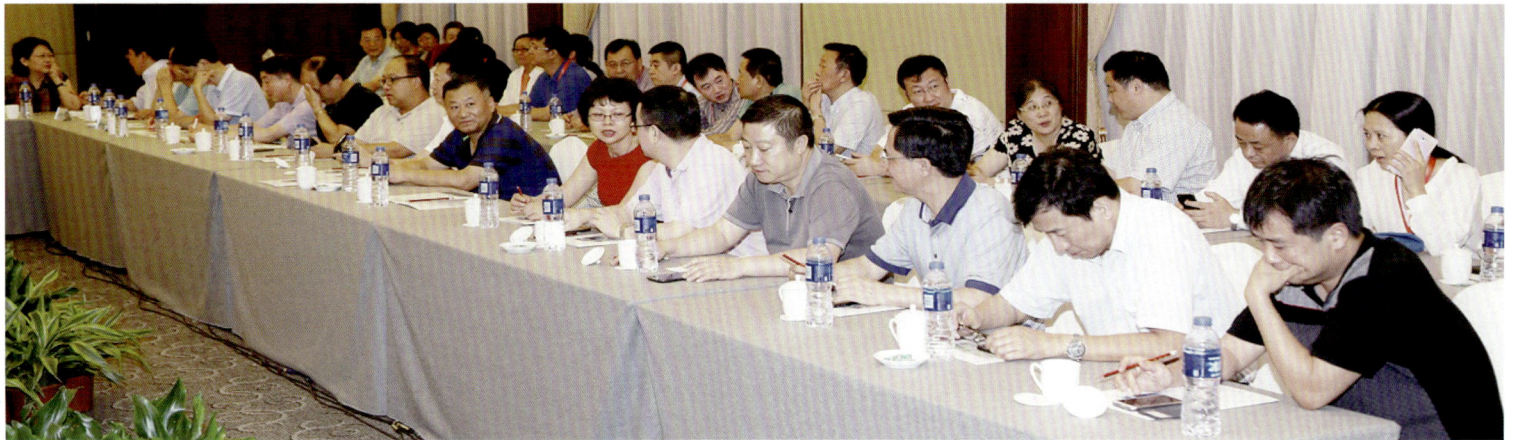

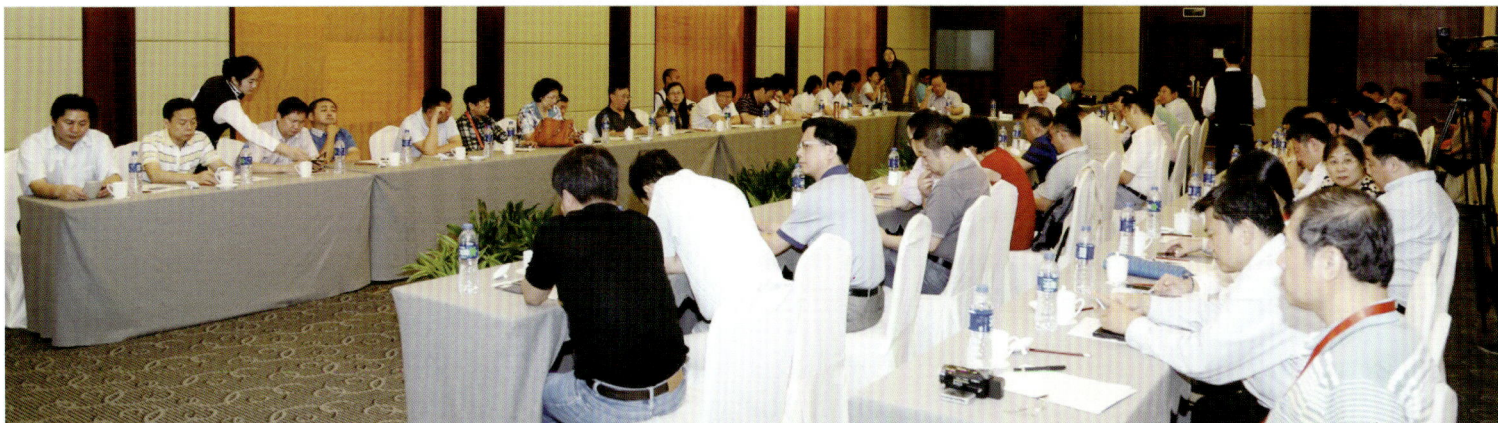

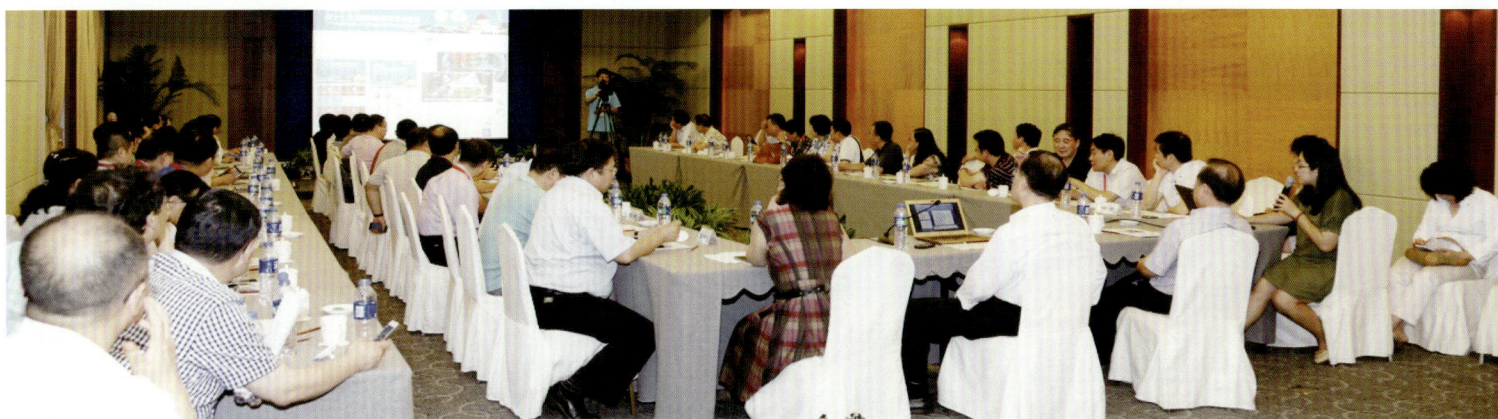

2014年9月18日晚，中华医学会神经病学分会第六届委员会全体委员工作会议在厦门召开

1/蒲传强主任委员、贾建平前任主任委员和崔丽英候任主任委员主持会议

2～5/会场

1	4
2	5
3	

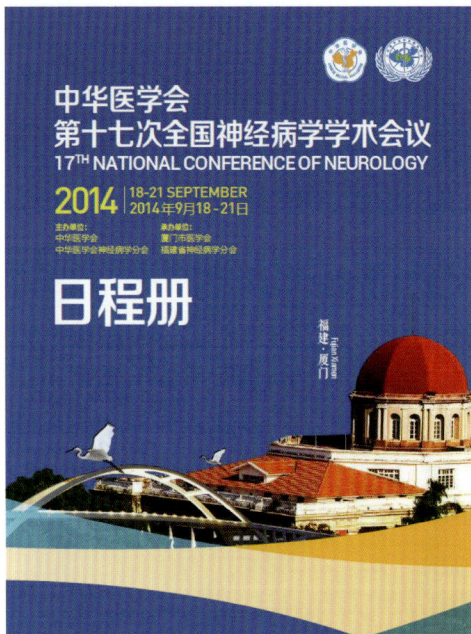

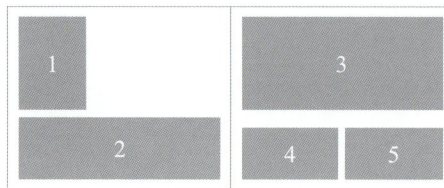

2014年9月，中华医学会第十七次全国神经病学学术会议在厦门召开

1/ 会议日程册封面

2/ 会议主席和执行主席欢迎辞

3/ 会议组织结构

4/ 崔丽英、蒲传强和贾建平教授

5/ 王拥军教授、Shakir教授和中华医学会组织管理部张辉副主任

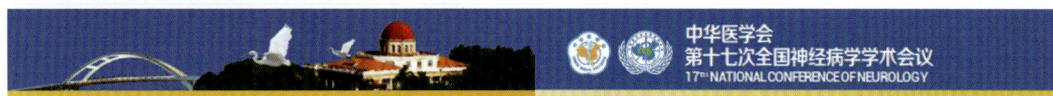

欢迎辞

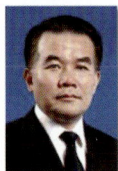

第十七届全国神经病学学术会议即将在美丽的滨海城市厦门召开，在此，我谨代表中华医学会神经病学分会及大会组委会向来自全国各地的专家和同道们表示热烈的欢迎和衷心的感谢！

日月如回，斗转星移，今年恰逢中华医学会神经病学分会成立20周年，是全国同道们值得庆祝的年份。20年间，中华医学会神经病学分会在历届前辈专家的关心和支持下、中华医学会各部门领导和同志的指导和关心，以及全国同道的积极参与和共同努力下，神经病学分会在学术、继续教育、对外交流以及组织建设等方面取得了长足的进步，分会已经成为中华医学会会员最具影响力的分会之一，全国同道们共同创建起全国性神经病学术团体。在此，我谨以个人的名义对关心和支持分会发展的各界人士表示衷心的感谢！

长期以来，在中华神经病学分会搭建的学术大舞台上，全国同道们得以充分尽情地进行神经病学的基础与临床学术交流。我们的学术成就与新技术水平，看到神经病学科各位同道的学术进步，造就出大批神经病学界的优秀专家，锻造了《全国神经病学年会》、《中国血管病大会》等医药学术年会，使之成为我国神经内科同道们每年切磋、熟悉、积极参与的全国性权威性学术会议。同时，神经病学分会不断积极推动各种神经系统疾病的治疗措施与规范和有效救治，以及安排专家到基层进行巡诊、讲座等公益活动，我们加继续创新的加强推进加强和品牌会议，今年，进一步将与其他学术会议交流，如《全国中青年神经病学术大会》及各学院所的会议。

历史帮助人们了解过去、认识现在、瞻望未来；历史可以改变人。大家可以见证历史，历史缔造着历史，薪火相传，永远记忆，最新的成果对今天的我们加添一种情感和理解。在庆贺中华医学会神经病学分会成立20年的今天，我们更要尊重历史，感恩前辈，展望未来，都怀的精神，追求理性和诚实的信念我们心中应以求务实的精神、科学严谨的态度，做好基础与临床研究工作，最终更好、更高水平地造福患者。

本次会共收到学术论文3500余篇，的继续医药品牌会议的方案进行设计，其内容广泛，信息的领域构建起脑血管病、神经系统感染、肌肉病、认知障碍、运动障碍等诸多学科疾病，癫痫病、脊髓神经性状与心理障碍、神经免疫、神经病理、脑电图与神经电生理、神经影像、神经肌肉的病理、脑脊液波倒诊学等专科技术的方方面面。上述学术内容将在2个全体大会及25个分会场上，有百位专家进行115个专题讲座，有227篇论文进行学术口头交流，有15个摄影观置各研究的展示并对神经病学临床神经病理进行临床神经病理学的研讨，以及850篇论文以壁报形式展出以供与会代表交流。

此次大会，我们特别高兴地邀请世界神经病学联盟主席SHAKIR教授、中华医学会神经病学分会主任委员崔丽英教授、中华医学会神经病学分会主任委员贾建平教授、美国约翰霍普金斯大学医学院的神经病学领域专家出席并在大会上作题的出的水平学术报告，相信他们的精彩演讲将给这会议增添更多的风采。

本次会新增"专家面对面"的特色学术交流，即在19日和20日晚上，邀请经验丰富的临床一线专家出来，现场回答参会代表提出的各种临床方面的问题。并且多位代表们带来的丰富经验和睿识，相信这种新的学术交流方式会给代表们有更多的收获，特别是有对解决临床方面的问题。

尊敬的各位同道们：

由中华医学会和神经病学分会主办的全国神经病学学术年会已成为成熟的国家级品牌会议。更是全国同道们尊重学术大道者。不仅是学术交流的平台，也是新老朋友友谊沟通的重型，新技术、新成果，推荐新人、发掘优秀人才的大舞台，让我们以热情、科学、实务、公平的方式共情参与吧！

20年的成就，凝聚医术心，汇聚八方力量，铸造学科辉煌！

谢谢各位同道！

蒲传强
中华医学会神经病学分会主任委员

尊敬的各位领导、各位专家、各位同道：

大家好！

春华秋实，金风送爽，在这个收获的季节，美丽的"鹭岛"厦门迎来了第17次全国神经病学学术会议。首先我们谨代表大会组委会对各位专家及同仁的到来表示热烈欢迎和衷心感谢。

本次会议得到了中华医学会、中华医学会神经病学分会、福建省神经病学分会以及厦门市医学会的大力支持和热情指导。这是展示一年来全国神经病学领域学术成果的盛会，也是见证学科发展与创新的盛会。会议将在神经系统疾病的各个方面进行多层次的学术交流与技术切磋，特邀世界神经病学联盟主席SHAKIR教授为我们做专题报告展望全球学科发展前景，也邀请神经科学、分子生物学领域知名专家进行跨学科交流；不但邀请国内相关专业著名专家进行专题讲座，而且也选择各青年才俊介绍研究成果、临床经验分享。会议共收到学术论文3500余篇，体现了全国神经内科同道积极参与的热情，会议将为国内同仁探讨交流、学术争鸣搭建良好平台，也成为连接国内学术力量的重要纽带。我们齐聚厦门，开拓视野、集思广益、博采众长、锐意创新，携手推动我国神经病学的跨越式发展。

神经病学是福建省医学领域的十大重点发展学科之一，神经遗传病、肌肉疾病与认知障碍疾病是我省神经科的传统特色亚专业，近年来在脑血管病、神经电生理、神经康复、感染性疾病等领域也取得了较大的进步，本次盛会为福建省的神经病学同道提供了一次难得的学习机会，也为我省神经病学事业的发展注入了新的活力。福建与台湾一衣带水、隔水相望的特殊地理位置，孕育了极具特色的"闽台文化"，近年来日益频繁的闽台学术交流也推动了海峡两岸神经病学携手发展。

厦门素有"海上花园"的美誉，风光秀丽，四季如春，青山绿水，鸟语花香。我们期待着，与各位来宾、各位朋友在分享学术成果的同时，增进我们彼此间的的了解和友谊，希望鹭岛之行能给您留下美好的回忆。

王柠教授　陈晓春教授　童绥君教授
大会执行主席

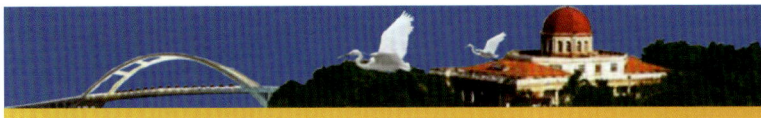

大会组织结构

大会主席：

蒲传强　　贾建平　　崔丽英

大会副主席：

王拥军　　赵钢　　陈生弟　　谢鹏　　王柠　　陈晓春　　童绥君

学术委员会：（按姓氏笔画排序）

丁美萍	王伟	王宏	王柠	王丽娟	王拥军	王新平	牛小媛
石向群	卢祖能	卢家红	朱遂强	朱榆红	刘鸣	刘学源	刘春风
刘振国	许予明	孙红斌	杜怡峰	杜彦辉	李月春	李柱一	李继梅
杨弋	肖波	吴江	吴世政	吴晓牧	何志义	汪昕	汪凯
张通	张小宁	张杰文	张颖冬	张黎明	陈琳	陈生弟	陈晓春
陈海波	陈康宁	武剑	罗本燕	周东	周华东	赵钢	赵玉华
胡波	胡学强	施福东	洪震	贺茂林	秦超	贾建平	徐运
郭力	唐北沙	焉传祝	黄一宁	曹秉振	戚晓昆	崔丽英	梁战华
彭斌	董强	程焱	曾进胜	谢鹏	蒲传强	楚兰	管阳太
廖小平	谭兰	樊东升	潘速跃	陈晓春	童绥君		

组织委员会：

主席：蒲传强

执行主席：王柠　　陈晓春　　童绥君

执行副主席：马琪林　　张志坚　　周瑞玲　　黄华品　　林航　　郑维红

委员：

丁美萍	王伟	王宏	王柠	王丽娟	王拥军	王新平	牛小媛
石向群	卢祖能	卢家红	朱遂强	朱榆红	刘鸣	刘学源	刘春风
刘振国	许予明	孙红斌	杜怡峰	杜彦辉	李月春	李柱一	李继梅
杨弋	肖波	吴江	吴世政	吴晓牧	何志义	汪昕	汪凯
张通	张小宁	张杰文	张颖冬	张黎明	陈琳	陈生弟	陈晓春
陈海波	陈康宁	武剑	罗本燕	周东	周华东	赵钢	赵玉华
胡波	胡学强	施福东	洪震	贺茂林	秦超	贾建平	徐运
郭力	唐北沙	焉传祝	黄一宁	曹秉振	戚晓昆	崔丽英	梁战华
彭斌	董强	程焱	曾进胜	谢鹏	蒲传强	楚兰	管阳太
廖小平	谭兰	樊东升	潘速跃	周文	陈晓春	童绥君	

大会秘书处：

彭斌	杨戈	蔡晓杰	刘洁晓	石强	张瑞良	张悦	潘晓东
曾育琦	林毅	蔡斌					

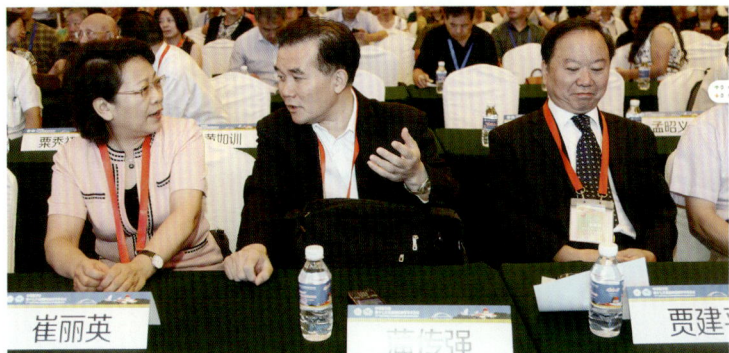

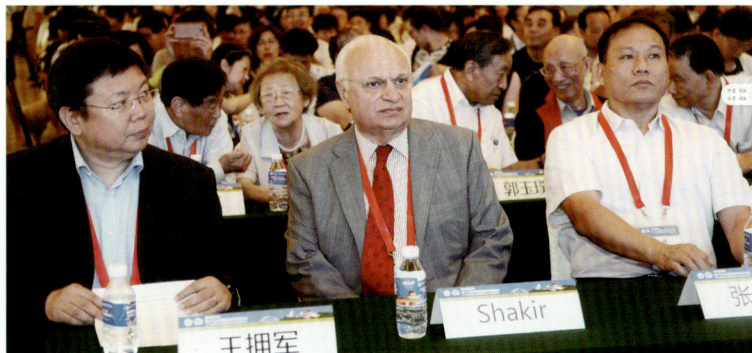

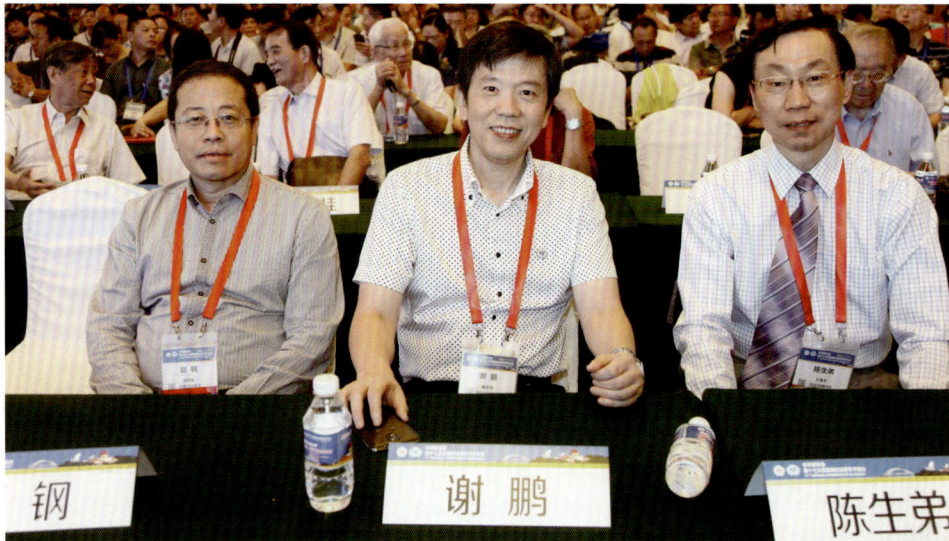

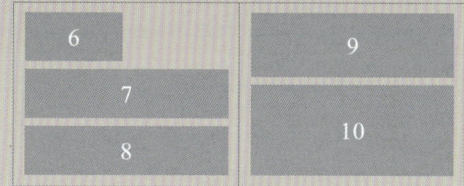

2014年9月，中华医学会第十七次全国神经病学学术会议在厦门召开

6/ 赵钢、谢鹏和陈生弟教授

7~10/ 会场

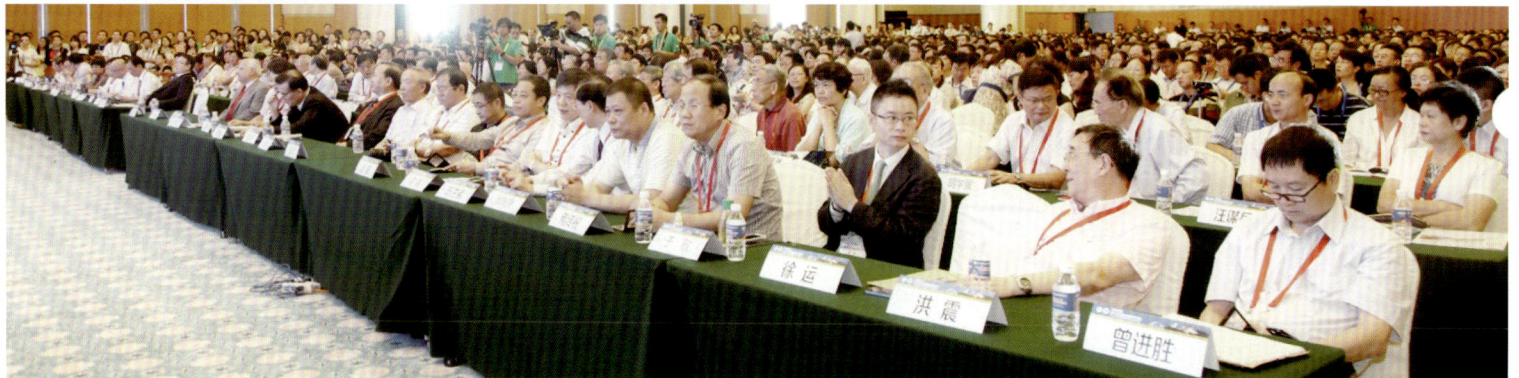

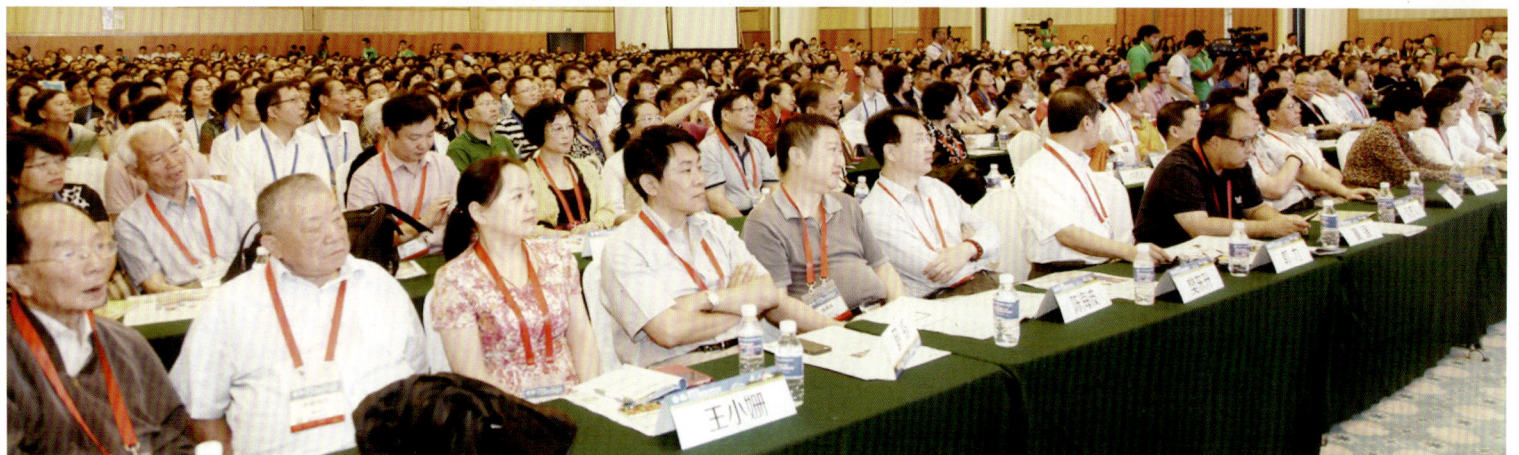

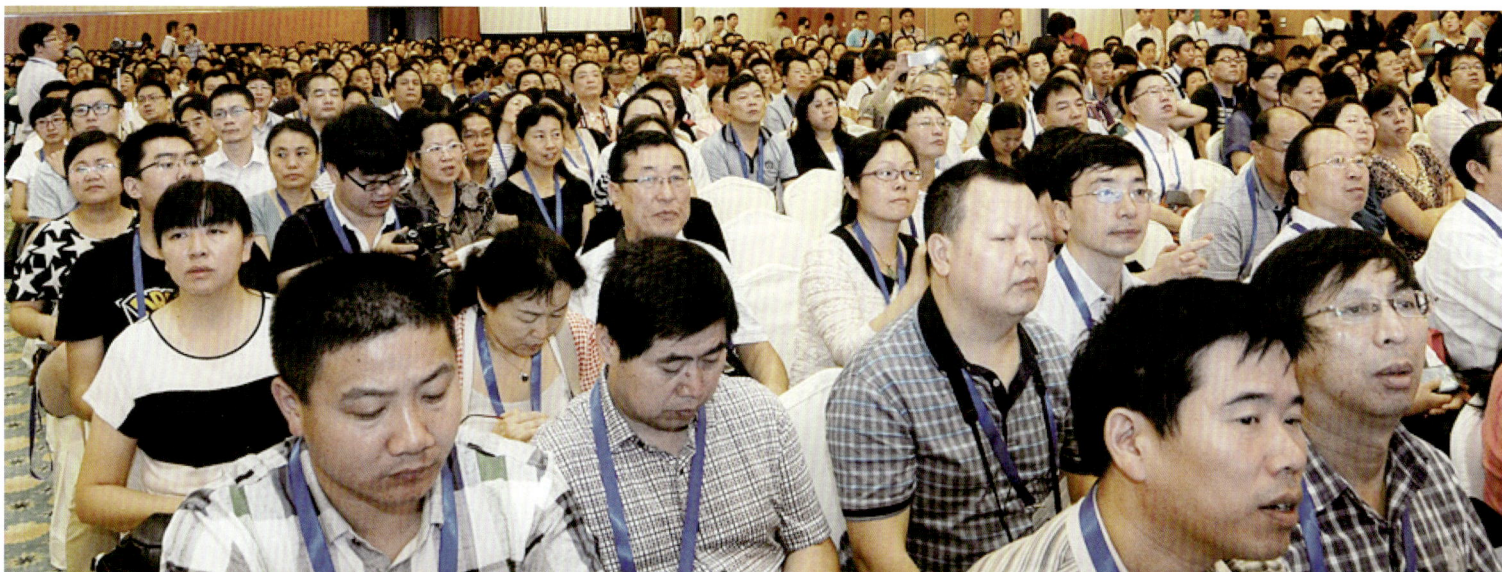

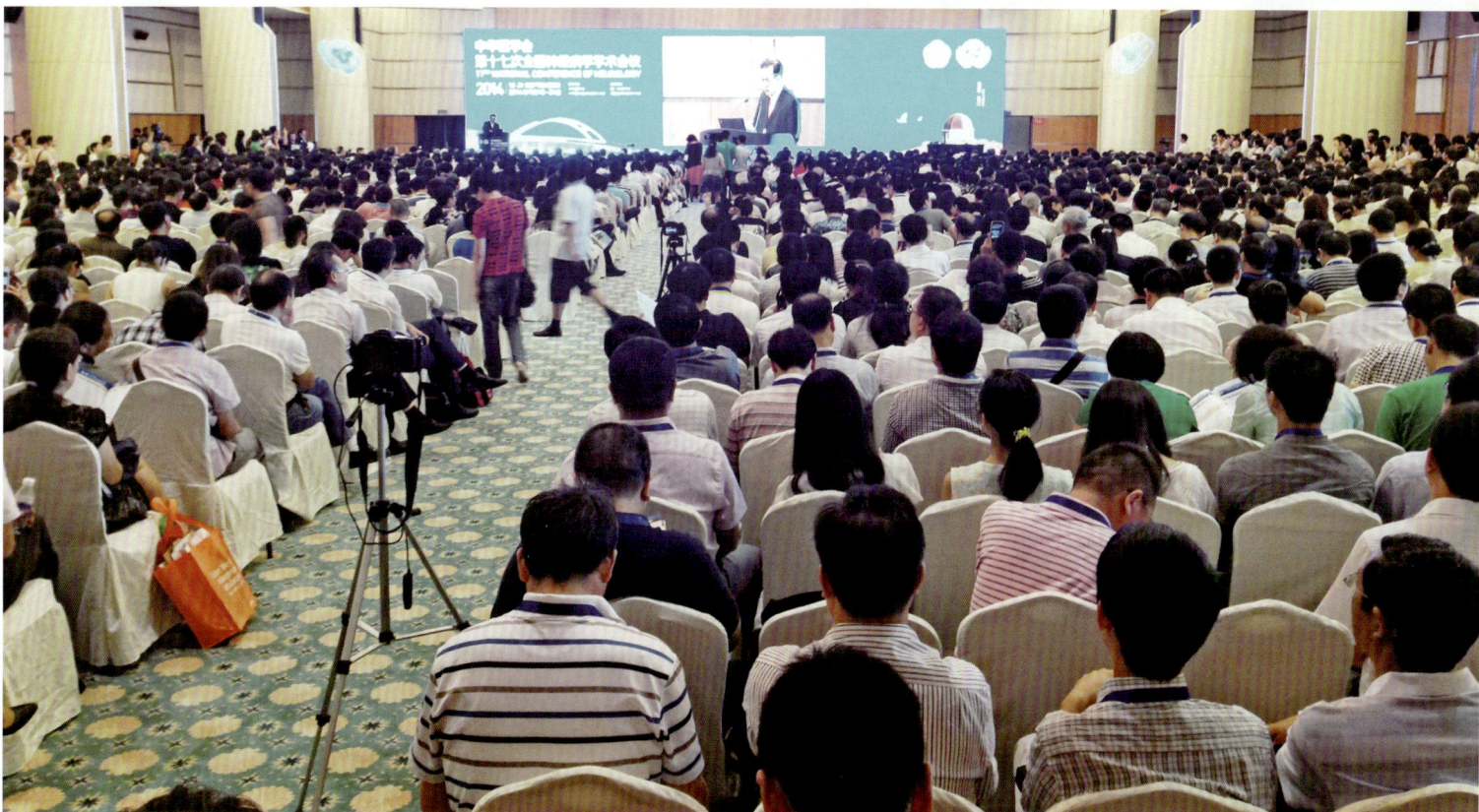

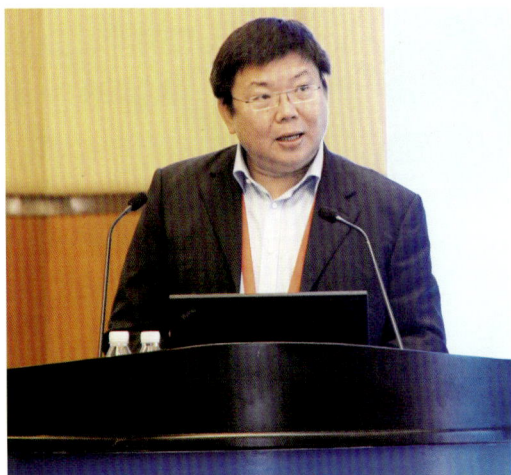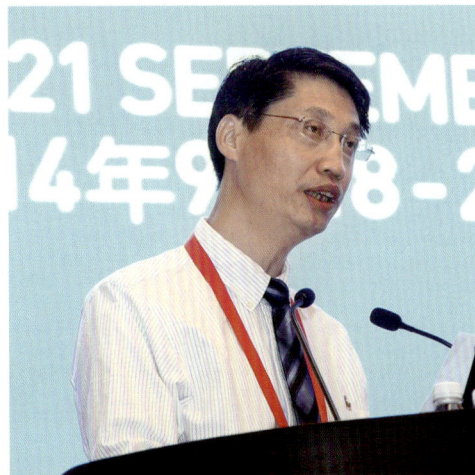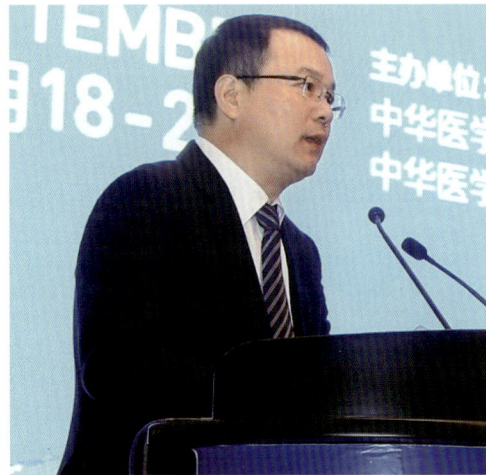

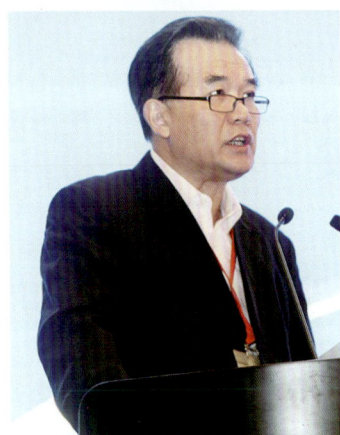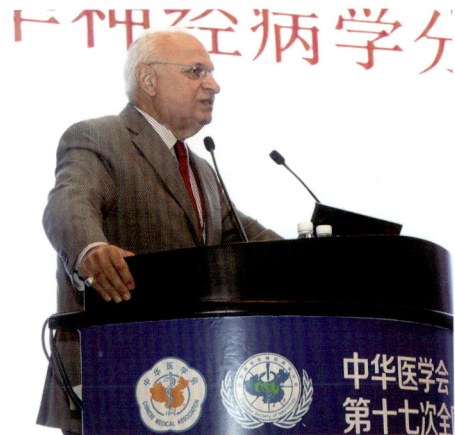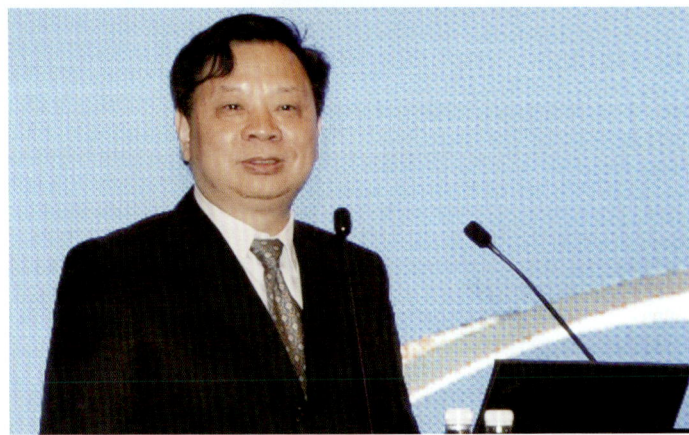

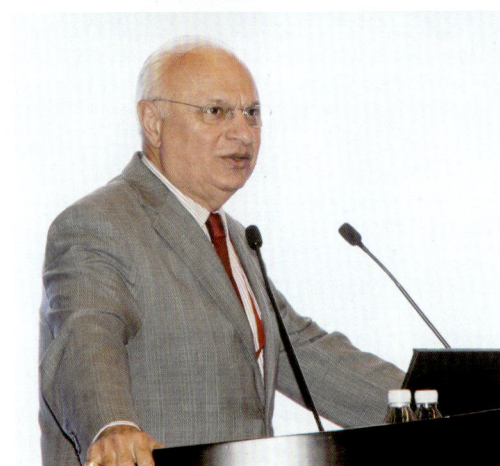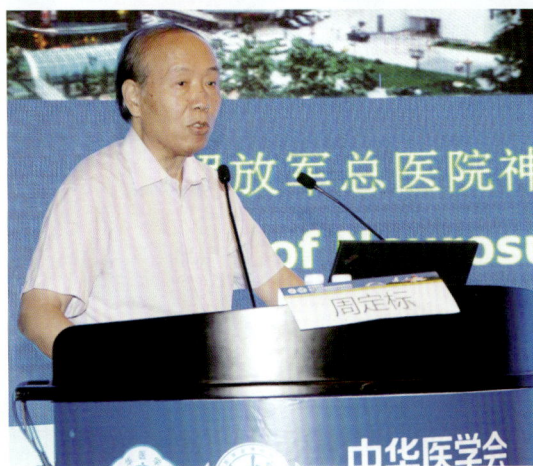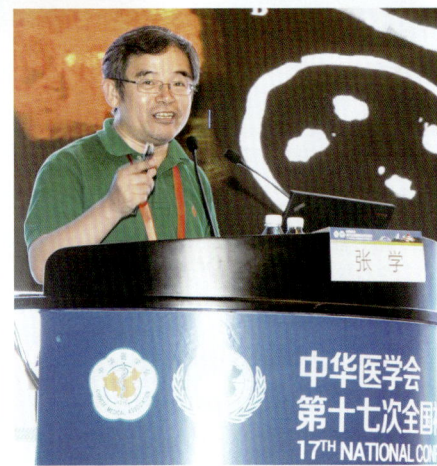

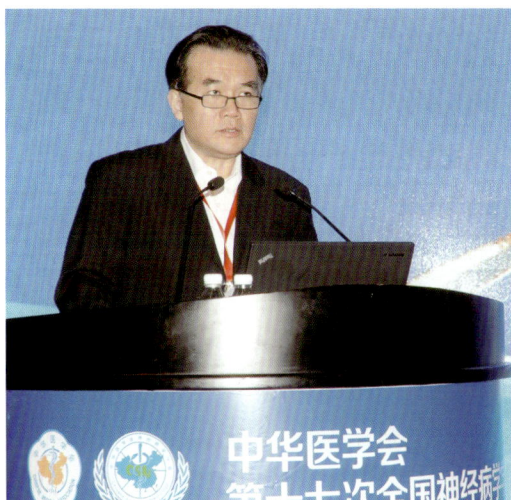
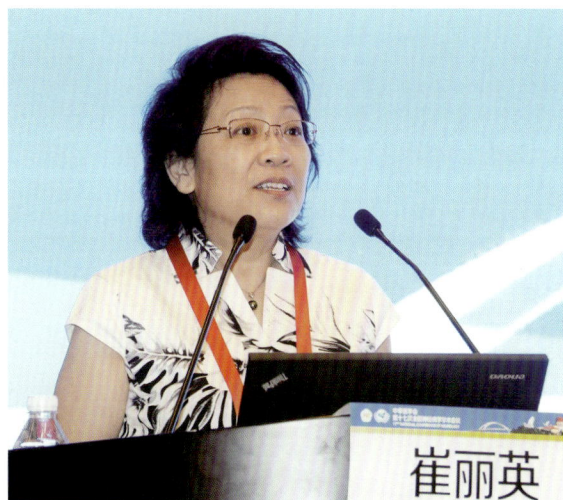
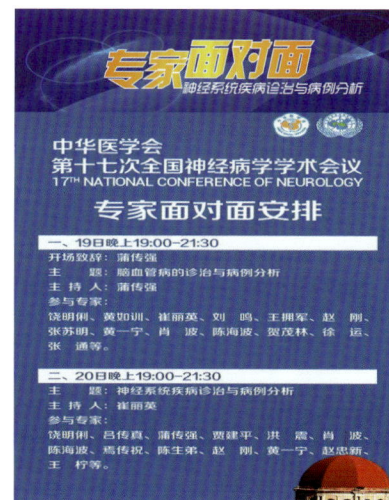
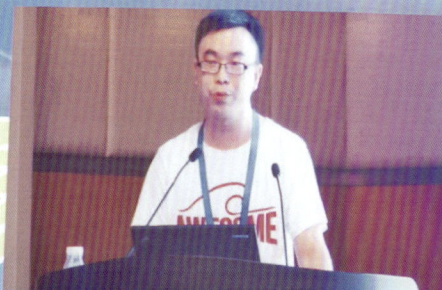
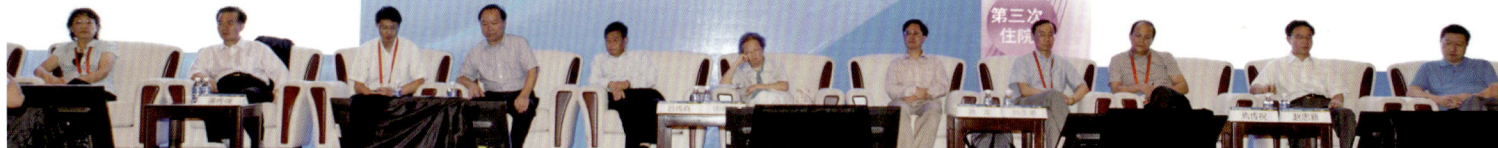

11	12	13	20	21	22
14	15	16		23	
17	18	19			

2014年9月，中华医学会第十七次全国神经病学学术会议在厦门召开

11/ 王拥军教授主持大会开幕式

12/ 开幕式上，王柠教授致辞

13/ 开幕式上，福建省医学会副会长陈晓春教授致辞

14/ 开幕式上，蒲传强教授致辞

15/ 开幕式上，世界神经病学联盟主席Shakir教授致辞

16/ 开幕式上，中华医学会饶克勤秘书长致辞

17/Shakir教授做专题讲座

18/ 周定标教授做专题讲座

19/ 张学教授做专题讲座

20/ 蒲传强教授做专题讲座

21/ 崔丽英教授做专题讲座

22/ "专家面对面"临床病例讨论会手册封面

23/ "专家面对面"临床病例讨论会主席台专家就座

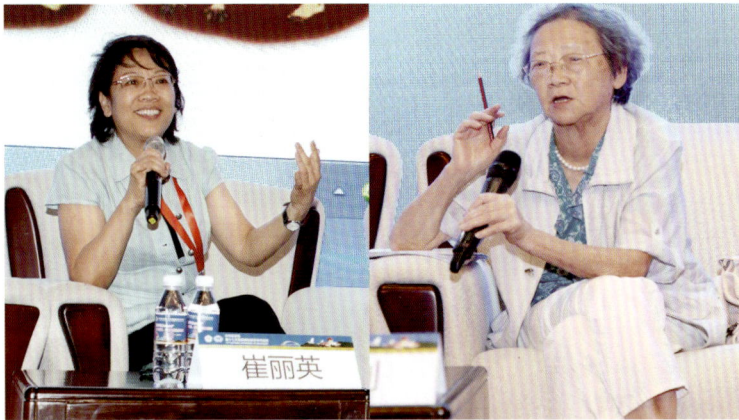
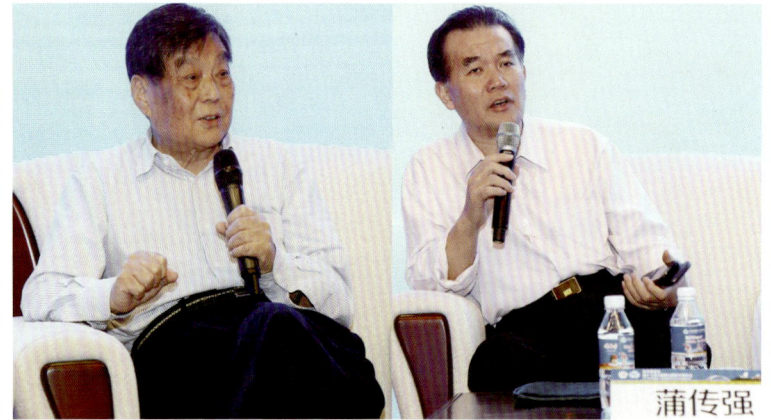
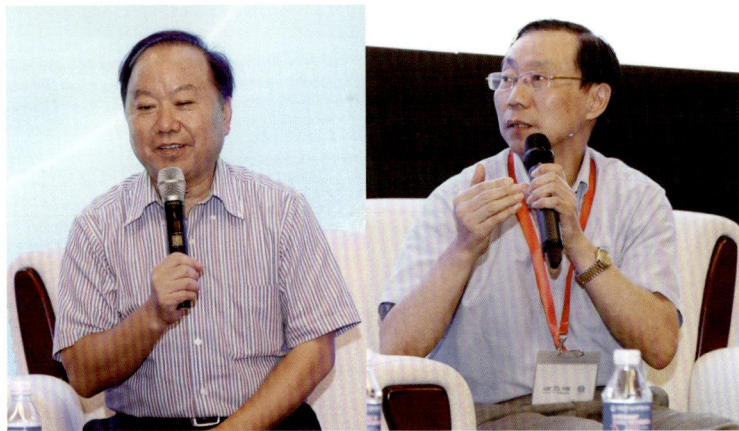
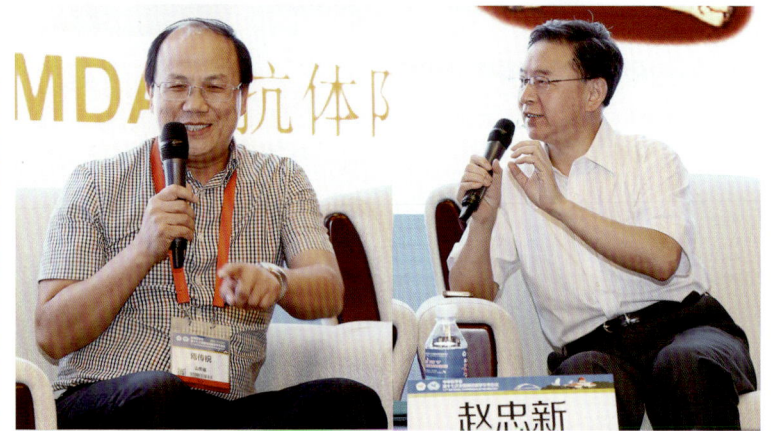
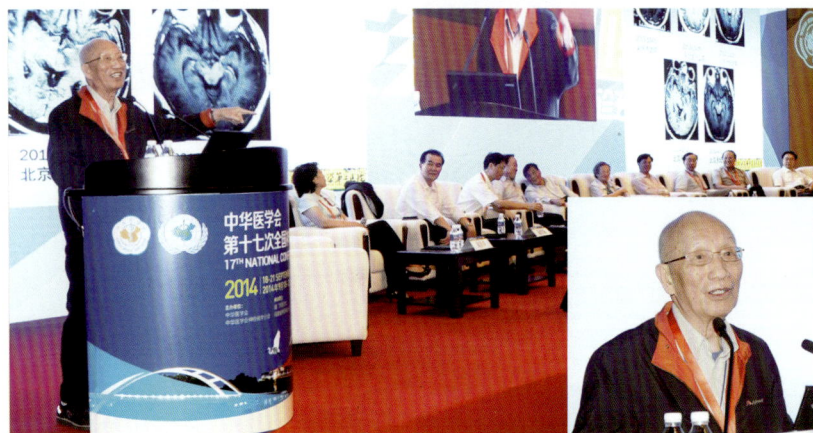
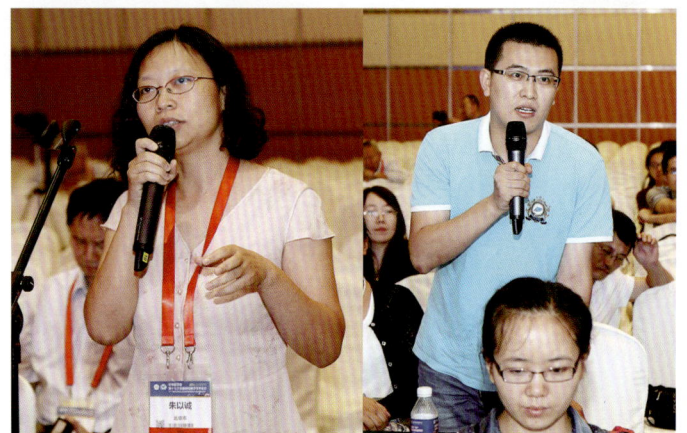

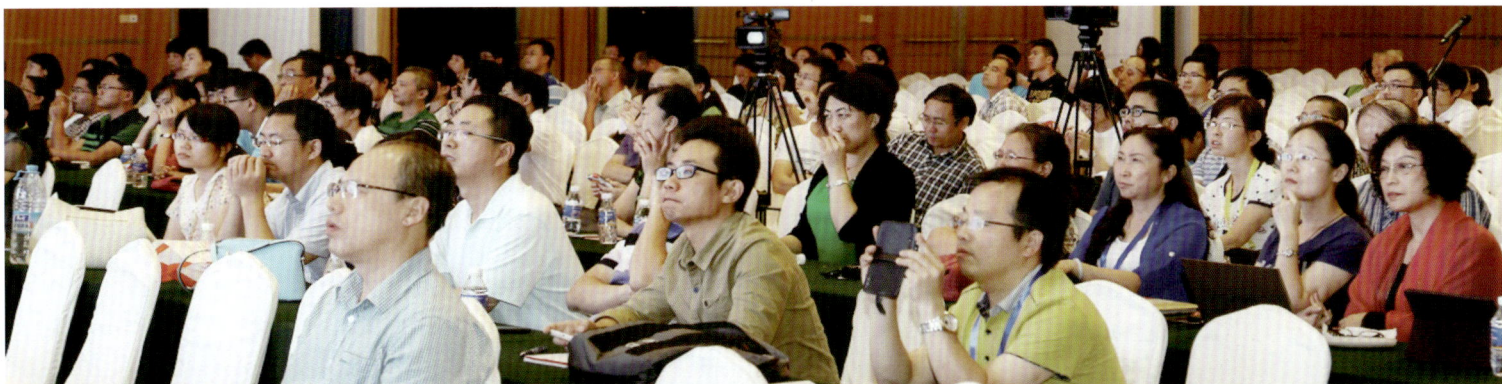

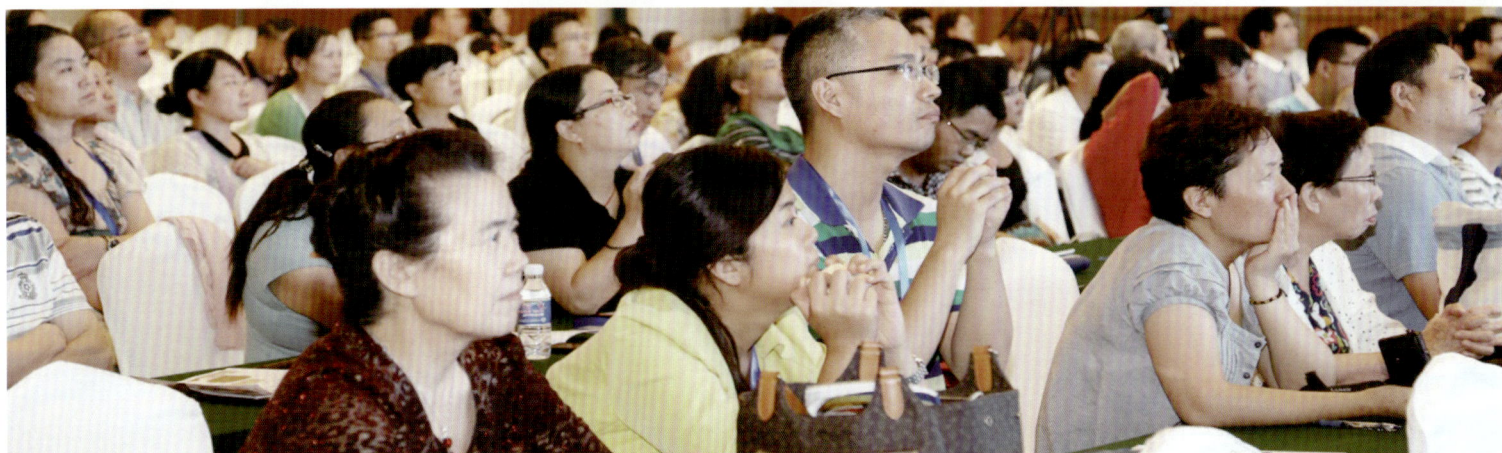

2014年9月，中华医学会第十七次全国神经病学学术会议在厦门召开

24/崔丽英和饶明俐教授积极参加"专家面对面"临床病例讨论会

25/吕传真和蒲传强教授积极参加"专家面对面"临床病例讨论会

26/贾建平和陈生弟教授积极参加"专家面对面"临床病例讨论会

27/焉传祝和赵忠新教授积极参加"专家面对面"临床病例讨论会

28/粟秀初教授积极参加"专家面对面"临床病例讨论会

29/朱以诚教授和青年医师积极参加"专家面对面"临床病例讨论会

30、31/医师们积极参加"专家面对面"临床病例讨论会，聆听专家们的讨论

24	25	30
26	27	31
28	29	

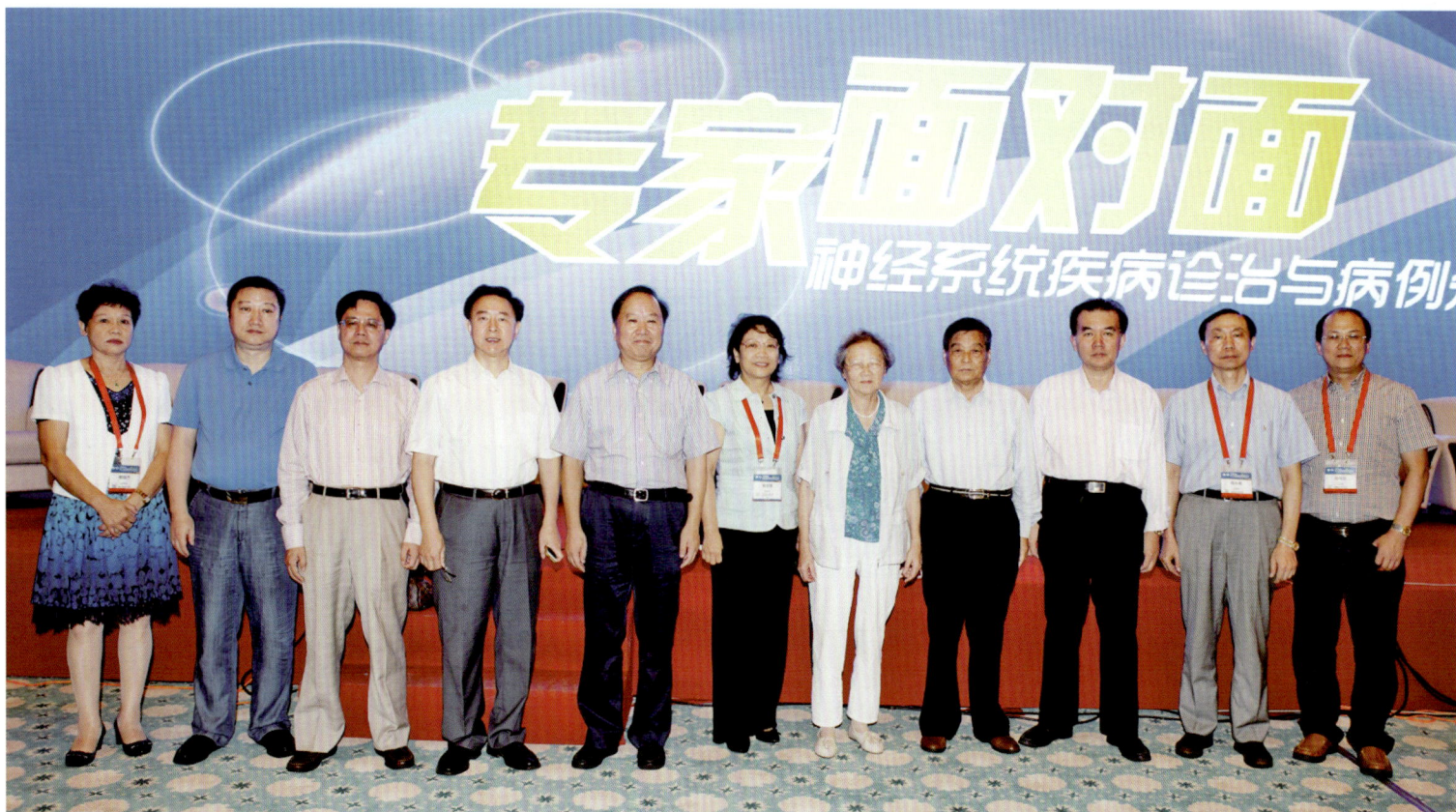

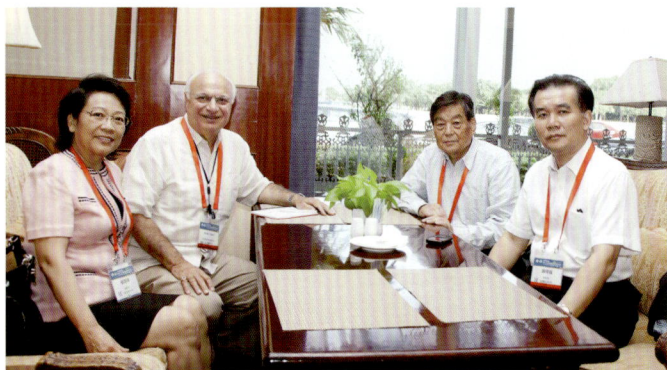

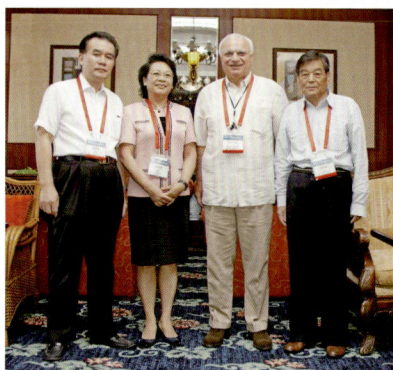

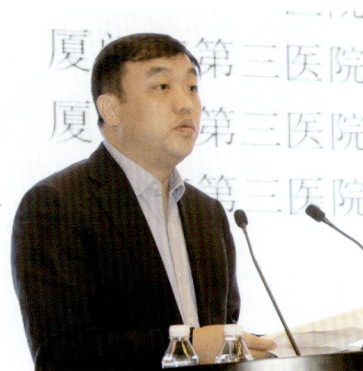

2014年9月，中华医学会第十七次全国神经病学学术会议在厦门召开

32/"专家面对面"临床病例讨论会参会专家合影留念

33/吕传真、崔丽英、蒲传强教授与世界神经病学联盟主席Shakir教授商讨合作、加盟事宜

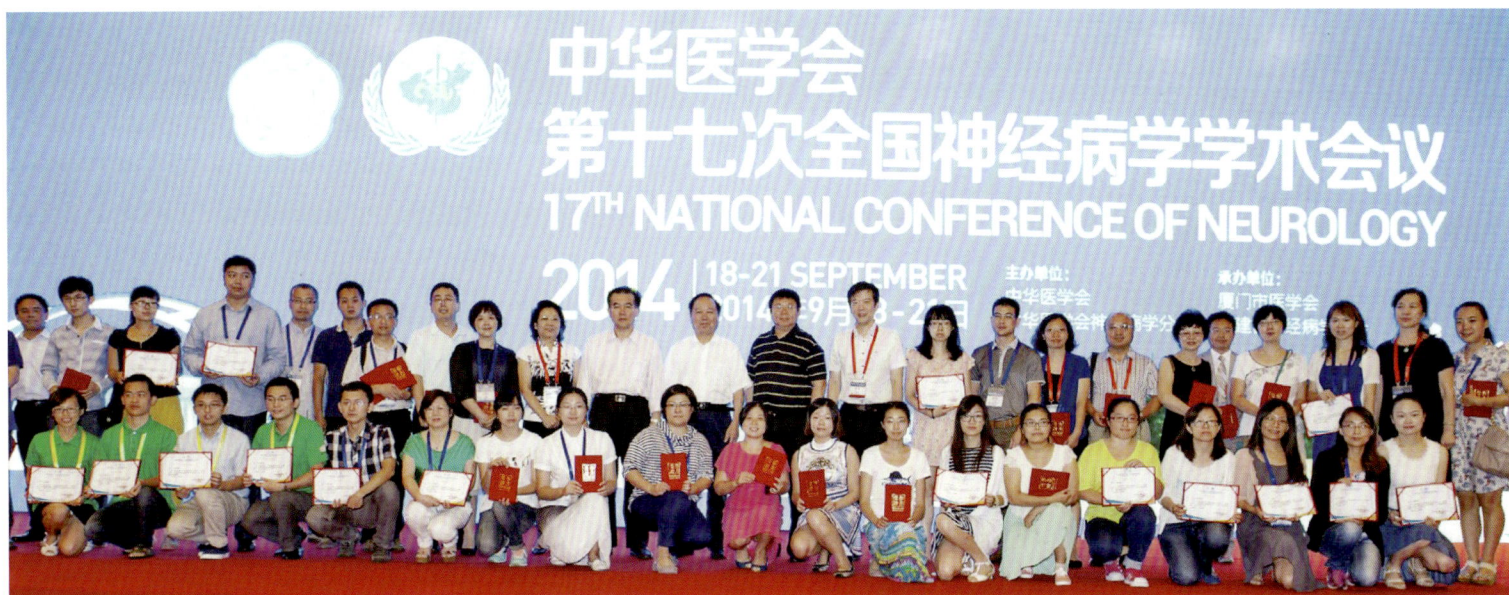

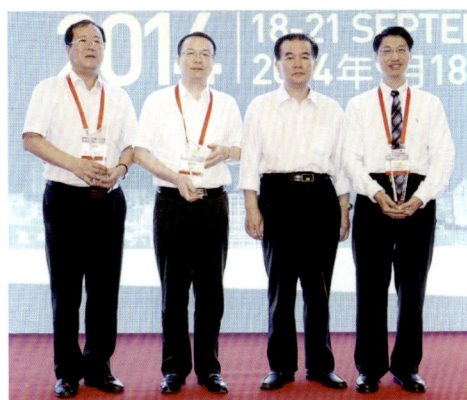

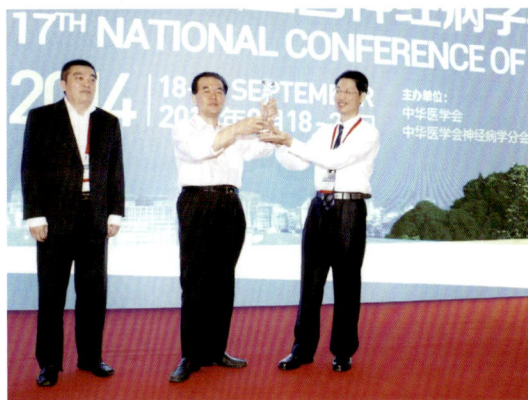

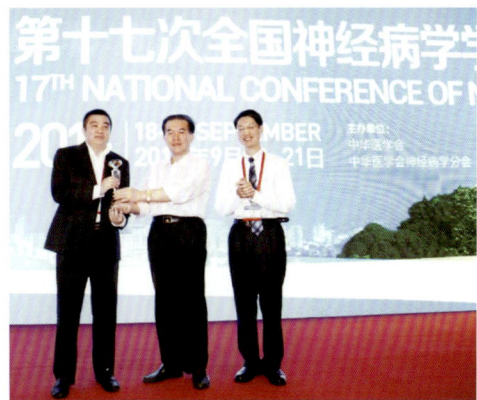

34/ 吕传真、崔丽英、蒲传强教授与Shakir教授合影

35/ 中华医学会神经病学分会秘书长彭斌教授主持闭幕式

36/ 闭幕式上，中华医学会神经病学分会领导给优秀论文奖获奖者颁奖后合影留念

37/ 闭幕式上，蒲传强主任委员给本次大会承办方陈晓春、王柠和童绥君教授颁发举办年会纪念奖

38/ 闭幕式上举行主办杯交接仪式，蒲传强主任委员从王柠教授手中接过年会主办杯

39/ 闭幕式上举行主办杯交接仪式，蒲传强主任委员将年会主办杯交给周东教授

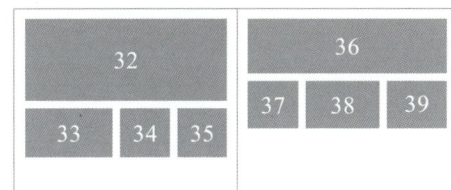

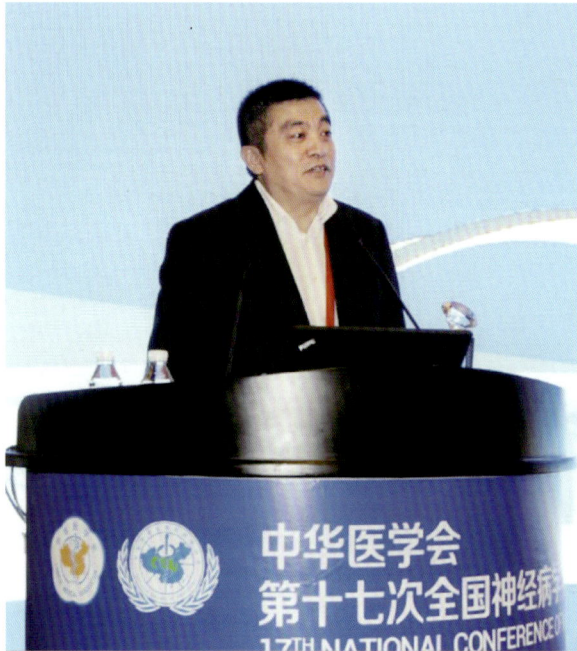

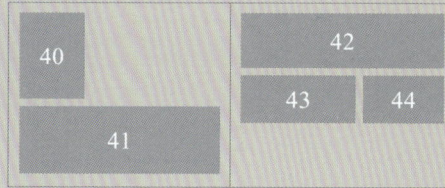

2014年9月，中华医学会第十七次全国神经病学学术会议在厦门召开

40/闭幕式上，周东教授欢迎全国同道参加明年在成都召开的中华医学会第十八次全国神经病学学术会议

41/参会专家合影

42/中华医学会神经病学分会领导与老专家们合影

43/吕传真、崔丽英、蒲传强教授合影

44/崔丽英、贾建平、蒲传强教授合影

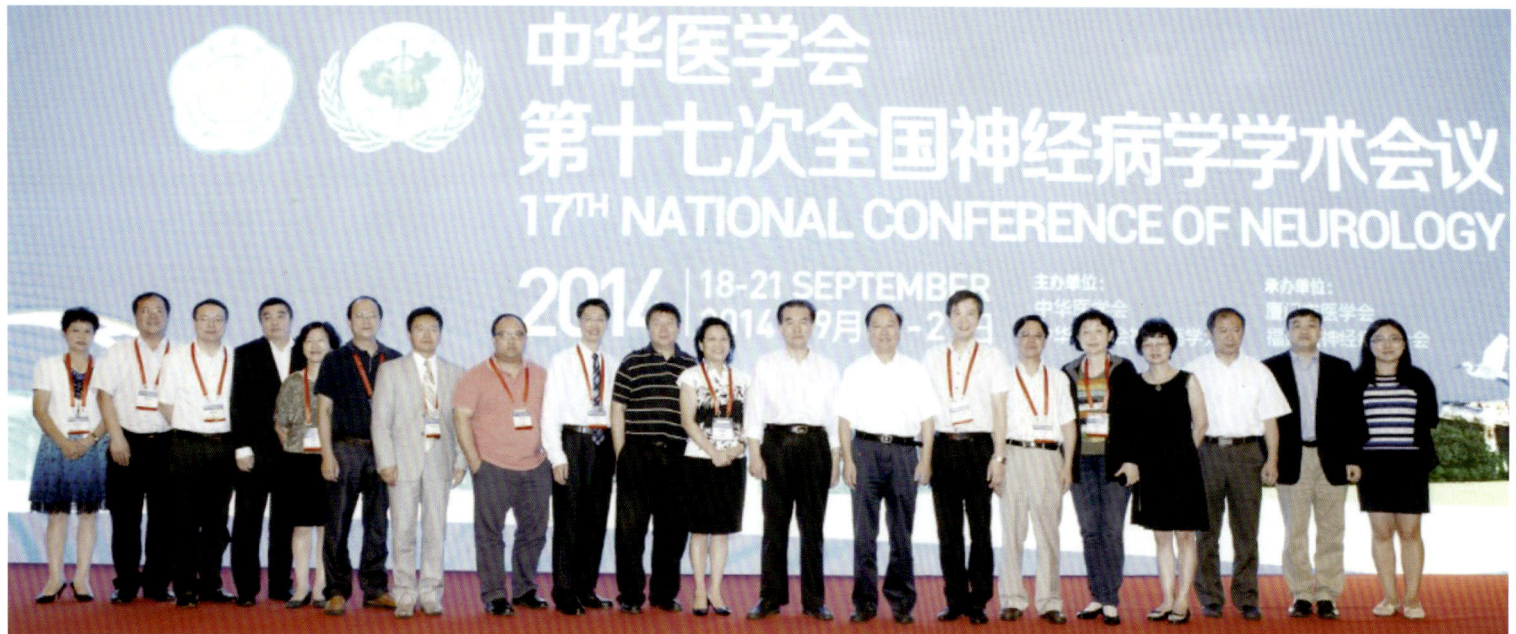

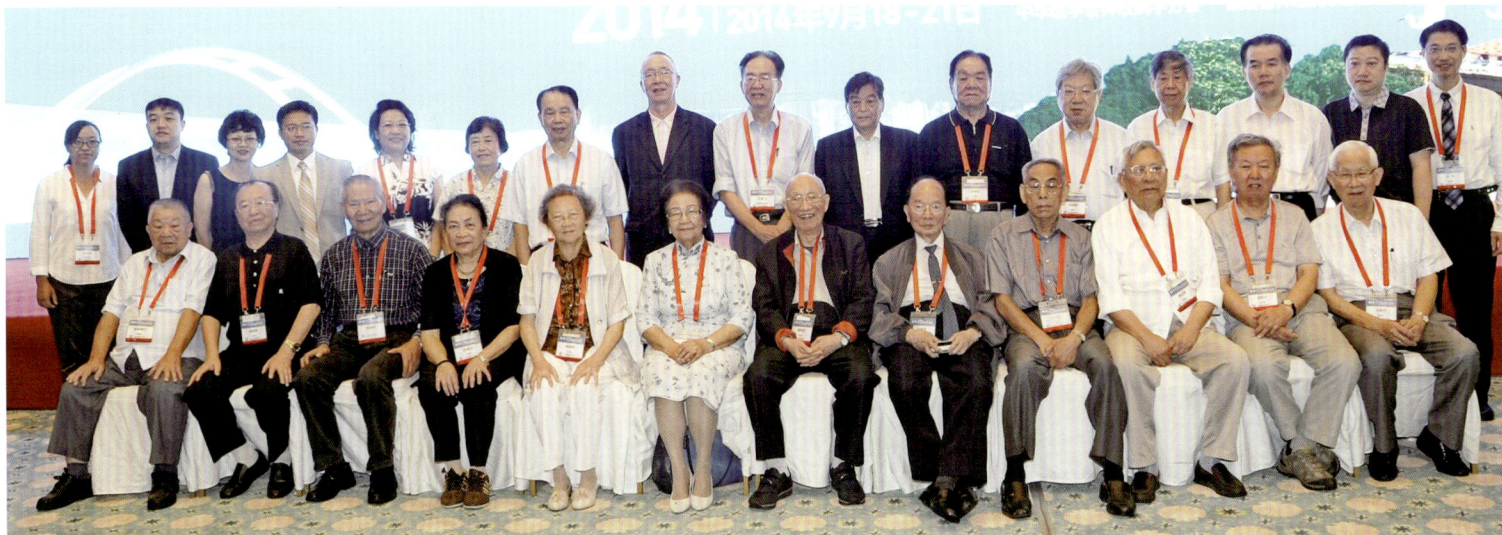

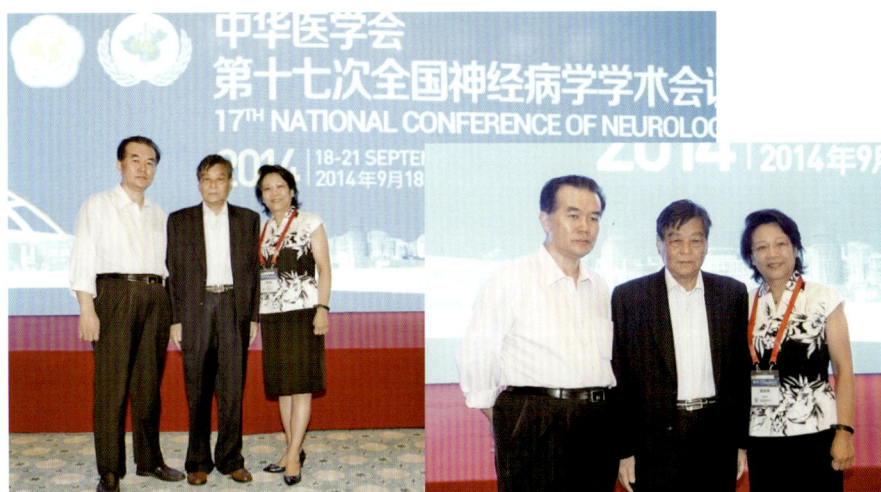

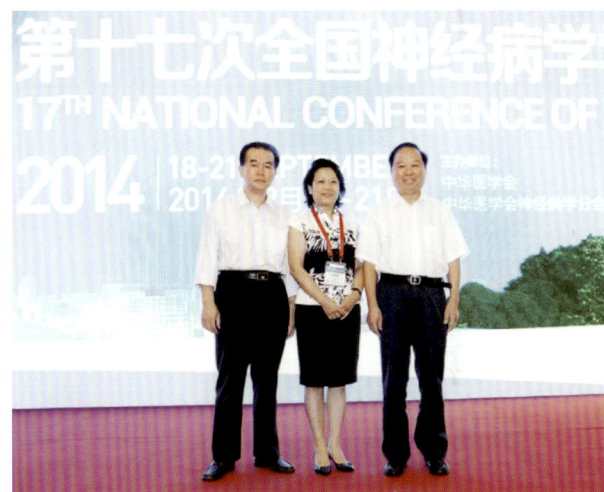

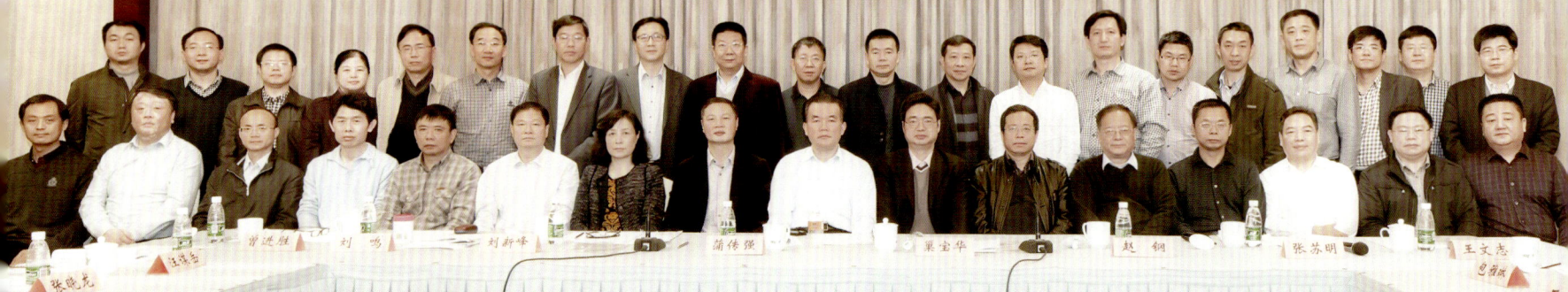

中华医学会神经病学分会神经血管介入协作组指南修订会

2014年11月底,《中国急性缺血性脑卒中早期血管内介入诊疗指南》(新订)和《中国缺血性脑血管病血管内介入诊疗指南》(修订)讨论会(南京)参会专家合影

2014年12月，中华医学会神经病学分会组织全国专家和海口当地专家参与"西部行"医疗支援公益活动（2014·海南站）

1/活动主背景

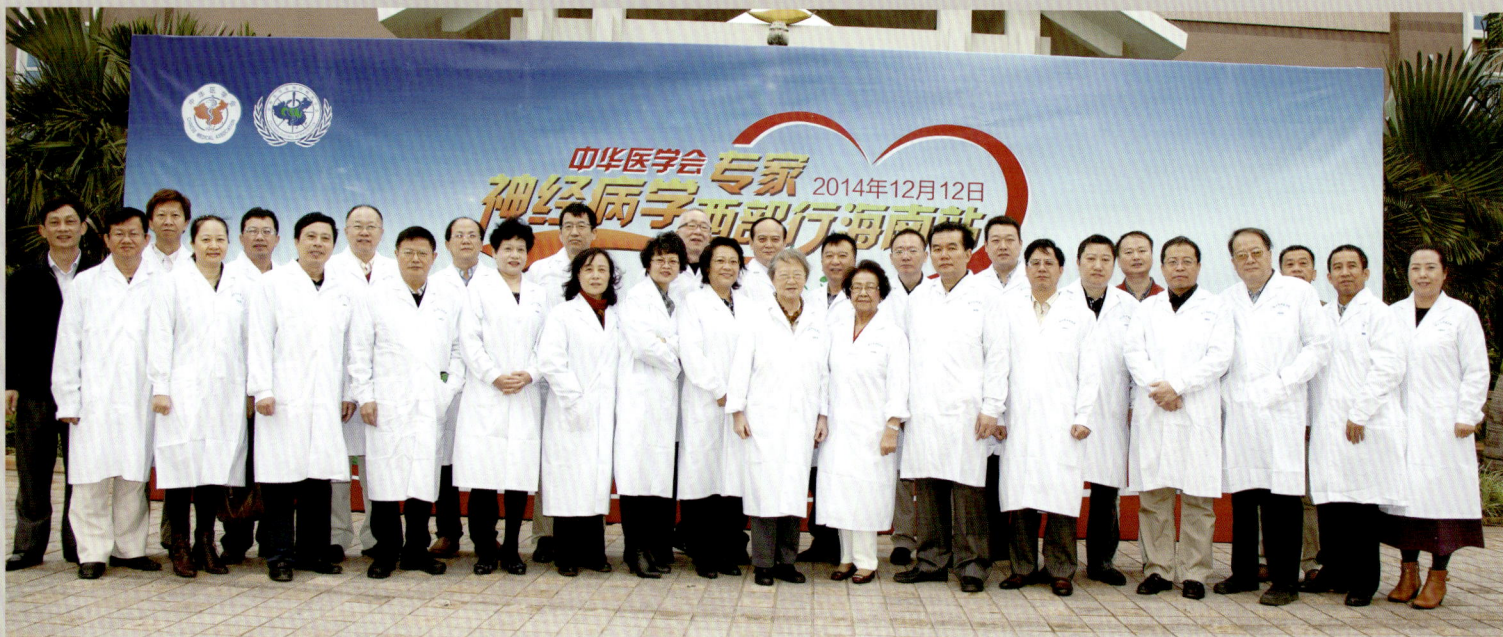

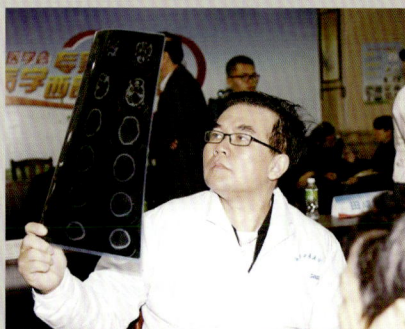

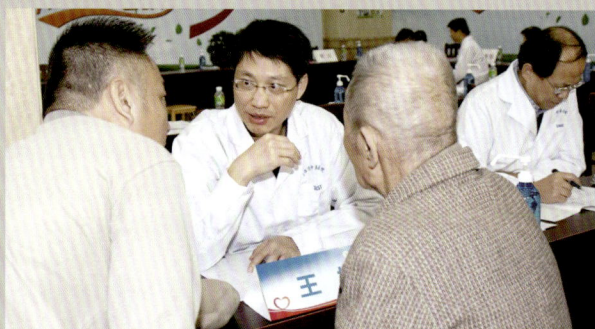

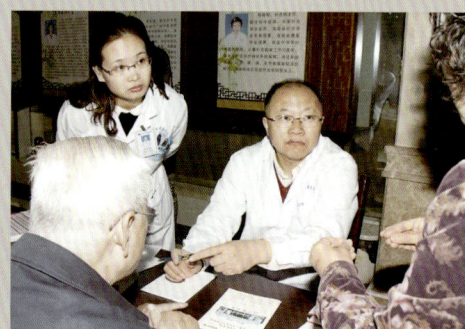

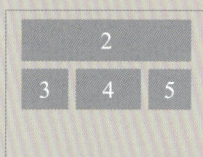

2014年12月，中华医学会神经病学分会组织全国专家和海口当地专家参与"西部行"医疗支援公益活动（2014·海南站）

2/ 义诊专家合影

3/ 蒲传强教授义诊

4/ 王柠教授义诊

5/ 刘振国教授义诊

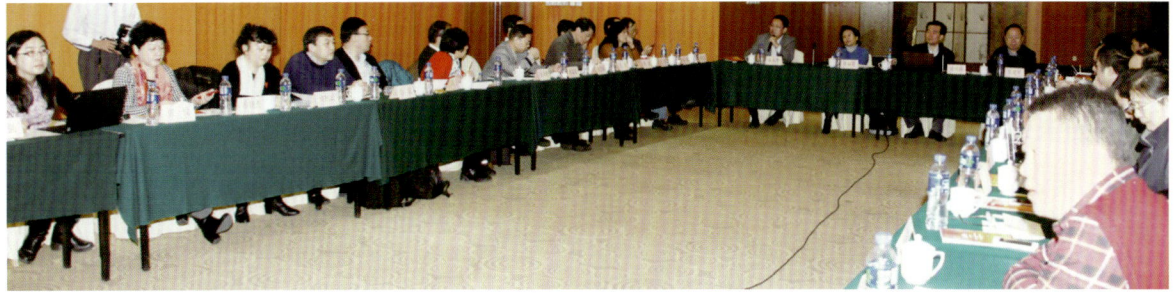
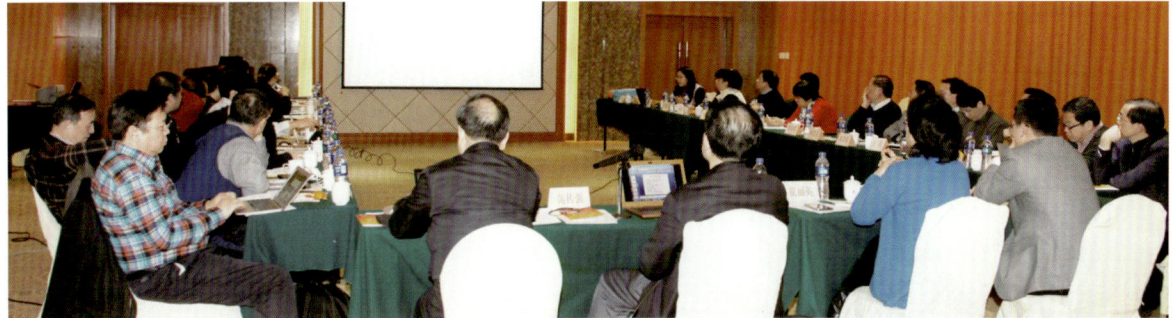
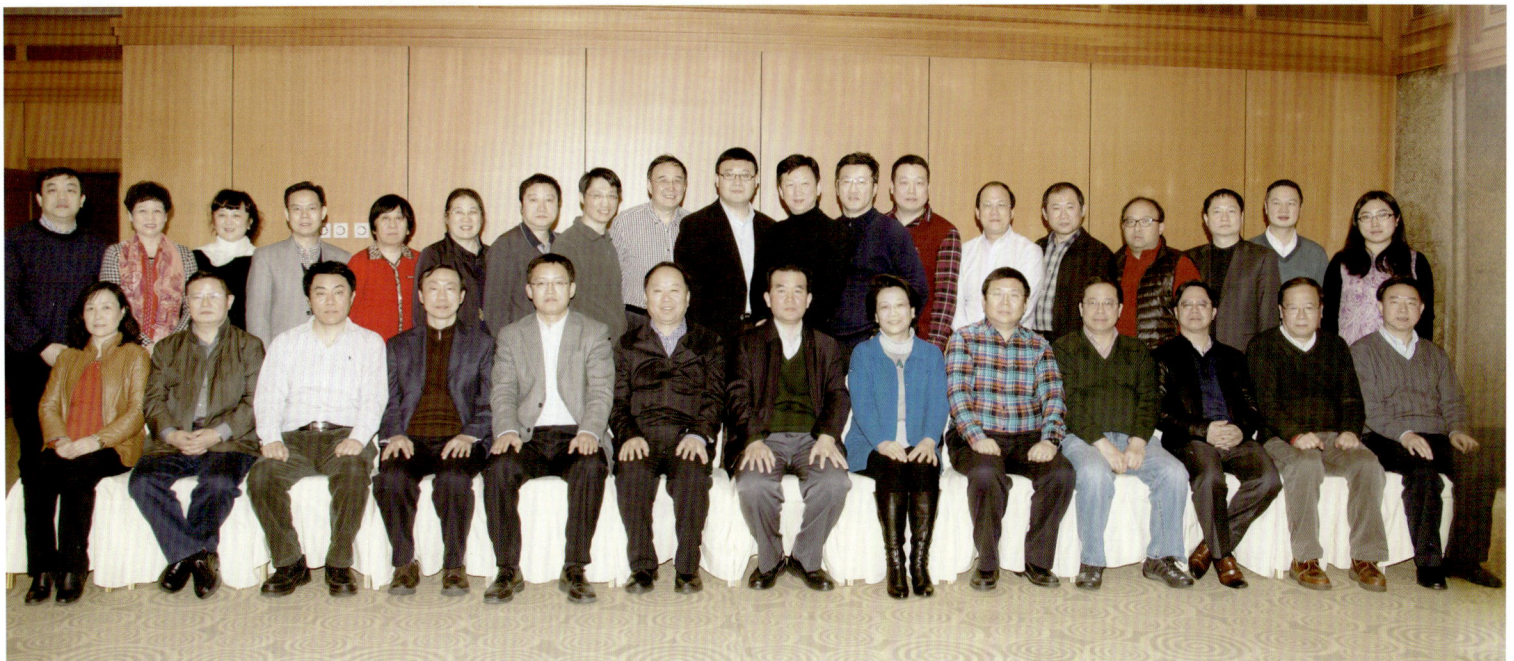

2015年1月下旬，中华医学会神经病学分会第六届委员会第五次常务委员扩大会议在哈尔滨召开

1、2/ 会场

3/ 参会专家合影

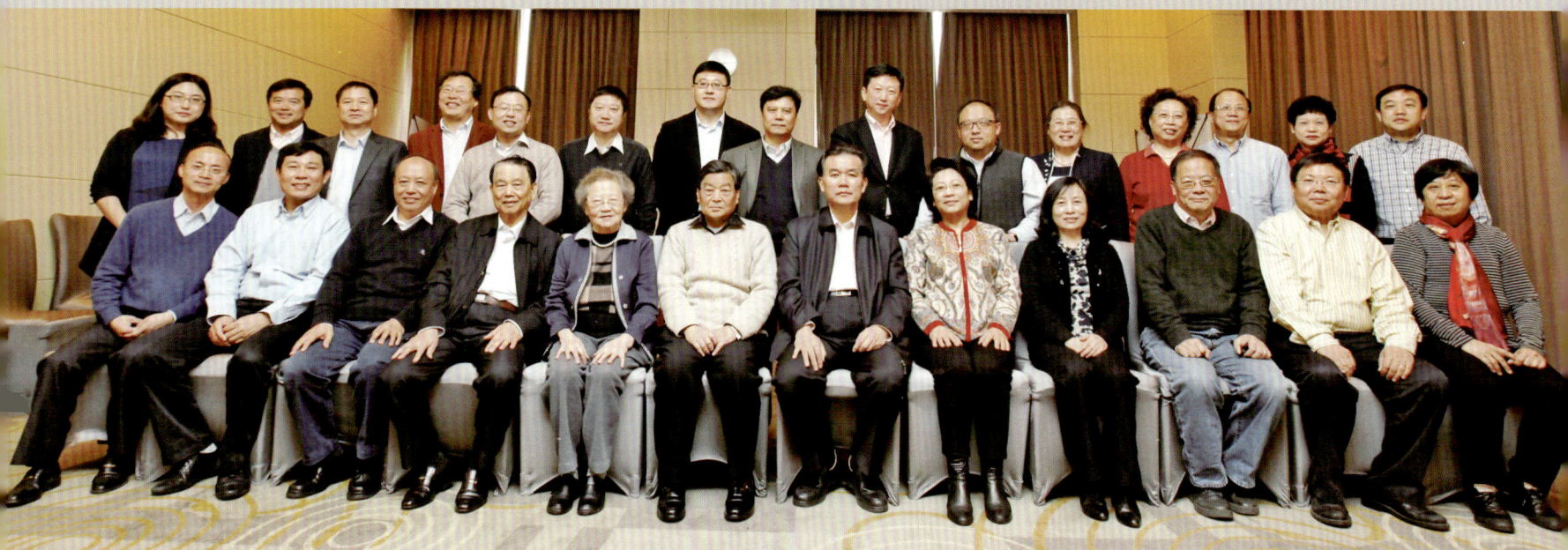

2015年3月，中华医学会神经病学分会脑血管病学组在北京举行脑血管病指南修订会议，会后专家合影（第一排从右至左为吴江、王拥军、张苏明、刘鸣、崔丽英、蒲传强、吕传真、饶明俐、黄如训、王文志、黄一宁、汪谋岳，第二排从右至左为彭斌、蔡晓杰、焉传祝、宿英英、徐运、董强、王伟、贺茂林、杨弋、陈海波、龚涛、许予明、曾进胜、朱遂强、张悦）

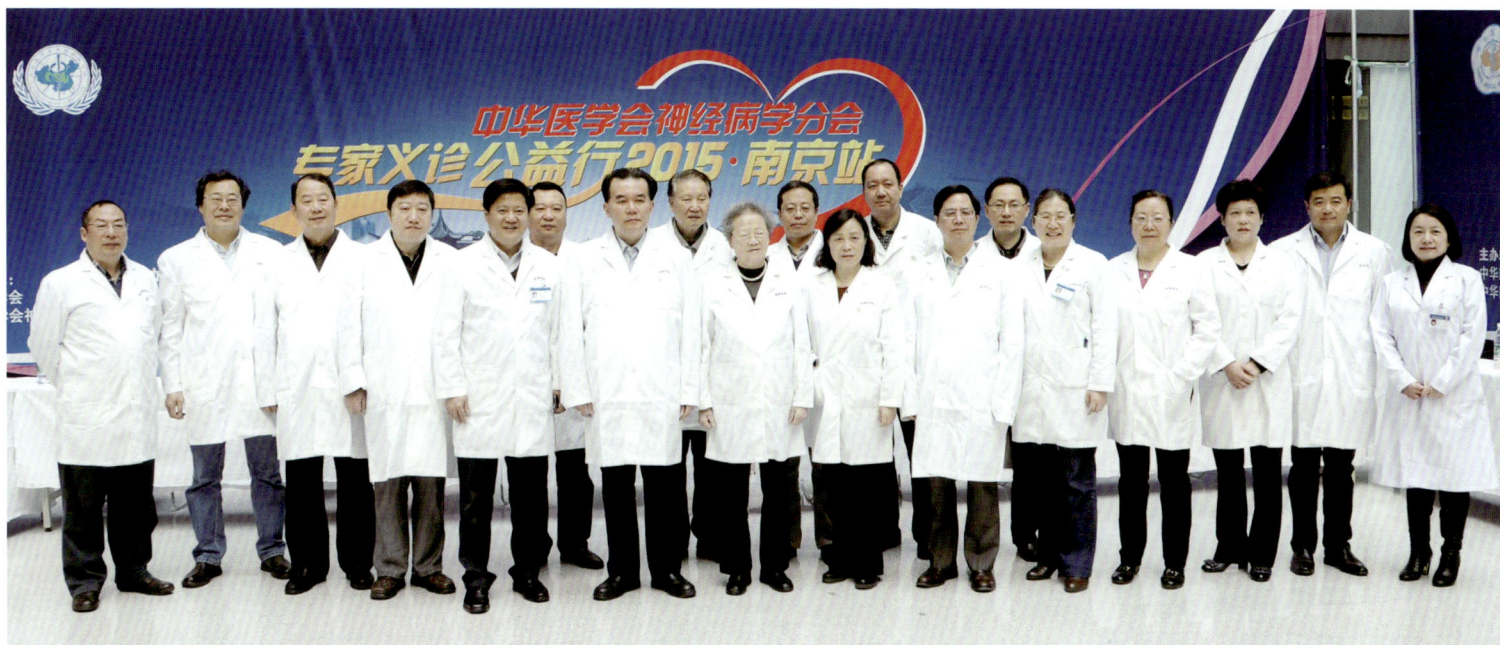

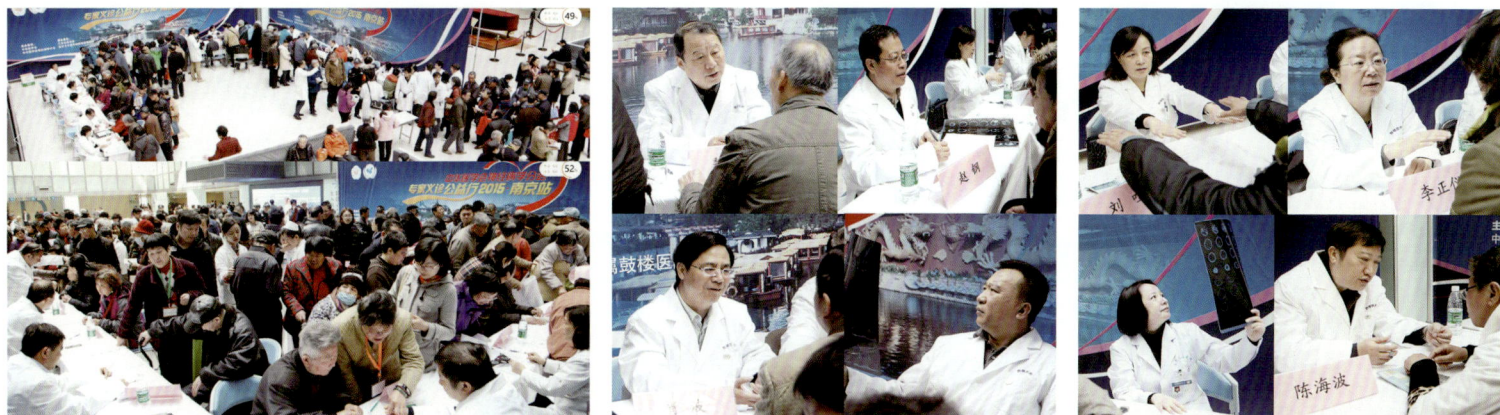

2015年4月9日上午，中华医学会神经病学分会组织全国专家在南京大学医学院附属鼓楼医院门诊大厅举行大型义诊活动

1/韩光曙院长与义诊专家合影

2/义诊现场

3/魏东宁、赵钢、肖波和张黎明教授在义诊

4/刘鸣、李正仪、王小姗和陈海波教授在义诊

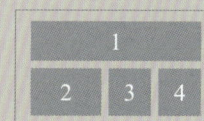

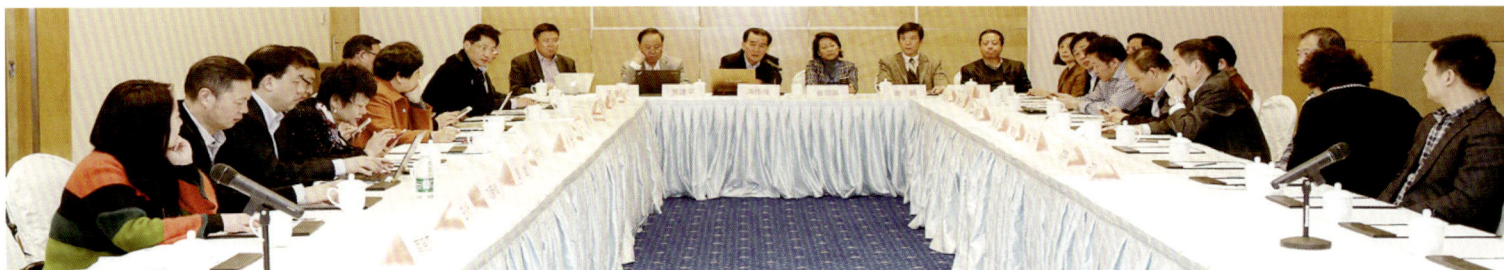

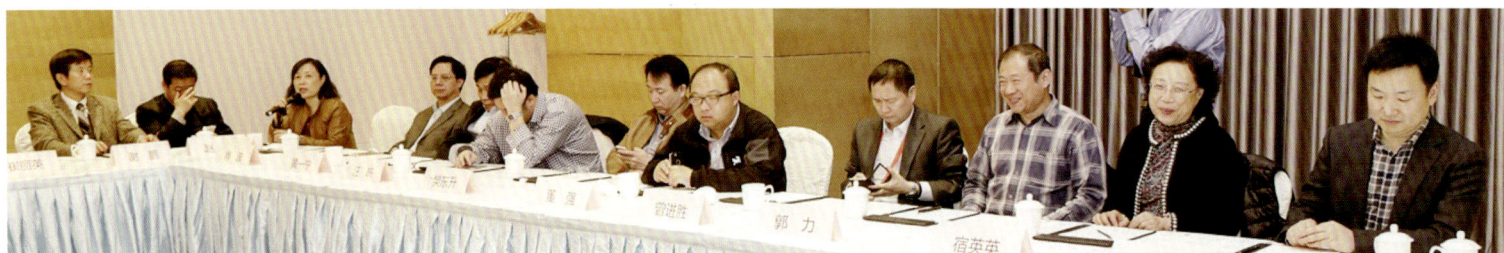

曾进胜　郭力　宿英英

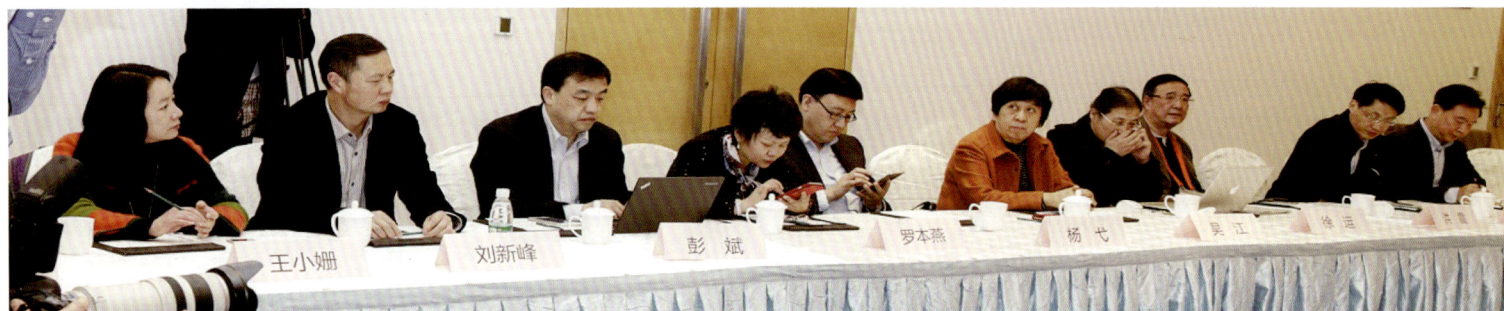

王小姗　刘新峰　彭斌　罗本燕　杨弋　吴江　徐运　李震

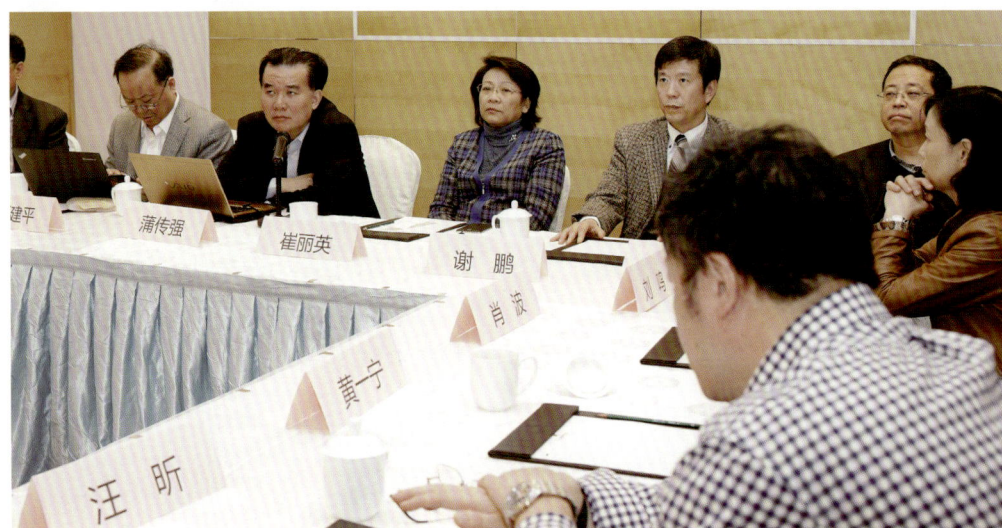

建平　蒲传强　崔丽英　谢鹏　刘鸣　肖波　黄宁　汪昕

2015年4月9日晚，中华医学会神经病学分会第六届委员会第六次常务委员扩大会议在南京召开

1～4/会场

5/蒲传强和崔丽英教授主持会议

6/曾进胜、吴江、徐运和彭斌教授汇报所执笔的指南、共识

7/王文志、黄一宁和许予明教授汇报所执笔的指南、共识；张悦同志汇报第十五次中国脑血管病大会的筹备情况

8/崔丽英、谢鹏、赵钢、王延江、宿英英、郭力和曾进胜教授积极参会

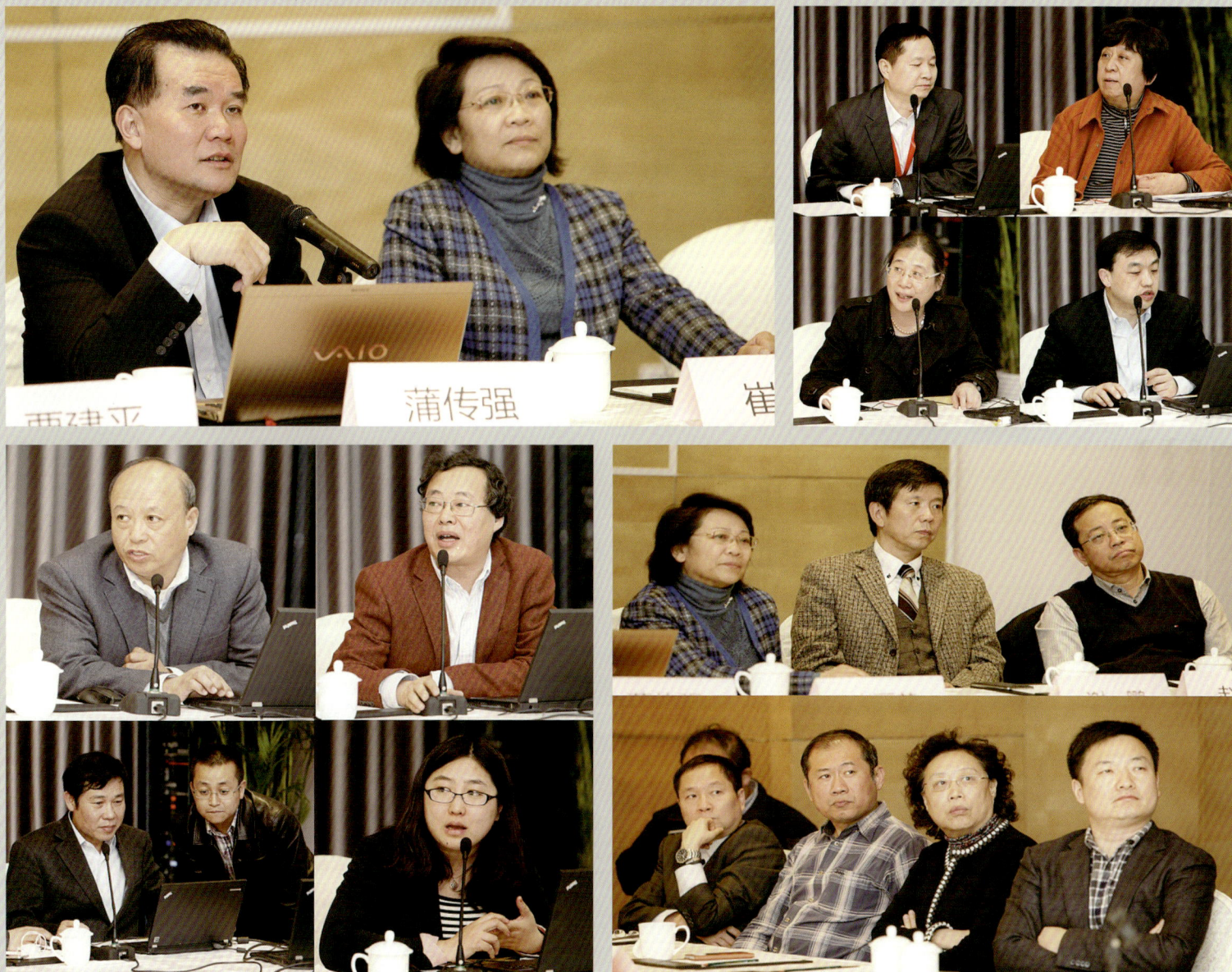

蒲传强　崔

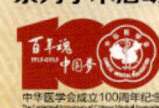

CCCD2015
第十五次中国脑血管病大会2015
THE 15th CONGRESS OF
CHINESE CEREBROVASCULAR DISEASES (CCCD2015)

日程册
PROGRAM

主办单位
中华医学会
中华医学会神经病学分会

承办单位
中华医学会神经病学分会脑血管病学组
江苏省医学会
江苏省医学会神经病学分会

协办单位
南京大学医学院附属鼓楼医院

江苏 南京
2015.04.09-11
www.cmancn.org.cn

大会组织结构

顾问 吕传真 饶明俐 黄如训 王纪佐
大会主席 蒲传强 贾建平 崔丽英
大会执行主席 王拥军 陈生弟 赵钢 谢鹏 刘鸣 徐运

大会学术委员会：
委员（拉姓氏笔画排序）
丁美萍 王伟 王宏 王柠 王丽娟 王拥军 王新平 牛小媛 石向群
卢根娣 卢家红 朱遂强 朱榆红 刘鸣 刘学源 刘春风 刘振国 许予明
孙红斌 杜彦辉 李月春 李桂一 李晓梅 杨弋 肖波 吴江
吴世政 吴倩俊 何志义 汪听 汪凯 张通 张小宁 张志文 张颖冬
张黎明 陈洲 陈生弟 陈晓春 陈康宁 武剑 罗本燕 周东
周华东 赵钢 赵玉华 胡波 胡学强 施福东 洪震 贺茂林 秦超
贾建平 徐运 郭力 唐北沙 曾传枚 黄一宁 曾凝 威晓昱 崔丽英
梁战华 彭斌 董强 程焱 曾进胜 谢鹏 蒲传强 楚兰 管阳太
秦小平 潘玉君 樊东升 潘速跃

大会组织委员会：
名誉主席 张苏明
主席 刘鸣
执行主席 徐运
执行副主席 王拥军 黄家星 董强 黄一宁 王文志 吴江
委员（拉姓氏笔画排序）
丁新生 王伟 王文志 王纪佐 王拥军 田成林 吕传真 朱遂强 朱榆红
刘鸣 刘运海 刘春风 刘新确 许予明 李新 李汉仪 李晓梅 杨弋
吴江 吴频 吴世政 沈霞 宋水江 张苏明 张萍建 张嗣春 张颖冬
张黎明 陆正齐 武剑 周华东 周盛年 赵性泉 胡波 黄如训
贺茂林 秦超 徐运 徐肖 关定安 高山 彭斌 郭力 黄一宁
黄家星 曾涛 彭斌 董强 韩剑 曾进胜

大会秘书处：
彭斌 吴波 蔡晓杰 张悦 郝子龙 刘嘉维 李佩伟 张馨 刘爱华
陈桥 李组

05
PAGE

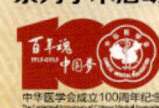

CCCD2015

纪念
中华医学会成立100周年
系列学术活动

百年魂
中国梦
中华医学会成立100周年纪念
The Centennial Anniversary of Chinese Medical Association

欢迎辞

尊敬的各位同仁：

由中华医学会、中华医学会神经病学分会主办，中华医学会神经病学分会脑血管病学组、江苏省医学会和江苏省医学会神经病学分会联合承办，南京鼓楼医院协办的第十五次中国脑血管病大会·2015于2015年4月10-11日在江苏南京市隆重召开了。在此，我谨代表中华医学会神经病学分会及大会组委会向来自全国各地的专家和同道们表示最热烈的欢迎和衷心的感谢！

回首历史，我们欣喜地看到，中国的脑血管病学术会议发展经历了从无到有、从小到大、从弱到强，从单一学术内容到多元化学术模式，特别是，由中华医学会神经精神分会专家们引领主办的全国性的脑血管病学术会议发展为今天由中华医学会、中华医学会神经病学分会主办的国内最高水平的中国脑血管病大会，以及近年来，满足其他学科、不同领域对学术组织方众多不同规模的脑血管病会议，这完全都归功于历届中华医学会神经病学分会几代领导们的带领下，全国新老委员、专家和同行们长期团结合作和开弓战斗的结果。

中国脑血管病大会之所以成为我国最高水平的脑血管病大会是因为每次会议均由神经病学分会全国委员和十多个学组协作组织的数百名神经内外专家和同行们自愿、主动、积极地参加并在会议上做精彩的专题讲座，主持引导讨论；二是会议设计囊括了脑血管病学术的系统性和特色性，其包括脑血管病相关临床新技术与药物、脑血管病最新系列指南/共识解读、复杂少见脑血管病例专家面对面临床讨论等，其内容丰富多彩、满足不同目的的与会代表需求。

经老专家及相关文件资料考证，由中华医学会神经精神分会的神经内科同行和神经病学专家们于1981在苏州召开了第一次我国的脑血管病会议，而后分别于1986(扬州)、1990(洛阳)、1995(成都)、1999(宁波)、2003(福州)、2006(上海)、2007(成都)、2008(长沙)、2010(武汉)、2011(郑州)、2012(成都)、2013(济南)和2014(长沙)召开

01

欢迎辞

尊敬的各位同道：

在这春意盎然、万象更新的季节，第十五次中国脑血管病大会·2015将在历史文化名城南京隆重召开。作为本次大会的承办者，我代表脑血管病学组全体委员诚挚地邀请和欢迎您莅临南京参加此次盛会！

由中华医学会神经病学分会主办的全国性脑血管病学术会议已有34年历史共15次大会，1981年在苏州举行了第一次大会，而后的历次大会分别在全国各地有条件的城市轮流进行。本次在南京举办的大会由中华医学会神经病学分会主办，脑血管病学组、江苏省医学会和江苏省医学会神经病学分会联合承办，并得到全国各地神经病学和脑血管病专家及多学科同道的大力支持。本次大会以"脑血管病的规范化防治"，多个新修订的指南将在相应专题会场介绍解读。大会共包括13个学术专题，第一次组织了"专家面对面"及护理整合。学术内容包括：脑静脉系统疾病、血管性认知功能障碍、动脉夹层及脑小血管病、脑卒中预防及流行病学、脑内出血及相关疾病、神经血管影像诊断与评估、急性脑梗死诊治、疑难、复杂及少见那别脑血管病、基础与转化医学、神经血管介入、脑血管病重症、康复及并发症、护理相关临床热点。大会邀请了众多神经内科、神经外科、脑血管介入、神经影像、神经科学、预防医学等领域的国内外著名专家到会作精彩学术报告，共同分享国内外最新研究进展及临床诊治经验。希望通过大会发言、讨论互动、病例分享等多种形式为脑血管病研究人员和临床医生搭建一个学术交流、合作治病、朋友相聚的平台，力求医满足临床需求又促进前沿研究。

推动我国脑血管病防治水平及脑血管病基础和临床研究能力提高是一项利国利民的伟大事业。我们相信在风景秀丽、文化深厚的南京您将得到学术和文化双重丰收。朋友们！让我们携起手来，为中国脑血管病大会的顺利举办、为我国脑血管病事业的不断发展奋力量！

祝大会圆满成功！

刘鸣
刘鸣教授
大会组委会主席
中华医学会神经病学分会常委
中华医学会神经病学分会脑血管病学组组长

03

欢迎辞

尊敬的各位专家、各位同仁：

大家好！

紫金山下，玄武湖畔。四月的南京，阳光明媚，花团锦簇，气候宜人。今天，我们正在六朝古都——南京迎来了第十五次中国脑血管病大会·2015。本次大会由中华医学会、中华医学会神经病学分会主办，中华医学会神经病学分会脑血管病学组、江苏省医学会、江苏省医学会神经病学分会承办，南京大学医学院附属鼓楼医院协办。在此，我谨代表江苏省医学会、江苏省医学会神经病学分会对各位专家与同仁的到来表示衷心的感谢和热烈的欢迎！

本次大会非常荣幸地邀请到国内外著名的专家，以及老前辈，将带来国内外有关脑血管病临床和基础研究的最新进展，为国内广大神经科以及相关科室的临床工作者提供互相学习、互相交流，引进新理念、新技术、新方法搭建平台，为拓宽思维、解放思想、加强学科之间的合作、相互渗透，为促进全国脑血管病的发展具有重大的贡献。

衷心祝愿全体参会人员能在此次会议中博采学术，增进交流，开拓视野，收获友谊。再次感谢各位专家的远道而来，感谢各位同仁的鼎力支持！

最后预祝本次大会取得圆满成功！

谢谢大家！

徐运
徐运 教授
大会组委会执行主席
中华医学会神经病学分会 常委
江苏省医学会神经病学分会
2015年4月9日

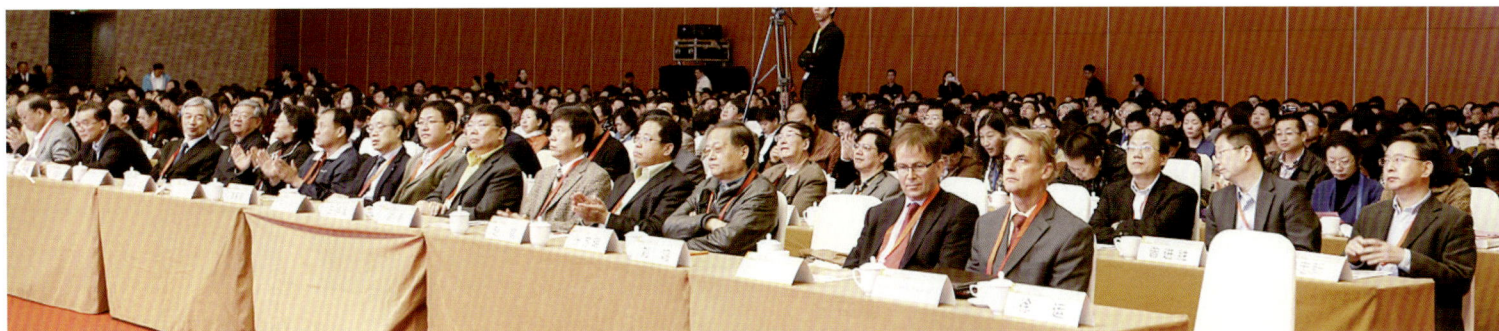

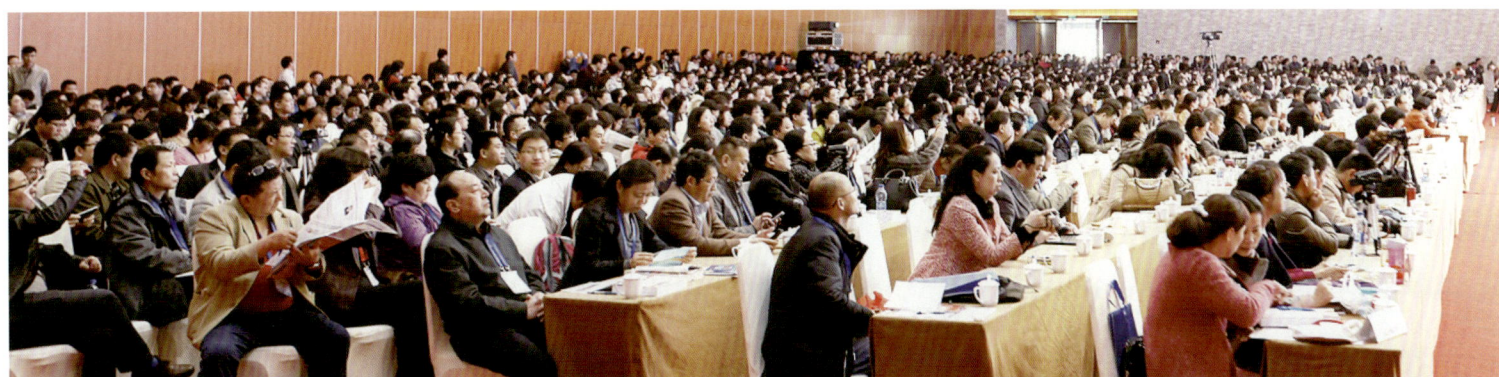

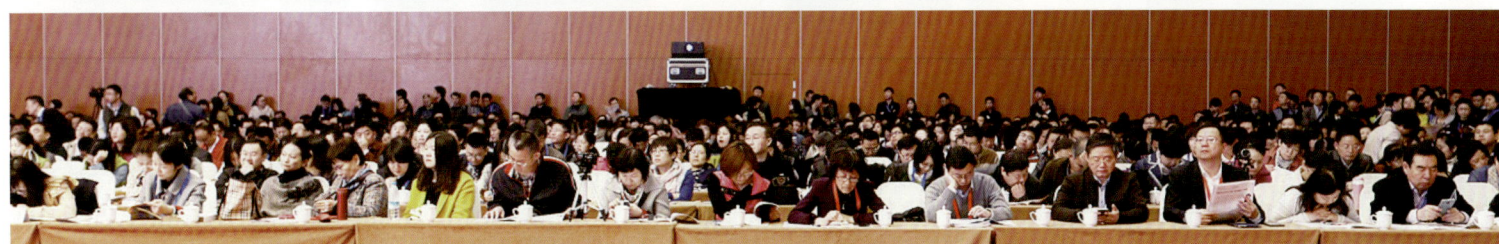

2015年4月，中华医学会第十五次中国脑血管病大会在南京召开

1/ 会议日程册封面、大会组织结构和封底

2/ 大会各位主席欢迎辞

3～5/ 会场

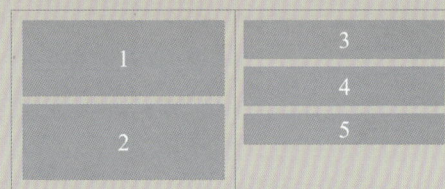

吴明江　王葳德　董相甡　刘彦群　饶明俐　李作汉　蒲明莆　张苏明

张辉　朱永赟　韩光晓　黄家星　吕传真　黄如训　贾建平　刘鸣

王拥军　董强

谢鹏　赵钢

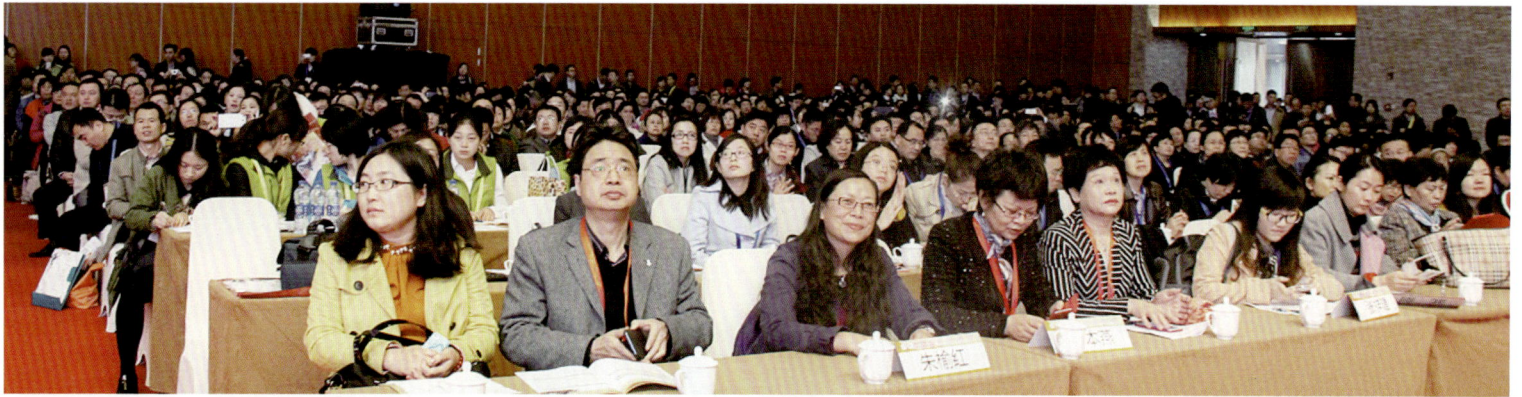

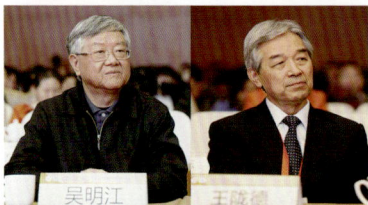

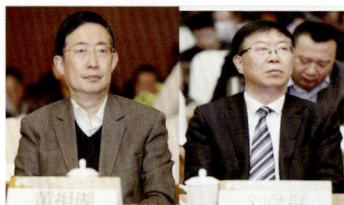

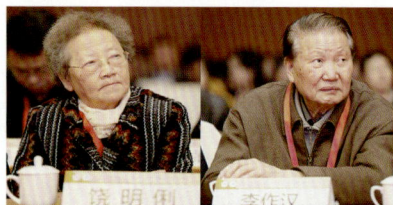

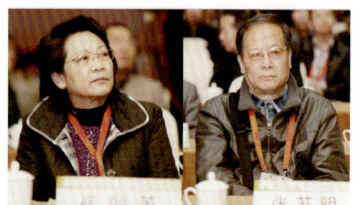

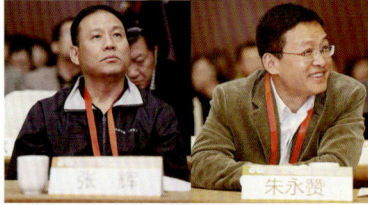

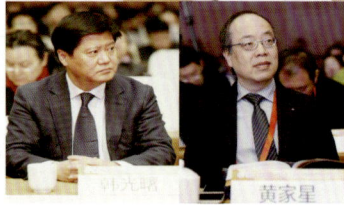

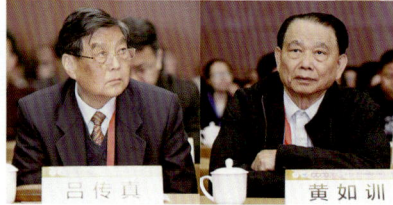

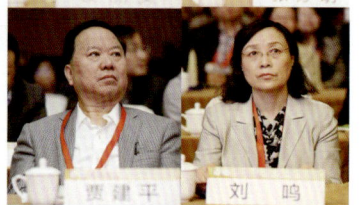

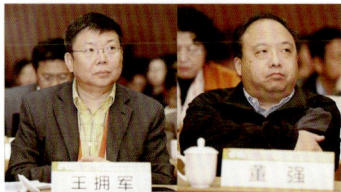

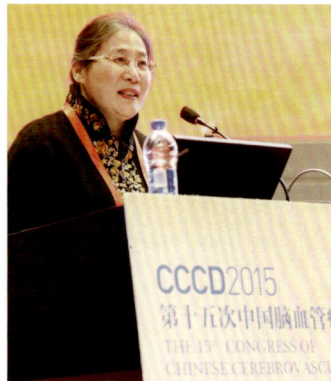

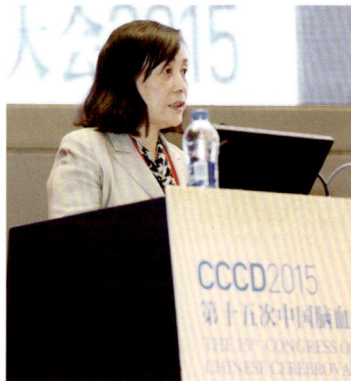

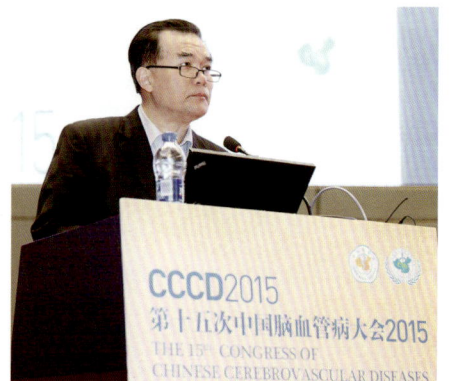

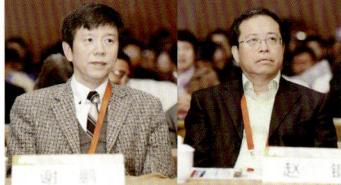

	6				15	16	17
7	8	9	10		18	19	20
11	12	13	14				

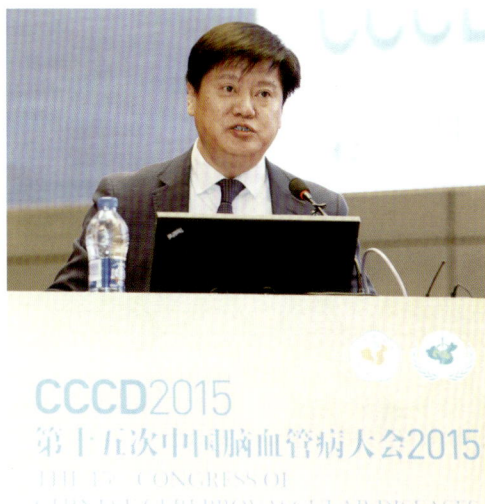

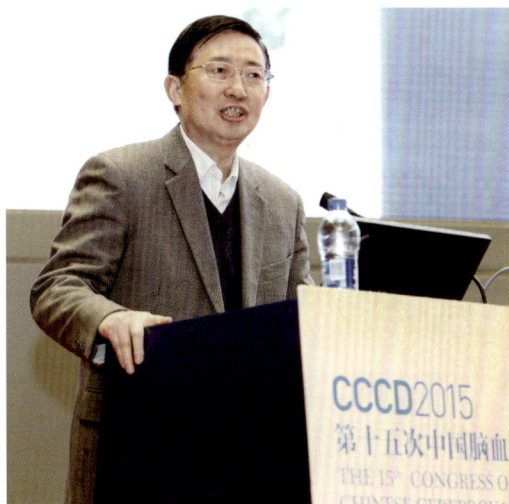

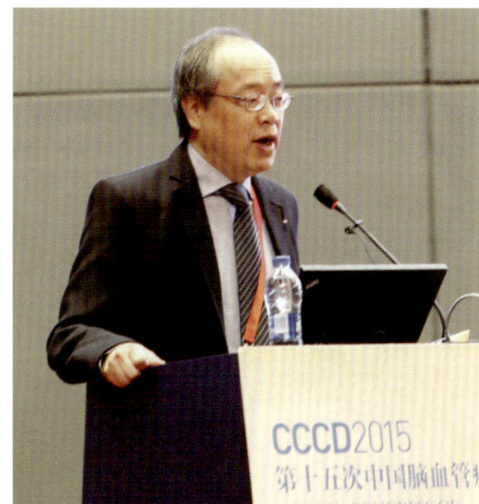

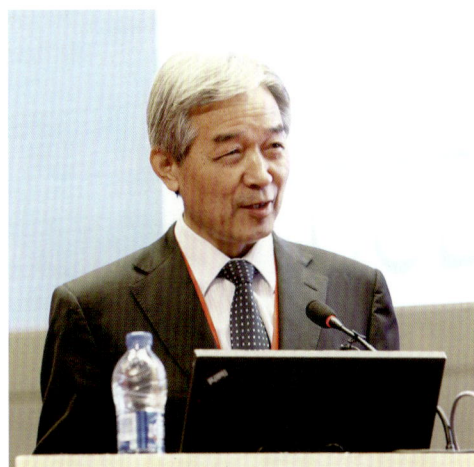

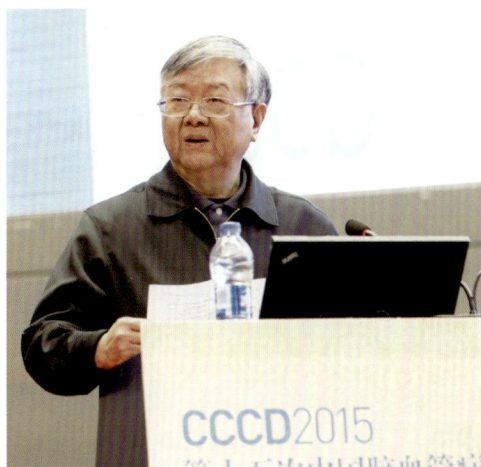

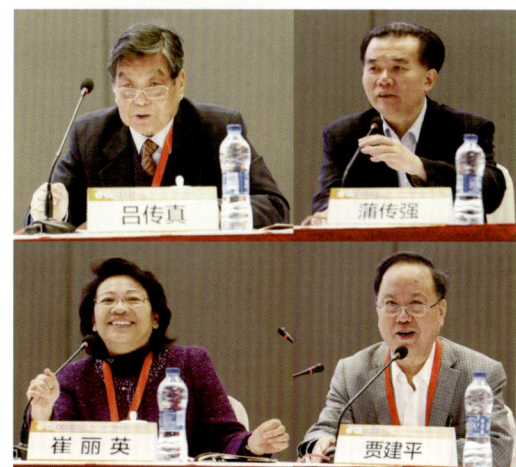

2015年4月，中华医学会第十五次中国脑血管病大会在南京召开

6/ 会场

7/ 吴明江副会长、张辉主任、朱永赞主任和王陇德院士参加开幕式

8/ 黄祖瑚副主任、刘彦群秘书长、韩光曙院长和黄家星秘书长参加开幕式

9/ 饶明俐、李作汉、吕传真和黄如训教授参加开幕式

10/ 崔丽英、张苏明、贾建平和刘鸣教授参加开幕式

11/ 王拥军、董强、谢鹏和赵钢教授参加开幕式

12/ 大会执行主席徐运教授主持开幕式

13/ 脑血管病学组组长刘鸣教授在开幕式上致辞

14/ 中华医学会神经病学分会主任委员蒲传强教授在开幕式上致辞

15/ 南京大学医学院附属鼓楼医院院长韩光曙院长在开幕式上致辞

16/ 江苏省卫生和计划生育委员会黄祖瑚副主任在开幕式上致辞

17/ 国际卒中学会黄家星秘书长在开幕式上致辞

18/ 中华预防医学会会长王陇德院士在开幕式上致辞

19/ 中华医学会吴明江副会长在开幕式上致辞

20/ 吕传真、蒲传强、崔丽英和贾建平教授主持会议

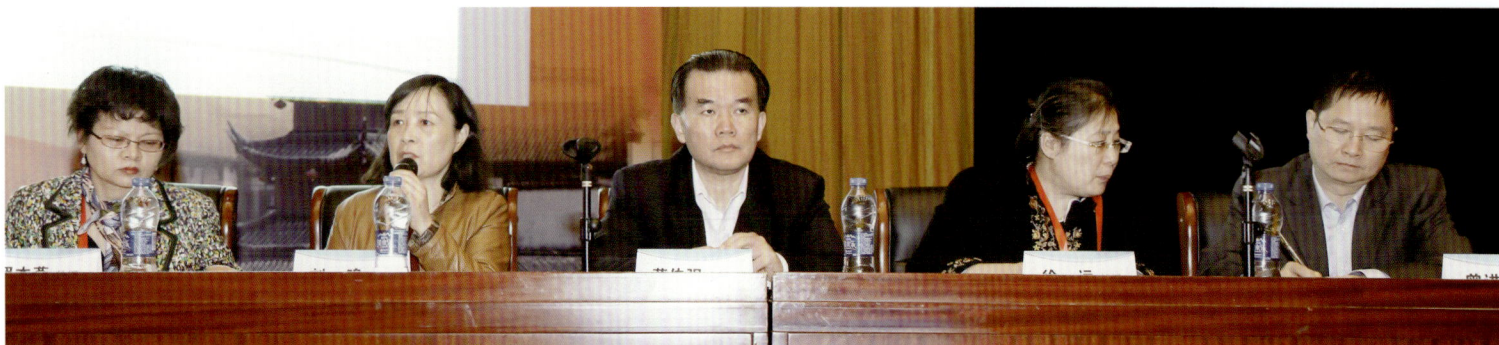

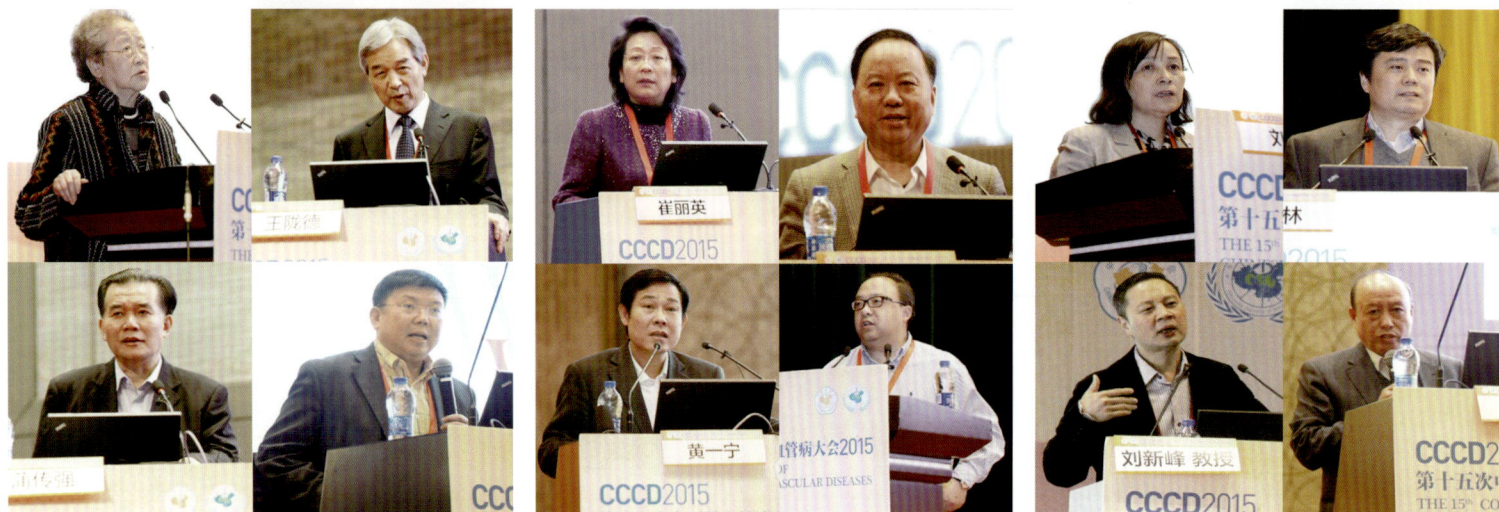

2015年4月，中华医学会第十五次中国脑血管病大会在南京召开

21/ 蒲传强、曾进胜、刘鸣、徐运和罗本燕教授主持会议

22/ 饶明俐、王陇德、蒲传强和王拥军教授做大会发言

23/ 崔丽英、贾建平、黄一宁和董强教授做大会发言

24/ 刘鸣、贺茂林、刘新峰和王文志教授做大会发言

25/ 卢德宏、徐安定、许予明和李焰生教授做大会发言

26/ Peter Sandercock 和 Raymond Swanson 教授做大会发言

27/ "专家面对面"临床病例讨论会专家合影

21		25	26
22	23	24	27

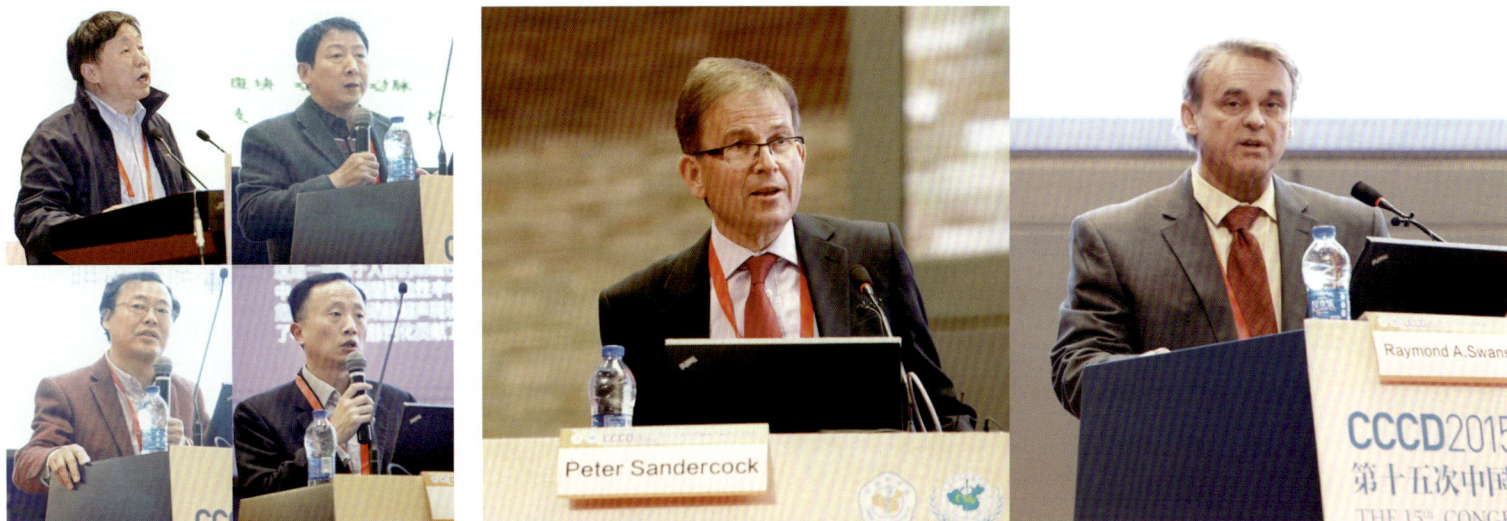

专家面对面

脑血管病及相关疾病病例分析

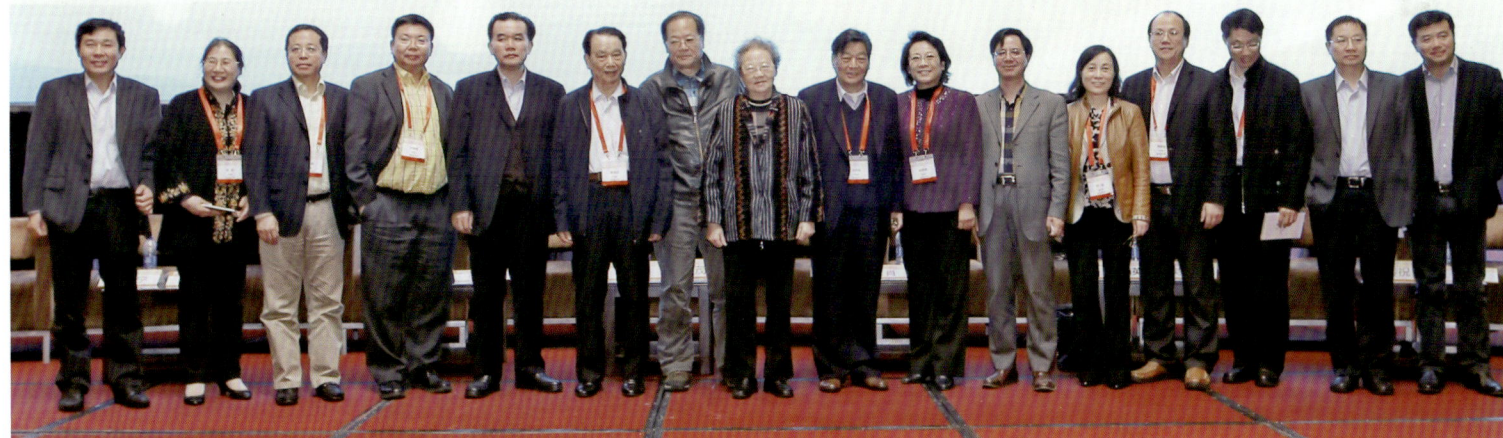

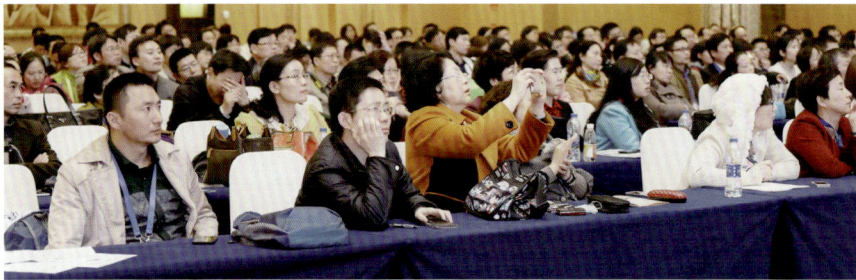
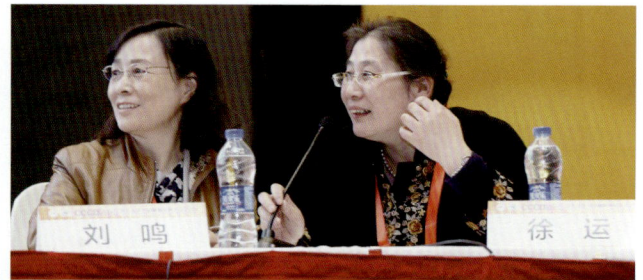
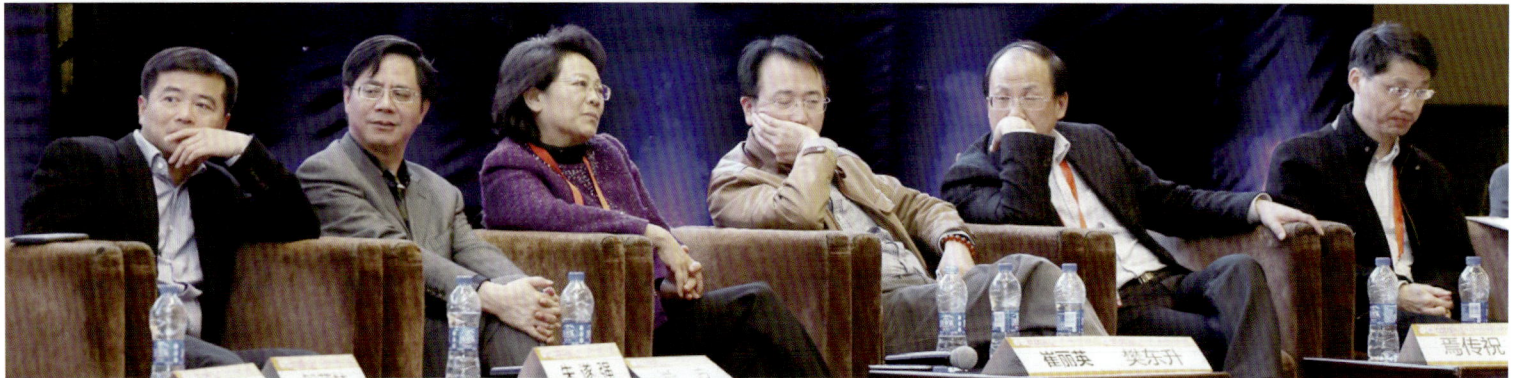
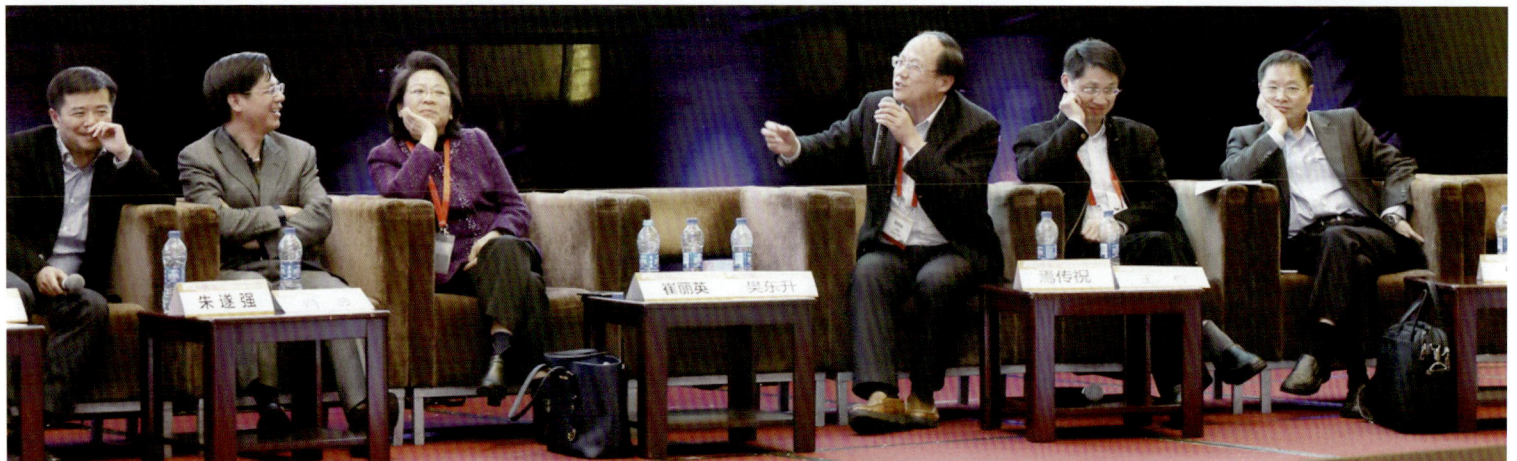

　　　中华医学会神经病学分会发展史

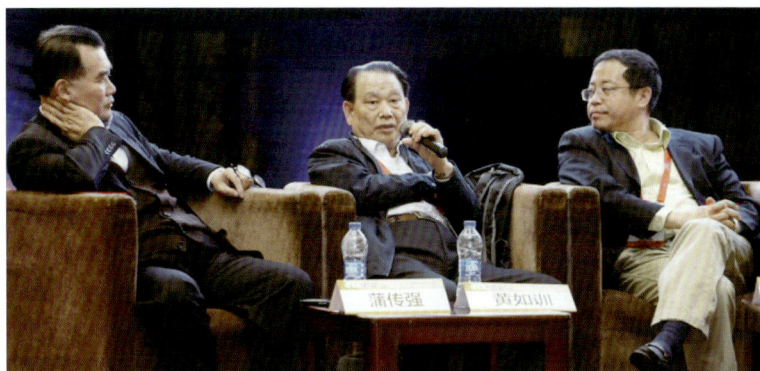

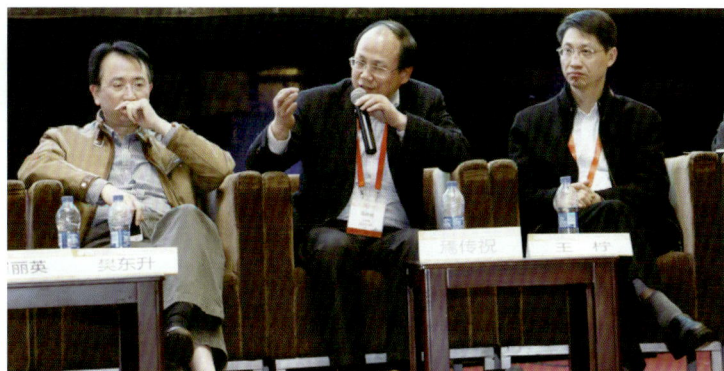

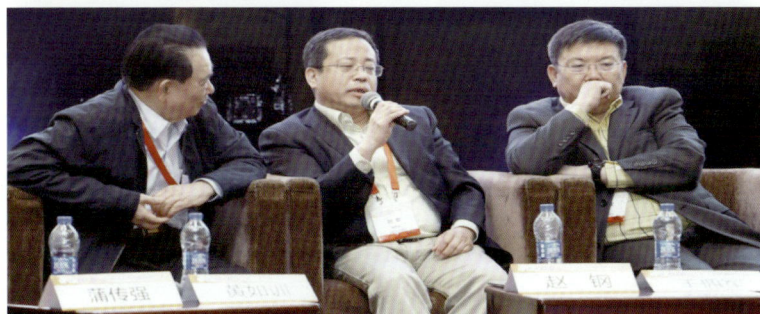

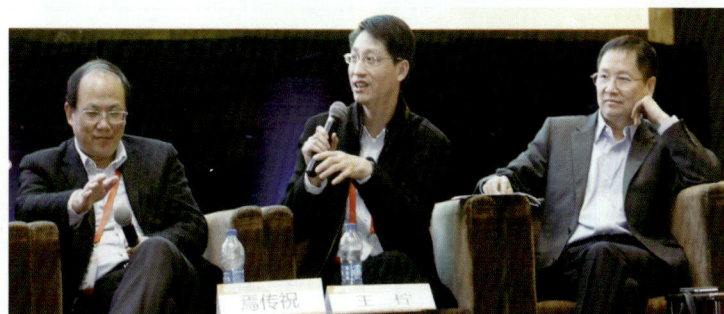

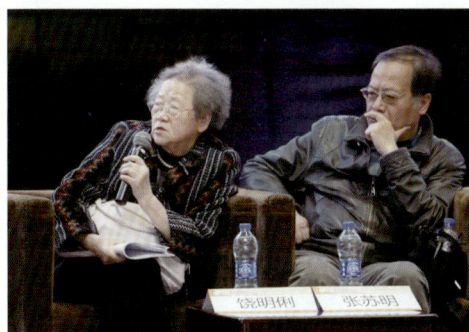

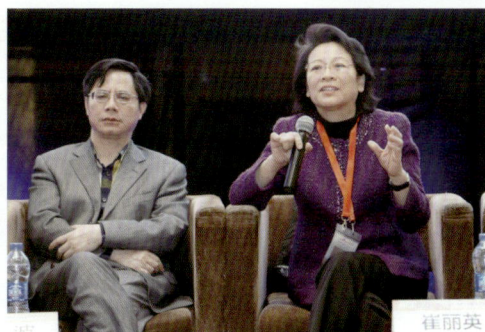

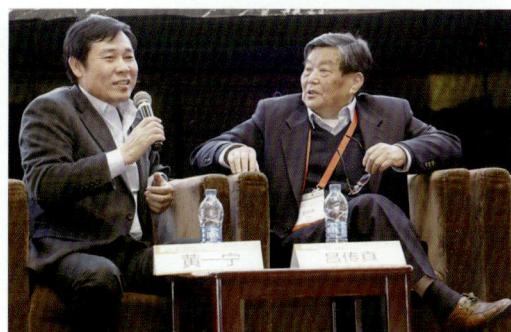

2015年4月，中华医学会第十五次中国脑血管病大会在南京召开

28/ "专家面对面"临床病例讨论会现场

29/ "专家面对面"临床病例讨论会主持人刘鸣和徐运教授

30、31/ "专家面对面"临床病例讨论会上，崔丽英、肖波、朱遂强、樊东升、焉传祝、王柠和曾进胜教授积极参与

32/ "专家面对面"临床病例讨论会上，黄如训教授发言

33/ "专家面对面"临床病例讨论会上，焉传祝教授发言

34/ "专家面对面"临床病例讨论会上，赵钢教授发言

35/ "专家面对面"临床病例讨论会上，王柠教授发言

36/ "专家面对面"临床病例讨论会上，饶明俐教授发言

37/ "专家面对面"临床病例讨论会上，崔丽英教授发言

38/ "专家面对面"临床病例讨论会上，黄一宁教授发言

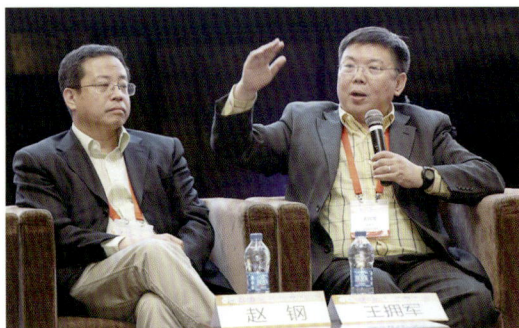

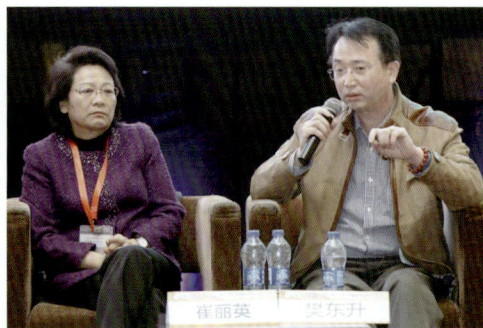

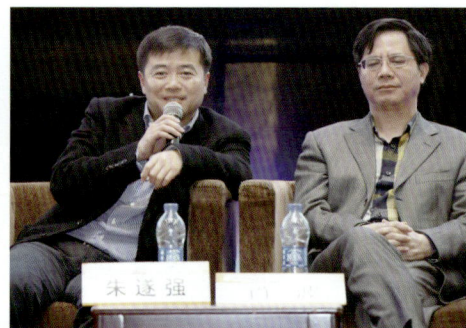

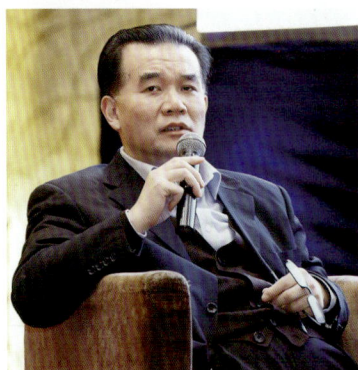

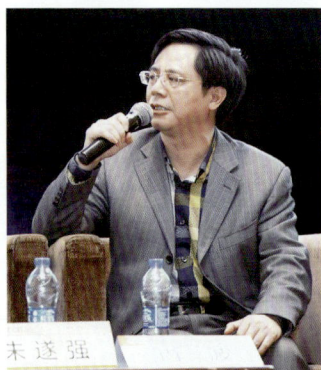

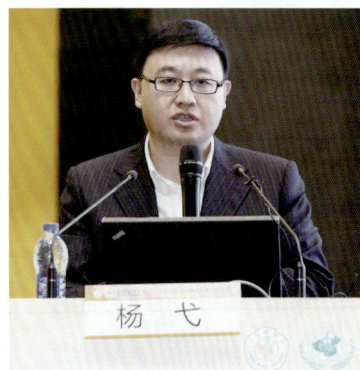

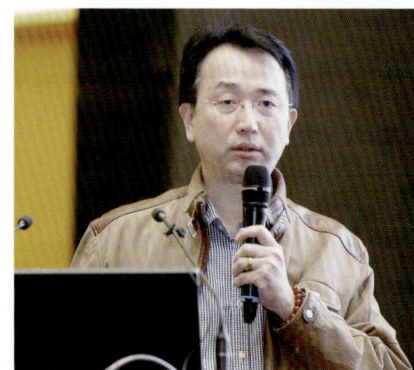

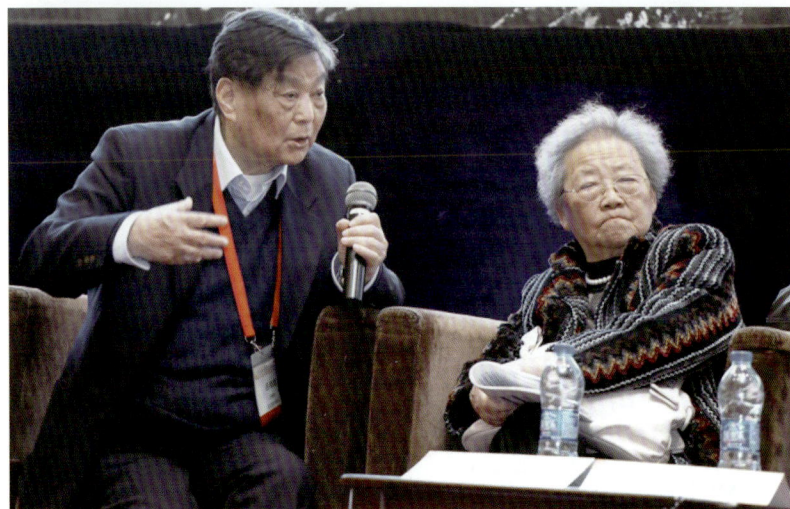

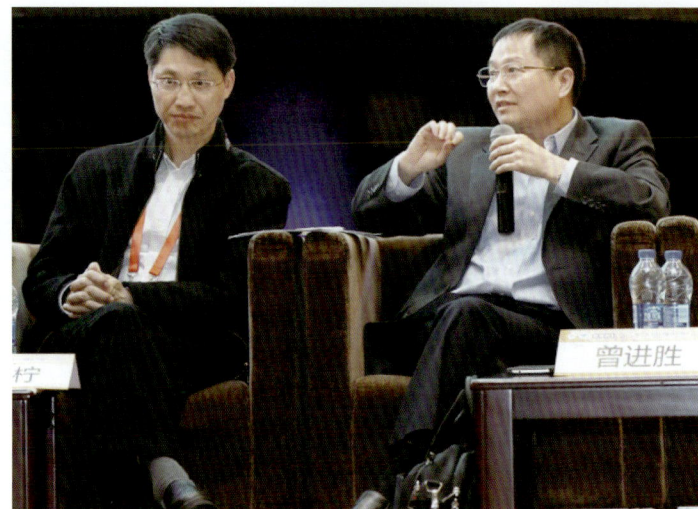

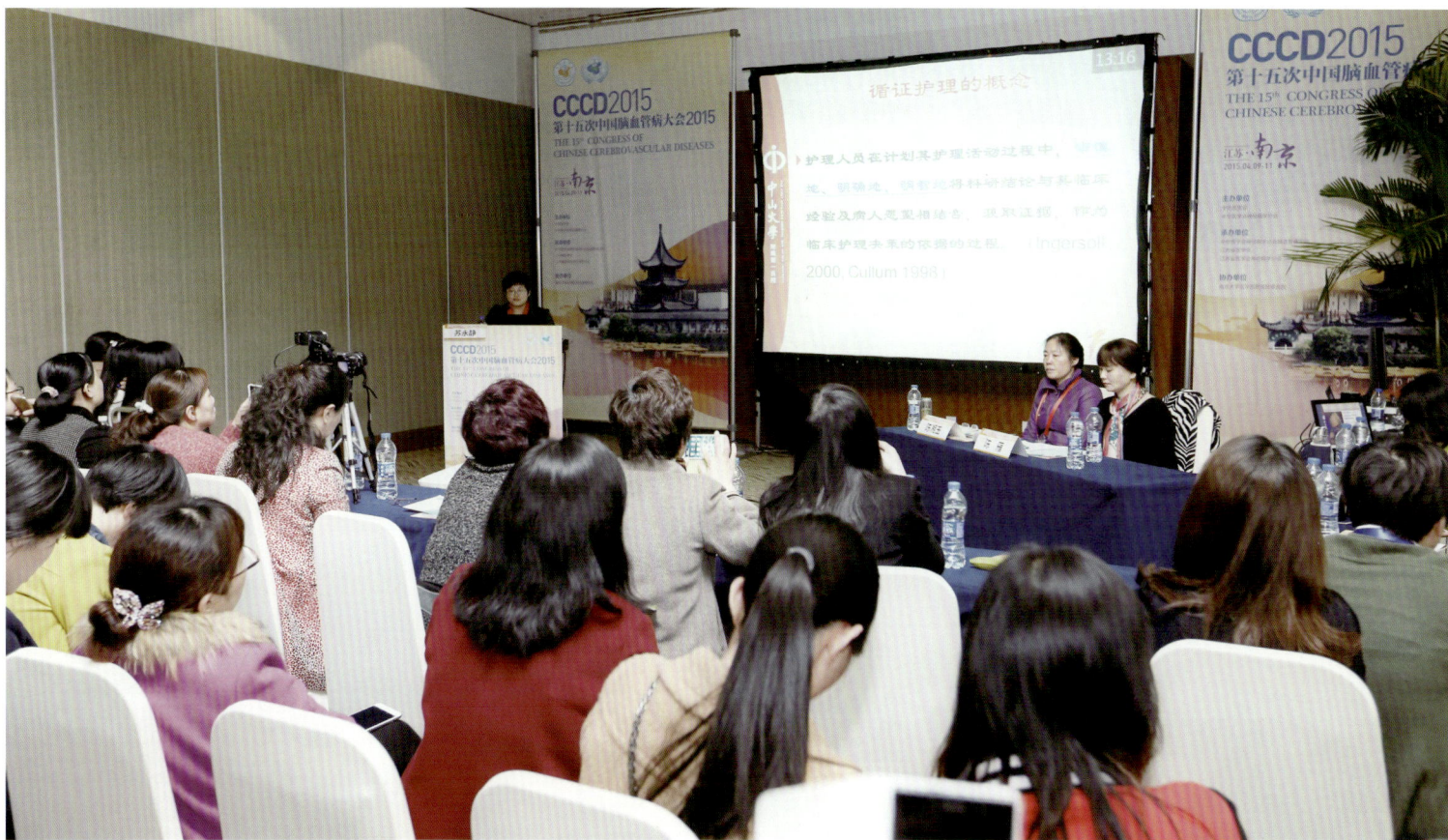

2015年4月，中华医学会第十五次中国脑血管病大会在南京召开

39/"专家面对面"临床病例讨论会上，王拥军教授发言

40/"专家面对面"临床病例讨论会上，樊东升教授发言

41/"专家面对面"临床病例讨论会上，朱遂强教授发言

42/"专家面对面"临床病例讨论会上，蒲传强教授发言

43/"专家面对面"临床病例讨论会上，肖波教授发言

44/"专家面对面"临床病例讨论会上，杨弋教授报告病例

45/"专家面对面"临床病例讨论会上，樊东升教授报告病例

46/"专家面对面"临床病例讨论会上，吕传真教授发言

47/"专家面对面"临床病例讨论会上，曾进胜教授发言

48/护理分会场

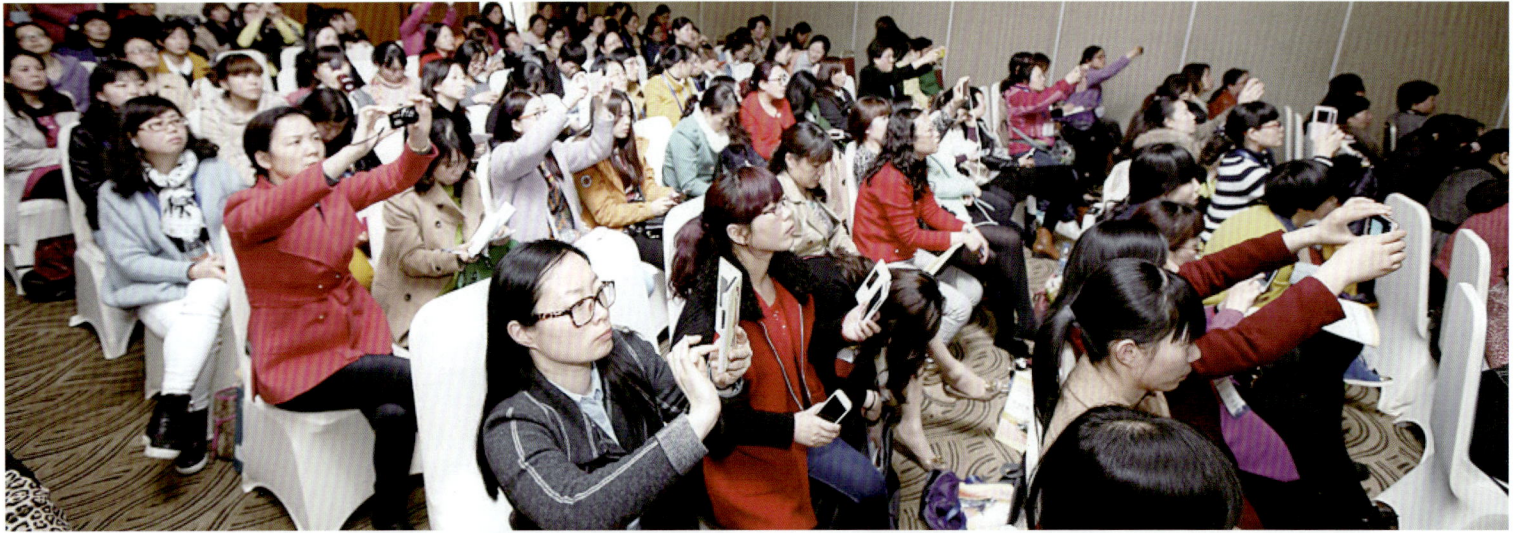

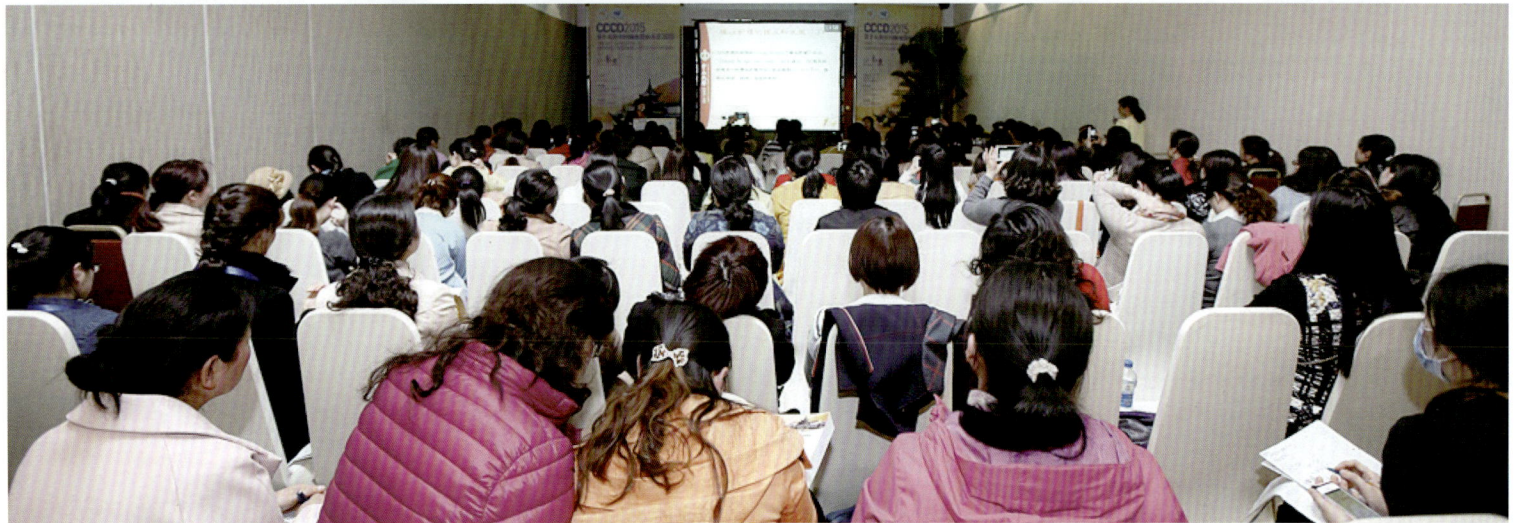

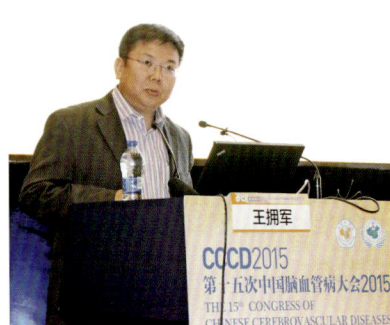

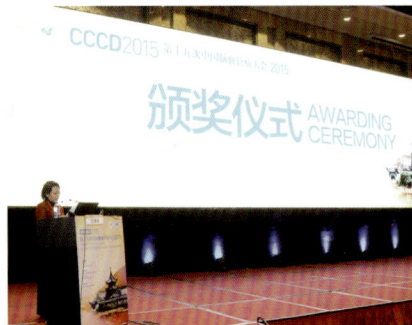

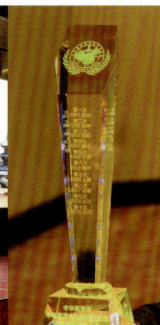

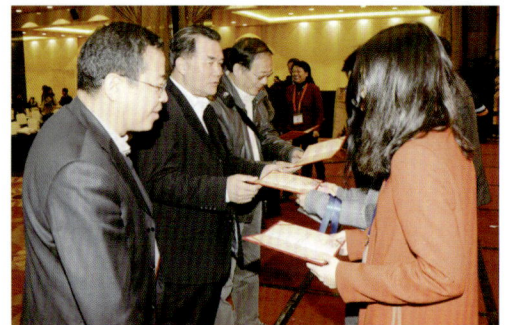

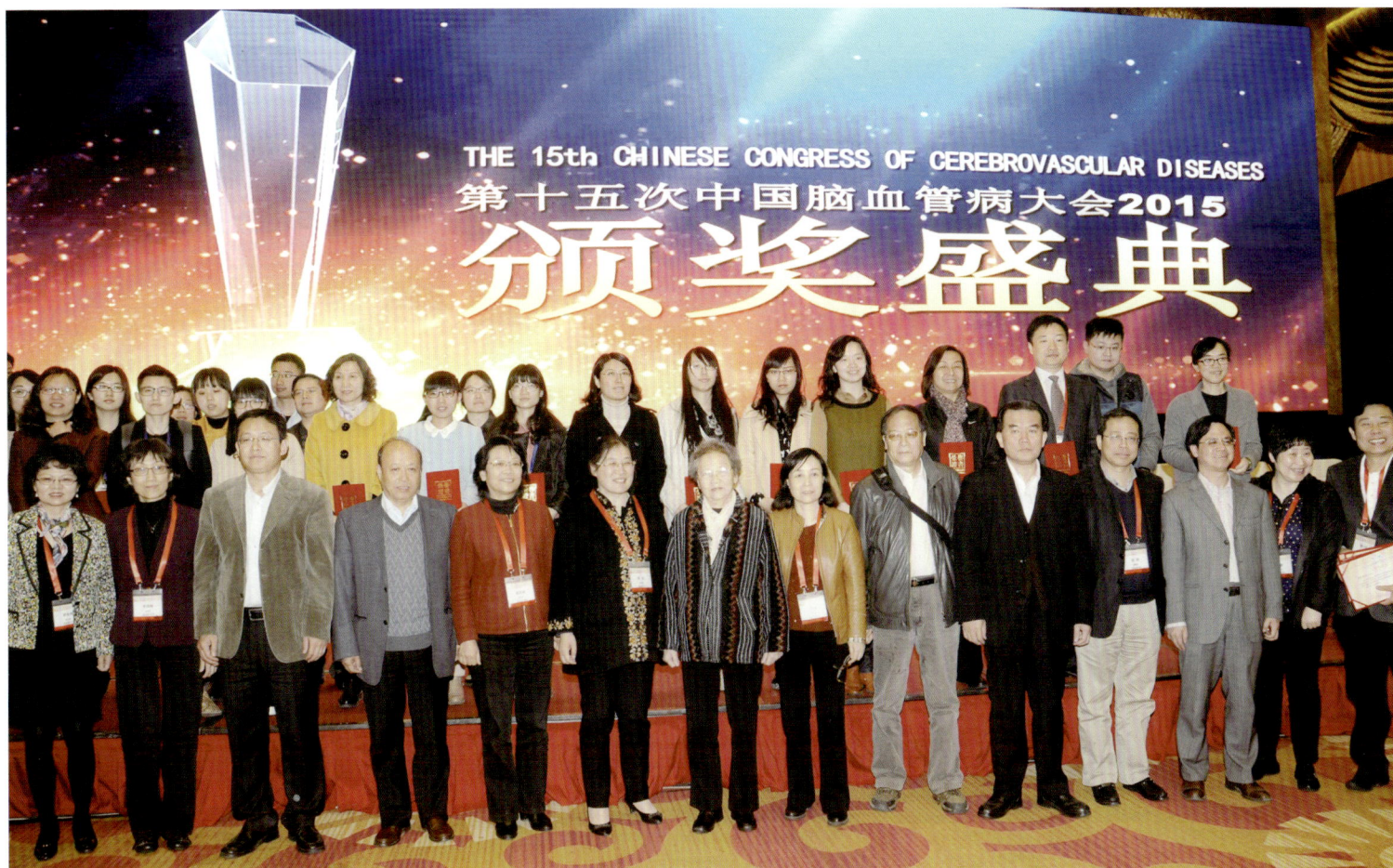

2015年4月，中华医学会第十五次中国脑血管病大会在南京召开

49、50/护理分会场

51/王拥军教授主持闭幕式

52/崔丽英教授宣布优秀论文名单

53/闭幕式上，领导们给优秀论文奖获得者颁发获奖证书

54/闭幕式上，领导、专家与优秀论文奖获得者合影

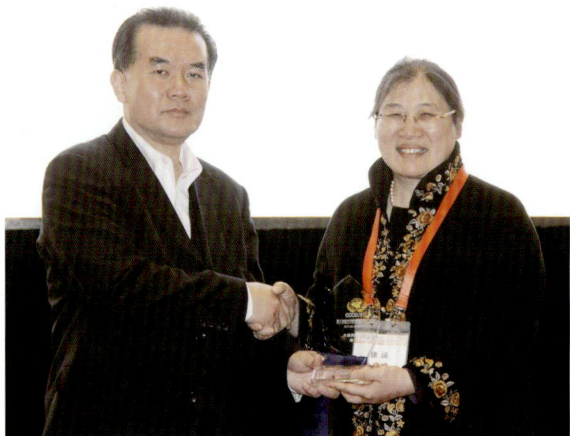
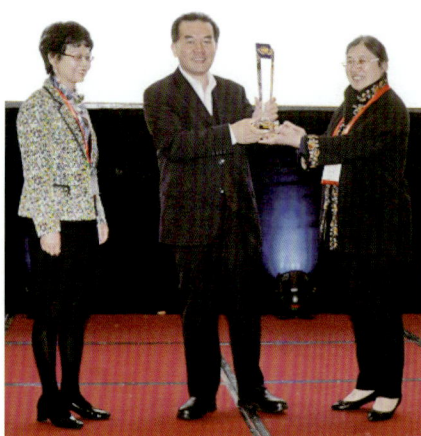
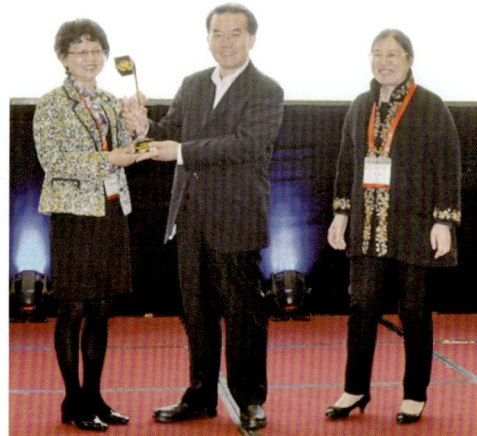

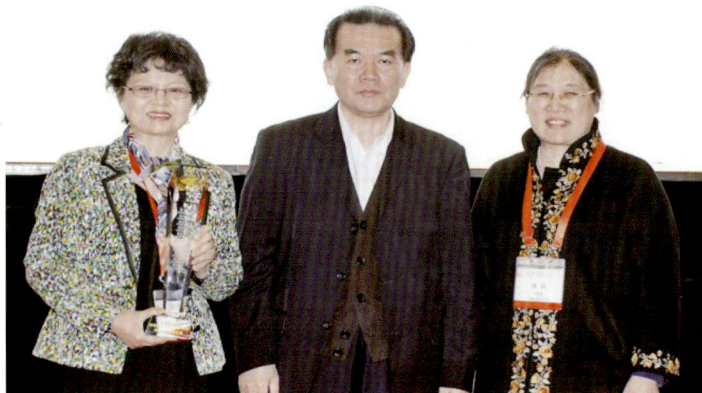
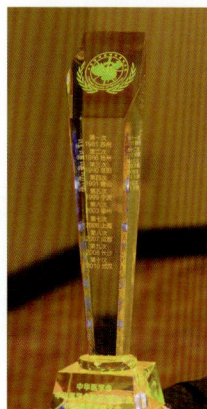
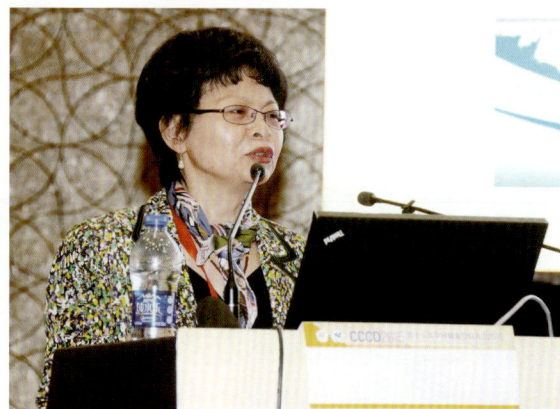

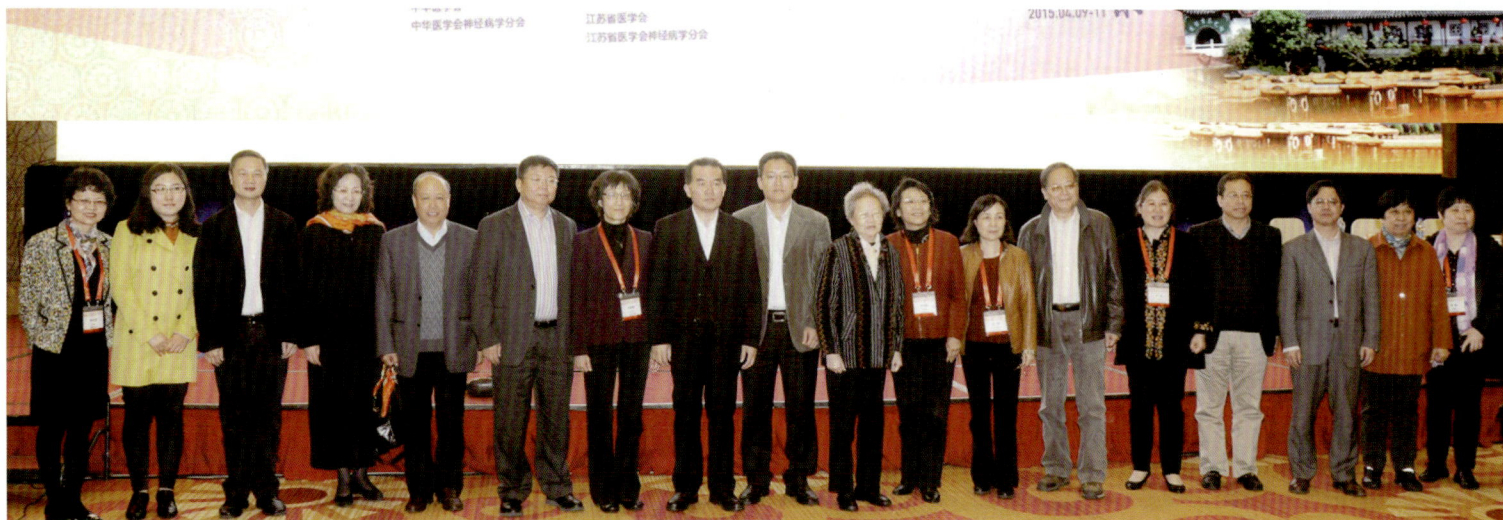

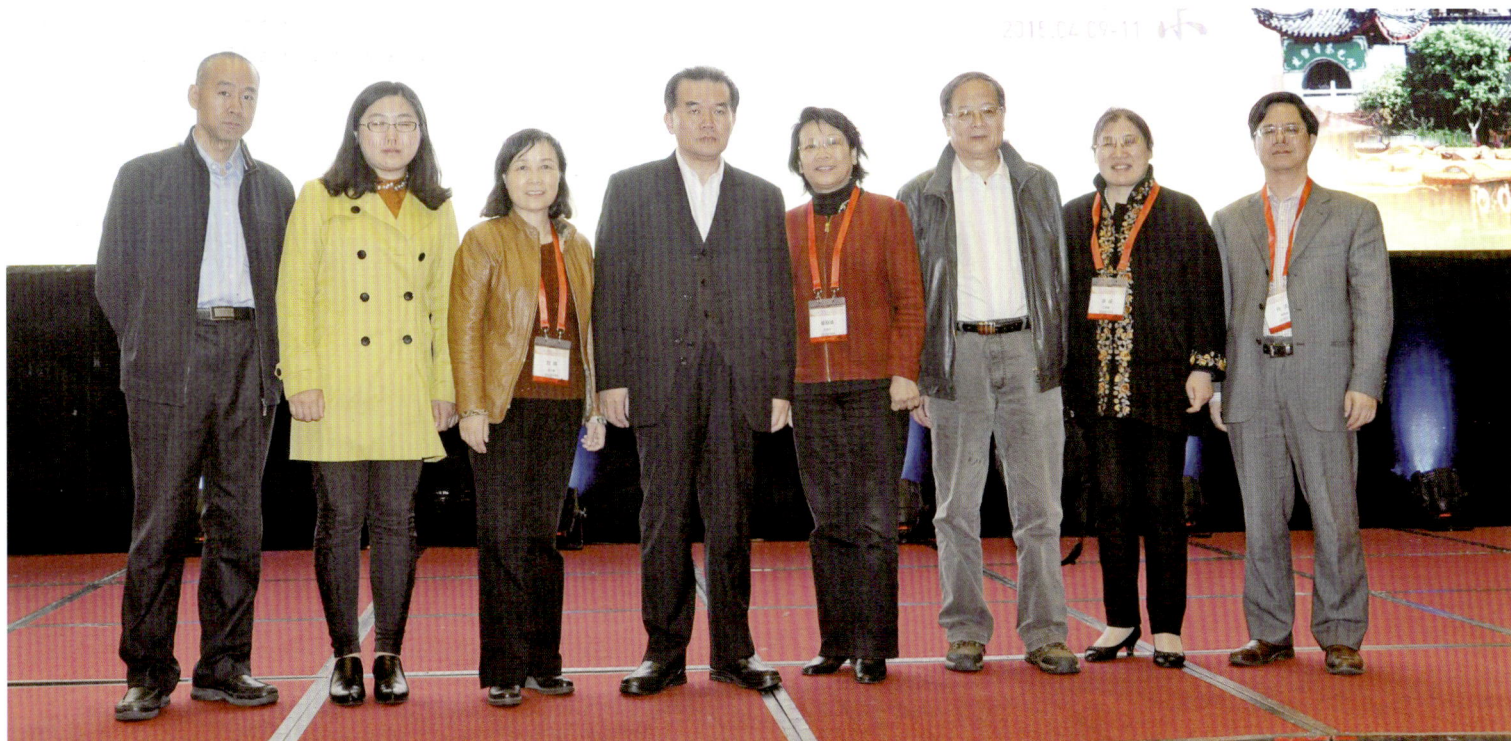

2015年4月，中华医学会第十五次中国脑血管病大会在南京召开

55/闭幕式上，蒲传强主任委员给本次大会执行主席徐运教授颁发大会组织纪念奖杯

56、57/闭幕式上，蒲传强主任委员将主办杯从本次大会执行主席徐运教授手中传到明年大会执行主席罗本燕教授手中

58/主办杯交接仪式后蒲传强、徐运、罗本燕教授合影

59/主办杯（雕刻大会次数、年份和主办地名称）

60/闭幕式上，第十六次中国脑血管病大会执行主席罗本燕教授发表欢迎辞

61/参会专家和中华医学会参会领导、工作人员合影（从右向左为李新、吴江、肖波、赵钢、徐运、张苏明、刘鸣、崔丽英、饶明俐、朱永赞、蒲传强、李继梅、王拥军、王文志、何俐、刘新峰、张悦、罗本燕）

62/中华医学会神经病学分会领导、脑血管病学组领导和会务组工作人员合影（从右向左为肖波、徐运、张苏明、崔丽英、蒲传强、刘鸣、张悦、刘洁晓）

55	56	57	
----	----	----	62
58	59	60	
61			

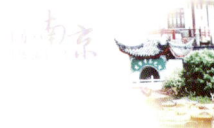

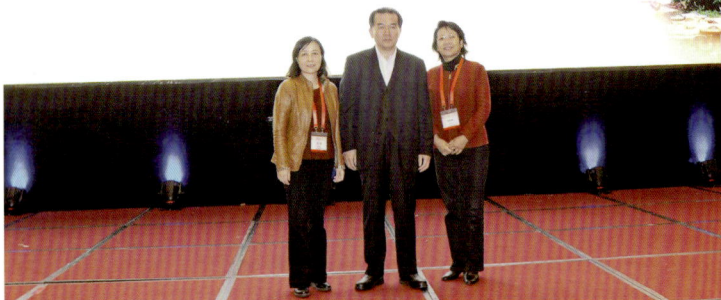

63	
64	65
66	67

2015年4月，中华医学会第十五次中国脑血管病大会在南京召开

63/蒲传强、崔丽英和刘鸣教授合影

64～67/方便快捷信息化的学术会务系统

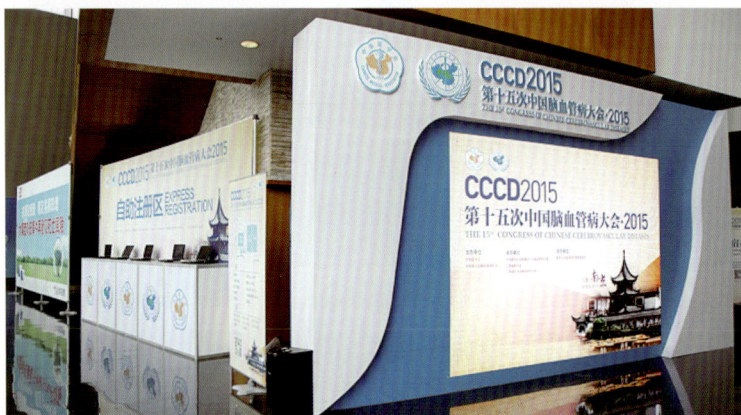

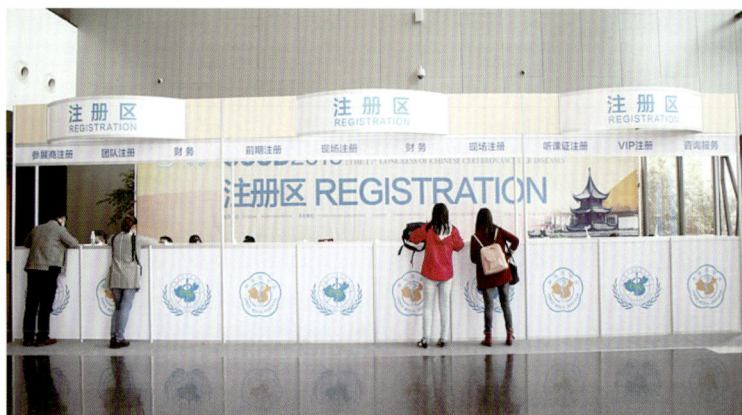

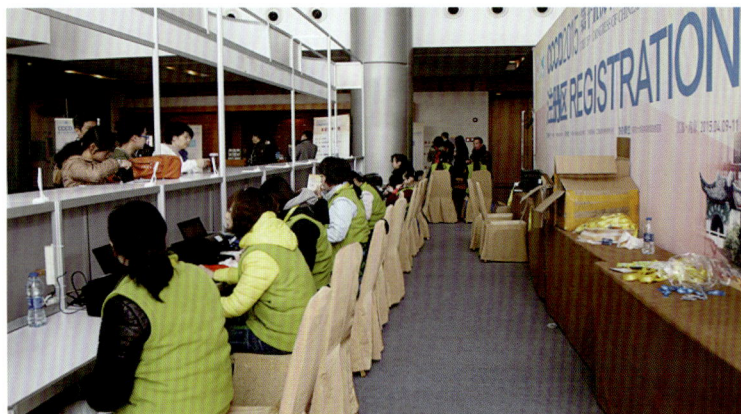

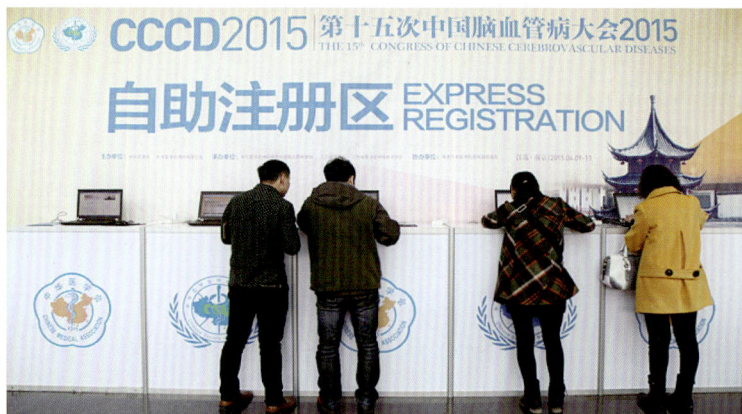

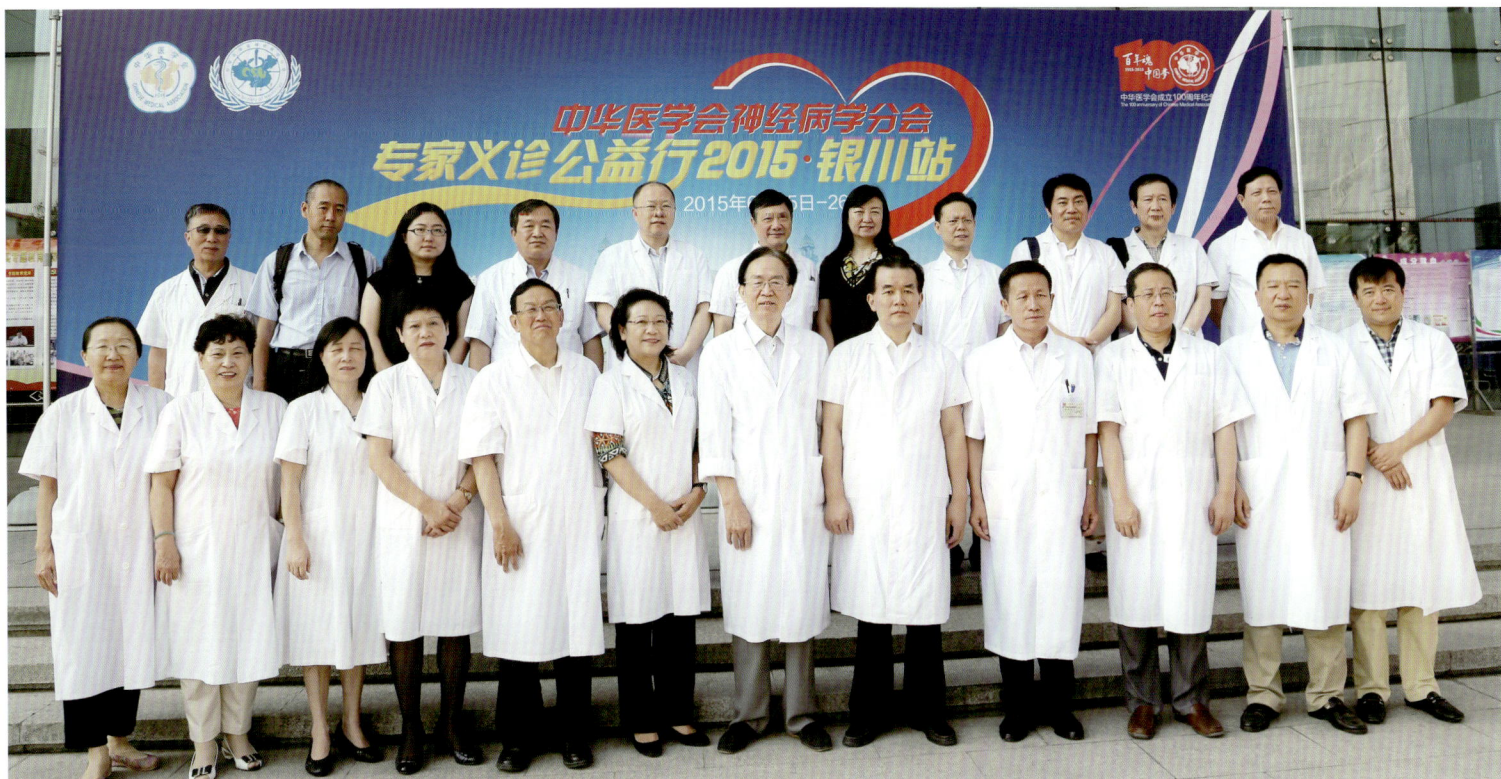

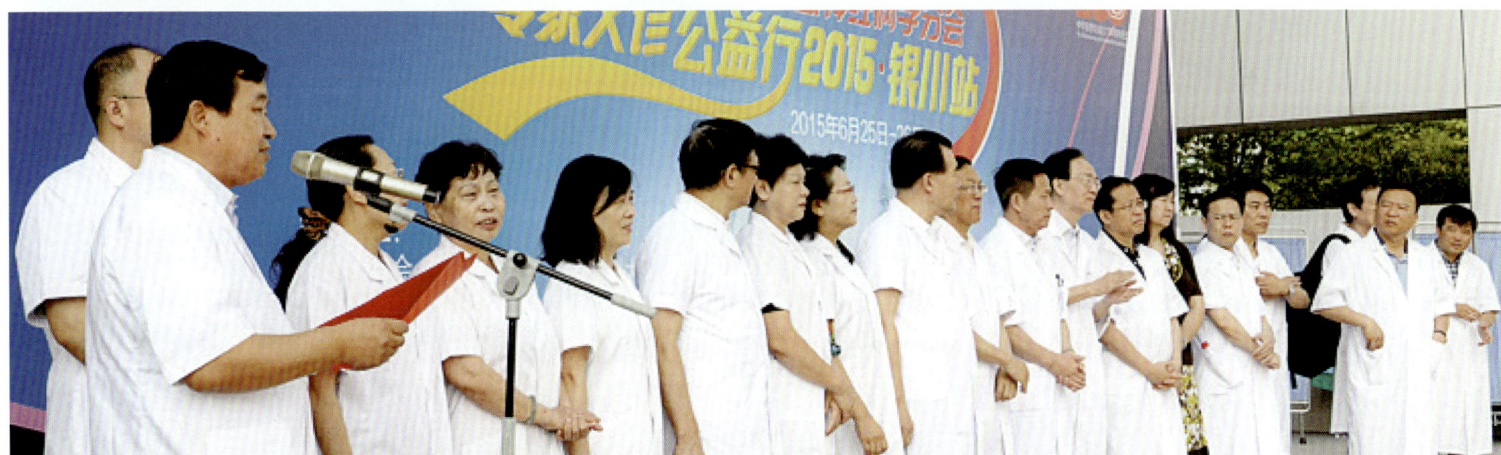

2015年6月，"西部行"医疗支援公益活动（2015·银川站）在宁夏医科大学总医院举行

1/启动仪式上，支援专家和宁夏医科大学总医院领导合影

2/启动仪式上，当地领导致辞

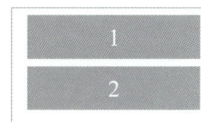

| 1 |
| 2 |

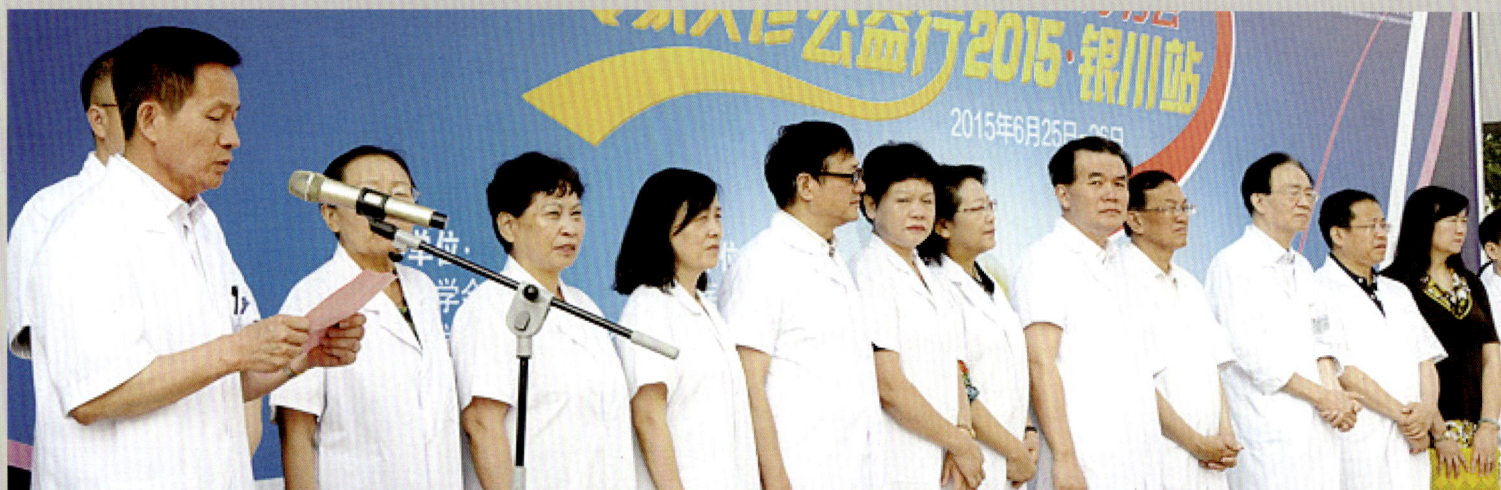

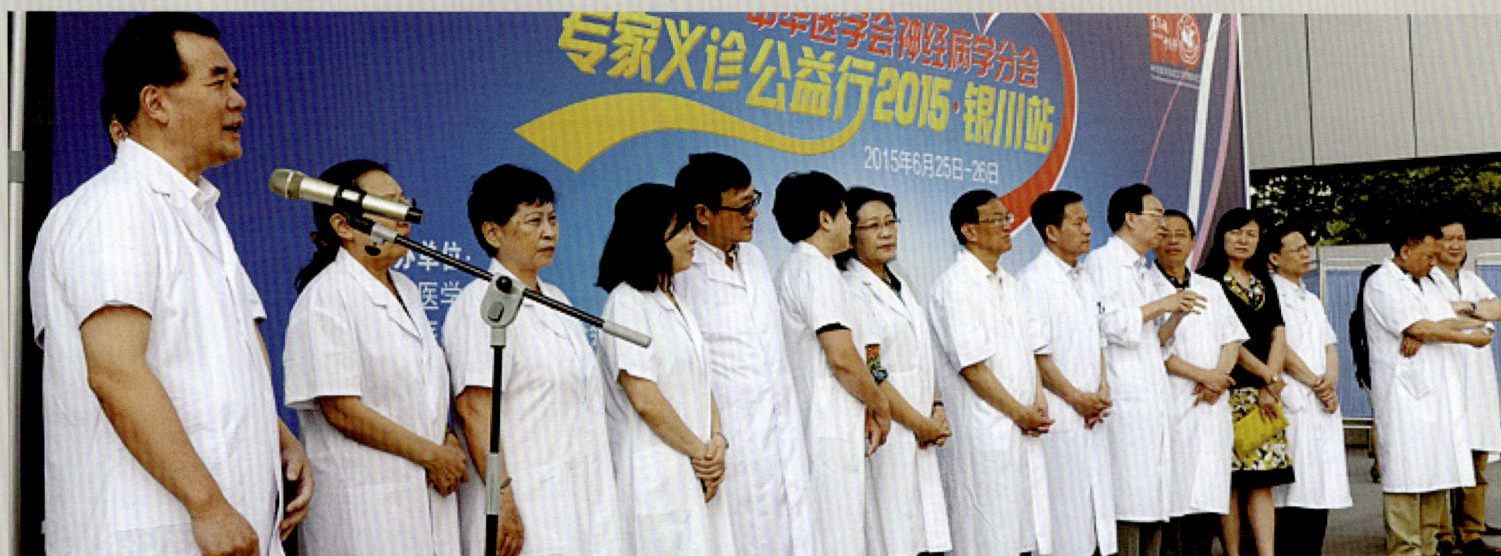

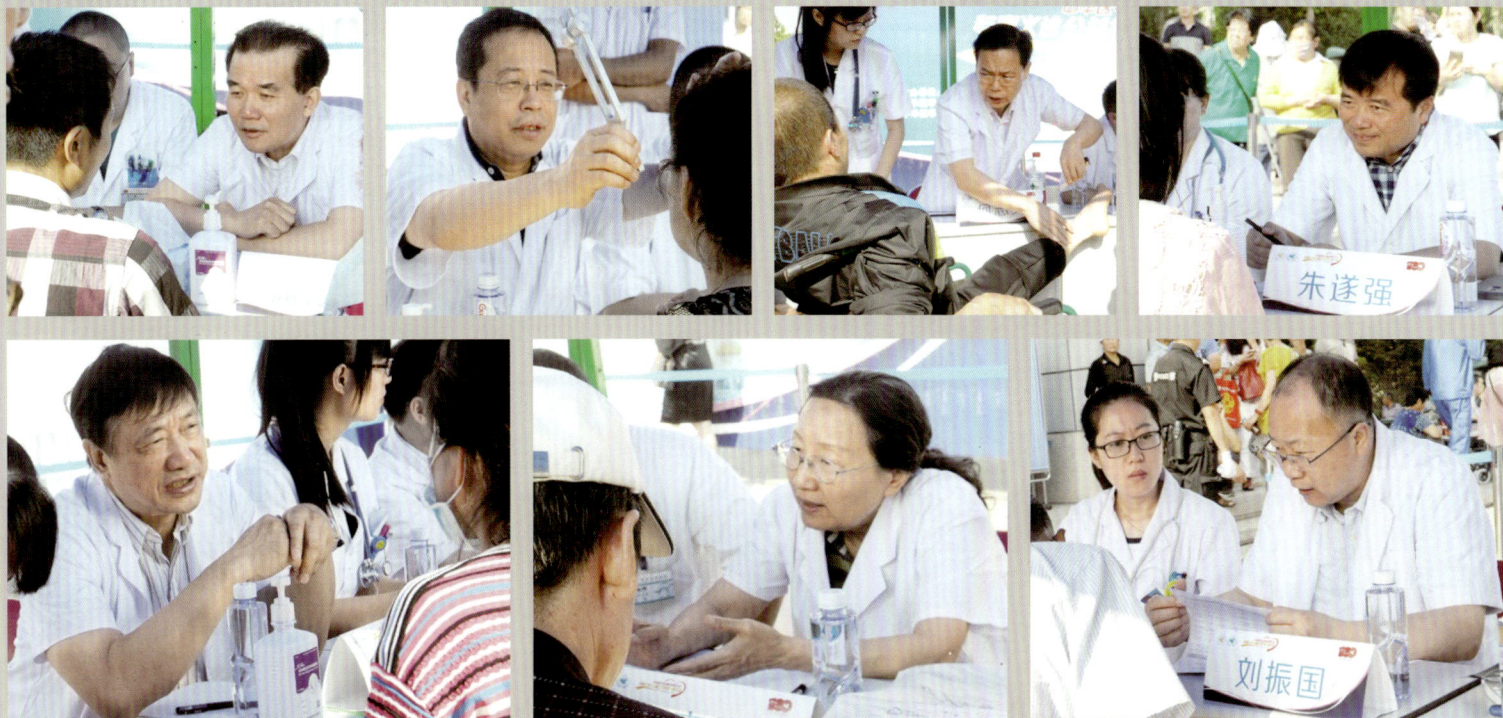

2015年6月，"西部行"医疗支援公益活动（2015·银川站）在宁夏医科大学总医院举行

3、4/启动仪式上，当地领导和蒲传强主任委员致辞

5～8/蒲传强、赵钢、何志义和朱遂强教授在义诊

9～11/丁新生、郎林阳和刘振国教授在义诊

	3		5	6	7	8
	4		9	10	11	

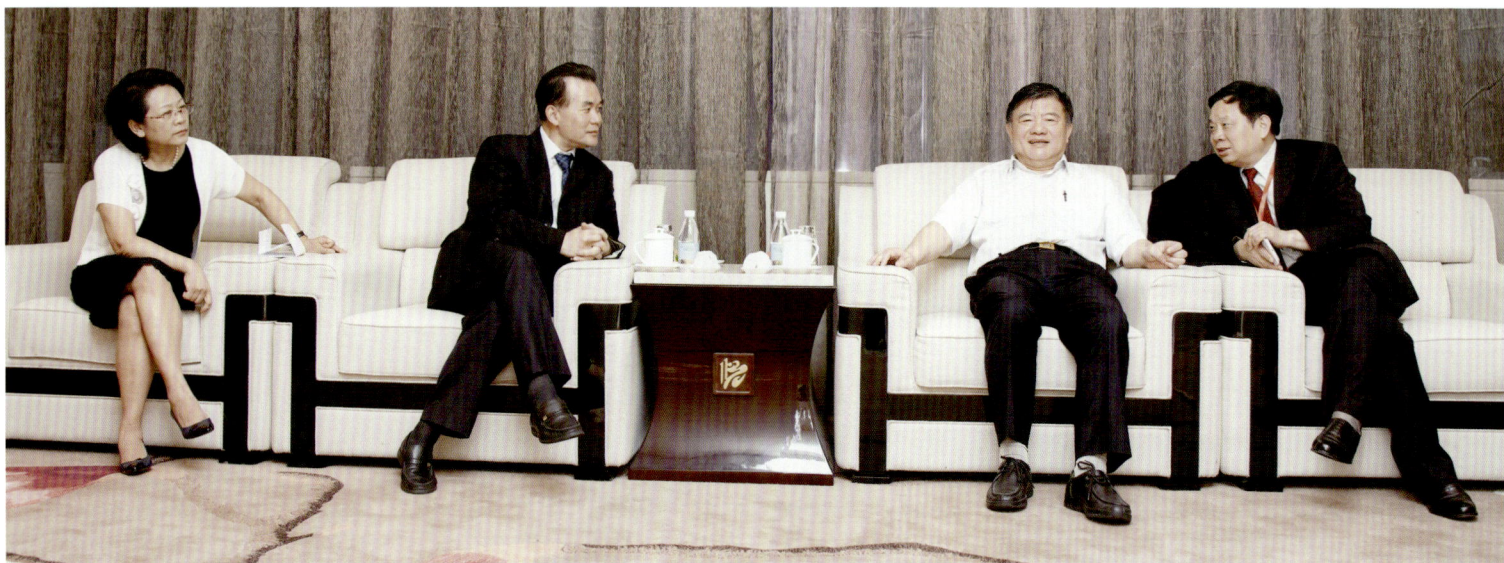

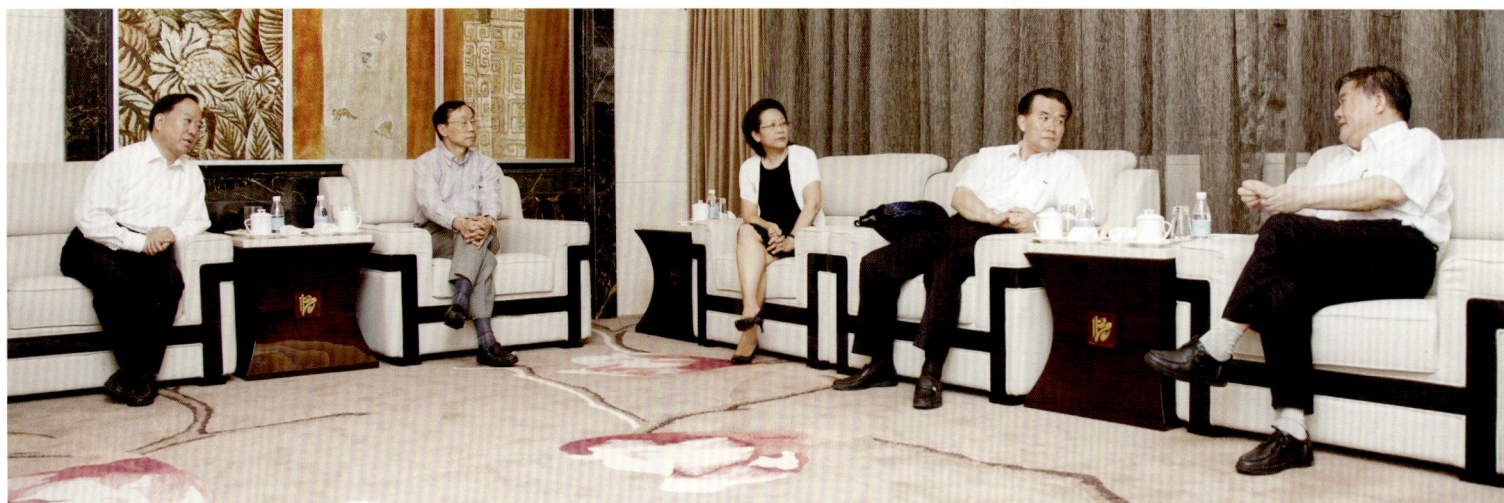

2015年7月10日，中华医学会会长陈竺院士、中华医学会饶克勤秘书长与中华医学会神经病学分会领导会面

1/陈竺会长、饶克勤秘书长与蒲传强主任委员、崔丽英候任主任委员讨论会议细节

2/陈竺会长与蒲传强主任委员、崔丽英候任主任委员、贾建平前任主任委员、陈生弟副主任委员亲切交谈

| 1 |
| 2 |

欢迎辞

尊敬的各位同道：

您好！

中华医学峰会暨中华医学会神经病学分会第八届全国中青年神经病学学术大会在美丽的山城重庆召开了，在此，我们谨代表中华医学会神经病学分会及青年委员会向来自全国的同道们表示最热烈的欢迎和最诚挚的问候！向参加本次大会的中华医学会会长及领导们和来自世界各国的著名科学家们表示衷心感谢和崇高敬意！

今年是中华医学会成立100周年，近百年来，在学会的领导下，经历全国专家及同道们的共同努力，中华医学会不断壮大，辉煌发展，至今成为我国医学领域学术团体的带头人和我国医疗卫生事业的主要力量。作为中华医学会的一员，我们中华医学会神经病学分会深感荣幸和骄傲。特别是，此次中华医学会神经病学分会第八届全国中青年神经病学学术大会得到中华医学会陈竺会长及学会其他领导的亲切关怀、指导和支持，陈会长还亲自邀请世界著名的科学家参加本次会议并将在大会上做精彩的主旨演讲；被邀请的世界著名科学家有诺贝尔生理医学奖得主、英国皇家学会院士、美国国家科学院与工程学院院士、巴西国家科学院与医学院院士、法国自然科学院院士和《科学》杂志主编等。如此众多的世界著名科学家为神经病学分会举办的全国中青年神经病学学术大会做精彩的学术报告，这在中华医学会的学术史上是首次，其规格之高、学术权威之强，为我国医学水平之高，更为中华医学会百年庆典增添风采。相信这些著名科学家的精彩演讲将会让我们神经病学界的青年医生和学者们获得一次最丰盛的学术大餐。

本次全国中青年神经病学学术大会共收到学术论文投稿573篇，其数量上又创历届新高。这次会议分为两个会场，设六个专题，将由神经病学中青年专家作15个专题讲座及有26篇学术论文进行大会交流，其涵盖了脑血管病、痴呆与认知功能障碍、神经肌肉病、癫痫、神经重症、神经介入、神经系统脱髓鞘病、神经系统感染性疾病、神经系统变性病、帕金森病与运动障碍、神经心理疾病等的基础与临床研究以及临床诊治体会进行广泛的交流。

我们相信，通过本次"峰会"和"中青年大会"会议，参会的中青年同道们将获得世界名家的新思路和新见解，神经病学基础与临床的新概念、新技术、新方法和新成果，满载而归并将在今后的科研与临床工作中取得更大的成绩。

最后，祝大会圆满成功！

中华医学会神经病学分会
中华医学会神经病学分会青年委员会
2015年7月10日

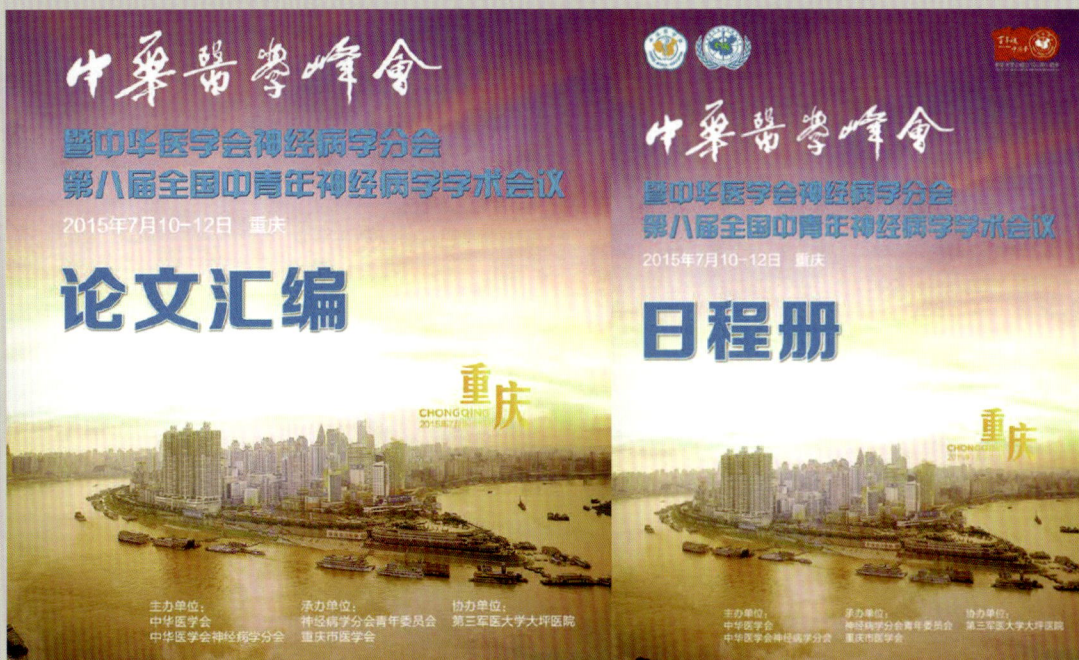

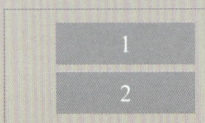

2015年7月10—12日，中华医学峰会暨中华医学会神经病学分会第八届全国中青年神经病学学术会议在重庆召开，11日为中华医学峰会，12日为中华医学会神经病学分会第八届全国中青年神经病学学术会议

1/论文汇编封面和会议日程册封面
2/大会主席和大会执行主席欢迎辞

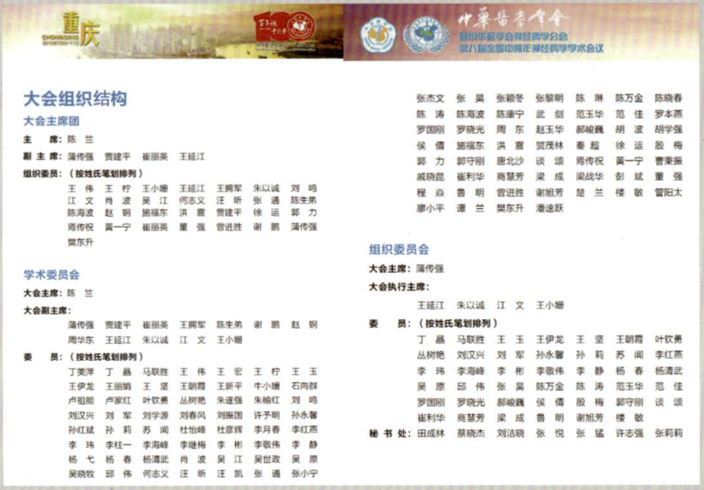

大会组织结构

大会主席团

主　　席： 陈　竺

副 主 席： 蒲传强　贾建平　崔丽英　王延江

组织委员：（按姓氏笔划排列）

王　伟　王　柠　王小姗　王延江　王拥军　朱以诚　刘　鸣
江　文　肖　波　吴　江　何志义　汪　昕　张　通　陈生弟
陈海波　赵　钢　施福东　洪　震　贾建平　徐　运　郭　力
焉传祝　黄一宁　崔丽英　董　强　曾进胜　谢　鹏　蒲传强
樊东升

学术委员会

大会主席： 陈　竺

大会副主席：

蒲传强　贾建平　崔丽英　王拥军　陈生弟　谢　鹏　赵　钢
周华东　王延江　朱以诚　江　文　王小姗

委　　员：（按姓氏笔划排列）

丁美萍　丁　晶　马联胜　王　伟　王　宏　王　柠　王　玉
王伊龙　王丽娟　王　坚　王朝霞　王新平　牛小媛　石向群
卢祖能　卢家红　叶钦勇　丛树艳　朱遂强　朱榆红　刘　鸣
刘汉兴　刘　军　刘学源　刘春风　刘振国　许予明　孙永馨
孙红斌　孙　莉　苏　闽　杜怡峰　杜彦辉　李月春　李红燕
李　玮　李柱一　李海峰　李继梅　李　彬　李敬伟　李　静
杨　弋　杨　春　杨清武　肖　波　吴　江　吴世政　吴　原
吴晓牧　邱　伟　何志义　汪　昕　汪　凯　张　通　张小宁
张杰文　张　昊　张颖冬　张黎明　陈　琳　陈万金　陈晓春
陈　涛　陈海波　陈康宁　武　剑　范玉华　范　佳　罗本燕
罗国刚　罗晓光　周　东　赵玉华　郝峻巍　胡　波　胡学强
侯　倩　施福东　洪　震　贺茂林　秦　超　徐　运　殷　梅
郭　力　郭守刚　唐北沙　谈　颂　焉传祝　黄一宁　曹秉振
戚晓昆　崔利华　商慧芳　梁　成　梁战华　彭　斌　董　强
程　焱　鲁　明　曾进胜　谢旭芳　楚　兰　楼　敏　管阳太
廖小平　谭　兰　樊东升　潘速跃

组织委员会

大会主席： 蒲传强

大会执行主席：

王延江　朱以诚　江　文　王小姗

委　　员：（按姓氏笔划排列）

丁　晶　马联胜　王　玉　王伊龙　王　坚　王朝霞　叶钦勇
丛树艳　刘汉兴　刘　军　孙永馨　孙　莉　苏　闽　李红燕
李　玮　李海峰　李　彬　李敬伟　李　静　杨　春　杨清武
吴　原　邱　伟　张　昊　陈万金　陈　涛　范玉华　范　佳
罗国刚　罗晓光　郝峻巍　侯　倩　殷　梅　郭守刚　谈　颂
崔利华　商慧芳　梁　成　鲁　明　谢旭芳　楼　敏

秘 书 处： 田成林　蔡晓杰　刘洁晓　张　悦　张　猛　许志强　张莉莉

会议日程

欣悦厅　　07 月 11 日

08:30–09:00	开幕式	主持人：崔丽英	
09:00–12:00	主旨演讲	主持人：Hugues de The　蒲传强	
09:00–09:30	急性早幼粒细胞白血病的治疗最新进展	陈　竺　博士	
09:30–10:00	视黄酸和三氧化二砷治疗急性早幼粒细胞白血病的分子学基础	Hugues de The 博士	法国科学院院士，法国国家科研中心 UMR 944 部门负责人
10:00–10:30	茶　歇		
10:30–11:00	Lasker 和 Gairdner 学术演讲 血管内皮细胞生长因子：从基础研究到临床应用	Napoleone Ferrara	Lasker 和 Gairdner 奖获得者 美国科学院院士 加州大学圣地亚哥分校教授
11:00–11:30	斯坦福大学医学院领导精确医学革命：开发下一代医疗保健	Lloyd B. Minor 博士	斯坦福大学医学院院长
11:30–12:00	如何在科学杂志上发表论文	Marcia McNutt 博士	科学杂志主编 美国科学院院士
12:00–13:30	午　餐		

14:00–16:30	主持人：Richard Peto　贾建平		
14:00–14:30	Gairdner 学术报告 降低一半的早产死亡率	Richard Peto 爵士	1992 年盖德那奖获得者，英国皇家科学院院士，牛津大学临床实验和流行病学研究所所长
14:30–15:00	中国神经病学的发展现状与展望	崔丽英 博士	中国医学科学院 北京协和医院 神经科主任 教授
15:00–15:30	茶　歇		
15:30–16:00	国家卫生体系中的知识整合：巴西难治性高血压的挑战与机遇	Eduardo Krieger 博士	巴西科学院院士
16:00–16:30	如何在自然杂志上发表论文	Jianfei Zhao 博士 Janet Cen 博士	自然系列杂志主编
16:30	闭幕式		

百年魂
1915-2015
中国梦
中华医学会成立100周年纪念
The Centennial Anniversary of Chinese Medical Association
CHINESE MEDICAL ASSOCIATION
中华医学会
1915

中華醫學年會
暨中华医学会神经病学分会
第八届全国中青年神经病学学术会议
开幕式 OPENING CEREMONY
重庆

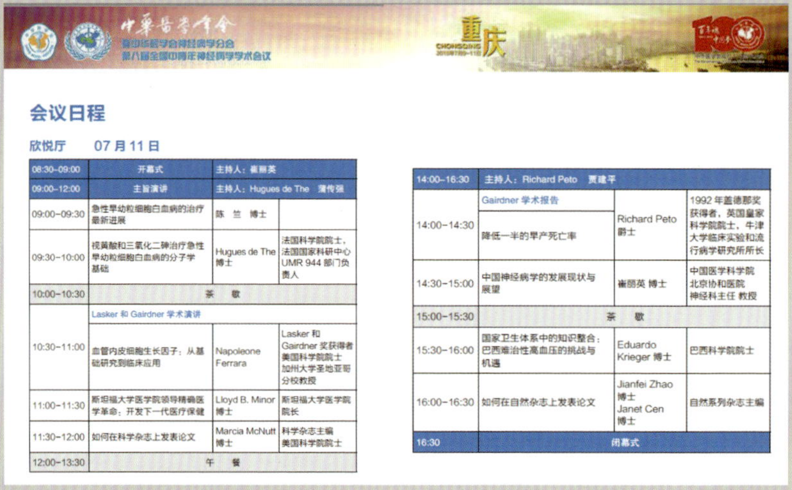

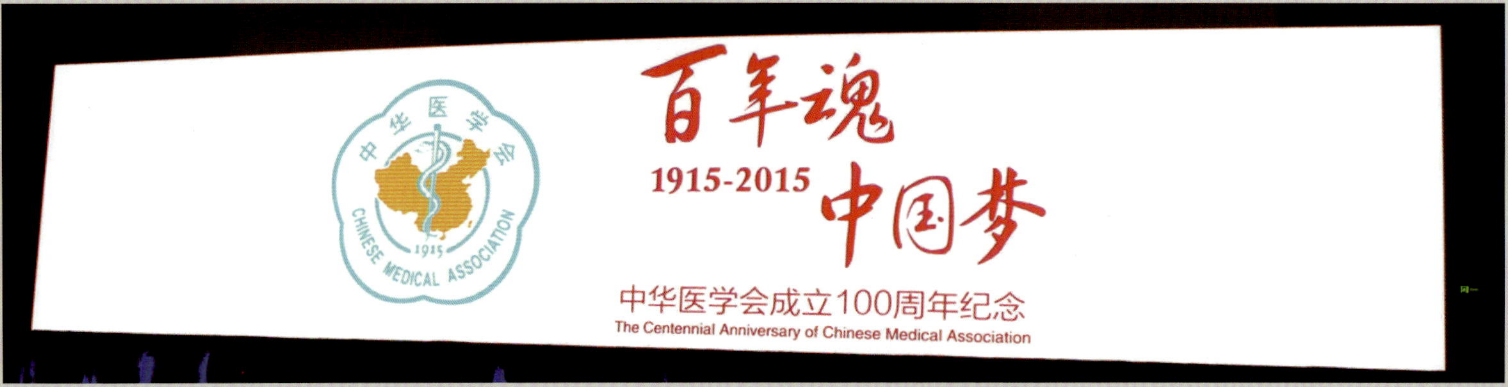

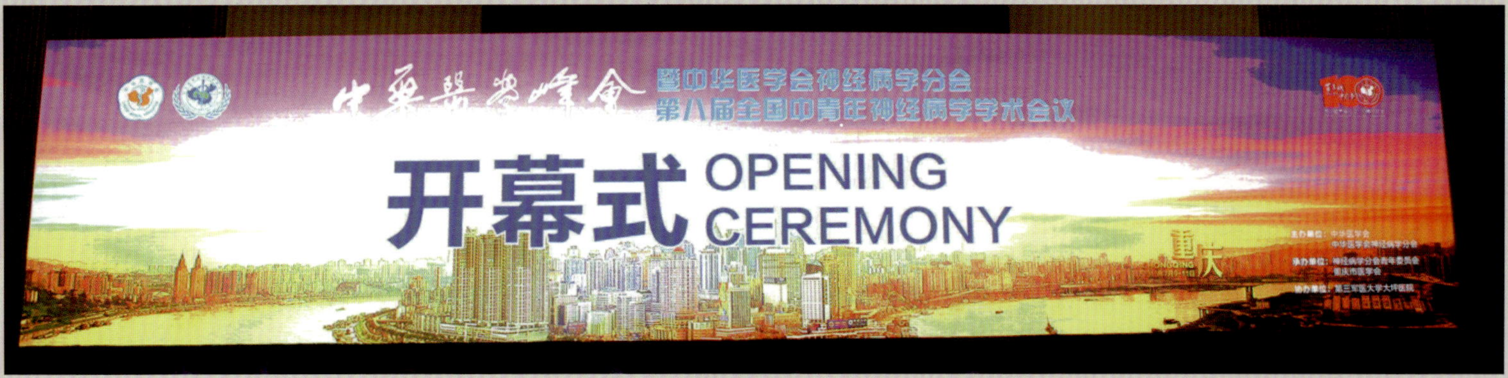

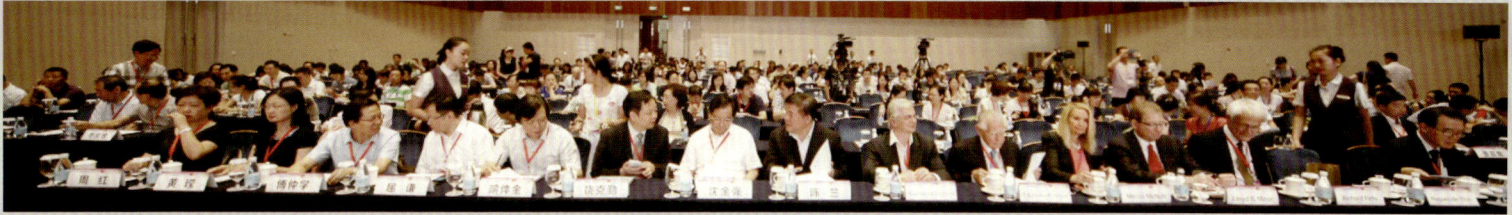

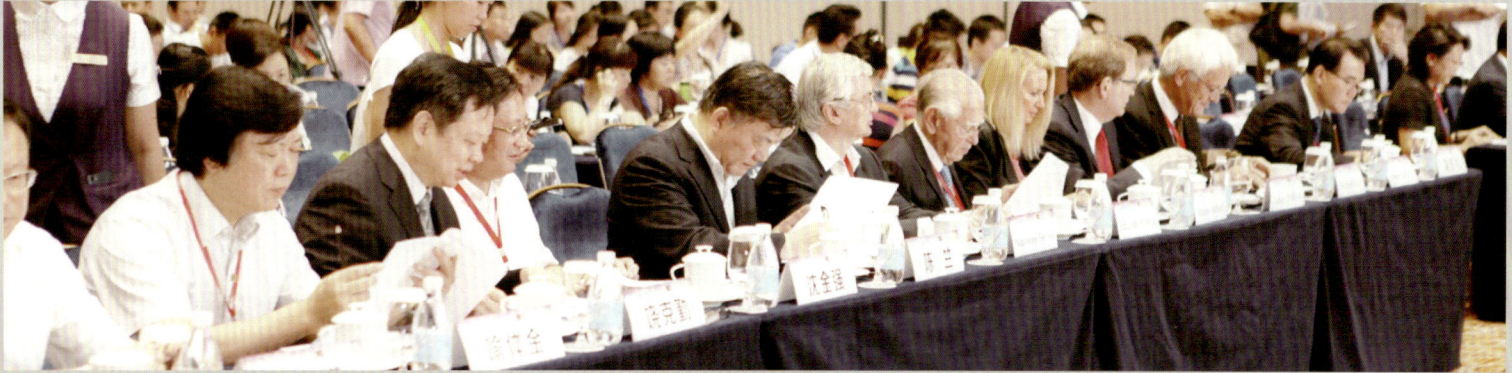

2015年7月10—12日，中华医学峰会暨中华医学会神经病学分会第八届全国中青年神经病学学术会议在重庆召开，11日为中华医学峰会，12日为中华医学会神经病学分会第八届全国中青年神经病学学术会议

3/大会组织结构

4/中华医学峰会日程

5、6/中华医学峰会开幕式主席台背景

7、8/中华医学峰会开幕式会场

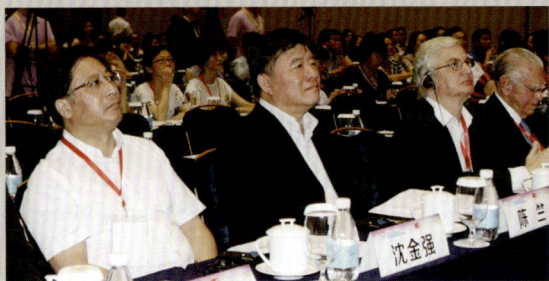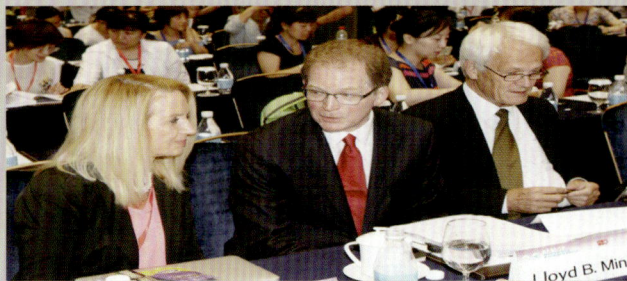

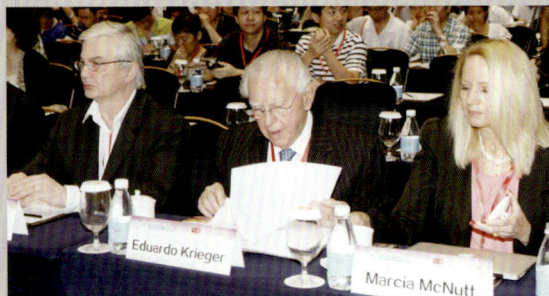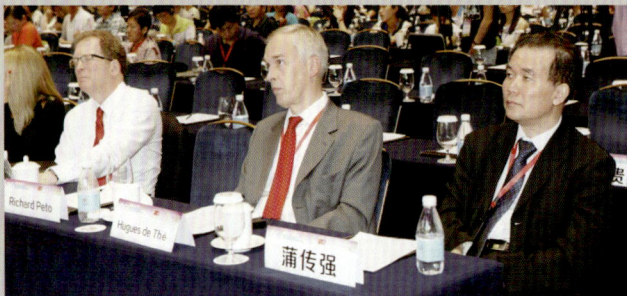

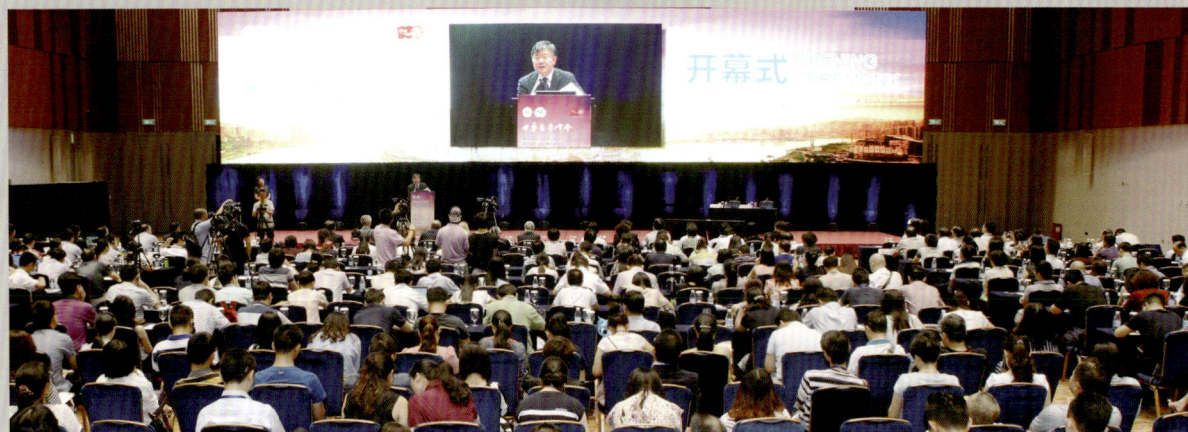

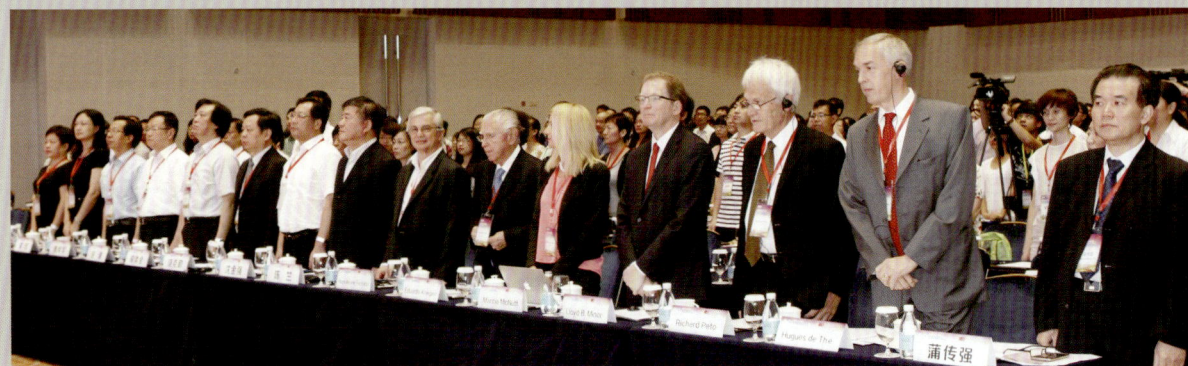

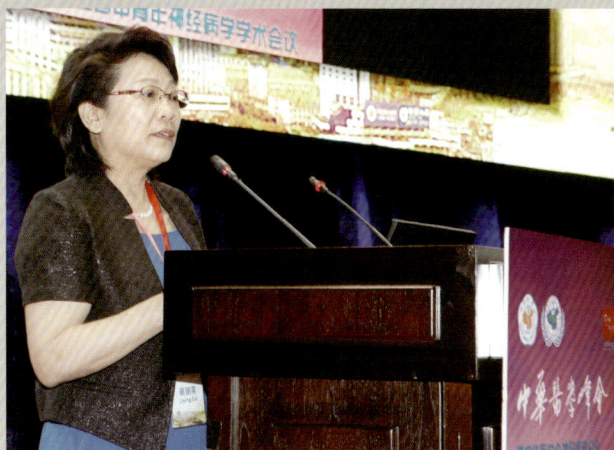

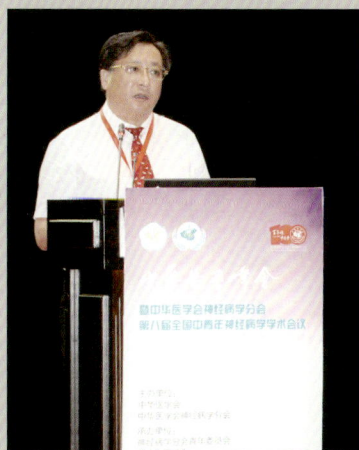

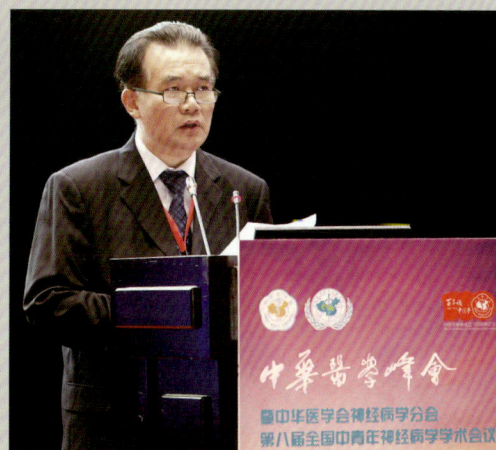

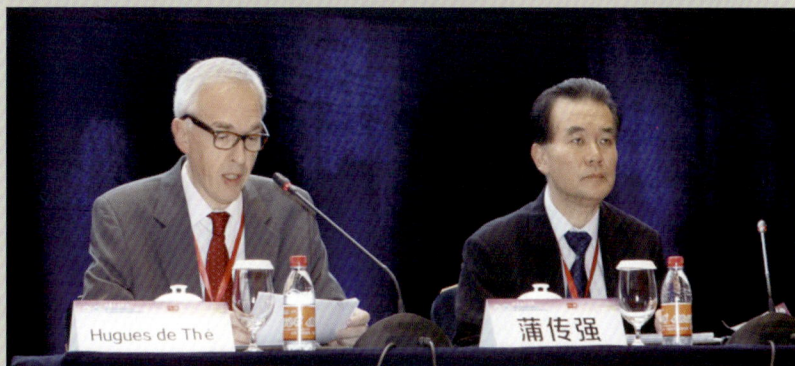

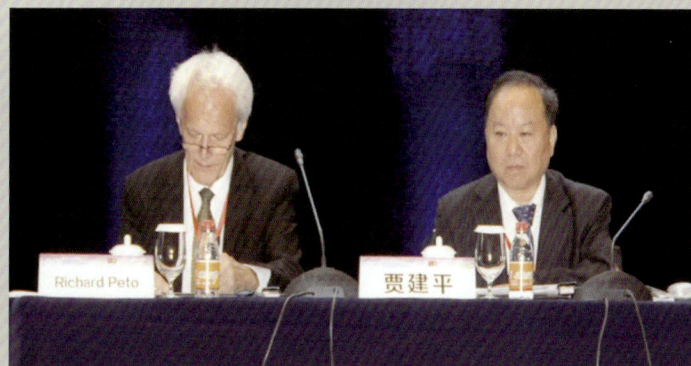

2015年7月10—12日，中华医学峰会暨中华医学会神经病学分会第八届全国中青年神经病学学术会议在重庆召开，11日为中华医学峰会，12日为中华医学会神经病学分会第八届全国中青年神经病学学术会议

9～12/中华医学峰会上，参加开幕式的领导和专家有陈竺、沈金强、Napolenone Ferrara、Eduardo Krieger、Marcia McNutt、Lloyd B.Minor、Richard Peto、Hugues de Thé和蒲传强

13/中华医学峰会开幕式上，陈竺会长致辞

14/中华医学峰会开幕式上，全体人员起立，奏唱《中华人民共和国国歌》

15/崔丽英教授主持中华医学峰会开幕式

16/中华医学峰会开幕式上，沈金强主任致辞

17/中华医学峰会开幕式上，蒲传强主任委员致辞

18、19/中华医学峰会上，Hugues de Thé、Richard Peto、蒲传强和贾建平教授主持会议

9	10		15	16	17
11	12			18	19
13					
14					

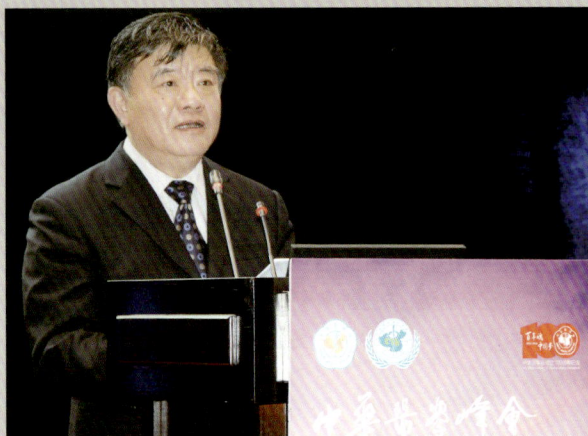

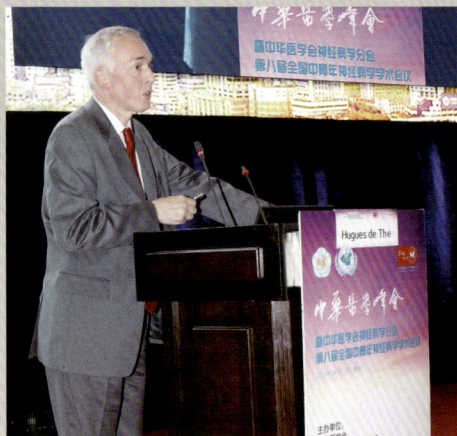

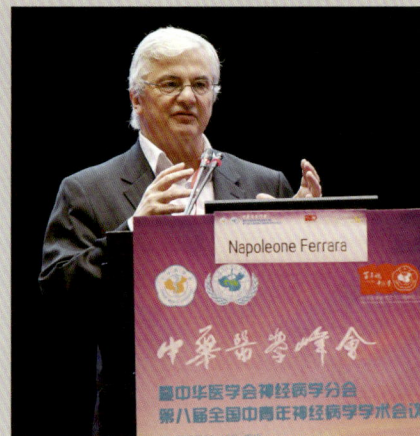

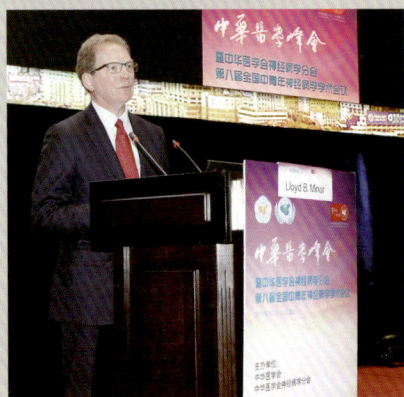

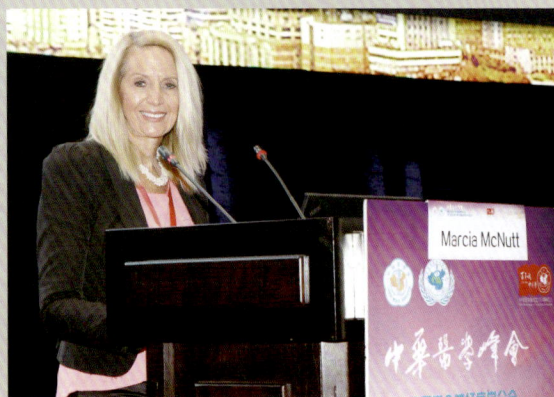

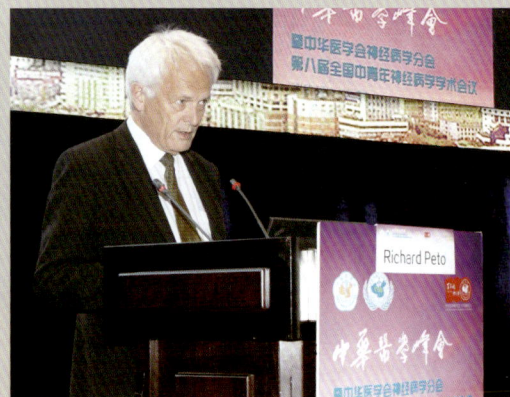

2015年7月10—12日，中华医学峰会暨中华医学会神经病学分会第八届全国中青年神经病学学术会议在重庆召开，11日为中华医学峰会，
12日为中华医学会神经病学分会第八届全国中青年神经病学学术会议

20/ 中华医学峰会上，陈竺会长做主题演讲

21/ 中华医学峰会上，Hugues de Thé 教授做主题演讲

22/ 中华医学峰会上，Napoleone Ferrara 教授做主题演讲

23/ 中华医学峰会上，Lloyd B.Minor 教授做主题演讲

24/ 中华医学峰会上，Marcia McNutt 教授做主题演讲

25/ 中华医学峰会上，Richard Peto 教授做主题演讲

26/ 中华医学峰会上，崔丽英教授做主题演讲

27/ 中华医学峰会上，Eduardo Krieger 教授做主题演讲

28/ 中华医学峰会上，陈竺会长与国际著名专家和中华医学会神经病学分会及其青年委员会的领导们合影

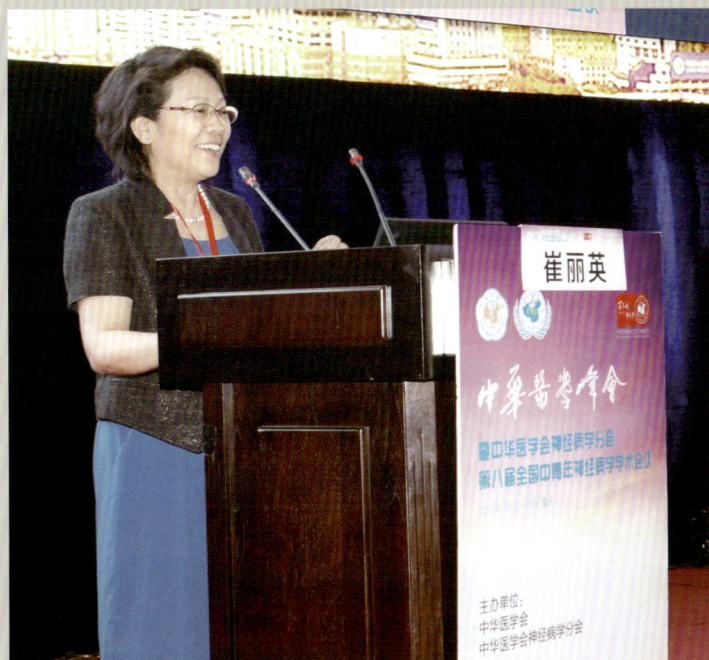

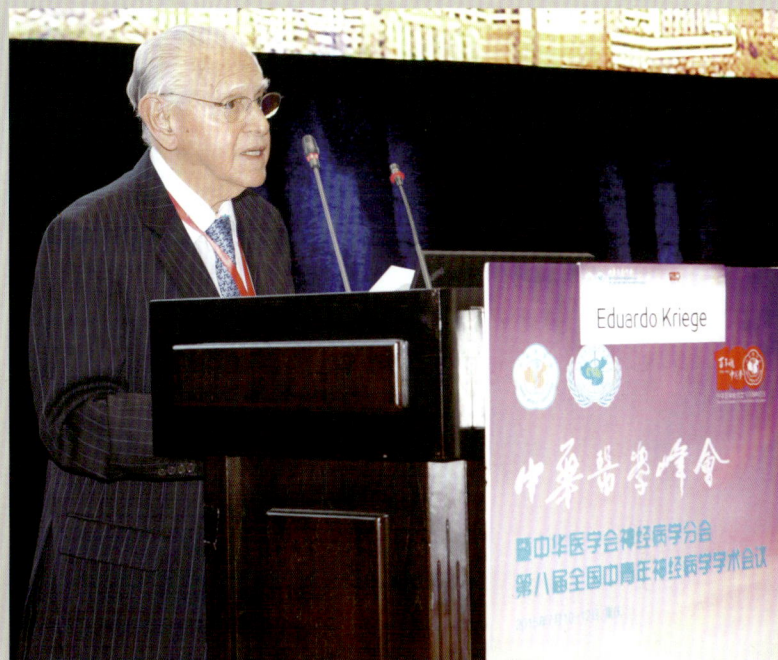

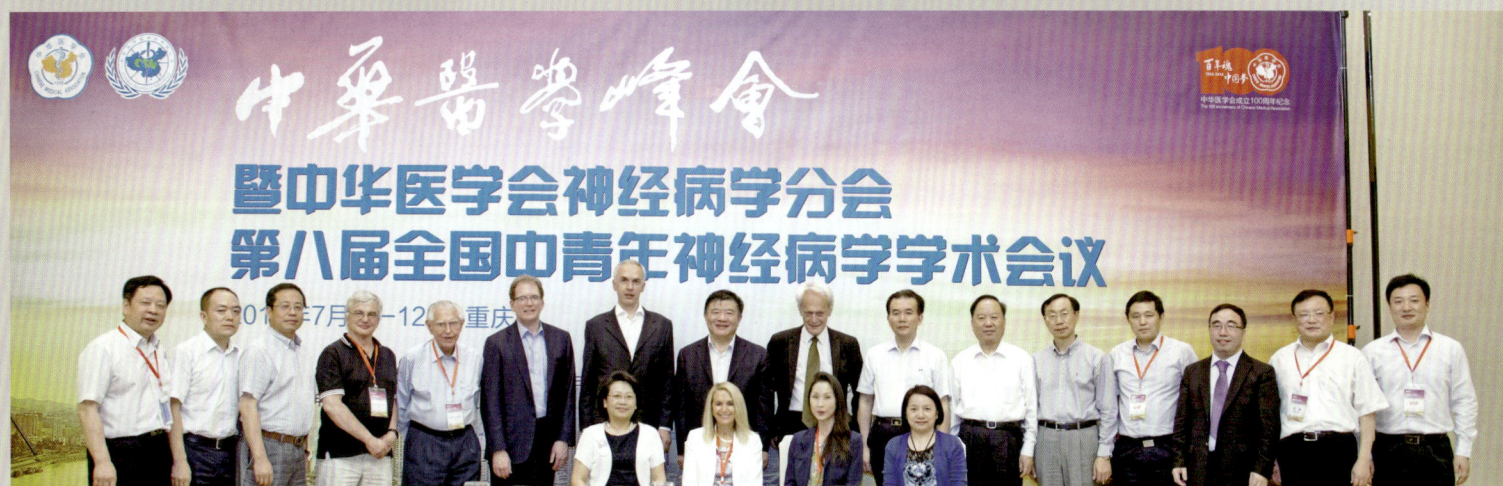

20	21	22		26	27
23	34	25		28	

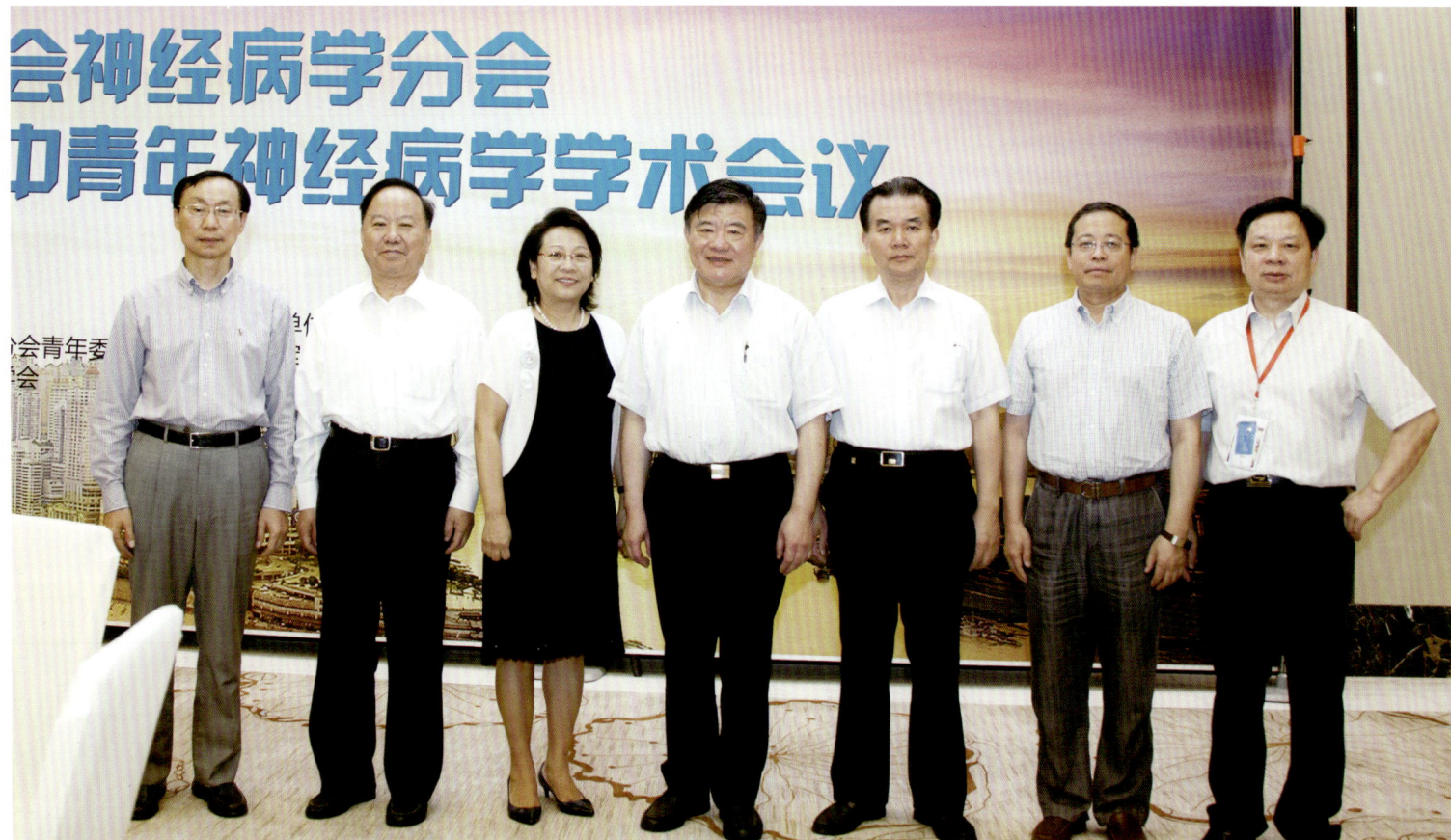

2015年7月10—12日，中华医学峰会暨中华医学会神经病学分会第八届全国中青年神经病学学术会议在重庆召开，11日为中华医学峰会，12日为中华医学会神经病学分会第八届全国中青年神经病学学术会议

29/中华医学峰会上，陈竺会长、饶克勤秘书长与中华医学会神经病学分会主任委员们合影

30/中华医学会神经病学分会第八届全国中青年神经病学学术会议，参加开幕式的领导和专家从右到左为王小姗、周华东、周林、蒲传强、贾建平、朱永赞、朱以诚和江文

31/中华医学会神经病学分会第八届全国中青年神经病学学术会议会场

32/中华医学会神经病学分会第八届全国中青年神经病学学术会议上，王延江教授主持开幕式

33/中华医学会神经病学分会第八届全国中青年神经病学学术会议上，蒲传强主任委员做开幕式致辞

34/中华医学会神经病学分会第八届全国中青年神经病学学术会议上，陆军军医大学大坪医院周林院长致辞

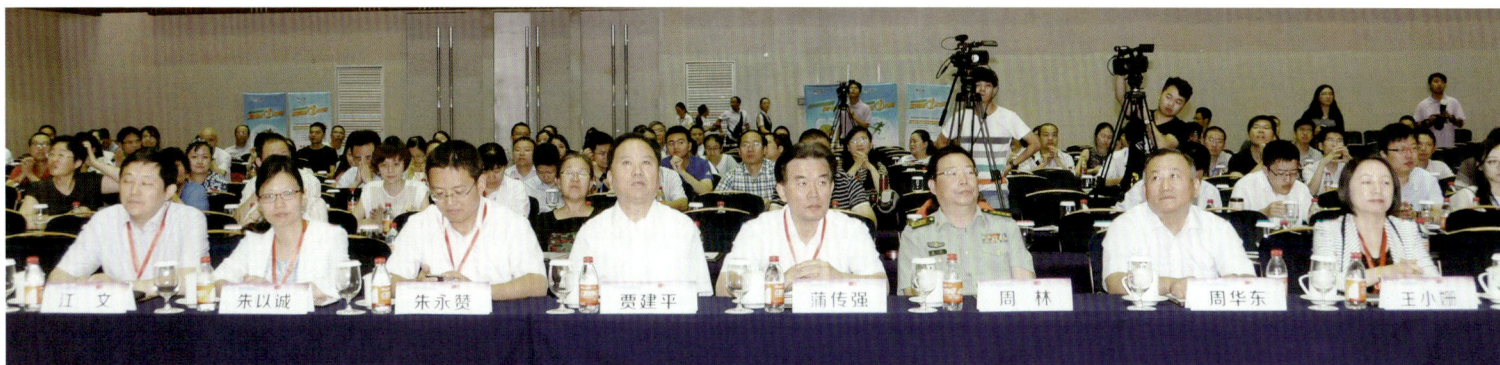

江 文　　朱以诚　　朱永赟　　贾建平　　蒲传强　　周 林　　周华东　　王小舟

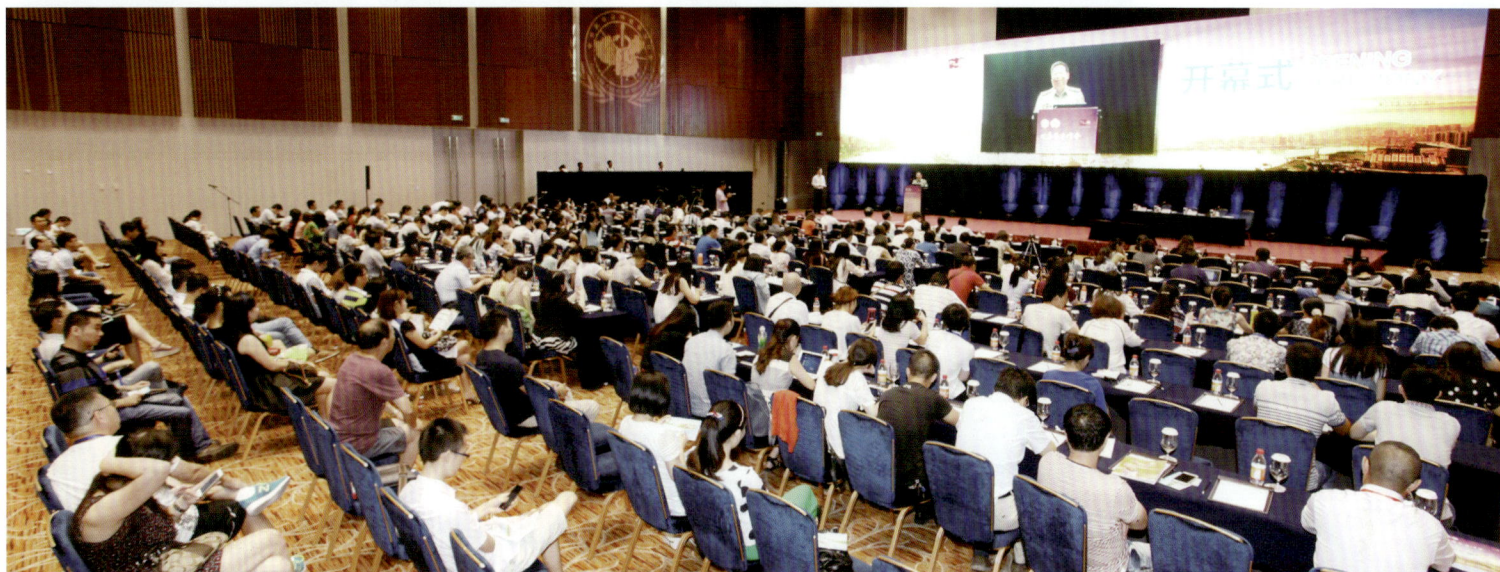

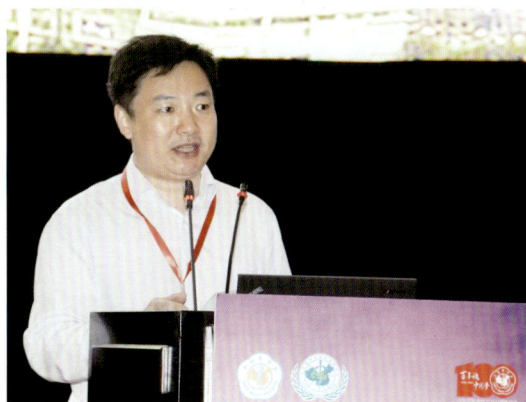

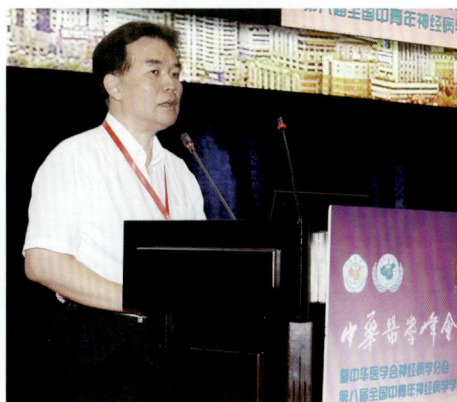

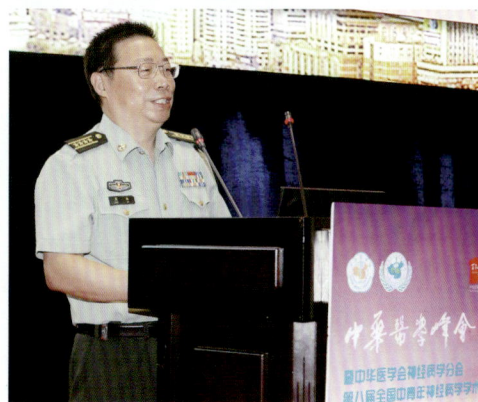

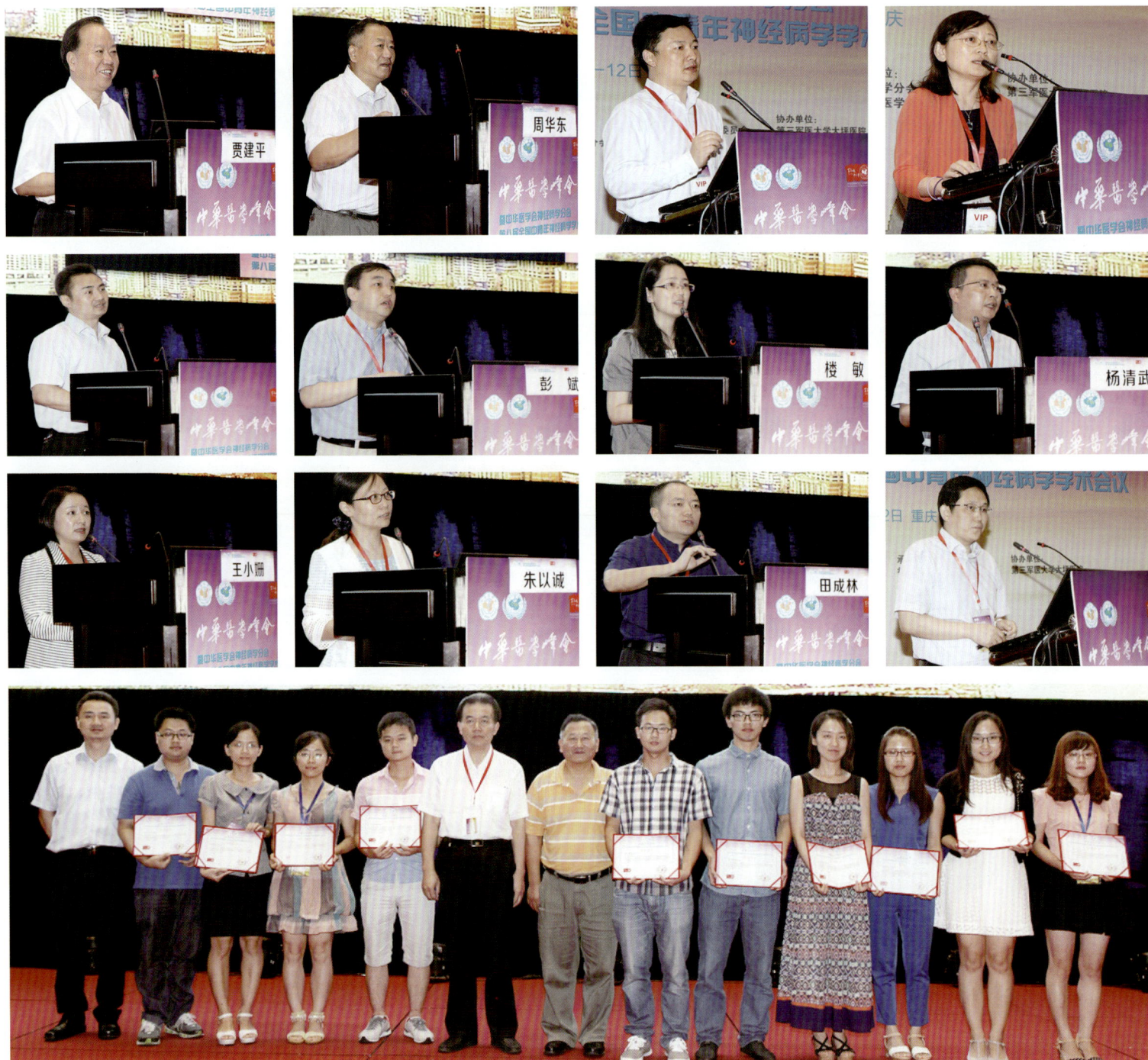

中华医学会神经病学分会发展史

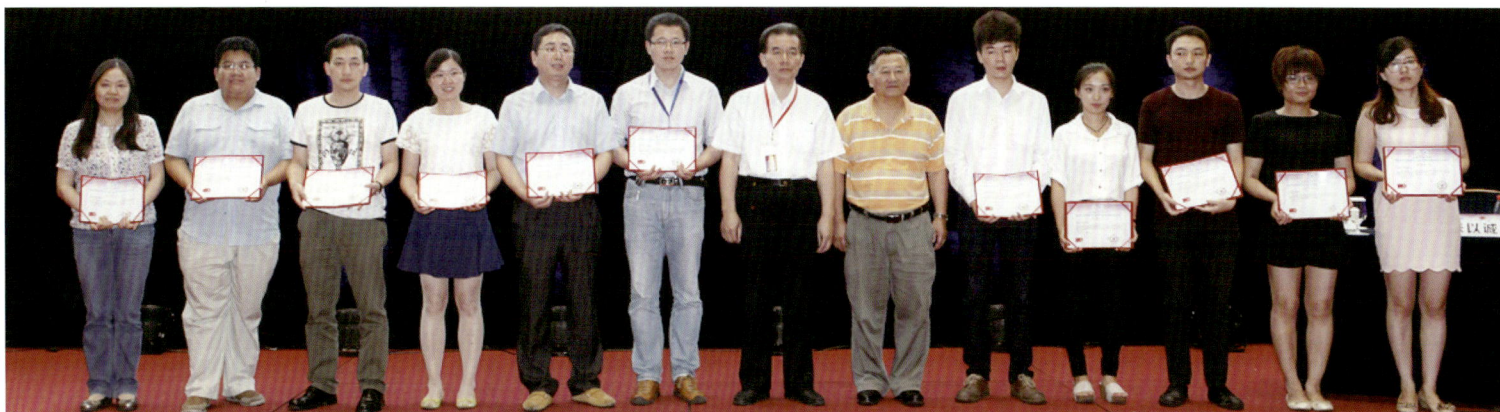

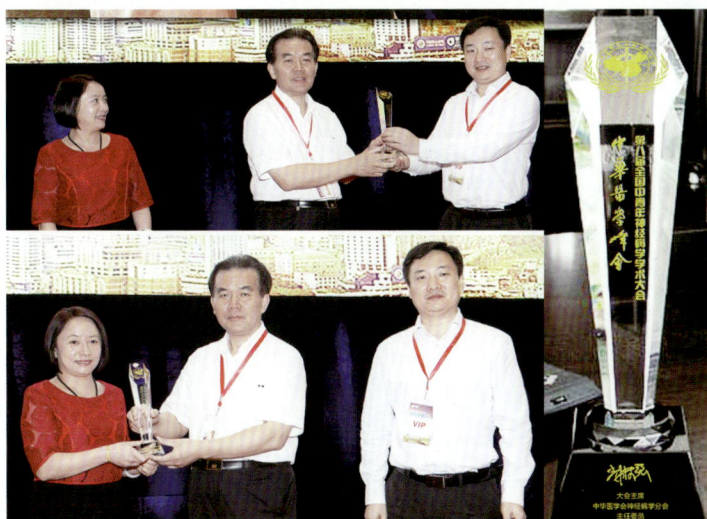

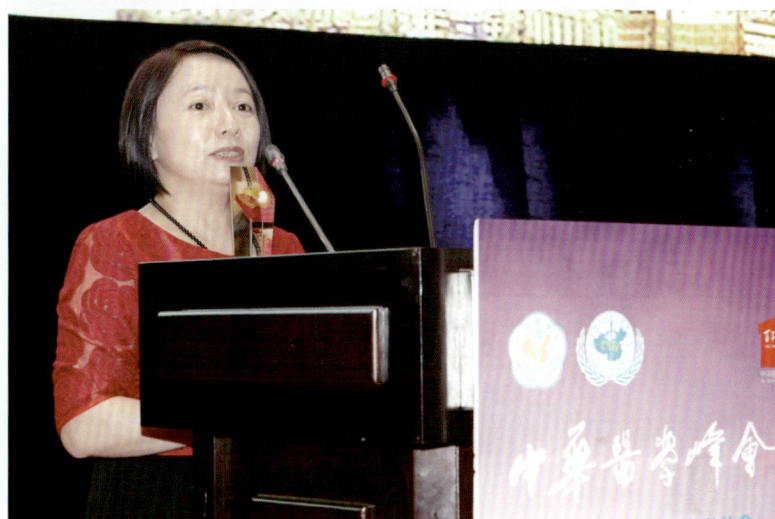

2015年7月10—12日，中华医学峰会暨中华医学会神经病学分会第八届全国中青年神经病学学术会议在重庆召开，11日为中华医学峰会，12日为中华医学会神经病学分会第八届全国中青年神经病学学术会议

35～38/中华医学会神经病学分会第八届全国中青年神经病学学术会议上，贾建平、周华东、王延江和商慧芳教授做大会发言

39～42/中华医学会神经病学分会第八届全国中青年神经病学学术会议上，张猛、彭斌、楼敏和杨清武教授做大会发言

43～46/中华医学会神经病学分会第八届全国中青年神经病学学术会议上，王小姗、朱以诚、田成林和江文教授做大会发言

47、48/中华医学会神经病学分会第八届全国中青年神经病学学术会议上，优秀论文奖获得者与中华医学会神经病学分会领导合影

49/中华医学会神经病学分会第八届全国中青年神经病学学术会议上，蒲传强主任委员与本次大会执行主席王延江教授和下次会议执行主席王小姗教授进行主办杯交接仪式，右为主办杯

50/中华医学会神经病学分会第八届全国中青年神经病学学术会议上，下次会议执行主席王小姗教授发表欢迎辞

35	36	37	38	48	
39	40	41	42	49	50
43	44	45	46		
47					

51

52

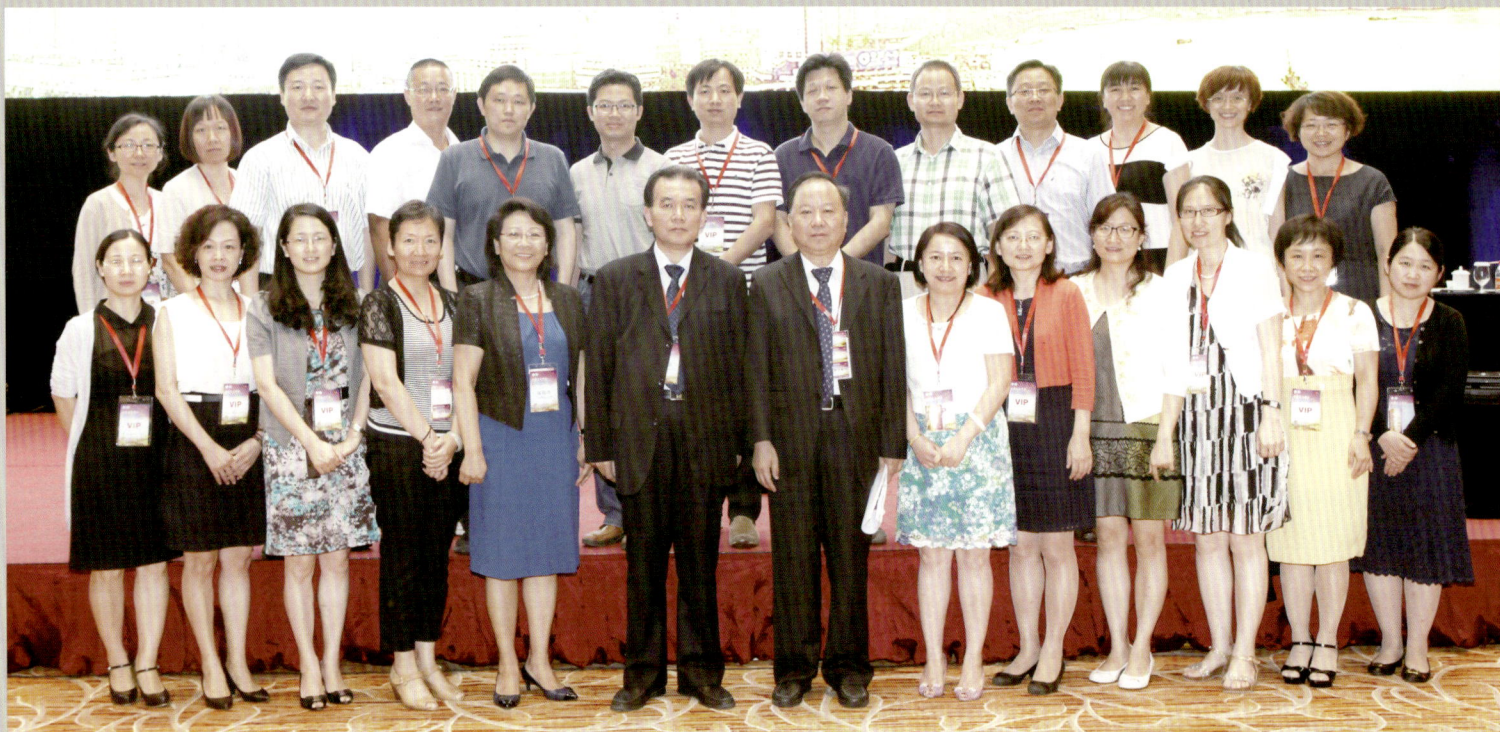

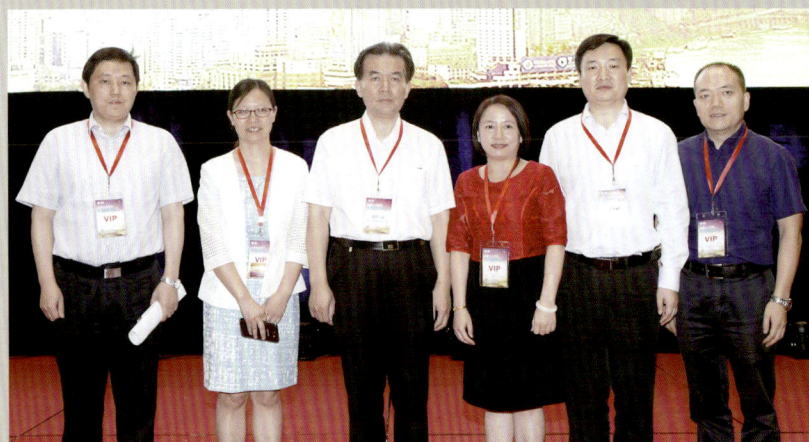

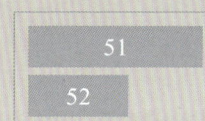

2015年7月10—12日，中华医学峰会暨中华医学会神经病学分会第八届全国中青年神经病学学术会议在重庆召开，11日为中华医学峰会，12日为中华医学会神经病学分会第八届全国中青年神经病学学术会议

51/中华医学会神经病学分会第八届全国中青年神经病学学术会议上，蒲传强、贾建平、崔丽英与青年委员会部分委员合影

52/中华医学会神经病学分会第八届全国中青年神经病学学术会议上，蒲传强主任委员与王延江、王小姗、江文、朱以诚副主任委员和田成林秘书合影

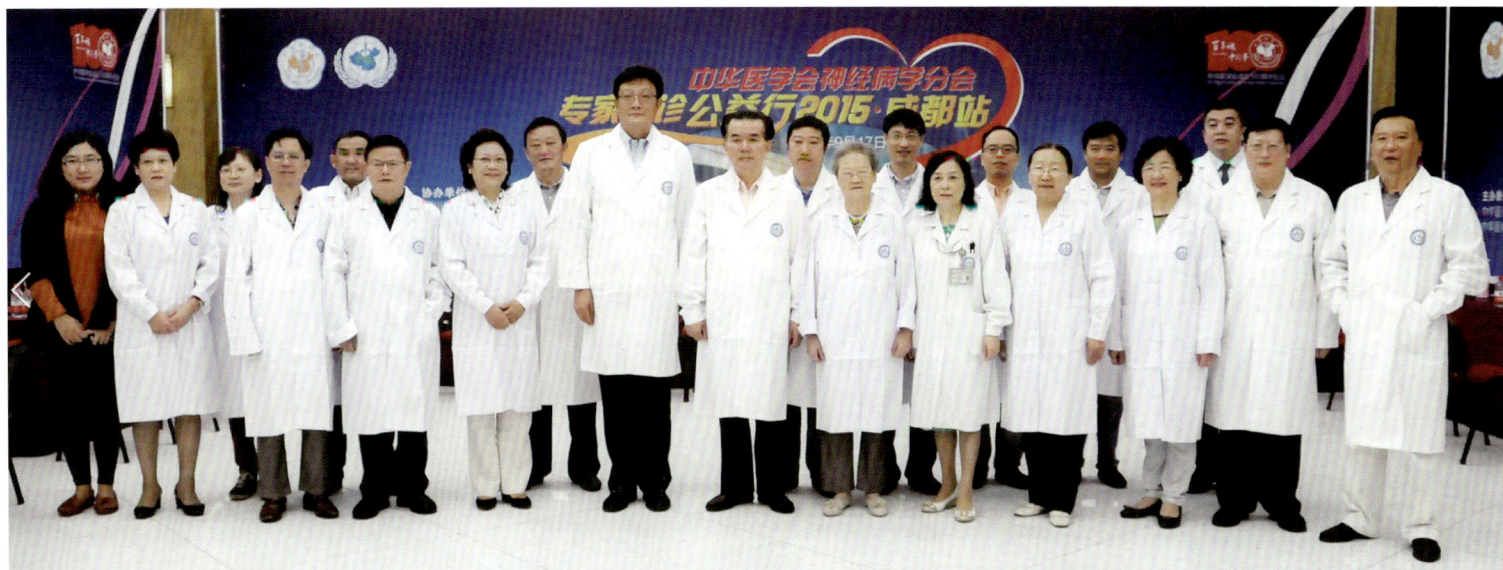

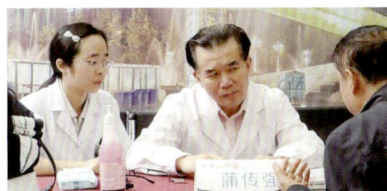

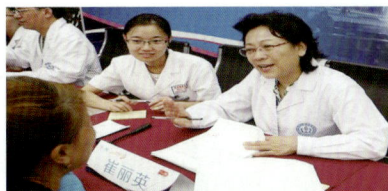

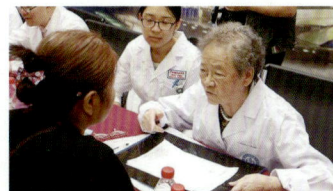

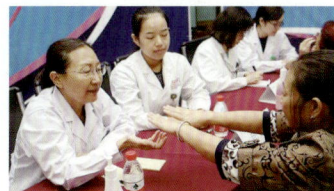

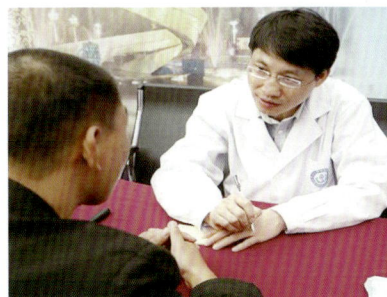

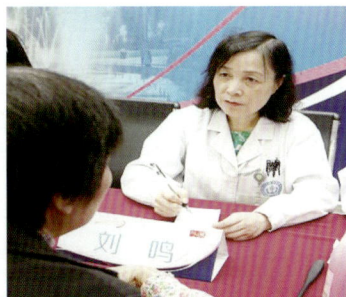

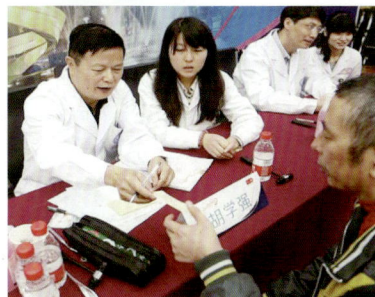

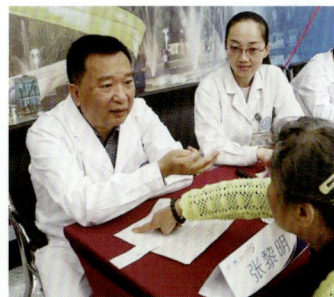

2015年9月17日，中华医学会神经病学分会"西部行"医疗支援公益活动（2015·成都站）在四川大学华西医院举行

1/分会义诊专家（崔丽英、蒲传强、饶明俐、张黎明、张成、周东、丁美萍、朱遂强、郎森阳、刘鸣、王柠、陈海波、孙红兵、胡学强、卢祖能、肖波、商慧芳）与医院领导和工作人员合影

2～5/蒲传强、崔丽英、饶明俐和郎森阳教授义诊

6～9/王柠、刘鸣、胡学强和张黎明教授义诊

	1		
2	3	4	5
6	7	8	9

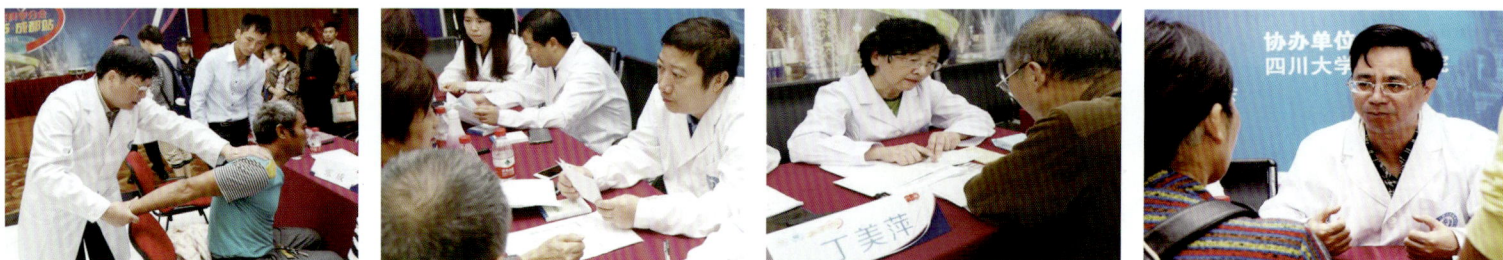

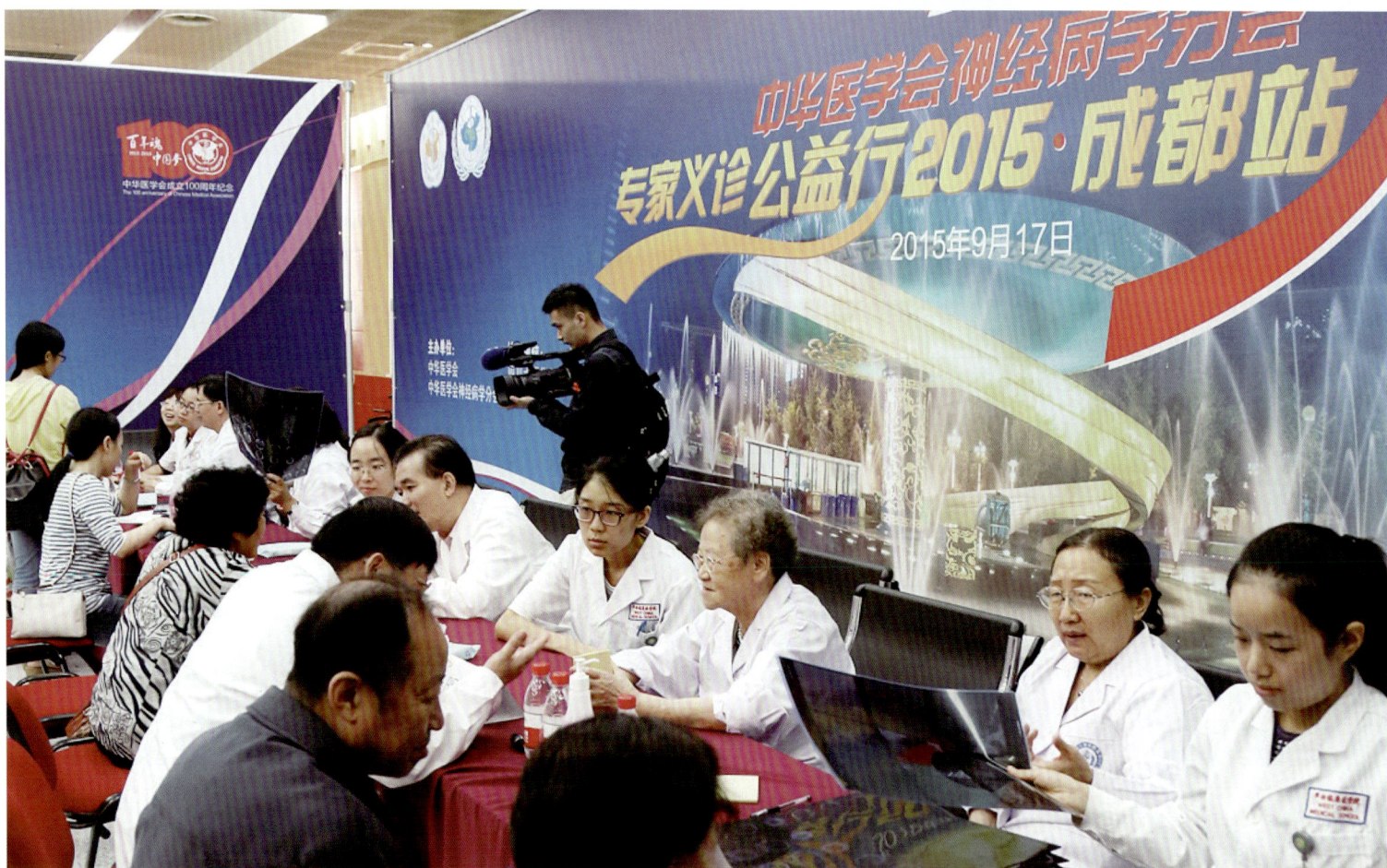

2015年9月17日白天，中华医学会神经病学分会"西部行"医疗支援公益活动（2015·成都站）在四川大学华西医院举行

10～13/张成、陈海波、丁美萍和肖波教授义诊

14/义诊活动现场

10	11	12	13
14

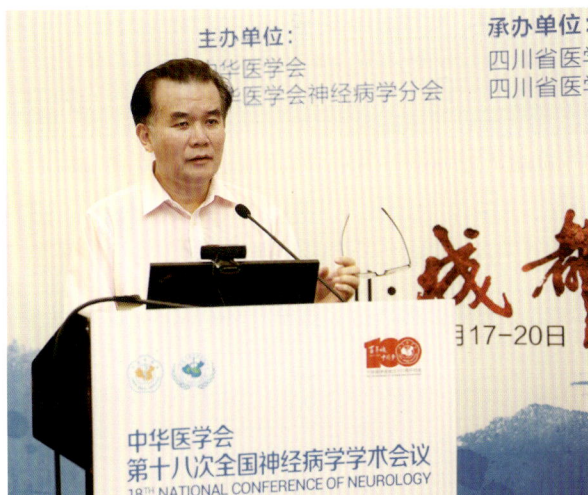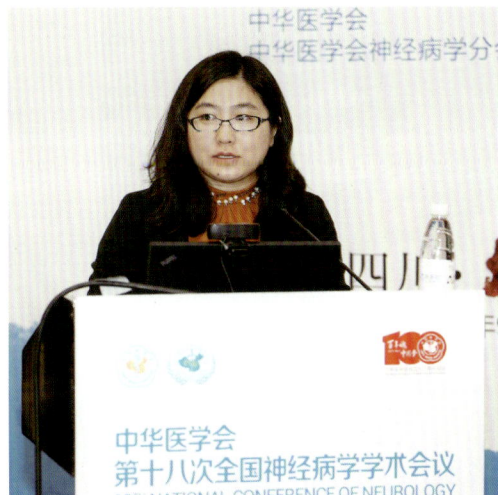

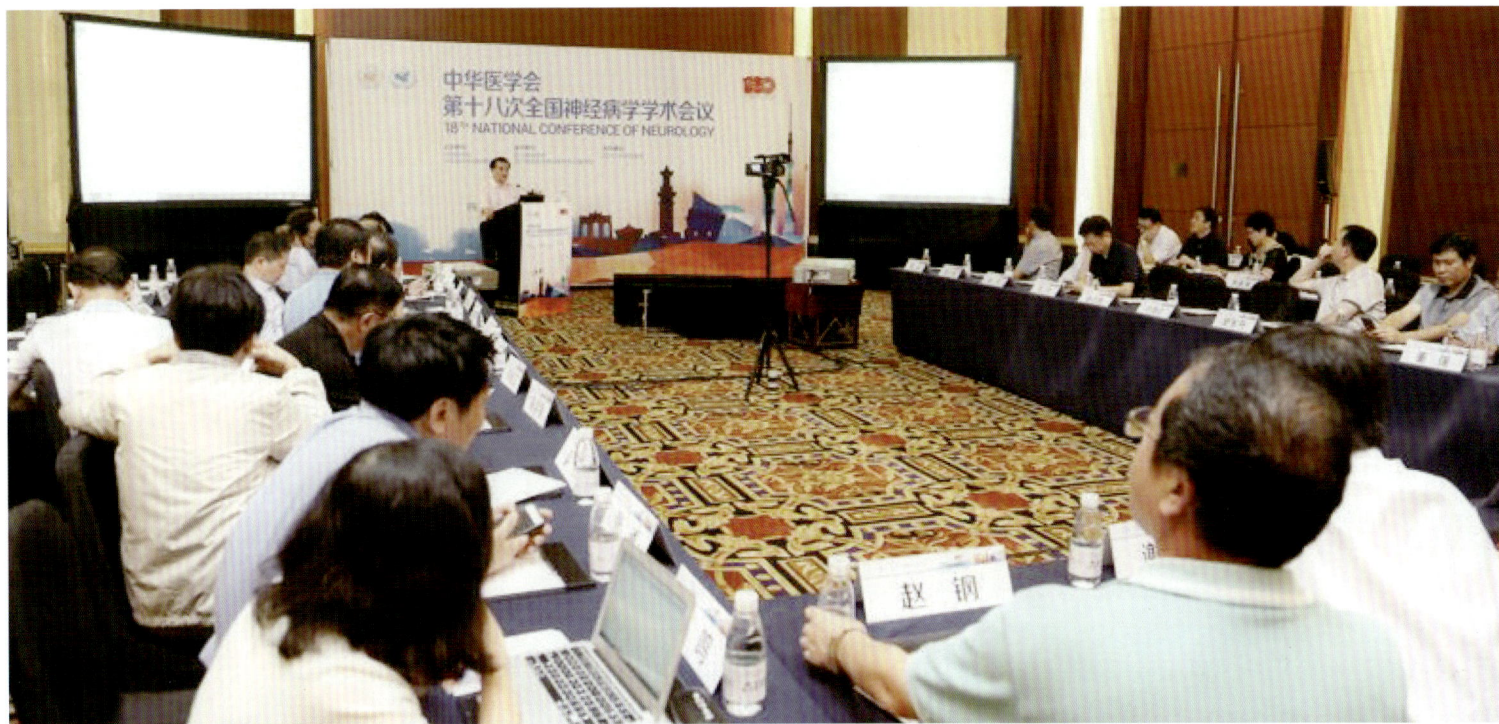

2015年9月17日晚，中华医学会神经病学分会第六届委员会第八次常务委员会会议及第六届全体委员会议在成都召开

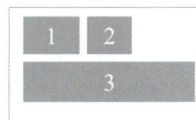

1/蒲传强主任委员汇报工作

2/学术会务部张悦同志汇报年会的筹备工作

3/ 会场

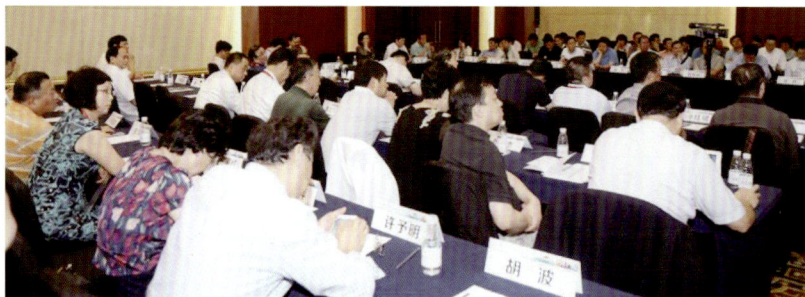

2015年9月17日晚，中华医学会神经病学分会第六届委员会第八次常务委员会会议及第六届全体委员会议在成都召开

4/ 会场

5/ 崔丽英、谢鹏、陈生弟、曾进胜、王伟、彭斌、汪昕和赵忠新教授参会

6/ 董强、洪震、张通和刘鸣教授参会

7、8/ 胡学强、何志义、陈海波、程焱、孙红斌和周东教授参会

9/ 全体委员合影

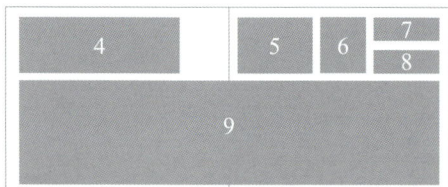

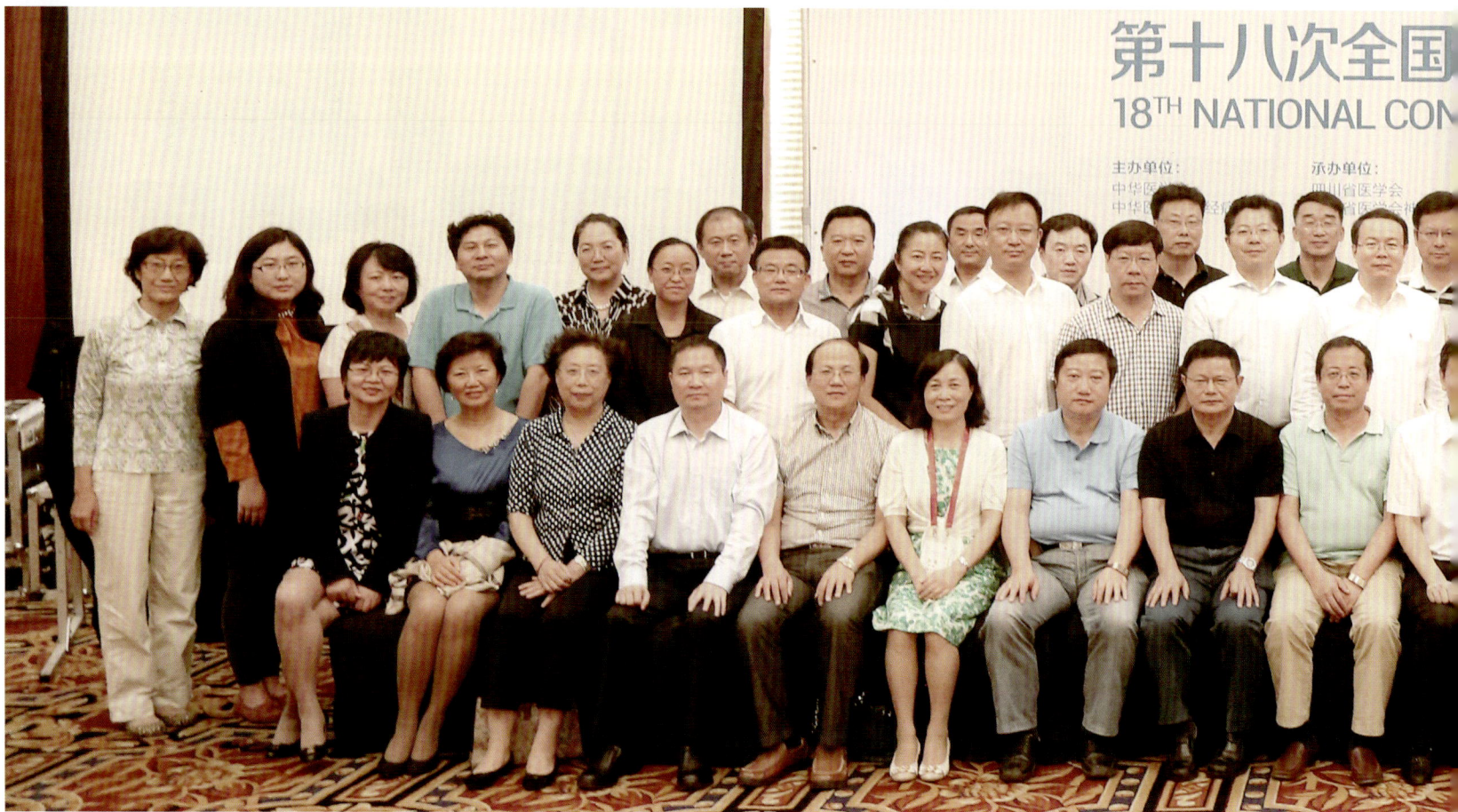

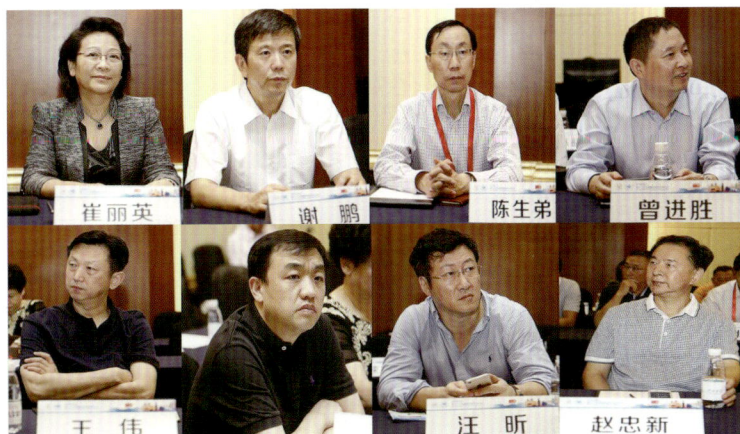

崔丽英　谢　鹏　陈生弟　曾进胜

王　伟　汪　昕　赵忠新

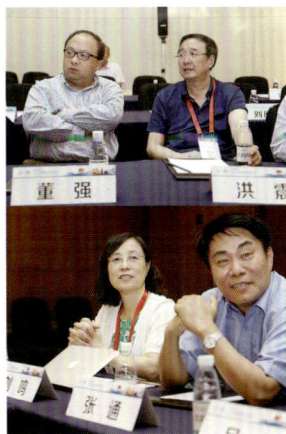

董　强　洪震

张通

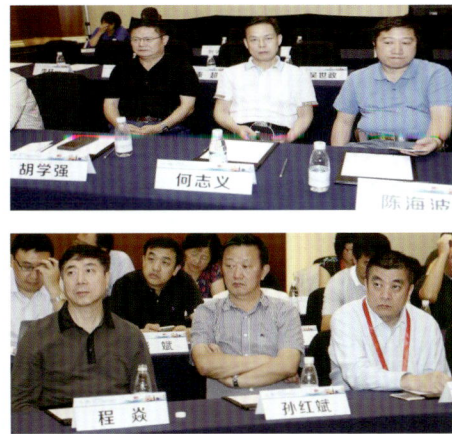

胡学强　何志义　陈海波

程焱　孙红斌

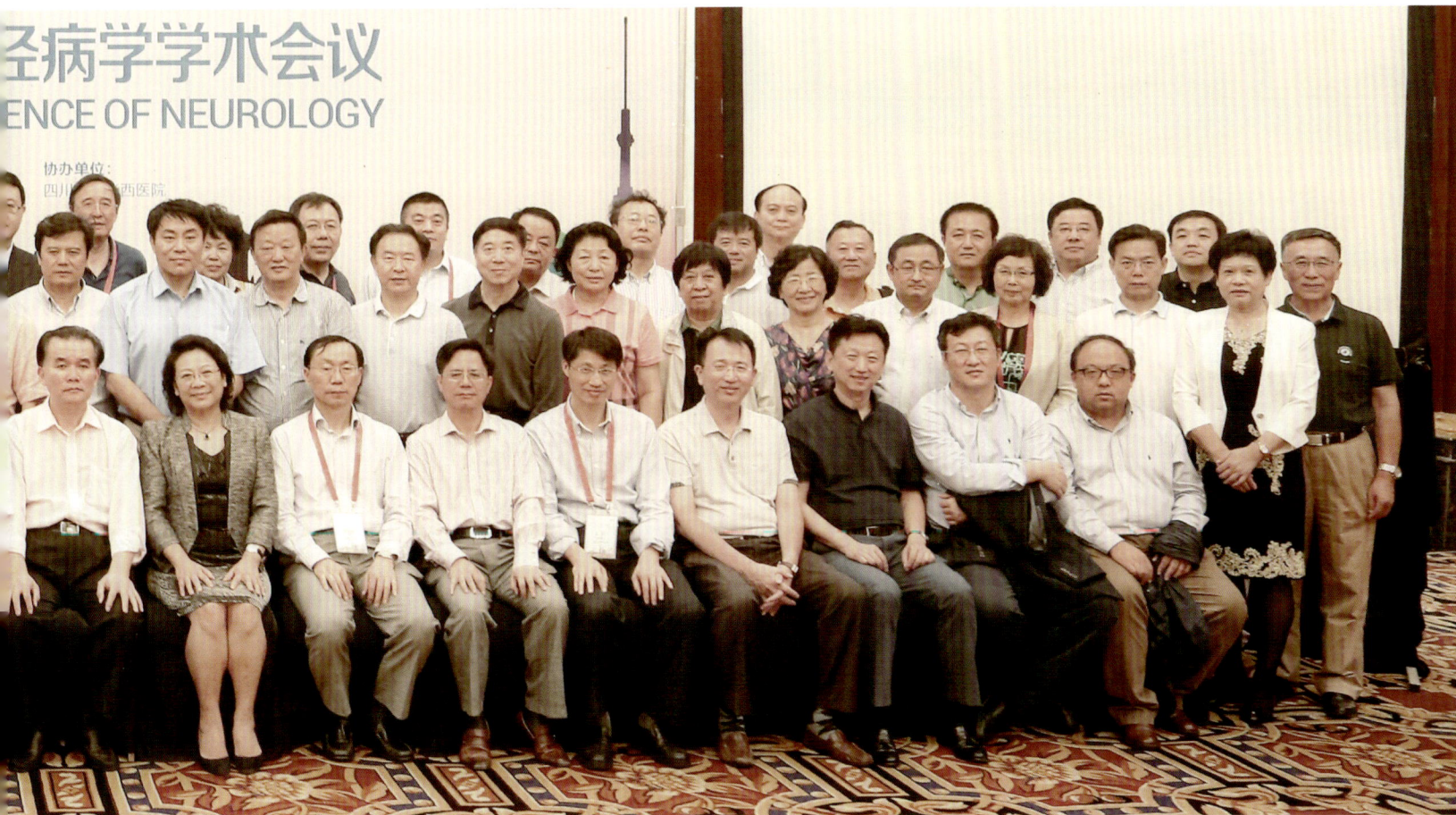

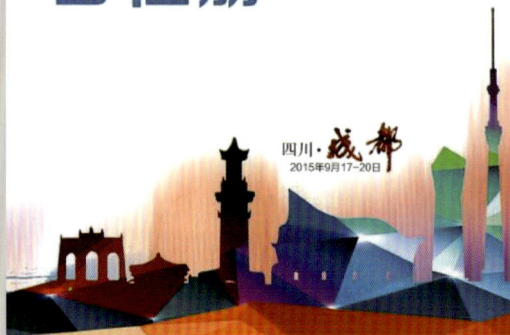

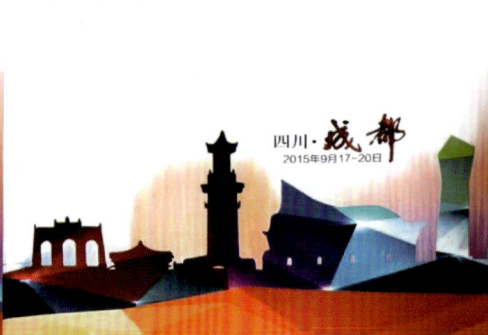

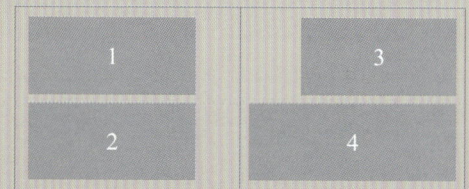

2015年9月17—20日，中华医学会第十八次全国神经病学学术会议在成都召开

1/会议日程册和"专家面对面"病例汇编封面

2/大会主席和大会执行主席欢迎辞

3/大会组织结构

4/开幕式会场

中华医学会
第十八次全国神经病学学术会议
18TH NATIONAL CONFERENCE OF NEUROLOGY

会议组织结构

大会主席:
蒲传强　贾建平　崔丽英

大会副主席:
王拥军　赵钢　陈生弟　谢鹏　刘鸣　周东

学术委员会:（按姓氏笔画排序）

丁美萍	王伟	王宏	王柠	王丽娟	王拥军	王新平
牛小媛	石向群	卢祖能	卢家红	朱遂强	朱榆红	刘鸣
刘学源	刘春风	刘振国	许予明	孙红斌	杜怡峰	杜彦辉
李月春	李柱一	李继梅	杨弋	肖波	吴江	吴世政
吴晓牧	何志义	汪昕	汪凯	张通	张小宁	张杰文
张颖冬	张黎明	陈琳	陈生弟	陈晓春	陈海波	陈康宁
武剑	罗本燕	周东	周华东	赵钢	赵玉华	胡波
胡学强	施福东	洪震	贺茂林	秦超	贾建平	徐运
郭力	唐北沙	焉传祝	黄一宁	曹秉振	戚晓昆	崔丽英
梁战华	彭斌	董强	程焱	曾进胜	谢鹏	蒲传强
楚兰	管阳太	廖小平	谭兰	樊东升	潘速跃	周东

委员:

丁美萍	王伟	王宏	王柠	王丽娟	王拥军	王新平
牛小媛	石向群	卢祖能	卢家红	朱遂强	朱榆红	刘鸣
刘学源	刘春风	刘振国	许予明	孙红斌	杜怡峰	杜彦辉
李月春	李柱一	李继梅	杨弋	肖波	吴江	吴世政
吴晓牧	何志义	汪昕	汪凯	张通	张小宁	张杰文
张颖冬	张黎明	陈琳	陈生弟	陈晓春	陈海波	陈康宁
武剑	罗本燕	周东	周华东	赵钢	赵玉华	胡波
胡学强	洪震	贺茂林	秦超	贾建平	戚晓昆	崔丽英
郭力	唐北沙	焉传祝	黄一宁	曹秉振	曾进胜	谢鹏
梁战华	彭斌	董强	程焱	樊东升	潘速跃	周东
楚兰	管阳太	廖小平	谭兰			
张刚	王伟	王庆松	王晓明	李小刚	张标	何俐
段劲峰	肖军	高励	杨东东	周培建	杜林	熊毅

大会秘书处:

彭斌	杨戈	蔡晓杰	刘洁晓	石强	张悦	向航辰
刘凌	吴波	鄢波	李劲梅	陶文丹	刘俊峰	

组织委员会:

主席:
蒲传强

执行主席:
刘鸣　张刚　王伟　周东　孙红斌

执行副主席:
王庆松　王晓明　李小刚

中华医学会第十八次全国神经病学学术会议
18TH NATIONAL CONFERENCE OF NEUROLOGY

主办单位:
中华医学会
中华医学会神经病学分会

承办单位:
四川省医学会
四川省医学会神经病学专业委员会

协办单位:
四川大学华西医院

四川·成都
2015年9月17~20日

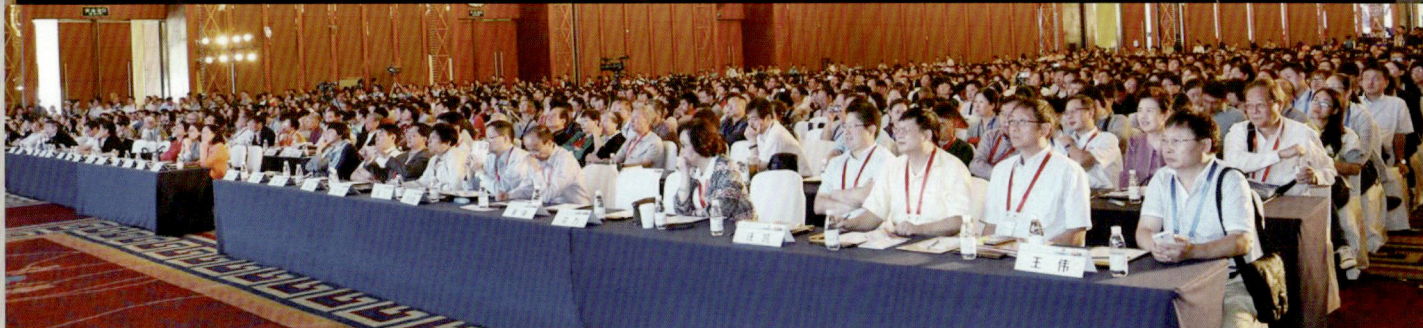

NCN 2015

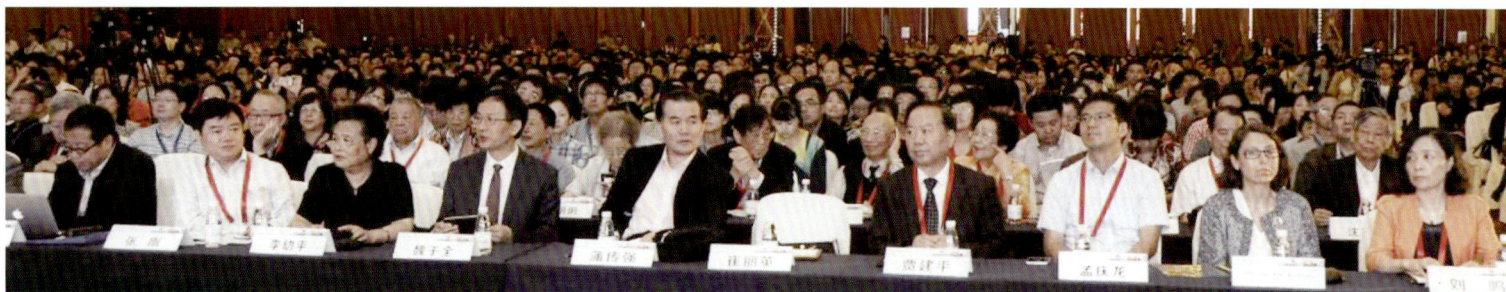
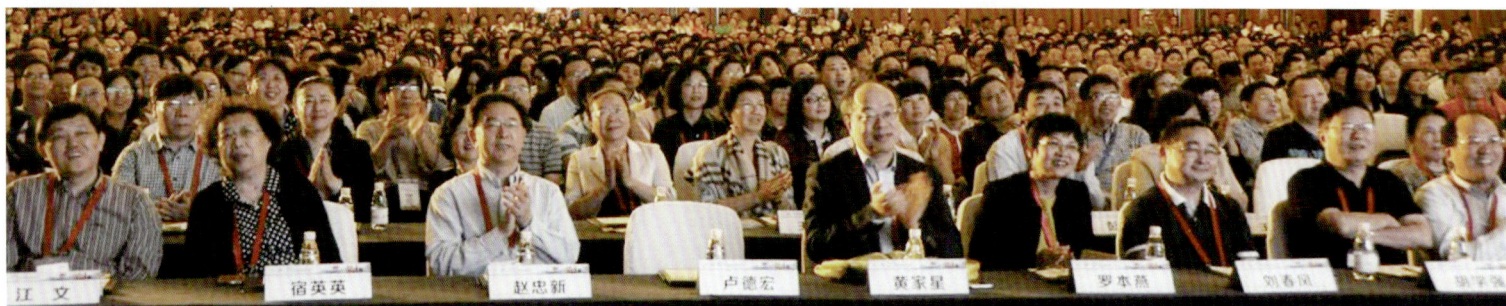
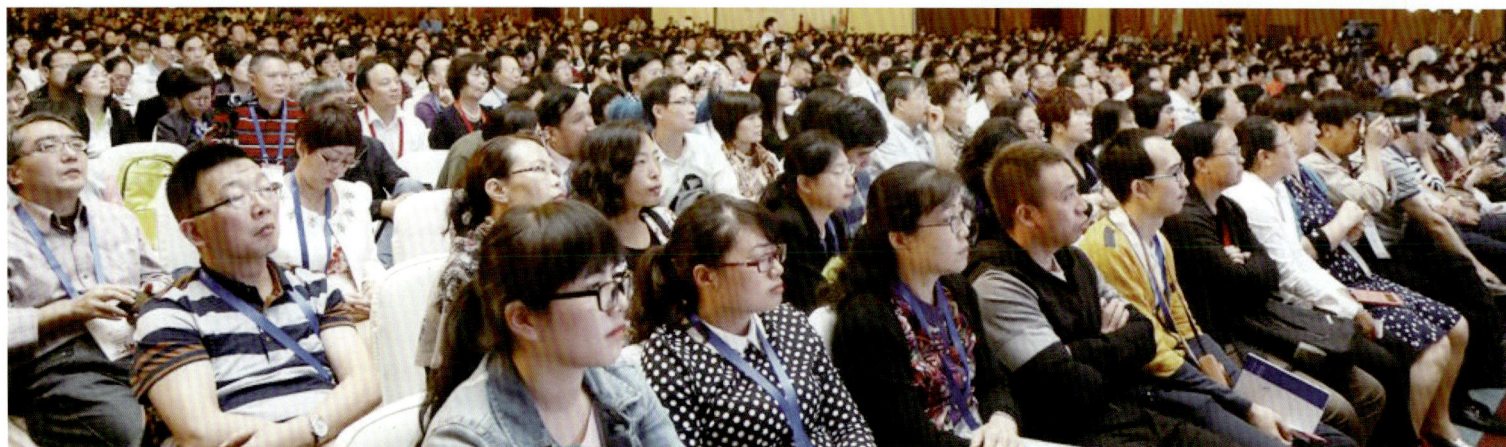

2015年9月17—20日，中华医学会第十八次全国神经病学学术会议在成都召开

5～8/开幕式会场

9/中华医学会神经病学分会副主任委员王拥军教授主持开幕式

10/大会执行主席刘鸣教授致欢迎辞

11/中华医学会神经病学分会主任委员蒲传

强教授致辞

12/四川省医学会秘书长张钢教授致辞

13/中华医学会副会长魏于全院士致辞

14/参加开幕式的专家有饶明俐、吕传真、粟秀初、梁秀龄、刘焯霖和杨任民教授

5		8
6		
7	9	10	11
	12	13	14

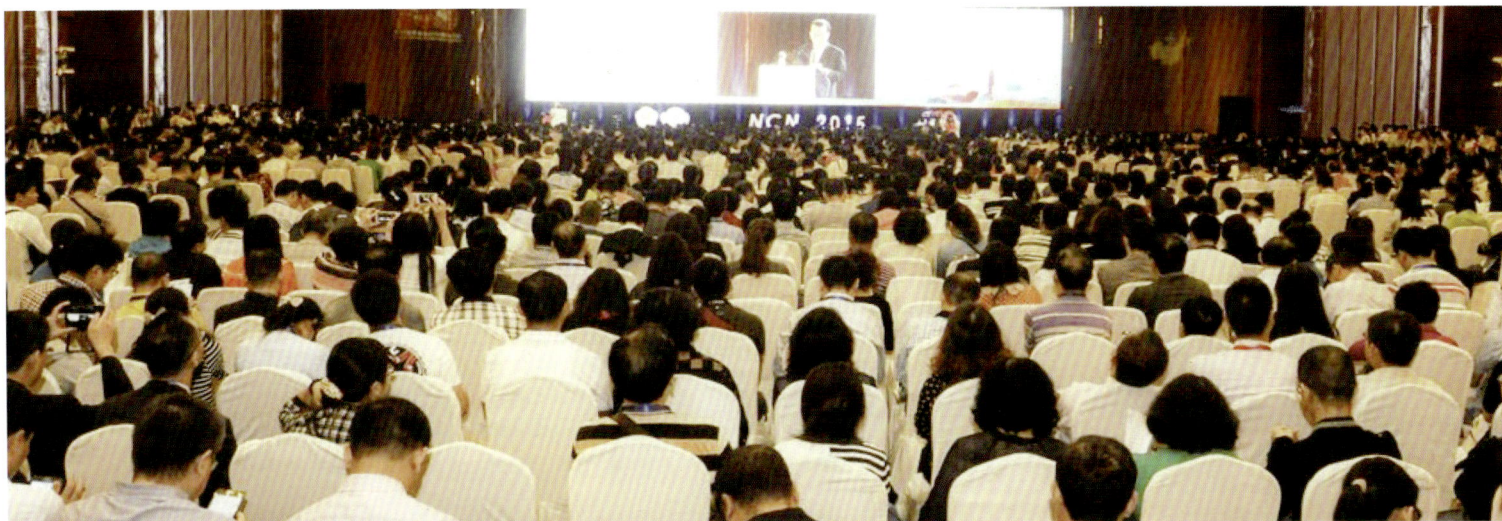

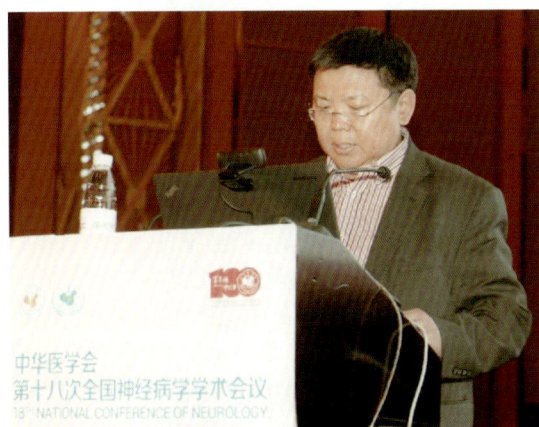

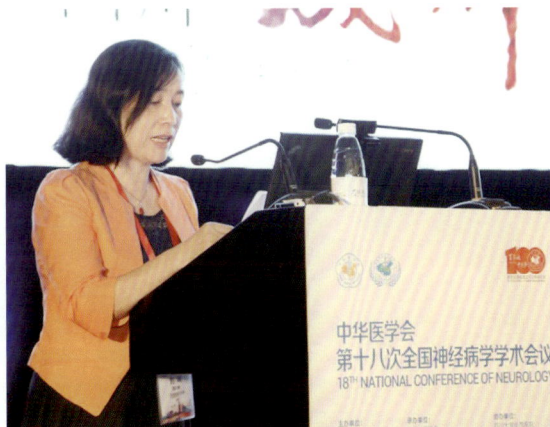

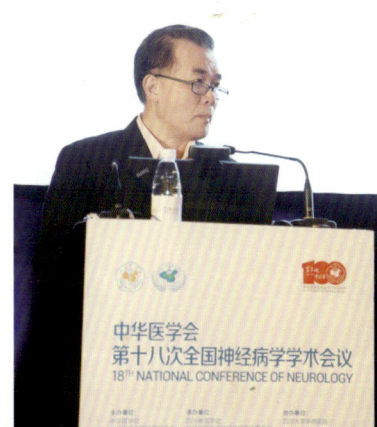

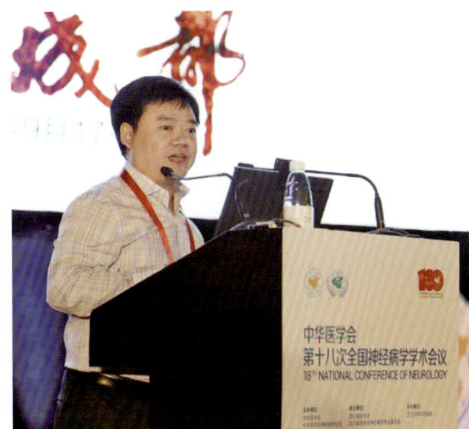

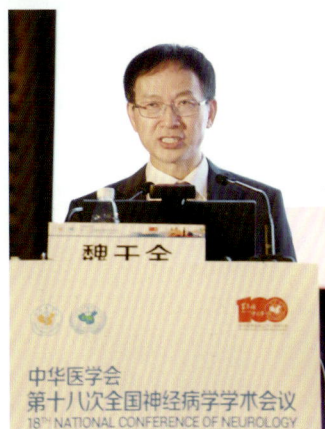

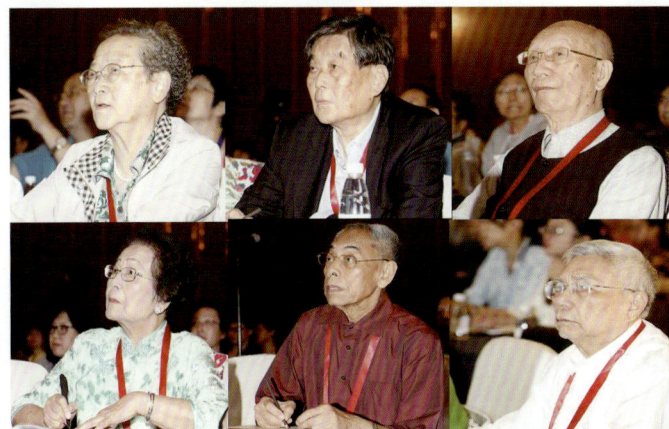

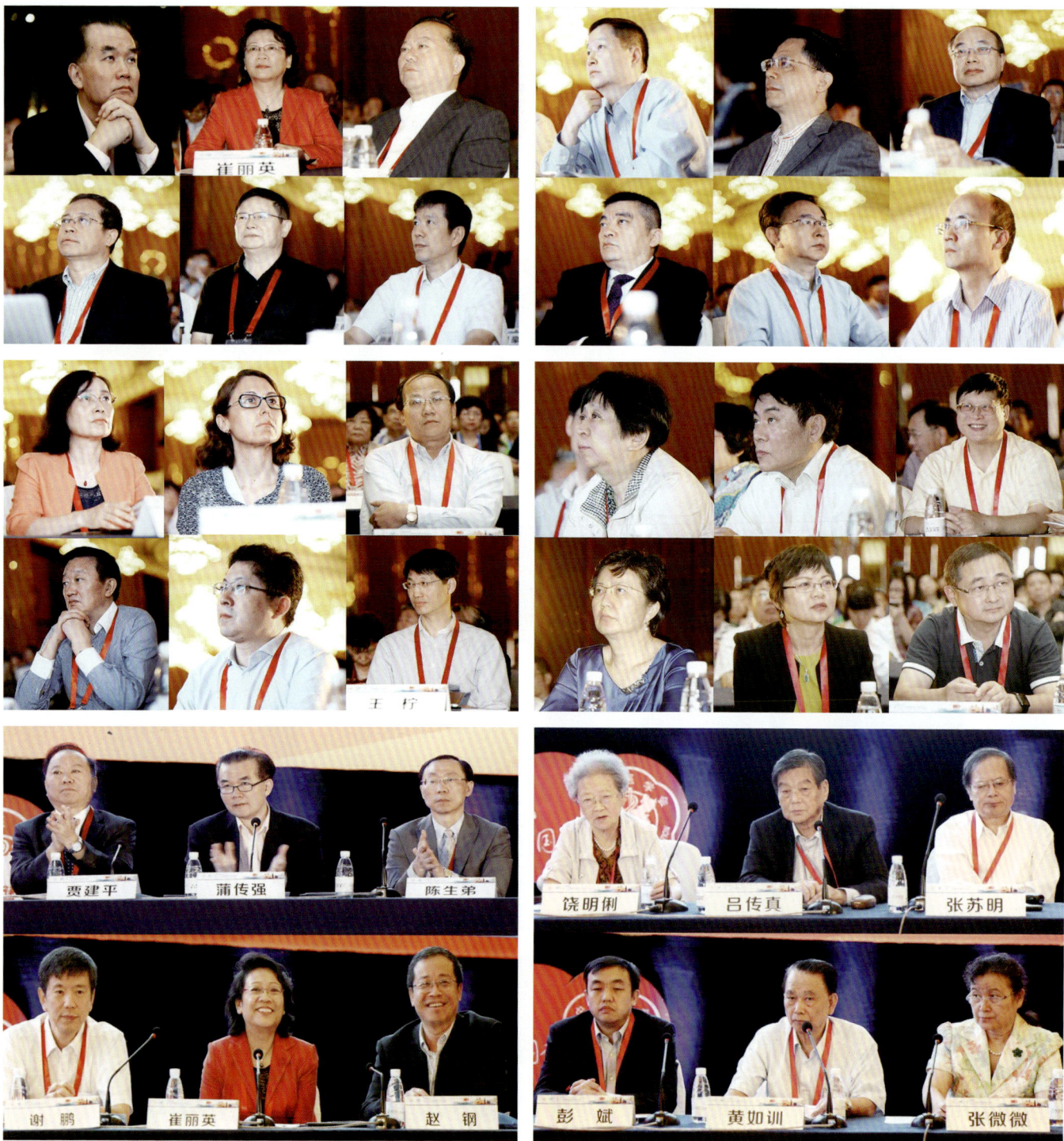

崔丽英

王柠

贾建平　蒲传强　陈生弟

饶明俐　吕传真　张苏明

谢鹏　崔丽英　赵钢

彭斌　黄如训　张微微

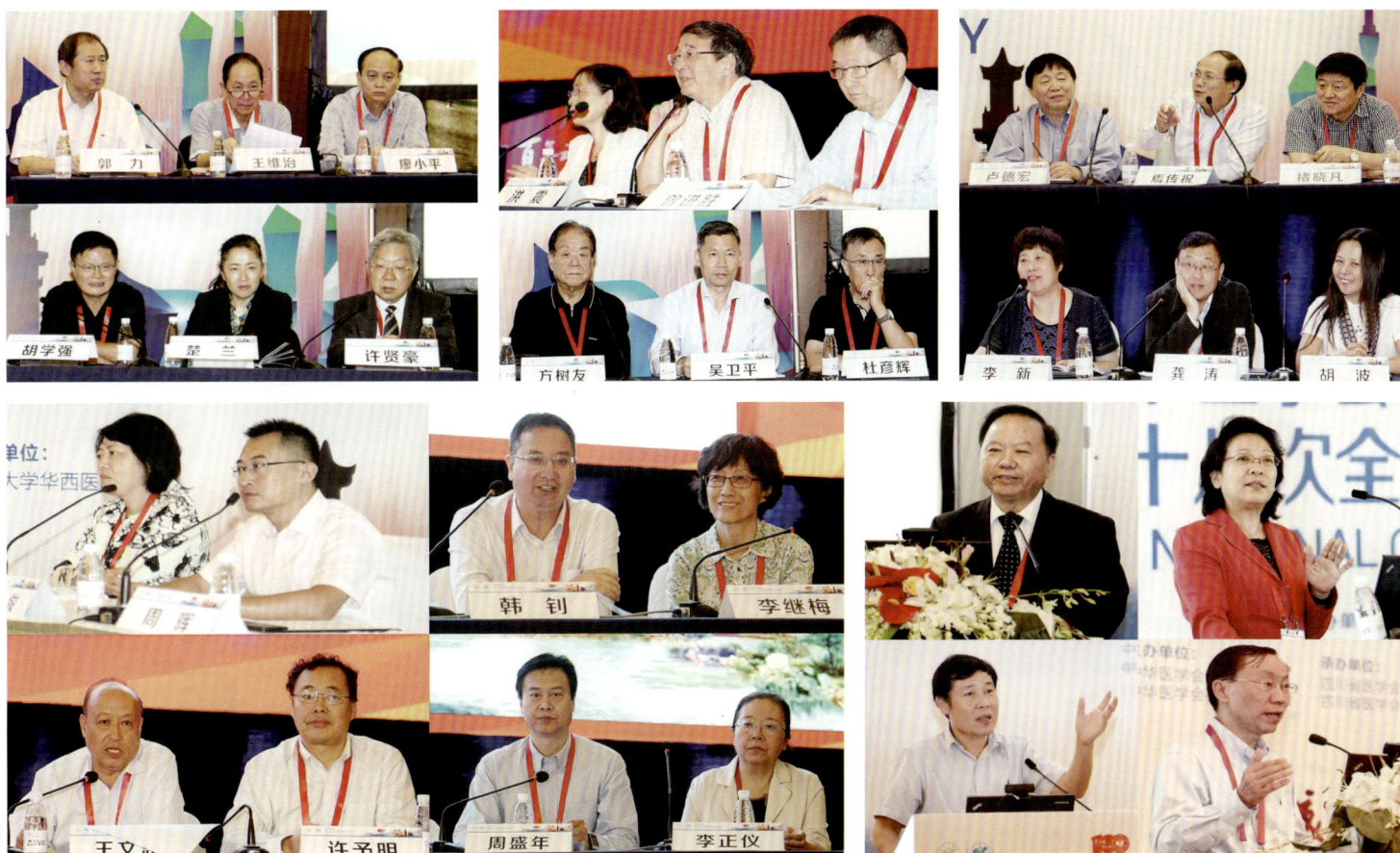

名牌: 郭 力　王维治　廖小平
胡学强　楚 兰　许贤豪
洪震　　鲁汉群
方树友　吴卫平　杜彦辉
卢德宏　焉传祝　褚晓凡
李 新　龚 涛　胡 波
周 辉
韩 钊　李继梅
王文志　许予明　周盛年　李正仪

2015年9月17—20日，中华医学会第十八次全国神经病学学术会议在成都召开

15/ 参加开幕式的专家有蒲传强、崔丽英、贾建平、赵钢、胡学强和谢鹏

16/ 参加开幕式的专家有曾进胜、肖波、黄家星、周东、赵忠新和汪谋岳（《中华神经科杂志》）

17/ 参加开幕式的专家有刘鸣、Elena Becker-Barroso（*The Lancet Neurology* 主编）、焉传祝、孙红斌、汪凯和王柠

18/ 参加开幕式的专家有吴江、张通、张成、王丽娟、罗本燕和刘春风

19/ 贾建平、蒲传强、陈生弟、谢鹏、崔丽英和赵钢教授做主持

20/ 饶明俐、吕传真、张苏明、彭斌、黄如训和张微微教授做主持

21/ 郭力、王维治、廖小平、胡学强、楚兰和许贤豪教授做主持

22/ 刘鸣、洪震、曾进胜、方树友、吴卫平和杜彦辉教授做主持

23/ 卢德宏、焉传祝、褚晓凡、李新、龚涛和胡波教授做主持

24/ 陈琳、张俊、韩钊、李继梅、王文志、许予明、周盛年和李正仪教授做主持

25/ 贾建平、崔丽英、黄一宁和陈生弟教授发言

15	16		21	22	23
17	18		24		25
19	20				

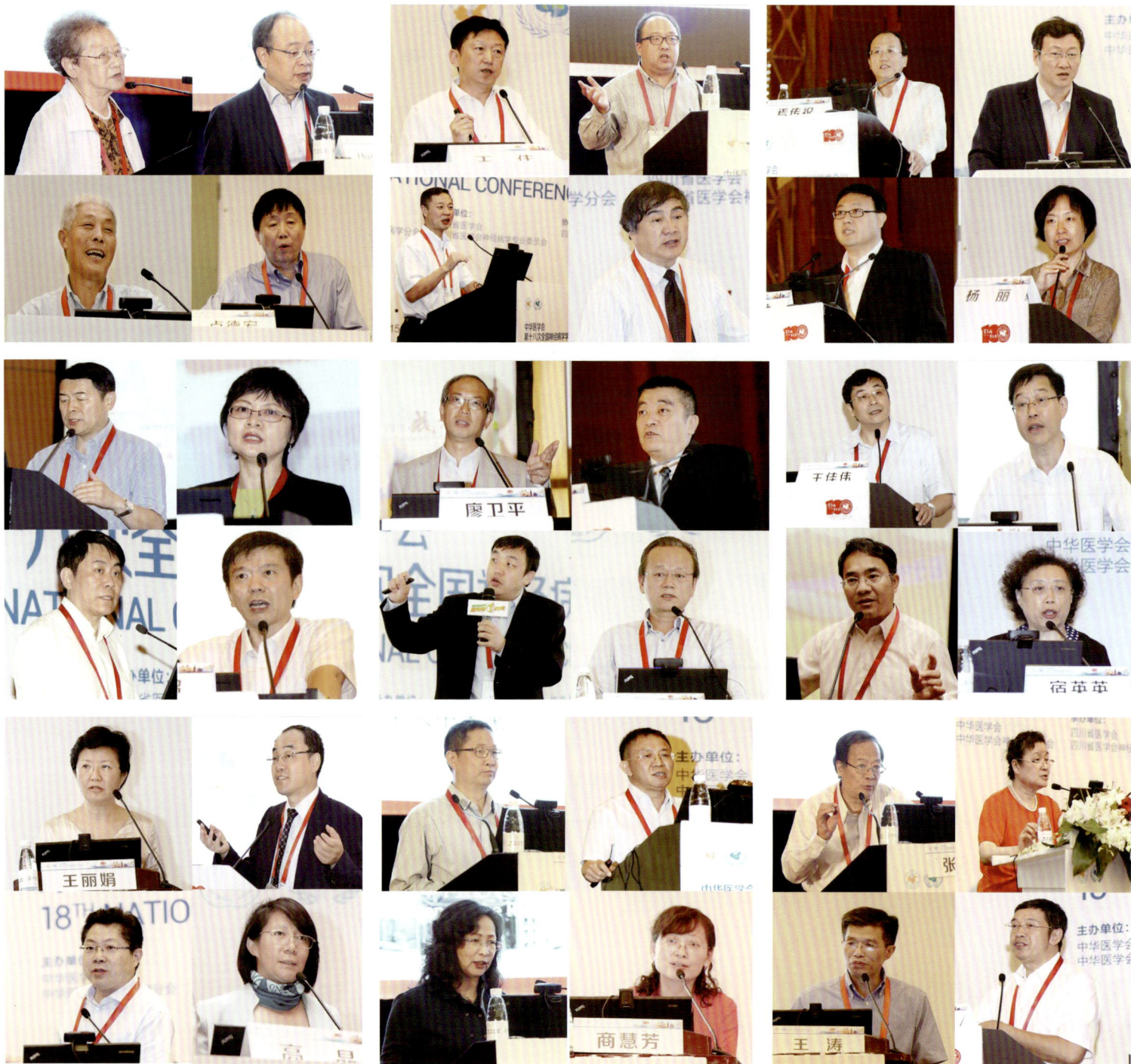

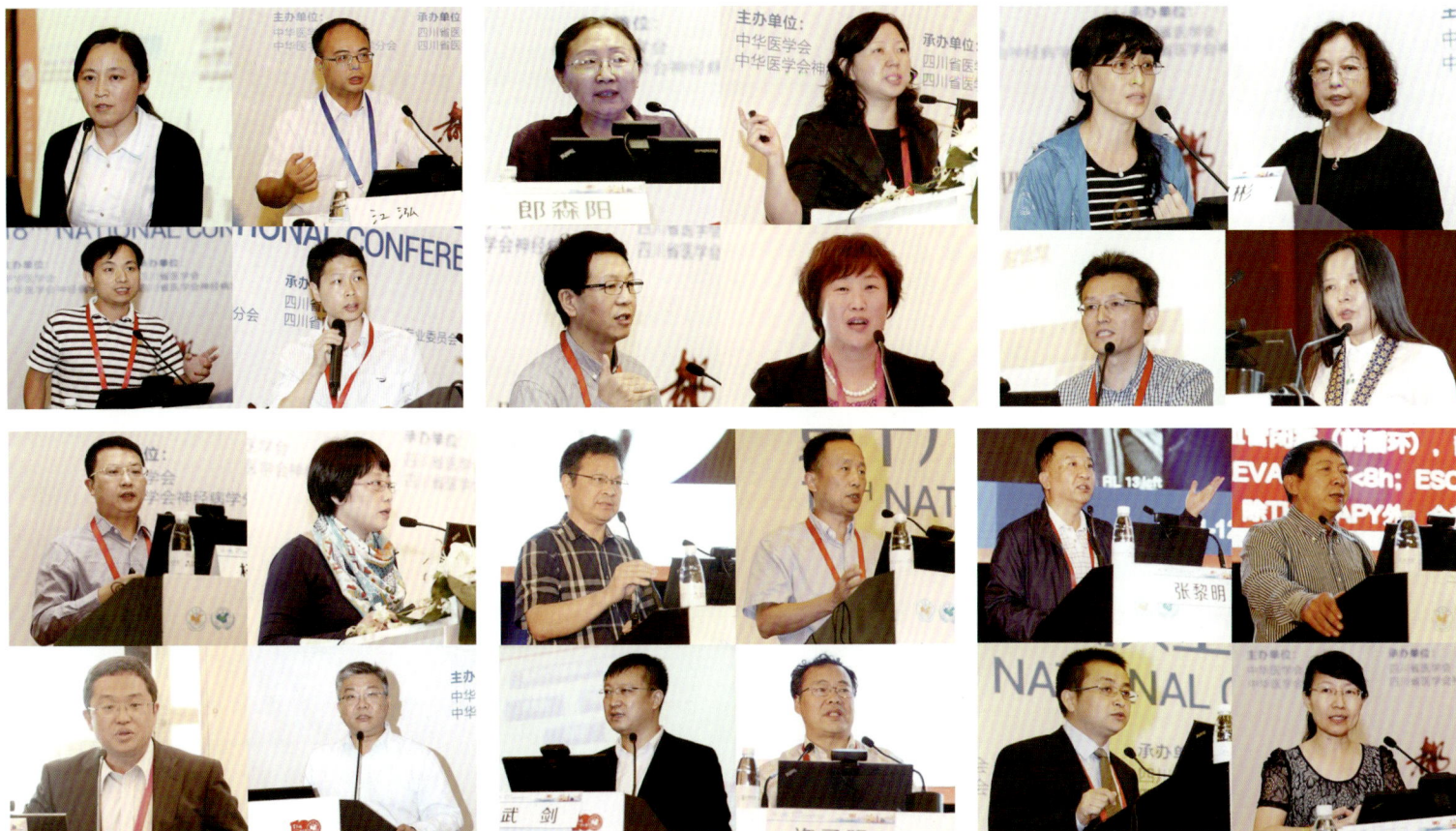

2015年9月17—20日，中华医学会第十八次全国神经病学学术会议在成都召开

26/ 饶明俐、黄家星、迟兆富和卢德宏教授发言

27/ 王伟、董强、刘新峰和王学峰教授发言

28/ 焉传祝、汪昕、杨弋和杨丽教授发言

29/ 戚晓昆、罗本燕、张通和谢鹏教授发言

30/ 廖卫平、周东、彭斌和黄旭升教授发言

31/ 干佶伟、陆正齐、朱明伟和宿英英教授发言

32/ 王丽娟、王玉平、汪凯和高晶教授发言

33/ 曾进胜、刘运海、何俐和商慧芳教授发言

34/ 张苏明、张微微、王涛和张星虎教授发言

26	27	28		35	36	37
29	30	31		38	39	40
32	33	34				

35/ 王朝霞、江弘、陈万金和丘伟教授发言

36/ 郎森阳、彭丹涛、章军建和刘艺明教授发言

37/ 顾卫红、刘卫彬、宋水江和胡波教授发言

38/ 杨清武、魏翠柏、关鸿志和李海峰教授发言

39/ 秦超、李焰生、武剑和许予明教授发言

40/ 张黎明、徐安定、吴波和吴志英教授发言

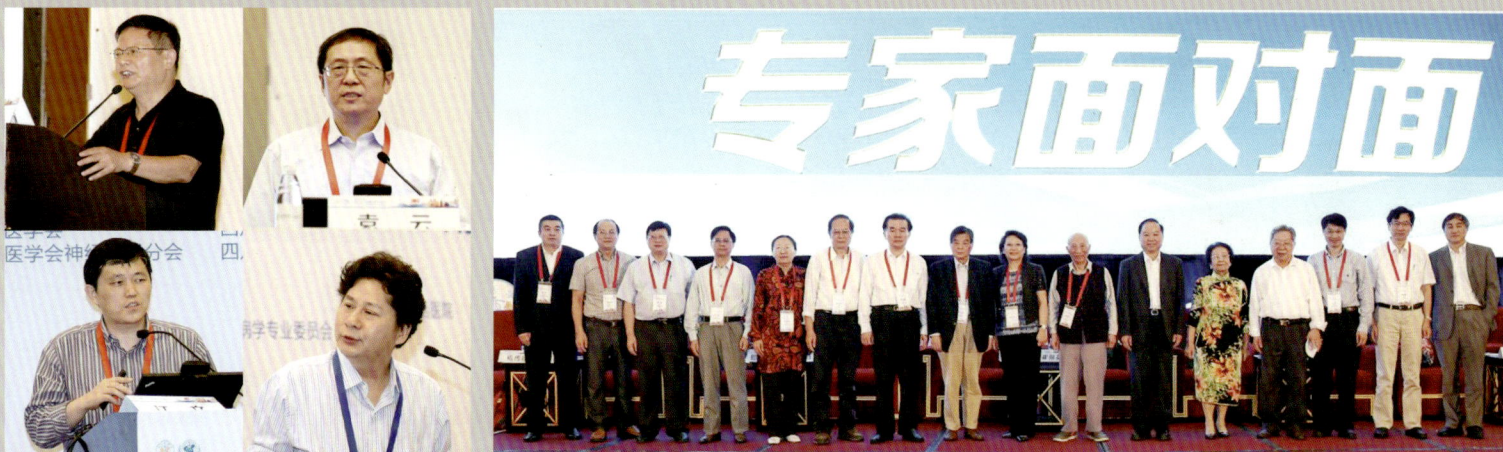

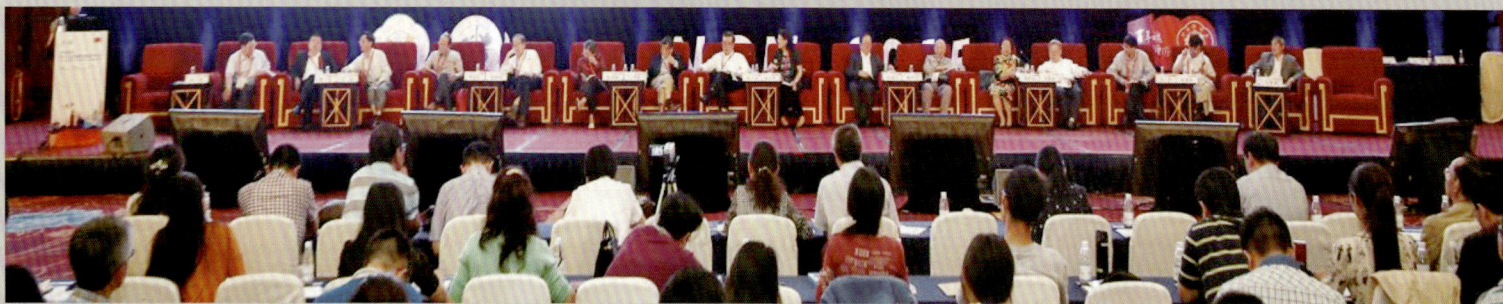

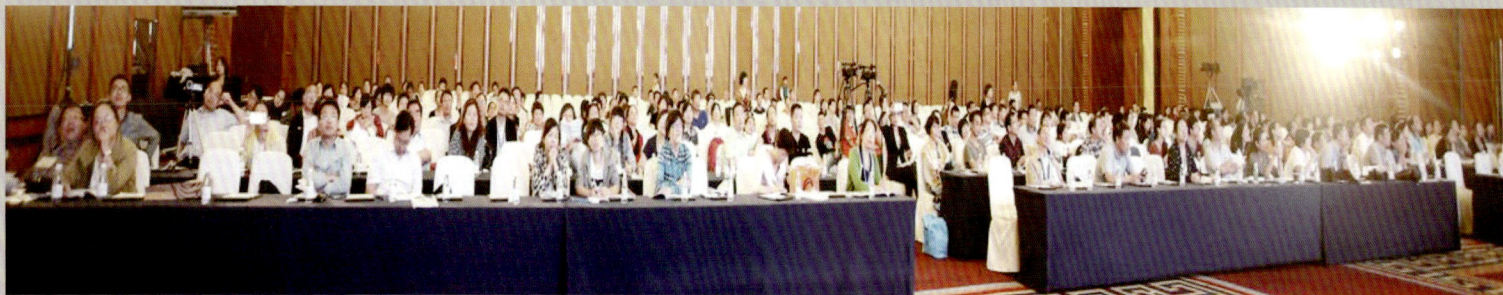

2015年9月17—20日，中华医学会第十八次全国神经病学学术会议在成都召开

41/ 胡学强、袁云、江文和潘速跃教授发言

42/ "专家面对面"临床病例讨论会专家合影

43～47/ "专家面对面"临床病例讨论会会场

41	42		45
			46
43			
44		47	

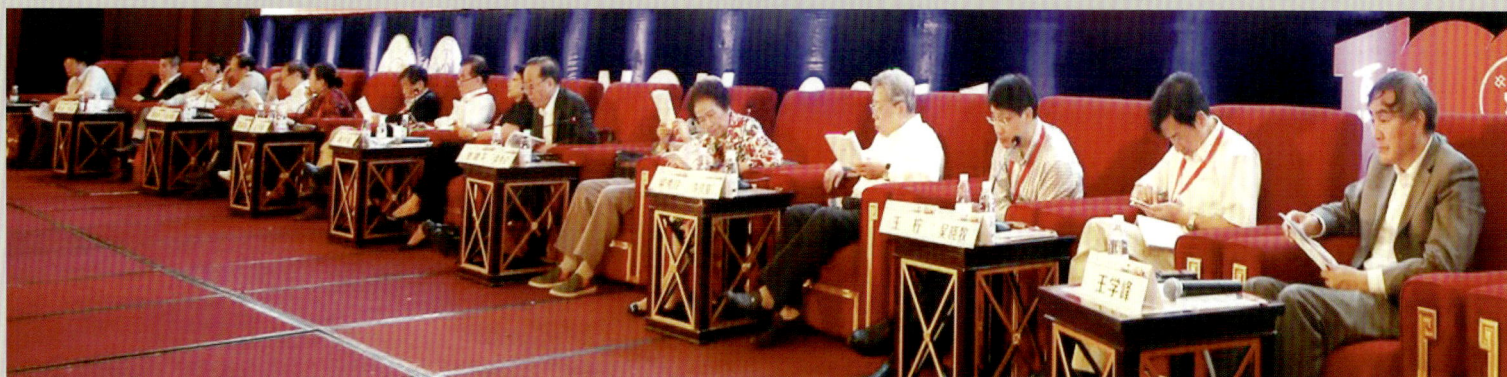

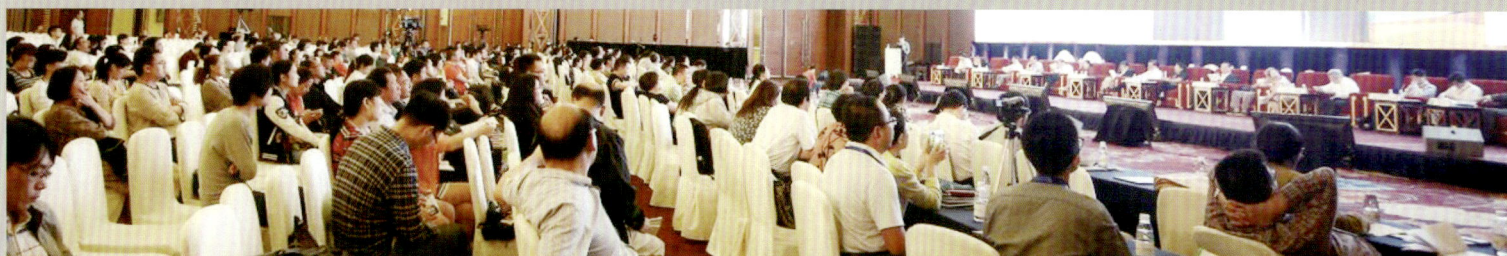

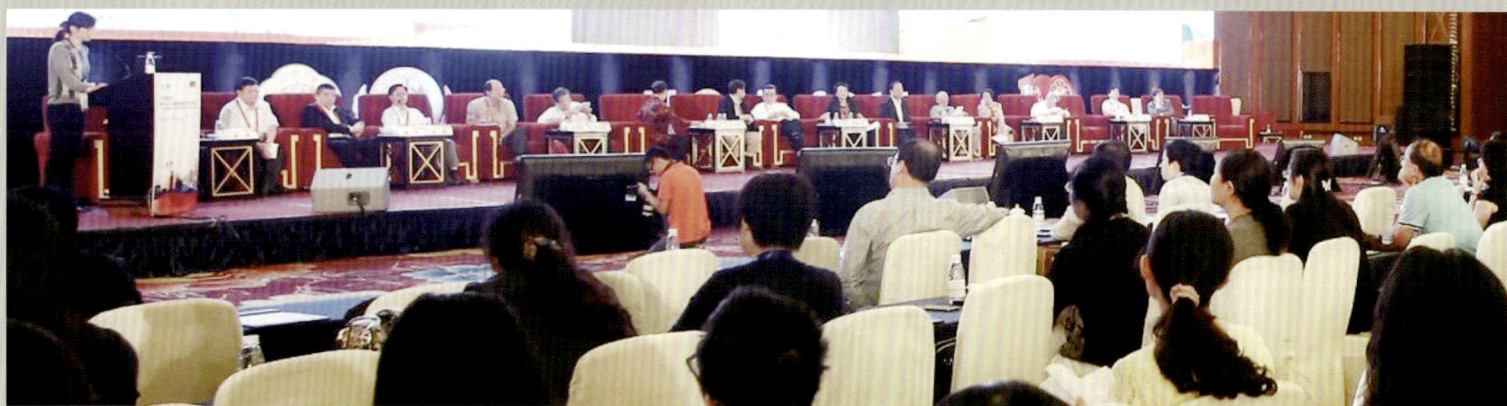

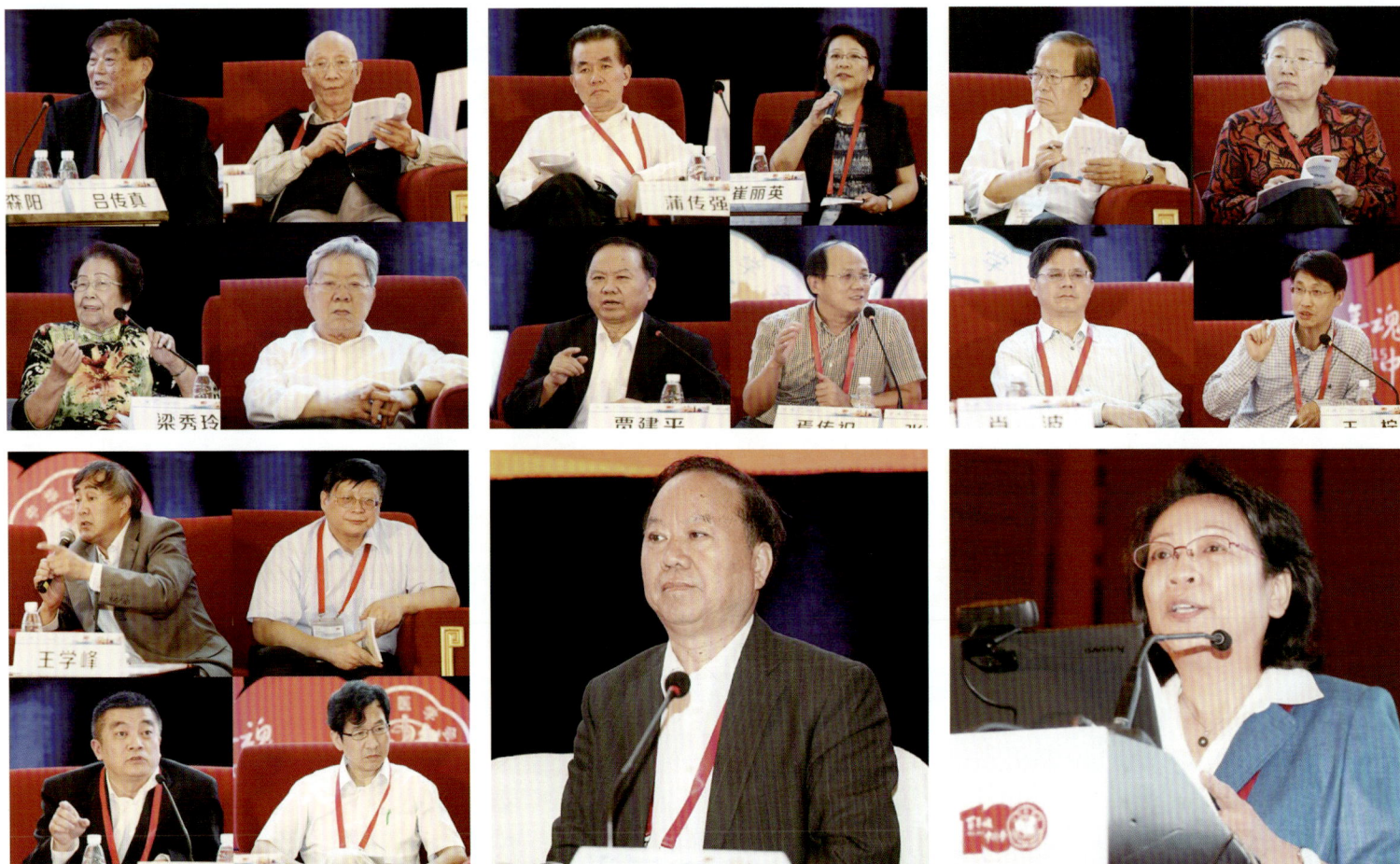

2015年9月17—20日，中华医学会第十八次全国神经病学学术会议在成都召开

48/"专家面对面"临床病例讨论会讨论专家吕传真、粟秀初、梁秀龄和许贤豪

49/"专家面对面"临床病例讨论会讨论专家蒲传强、崔丽英、贾建平和焉传祝

50/"专家面对面"临床病例讨论会讨论专家张苏明、郎森阳、肖波和王柠

51/"专家面对面"临床病例讨论会讨论专家王学峰、张成、周东和吴晓牧

52/贾建平教授主持闭幕式

53/闭幕式上，崔丽英教授做大会总结

54/闭幕式上，优秀论文奖获得者与中华医学会神经病学分会领导合影

55/中华医学会神经病学分会领导与专家们和大会志愿者合影

48	49	50	54	
51	52	53	55	

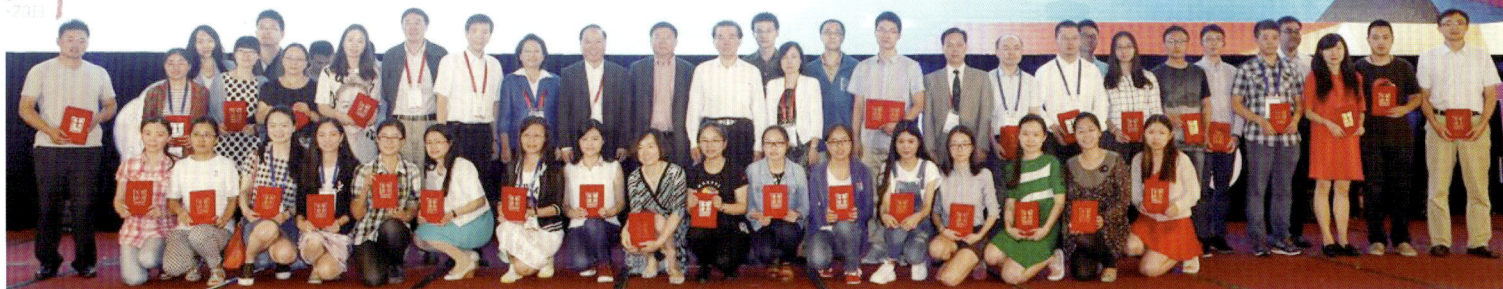

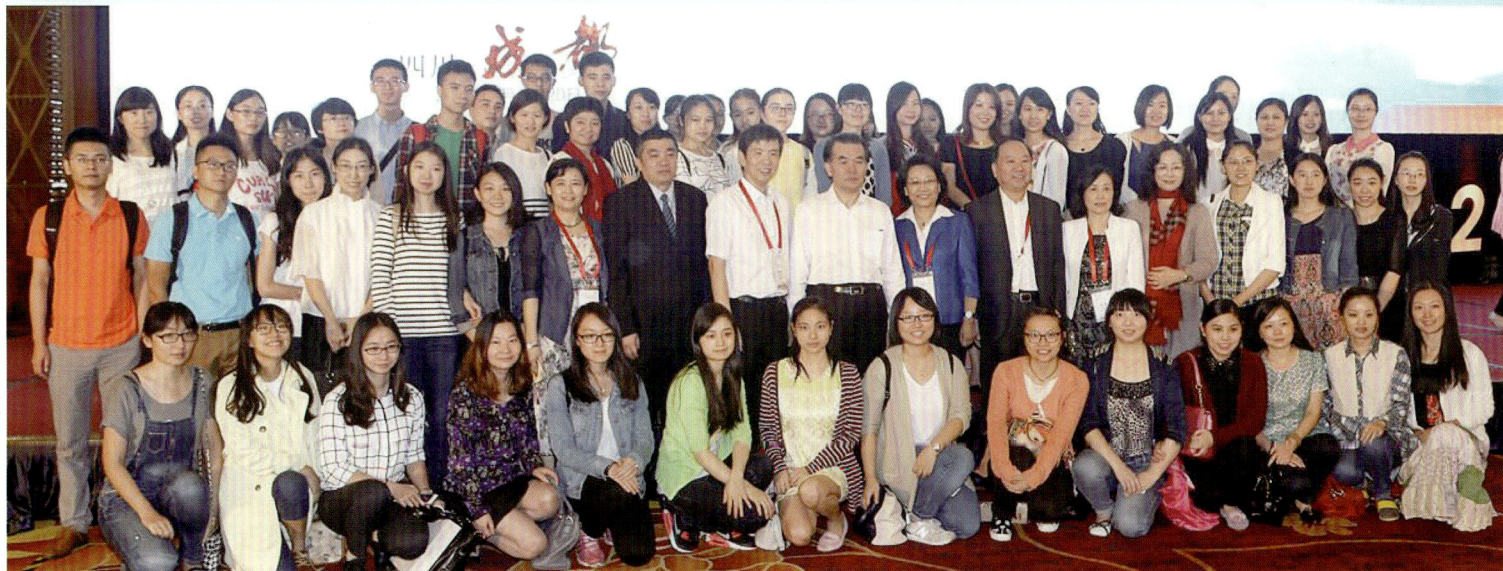

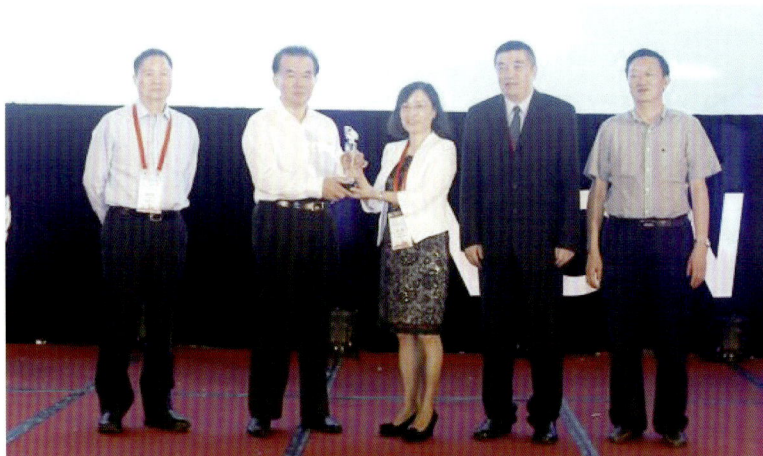

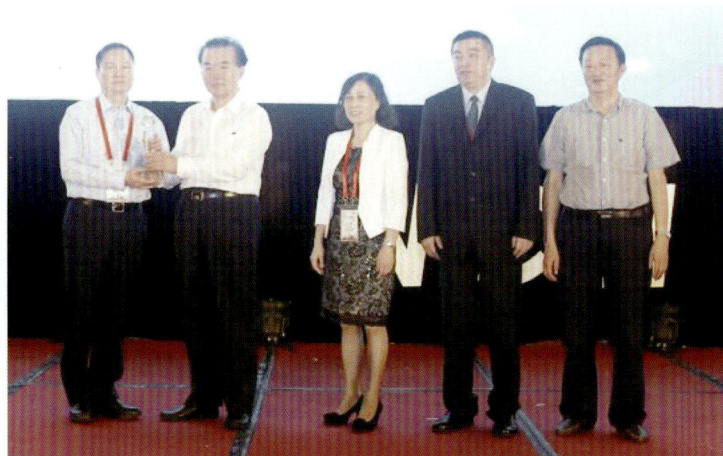

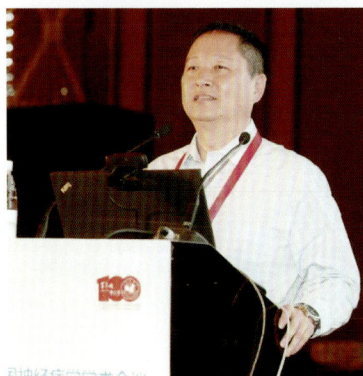

中华医学会第十八次全国神经病学学术会议
18TH NATIONAL CONFERENCE OF NEUROLOGY

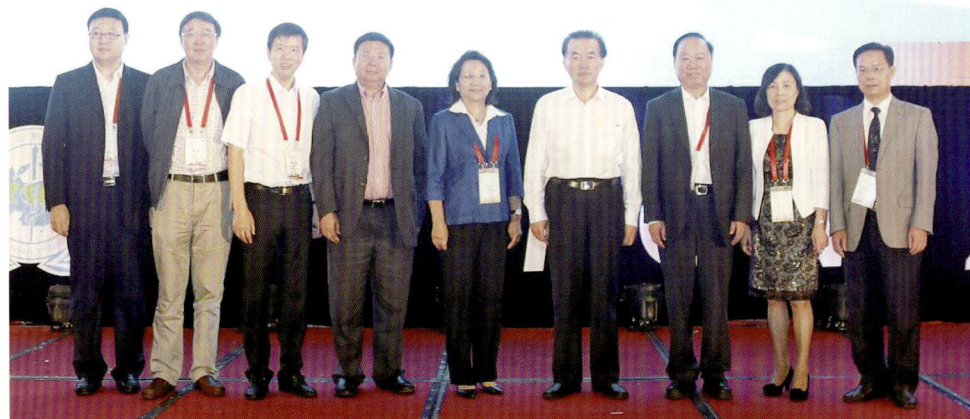

56	57
58	59
60	

2015年9月17—20日，中华医学会第十八次全国神经病学学术会议在成都召开

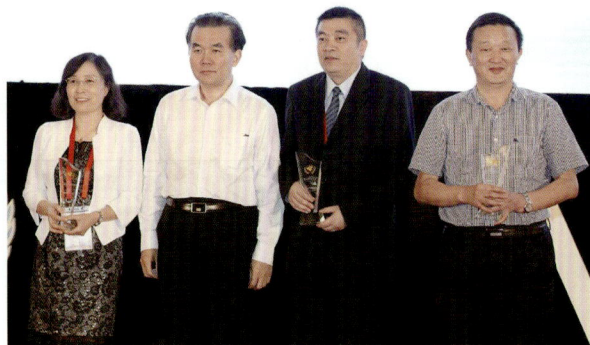

56、57/蒲传强主任委员与刘鸣、周东、孙红斌和曾进胜教授进行年会主办杯交接仪式

58/中华医学会第十九次全国神经病学学术会议执行主席曾进胜教授发表简短的欢迎辞

59/蒲传强主委给大会执行主席刘鸣、周东和孙红斌教授颁发纪念杯

60/部分常务委员在会后合影留念

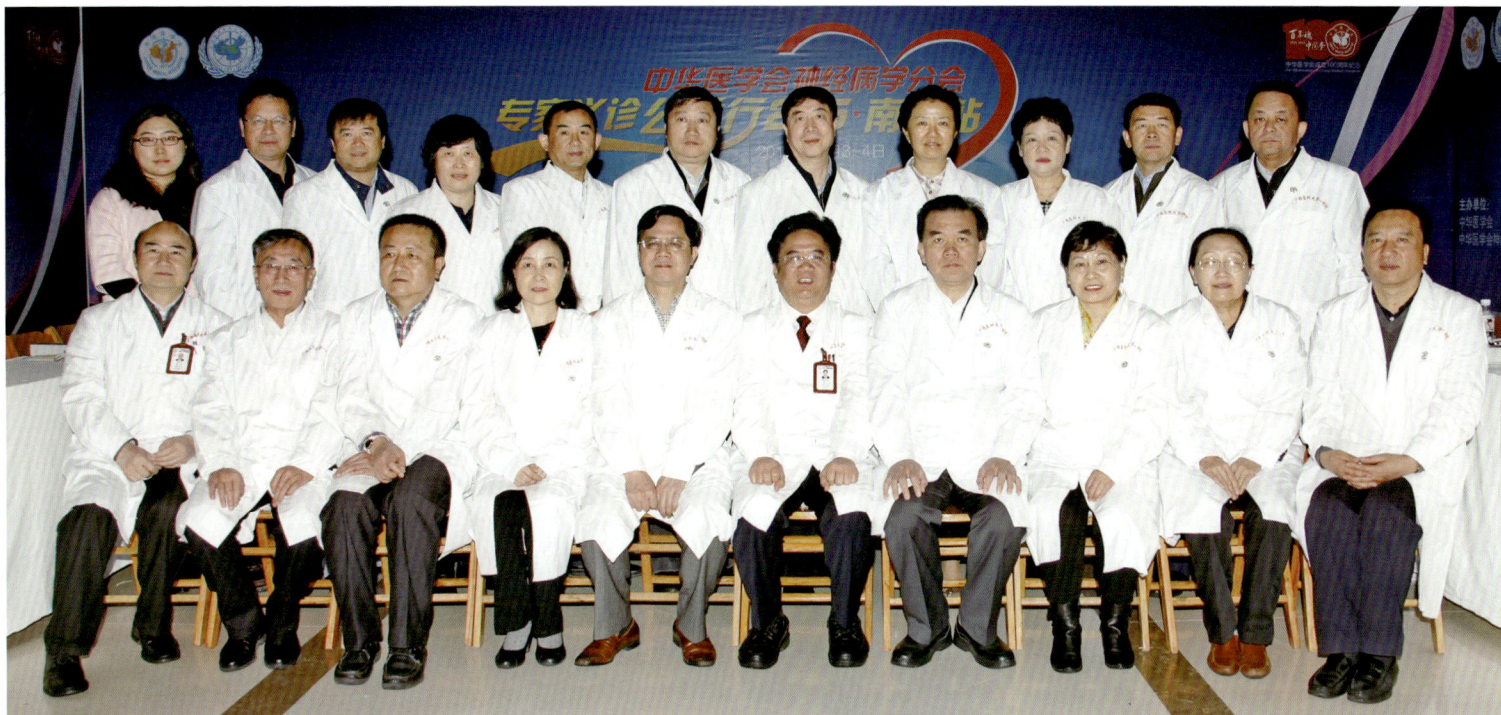

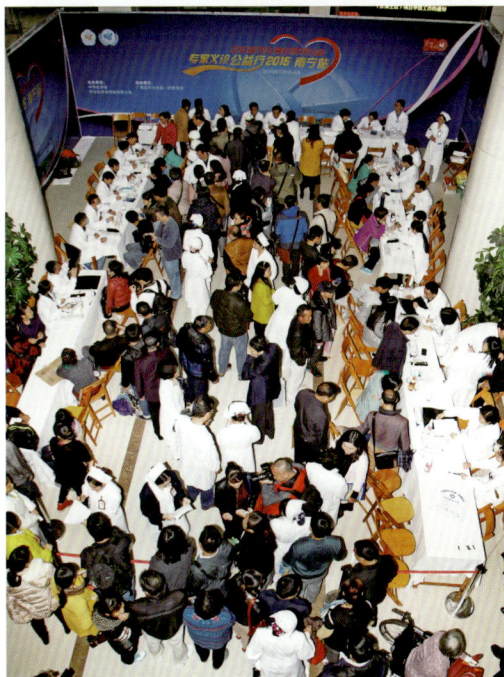

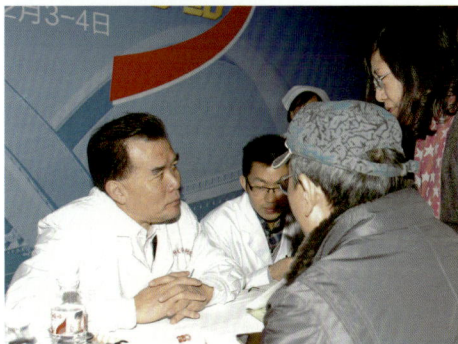

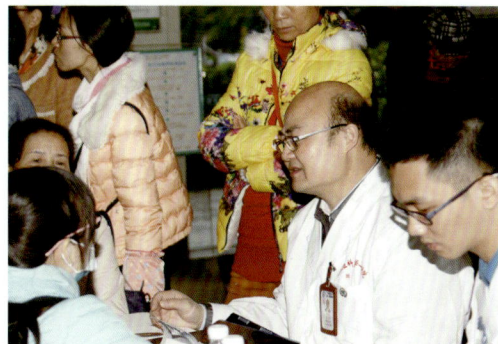

2015年12月，中华医学会神经病学分会"西部行"医疗支援公益活动（2015·南宁站）在南宁开展

1/ 参与专家合影

2/ 义诊现场

3/ 蒲传强教授在义诊

4/ 莫雪安教授在义诊

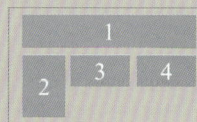

5	6	7
	8	

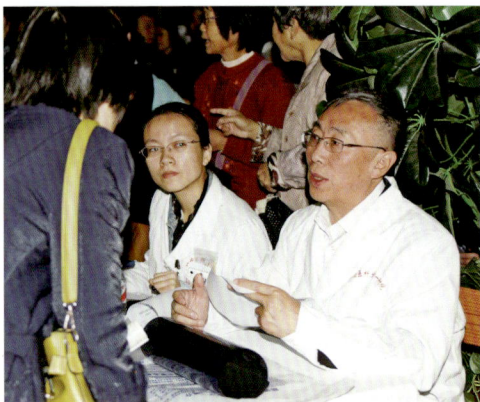

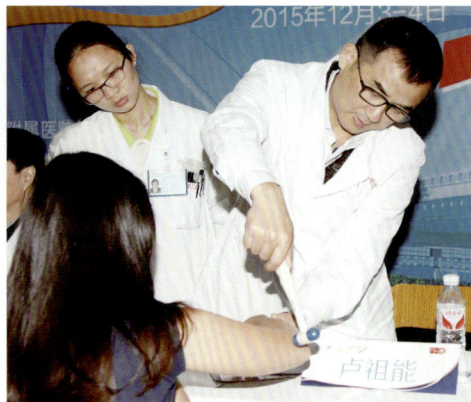

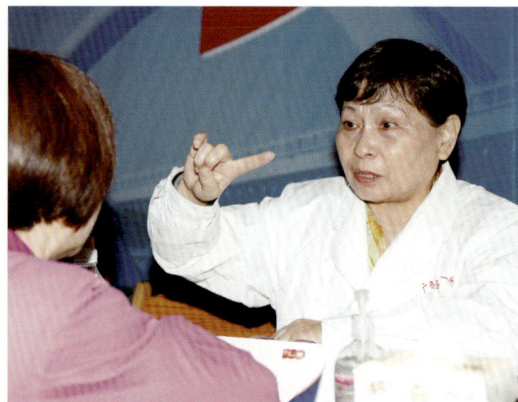

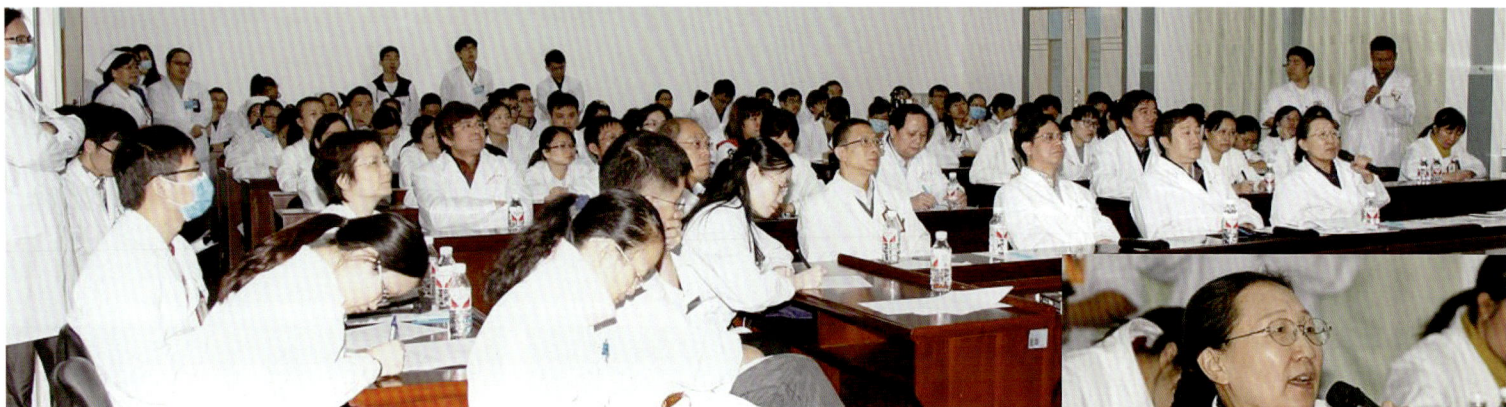

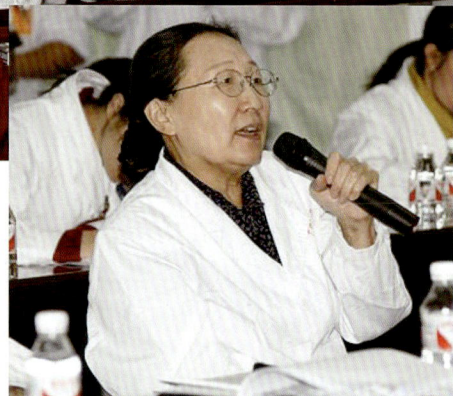

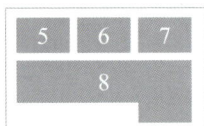

2015年12月，中华医学会神经病学分会"西部行"医疗支援公益活动（2015·南宁站）在南宁开展

5/ 杜彦辉教授在义诊

6/ 卢祖能教授在义诊

7/ 丁素菊教授在义诊

8/ 肖波、陈海波和郎森阳教授参加病房查房教学

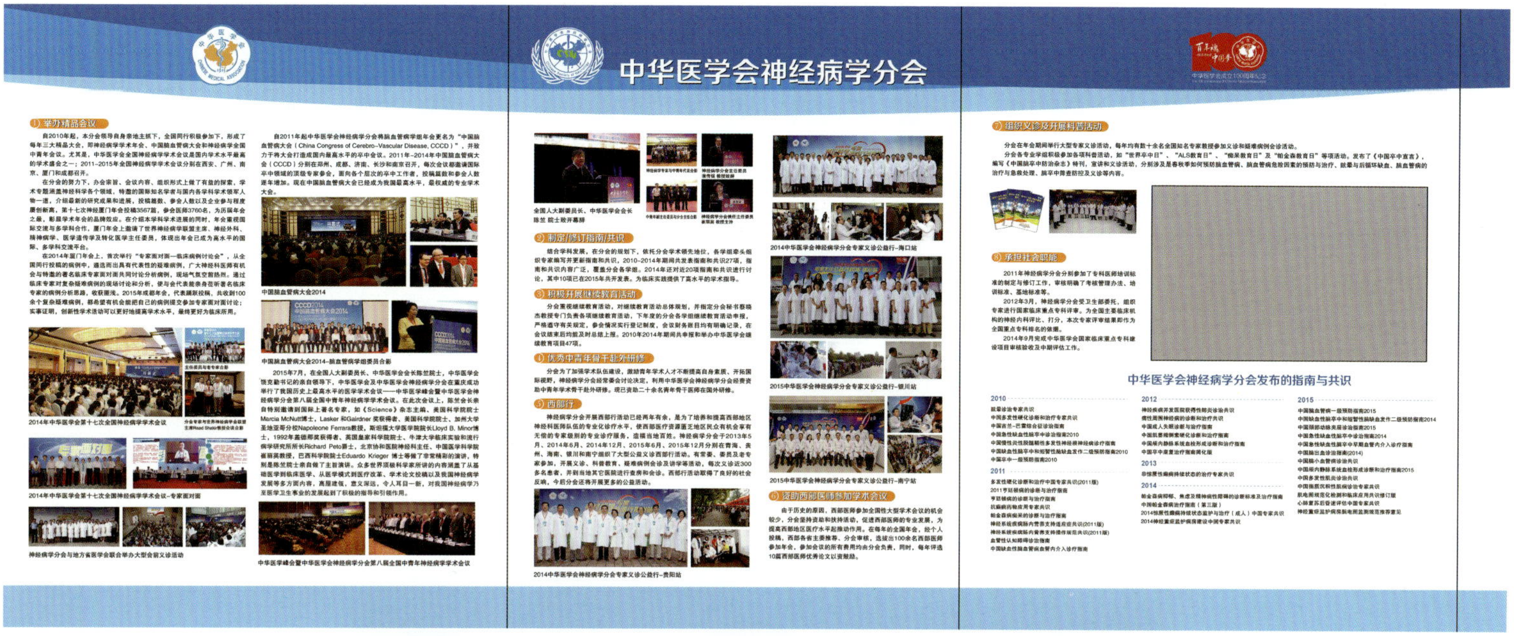

中华医学会神经病学分会

中华医学会神经病学分会发布的指南与共识

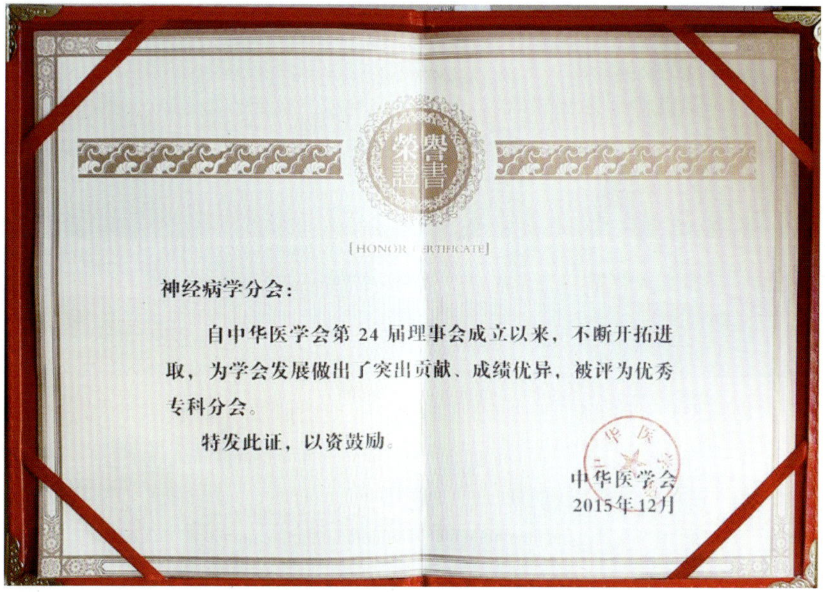

[HONOR CERTIFICATE]

神经病学分会：

　　自中华医学会第 24 届理事会成立以来，不断开拓进取，为学会发展做出了突出贡献、成绩优异，被评为优秀专科分会。

　　特发此证，以资鼓励。

中华医学会

2015年12月

2015年12月，中华医学会第二十五次全国会员代表大会暨成立100周年纪念活动在北京举行

1/ 中华医学会神经病学分会展示栏

2/ 中华医学会神经病学分会优秀专科分会证书

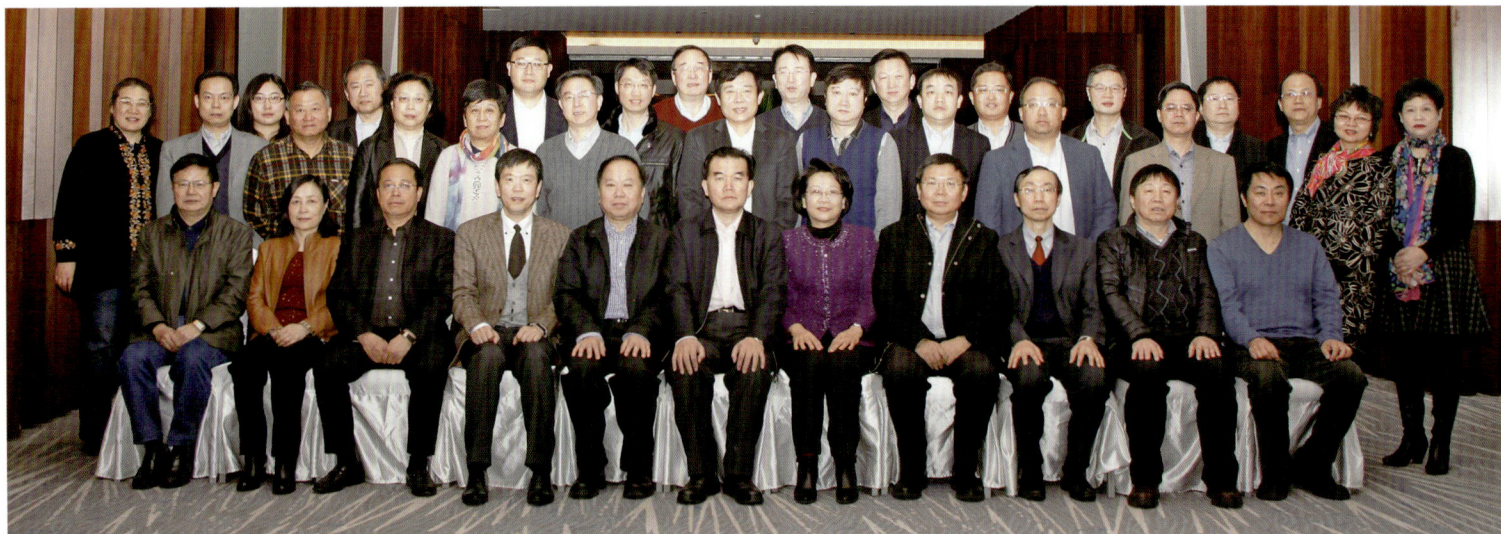

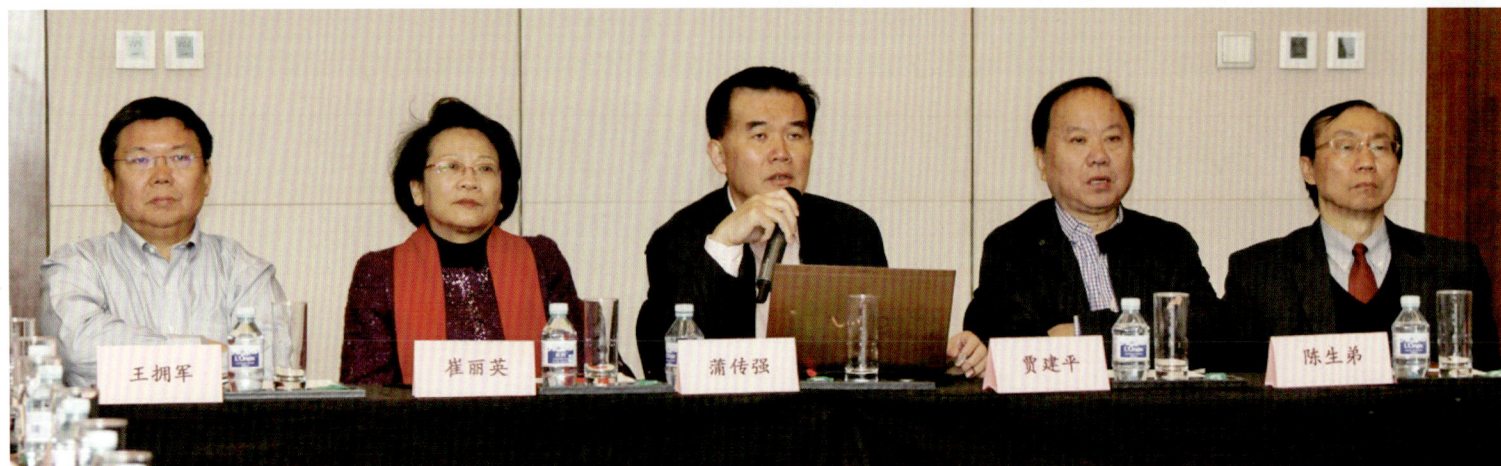

王拥军　　　崔丽英　　　蒲传强　　　贾建平　　　陈生弟

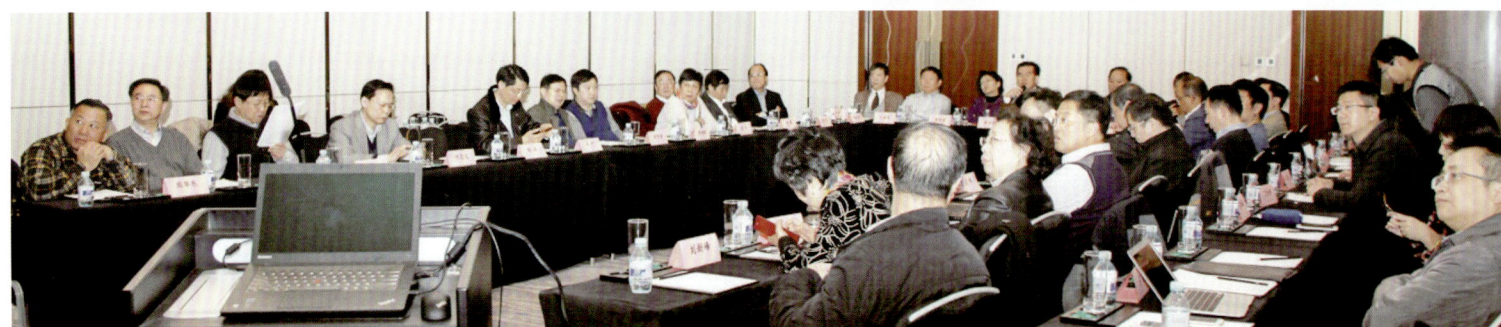

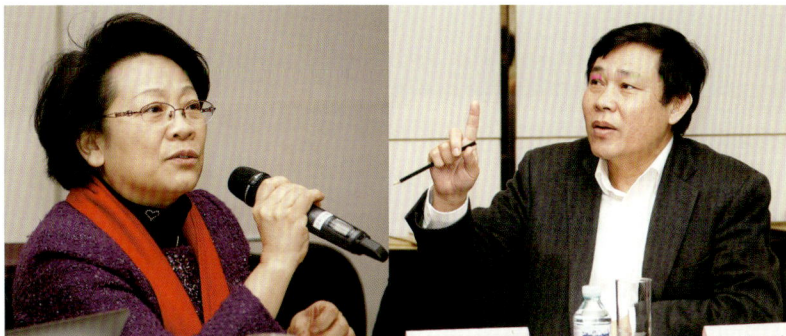
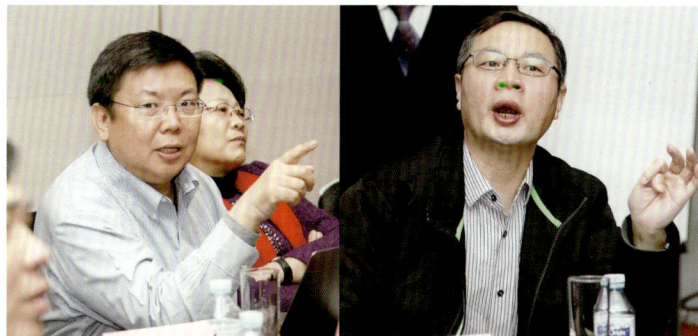

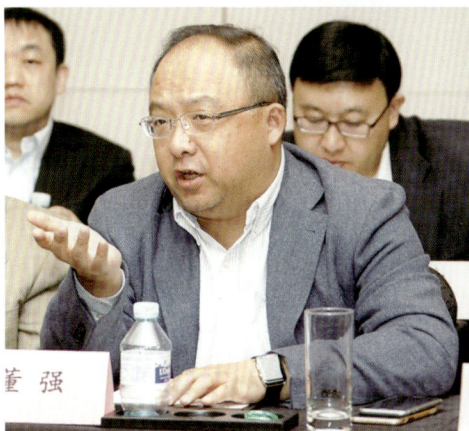
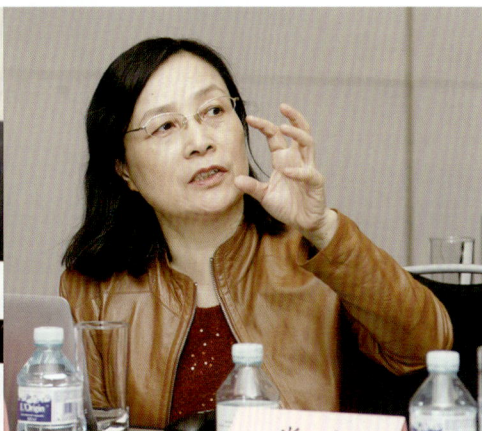
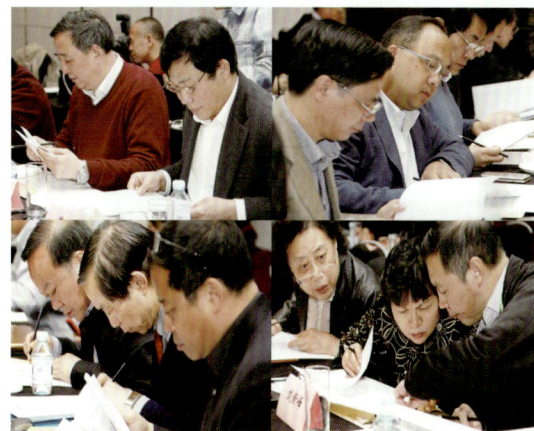
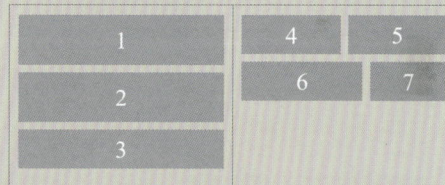

2016年2月底，中华医学会神经病学分会第六届委员会第九次常务委员扩大会议在北京召开

1/ 各常务委员、各亚专业学组和协作组组长合影

2/ 蒲传强教授发言

3/ 会场

4/ 崔丽英和黄一宁教授发言

5/ 王拥军和刘新峰教授发言

6/ 董强和刘鸣教授发言

7/ 参会专家认真审稿

	1		4	5
	2		6	7
	3			

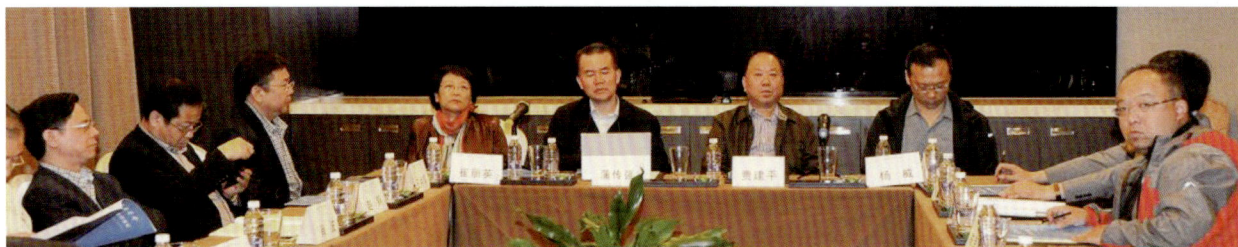

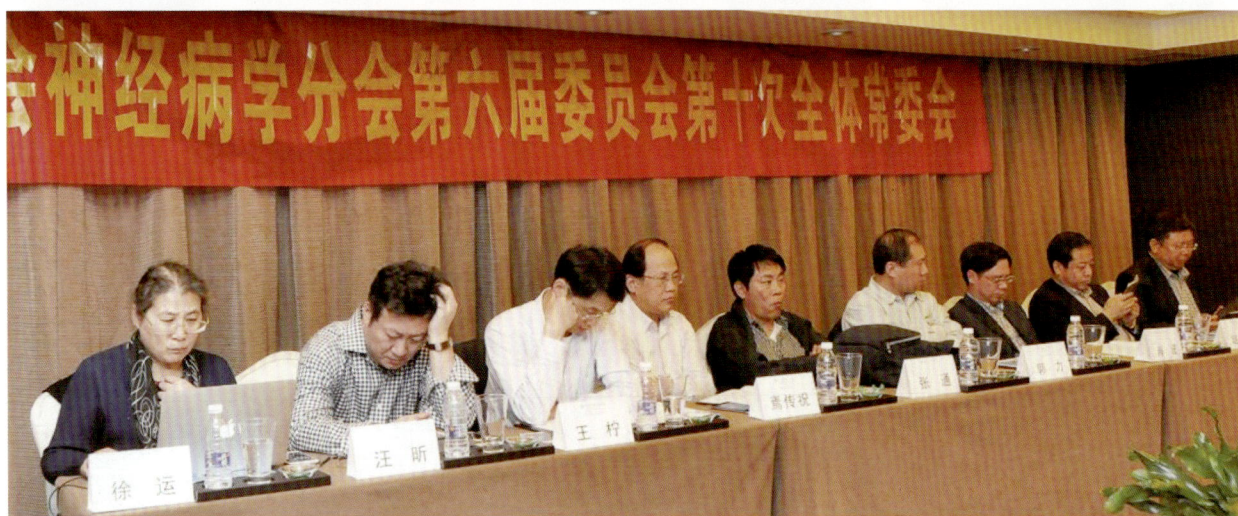

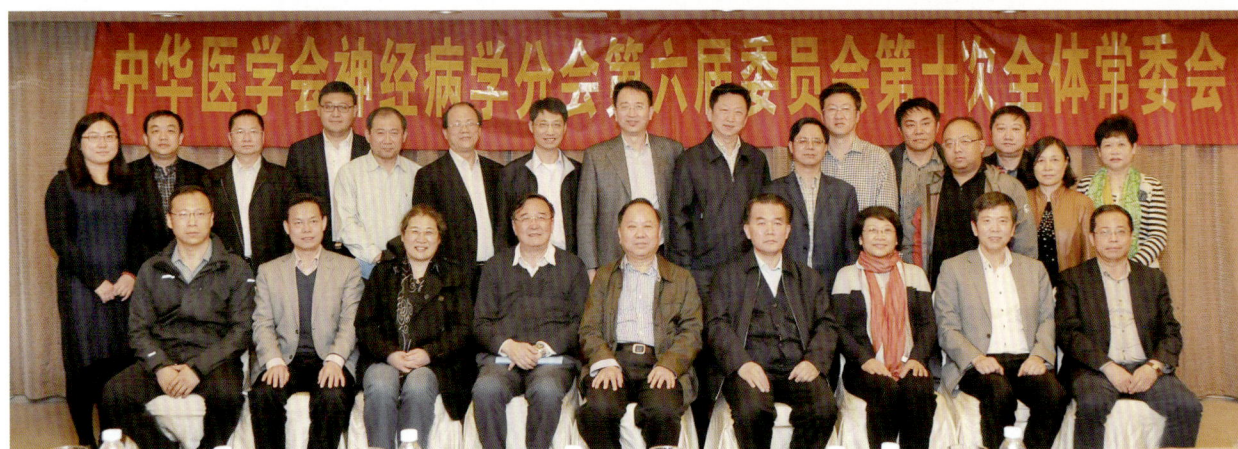

2016年4月7日，中华医学会神经病学分会第六届委员会第十次常务委员会会议在杭州召开

1、2/ 会场

3/ 常务委员合影

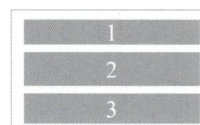

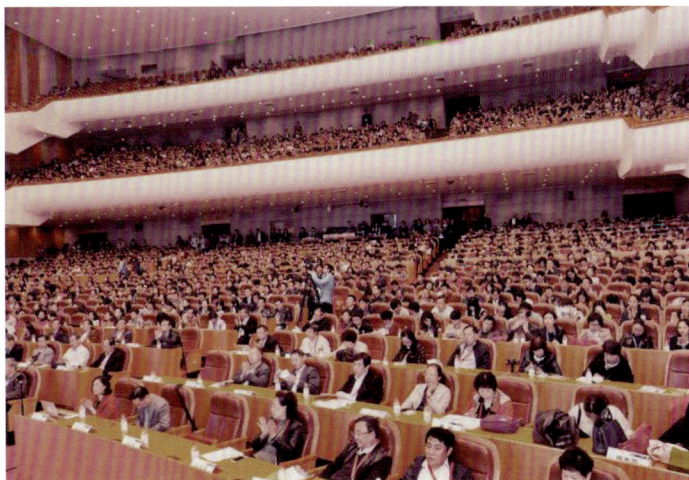

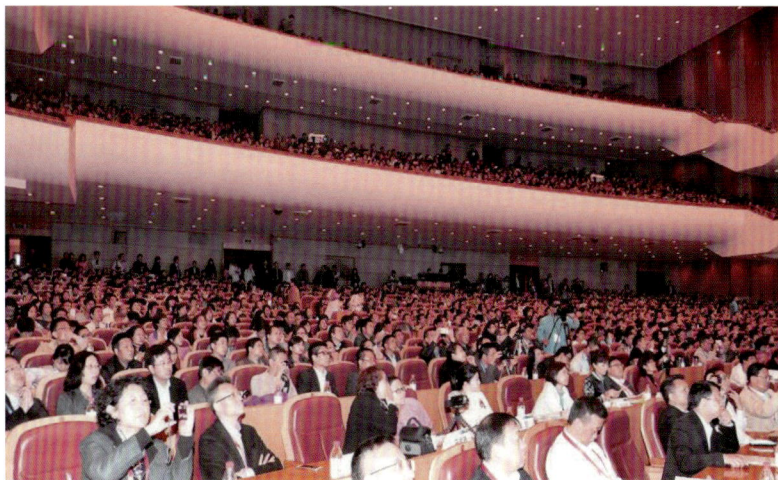

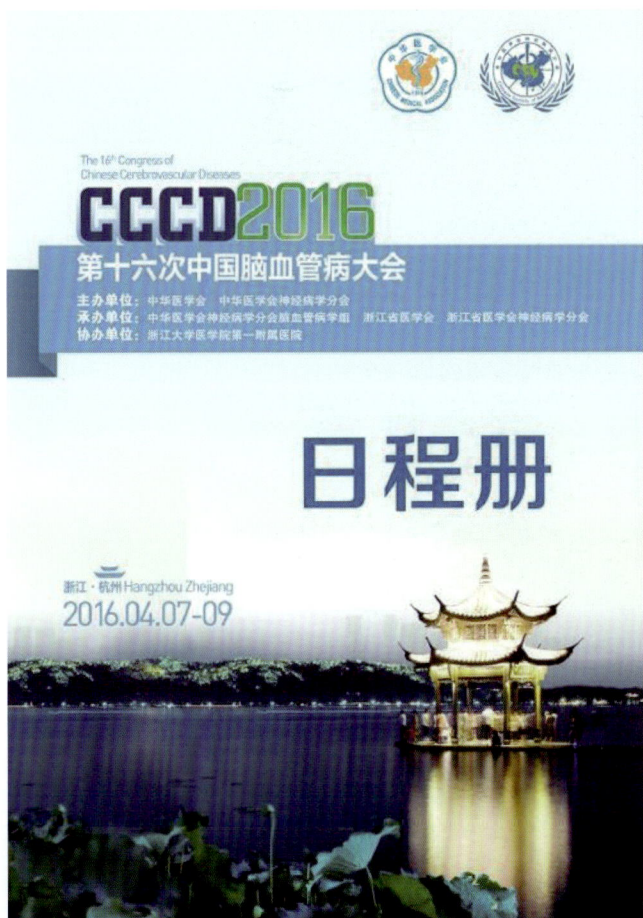

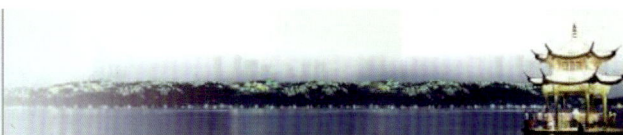

欢迎辞

尊敬的各位同仁:

蒲传强 教授
中华医学会神经病学分会
主任委员

由中华医学会、中华医学会神经病学分会主办,中华医学会神经病学分会脑血管病学组、浙江省医学会和浙江医学会神经病学分会联合承办,浙江大学医学院第一医院协办的第十六次"中国脑血管病大会·2016"于2016年4月7-9日在浙江省杭州市隆重召开了。在此,我谨代表中华医学会神经病学分会及大会组委会向来自全国各地的专家和同道们表示最热烈的欢迎和衷心的感谢!

经过多年的努力,中国脑血管病大会已成为我国同道关注并积极参与的学术界品牌盛会,大会之所以有此殊荣与内涵,是因为得到中华医学会领导和同志们的热情关怀和精心指导与策划,中华医学会神经病学分会全国委员们及其脑血管病学组全体委员的精心组织与积极参与,得到全国同道们的重视和主动参加,和社会各界的大力支持。作为一个知名品牌的学术会议,不仅是有著名专家的讲座和内容辅盖全面的各种发言,还要有许多国内最新科研成果论文的交流,如本次会议收到论文1149篇,创历届新高。尽管脑血管病是神经内科医生诊治众多神经系统疾病的一个病种之一,但由于其发病率、死亡率、致残率和复发率高的特点,给百姓和国家带来巨大的威胁与负担,为此,国内外医学工作者、政府及民众都在关注,投入精力、物力和财力进行防治的研究。在过去的五年里(国家十二五规划),国家在脑血管病的防治方面投入了较多资金,我们的同道和专家们也投入了大量精力进行各个方面的研究,取得了很好的成果,为此,本次会议特别安排主持国家十二五支撑计划脑血管病大课题的专家们做特别专题报告,以便同道们了解我国当今脑血管病的最新研究成果。本次会议我们荣幸地邀请到段树民院士、世界卒中组织主席 Stephen Davis 教授和秘书长香港中文大学黄家星教授做脑科学和脑血管病方面的前沿最新研究进展讲座。我们还继续利用晚上空余时间邀请临床一线知名专家对同道们提交的复杂疑难病例进行现场讨论分析,相信对同道们有一定的获益。神经护理专场是我们为神经内科护士长们专门开设的、为全国神经内科护士长与医生开辟的医护交流机会,相信为提高我国神经护理水平起到一定作用。

中华医学会刚刚度过了辉煌的100周年,去年年底在人民大会堂召开的中华医学会第25次全国会员代表大会暨成立100周年纪念活动上,中共中央政治局委员、国务院副总理刘延东出席会议并做了重要的讲话,她充分肯定了中华医学会为我国医疗卫

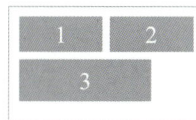

2016年4月7—9日,第十六次中国脑血管病大会在杭州召开

1、2/会场

3/大会日程册封面和大会主席欢迎辞

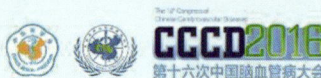

欢迎辞

尊敬的各位同道：

在这春暖花开、万物复苏的美好时节，我们迎来了第16次中国脑血管病大会 2016 在历史文化名城杭州的隆重召开。作为本次大会的承办者，我代表浙江省脑血管病学组全体委员诚挚地邀请和欢迎您来到秀丽的杭州参加此次盛会！

本次大会由中华医学会神经病学分会主办、中华医学会神经病学分会脑血管病学组和浙江省医学会神经病学分会承办，得到参会代表的大力支持。全国脑血管病大会自1981年在苏州举行以来，先后在扬州、洛阳、成都、宁波、福州、上海、长沙、武汉、郑州、济南、南京、杭州等13个城市举办已16次。本次大会这风景如画的杭州召开，相信所有代表都很期盼、很兴奋！大会内容非常丰富多彩，在一天半的时间内有3场全体大会报告等，十二五国家支撑项目结果报告将是其亮点。另有23个专场包括专题发言和研究结果的口头报告。学术专题包括：急性脑梗死诊治，出血性脑血管病，脑卒中预防及流行病学，神经血管介入，脑小血管病，神经血管影像，精神神经系统疾病，血管性认知功能障碍，少罕见脑血管病，脑血管病侧支循环与脑供血障碍，基础与转化医学，脑卒中康复及并发症，脑血管病与免疫炎症机制，脑血管病的遗传研究进展，脑血管病的移动、远程及精准医疗，护理相关等等以及研究热点与研究进展。国内外知名专家运用与创新、国内外脑血管病及相关专家特别会做精彩报告。晚上的"专家面对面"将汇集全国专家的智慧进行疑难病例讨论。内容力图既体现我国脑血管病领域的最高学术水平，也提供继续教育的良好机会，大会致力于为脑血管病研究人员和临床医生成功搭建学术经验交流、合作项目洽谈、人才培育成长的多功能平台，力求满足各层次代表的需求。

"上有天堂，下有苏杭"，我们相信通过此次会议您收获的不仅是学术的丰硕成果，还将有"天堂"的难忘体验。让我们共聚杭州、共同努力为本次大会的顺利召开做出积极贡献！

祝大会圆满成功！

刘鸣 教授
大会组织委员会主席
中华医学会神经病学分会常委
中华医学会神经病学分会脑血管病学组组长

欢迎辞

尊敬的各位领导、各位专家、各位同仁：

大家好！

美丽的杭州迎来了第16次中国脑血管病大会·2016，我们代表大会组委会和浙江医学会神经病学分会，欢迎大家的到来。

本次大会得到了中华医学会、中华医学会神经病学分会和浙江省医学会及其病学分会的大力支持与热情指导。

在历届全国主任委员的带领下，在神经科同仁的齐心协力，精诚合作下，经过多年的发展，中国脑血管病大会，形式越来越多样，内容越来越丰富，已成为具有中国特色的知名神经病学品牌学术大会。大会围绕脑血管病领域的最新热点及迫切需解决的问题，进行各种形式的交流，促进了脑血管病临床与基础的提高。更为重要的是，通过会议，大大提高了临床医生对脑血管病的认识，促进防治水平进步，让更多患者得到了精确治疗与科学的预防，减少了脑血管病的发生率、致残率。

大会务一如既往，秉承"学术至上、服务为民"的原则，在脑血管领域各个方面进行多层次学术交流和技术探讨，包括脑血管病基础、脑血管病病因与预防、诊断与治疗、康复与护理以及脑血管病的转化医学研究、精准医学在脑血管病的应用等。大会将继续打造实用与创新、国内与国际兼顾的精品教程，精心邀请国内外大师级专家教授传道、授业、解惑，让神经科同仁与大师一起登高看远，聆听他们指点脑血管病江山。

国家"两会"刚刚结束，在习近平主席的领导下，中国人民正阔步走在中华民族伟大复兴的历史征程上。作为医务人员，我们愿意为这伟大的历史时刻，贡献自己的力量。

朋友们，春天的杭州景色宜人，心旷神怡；四月的中国脑血管病大会高朋满座，高手如云，在此，我殷切期待各位光临杭州，在西子湖边，我们共叙友情，切磋技艺，期待您的参与！

罗本燕 教授
大会执行主席
浙江省医学会神经病学分会主任委员

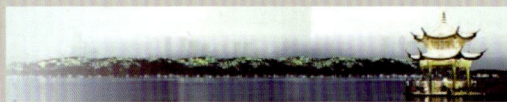

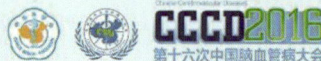

大会组织结构

大会学术委员会

顾　　问：
饶明俐　　吕传真　　黄如训　　王纪佐　　黄家星

大会主席：
蒲传强　　贾建平　　崔丽英

大会副主席：
王拥军　　陈生弟　　赵钢　　谢鹏　　刘鸣　　罗本燕

委　　员：（按姓氏笔画排序）

丁美萍	王伟	王宏	王柠	王丽娟	王拥军	王新平
牛小媛	石向群	卢祖能	卢家红	孙红斌	朱遂强	朱榆红
刘鸣	刘学源	刘春风	刘振国	许予明	李月春	李柱一
李继梅	杜怡峰	杜彦辉	汪昕	汪凯	杨弋	肖波
吴江	吴世政	吴晓牧	何志文	张通	张小宁	张杰文
张颖冬	张黎明	陈琳	陈生弟	陈晓春	陈海波	陈康宁
武剑	罗本燕	周东	周华东	赵钢	赵玉华	胡波
胡学强	施福东	洪震	贺茂林	郭力	秦超	贾建平
徐运	唐北沙	曹秉振	梁战华	焉传祝	黄一宁	戚晓昆
崔丽英	彭斌	程焱	曾进胜	谢鹏	董强	蒲传强
楚兰	管阳太	廖小平	谭兰	樊东升	潘速跃	

大会组织委员会

名誉主席：
张苏明

主　　席：
刘鸣

执行主席：
罗本燕

执行副主席：
王拥军　　黄家星　　董强　　黄一宁　　王文志　　吴江

委　　员：（按姓氏笔画排序）

丁美萍	王小同	王伟	王文志	王纪佐	王拥军	牛国忠
田成林	吕传真	朱遂强	朱榆红	刘鸣	刘运海	刘新峰
许予明	李新	李正仪	李继梅	杨弋	吴江	吴钢
吴世政	吴英苏	宋水江	张苏明	张祥建	张微微	张宝荣
张黎明	陆正齐	陈慧敏	罗本燕	武剑	周华东	周盛年
赵性泉	胡波	胡兴越	饶明俐	贺茂林	郭毅	侯群
秦超	徐运	徐恩	徐安定	高山	黄一宁	黄如训
黄家星	龚涛	彭斌	韩钊	曾进胜	董强	

大会秘书处：
彭斌　　吴波　　蔡晓杰　　张悦　　刘爱　　毛玉宣　　梁辉
唐敏

中华医学会神经病学分会脑血管病学组

顾　　问：
饶明俐　　吕传真　　黄如训　　王纪佐　　黄家星

名誉组长：
张苏明

组　　长：
刘鸣

副组长：
王拥军　　董强　　王文志　　黄一宁　　吴江

委　　员：

王伟	徐运	曾进胜	许予明	贺茂林	朱榆红	高山
龚涛	张微微	李正仪	徐安定	刘新峰	刘运海	郭毅
彭斌	陆正齐	宋水江	周盛年	赵性泉	张祥建	张黎明
周华东	徐恩	吴世政	武剑	韩钊	吴钢	胡波
朱遂强	田成林	李新	杨弋	李继梅	秦超	

秘　　书：
彭斌（兼）　　吴波　　蔡晓杰

2016年4月7—9日，第十六次中国脑血管病大会在杭州召开

4/大会组委会主席和执行主席欢迎辞

5/大会组织结构

6/专家面对面病例汇编手册

7/开幕式上，蒲传强主任委员和罗本燕执行主席分别致辞

8/开幕式上，浙江大学医学院第一附属医院王伟林院长和国际卒中组织秘书长黄家星教授分别致辞

9/开幕式上，浙江大学医学院段树民院士和中华医学会杜治琴副秘书长分别致辞

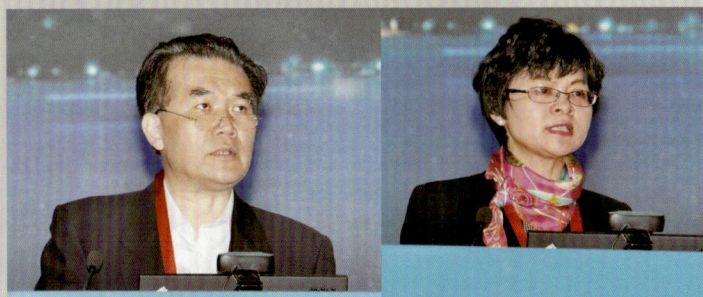

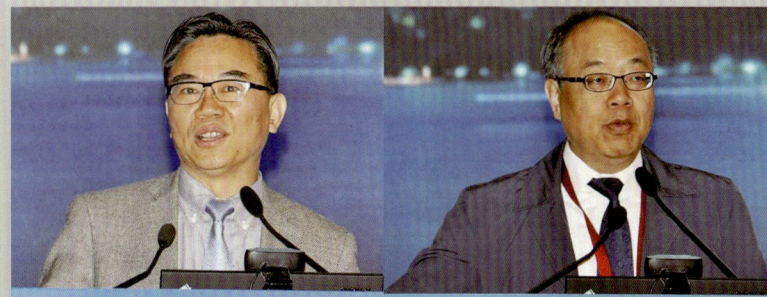

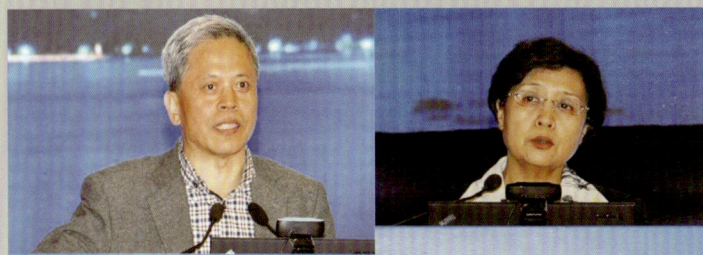

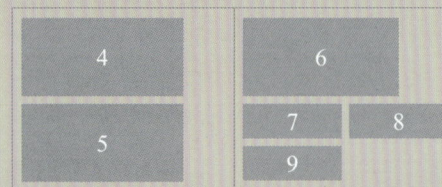

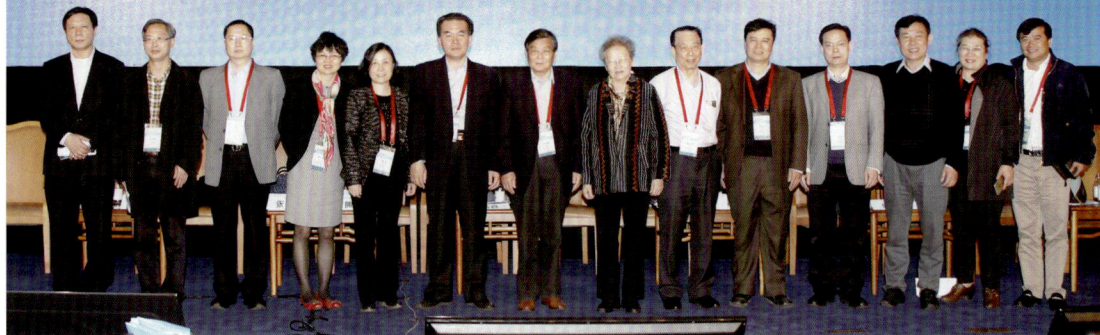

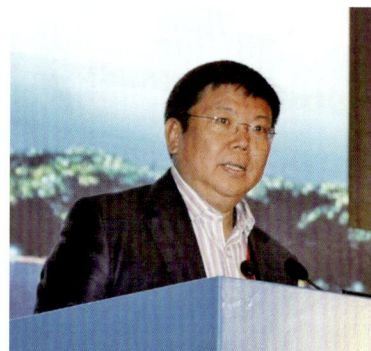

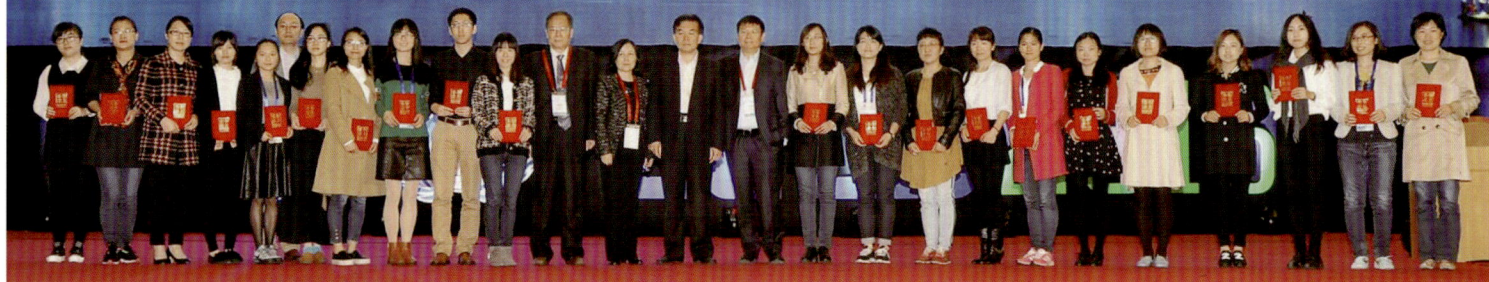

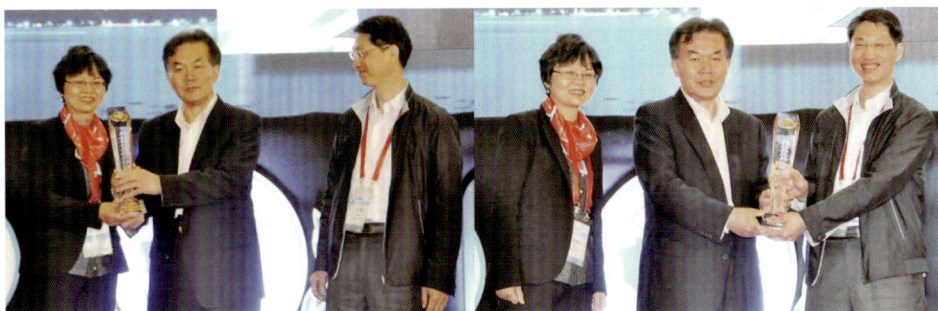

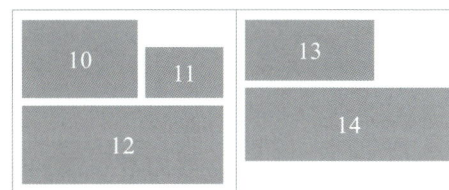

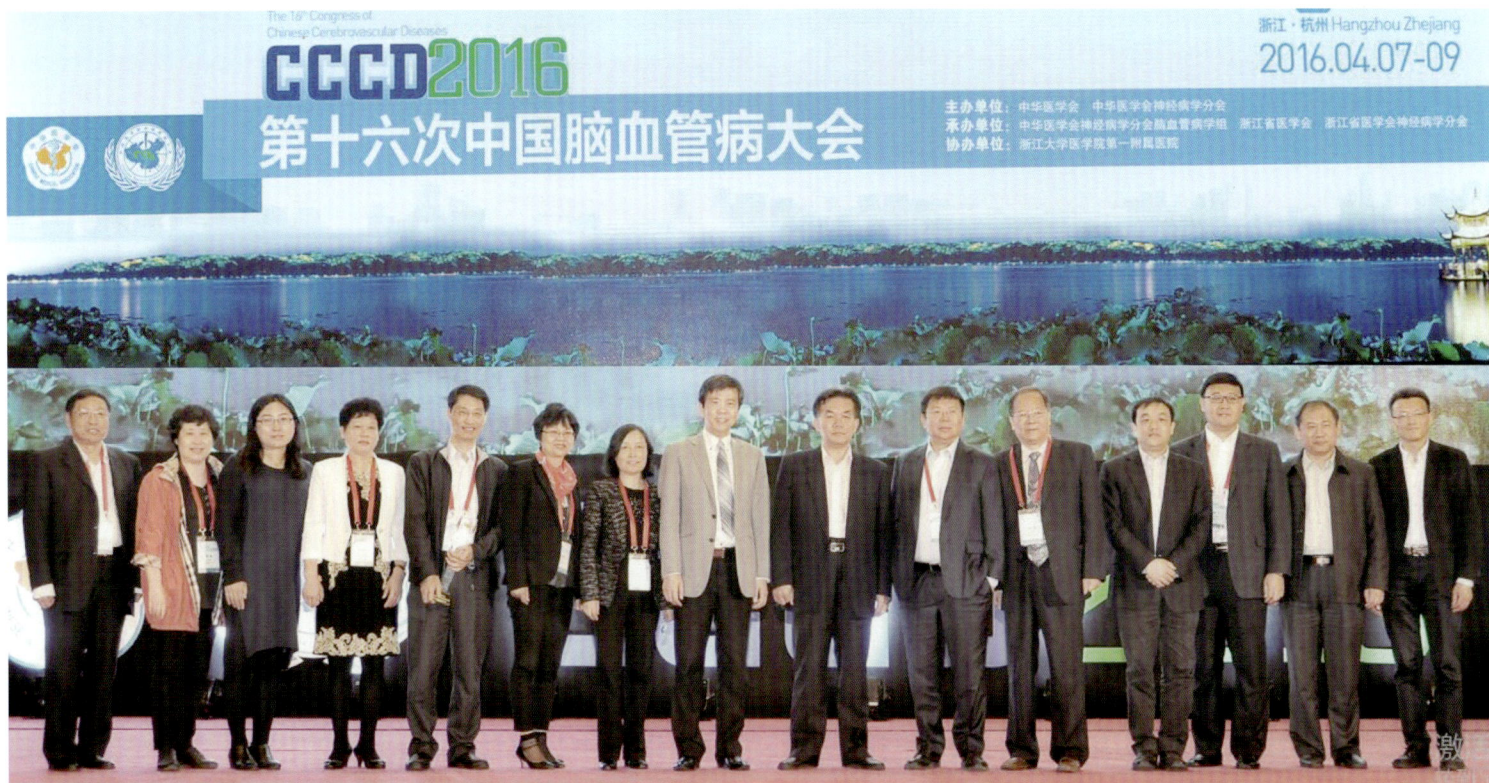

2016年4月7—9日，第十六次中国脑血管病大会在杭州召开

10/ "专家面对面"临床病例讨论会专家合影

11/ 王拥军副主任委员主持闭幕式

12/ 中华医学会神经病学分会领导和专家与优秀论文奖获得者合影

13/ 蒲传强主任委员和罗本燕教授、王柠教授进行中国脑血管病大会主办杯交接仪式

14/ 参会专家合影

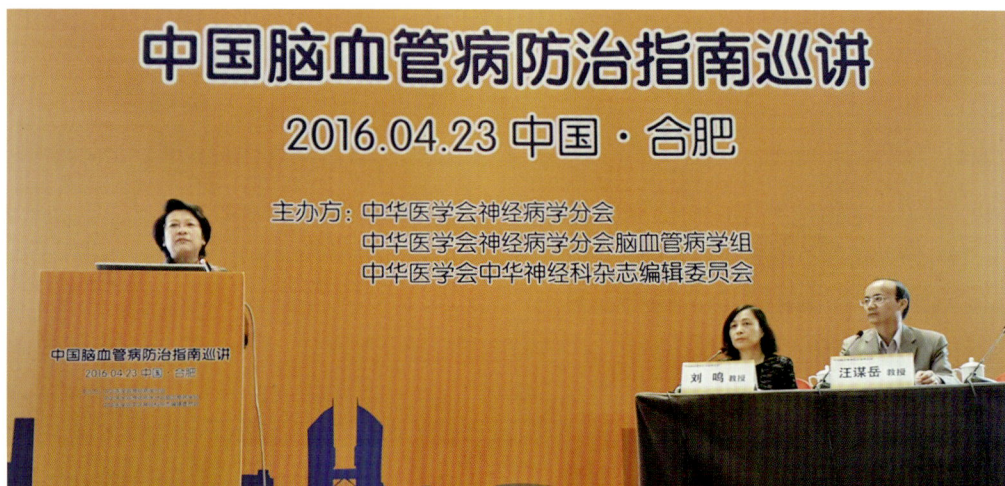

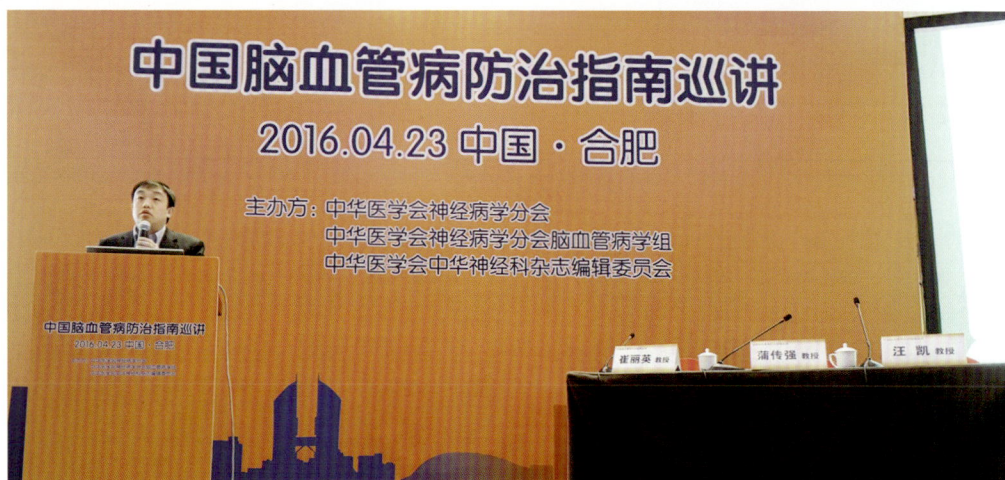

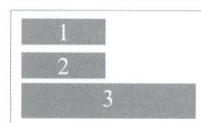

2016年4月，中国脑血管病防治指南巡讲在合肥举行

1/刘鸣教授和汪谋岳主任做主持，崔丽英教授做专题解读

2/彭斌教授做专题解读

3/会场

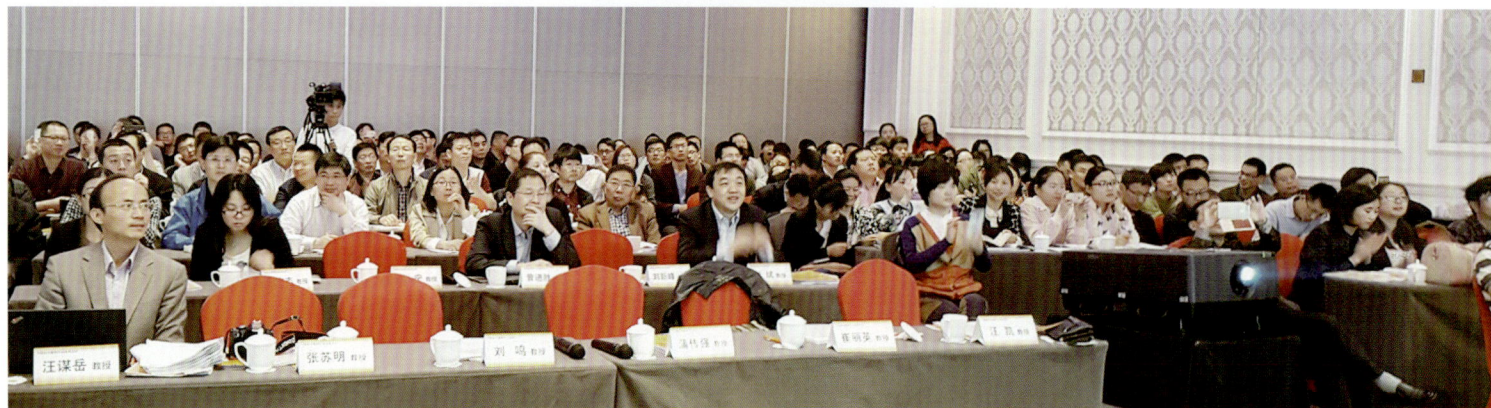

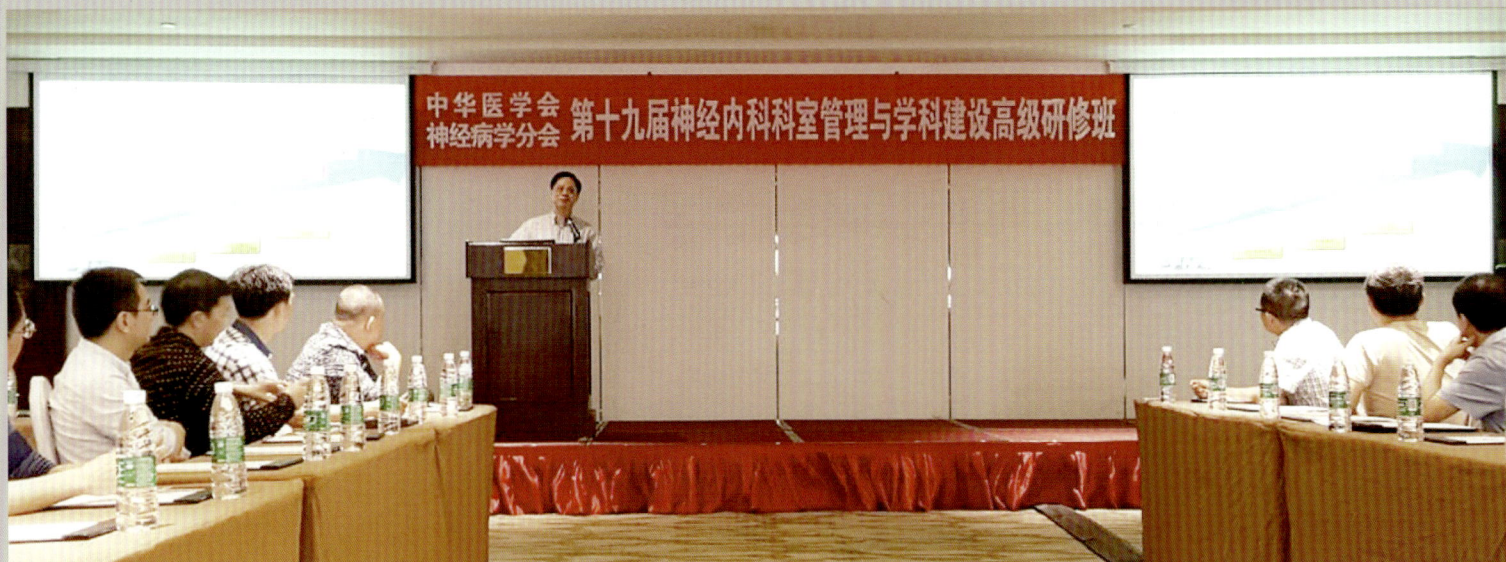

2016年5月底，中华医学会神经病学分会第十九届神经内科科室管理与学科建设高级研修班在成都召开，肖波主任做讲座

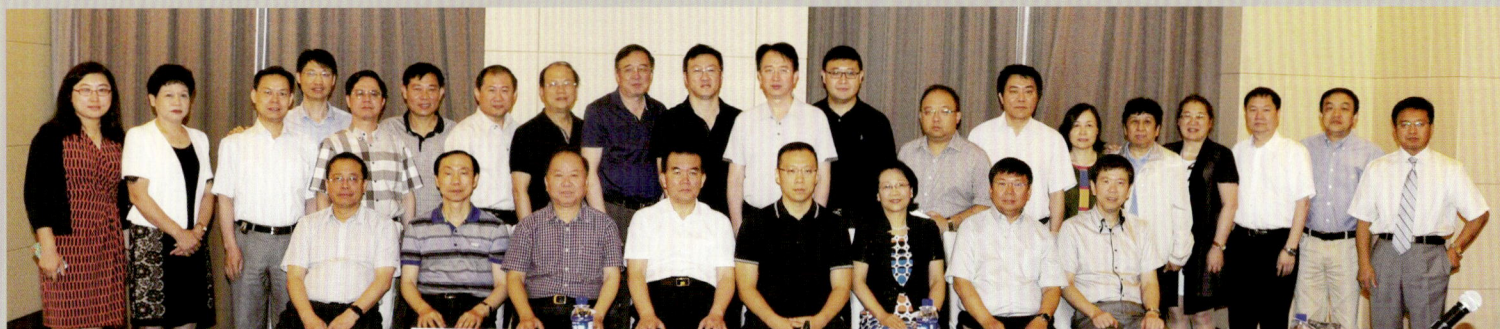

2016年6月，中华医学会神经病学分会第六届委员会第十一次常务委员会会议（北京）参会专家合影

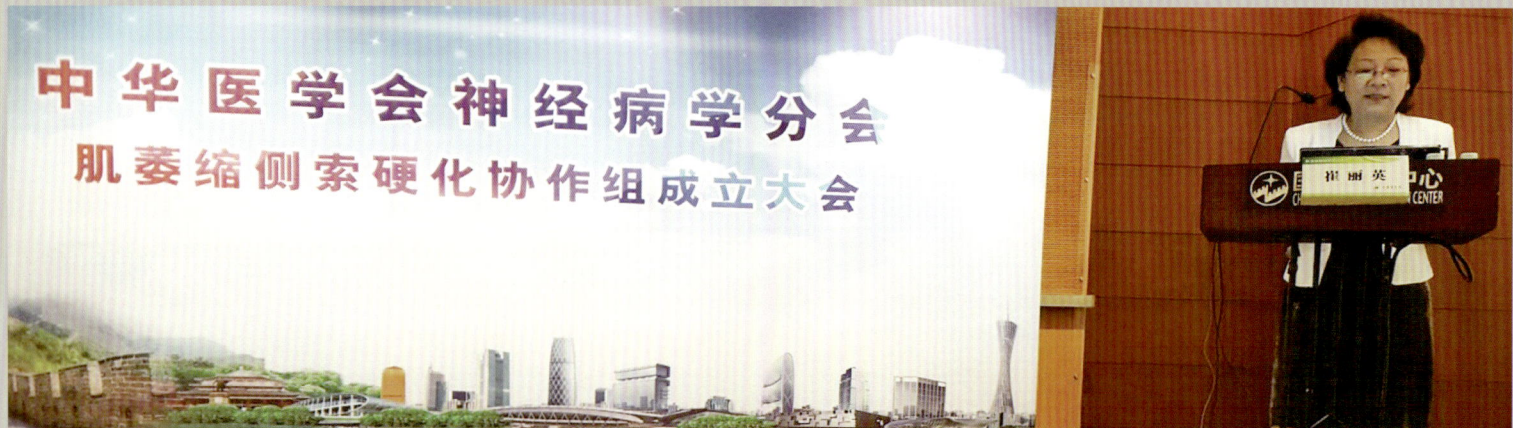

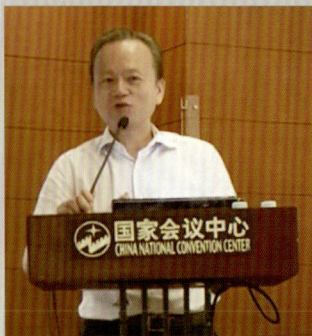

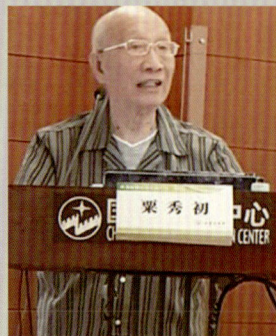

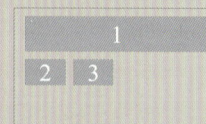

2016年6月，中华医学会神经病学分会肌萎缩侧索硬化协作组成立大会在北京召开

1/ 崔丽英组长致辞

2/ 黄旭升教授主持会议

3/ 粟秀初教授发表讲话

日程册

欢迎辞

蒲传强
神经病学分会
主任委员

王小姗
神经病学分会
青年委员会
副主任委员

尊敬的各位同道、各位代表：

您们好！

中华医学会神经病学分会第九届全国中青年神经病学学术大会即将在风景秀丽、文化深厚的南京召开，在此，我们谨代表中华医学会神经病学分会及青年委员会向来自全国的同道们表示最热烈的欢迎和最诚挚的问候！

这次学术大会由中华医学会和神经病学分会主办，中华医学会神经病学分会青年委员会、江苏省医学会承办，南京脑科医院、江苏省医学会神经病学专业委员会、南京医学会神经病学专科分会协办的全国性的神经病学会议。本次会议是完全由神经病学青年委员会筹划、筹办，大会均由青年专家和同道们自己主持，进行大会发言、开展学术研讨；会议将邀请国内知名专家做专题报告，介绍近年来神经病学临床与基础研究领域的最新进展，并就热点问题进行讨论。除此之外，本次会议还新增"青年专家面对面"临床病例讨论，充分的彰显出青委会朝气、自由、大胆、热烈的学术大平台；也是一次检验我国青年神经病学工作者学术水平的机会。

本次全国中青年神经病学学术大会共收到学术论文投稿518篇，其数量上又创新高。这次会议分为两个分会场，将由神经病学中青年专家作18个专题讲座及有20篇学术论文进行大会交流，其涵盖了脑血管病、卒中与认知功能障碍、神经肌肉病、癫痫、神经重症、神经介入、神经系统脱髓鞘病、神经系统感染性疾病、神经系统变性疾病、帕金森病与运动障碍、神经心理疾病等的基础与临床研究

大会组织结构

大会主席团

大 会 主 席：

蒲传强　贾建平　崔丽英

大会副主席：

王拥军　陈生弟　谢鹏　赵钢　王小姗　朱以诚　江文
王延江

学术委员会

委　员：（按姓氏笔划排列）

丁美萍　丁晶　马联胜　王伟　王宏　王柠　王玉
王伊龙　王丽娟　王坚　王朝霞　王新平　牛小媛　石向群
卢祖能　卢家红　叶钦勇　丛树艳　朱遂强　朱榆红　刘鸣
刘汉兴　刘军　刘学源　刘春风　刘振国　许予明　孙永馨
孙红斌　孙莉　苏闻　杜怡峰　杜彦辉　李月春　李红燕
李玮　李耀一　李海峰　李继梅　李彬　李敬伟　李静
杨弋　杨春　杨清武　肖波　吴江　吴世政　吴原
吴晓牧　邱伟　何志义　汪昕　汪凯　张通　张小宁
张杰文　张昊　张颖冬　张黎明　陈琳　陈万金　陈晓春
陈涛　陈海波　陈康宁　武剑　范佳　范玉华　罗本燕
罗国刚　罗晓光　周东　赵玉华　郝峻巍　胡波　胡学强
侯倩　给福东　洪震　贺茂林　秦超　徐运　殷梅
郭力　郭守刚　唐北沙　谈颂　焉传祝　黄一宁　曹秉振
戚晓昆　崔利华　商慧芳　梁成　梁战华　彭斌　董铭
程焱　鲁明　管进胜　谢旭芳　楚兰　楼敏　管阳太
廖小平　谭兰　樊东升　潘速跃

9TH 中华医学会神经病学分会 全国中青年神经病学学术会议 2016年7月7-9日 南京

组织委员会

大会主席： 蒲传强

大会执行主席：

王小姗　王延江　朱以诚　江文

委　员：（按姓氏笔划排列）

丁晶　马联胜　王玉　王伊龙　王坚　王朝霞　叶钦勇
丛树艳　刘汉兴　刘军　孙永馨　孙莉　苏闻　李红燕
李玮　李海峰　李彬　李敬伟　李静　杨春　杨清武
吴原　邱伟　张昊　陈万金　陈涛　范玉华　范佳
罗国刚　罗晓光　郝峻巍　侯倩　殷梅　郭守刚　谈颂
崔利华　商慧芳　梁成　鲁明　谢旭芳　楼敏

秘书处： 田成林　蔡晓杰　刘洁晓　张悦　刘卫国

1
2

2016年7月，中华医学会神经病学分会第九次全国中青年神经病学学术会议在南京召开

1/会议日程册封面和大会主席欢迎辞

2/大会组织结构

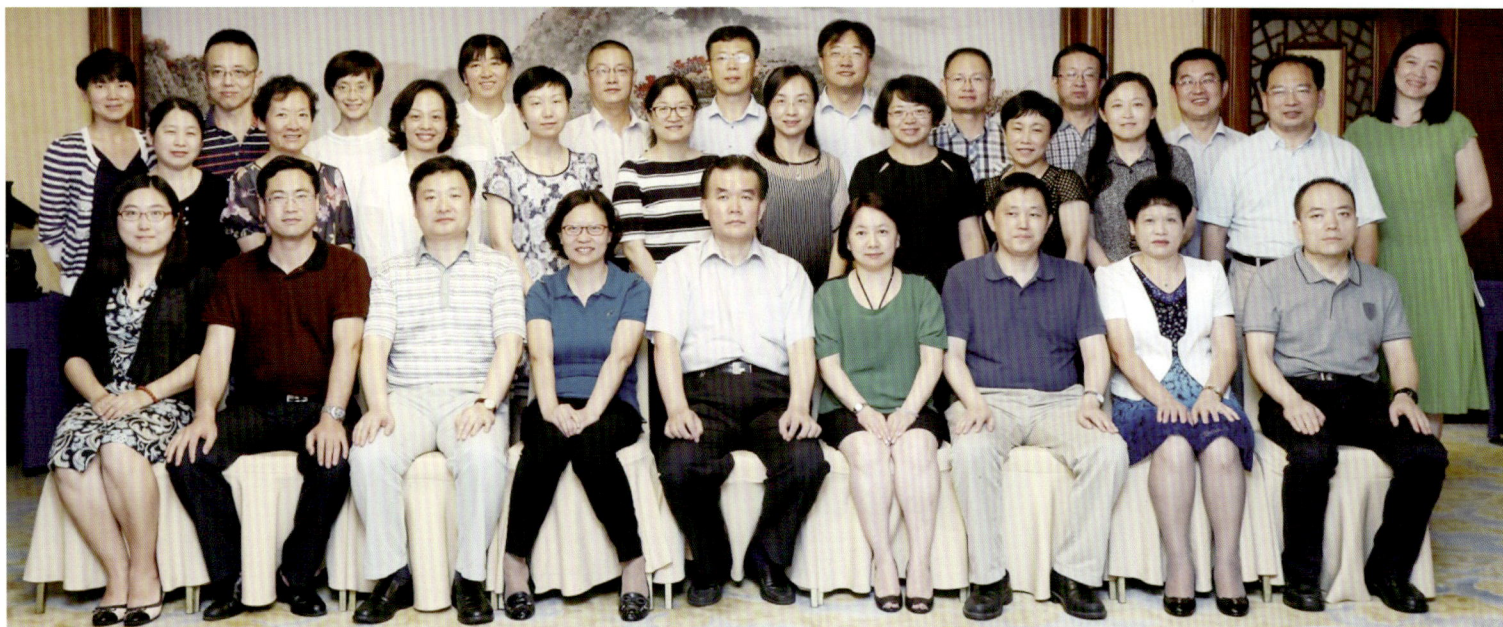

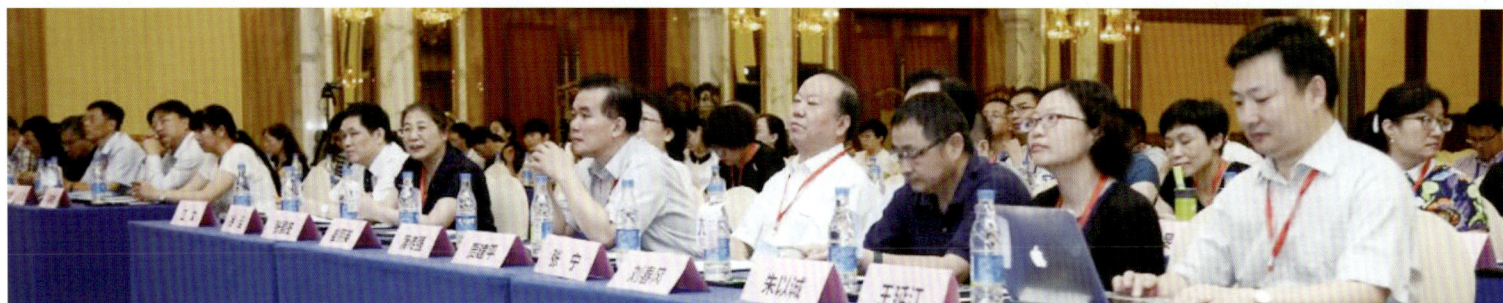

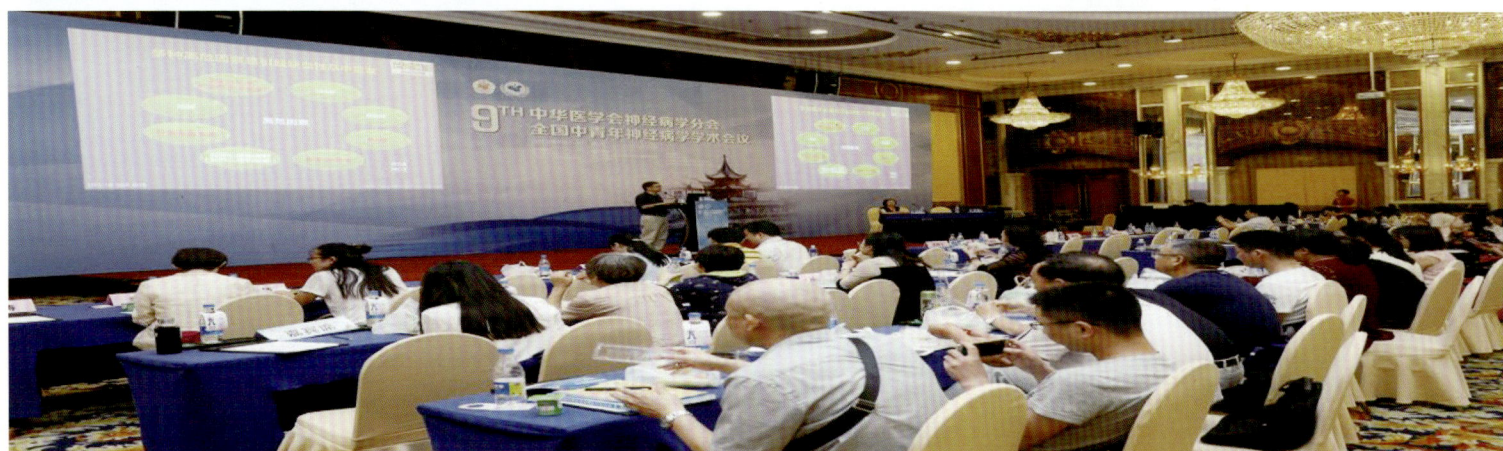

名牌：王小姗

名牌：朱以诚　蒲传强　王延江

名牌：王小姗　崔丽英　江文

名牌：蒲传强　李作汉　

名牌：王小姗　丁晶　王朝霞

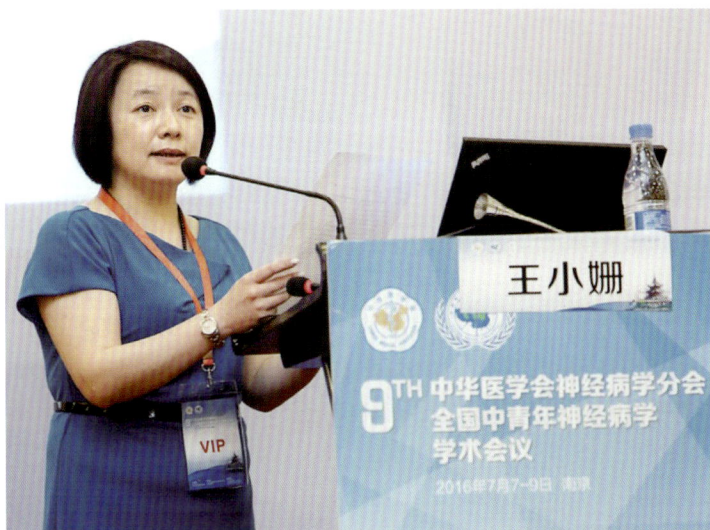

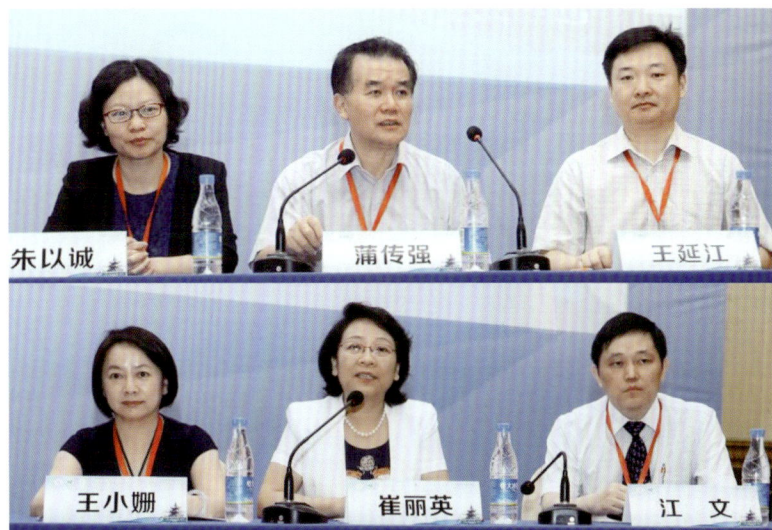

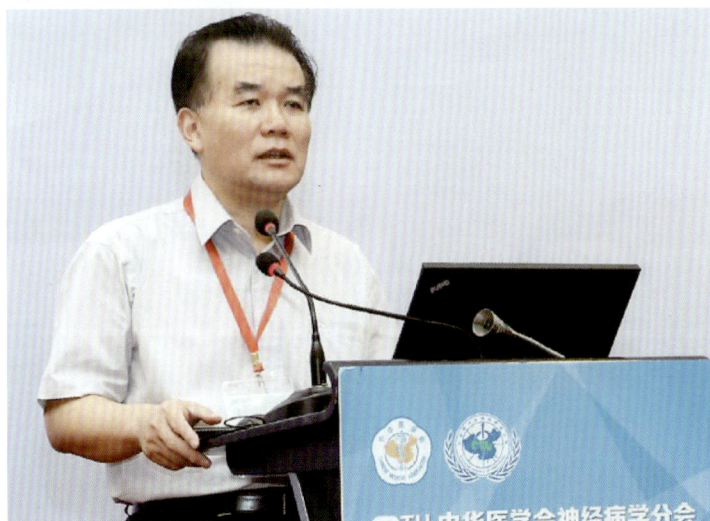

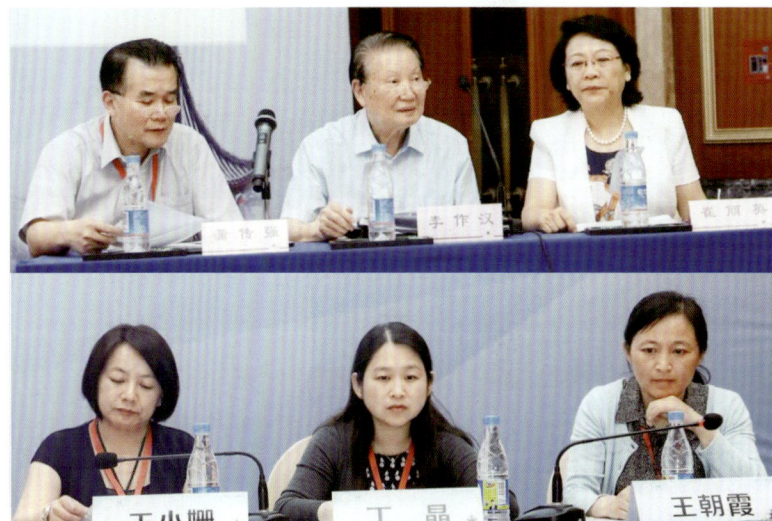

2016年7月，中华医学会神经病学分会第九次全国中青年神经病学学术会议在南京召开

3/青年委员会委员合影

4、5/会场

6/大会执行主席王小姗教授主持开幕式并致欢迎辞

7/大会主席蒲传强主任委员致辞

8/蒲传强、崔丽英、朱以诚、王延江、王小姗和江文教授主持会议

9/蒲传强、李作汉、崔丽英、王小姗、丁晶和王朝霞教授主持会议

3	6	8
4	7	9
5		

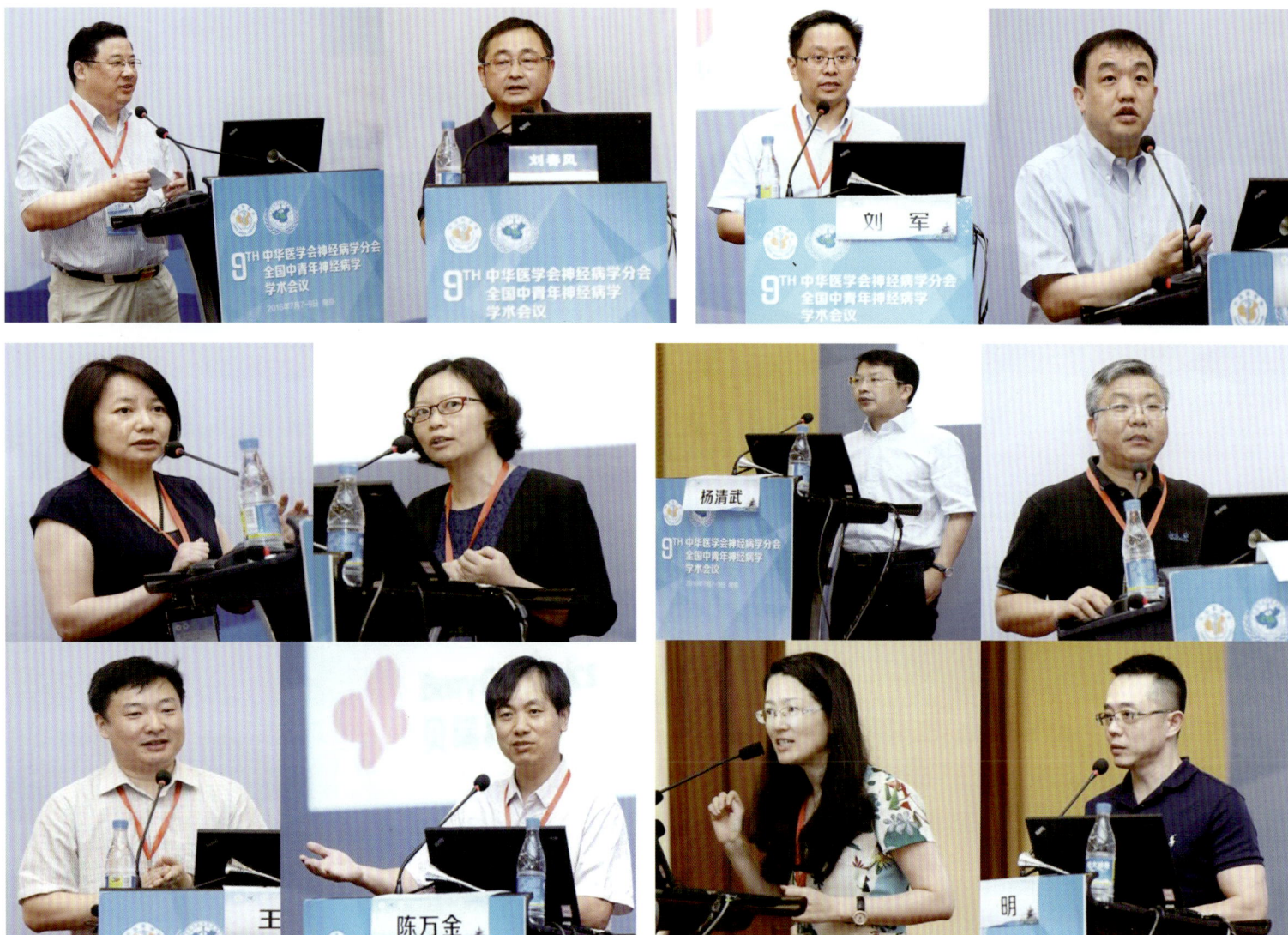

2016年7月，中华医学会神经病学分会第九次全国中青年神经病学学术会议在南京召开

10/ 张颖冬和刘春风教授做专题发言

11/ 刘军和彭斌教授做专题发言

12/ 王小姗、朱以诚、王延江和陈万金教授做专题发言

13/ 杨清武、李海峰、楼敏和鲁明教授做专题发言

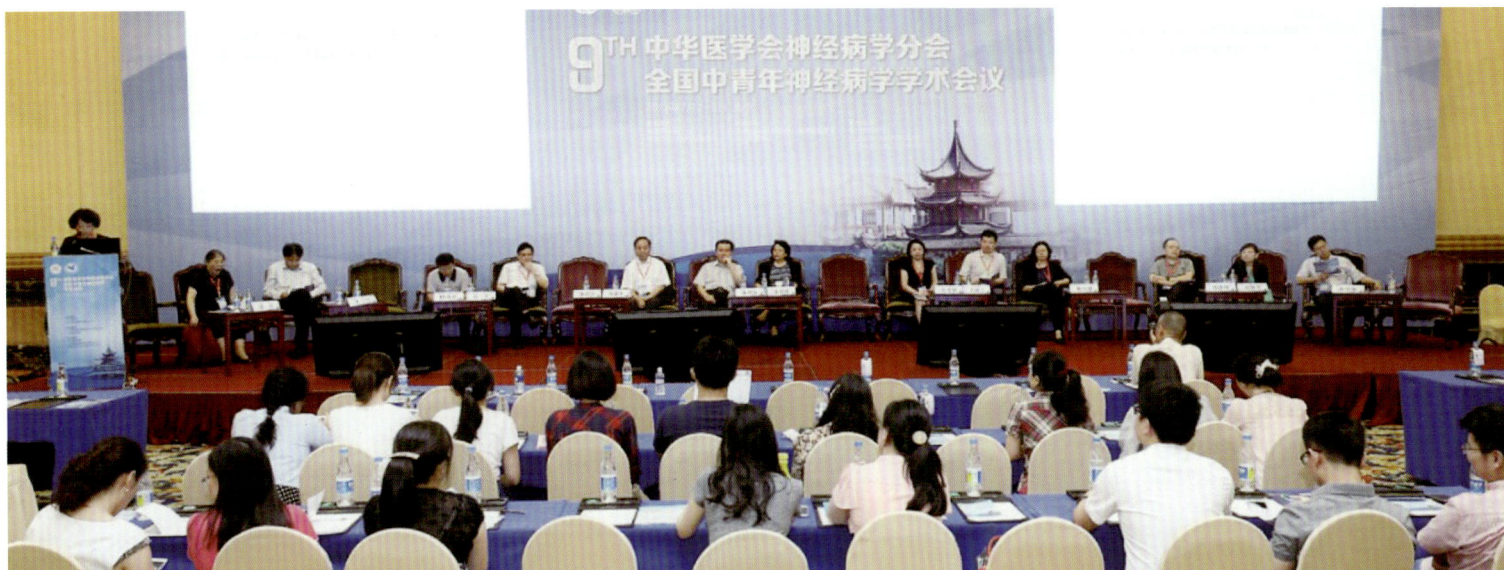

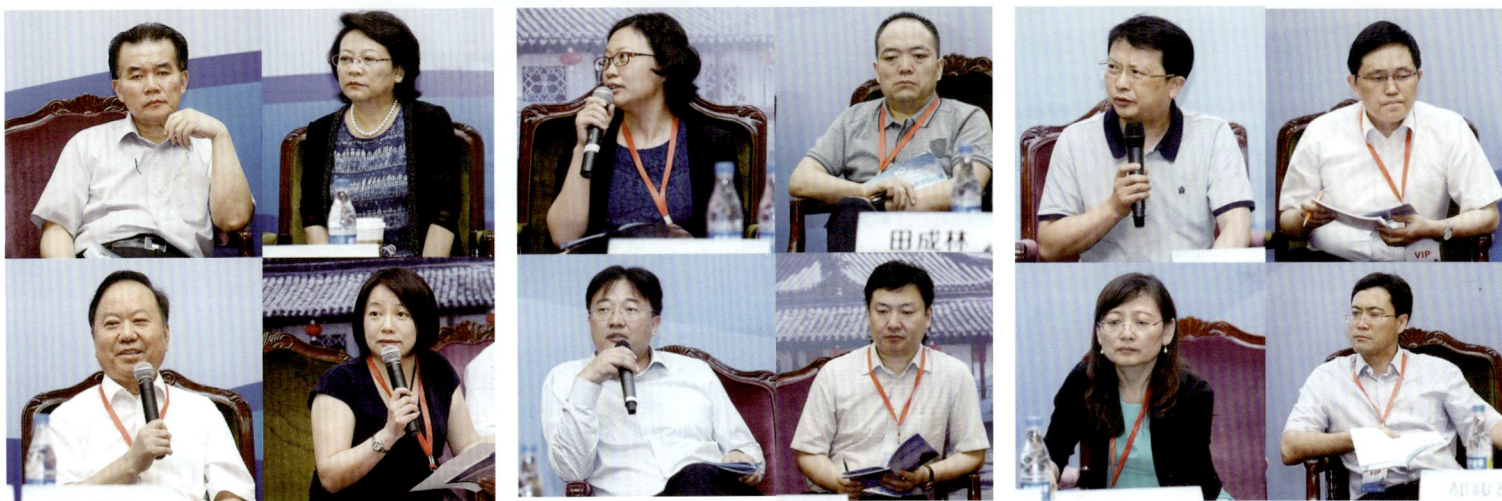

14/ "专家面对面" 临床病例讨论会会场

15/ 蒲传强、崔丽英、贾建平和王小姗教授参加"专家面对面"临床病例讨论会

16/ 朱以诚、田成林、刘坚和王延江教授参加"专家面对面"临床病例讨论会

17/ 杨清武、江文、商慧芳和郝俊巍教授参加"专家面对面"临床病例讨论会

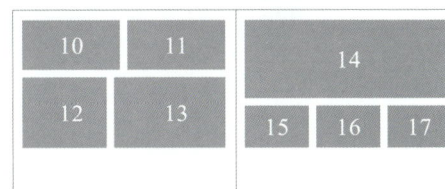

10	11	14		
12	13	15	16	17

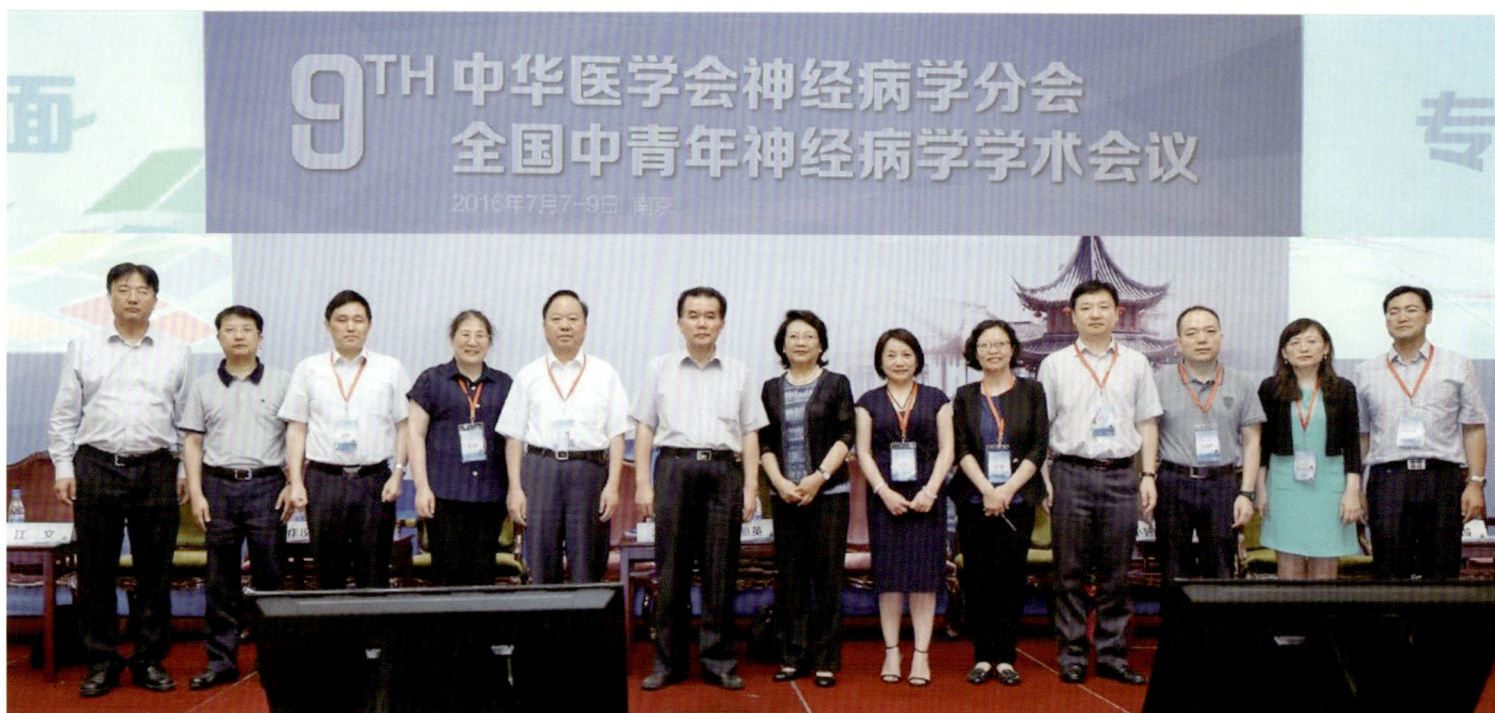

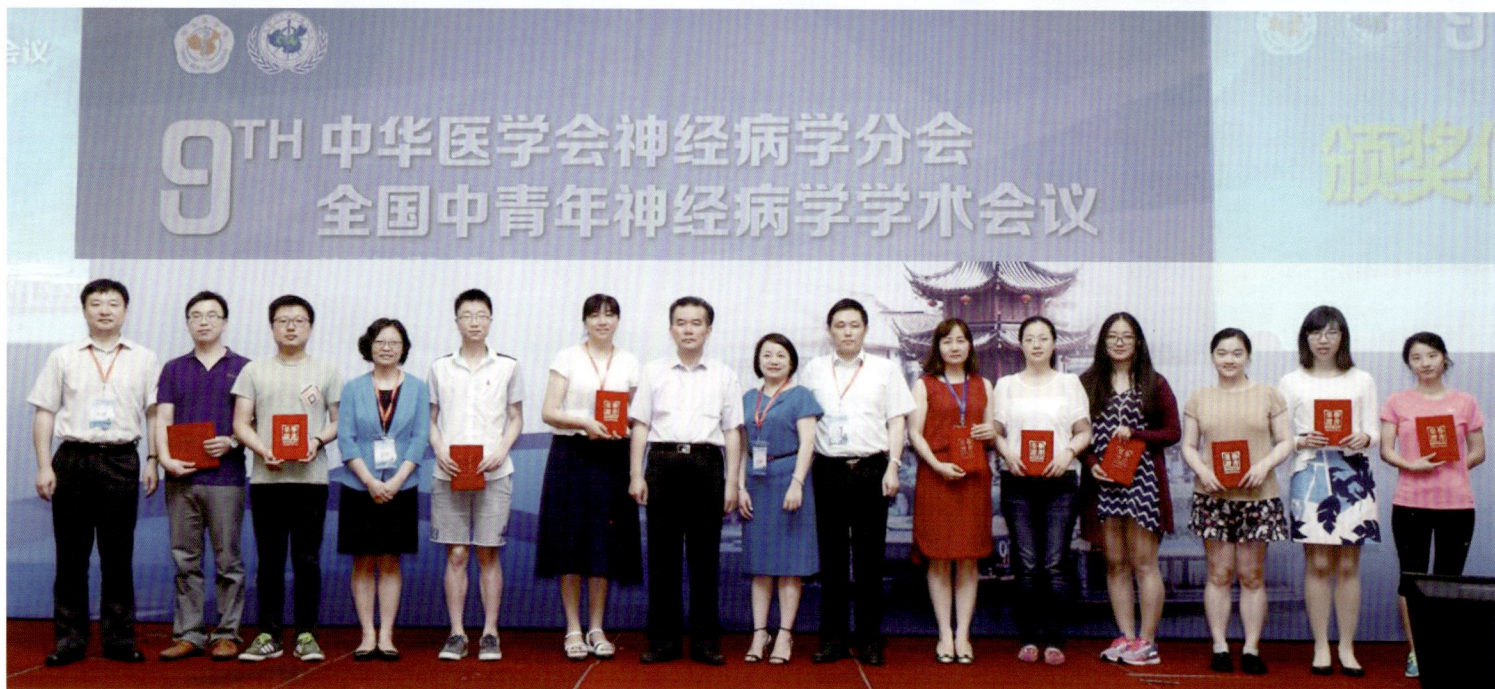

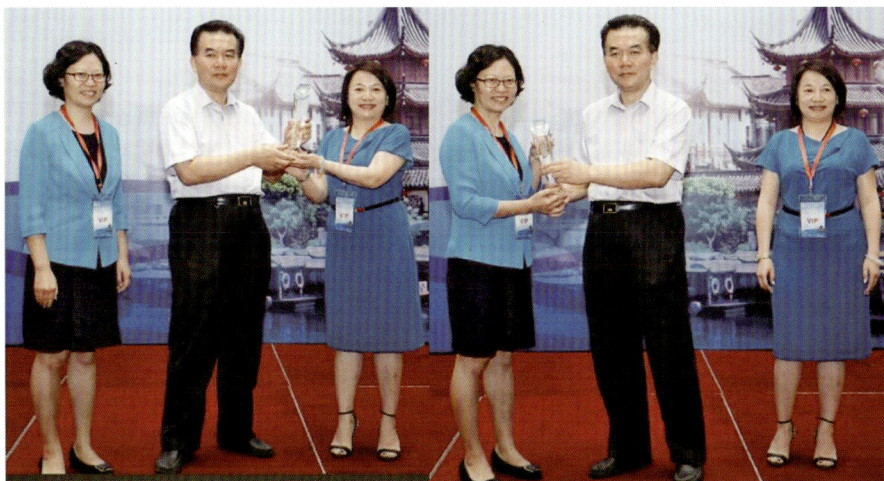

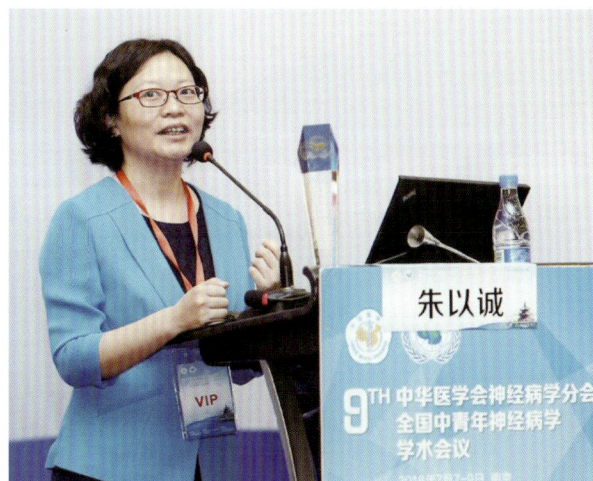

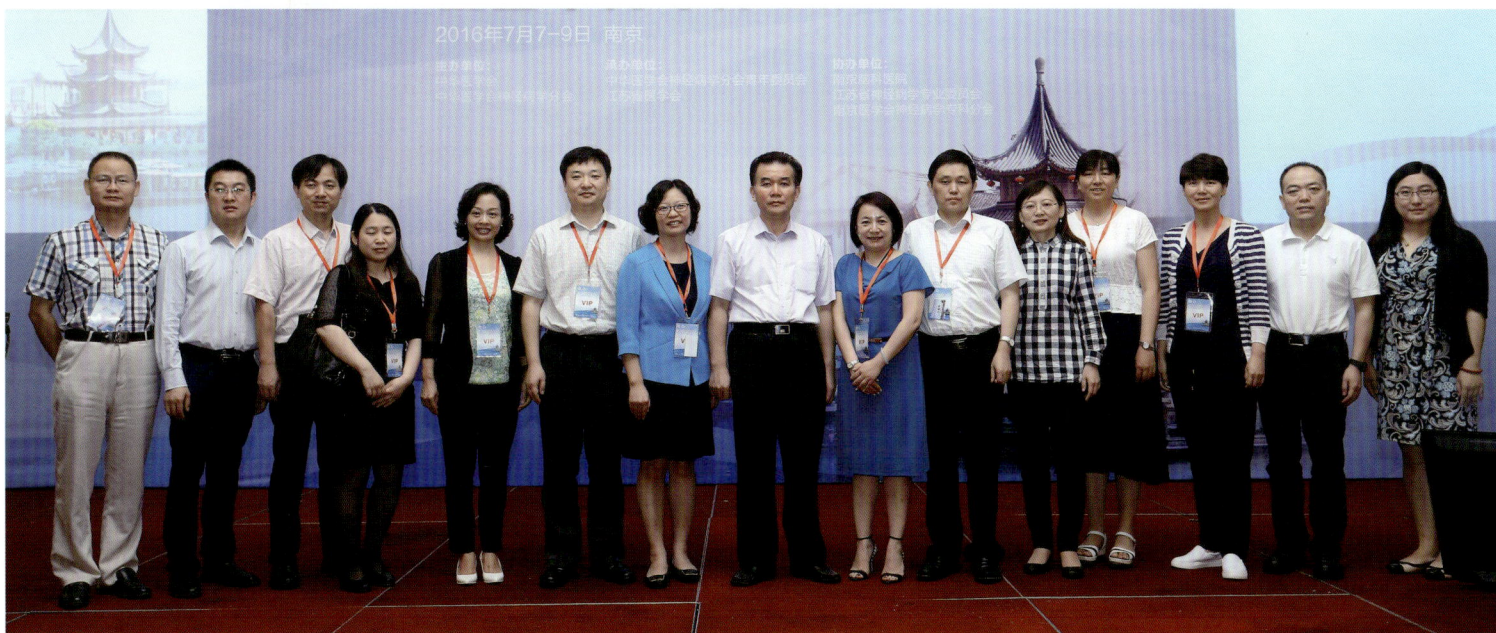

2016年7月，中华医学会神经病学分会第九次全国中青年神经病学学术会议在南京召开

18/参加"专家面对面"临床病例讨论会的专家们合影

19/蒲传强、王小姗、朱以诚和王延江教授与优秀论文奖获得者合影

20/蒲传强、王小姗和朱以诚教授进行主办杯交接仪式

21/朱以诚教授发表下次会议欢迎辞

22/蒲传强主任委员和青年委员会委员们合影

18	20	21
19	22	

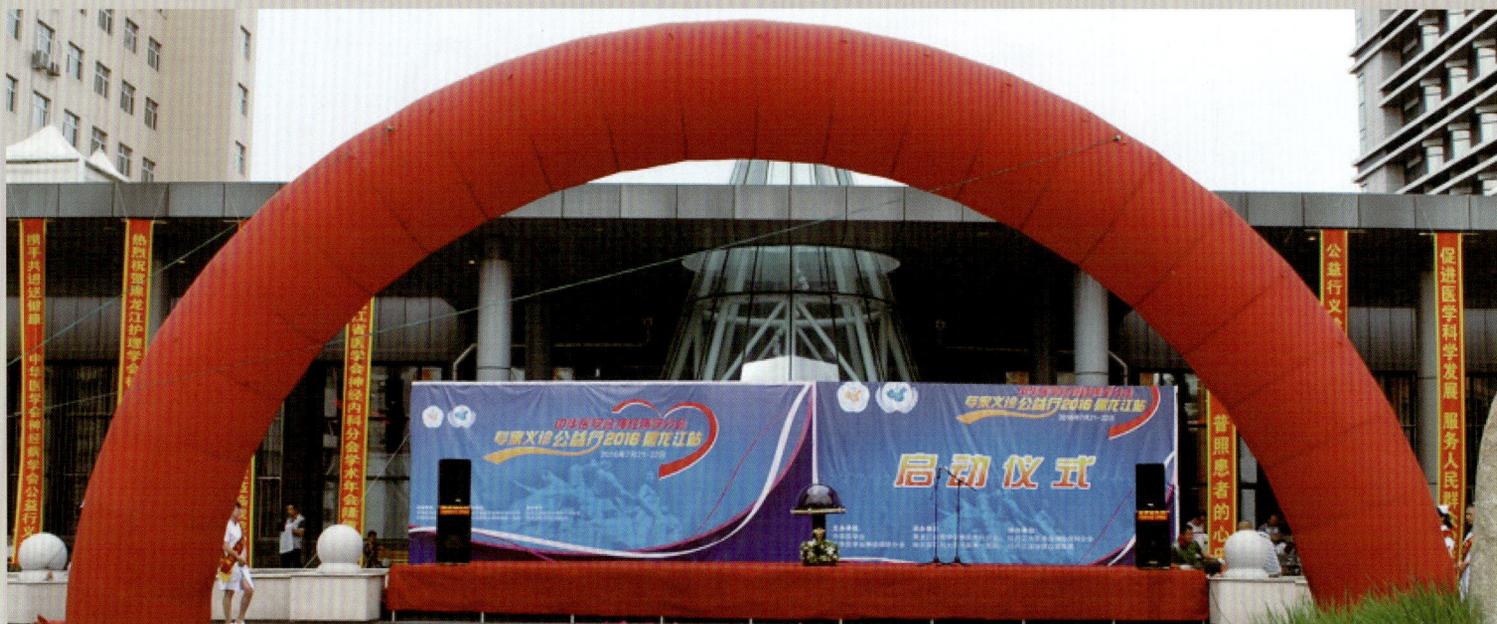

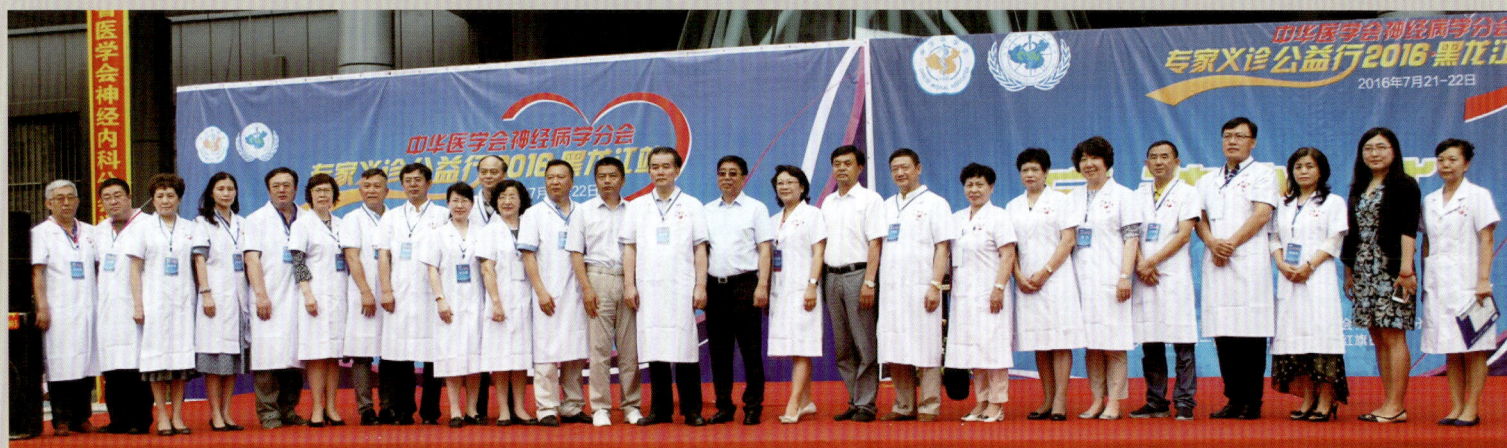

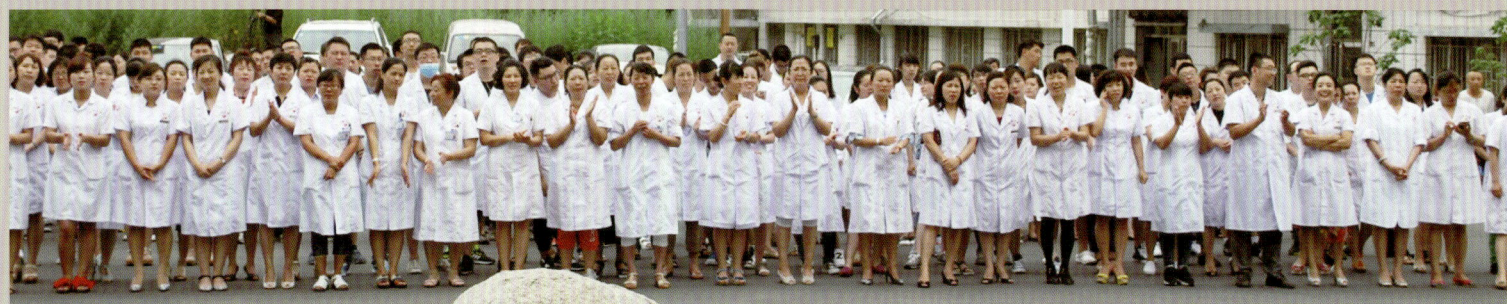

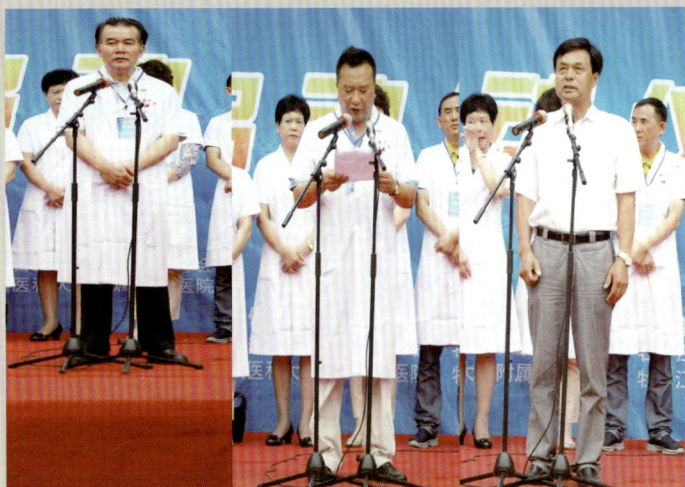

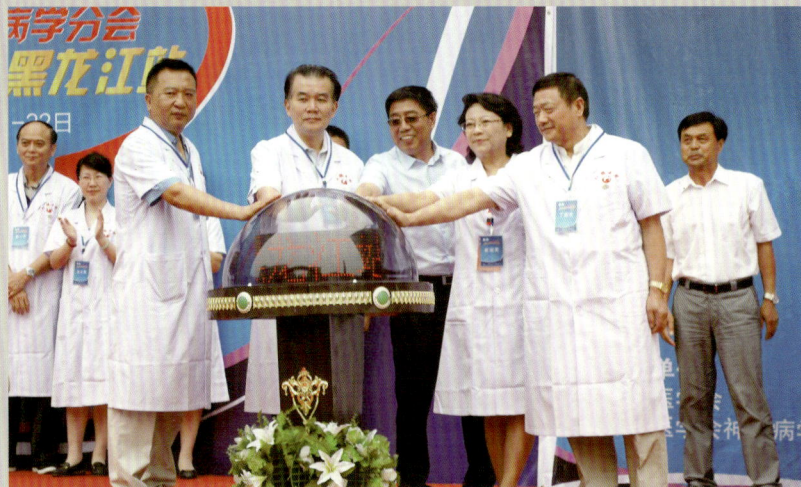

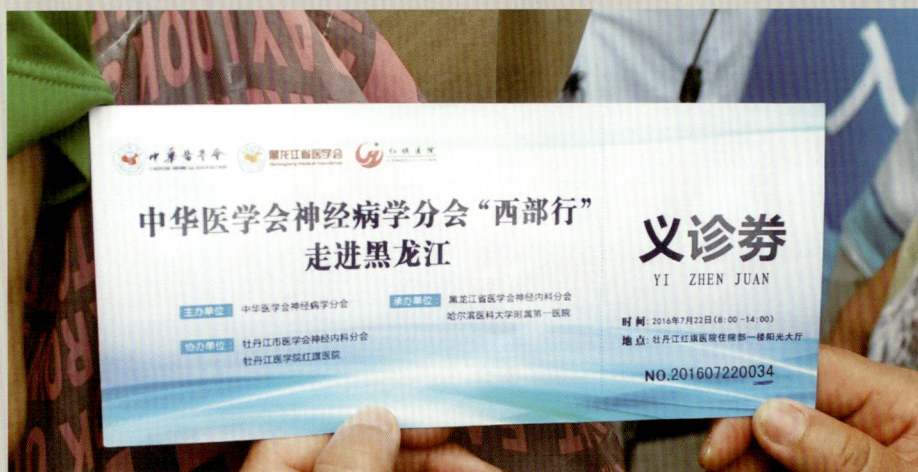

2016年7月，中华医学会神经病学分会"西部行"医疗支援公益活动（2016·黑龙江站）在牡丹江开展，蒲传强、饶明俐、郎森阳和陈海波教授参加黑龙江省医学会神经内科分会年会

1/ 启动仪式主台

2/ 支援专家合影

3/ 启动仪式上，牡丹江医学院附属红旗医院的医务人员积极参加

4/ 启动仪式上，蒲传强主任委员、张黎明教授和牡丹江医学院附属红旗医院领导分别致辞

5/ 启动仪式上，蒲传强、崔丽英、丁新生和张黎明教授与牡丹江医学院附属红旗医院领导共同启动开幕仪式

6/ 义诊券

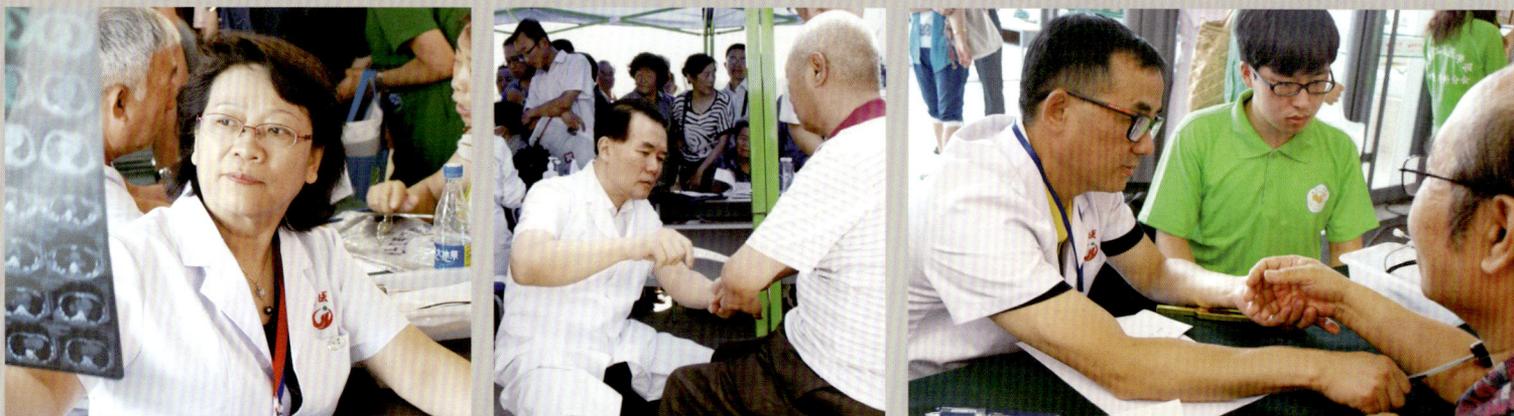

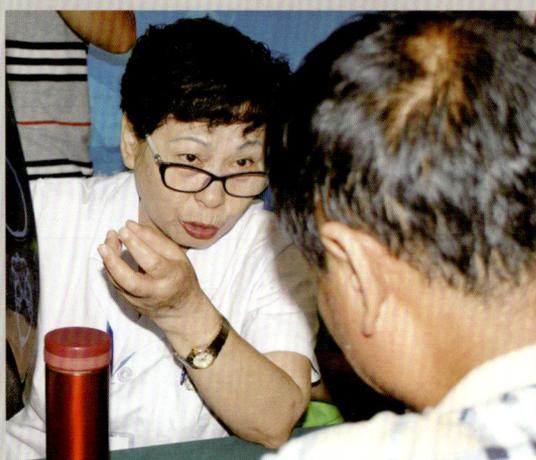
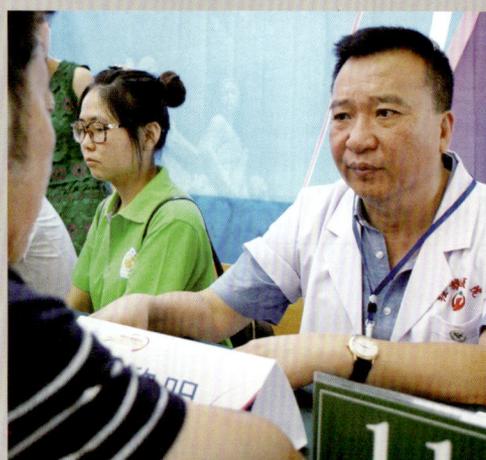
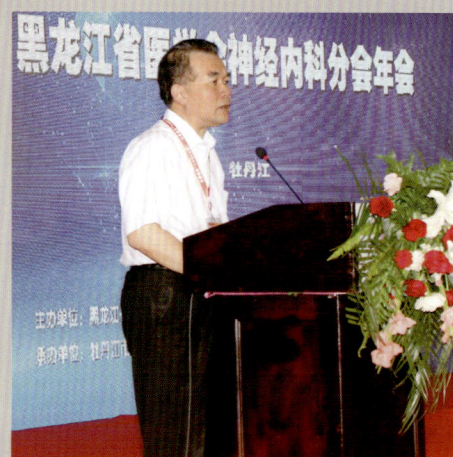

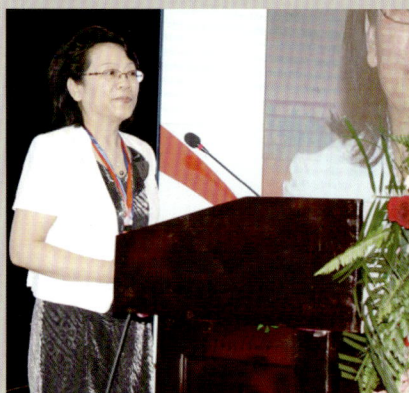
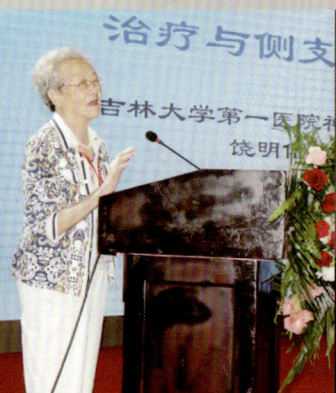
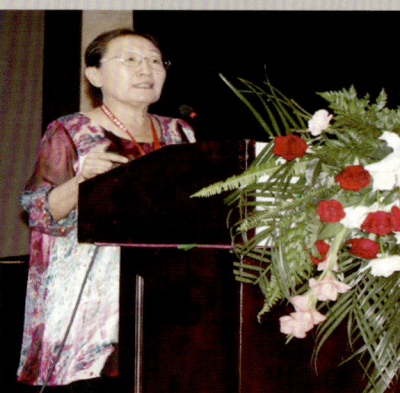
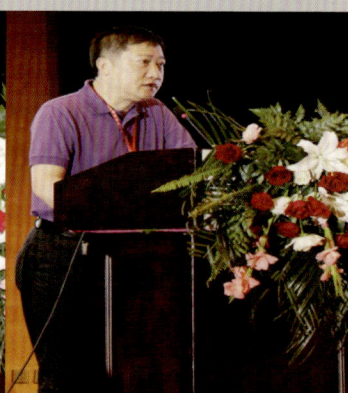

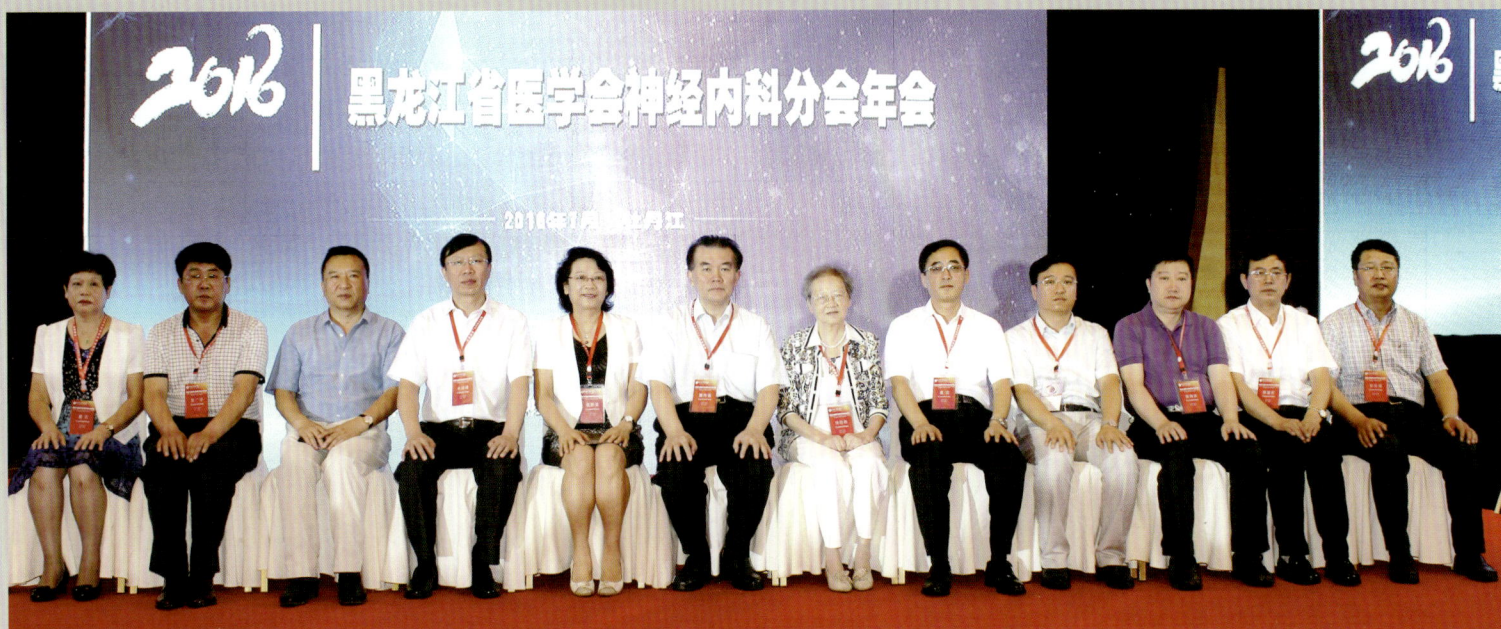

2016年7月，中华医学会神经病学分会"西部行"医疗支援公益活动（2016·黑龙江站）在牡丹江开展，蒲传强、饶明俐、郎森阳和陈海波教授参加黑龙江省医学会神经内科分会年会

7/ 崔丽英教授义诊

8/ 蒲传强教授义诊

9/ 卢祖能教授义诊

10/ 丁素菊教授义诊

11/ 张黎明教授义诊

12/ 蒲传强主任委员在黑龙江省医学会神经内科分会年会上致辞

13/ 崔丽英、饶明俐、郎森阳和陈海波教授在黑龙江省医学会神经内科分会年会上做专题讲座

14/ 蒲传强、崔丽英、饶明俐和陈海波教授与当地专家合影

7	8	9	14
10	11	12	
13			

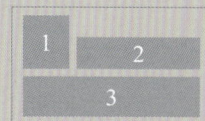

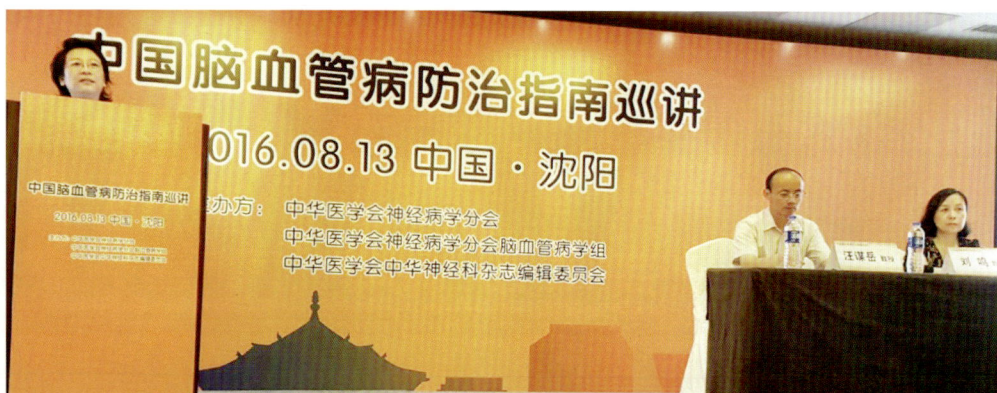

2016年8月，中国脑血管病防治指南巡讲在沈阳举行

1/ 会议日程

2/ 刘鸣教授和汪谋岳主任做主持，《中华神经科杂志》崔丽英总编辑致辞

3/ 会场

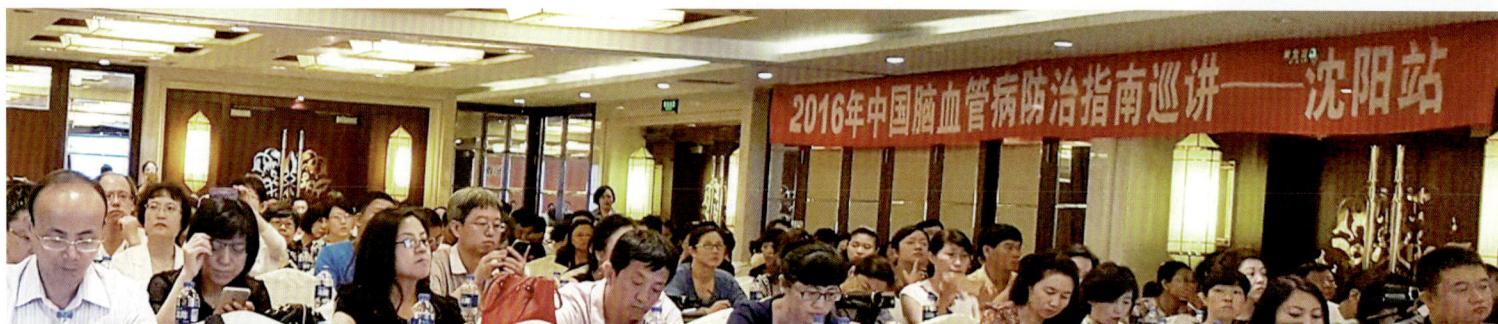

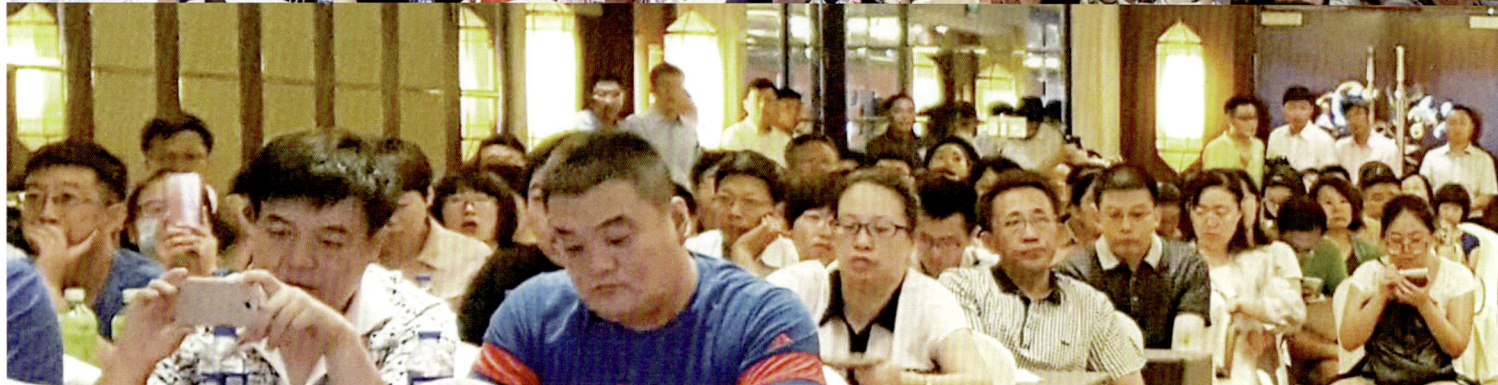

十二、中华医学会神经病学分会第七届委员会

（一）组建和发展

2016年9月22日，中华医学会神经病学分会专家义诊公益活动在广州开展，在曾进胜教授的积极协助下，该活动在中山大学附属第一医院举行。本次活动分为两部分：一是在门诊大厅举行大型义诊活动；二是部分专家到神经内科进行教学查房。在活动开始前，中山大学附属第一医院院长肖海鹏教授在门诊大厅亲切会见参加活动的专家。

2016年9月22日晚，中华医学会神经病学分会第六届委员会全体委员会议在广州召开，蒲传强主任委员给全体委员做3年工作汇报，主要工作有：①分会组织结构的调整与建立。依照中华医学会章程和要求，按时完成14个亚专业学组的换届选举工作，各亚专业学组组长均为国内同道公认的学术带头人，新入学组的委员达到该专业的高水平。按时完成青年委员会的换届选举工作，选出的青年副主任委员都是同道公认的青年学术带头人。上述工作均经常务委员会讨论通过并报中华医学会组织管理部备案。本届委员会还新增了神经血管介入协作组、神经重症协作组、神经影像协作组和肌萎缩侧索硬化协作组，使这些协作组能以中华医学会和中华医学会神经病学分会的名义举办各种全国性专业学术会议和其他活动。②举办各种学术会议。高水平完成"中华医学会全国神经病学学术会议""中国脑血管病大会"和"中华医学会神经病学分会全国中青年神经病学学术会议"三大会议，其中"中华医学会全国神经病学学术会议"和"中国脑血管病大会"成为国内同道每年必参加的品牌学术会议，论文投稿数量和参加会议人数每年均创新高，还邀请国内外专家和相关学科专家进行专题讲座，加强国内外和学科间的学术交流。三大会议还新设"专家面对面"临床病例讨论会、神经重症专场、神经影像专场和神经护理专场，均产生了很大影响。尤其是每次中华医学会全国神经病学学术会议，会务组均全额资助西部和基层医院神经内科医师和神经护理人员参会。14个亚专业学组均按要求完成高水平全国性专业学术会议，让参会者达到提高临床诊治水平的目的。特别值得提出的是，由中华医学会会长陈竺院士亲自安排并亲自参加的由中华医学会、中华医学会神经病学分会及其青年委员会共同主办的"中华医学峰会暨中华医学会神经病学分会第八次全国中青年神经病学学术会议"在重庆召开，陈竺会长及其邀请的7名国际著名专家在大会上做精彩的专业学术报告，这是中华医学会学术会务史上独特的会议。③举办"西部行"医疗支援公益活动。为了贯彻落实国家"西部大开发"政策，推动西部神经内科医师的专业发展，为当地居民的身体健康做些务实的工作，近3年来先后组织100多名全国知名神经内科专家去贵阳、海口、银川、南宁和牡丹江开展"西部行"医疗支援公益活动，在当地医院举行大型义诊、教学查房和学术讲座活动。每次中华医学会全国神经病学学术会议前一天，在厦门、南京、成都、广州举行大型义诊和教学查房活动。④积极鼓励和指导各亚专业学组撰写了23部权威性的神经系统疾病诊治指南、共识和规范，

发表在《中华神经科杂志》上，同时还完成了《中国脑血管病诊治指南与共识》和《脑卒中健康知识问答》的初步编排。⑤规范培训和建立基金。A．依中华医学国际交流基金会要求，中华医学会神经病学分会参与成立中华医学国际交流基金会神经病学专项基金管理委员会，主任为蒲传强，副主任为崔丽英，成员包括张伟强、彭斌和张悦。本专项基金管理委员会的主要任务是接纳社会捐赠基金用于神经系统疾病的专项研究、学术开展、技术培训等。B．成立国家神经肌肉病诊治规范培训中心，授予在肌肉病理诊断技术、肌电图和神经电生理方面做得好的神经内科为国家神经肌肉病诊治规范培训中心，有北京协和医院、中国人民解放军总医院、北京大学第一医院、北京大学第三医院、山东大学齐鲁医院、武汉大学人民医院、华中科技大学同济医学院附属同济医院、复旦大学附属华山医院、河北医科大学第三医院、天津市第三中心医院的神经内科，这些中心的主要任务是继续开展肌肉病理诊断技术和肌电图诊断技术的培训，加强对神经肌肉病的诊治工作，带动全国同道提高神经肌肉病的诊治水平。C．每年举办2次神经内科科室管理与学科建设高级研修班。⑥按时高质量完成国家卫生和计划生育委员会、中华医学会交代的各项任务，包括临床路径修改、制定代表性神经系统疾病诊治技术和完成国家临床重点专科项目中期评审。⑦中华医学会神经病学分会获得中华医学会优秀专科分会奖，《中华神经科杂志》获得优秀杂志奖。

蒲传强主任委员结束汇报后，全体委员讨论通过工作报告，至此，中华医学会神经病学分会第六届委员会完成使命。之后召开中华医学会神经病学分会第六届委员会常务委员会会议，全体常务委员参加，中华医学会组织管理部杨威同志参加并主持。经过商讨，最终决定中华医学会神经病学分会第七届委员会常务委员候选人名单。继而召开中华医学会神经病学分会第七届委员会全体委员会议，新当选的72名委员都参加了本次大会，由杨威同志主持。依中华医学会章程规定，中华医学会神经病学分会第六届委员会候任主任委员崔丽英自动转为中华医学会神经病学分会第七届委员会现任主任委员，中华医学会神经病学分会第六届委员会主任委员蒲传强转为中华医学会神经病学分会第七届委员会前任主任委员兼常务委员，故换届选举工作主要是选出第七届委员会候任主任委员、副主任委员和常务委员。本次换届选举工作的程序与上一次相同，先召开全体委员会议，由杨威同志宣读上一届常务委员会推荐的本届常务委员候选人名单，由各地区委员再协商或投票选出本地区新一届常务委员候选人名单，再集中召开全体委员会议，征求是否有自荐竞选常务委员者，最后确定差额候选人名单，经全体委员以无记名方式投票，选出新一届常务委员（王伟、王玉平、王拥军、王柠、卢家红、吴江、汪昕、刘鸣、张通、张杰文、董强、何志义、曾进胜、赵钢、樊东升、陈海波、黄一宁、施福东、郭力、管阳太、徐运、崔丽英、谢鹏、蒲传强、焉传祝）。接着，以同样的方式，根据上一届主任委员提名和本次大会常务委员自荐的候任主任委员候选人差额名单，在投票前各位候选人做5分钟的竞选演讲，之后，经全体委员投票选举，选出新的候任主任委员王拥军。而后，再以同样的方式，差额选举出副主任委员董强、曾进胜、赵钢和樊东升。至此，圆满完成中华医学会神经病学分会第七届委员会的选举工作，新当选的主任委员是崔丽英，前任主任委员蒲传强和候任主任委员王拥军，副主任委员为董强、曾进胜、赵钢和樊东升；常务委员会委员25名，全体委员72名。

选举结束后，崔丽英主任委员主持召开中华医学会神经病学分会第七届委员会第一次全体委员会议和常务委员会会议，主要内容有：①崔丽英主任委员提名并通过彭斌教授任秘书长，杨弋教授任副秘书长，蔡晓杰、倪俊和戴毅任工作秘书；提名并通过贾建平教授为名誉主任委员，洪震、陈生弟和肖波教授为顾问，黄家星教授为名誉委员。②进行工作分工。崔丽英主任委员全面负责分会工作，前任主任委员蒲传强教授负责分会组织工作和公益活动，包括"西部行"等活动，王拥军候任主任委员负责继续教育培训和指南宣教工作，董强副主任委员负责国内会议的组织工作，樊东升副主任委员负责国际学术交流活动，赵钢副主任委员负责分会网络建设工作，曾进胜副主任委员负责分会科普宣传工作。③讨论近期工作。崔丽英主任委员强调依据中华医学会章程规定，在6个月内必须完成各亚专业学组和青年委员会的换届改选工作，组织好明年的中国脑血管病大会、中华医学会神经病学分会全国中青年神经病学学术会议和中华医学会全国神经病学学术会议等，确定了2017年中华医学会全国神经病学学术会议的召开时间和地点。

2016年9月22—25日，由中华医学会、中华医学会神经病学分会主办，广东省医学会、广东省医学会神经病学分会承办，中山大学附属第一医院协办的中华医学会第十九次全国神经病学学术会议在广州召开。大会主席为蒲传强、贾建平、崔丽英，副主席为王拥军、赵钢、陈生弟、谢鹏和曾进胜；组织委员会主席为蒲传强；执行主席为曾进胜，副主席为刘振华、陆正齐、赵斌、徐书雯、徐安定、褚晓凡、潘小平和潘速跃。本次大会收到论文3886篇，内容包含神经系统疾病的流行病学、病因、诊断、治疗、康复和护理；在疾病分类方面，包括脑血管病、神经免疫性疾病、变性疾病、周围神经病、肌肉病、神经系统感染、认知障碍、癫痫、神经系统遗传性疾病、睡眠障碍、疼痛、焦虑和抑郁；在技术方面，包括神经血管介入、神经重症、神经影像、神经护理、神经电生理、神经肌肉病理、神经药理、转化医学与精准医学等。本次大会参会代表达4220名。本次大会设有4场全体大会、77篇专题发言、2场大型"专家面对面"疑难病例讨论会和19个学术专场；共有12个大会场、175篇专题讲座、378篇论文交流和898篇论文壁报交流，收集全国100多例临床复杂疑难病例，精选50多例在"专家面对面"、神经病理、临床肌肉病理、帕金森病及运动障碍、神经影像、神经重症等专场中以不同方式进行展示和讨论，为提高临床诊疗水平提供直接的平台。值得注意的是，2016年神经护理学术专场共收到论文136篇，且特邀全国各大医院神经内科的护理专家和入选会议口头交流论文的护士代表参加，给护士代表们提供了独特的护理学术展示平台和学习机会。本次大会还按照以往的做法，继续资助西部地区中青年代表全程参加会议，且今年扩大资助范围，即资助全国基层医师代表全程参加会议，为我国基层医师参加我国最高水平的神经病学学术会议提供条件和机会。本次大会开幕式由王拥军副主任委员主持，出席的领导和嘉宾有中华医学会郭伟华副秘书长，广东省医学会姚志彬会长、李国营秘书长、蓝岚副秘书长、林海波副秘书长，中山大学附属第一医院院长肖海鹏教授，澳大利亚悉尼大学医学院Matthew Kiernan教授，日本福岛县立医科大学Yoshikazu Ugawa教授，中华医学会神经病学分会的多位委员和老专家等。做大会致辞的分别有大会执行主席曾进胜教授，中山大学附属第一医院院长肖海鹏教授，大会主席蒲传强教授，广东省医学会姚志彬会长，中华医学会郭伟华副秘书长。会上，复旦大学附属华山医院的周良辅院士讲授了"小脑的解剖功能，被我们遗忘了吗"，吕传真教授讲授了"中枢神经系统淋巴瘤诊治进展"，蒲传强教授讲授了"我国肌肉病临床诊治进展"，Matthew Kiernan教授讲授了 *Motor cortical plasficity in humans*，Yoshikazu Ugawa教授讲授了 *Quadriputse stimulation: a new plasticity induction method in humans*，王海波教授讲授了"大数据和人工智能驱动的临床研究"，刘鸣教授讲授了"脑血管病临床研究设计策略"，曾进胜教授讲授了"脑梗死后远隔损害与神经可塑性"，王延江教授讲授了"阿尔茨海默病防治新途径"，陈彪教授讲授了"帕金森病分子分型和大数据"，施福东教授讲授了"我国中枢神经系统脱髓鞘疾病诊治进展与未来"，谢鹏教授讲授了"10年回首抑郁症的基础与临床研究"。2016年9月23日晚举行的"专家面对面"临床病例讨论会的主持人为蒲传强、曾进胜，其他专家有王学峰、王柠、刘鸣、朱遂强、李舜伟、张宝荣、陈海波、杨任民、饶明俐、周东、赵钢、袁云、董强和黄如训。2016年9月24日晚举行的"专家面对面"临床病例讨论会的主持人为崔丽英、贾建平，其他专家有张成、吕传真、何志义、肖波、粟秀初、徐运、郎森阳、黄一宁、焉传祝、梁秀龄和樊东升。闭幕式由贾建平教授主持，崔丽英教授做大会总结，彭斌秘书长宣读优秀论文奖获奖者名单，杨弋副秘书长宣读优秀壁报奖获奖者名单，由分会领导们上台给获奖者颁奖并合影留念。会议结束前还举行了主办杯交接仪式，由蒲传强教授与曾进胜教授和徐运教授分别交接主办杯。最后，徐运教授发表下次会议欢迎辞。

2016年10月，由中华医学会神经病学分会、中华医学会神经病学分会脑血管病学组和《中华神经科杂志》编辑委员会共同组织的中国脑血管病防治指南巡讲在武汉举行，开幕式由刘鸣教授和汪谋岳主任主持，湖北省医学会神经病学分会主任委员孙圣刚教授、《中华神经科杂志》总编辑崔丽英教授和中华医学会神经病学分会前任主任委员蒲传强教授分别致辞。会上，王拥军教授讲授了"中国缺血性脑卒中和短暂性脑缺血发作二级预防指南"，曾进胜教授讲授了"中国颅内静脉系统血栓形成诊断和治疗指南"，董强教授讲授了"中国蛛网膜下腔出血诊治指南"，徐运教授讲授了"中国脑血管病影像应用指南"，彭斌教授讲授了"中国重症脑血管病管理共识"，黄一宁教授讲授了"中国脑小血管病诊治共识"，张苏明教授讲授了"中国脑出血诊治指南"，刘鸣教授讲授了"中国急性缺血性脑卒中诊治指南"。在每位主讲专家结束讲课后均有15分钟进行提问和讨论。

此外，由中华医学会神经病学分会组织编写的《中国脑血管病诊治指南与共识（2016版）》（大开本版、手册版）和《脑卒中健康知识问答》均已由人民卫生出版社出版发行，为全国同道提供了方便的学习资料和大众科普读物。

2016年12月17日，中华医学会神经病学分会第七届委员会第一次常务委员会会议在北京召开，中华医学会组织管理部胡俊同志和学术会务部张悦同志也参会。本次大会由崔丽英主任委员主持，主要内容有：①颁发常务委员聘书。胡俊同志代表中华医学会讲话，介绍学会加强组织管理工作的举措，成立了组织建设联席会，以利于分会的组织管理工作。崔丽英主任委员为常务委员、秘书长和秘书颁发聘书。②学习中华医学会章程及相关文件。崔丽英主任委员主持学习了中华医学会章程及相关文件，特别是关于青年委员会换届改选，各亚专业学组换届改选，学术会议，以及财务规定等文件。③关于青年委员会换届改选，组织管理部胡俊同志介绍了中华医学会有关章程和规定，本届青年委员会换届选举工作应在分会换届后6个月内完成，青年委员会主任委员由分会主任委员崔丽英教授兼任，副主任委员2~4名。青年委员会委员由常务委员和各地方分会推荐，且一名常务委员推荐1名候选青年委员，各省市医学会神经病学分会推荐1名候选青年委员，且不能与常务委员推荐的委员同在一个单位；青年委员要求在1972年1月1日之后出生。还要求2017年2月19日前完成推荐候选人工作，2017年4月6日选举青年委员会副主任委员，以成立新一届青年委员会。④关于各亚专业学组的换届改选，组织管理部胡俊同志介绍了中华医学会相关规定，新的委员需要有一定相关领域的工作基础和研究成果；且同一学组中，同一个单位的委员不能超过2名。崔丽英主任委员表示将以中华医学会相关规定为指导，结合分会的具体情况，提出各亚专业学组组长和副组长推荐名单；特别指出的是，蒲传强、谢鹏、赵忠新、洪震、陈生弟、胡学强、崔丽英7名组长将卸任，应选出7名新的组长；各亚专业学组组长的入选条件主要从"专业水平""凝聚力"和"积极参加分会活动"等多方面综合考虑。本次大会还就部分亚专业学组组长和副组长的设置突破"规定"做了说明。本届学组领导调整后，卸任组长可增设为名誉组长。⑤学术会务部的张悦同志汇报了第十七次中国脑血管病大会的筹备情况。确定了本次大会13个专场题目及其负责人，还初步讨论了大会发言邀请外宾名单。曾进胜教授负责脑静脉系统疾病，贾建平教授负责卒中后认知与情感障碍，彭斌教授负责运动夹层及脑小血管病，王拥军教授负责脑卒中一级、二级预防，董强教授负责出血及相关疾病，黄一宁教授负责神经血管影像诊断与评估，刘鸣教授负责急性脑梗死诊治，徐运教授负责疑难少见原因脑血管病，王伟教授负责脑血管病前沿研究，刘新峰教授负责神经血管介入，宿英英教授负责脑血管病重症，张通教授负责脑血管病康复，刘鸣教授负责神经护理。

2017年2月，中华医学会神经病学分会第七届委员会第二次常务委员会会议在北京召开，全体常务委员参加，中华医学会组织管理部胡俊同志和学术会务部张悦同志也参会。本次大会的主要内容有：①正式启动各亚专业学组的换届改选工作。要求各亚专业学组组长和副组长的新任在原则上不超过2届。各亚专业学组委员的入选条件是具有副高级以上职称，热爱学组工作，在本学组专业领域具有较高学术水平和凝聚力（提交相关文章），委员连任一般不超过3届，新委员不能同时参加2个学组，注意地区和单位的分布。讨论通过了14个亚专业学组新任组长和副组长名单，拟上报中华医学会待批。之后，各亚专业学组组长上报委员名单，待下次常务委员会会议讨论通过。②讨论通过了青年委员会委员名单，拟安排青年委员会进行副主任委员选举。③计划进行2次"西部行"活动，蒲传强教授负责具体落实。④召开第十七次中国脑血管病大会稿件定稿会。

2017年4月6日，中华医学会神经病学分会第七届委员会第三次常务委员扩大会议在厦门召开，全体常务委员和新任组长参会，中华医学会副会长苏志、党委办公室副主任石朝云、办公室主任王永明、组织管理部胡俊、学术会务部副主任李佳出席会议，崔丽英主任委员主持会议。本次大会的主要内容有：①苏志书记传达了中华医学会党的工作会议精神，包括从严治党和党风廉政建设等相关文件内容。②给新任各亚专业学组组长颁发聘书。经中华医学会批准，中华医学会神经病学分会第七届委员会14个亚专业学组组长和副组长为：神经遗传学组组长王柠，副组长唐北沙、张成、吴志英；肌电图和临床神经电生理学组名誉组长崔丽英，组长樊东升，副组长王玉平、黄旭升、管宇宙；脑电图与癫痫学组名誉组长洪震，组长周东，副组长肖波、汪昕、朱遂强、王学峰；神经生化学组名誉组长谢鹏，组长何志义，副组长廖卫平、杨晓苏、何俐、张拥波；神经病理学组组长卢德宏，副组长陈琳、焉传祝、袁云、汪寅；神经心理学与行为神经病学组名誉组长陈海波，组长汪凯，副组长罗本燕、郎森阳、王毅；神经免疫学组名誉组长胡学强，组长郭力，副组长施福东、管阳太、李柱一、董会卿；神经肌肉病学组名誉组长蒲传强，组长焉传祝，副组长卢家红、陈琳、袁云、张俊；神经康复学组组长张通，副组长李小刚、刘雁；感染性疾病与脑脊液细胞学组组长赵钢，副组长何俊瑛、范学文、王佳伟、刘卫彬；脑血管病学组名誉组长张苏明，组长刘鸣，副组长王拥军、董强、徐运、吴江、黄一宁、彭斌；帕金森病及运动障碍学组名誉组长陈生弟，组长陈海波，副组长陈彪、王丽娟、刘春风、万新华；痴呆与认知障碍学组组长贾建平，副组长张杰文、陈晓春、杜怡峰、高晶；睡眠障碍学组名誉组长赵忠新，组长王玉平，副组长宿长军、吴惠涓。崔丽英主任委员给各位新任组长颁发聘书。之后，14个亚专业学组组长分别对新一届学组改选情况进行说明，大家对所有名单进行了充分讨论，达成一致意见，形成新一届中华医学会神经病学分会各亚专业学组建议名单并上报中华医学会。同时，也通过了4个协作组的换届改选，神经血管介入协作组组长为刘新峰，神经重症协作组组长为宿英英，神经影像协作组组长为黄一宁，肌萎缩侧索硬化协作组组长为崔丽英。会议还同意成立由蒲传强教授牵头的中华医学会神经病学分会第一届周围神经病协作组，具体名单为：顾问郭玉璞、蒋雨平、沈定国、崔丽英；组长蒲传强，副组长樊东升、焉传祝、黄旭升、刘明生；委员有蒲传强、樊东升、焉传祝、黄旭升、刘明生、赵钢、王柠、郭力、张通、张杰文、管阳太、卢家红、肖波、张俊、陈琳、卢祖能、张宝荣、郭军红、张成、袁云、张哲成、卜碧涛、赵重波、管宇宙、石强、胡静、姚晓黎、张再强、杨欢、笪宇威、王剑锋、于雪凡、周辉、贾志荣、潘华、王晓明、乔凯、邹章钰、彭郁、刘银红；秘书管宇宙、石强。③汇报青年委员会换届选举结果。崔丽英主任委员宣布4月6日下午进行的中华医学会神经病学分会第七届青年委员会换届选举结果，崔丽英教授兼任主任委员，王伊龙、唐毅、楼敏和江泓教授当选副主任委员。会议决定2017年7月在北京举行青年委员会年会，由上届青年委员会主持召开。④汇报近期工作计划。崔丽英主任委员强调中华医学会神经病学分会的年会和中国脑血管病大会是分会的两大重要会议，常务委员和委员有责任和义务全程参加，并承担讲课和主持任务。崔丽英主任委员还指出，分会颁布了多部指南和共识，将继续与《中华神经科杂志》合作，加强宣讲推广，并调查指南的执行情况，更好地推动指南和共识的普及应用。前任主任委员蒲传强教授继续负责"西部行"活动，确定2017年6月在郑州举行一次活动。此外，蒲传强教授还将继续组织完成《中华医学会神经病学发展史》的编写工作。⑤汇报第十七次中国脑血管病大会的筹备工作和确定下一年会议的地点。刘鸣教授和张悦同志汇报了次日召开的第十七次中国脑血管大会的筹备工作，并确定下一年的会议在青岛举行。

2017年4月6—8日，由中华医学会、中华医学会神经病学分会主办，中华医学会神经病学分会脑血管病学组、厦门市医学会、福建省医学会神经病学分会承办的第十七次中国脑血管病大会在厦门召开。本次大会主席为崔丽英、蒲传强、王拥军，副主席为赵钢、樊东升、董强、曾进胜、刘鸣和王柠；组织委员会名誉主席为张苏明，主席为刘鸣；执行主席为王柠、陈晓春，执行副主席为王拥军、黄家星、董强、黄一宁、王文志和吴江。本次大会参会代表有3000多名。本次大会内容丰富，设3场全体大会报告，国内外知名脑血管病防治专家参加。本次大会还设22个专场，其中大会报告11篇、专题发言74篇、口头论文交流150篇、壁报论文交流373篇、书面论文交流787篇。会议内容涵盖急性脑梗死诊治，出血性脑血管病，脑卒中预防及流行病学，神经血管介入，脑小血管病，神经血管影像，脑静脉系统疾病，血管性认知障碍，少见、罕见脑血管病，基础与转化医学，脑血管病重症，脑卒中康复及并发症，脑血管病与免疫炎症机制，脑血管病的遗传研究进展，以及并发症防治和护理等临床与研究热点。晚上的"专家面对面"临床病例讨论会将汇集全国神经病学知名专家进行疑难病例讨论。大会开幕式由大会执行主席王柠教授主持，出席大会的领导和嘉宾有中华医学会副会长苏志，福建省医学会副会长陈晓春教授，福建省医学会阮孟源秘书长，厦门市卫生和计划生育委员会主任姚冠华教授，厦门市卫生和计划生育委员会副主任王挹青教授，厦门市医学会柳辉副秘书长，中华医学会学术会务部李佳主任，国家卫生和计划生育委员会脑卒中防治工程委员会王陇德院士，中华医学会心血管病学分会前任主任委员霍勇教授，世界卒中组织秘书长黄家星教授，中华医学会神经病学分会的领导和专家有崔丽英、蒲传强、王拥军、贾建平、董强、曾进胜、赵钢、樊东升、刘鸣、张苏明、吴江、黄一宁、徐运、彭斌、饶明俐、吕传真和黄如训。在大会上分别致辞的领导和专家有中华医学会神经病学分会脑血管病学组组长刘鸣教授，中华医学会神经病学分会主任委员崔丽英教授，国家卫生和计划生育委员会脑卒中防治工程委员会王陇德院士，厦门市卫生和计划生育委员会副主任王挹青教授，福建省医学会副会长陈晓春教授，中华医学会副会长苏志。会上，王陇德院士讲授了"中国卒中中心建设现状与规划"，加拿大西部大学的J.David Spence教授讲授了 *Uses of ultracound in stroke prevention*，霍勇教授讲授了"中国脑卒中精准预防策略的转化应用"，蒲传强教授讲授了"脑血管病指南的制定与应用"，王拥军教授讲授了"临床研究：从循证到精准"，贾建平教授讲授了"血管性认知障碍新治疗的中国临床试验"，刘鸣教授讲授了"脑血管病分类分型的发展及临床价值"，申勇教授讲授了"认知障碍与脑小血管病"，董强教授讲授了"低剂量重组组织型纤溶酶原激活剂（rt-PA）的疗效与安全性荟萃分析"，王传教授讲授了"缺血性脑白质损伤"，彭斌教授讲授了"综合医院脑血管病的多学科诊治"，林毅教授讲授了"血糖水平干扰抗血小板药物基因型对卒中疗效的预测价值"。2017年4月7日晚上安排的"专家面对面"临床病例讨论会参与专家有蒲传强、刘鸣、王柠、饶明俐、吕传真、黄如训、黄一宁、曾进胜、刘新峰、焉传祝、何志义、朱遂强和张杰文。

2017年5月，中华医学会神经病学分会第七届委员会第一届周围神经病协作组成立大会在长沙召开，全体委员参会，并对协作组今后的主要工作和任务进行热烈讨论，尤其是对各种周围神经病诊治指南和共识的制定，以及对主办和参加分会的学术会议表达了热情。

2017年5月底，由中华医学会神经病学分会、中华医学会神经病学分会脑血管病学组和《中华神经科杂志》组织的中国脑血管病防治指南巡讲在福州举行。《中华神经科杂志》汪谋岳主任主持开幕式，陈晓春、崔丽英和蒲传强教授分别致辞。会上，王拥军教授讲授了"中国缺血性脑卒中和短暂性脑缺血发作二级预防指南"，董强教授讲授了"中国蛛网膜下腔出血诊治指南"，曾进胜教授讲授了"中国颅内神经系统血栓形成诊断和治疗指南"，彭斌教授讲授了"中国重症脑血管病管理共识"，朱遂强教授讲授了"中国脑出血诊治指南"，蒲传强教授讲授了"中国急性缺血性脑卒中诊治指南"。

2017年6月初，中华医学会神经病学分会"西部行"医疗支援公益活动郑州开展（2017·郑州站），本次活动由张杰文教授大力配合，参与专家有崔丽英、蒲传强、焉传祝、徐运、郎林阳、卢家红、刘鸣、肖波、张杰文和河南省内专家等。

2017年6月，由中华医学会神经病学分会、中华医学会神经病学分会脑血管病学组和《中华神经科杂志》组织的中国脑血管病防治指南巡讲在南京举行。刘鸣教授和汪谋岳主任主持开幕式，张颖冬、崔丽英和蒲传强教授分别致辞。会上，董强教授讲授了"中国蛛网膜下腔出血诊治指南"，曾进胜教授讲授了"中国颅内静脉系统血栓形成诊断和治疗指南"，蒲传强教授讲授了"中国脑出血诊治指南"，刘鸣教授讲授了"中国急性缺血性脑卒中诊治指南"。

2017年7月，由中华医学会神经病学分会、中华医学会神经病学分会脑血管病学组和《中华神经科杂志》组织的中国脑血管病防治指南巡讲在哈尔滨举行。刘鸣教授和汪谋岳主任主持开幕式，李国忠、崔丽英和蒲传强教授分别致辞。会上，刘鸣教授讲授了"中国急性缺血性脑卒中诊治指南"，王拥军教授讲授了"中国缺血性脑卒中和短暂性脑缺血发作二级预防指南"，董强教授讲授了"中国蛛网膜下腔出血诊治指南"，曾进胜教授讲授了"中国颅内静脉系统血栓形成诊断和治疗指南"，朱遂强教授讲授了"中国脑出血诊治指南"，蒲传强教授讲授了"中国脑血管病一级预防指南"。

2017年7月，中华医学会神经病学分会第十次全国中青年神经病学学术会议在北京召开。开幕式由青年委员会副主任委员朱以诚教授主持，中华医学会神经病学分会主任委员崔丽英教授致辞。会上，王玉平教授讲授了"未来癫痫治疗的发展方向"，张学教授讲授了"罕见病研究的乐趣和收获"，孔庆梅教授讲授了"中国精神障碍的流行病学调查"，申勇教授讲授了"从机制到模拟——阿尔茨海默病的动物模型"，胡振华教授讲授了"基于智能技术的影像组学及其临床应用"。

2017年7月，中华医学会神经病学分会第七届委员会第四次常务委员扩大会议在北京召开，由崔丽英主任委员主持并汇报近期分会的工作和今后的工作。由彭斌秘书长传达了中华医学会理事会的会议精神，特别是马晓伟会长的讲话精神（如抓党建，强化从严治党；落实党建强会战略，坚持制度治党规范学会治理；打造学术精品，落实"质量强会"策略；提高学术交流质量，打造精品学术会议品牌；发挥专家智力优势，为政府科学决策提供服务）。崔丽英主任委员强调下一步主要是认真落实第二十五届理事会精神，强调办好中华医学会神经病学分会的三大会议，要求全体委员和青年委员必须全程参会，积极参加讲课和会议主持；继续做好指南的巡讲和推广；继续做好继续教育，办好亚专业学组会议；继续做好"西部行"医疗支援公益活动；积极完成《中华医学会神经病学分会发展史》等书籍的编写。依中华医学会党委要求，各专科分会须成立党支部，中华医学会神经病学分会第七届委员会的党支部成员有崔丽英、蒲传强、王拥军、董强和赵钢，崔丽英为党支部书记。本次大会还进行了中华医学会全国神经病学学术会议（年会）稿件的评审工作并商议细节安排。

2017年8月，由中华医学会神经病学分会、中华医学会神经病学分会脑血管病学组和《中华神经科杂志》组织的中国脑血管病防治指南巡讲在贵阳举行。汪谋岳主任主持开幕式，楚兰、崔丽英和蒲传强教授分别致辞。会上，曾进胜教授讲授了"中国颅内神经系统血栓形成诊断和治疗指南"，朱遂强教授讲授了"中国脑出血诊治指南"，刘鸣教授讲授了"中国急性缺血性脑卒中诊治指南"，蒲传强教授讲授了"中国缺血性脑卒中和短暂性脑缺血发作二级预防指南"。

2017年9月，中华医学会神经病学分会第七届委员会第二次全体委员会议和第五次常务委员会会议在苏州召开。崔丽英主任委员给全体委员做一年的工作总结汇报和今后一年的工作安排。

2017年9月，由中华医学会和中华医学会神经病学分会主办，江苏省医学会和江苏省医学会神经病学分会承办的中华医学会第二十次全国神经病学学术会议在苏州召开。大会主席为崔丽英、蒲传强、王拥军，副主席为赵钢、樊东升、董强和曾进胜；组织委员会主席为崔丽英；执行主席为徐运，副主席为张颖冬、刘春风。本次大会的参会人数达7000余人，并资助50余名西部中青年特别是基层医师和护士参会。本次大会收到论文4312篇，涉及的领域有脑血管病、癫痫、神经系统感染、神经肌肉病、认知障碍与痴呆、帕金森和运动障碍、睡眠障碍、疼痛、神经免疫性疾病、精神症状与心理障碍、神经遗传与代谢性疾病、神经重症和神经康复、神经护理、脑电图、肌电图和神经电生理、神经影像、神经与肌肉病理及脑脊液细胞学等；设4场全体大会，共11篇大会报告；87个专题会场，共207篇专题发言；1场大型"专家面对面"临床病例讨论会和24个学术专场；有397篇论文进行口头交流，8例复杂疑难病例进行临床神经病理与肌肉病理研讨，1045篇论文以壁报形式展出以供参会代表交流，其余为大会论文交流。会上，崔丽英教授讲授了"神经系统疾病诊治进展20年"，饶明俐教授讲授了"静脉窦血栓诊治的经验和教训"，法国Lariboisiere医院的Chabriat教授讲授了"脑小血管病研究进展"，北京协和医院的张奉春教授讲授了"结缔组织病神经系统的损伤与相关抗体"，中国科学院自动化复杂系统管理与控制国家重点实验室的侯增广教授讲授了"康复智能机器人技术与其临床运用"，周华东教授讲授了"头颈部大动脉闭塞性病变与缺血性脑卒中的防治"，复旦大学附属华山医院的耿道颖教授讲授了"功能神经影像技术与其运用"，中国医学科学院的张学教授讲授了"临床医师应该关注的遗传学和基因问题"，王伟教授讲授了"脑白质缺血的基础与运用研究"，徐运教授讲授了"脑血管病的精准医学研究"，赵钢教授讲授了"医学人工智能研究进展"。本次大会继续开展"专家面对面"临床病例讨论会，现任主任委员崔丽英、前任主任委员蒲传强和候任主任委员王拥军教授做主持，广大医师积极参加。护理专场依旧吸引大量护理医务人员参加。前任主任委员蒲传强教授主持闭幕式，候任主任委员王拥军教授做大会总结；彭斌秘书长和杨弋副秘书长分别宣读本次大会优秀论文奖（42名）、优秀壁报奖（30名）和优秀投影奖（5名），之后分会领导给获奖者颁发获奖证书并合影留念；接着，崔丽英主任委员给徐运教授颁发大会主办杯，然后与徐运教授和董强教授进行主办杯交接仪式。在本次大会结束前，董强教授发表明年年会的欢迎辞。大会结束后，中华医学会神经病学分会的常务委员们和委员们合影留念。

2017年10月，由中华医学会神经病学分会、中华医学会神经病学分会脑血管病学组和《中华神经科杂志》组织的中国脑血管病防治指南巡讲在威海举行。开幕式由刘鸣教授和汪谋岳主任主持，焉传祝、崔丽英和蒲传强教授分别致辞。会上，刘鸣教授讲授了"中国急性缺血性脑卒中诊治指南"，曾进胜教授讲授了"中国颅内静脉系统血栓形成诊断和治疗指南"，朱遂强教授讲授了"中国脑出血诊治指南"，彭斌教授讲授了"中国重症脑血管病管理共识"，蒲传强教授讲授了"中国缺血性脑卒中和短暂性脑缺血发作二级预防指南"。

中华医学会批准《中华神经科杂志》第六届编辑委员会于2017年12月在南宁举办成立大会，全体编辑和委员参加本次大会，中华医学杂志社社长姜永茂出席本次大会。在成立大会上，汪谋岳主任介绍了第五届编辑委员会的4年工作；之后，姜永茂社长宣读了中华医学会的批准文件并宣布第六届编辑委员会名单，并为名誉总编辑、总编辑和副总编辑颁发聘书；接着，蒲传强总编辑宣读总编辑责任书。成立大会结束后，举行全体编委座谈会。

2017年12月，中华医学会神经病学分会组织专家在南宁举行"西部行"医疗支援公益活动（2017·南宁站），支援专家在广西医科大学第一附属医院等参加了大型义诊和教学查房活动，为当地居民提供了高水平的医疗服务。

2018年2月，中华医学会神经病学分会第七届委员会第六次常务委员扩大会议在海口举行，中华医学会王大发副秘书长参加本次大会，崔丽英主任委员做主持并汇报一年来的工作和今后一年的工作安排，主要内容有：①传达中华医学会理事会党委扩大会议精神。②2018年1月，在中华医学会主办的中日医学交流会议上，崔丽英主任委员做主持，贾建平教授讲授了"慢病的防控——痴呆症"。③2018年1月，中华医学会在北京主办中华医学会2018年学术年会，崔丽英主任委员讲授了"中国脑血管防治进展"。④2018年1月，中华医学会在北京举行第二届中巴医学大会暨"一带一路"医学学会论坛，崔丽英主任委员在会上做了专题报告。⑤完成了各亚专业学组、协作组和青年委员会的换届改选工作。⑥在福州、南京、哈尔滨和贵阳举办4次中国脑血管病诊治指南巡讲。⑦7个亚专业学组完成临床指南的撰写并进行讨论。⑧在郑州和南宁举行"西部行"医疗支援公益活动。⑨2018年的重点工作主要是认真学习和落实中华医学会第二十五届理事会精神，办好中华医学会神经病学分会的三大会议，继续举办中国脑血管病诊治指南巡讲，开展"西部行"医疗支援公益活动，各亚专业学组举办好亚专业学术会议，启动国家卫生健康委员会和中华医学会要求编写的《神经病学诊治规范》一书。⑩进行中国脑血管病大会稿件的审理工作和安排会议细节。

2018年4月，中华医学会神经病学分会第七届委员会第七次常务委员扩大会议在青岛召开，各常务委员、各亚专业学组和协作组组长、中华医学会学术会务部张悦同志参会。崔丽英主任委员做主持，中华医学会王大方副秘书长出席会议，主要议程为：①学习中华医学会通告——《中华医学会会员科学道德行为准则》，传达《中华医学会2018年重点工作任务及分工方案》。②总结近期工作。2018年3月，神经重症协作组将在昆明举行学术年会；2018年3月，脑血管病学组将在绍兴举行中国脑血管病诊治指南巡讲；2018年4月，肌电图和临床神经电生理学组将在成都举行中华医学会神经病学分会第十五届全国肌电图和临床神经电生理会议。③布置今年的主要工作。今年中华医学会神经病学分会将对2004年发表的《神经系统疾病诊疗规范》和《神经系统疾病操作规范》进行重新编写，重新更名为《神经系统疾病诊疗指南及检查技术操作规范》，主编为崔丽英、蒲传强、王拥军，副主编为董强、赵钢、曾进胜和樊东升，编委为全体常务委员、秘书长、副秘书长，主编助理为蔡晓杰、倪俊、戴毅，编者为编委和参加编写的专家，并安排了编写任务分工。④进行指南和共识的修订汇报。彭斌教授和刘新峰教授分别代表脑血管病学组和神经血管介入协作组汇报《中国急性缺血性脑卒中诊治指南2018》和《中国急性缺血性脑卒中血管介入治疗指南2018》的编写进程，常务委员们对编写内容提出了修改意见，希望尽快完成并发表。⑤讨论组织管理工作。会上还对刘新峰教授上报的中华医学会神经病学分会第二届神经血管介入协作组名单进行讨论。⑥汇报第十八次中国脑血管病大会的筹备情况。中华医学会学术会务部张悦同志和脑血管病学组组长刘鸣教授汇报了第十八次中国脑血管病大会的筹备情况，现已完成会前准备工作。⑦讨论今年部分会议的安排。计划2018年7月13日在杭州举行常务委员扩大会议和年会定稿会，2018年7月14日召开中华医学会神经病学分会青年委员会会议。2018年9月，计划在上海召开中华医学会第二十一次全国神经病学学术会议。

2018年4月，由中华医学会、中华医学会神经病学分会主办，中华医学会神经病学分会脑血管病学组、山东省医学会、山东省医学会神经内科学分会承办的第十八次中国脑血管病大会在青岛召开。本次大会主席为崔丽英、蒲传强、王拥军，副主席为赵钢、樊东升、董强、曾进胜、刘鸣和焉传祝；组织委员会名誉主席为张苏明，主席为刘鸣；执行主席为焉传祝、杜怡峰，副主席为王拥军、董强、黄一宁、吴江、徐运和彭斌（由于崔丽英主任委员有任务未能参加此次会议，由蒲传强前任主任委员代其进行各项内容）。本次大会注册参会代表有2369名；收到论文1323篇，选出会议交流143篇、壁报交流438篇。本次会议设有3场全体大会，并邀请国际顶级脑血管病专家、中国工程院院士、国内知名脑血管病专家做精彩报告（11篇）。大会开设20个专场学术会议，内容涉及脑血管病的基础研究，脑血管病的病因，脑血管病的危险因素和病理生理机制，脑血管病的一、二级预防，脑血管病的影像学诊断与评估，缺血性脑血管病的急性期诊断与治疗，出血性脑血管病的诊断与治疗，血管内介入诊治新进展，脑静脉系统疾病的诊治，少见脑血管病的诊治，脑血管病的康复实践与研究，重症脑血管病，脑血管病的护理学，复杂疑难脑血管病病例讨论和最新指南解读，以及转化医学、循证医学和精准医学在脑血管病领域中的应用。会议将密切结合实践与指南，基础与临床，倡导跟着指南行动，兼顾普及与提高，围绕脑血管病领域的最新热点和迫切需要解决的问题，以专题讲座、论文发言、讨论与争鸣、视频演示、"专家面对面"等多种形式进行交流。开幕式由大会执行主席焉传祝教授主持，大会组织委员会主席刘鸣教授、中华医学会神经病学分会前任主任委员蒲传强教授、国家卫生健康委员脑卒中防治工程委员会王陇德院士、山东省医学会秘书长张林教授和中华医学会副秘书长王大方分别致辞。会上，张运院士讲授了"动脉粥样硬化抗炎治疗的新时代"，瑞典隆德大学的Bo Norrving教授讲授了"ICD-11脑血管病分类分型解读"，王拥军教授讲授了"中国脑血管病医疗质量评价与改进"，董强教授讲授了"中国动脉夹层临床与生物标志物的探索"，刘鸣教授讲授了"中国急性脑卒中临床研究规范共识解读：国际趋势与中国现实"，彭斌教授讲授了"新进展，新指南——中国急性缺血性脑卒中诊治指南修订解读"，刘新峰教授讲授了"缺血性卒中急性期血管再通治疗的新进展与新指南解读"，徐运教授讲授了"中国无症状脑梗死诊治共识"，肖波教授讲授了"卒中后癫痫"，黄如训教授讲授了"卒中发作的诱发因素探讨及其预防"，焉传祝教授讲授了"遗传代谢病与脑血管病和脑卒中"。本次大会仍在晚上举办"专家面对面"临床病例讨论会，参与的专家有蒲传强、刘鸣、焉传祝、饶明俐、吕传真、王拥军、黄如训、黄一宁、董强、曾进胜、徐运、卢德宏、刘新峰、何志义、朱遂强和张杰文。董强教授主持闭幕式，分会领导给优秀论文奖获得者颁发证书。之后，蒲传强教授给焉传祝教授颁发主办杯，并与焉传祝和罗本燕教授进行主办杯交接仪式。最后，罗本燕教授发表明年大会的欢迎辞。

2018年5月，由中华医学会神经病学分会组织的"西部行"医疗支援公益活动（2018·照金站）在铜川市人民医院举行，中华医学会王大方副秘书长参加，崔丽英主任委员带队。参加本次活动的支援专家有蒲传强、赵钢、董强、刘鸣、管阳太、王柠、焉传祝、李柱一、黄旭升、罗本燕、廖小平、屈秋民和田晔。在进行大型义诊的同时，支援专家们还给当地医师做学术报告，刘鸣教授讲授了"急性缺血性脑卒中诊治"，赵钢教授讲授了"脑膜炎的诊治"。

2018年6月，中华医学会神经病学分会第七届委员会神经血管介入协作组第二届委员会成立会议在南京举行。

2018年7月，由中华医学会神经病学分会、中华医学会神经病学分会脑血管病学组和《中华神经科杂志》编辑委员会组织的中国脑血管病防治指南巡讲在徐州举行，开幕式由刘鸣教授和汪谋岳主任主持，张颖冬、蒲传强和崔丽英教授分别致辞。会上，崔丽英教授讲授了"中国颅内静脉系统血栓形成诊断和治疗指南"，董强教授讲授了"中国蛛网膜下腔出血诊治指南"，彭斌教授讲授了"中国急性缺血性脑卒中诊治指南"，蒲传强教授讲授了"中国缺血性脑卒中和短暂性脑缺血发作二级预防指南"，刘鸣教授讲授了"中国脑出血诊治指南"，徐运教授讲授了"中国无症状脑梗死诊治共识"，之后对2例病例进行讨论。

2018年7月，中华医学会神经病学分会第七届委员会第八次常务委员扩大会议在杭州召开，崔丽英主任委员做主持，主要内容是汇报近期分会的工作，如中国脑血管病大会、中国脑血管病防治指南巡讲、"西部行"医疗支援公益活动和青年委员会的筹备工作，以及指南的编写等。会议还特别讨论了神经护理协作组的成立事宜，自2015年中华医学会第十八次全国神经病学学术会议开始设立神经护理专场后，每年的中国脑血管病大会和中华医学会全国神经病学学术会议都设立神经护理专场，专家们和护士们积极参与，在神经护理专场上做主持、进行专题讲座和论文交流，形成了独特的学术氛围，产生良好的学术影响力。特别是在第十八次中国脑血管病大会上，来自全国各大医院神经内科的护理同仁一致认为有必要在中华医学会神经病学分会下成立神经护理协作组。本次大会上，参会人员就重要问题进行了协商、讨论，达成一致意见，提出关于神经护理协作组的建设事宜：①组织构架，设组长、副组长、秘书长、秘书、委员。②委员条件，即神经护理协作组委员必须是全国各地有学术影响力医院神经内科的护士长和护理骨干，要有真才实学和积极奉献精神，在专业知识、教学和科研等方面有积极贡献的护理同仁优先考虑。③推荐方式为委托分会各医院神经科主任或教授推荐其单位的神经内科护士长和护理骨干（经本人同意），常务委员会讨论后通过举手表决方式同意成立神经护理协作组。中华医学会神经病学分会第七届委员会第一届神经护理协作组名单：组长薄琳，副组长张雅静、蔡卫新、杨蓉、张小燕、沈小芳、常红，委员薄琳、张雅静、蔡卫新、杨蓉、张小燕、沈小芳、常红、许雅芳、蒋秋焕、颜秀丽、林志萍、张杰、吴昭英、孙婷婷、田英然、陶东霞、周宝华、庄磊、刘洁、刘光维、王珏、李芸、计海霞、胡叶文、王欣华、邢介霞、詹慧、冯俊艳、李慧娟、李玲、秘书长王乾贝，秘书张小兰、苗亚杰。最后，进行中华医学会全国神经病学学术会议稿件评审工作和日程安排工作。

2018年7月，由中华医学会、中华医学会神经病学分会主办，中华医学会神经病学分会青年委员会承办的中华医学会神经病学分会第十一次全国中青年神经病学学术会议在杭州召开。大会开幕式由楼敏教授主持，崔丽英主任委员致辞。会议专题包括神经肌肉病、感染和免疫疾病、运动障碍和脱髓鞘疾病、认知障碍、神经遗传病、脑血管病和影像学检查等。

2018年8月，由中华医学会神经病学分会、中华医学会神经病学分会脑血管病学组和《中华神经科杂志》编辑委员会组织的中国脑血管病防治指南巡讲在沈阳举行。开幕式由汪谋岳主任主持，何志义、蒲传强和崔丽英教授分别致辞。会上，崔丽英教授讲授了"中国蛛网膜下腔出血诊治指南"，曾进胜教授讲授了"中国颅内静脉系统血栓形成诊断和治疗指南"，彭斌教授讲授了"中国急性缺血性脑卒中诊治指南"，朱遂强教授讲授了"中国脑出血诊治指南"，蒲传强教授讲授了"中国缺血性脑卒中和短暂性脑缺血发作二级预防指南"，何志义教授讲授了"脑血管病影像应用指南"，之后对2例病例进行临床讨论。

2018年8月，由中华医学会神经病学分会、中华医学会神经病学分会脑血管病学组和《中华神经科杂志》编辑委员会组织的中国脑血管病防治指南巡讲在深圳举行。开幕式由刘鸣教授和汪谋岳主任主持，曾进胜、蒲传强和崔丽英教授分别致辞。会上，崔丽英教授讲授了"中国急性缺血性脑卒中诊治指南"，董强教授讲授了"中国蛛网膜下腔出血诊治指南"，刘鸣教授讲授了"中国急性脑卒中临床研究规范共识"，朱遂强教授讲授了"中国脑出血诊治指南"，蒲传强教授讲授了"中国缺血性脑卒中和短暂性脑缺血发作二级预防指南"，曾进胜教授讲授了"中国颅内静脉系统血栓形成诊断和治疗指南"，之后对2例病例进行临床讨论。

2018年8月底，中华医学会神经病学分会组织的"西部行"医疗支援公益活动（2018·西宁站）在青海省人民医院举行。参加本次活动的专家有崔丽英、蒲传强、董强、曾进胜、王柠、张通、张杰文、吴世政、李国忠、刘国荣、石向群、李柱一、张哲成、赵钢和刘鸣等；中华医学会王大方副秘书长参加了本次活动。在简短的开幕式后，赵钢和刘鸣教授给当地医师做专题讲座，其余教授参加大型义诊活动，为当地居民提供高级别的健康医疗咨询，还为当地医师提供高水平的教学查房。

2018年9月，中华医学会神经病学分会第七届委员会第三次全体委员会议和第九次常务委员扩大会议在上海召开，由崔丽英主任委员做主持并汇报近一年分会的工作和今后一年的工作安排，各亚专业学组和协作组组长汇报2019年国家继续教育及学术计划，中华医学会学术会务部张悦同志报告中华医学会全国神经病学学术会议的筹备情况。之后，中华医学会神经病学分会神经护理协作组举行成立仪式，崔丽英主任委员、蒲传强前任主任委员和彭斌秘书长参加，由张雅静副组长做主持，崔丽英主任委员讲话表示中华医学会神经病学分会神经护理协作组的成立标志着中华医学会神经病学分会增加了一个重要学术组织，是分会学术的重要补充力量，分会不仅大力支持神经护理协作组的工作，更希望神经护理协作组发挥更大作用。崔丽英主任委员、蒲传强前任主任委员和彭斌秘书长给神经护理协作组的委员们颁发聘书并合影留念。神经护理协作组薄琳组长发表热情洋溢的讲话，表示在分会领导的关怀和支持下，神经护理协作组全体委员一定积极主动参加分会的各项学术活动，带动全国神经内科同道把神经护理工作和学术交流做得更好。

2018年9月，由中华医学会和中华医学会神经病学分会主办，上海市医学会和上海市医学会神经内科专科分会承办的中华医学会第二十一次全国神经病学学术会议在上海召开。大会主席为崔丽英、蒲传强、王拥军，副主席为赵钢、樊东升、董强和曾进胜；组织委员会主席为崔丽英；执行主席为董强、管阳太。本次大会收到论文4763篇，注册参会代表达6000余名。本次会议设4场全体大会（10篇大会报告），89个专题会场（215篇专题发言），1场大型"专家面对面"临床病例讨论会，以及16个学术专场（45篇专题讲座）；有468篇论文进行口头交流，16例神经病理病例报告和8例复杂疑难神经肌肉病病例进行临床肌肉病理研讨，以及1240篇论文以壁报形式展出以供参会代表交流，其余为大会交流。开幕式由中华医学会神经病学分会副主任委员董强教授主持，中华医学会神经病学分会主任委员崔丽英教授致开幕辞，上海市医学会常务副会长兼秘书长谭鸣教授代表承办方致辞。会上，美国国家卫生研究院、国际临床神经电生理联盟的前任主席Mark Hallett教授讲授了"震颤的病理生理"，意大利圣拉斐尔科学研究所的Giancarlo Comi教授讲授了"多发性硬化治疗的全球概况"，中国科学院上海生命科学研究院的张旭教授讲授了"基因表达调控脑智力发育"，赵钢教授讲授了"中枢神经系统感染的精准医学诊断"，周东教授讲授了"中国癫痫诊治现状"，上海交通大学医学院附属瑞金医院的宁光教授讲授了"中国糖尿病管理经验"，贾建平教授讲授了"中国家族性阿尔茨海默病"，谢鹏教授讲授了"脑肠对话——神经精神疾病机制研究新进展"，王柠教授讲授了"神经遗传病诊断和治疗现状和展望"，董强教授讲授了"中国农村人群脑小血管病的现状研究——4年随访数据初步分析"。本次大会仍在晚上举办"专家面对面"临床病例讨论会，崔丽英主任委员、蒲传强前任主任委员和王拥军候任主任委员做主持，参加讨论的中国专家有崔丽英、蒲传强、王拥军、贾建平、饶明俐、吕传真、黄如训、曾进胜、樊东升、赵钢、黄一宁、焉传祝、张杰文、徐运、朱遂强、刘鸣、王柠和管阳太，还邀请了意大利Giancarlo Comi教授参加。此外，神经护理专场吸引了大量护理医务人员参加，本次大会资助了50余名西部中青年特别是基层医师和护士参会。蒲传强前任主任委员主持闭幕式，王拥军候任主任委员做大会总结，彭斌秘书长和杨弋副秘书长分别宣读本次大会优秀论文奖49名和优秀壁报奖30名，之后分会领导给获奖者颁发获奖证书并合影留念。接着，崔丽英主任委员给董强教授颁发主办杯，并与董强教授和焉传祝教授进行主办杯交接仪式；在会议结束前，焉传祝教授发表明年大会的欢迎辞。

2018年12月，中华医学会神经病学分会"基层行"（即"西部行"）专家义诊大型公益活动（2018·海南站）在海南省第二人民医院举行。参加义诊的专家有崔丽英、蒲传强、赵钢、饶明俐、陈海波、管阳太、刘鸣、张通、罗本燕、黄旭升、肖波、廖小平、陈志斌、丁素菊、刘国荣、张杰文、张哲成、文国强、蔡毅、崔芳、苏庆杰、黄仕雄和王垅。除举行大型义诊活动外，还安排2名教授给当地医师讲课，刘鸣教授讲授了"缺血性脑血管病诊治进展"，陈海波教授讲授了"帕金森病诊治进展"。

2019年1月，由中华国际医学交流基金会和中华医学会神经病学分会共同发起的"创新思维研究基金"项目评审会在北京召开。本项目主要用于支持以线粒体保护为靶点的脑血管病、神经退行性疾病、神经肌肉病等神经系统疾病的治疗研发和转化医学研究。本项基金经费共100万元人民币，分为10个课题，每个课题资助10万元人民币。"创新思维研究基金"专家委员会主任委员为蒲传强、崔丽英，委员黄旭升、王佳伟、王玉平、袁云、王丽娟、郭力、张杰文、朱遂强、何志义、管阳太、罗本燕、戚晓昆、肖波和杨欢等到场参加评审，中华国际医学交流基金会办公室主任张伟强参与整个评审过程。"创新思维研究基金"项目自2018年启动以来，得到了我国神经病学领域中青年学者的热烈响应和积极投稿，共收到46项研究申请标书。在评审会上，蒲传强教授致辞，希望通过本项基金支持，能为学科培养中青年力量，为神经系统疾病治疗的药物研究提供新思路和新途径。中华医学会神经病学分会主任委员崔丽英教授强调评审过程要秉承"公平、公正、公开"的原则，兼顾科学性和创新性，同时为神经科中青年医师以后开展科研项目做好服务。专家委员会朱遂强秘书长介绍了本项目的总体情况、评审流程和评审标准。会上评审出10个课题负责人，他们是江苏省人民医院的沈雨婷、复旦大学附属华山医院的林洁、上海交通大学医学院附属仁济医院的蔡昱、苏州大学附属第一医院的薛韬、河南省人民医院的夏明荣、中南大学湘雅三医院的谢雍之、浙江大学医学院附属第二医院的刘功禄、北京大学第一医院的郑艺明、北京协和医院的倪俊和广东省人民医院的郭曼莉。

2019年2月，中华医学会神经病学分会第七届委员会第十次常务委员扩大会议在北京召开，由崔丽英主任委员主持，主要内容有：①脑血管病学组完成了6部指南和共识的修订和新订，即《中国颅内静脉系统血栓形成诊断和治疗指南》（修订）、《中国各类主要脑血管病诊断要点专家共识2018》（新订）、《介入神经病学导管室构建与管理中国专家共识》（新订）、《中国急性脑梗死后出血转化诊治共识2019》（新订）、《中国蛛网膜下腔出血诊治指南2019》（修订）、《中国脑出血诊治指南（2019）》（修订），并讨论《中国脑血管病一级预防指南2019》的修订。②周围神经病协作组、神经肌肉病学组、肌电图和临床神经电生理学组共同完成了5部周围神经病诊治指南/共识的修订和新订，即《中国慢性炎性脱髓鞘性多发性神经根神经病诊治指南2019》（修订）、《中国吉兰-巴雷综合征诊治指南》（修订）、《中国POEMS综合征周围神经病变诊治专家共识》（新订）、《中国亚急性联合变性诊治共识》（新订）、《中国多灶性运动神经病诊治指南2019》（新订）。③基本完成《神经系统疾病诊疗指南及检查技术操作规范》一书的编写，拟交出版社出版。④成功举办"西部行"医疗支援公益活动（2018·海南站）。⑤成功举办中华医学会神经病学分会第二十六届神经内科科室管理与学科建设高级研修班。⑥分会与中华国际医学交流基金会合作完成中华神经病学专项基金的评审工作，评审出10项课题获得者，每项10万元人民币。⑦2019年的主要工作为保质、保量完成三大会议，继续开展中国脑血管病防治指南巡讲，继续做好科主任的培训项目，安排2次"西部行"医疗支援公益活动。⑧启动换届改选工作，计划是2019年4月召开常务委员动员会议，2019年5—7月进行民意测验，2019年9月在年会召开之际进行换届选举工作。

2019年3月，由中华医学会神经病学分会、中华医学会神经病学分会脑血管病学组和《中华神经科杂志》编辑委员会组织的中国脑血管病防治指南巡讲在哈尔滨举行，开幕式由刘鸣教授和汪谋岳主任主持，李国忠和蒲传强教授分别致辞。会上，刘鸣教授讲授了"中国急性脑卒中临床研究规范共识"，彭斌教授讲授了"中国急性缺血性脑卒中诊治指南"，董强教授讲授了"中国蛛网膜下腔出血诊治指南"，何志义教授讲授了"脑血管病影像应用指南"，蒲传强教授讲授了"中国缺血性脑卒中和短暂性脑缺血发作二级预防指南"，李国忠教授讲授了"中国颅内静脉系统血栓形成诊断和治疗指南"。

2019年4月，由中华医学会、中华医学会神经病学分会主办，中华医学会神经病学分会脑血管病学组、江苏省医学会、江苏省医学会神经病学分会承办，南京大学医学院附属鼓楼医院协办的第十九次中国脑血管病大会在南京召开。大会主席为崔丽英、蒲传强、王拥军，副主席为董强、曾进胜、赵钢、樊东升、刘鸣和徐运；组织委员会名誉主席为张苏明，主席为刘鸣；执行主席为徐运、张颖冬、刘春风，副主席为王拥军、董强、吴江、黄一宁和彭斌。本次大会共收到论文1427篇，注册人数2143名，参会人数达2500名。中华医学会王大方副秘书长、中华医学会李秀芳专员、江苏省医学会王咏红会长、江苏省医学会胡寅副会长兼秘书长、江苏省医学会马敬安副秘书长、南京大学医学院韩晓冬书记、中国工程院王陇德院士和中华医学会神经病学分会的各常务委员、脑血管病学组各委员出席大会开幕式。本次大会分别设置了大会报告、专题报告、会议发言和壁报、书面、讨论与争鸣、经验分享、神经护理专场、"专家面对面"临床病例讨论会等不同的学术交流形式，内容主要涉及缺血性脑血管病隐蔽处、脑血管病影像学诊断与评估、血管内介入诊治新进展、脑小血管病的基础与临床研究、出血性脑血管病的诊治、脑静脉病变的诊治、少见脑血管病的诊治、脑血管病的康复治疗与研究、重症脑血管病、脑血管病患者的护理、脑血管病的转化医学研究、复杂疑难脑血管病病例讨论及最新指南和共识解读等。会上，王陇德院士讲授了"中国脑卒中防控之路探索"，世界卒中组织主席 Michael Brainin 教授讲授了 *Reducing the burden of stroke through primary stroke prevention, from the view of the World Stroke Organisation*，刘鸣教授讲授了"中国脑卒中诊治：进展与挑战"，王拥军教授讲授了"2018年卒中研究进展"，徐运教授讲授了"脑小血管病诊疗相关问题研究"，彭斌教授讲授了"青年卒中研究现状及方向"，刘新峰教授讲授了"急性脑梗死机械取栓病例选择指南与实践"，世界卒中组织候任主席 Marc Fisher 教授讲授了 *Acute stroke therapy* 和 *Writing of academic paper*，顾晓松院士讲授了"组织工程创新与转化"，董强教授讲授了"GISAA——大动脉粥样硬化型缺血性脑卒中临床研究新进展"。本次大会仍在晚上举办"专家面对面"临床病例讨论会，由崔丽英、蒲传强、刘鸣和徐运教授主持，在主席台就座参加讨论的专家有崔丽英、蒲传强、王拥军、饶明俐、吕传真、黄如训、贾建平、赵钢、樊东升、刘鸣、徐运、焉传祝、黄一宁、董强、曾进胜、卢德宏、刘新峰、何志义、朱遂强和张杰文。王拥军候任主任委员主持闭幕式，蒲传强前任主任委员进行大会总结。本次大会选出优秀论文奖20名、优秀壁报奖17名，分会领导给获得者颁发获奖证书。之后，崔丽英主任委员给大会执行主席徐运、张颖冬和刘春风教授颁发主办杯，并与徐运教授和朱遂强教授进行主办杯交接仪式，朱遂强教授接过明年的主办杯后发表热情洋溢的欢迎辞。

2019年4月，由中华医学会神经病学分会组织的"西部行"医疗支援公益活动（2019·巴中站）在巴中市中心医院举行。开幕式上，巴中市市长、巴中市卫生健康委员会主任、巴中市中心医院院长和蒲传强前任主任委员分别致辞。参加本次活动的专家有蒲传强、谭兰、肖波、王柠、陈志斌、罗本燕、管阳太、董强、刘鸣、卢家红、王晓明、孙红斌、张哲成和石向群等。

2019年6月，由中华医学会神经病学分会、中华医学会神经病学分会脑血管病学组和《中华神经科杂志》编辑委员会组织的中国脑血管病防治指南巡讲在武汉举行。开幕式由汪谋岳主任主持，王伟和蒲传强教授分别致辞。会上，张苏明教授讲授了"中国急性缺血性脑卒中诊治指南"，曾进胜教授讲授了"中国颅内静脉系统血栓形成诊断和治疗指南"，徐运教授讲授了"中国无症状脑梗死诊治共识"，张杰文教授讲授了"脑血管病影像应用指南"，刘运海教授讲授了"中国蛛网膜下腔出血诊治指南"，朱遂强教授讲授了"中国脑出血诊治指南"。

2019年5月，中华医学杂志社搬至北京西城区宣武门东河沿街69号，《中华神经科杂志》编辑部也随迁新址办公。

2019年6月，中华医学会神经病学分会组织的"西部行"医疗支援公益活动（2019·延吉站）在延吉（延边大学附属医院）举行。参加本次活动的专家有蒲传强、董强、曾进胜、管阳太、刘鸣、卢家红、杨弋、张杰文、王玉平、何志义、饶明俐、张黎明、贾志荣、崔俐、郎森阳、谭兰和黄旭升等。除了为当地居民举行大型义诊活动外，蒲传强教授还到病房进行教学查房，曾进胜教授和张杰文教授做了专题讲座。

2019年7月，由中华医学会神经病学分会、中华医学会神经病学分会脑血管病学组和《中华神经科杂志》编辑委员会组织的中国脑血管病防治指南巡讲在石家庄举行。开幕式由刘鸣教授和汪谋岳主任主持，吕佩源和蒲传强教授分别致辞。会上，刘鸣教授讲授了"中国急性脑梗死后出血转化诊治共识"，朱遂强教授讲授了"中国脑出血诊治指南"，王文志教授讲授了"中国脑血管病一级预防指南"，田成林教授讲授了"中国无症状脑梗死诊治共识"，曾进胜教授讲授了"中国颅内静脉系统血栓形成诊断和治疗指南"，彭斌教授讲授了"中国急性缺血性脑卒中诊治指南"。

2019年7月，经中华医学会神经病学分会批准，中华医学会神经病学分会周围神经病协作组成立"国家周围神经病规范诊治培训中心"及其学术委员会，学术委员会主任为蒲传强、崔丽英，委员有卜碧涛、崔丽英、笪宇威、樊东升、管宇宙、管阳太、郭军红、胡静、黄旭升、卢家红、卢祖能、刘明生、潘速跃、蒲传强、石强、王柠、肖波、焉传祝、姚晓黎、袁云、张宝荣、张哲成、张在强和赵钢，秘书为管宇宙、石强；全国设20家培训中心，其单位名称（分中心主任）为北京协和医院（崔丽英）、中国人民解放军总医院第一医学中心（黄旭升）、北京大学第三医院（樊东升）、北京大学第一医院（袁云）、山东大学齐鲁医院（焉传祝）、复旦大学附属华山医院（卢家红）、中山大学附属第一医院（姚晓黎）、河北医科大学第三医院（胡静）、上海交通大学医学院附属仁济医院（管阳太）、山西医科大学第一医院（郭军红）、首都医科大学附属北京天坛医院（张在强）、华中科技大学同济医学院附属同济医院（卜碧涛）、天津市第三中心医院（张哲成）、湖北省人民医院（卢祖能）、空军军医大学西京医院（赵钢）、首都医科大学宣武医院（笪宇威）、福建医科大学附属第一医院（王柠）、浙江大学医学院附属第二医院（张宝荣）、南方医科大学南方医院（潘速跃）和中南大学湘雅医院（肖波）。国家周围神经病规范诊治培训中心及其学术委员会的主要任务是致力于加强我国周围神经病临床与基础研究的学术交流，制定成熟的各种周围神经病诊治指南和共识，为提高国内同道对周围神经病的诊治水平做出贡献。国家周围神经病规范诊治培训中心及学术委员会成立大会和分中心授牌仪式在贵阳举行，成立大会由焉传祝教授主持，蒲传强和崔丽英教授分别致辞，之后2位领导分别给20家培训中心颁发牌匾和分中心主任聘书。

2019年7月，中华医学会神经病学分会第七届委员会第十一次常务委员扩大会议在贵阳举行，崔丽英主任委员做主持，主要内容包括讨论换届选举事宜，汇报2019年分会年会的筹备情况，编写《神经系统疾病诊疗指南及检查技术操作规范》事宜，指南修订，年会稿件审阅，以及其他。

2019年8月，由中华医学会神经病学分会、中华医学会神经病学分会脑血管病学组和《中华神经科杂志》编辑委员会组织的中国脑血管病防治指南巡讲在南昌举行。开幕式由汪谋岳主任主持，吴晓牧和蒲传强教授分别致辞。会上，曾进胜教授讲授了"中国颅内静脉系统血栓形成诊断和治疗指南"，朱遂强教授讲授了"中国脑出血诊治指南"，王文志教授讲授了"中国脑血管病一级预防指南"，秦超教授讲授了"中国蛛网膜下腔出血诊治指南"，何志义教授讲授了"中国脑血管病影像应用指南"，蒲传强教授讲授了"中国急性缺血性脑卒中诊治指南"。

2019年8月，中华医学会神经病学分会组织的"西部行"医疗支援公益活动（2019·临夏州站）在临夏州（临夏州人民医院）举行。本次活动由中华医学会神经病学分会领导带队，组织安排20余名全国知名神经病学专家举行义诊、学术讲座、教学查房、疑难危重症病例会诊等活动。中华医学会王大方副秘书长也参加指导本次活动。

2019年9月，由中华医学会、中华医学会神经病学分会主办，山东省医学会、山东省医学会神经内科学分会承办的中华医学会第二十二次全国神经病学学术会议在青岛召开。本次大会主席为崔丽英、蒲传强、王拥军，副主席为赵钢、樊东升、董强和曾进胜；组织委员会主席为崔丽英；执行主席为焉传祝、杜怡峰。本次大会将围绕神经病学在脑血管病、癫痫、认知障碍、肌病、周围神经病、神经变性疾病、神经感染性疾病、脱髓鞘疾病、神经免疫性疾病、遗传代谢性神经疾病、神经康复、焦虑、抑郁、头痛、睡眠障碍、神经护理、神经血管介入、神经影像、神经电生理、转化医学、精准医学和相关神经系统疾病等各个方面临床与基础医学的新进展进行广泛且深入的学术交流。本次大会共收到论文4606篇，有229篇进行专题讲座，404篇进行口头交流，还有8例复杂疑难病例进行"专家面对面"研讨，986篇以壁报形式展出，其余为大会交流。今年恰逢中华人民共和国成立70周年，因此，本次大会特别安排了一个很有意义的开幕式。在开幕式会场，全体参会人员每人手持小国旗，大会开幕时，中华医学会神经病学分会委员们和特邀嘉宾们手持小国旗一起走上主席台，在音乐的引导下，全体参会者合唱《我和我的祖国》。大会执行主席焉传祝教授主持开幕式，大会主席崔丽英教授致欢迎辞，山东大学齐鲁医院党委书记侯俊平致辞，山东省医学会秘书长张林致辞，世界神经病学联盟主席 William M. Carroll 教授致辞，中华医学会郭伟华副秘书长致辞。会上，世界神经病学联盟主席 William M. Carroll 教授讲授了 *A global role for the world federation of neurology*，美国杜克大学医学中心的 Janice M.Massey 教授讲授了 *Seronegative myasthenia gravis*，崔丽英教授讲授了"神经系统变性病诊疗困境带来思考"，陈彪教授讲授了"神经变性病国家大数据平台构建及全程管理"，焉传祝教授讲授了"特发性炎症性肌病的诊治进展与挑战"，汪昕教授讲授了"癫痫脑功能网络改变临床价值的研究进展"，中国科学院软件研究所的田丰研究员讲授了"人机交互技术发展方向及在智慧医疗中的应用"，郭力教授讲授了"多发性硬化的国际瞭望"，中国科学技术大学的申勇教授讲授了"阿尔茨海默病的早期诊断标志物"。本次大会仍在晚上举办"专家面对面"临床病例讨论会，由崔丽英、蒲传强和王拥军教授主持，到主席台就座讨论的专家有崔丽英、蒲传强、王拥军、饶明俐、吕传真、黄如训、曾进胜、樊东升、赵钢、焉传祝、朱遂强、刘鸣、王柠、卢德宏和肖波。闭幕式上，蒲传强前任主任委员做主持，王拥军候任主任委员做大会总结，彭斌秘书长和杨弋副秘书长分别宣读本次大会优秀论文奖，之后分会领导给获奖者颁发获奖证书并合影留念。接着，崔丽英主任委员给焉传祝和邢介霞教授颁发大会主办杯，并与焉传祝教授和曾进胜教授进行主办杯交接仪式；在会议结束前，曾进胜教授发表明年大会的欢迎辞。

2019年9月，在举行中华医学会第二十二次全国神经病学学术会议期间，中华国际医学交流基金会主办中华神经病学专项基金-创新思维研究基金 II 期启动会，参会专家有崔丽英、蒲传强、肖波、管阳太、王佳伟、戚晓昆、罗本燕、王丽娟、朱遂强、屈秋民、何志义和杨欢，中华国际医学交流基金会办公室主任张伟强、中华医学会学术会务部的张悦同志也参加会议，朱遂强教授主持会议。启动仪式后，中华国际医学交流基金会在网上公布了中华神经病学专项基金-创新思维研究基金的课题招标事宜；在截止日期后，中华国际医学交流基金会组织中华医学会神经病学分会的专家进行公开、公平、公正的评审。中华神经病学专项基金-创新思维研究基金主要用于支持以线粒体保护为靶点的脑血管病、神经退行性疾病、神经肌肉病等神经系统疾病的治疗研发和转化医学研究。此基金分为10项课题，每项课题的支持力度达10万元人民币，研究周期为2年（2020年12月至2022年11月）。

（二）图片展示

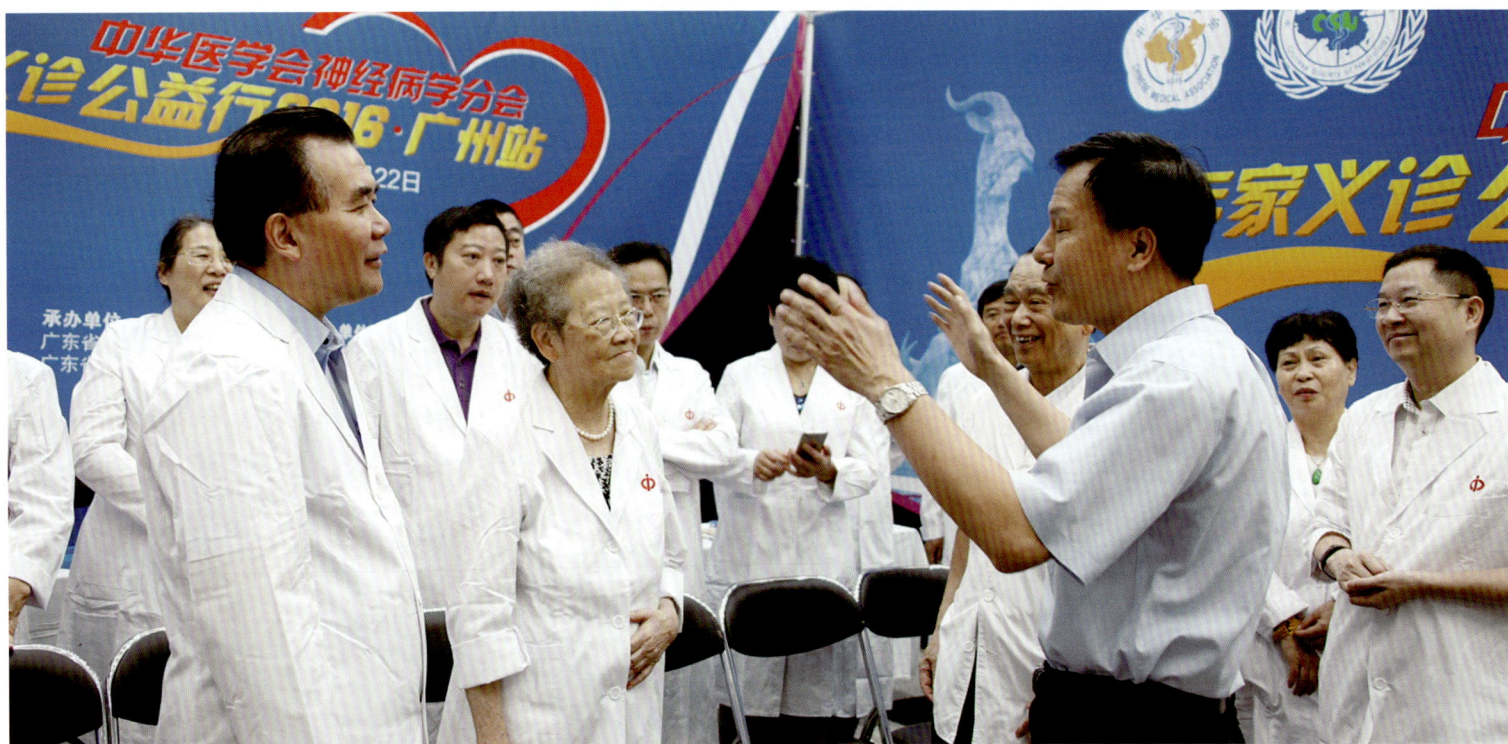

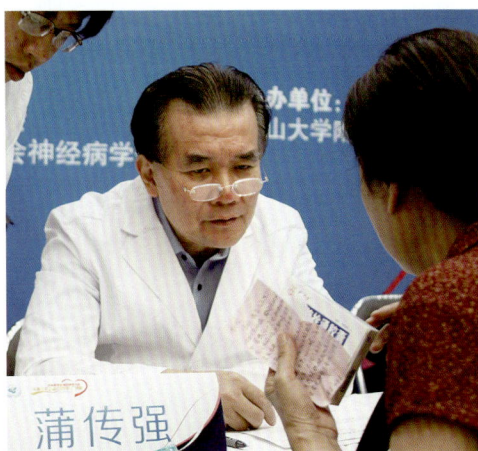

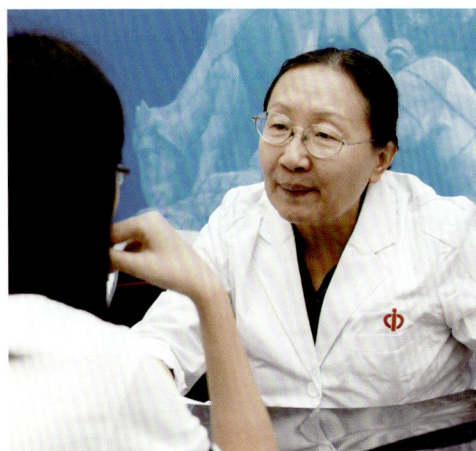

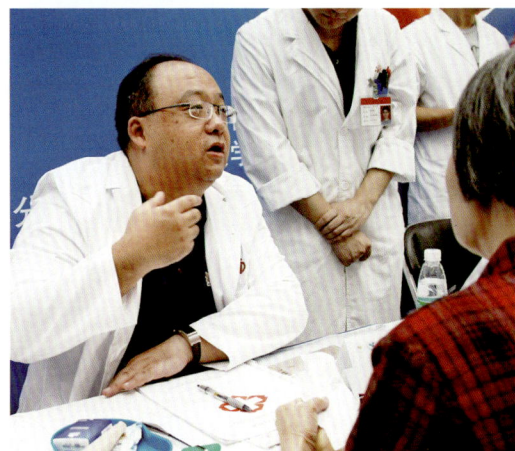

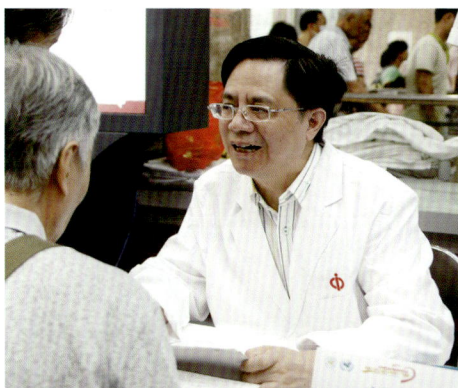

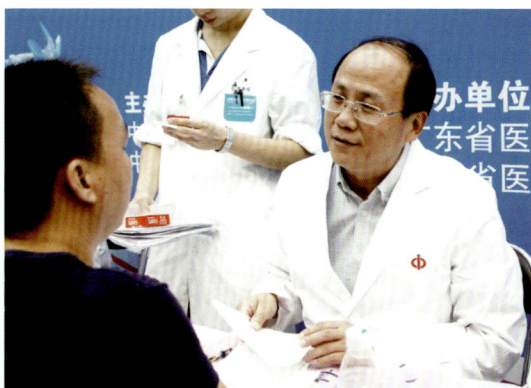

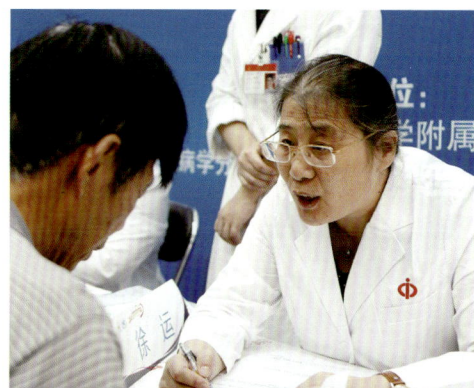

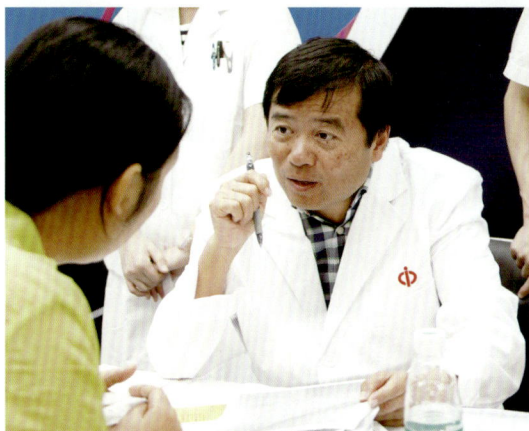

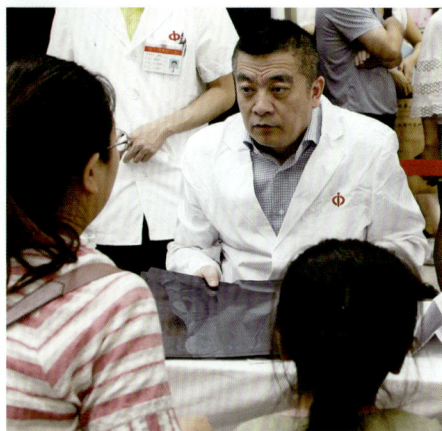

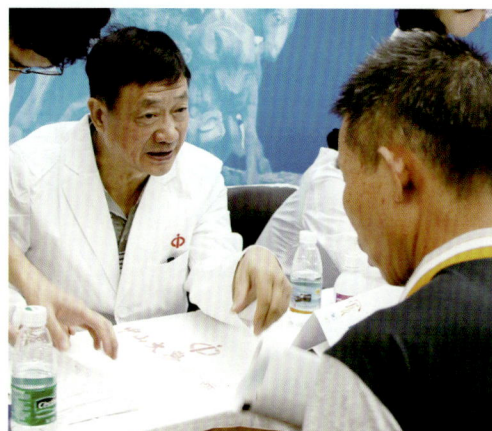

2016年9月22日，中华医学会神经病学分会"西部行"医疗支援公益活动（2016·广州站）在广州开展

1/中山大学附属第一医院院长肖海鹏教授在门诊大厅亲切会见参加活动的专家

2/蒲传强教授义诊

3/郎森阳教授义诊

4/董强教授义诊

5/肖波教授义诊

6/焉传祝教授义诊

7/徐运教授义诊

8/朱遂强教授义诊

9/周东教授义诊

10/丁新生教授义诊

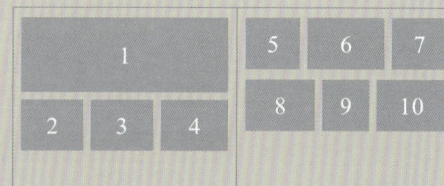

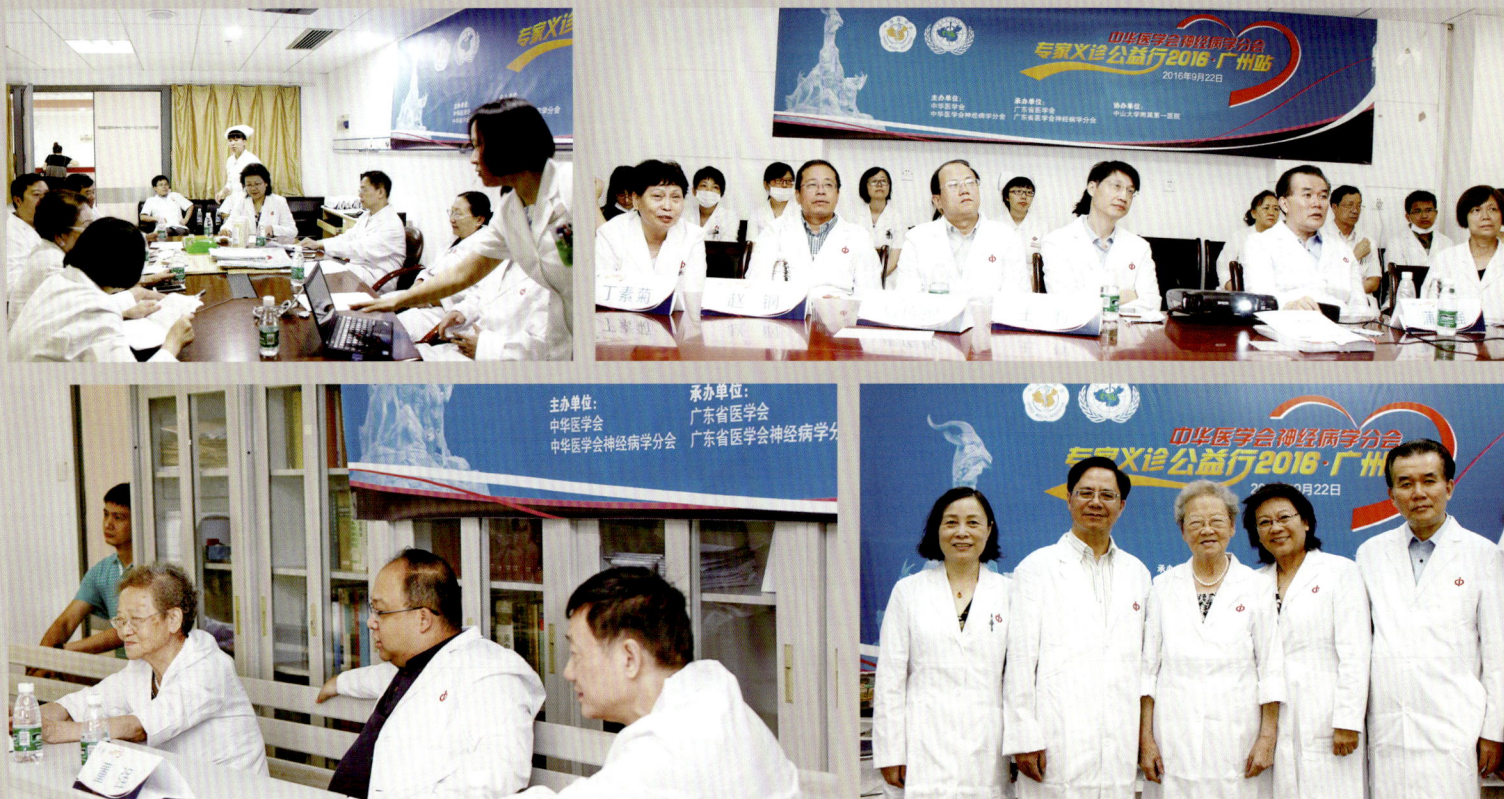

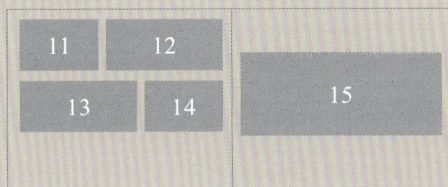

2016年9月22日，中华医学会神经病学分会"西部行"医疗支援公益活动（2016·广州站）在广州开展

11/ 崔丽英、何志义教授等参加疑难病例教学查房

12/ 蒲传强、王柠、焉传祝、赵钢和丁素菊等教授参加疑难病例教学查房

13/ 饶明俐、董强和丁新生教授参加疑难病例教学查房

14/ 部分专家义诊后合影，自右向左为蒲传强、崔丽英、饶明俐、肖波、刘鸣

15/ 参加疑难病例教学查房后专家合影，自右向左为陈海波、何志义、郎森阳、梁秀龄、崔丽英、肖波、卢家红、朱遂强、范玉华

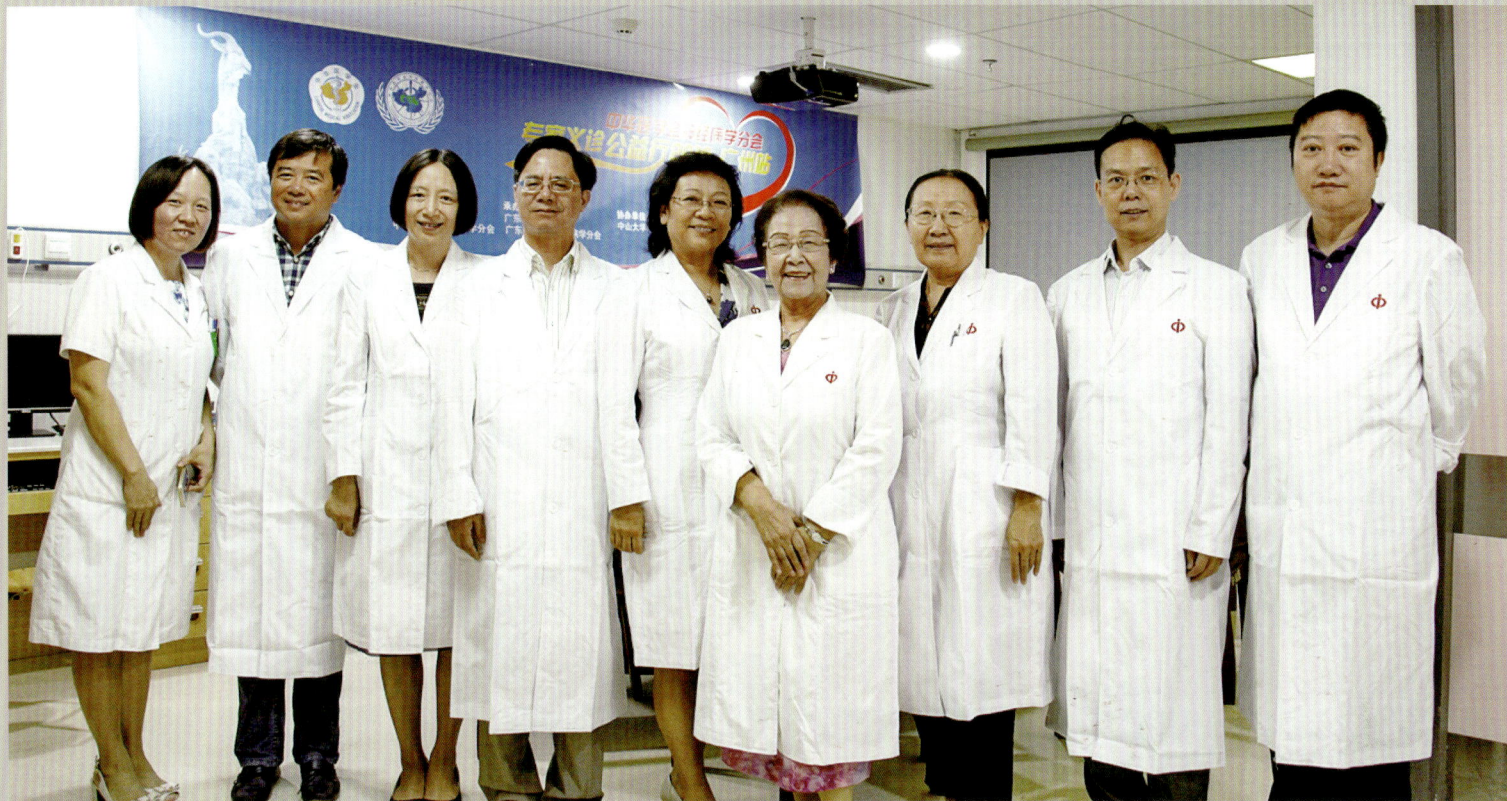

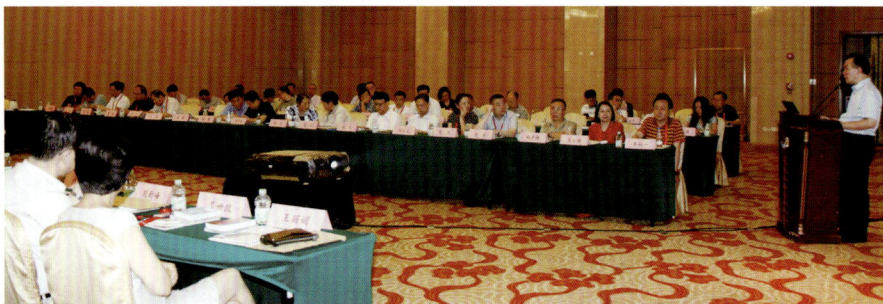

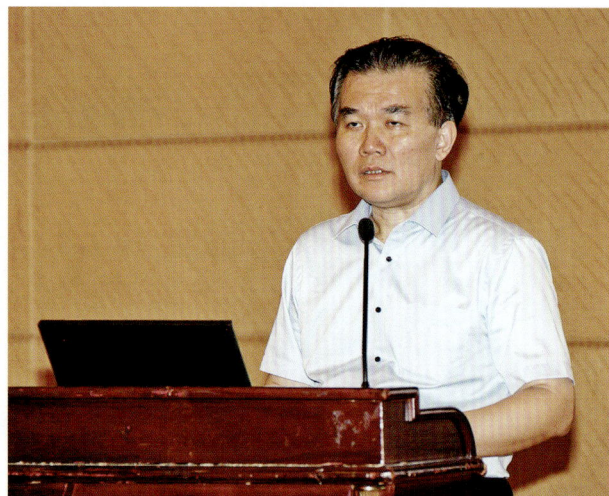

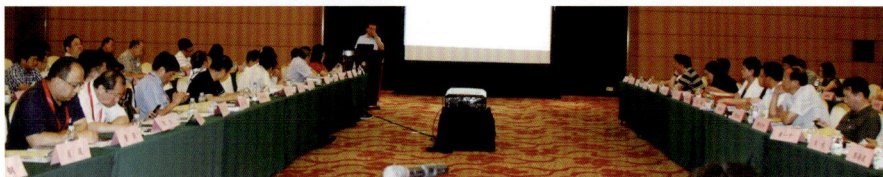

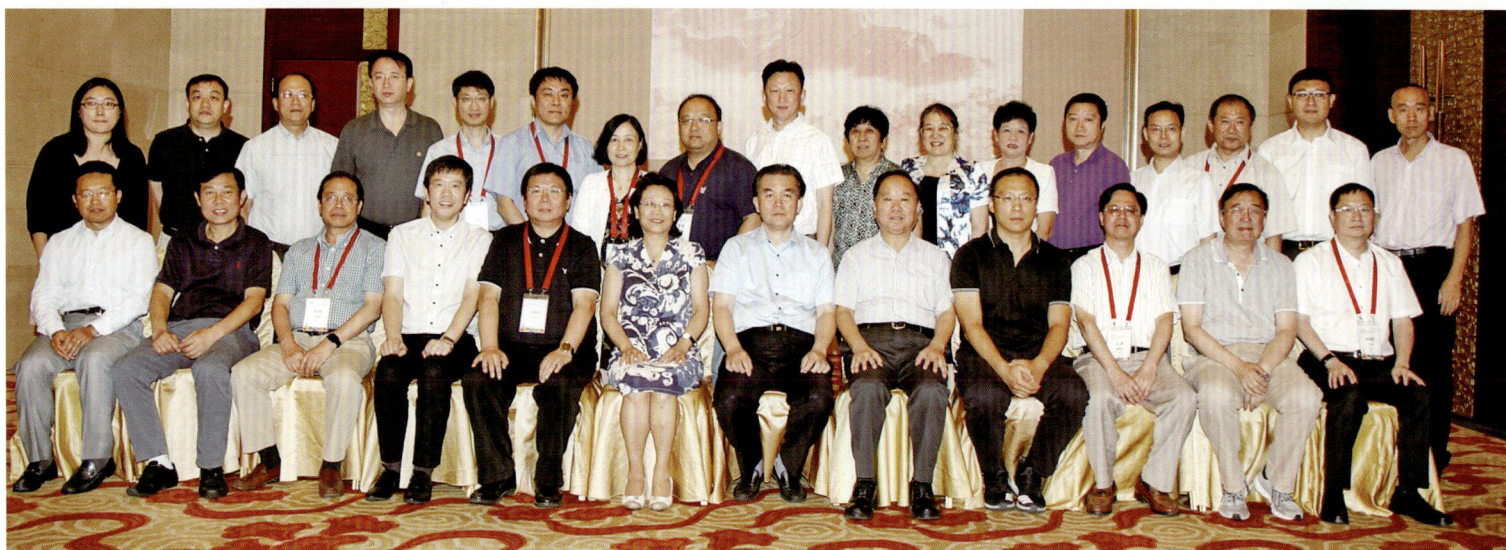

2016年9月22日晚，中华医学会神经病学分会第六届委员会全体委员会议在广州召开

1、2/会场

3/蒲传强主任委员汇报工作

4/部分参会专家合影

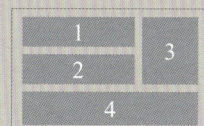

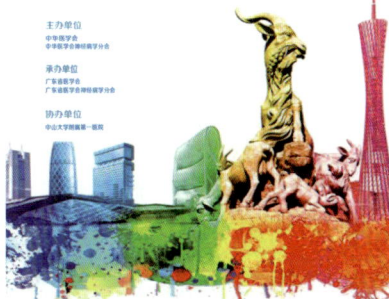

中华医学会
第十九次全国神经病学学术会议
19TH NATIONAL CONFERENCE OF NEUROLOGY
2016年9月22-25日　广州

日程册

主办单位
中华医学会
中华医学会神经病学分会

承办单位
广东省医学会
广东省医学会神经病学分会

协办单位
中山大学附属第一医院

欢迎辞

尊敬的各位同道：

中华医学会第十九次全国神经病学学术会议，在美丽的岭南花城广州市召开。我代表中华医学会神经病学分会及大会组委会，向各位专家和同道表示最热烈的欢迎和衷心的感谢！

本次会议收到论文3886篇，创历年新高，内容包含神经系统疾病的流行病学、病因、病理、诊断、治疗、康复及护理；从疾病分类方面，包括脑血管病、神经免疫性疾病、变性病、周围神经病、肌肉病、神经系统感染、认知障碍、癫痫、神经遗传代谢性疾病、睡眠障碍、疼痛、焦虑抑郁；从技术方面，包括神经介入、神经重症、神经影像、神经护理、神经电生理、神经肌肉病理、神经药理、转化医学与精准医学等等。大会共设有4场大会发言，77个专题发言、2场大型专家面对面活动及19个学术专场；共有12个大会报告、175个专题讲座、378篇论文交流及898篇论文壁报交流，收集全国100多个临床复杂疑难病例，精选了50多个在专家面对面、神经病理、临床肌肉病理、帕金森病与运动障碍、神经影像、神经重症等活动中，以不同方式进行展示和讨论，为提高临床诊治水平提供最好的平台。

2015新增设神经护理学术专场，受到参会代表的欢迎，并取得很好的学术效果；本次会议投稿踊跃共收到136篇。会议特邀请全国大医院神经内科护理专家并资助入选会议口头交流的护士参加会议，相信会给护士们提供独特的护理学术展示平台和学习的机会。

2016年我们继续资助西部中青年医师参会，并扩大资助范围，大力资助全国基层医生参会，助力基层医生成长、加强基层医生培养，为党和政府提出的"健康中国""健康扶贫"做出贡献。

蒲传强 教授
大会主席
中华医学会神经病学分会主任委员

欢迎辞

尊敬的各位领导、同道、朋友们：

欢迎来到美丽的羊城广州！

值此中华医学会成立101周年之际，我们荣幸地在这辉百年的开端，迎来了第十九次全国神经病学学术会议！在此，我谨代表办单位广东省医学会神经病学分会以及协办单位中山大学附属第一医院神经科，向来自全国各地的各位领导以及海内外的各位专家、同道和朋友们致以最热烈的欢迎和最诚挚的谢意！

广州——一座英雄城市、海上丝绸之路的起点、岭南文化的中心。这里的学术思想融汇中原文化精髓和东西方文化特色，形成了"务实、开放、兼容、创新"的岭南风格。在中国近代史上，广州一直是革命起义和开放改革的前沿和"试验田"，也是中国最早与西方世界接触、西方医学最早输入和最先繁荣的城市。20世纪50年代，国内大批各学科医学栋才滞集于此，先师们施展才干、辛勤耕耘、硕果累累，创下了岭南医学中心的基业；改革开放初期，又有大批医学专才聚集广州，积极进取，不断开拓，取得了国内外公认的学术成就。如今，改革开放的光环和暗器渐渐退去，务实开放的广州加快产业结构调整升级，引领科技创新，将再次迎来医学发展的良好机遇。

自首次中华医学会全国神经病学学术会议在广州召开以来，本次会议是广州举办的第四次全国神经病学学术会议，我们借此向各位老师和同行汇报一年来的工作和学习，盘点过去，完成积沙成塔的概念；向前辈和同道学习独到的临床经验、严谨的治学态度、不愧的学习精神以及无私的大医风范；以学术会友、互通有无、集思广益，迸发思想的火花；立足现在，踏实走出每一步，厚积薄发，未来走得更高更远。

曾进胜 教授
大会执行主席
中华医学会神经病学分会常委

中华医学会
第十九次全国神经病学学术会议
19TH NATIONAL CONFERENCE OF NEUROLOGY

会议组织结构

大会主席：
蒲传强　贾建平　崔丽英

大会副主席：
王拥军　赵钢　陈生弟　谢鹏　曾进胜

学术委员会：（按姓氏笔画排序）

丁美萍	王伟	王宏	王柠	王丽娟	王拥军	王新平
牛小媛	石向群	卢祖能	卢家红	朱遂强	朱榆红	刘鸣
刘学源	刘春风	刘振国	许宁明	孙红斌	杜怡峰	杜彦辉
李月春	李柱一	李继梅	杨弋	肖波	吴江	吴世政
吴晓牧	何志义	汪昕	汪凯	张通	张小宁	张杰文
张颖冬	张黎明	陈琳	陈生弟	陈晓春	陈海波	陈康宁
武剑	罗本燕	周东	周华东	赵钢	赵玉华	胡波
胡学强	施福东	洪震	贺茂林	秦超	贾建平	徐运
郭力	唐北沙	焉传祝	黄一宁	曹秉振	戚晓昆	崔丽英
梁战华	彭斌	董强	程焱	曾进胜	谢鹏	蒲传强
楚兰	管阳太	廖小平	谭兰	樊东升	潘速跃	

组织委员会：

主席：
蒲传强

执行主席：
曾进胜　胡学强

执行副主席：
刘振华　陆正齐　赵斌　徐书雯　徐安定　褚晓凡　潘小平
潘速跃

委员：（按姓氏笔画排序）

丁美萍	王伟	王宏	王柠	王丽娟	王拥军	王新平
牛小媛	石向群	卢祖能	卢家红	朱遂强	朱榆红	刘鸣
刘学源	刘春风	刘振国	许宁明	孙红斌	杜怡峰	杜彦辉
李月春	李柱一	李继梅	杨弋	肖波	吴江	吴世政
吴晓牧	何志义	汪昕	汪凯	张通	张小宁	张杰文
张颖冬	张黎明	陈琳	陈生弟	陈晓春	陈海波	陈康宁
武剑	罗本燕	周东	周华东	赵钢	赵玉华	胡波
胡学强	施福东	洪震	贺茂林	秦超	贾建平	徐运
郭力	唐北沙	焉传祝	黄一宁	曹秉振	戚晓昆	崔丽英
梁战华	彭斌	董强	程焱	曾进胜	谢鹏	蒲传强
楚兰	管阳太	廖小平	谭兰	樊东升	潘速跃	付耀高
宁玉萍	庄伟端	刘亚杰	刘振华	刘雁	李泽	肖卫民
邱伟	张素平	陆正齐	陈文明	陈玲	赵斌	洪铭范
徐书雯	徐安定	徐恩	黄燕	章成国	彭英	褚晓凡
廖卫平	潘小平					

大会秘书处：

彭斌	杨弋	蔡晓杰	刘洁晓	石强	陈华红	张悦
李晓彪	范玉华	李立	戴永强	刘巧红		

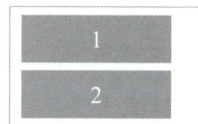

2016年9月22—25日，中华医学会第十九次全国神经病学学术会议在广州召开

1/会议日程册封面和大会主席、大会执行主席欢迎辞

2/会议组织结构

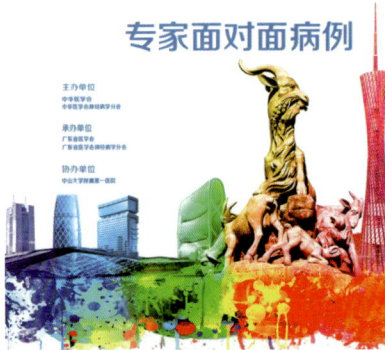

中华医学会
第十九次全国神经病学学术会议
19TH NATIONAL CONFERENCE OF NEUROLOGY
2016年9月22-25日　广州

专家面对面病例

主办单位
中华医学会
中华医学会神经病学分会

承办单位
广东省医学会
广东省医学会神经病学分会

协办单位
中山大学附属第一医院

中华医学会
第十九次全国神经病学学术会议
19TH NATIONAL CONFERENCE OF NEUROLOGY

专家面对面

日　期：9月23日
时　间：19:30-21:30
地　点：广州白云国际会议中心
主持人：蒲传强　曾进胜
点评专家：王学峰　王　柠　刘　鸣　朱遂强　李舜伟　张杰文　张宝荣
　　　　　陈海波　杨任民　饶明莉　周　东　赵　钢　袁　云　曾进胜
　　　　　董　强　黄如训　蒲传强

日　期：9月24日
时　间：19:30-21:30
地　点：广州白云国际会议中心
主持人：崔丽英　贾建平
点评专家：丁素菊　王拥军　张　成　吕传真　何志义　肖　波　粟秀初
　　　　　徐　运　许贤豪　郎森阳　黄一宁　黄家星　崔丽英　贾建平
　　　　　蔺传祝　梁秀龄　樊东升

中华医学会
第十九次全国神经病学学术会议
19TH NATIONAL CONFERENCE OF NEUROLOGY

目录 Contents

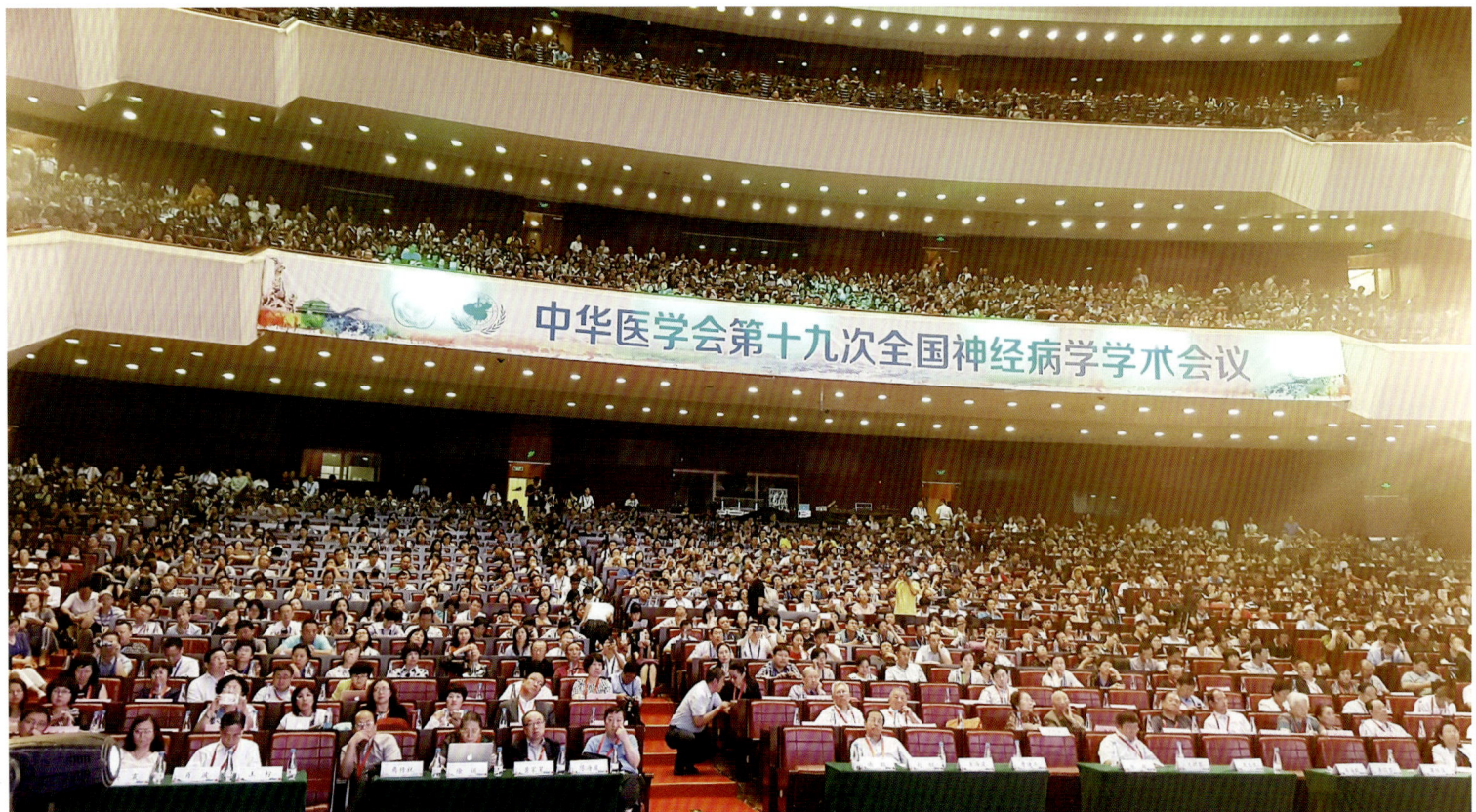

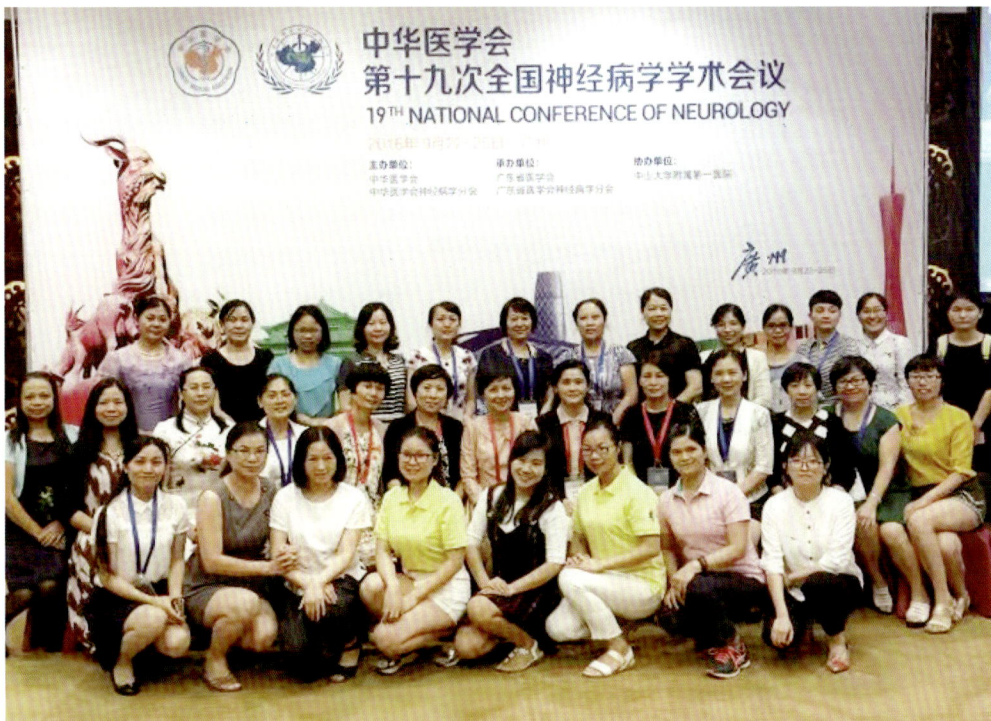

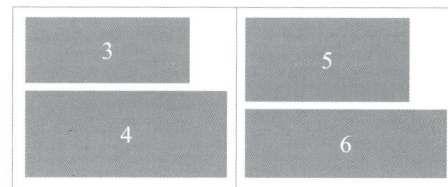

2016年9月22—25日，中华医学会第十九次全国神经病学学术会议在广州召开

3/专家面对面病例手册封面、参加专家名单和手册目录

4/会场

5/护理专场主持人、专题发言专家和口头交流者合影留念

6/2016年9月23日"专家面对面"临床病例讨论会专家合影（自右向左为周东、王学峰、袁云、陈海波、张宝荣、李舜伟、饶明俐、杨任民、黄如训、蒲传强、曾进胜、刘鸣、董强、赵钢、王柠、朱遂强）

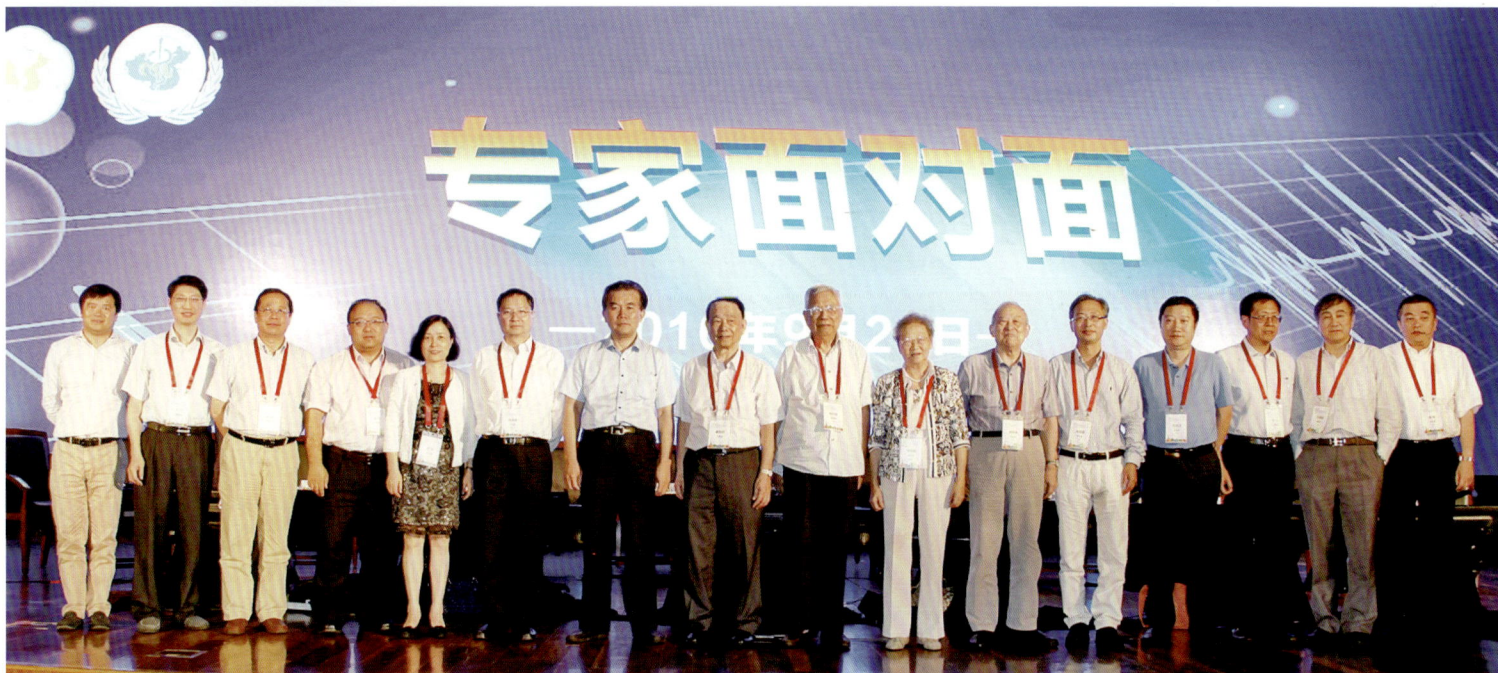

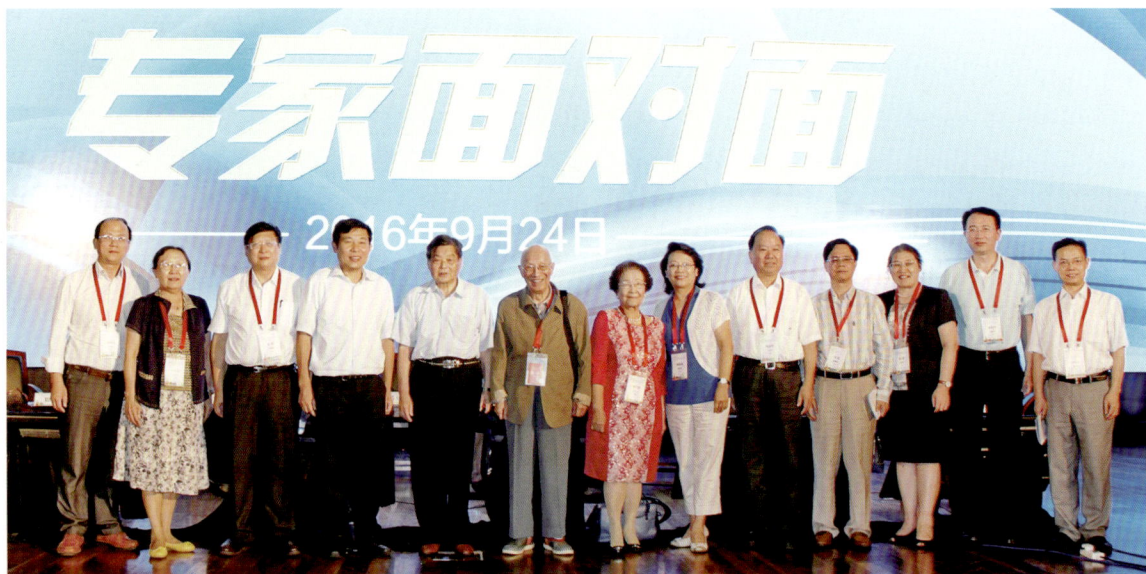

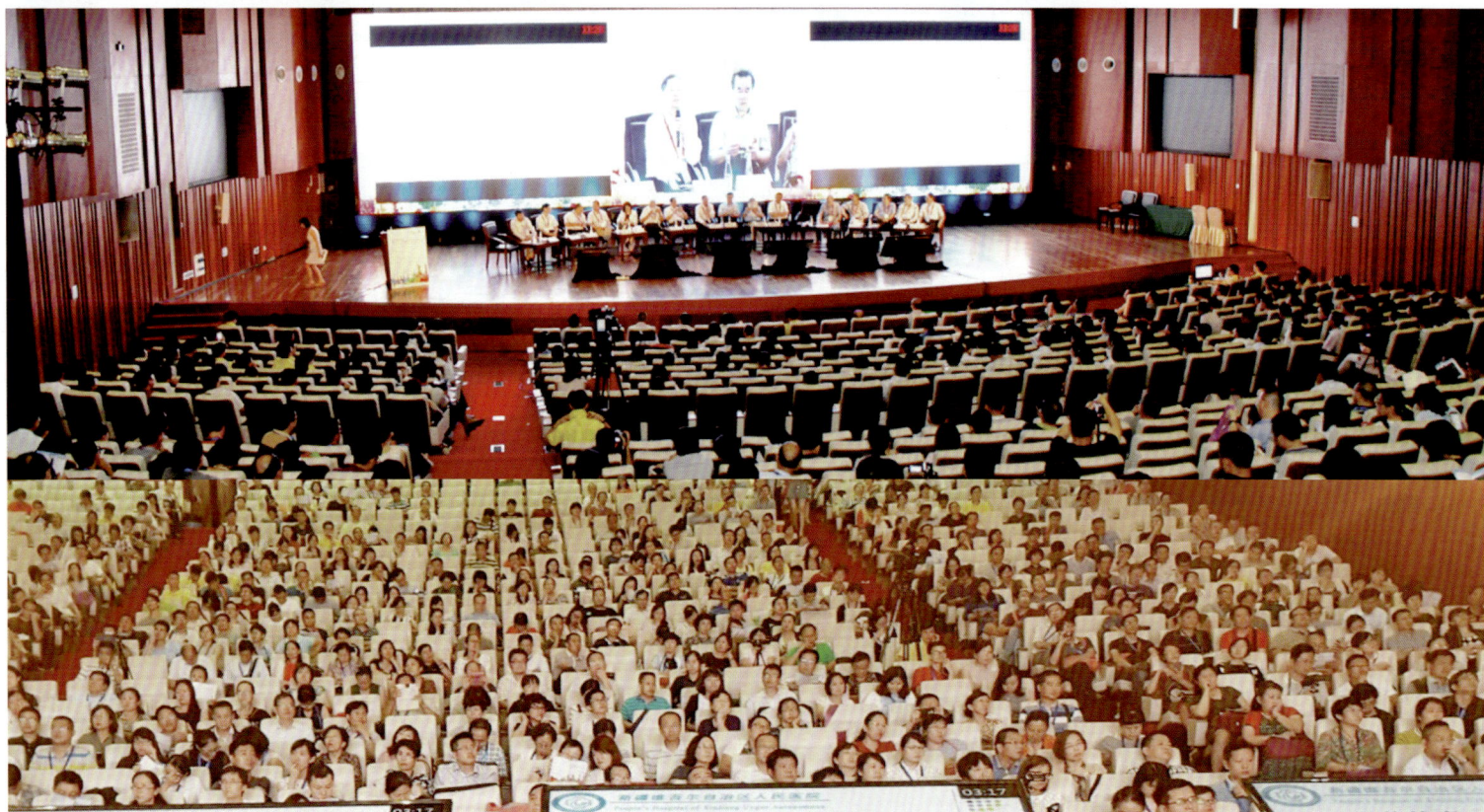

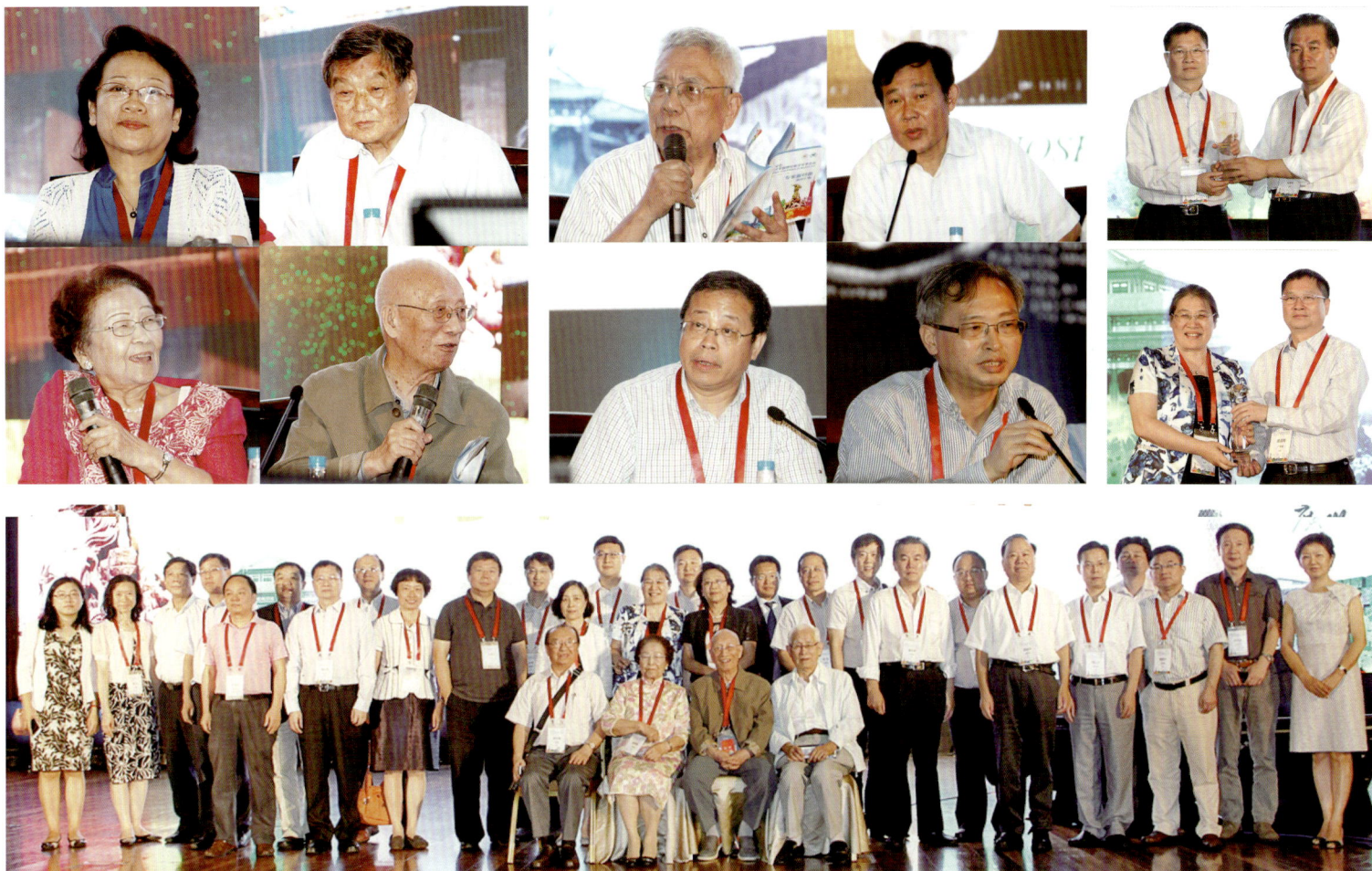

2016年9月22—25日，中华医学会第十九次全国神经病学学术会议在广州召开

7/2016年9月24日"专家面对面"临床病例讨论会专家合影（自右向左为何志义、樊东升、徐运、肖波、贾建平、崔丽英、梁秀龄、粟秀初、吕传真、黄一宁、张成、郎森阳、焉传祝）

8/"专家面对面"临床病例讨论会现场

9/"专家面对面"临床病例讨论会专家崔丽英、吕传真、梁秀龄、粟秀初

10/"专家面对面"临床病例讨论会专家杨任民、黄一宁、赵钢、张宝荣

11/主办杯交接仪式

12/中华医学会神经病学分会部分委员与老教授们合影

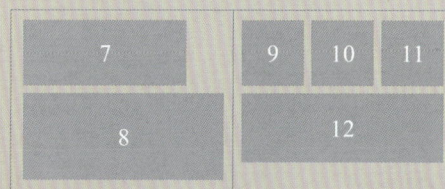

7		9	10	11
8		12		

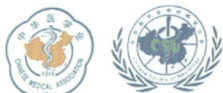

中华医学会第十九次全国神经病学学术会议
19TH NATIONAL CONFERENCE OF NEUROLOGY
2016年 9月22-25日　广州

主办单位：
中华医学会
中华医学会神经病学分会

承办单位：
广东省医学会
广东省医学会神经病学分会

协办单位
中山大学附属第一医院

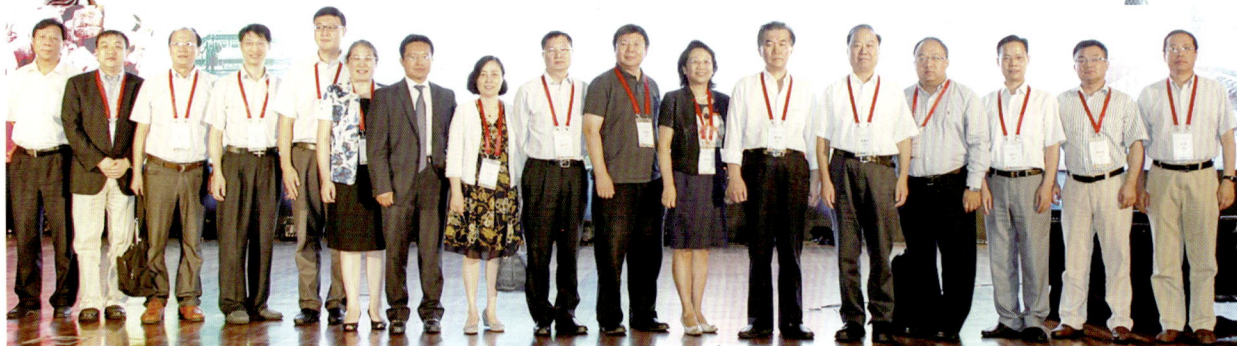

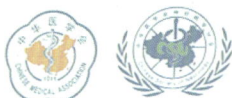

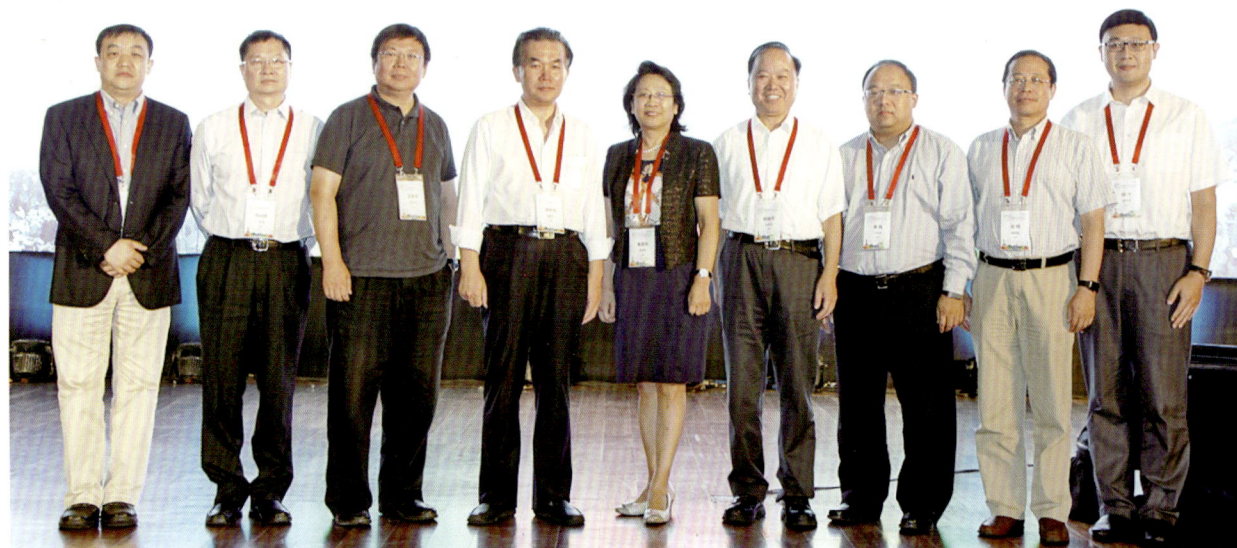

中华医学会第十九次全国神经病学学术会议
19TH NATIONAL CONFERENCE OF NEUROLOGY
2016年 9月22-25日　广州

主办单位：
中华医学会
中华医学会神经病学分会

承办单位：
广东省医学会
广东省医学会神经病学分会

协办单位
中山大学附属第一医院

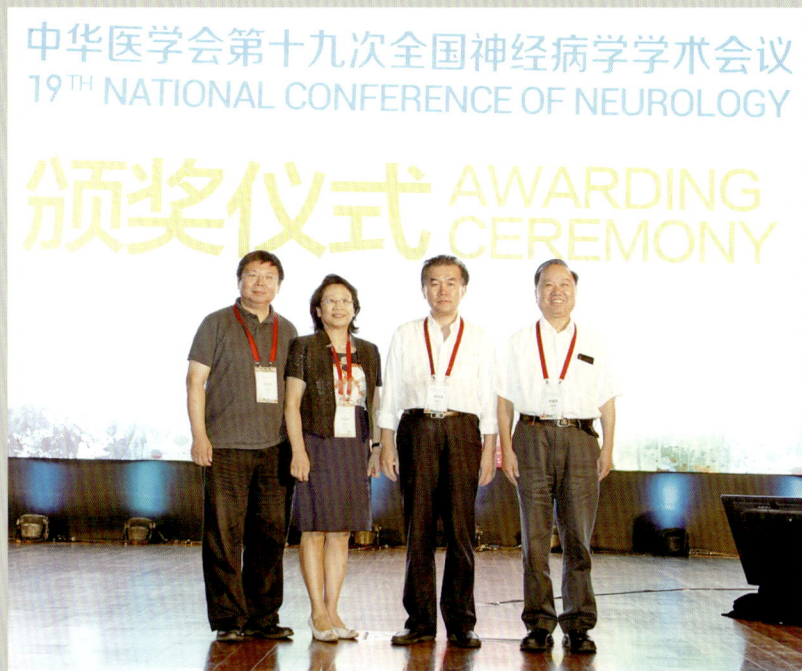

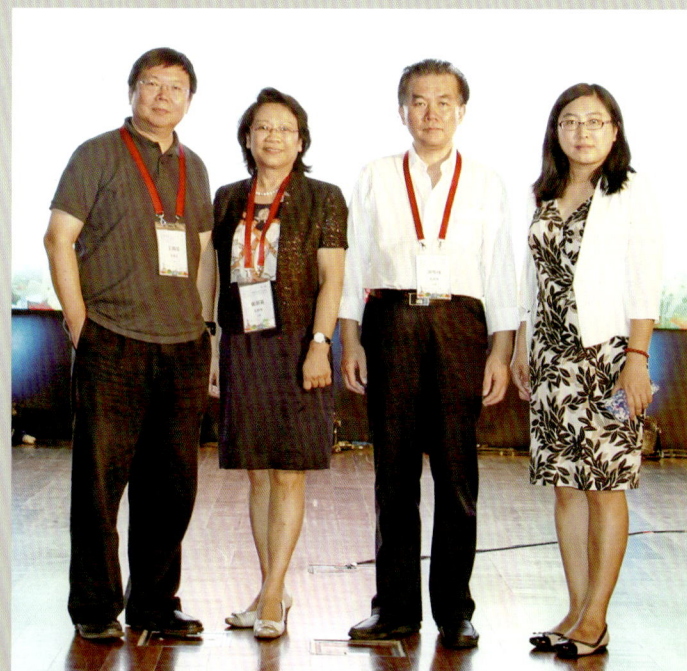

2016年9月22—25日，中华医学会第十九次全国神经病学学术会议在广州召开

13/中华医学会神经病学分会部分常务委员合影（自右向左为赵钢、管阳太、何志义、董强、贾建平、蒲传强、崔丽英、王拥军、曾进胜、刘鸣、施福东、徐运、杨弋、王柠、焉传祝、彭斌、张杰文）

14/中华医学会神经病学分会领导合影（自右向左为杨弋、赵钢、董强、贾建平、崔丽英、蒲传强、王拥军、曾进胜、彭斌）

15/蒲传强、崔丽英、王拥军和贾建平教授合影

16/蒲传强、崔丽英、王拥军教授和学术会务部张悦同志合影

2016版

中国脑血管病
诊治指南与共识

中华医学会神经病学分会 编

人民卫生出版社

2016版

中国脑血管病
诊治指南与共识

（手册版）

中华医学会神经病学分会 编

人民卫生出版社

中华医学会神经病学分会 组织编写

脑卒中
健康知识问答

主审 蒲传强 崔丽英 贾建平 主编 杨弋 刘鸣

人民卫生出版社

1	2	3

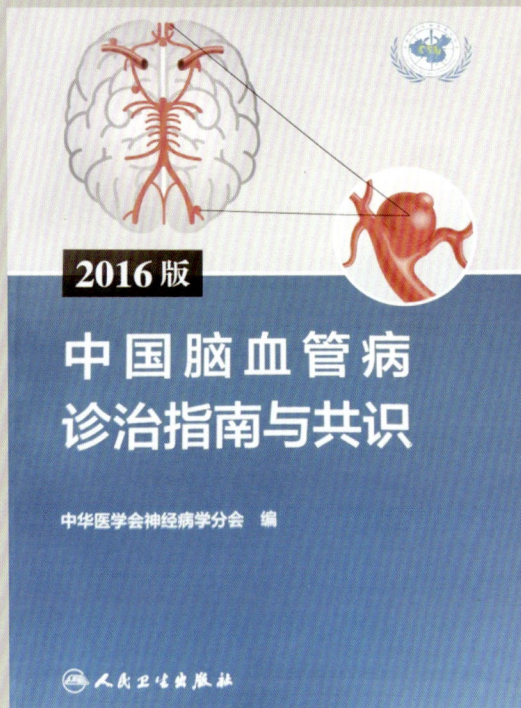

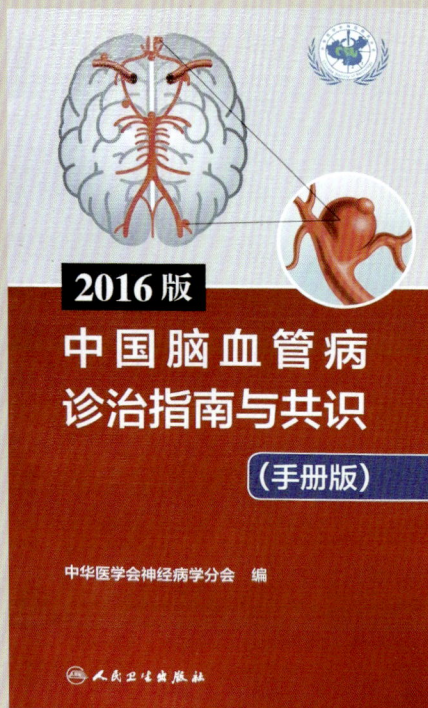

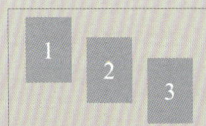

2016年12月，人民卫生出版社出版了《中国脑血管病诊治指南与共识（2016版）》和
《脑卒中健康知识问答》

1、2/《中国脑血管病诊治指南与共识（2016版）》大开本版和手册版封面

3/《脑卒中健康知识问答》封面

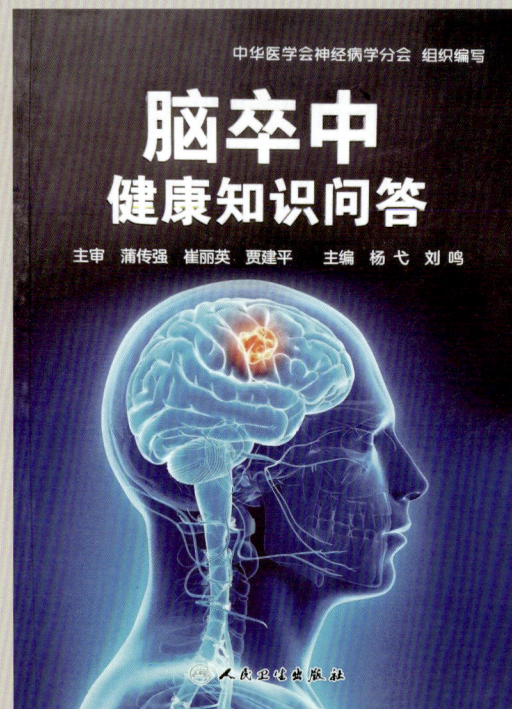

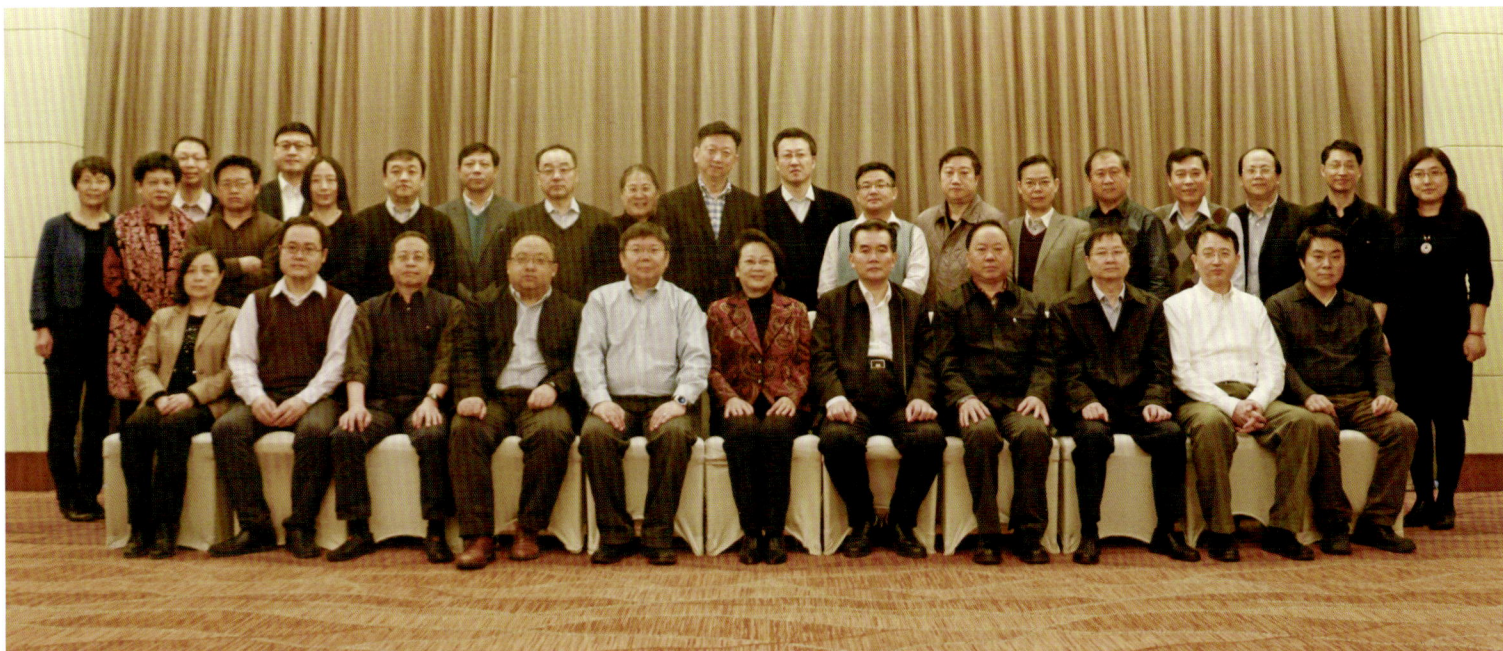

2016年12月17日，中华医学会神经病学分会第七届委员会第一次常务委员会会议（北京）合影

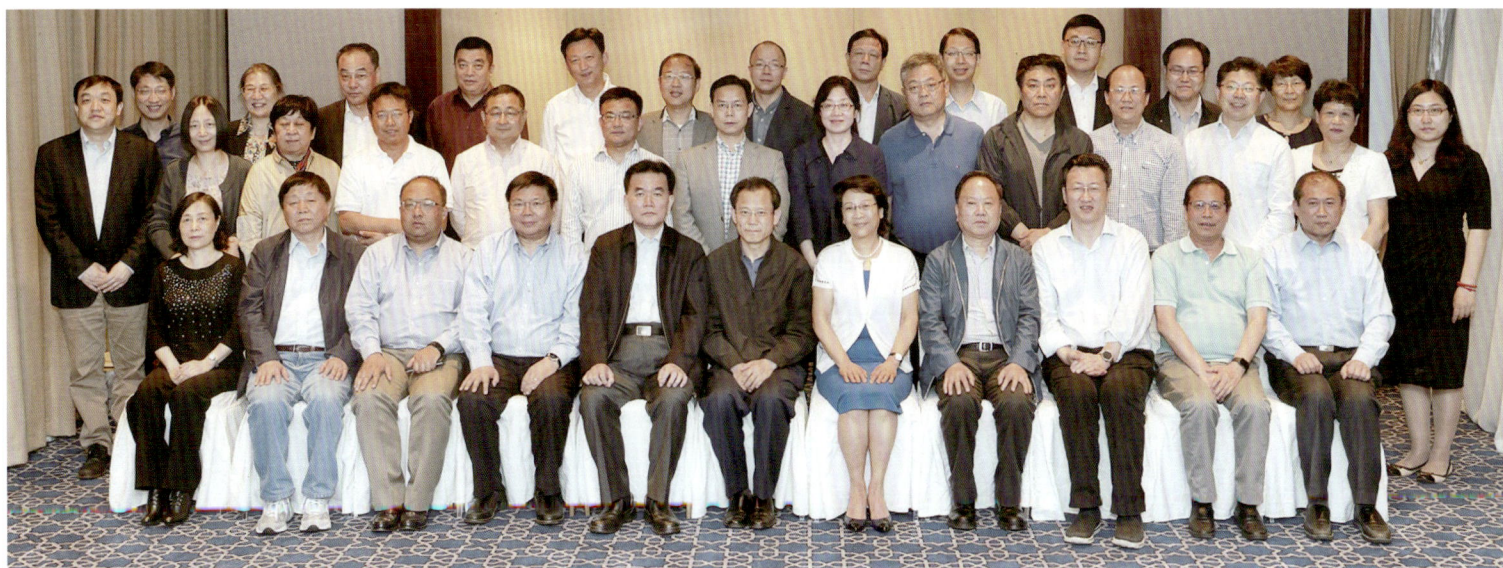

2017年4月6日，中华医学会神经病学分会第七届委员会第三次常务委员扩大会议（厦门）参会领导和专家合影

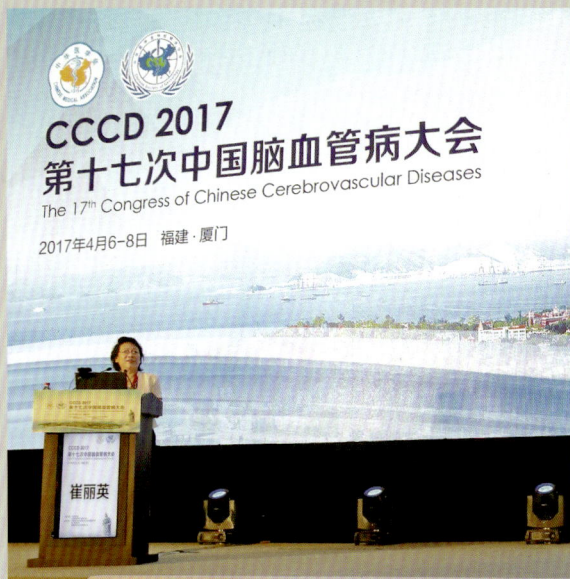

2017年4月6—8日，第十七次中国脑血管病大会在厦门召开

1/ 开幕式上，中华医学会神经病学分会主任委员崔丽英教授致辞

2/ 开幕式上，中华医学会副会长苏志致辞

3/ 开幕式上，王陇德院士致辞

4/ 大会执行主席王柠教授主持会议

5/ "专家面对面"临床病例讨论会专家合影（自右向左为何志义、曾进胜、蒲传强、黄如训、吕传真、饶明俐、刘鸣、王柠、焉传祝、朱遂强、刘新峰、张杰文）

6/ 闭幕式上，焉传祝教授发表明年大会欢迎辞

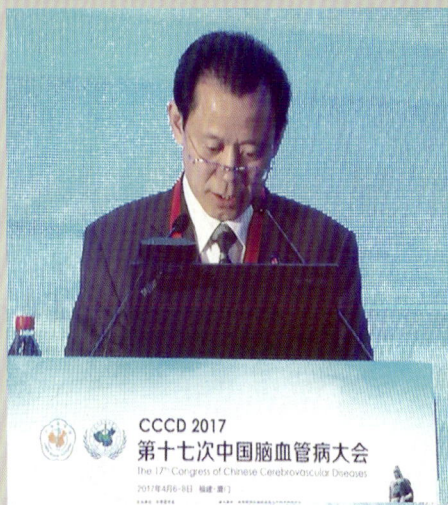

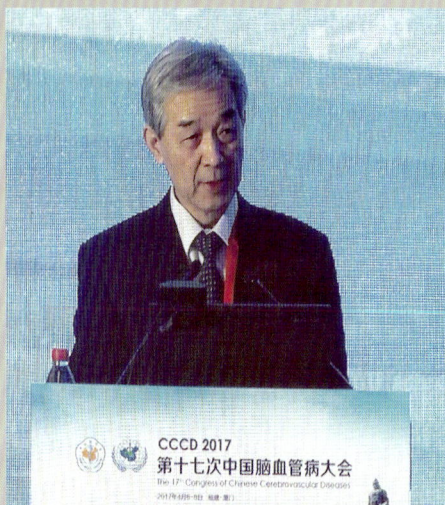

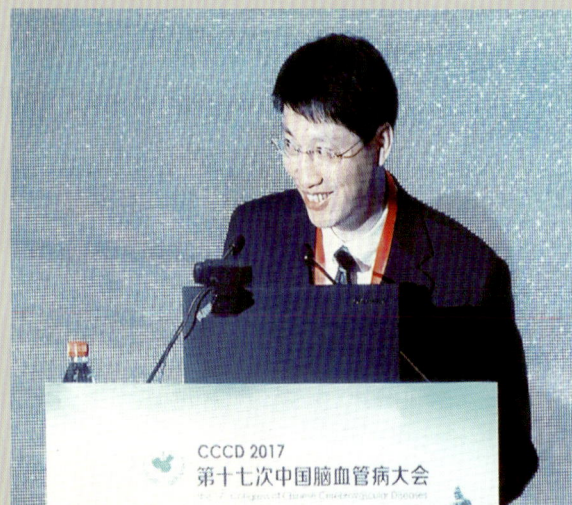

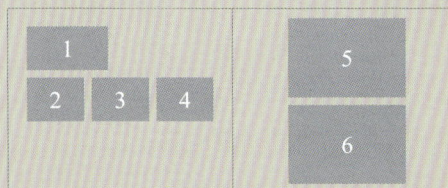

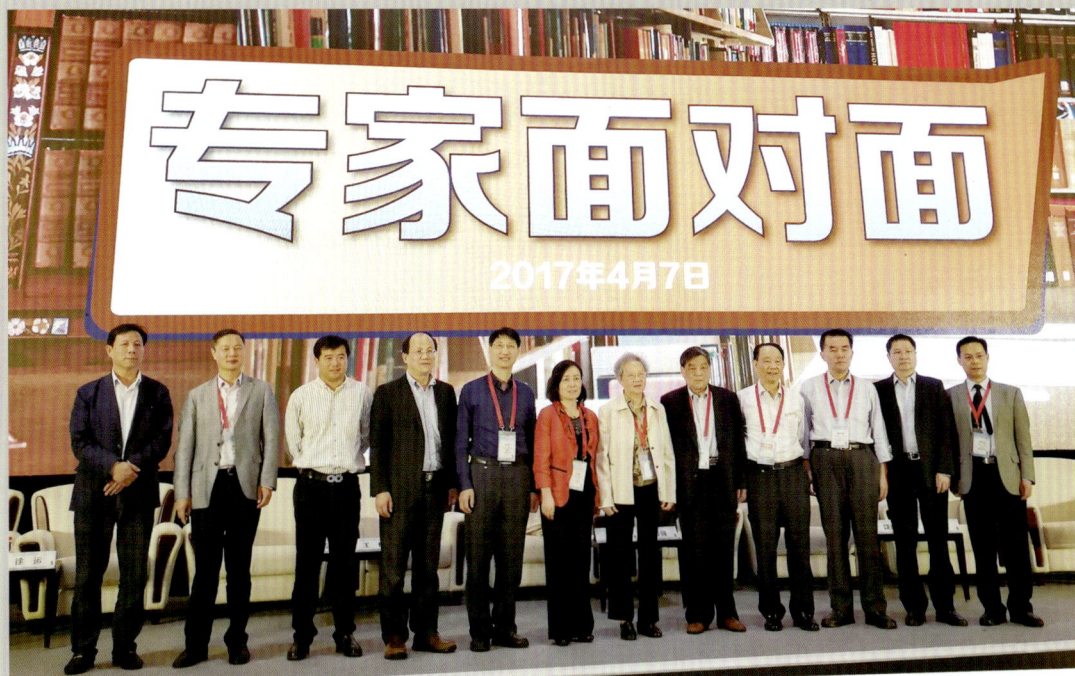

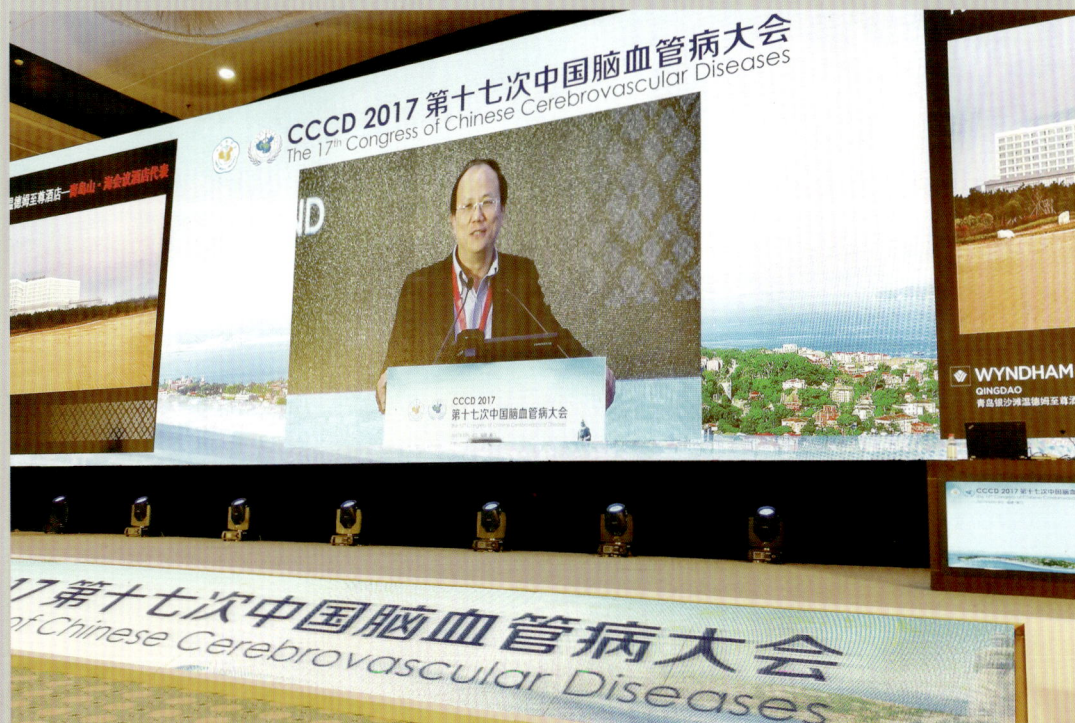

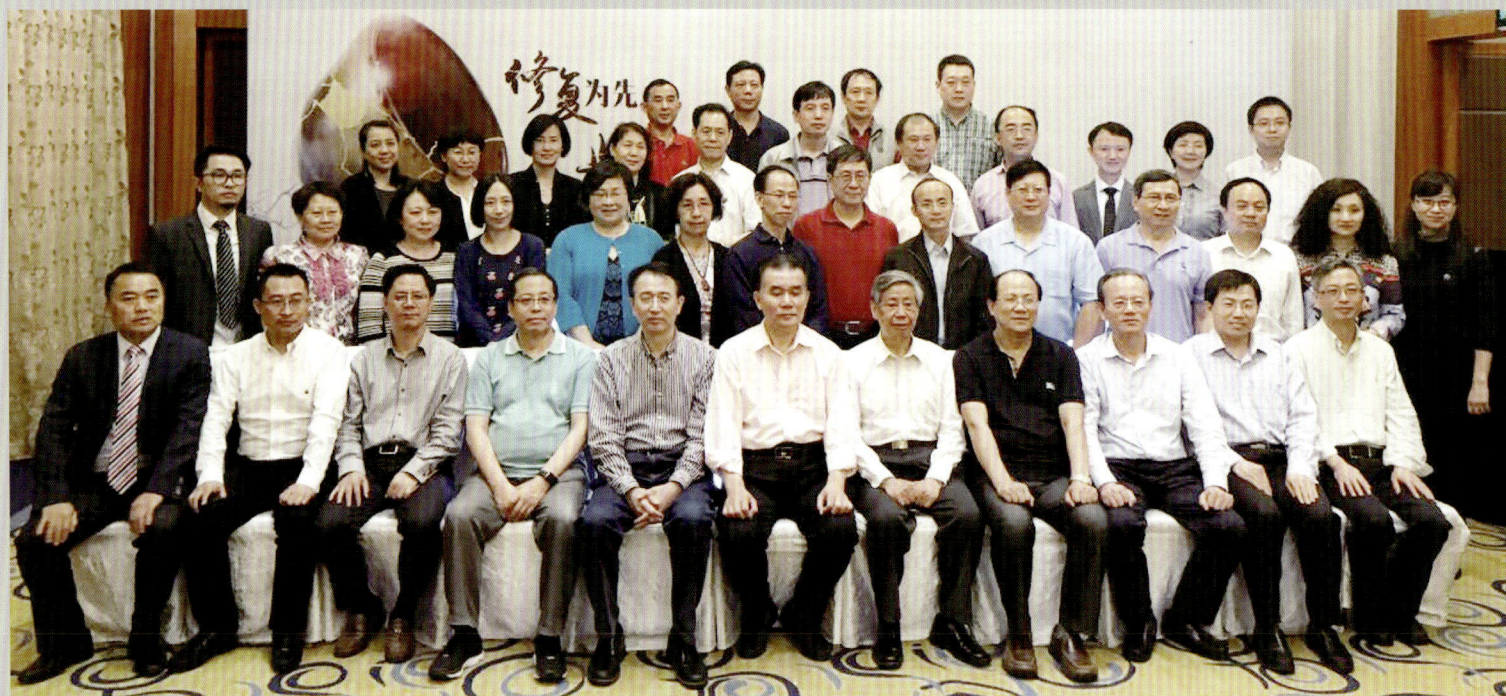

2017年5月，中华医学会神经病学分会第七届委员会第一届周围神经病协作组成立大会（长沙）委员合影

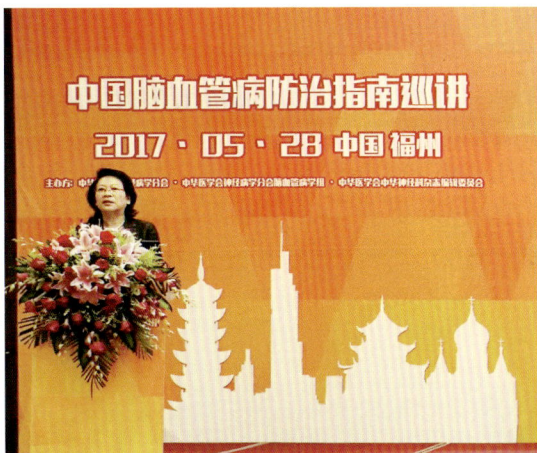
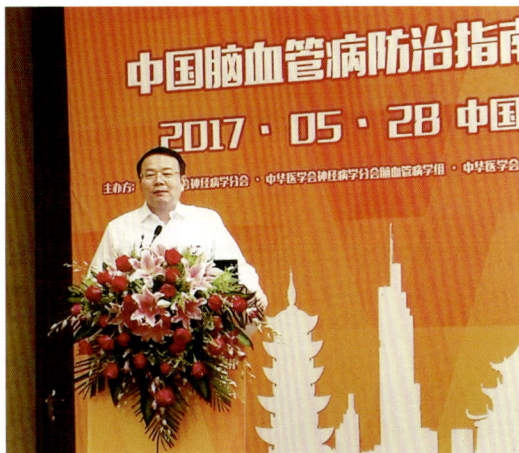
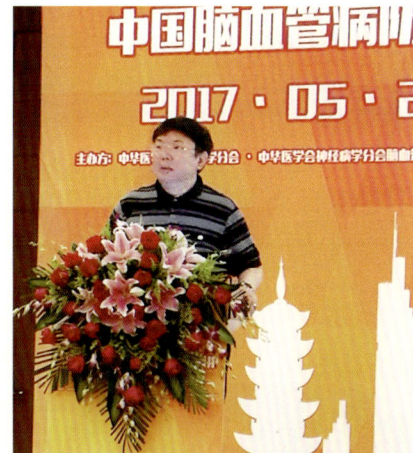
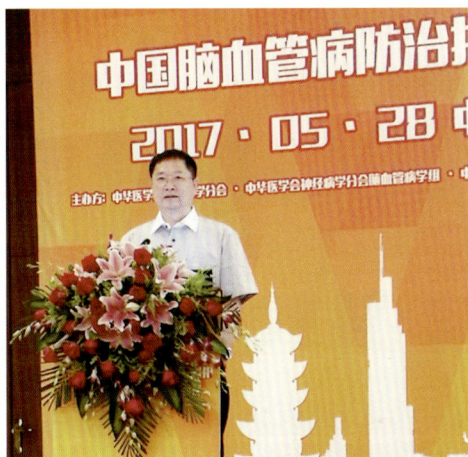
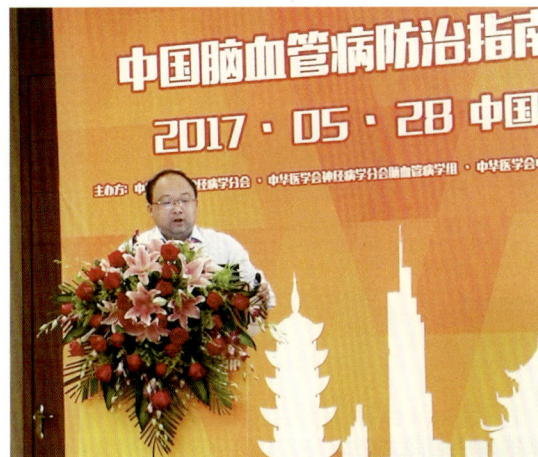
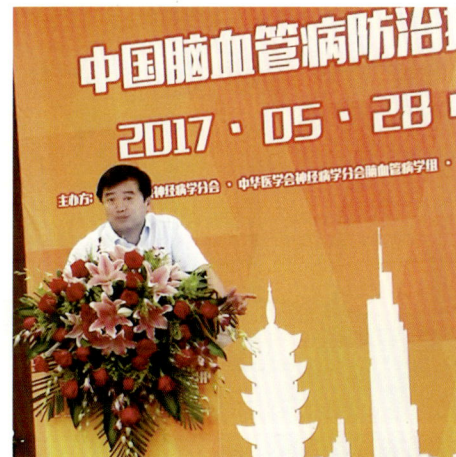
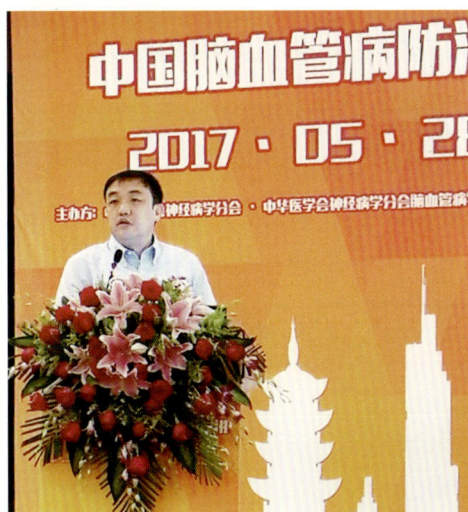

2017年5月，中国脑血管病防治指南巡讲在福州举行

1/崔丽英教授致辞

2/陈晓春教授致辞

3/王拥军教授做讲座

4/曾进胜教授做讲座

5/董强教授做讲座

6/朱遂强教授做讲座

7/彭斌教授做讲座

1	2	3
4	5	6
7		

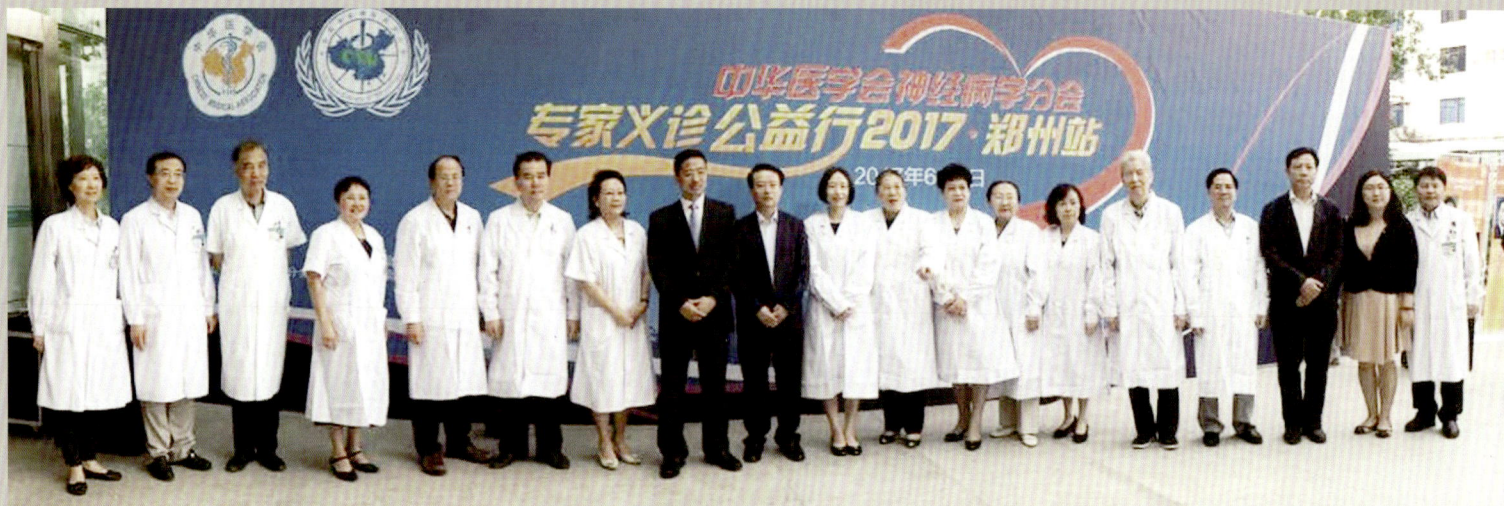

2017年6月初，中华医学会神经病学分会"西部行"医疗支援公益活动（2017·郑州站）
在郑州开展，义诊专家与河南省人民医院领导合影

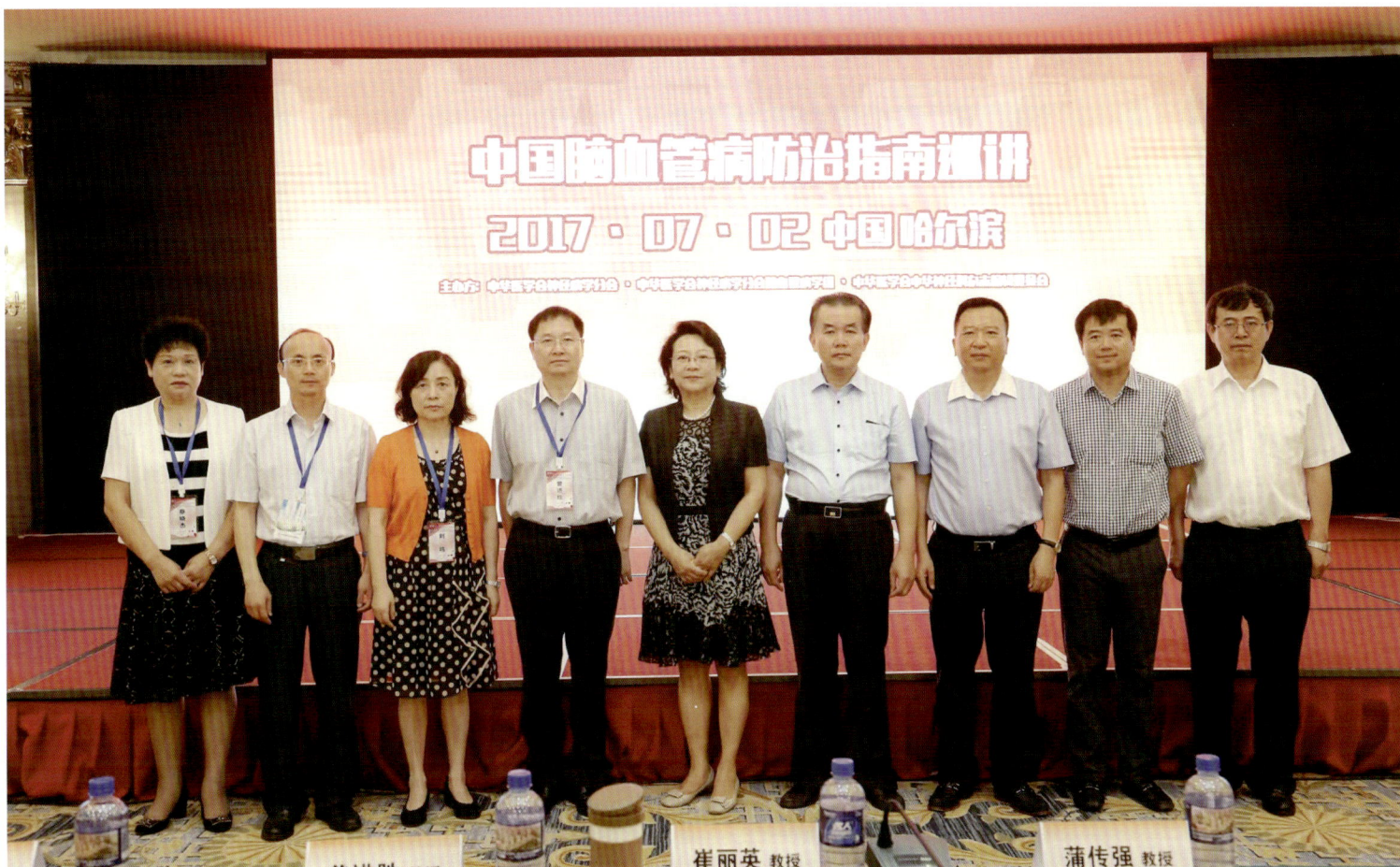

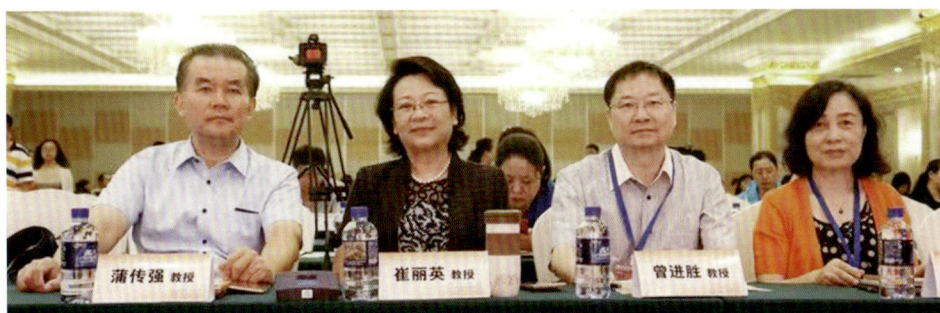

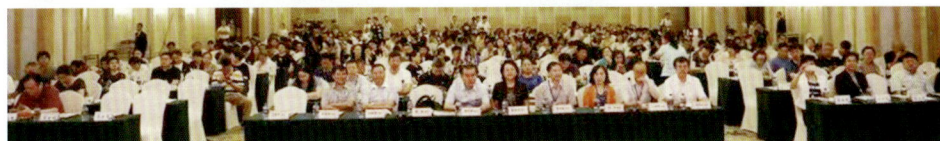

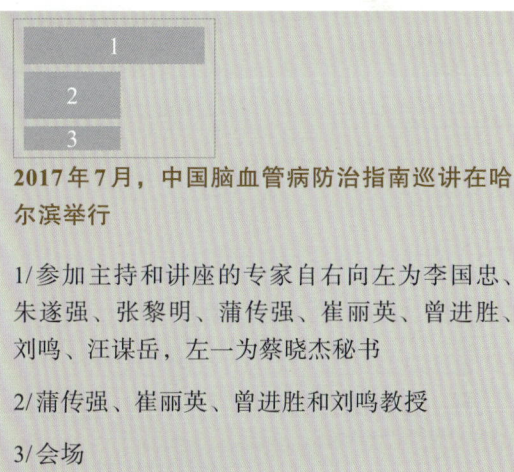

2017年7月，中国脑血管病防治指南巡讲在哈尔滨举行

1/参加主持和讲座的专家自右向左为李国忠、朱遂强、张黎明、蒲传强、崔丽英、曾进胜、刘鸣、汪谋岳，左一为蔡晓杰秘书

2/蒲传强、崔丽英、曾进胜和刘鸣教授

3/会场

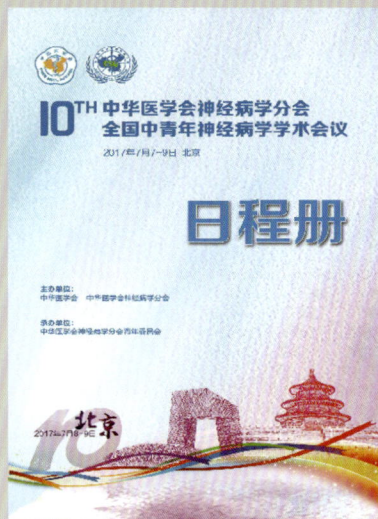

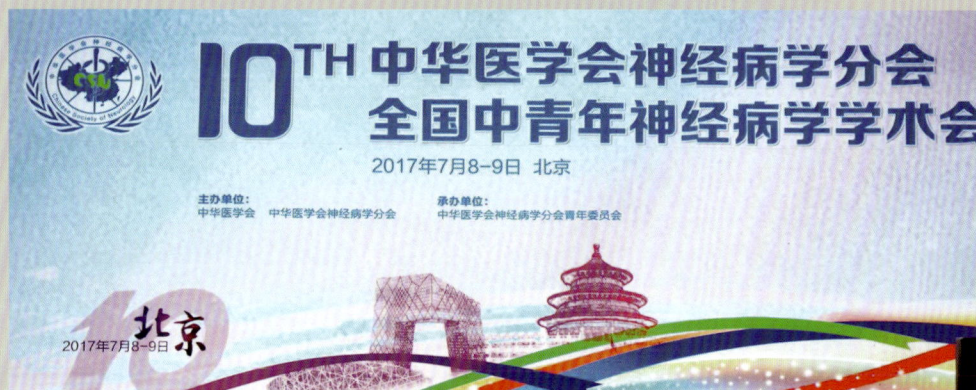

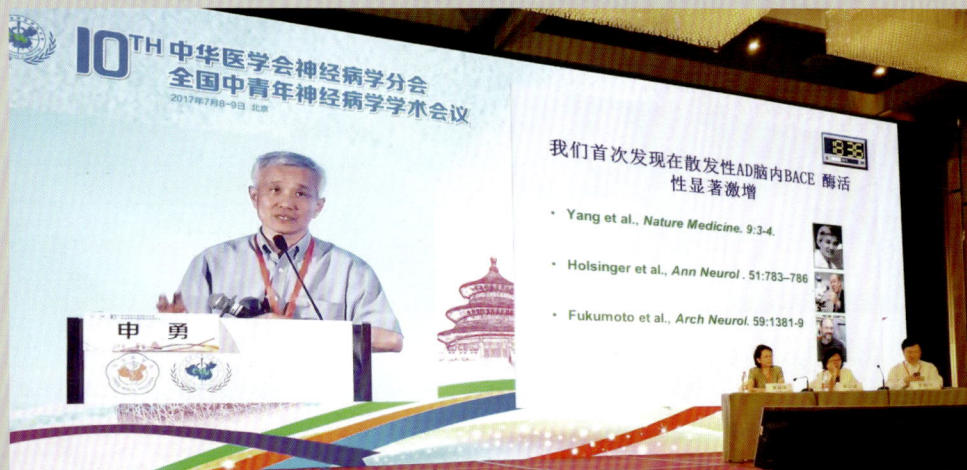

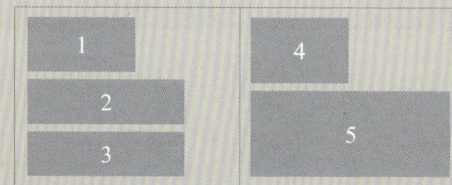

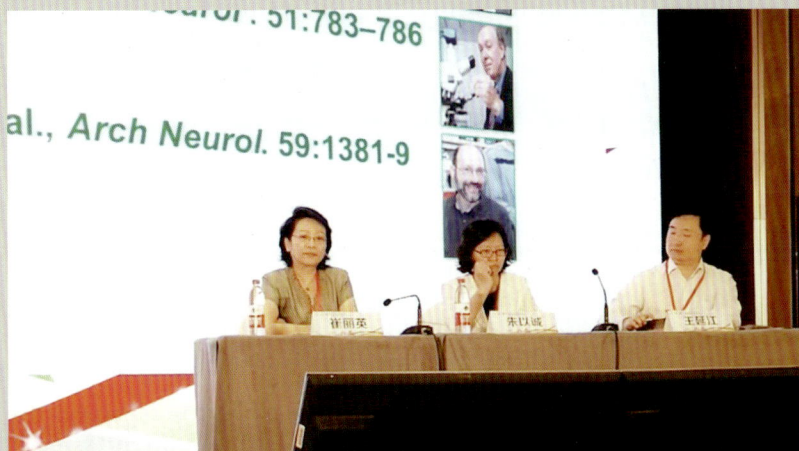

2017年7月，中华医学会神经病学分会第十次全国中青年神经病学学术会议在北京召开

1/ 会议日程册封面和部分日程

2/ 会议背景屏幕

3/ 申勇教授做专题讲座

4/ 崔丽英、朱以诚和王延江教授主持会议

5/ 崔丽英主任委员与部分青年委员合影

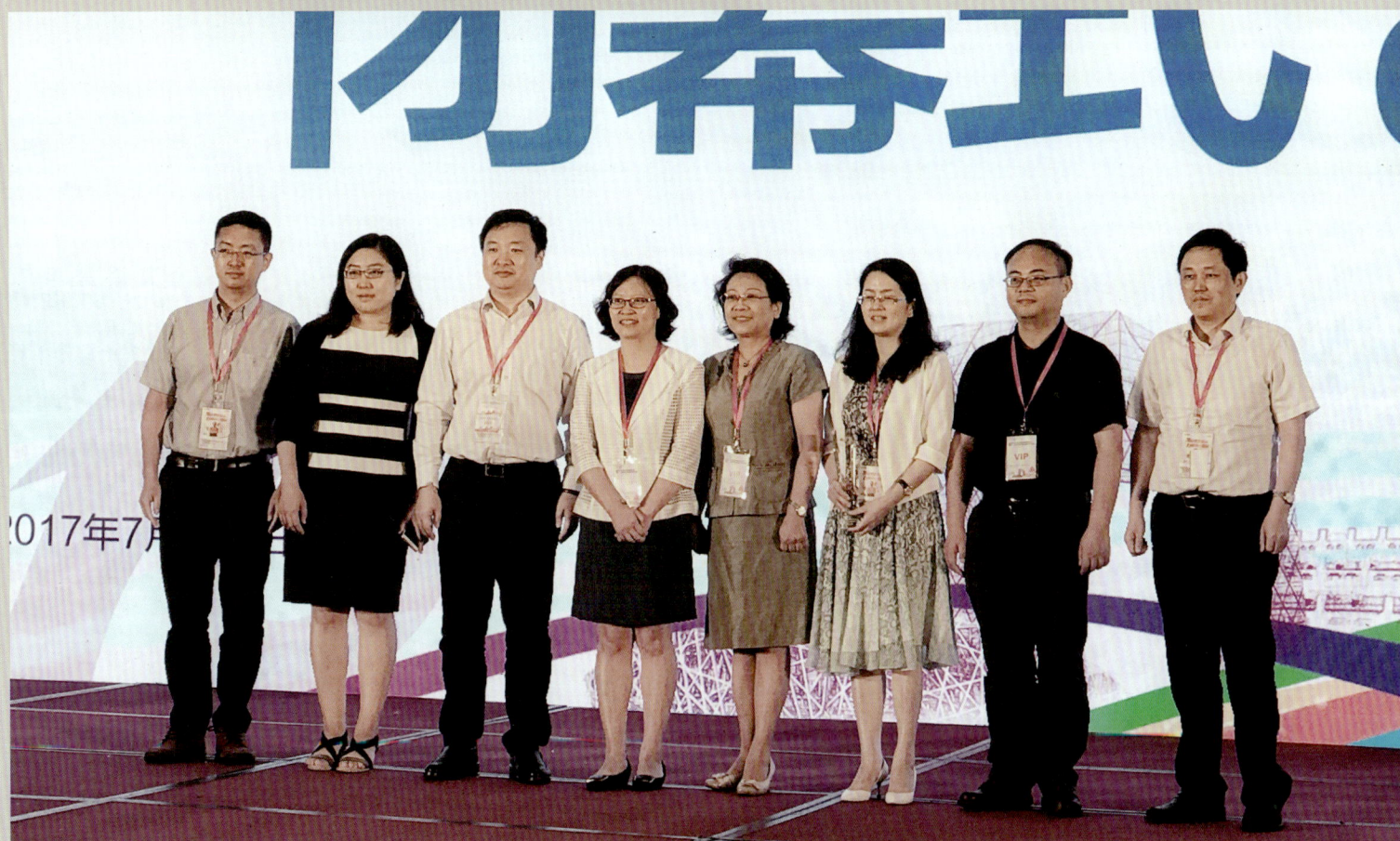

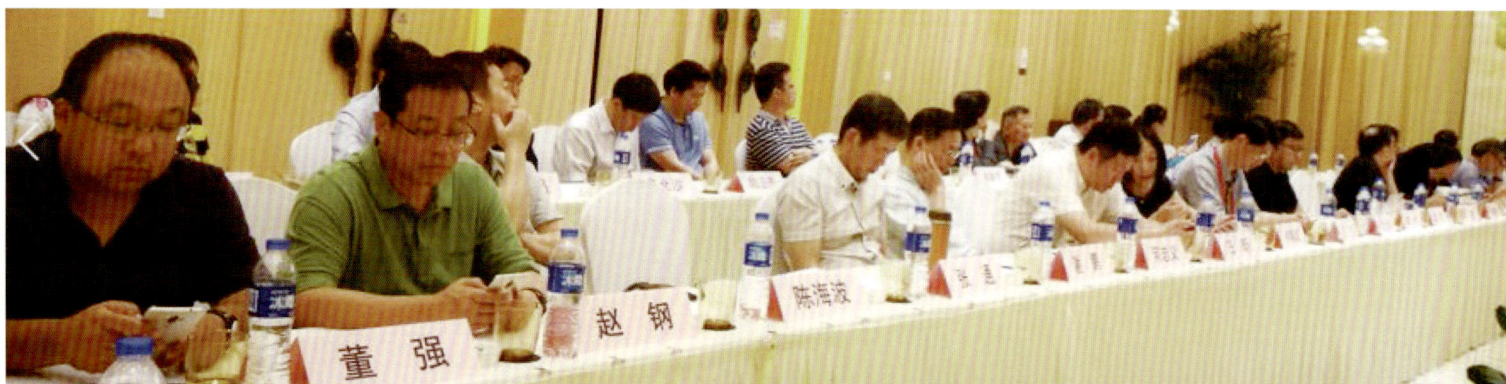

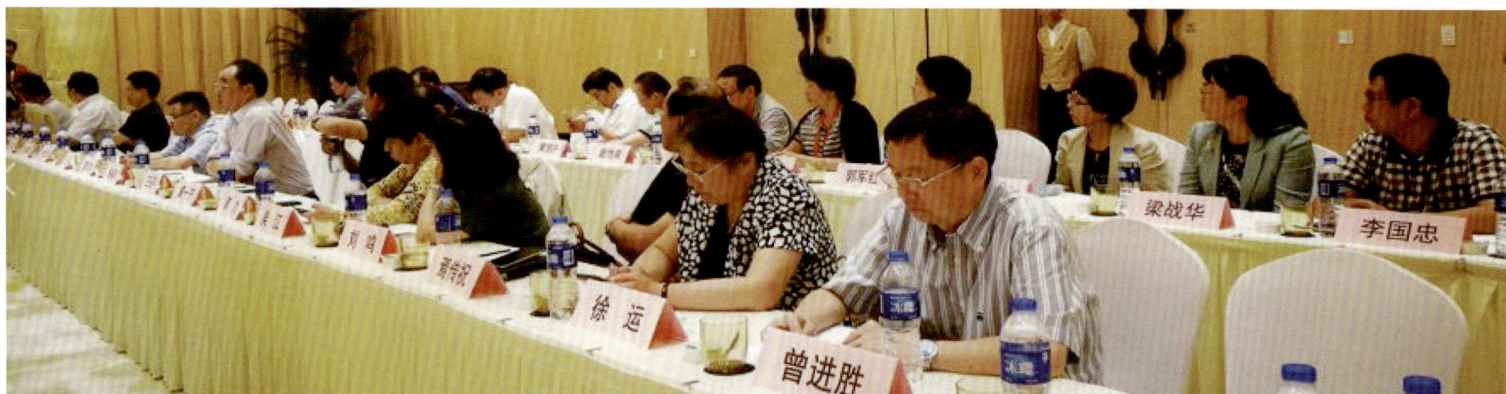

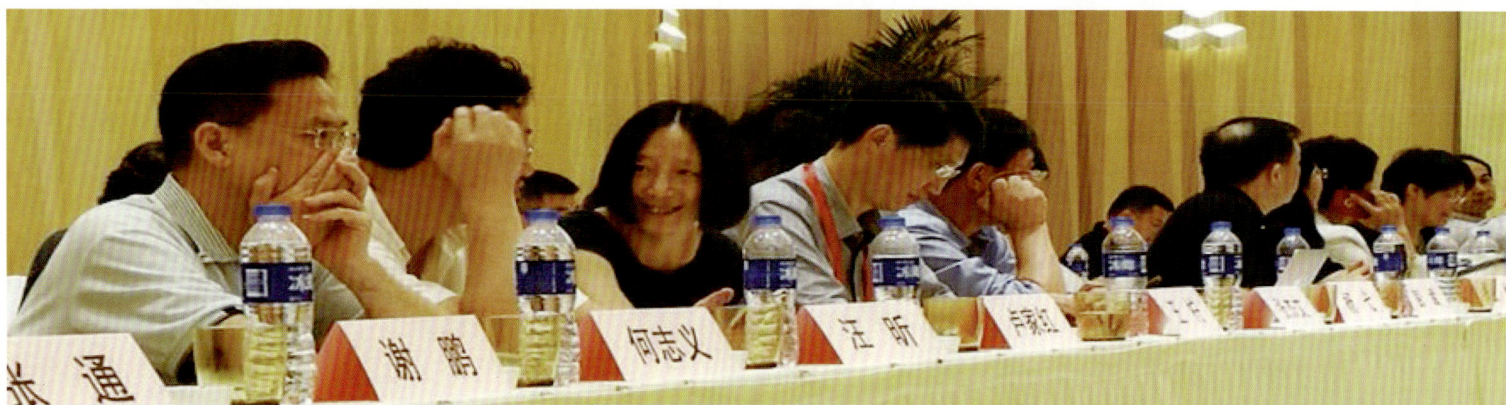

2017年9月，中华医学会神经病学分会第七届委员会第二次全体委员会议和第五次常务委员会会议在苏州召开

1～3/会场

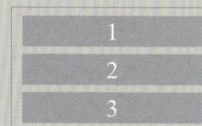

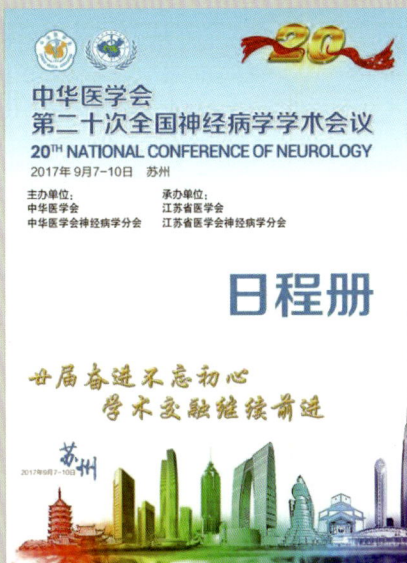
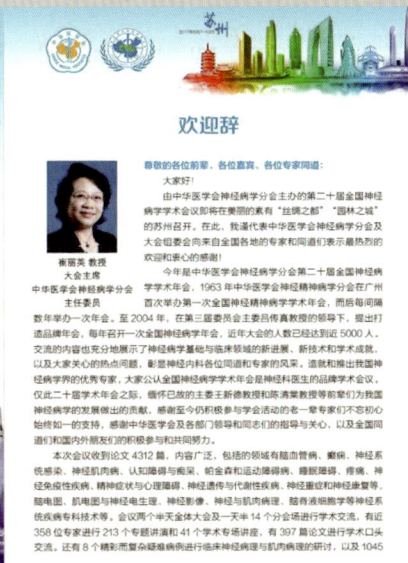
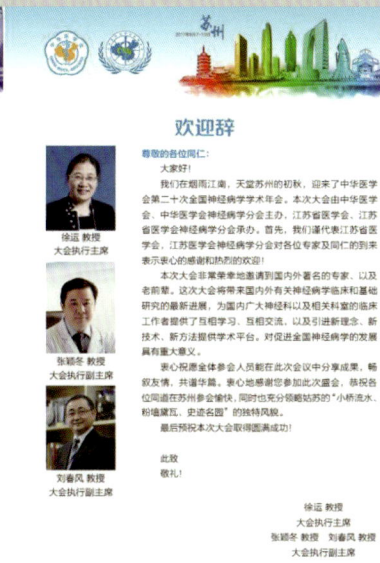

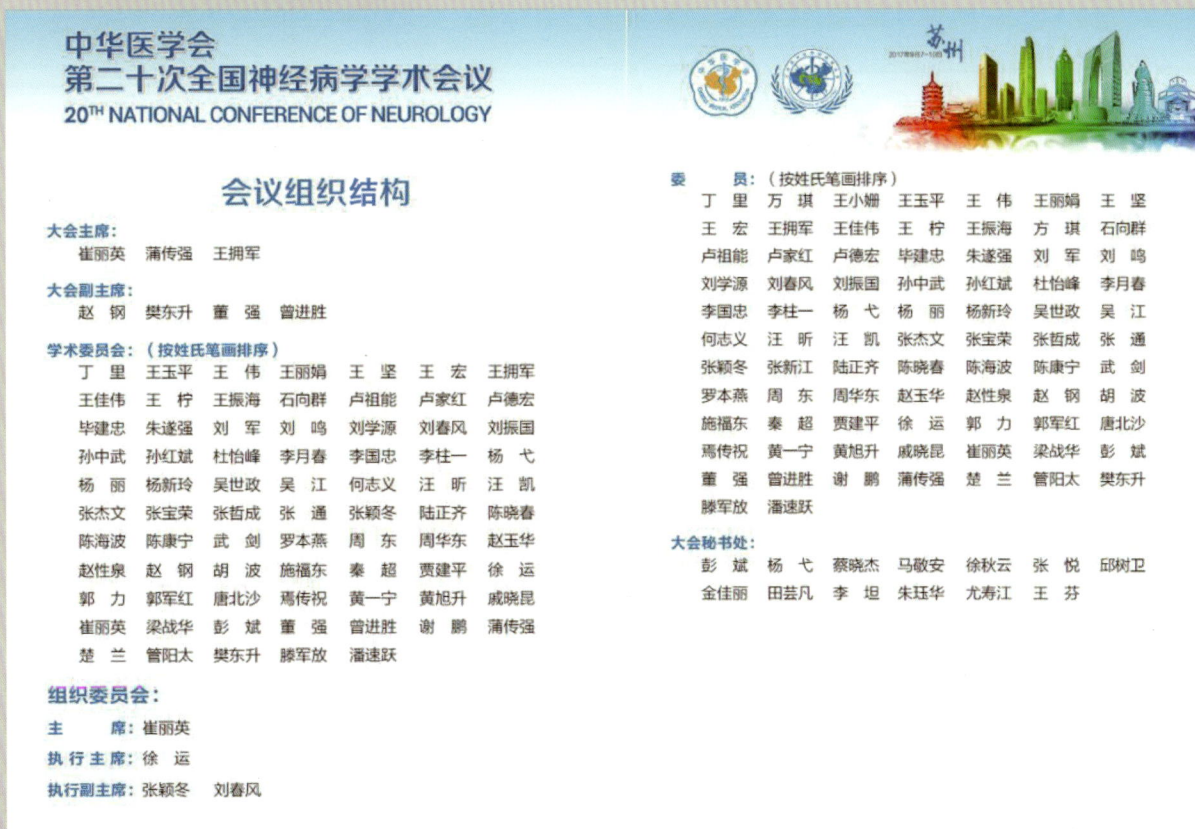

2017年9月，中华医学会第二十次全国神经病学学术会议在苏州召开

1/会议日程册封面和大会主席、大会执行主席欢迎辞

2/会议组织结构

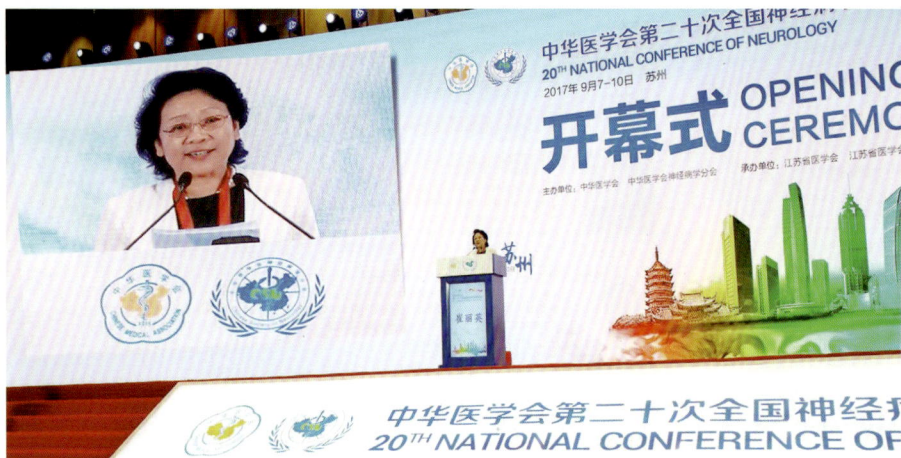
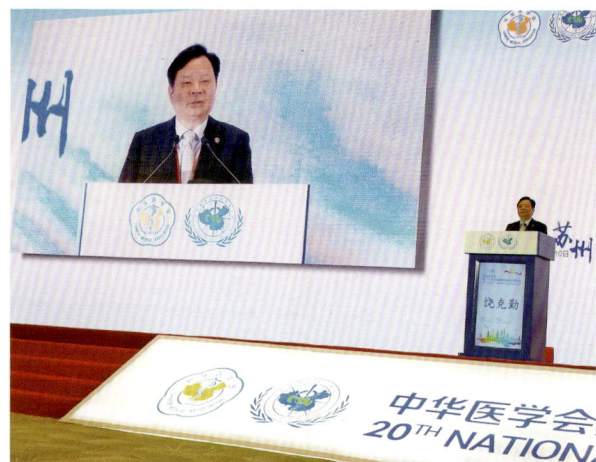

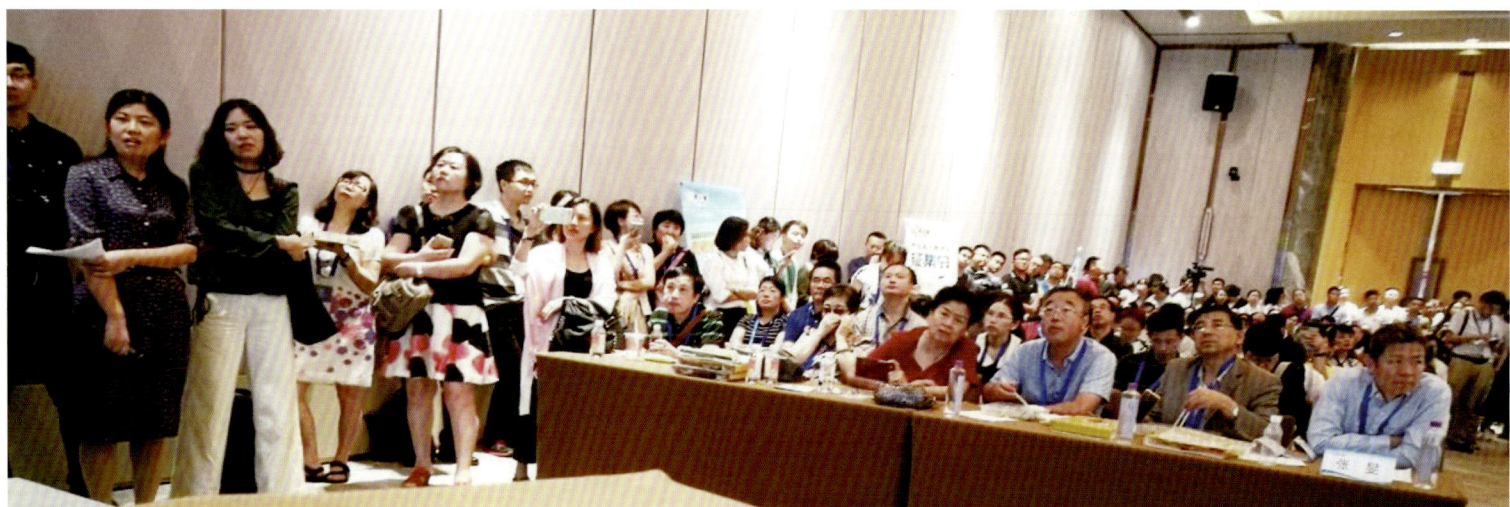

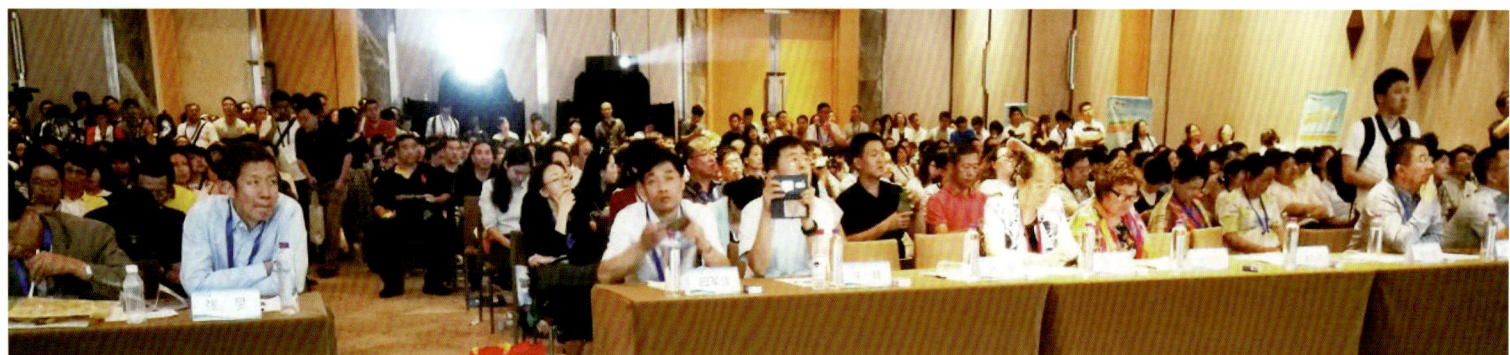

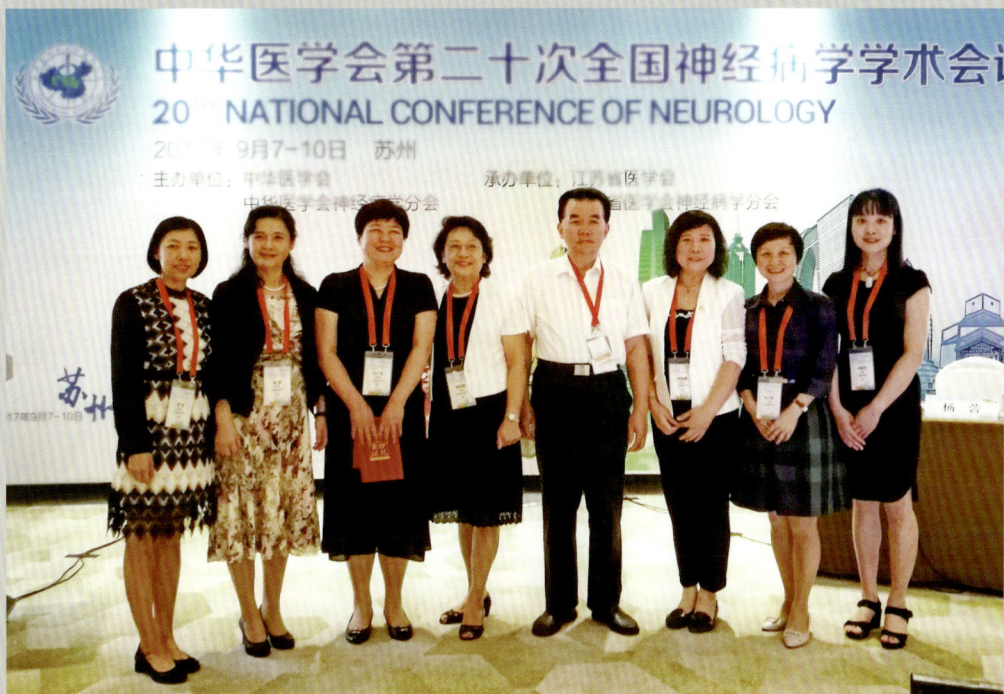

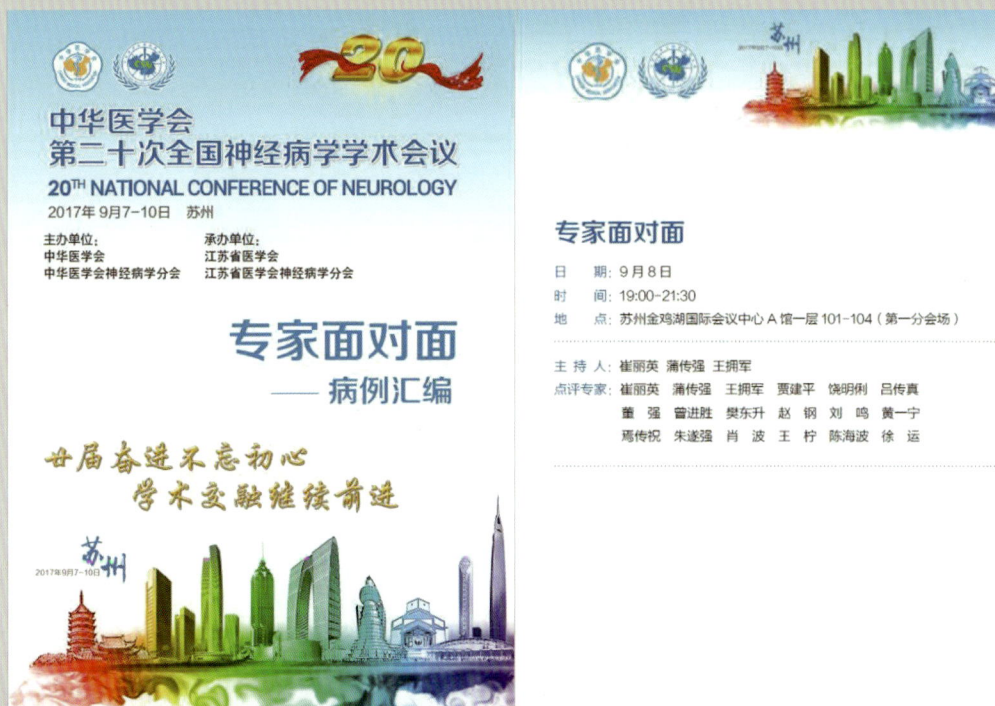

2017年9月，中华医学会第二十次全国神经病学学术会议在苏州召开

3/ 开幕式上，崔丽英主任委员致辞

4/ 开幕式上，中华医学会饶克勤秘书长致辞

5、6/ 分会场座无虚席

7/ 护理专场，崔丽英主任委员和蒲传强前任主任委员与护理专家合影（从右向左为许雅芳、张小燕、张雅静、蒲传强、崔丽英、沈小芳、杨蓉、薄琳）

8/ 专家面对面病例汇编手册封面和参与专家名单

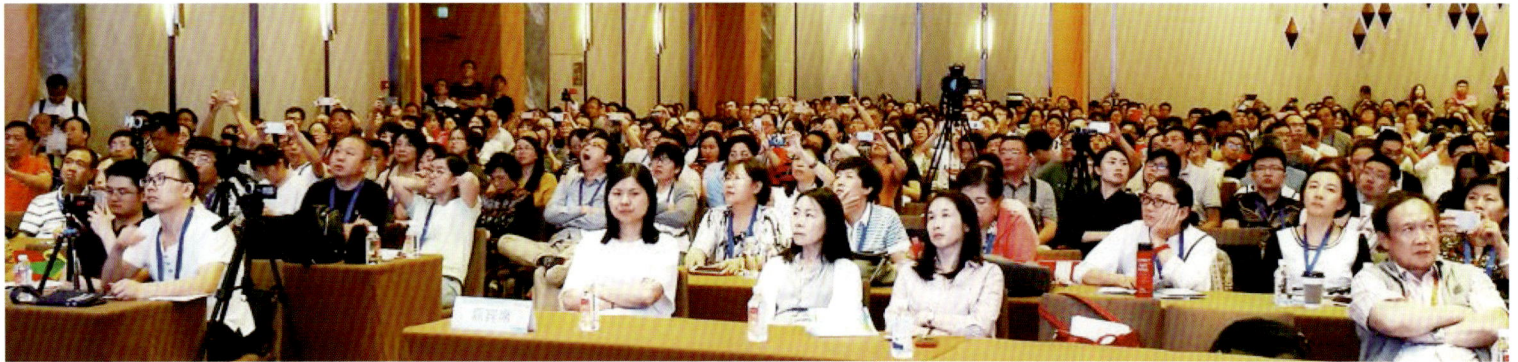

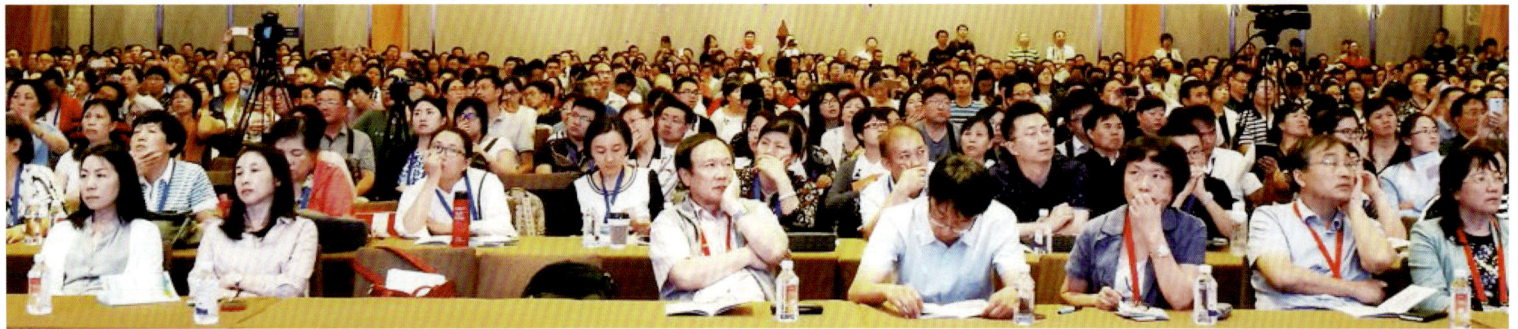

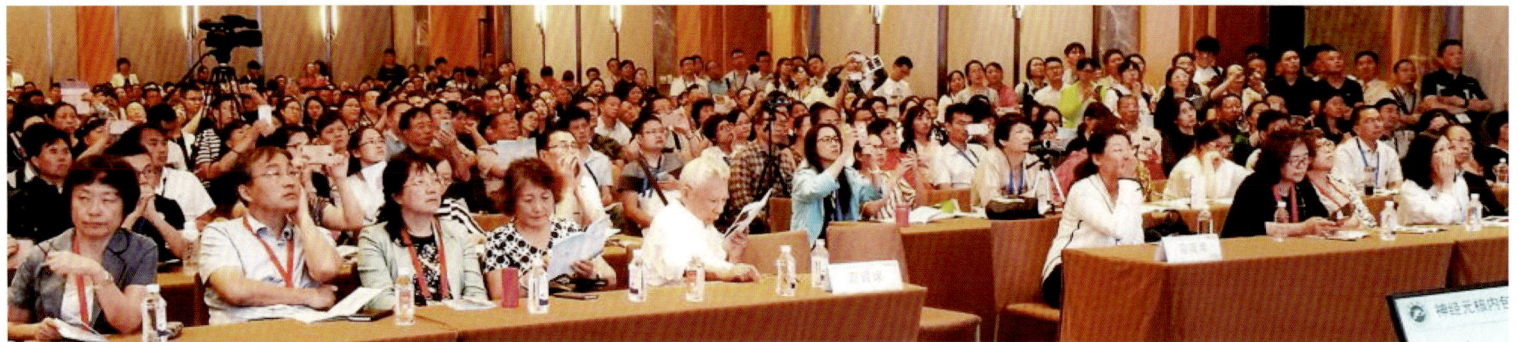

2017年9月，中华医学会第二十次全国神经病学学术会议在苏州召开

9～11/"专家面对面"临床病例讨论会现场

| 9 |
| 10 |
| 11 |

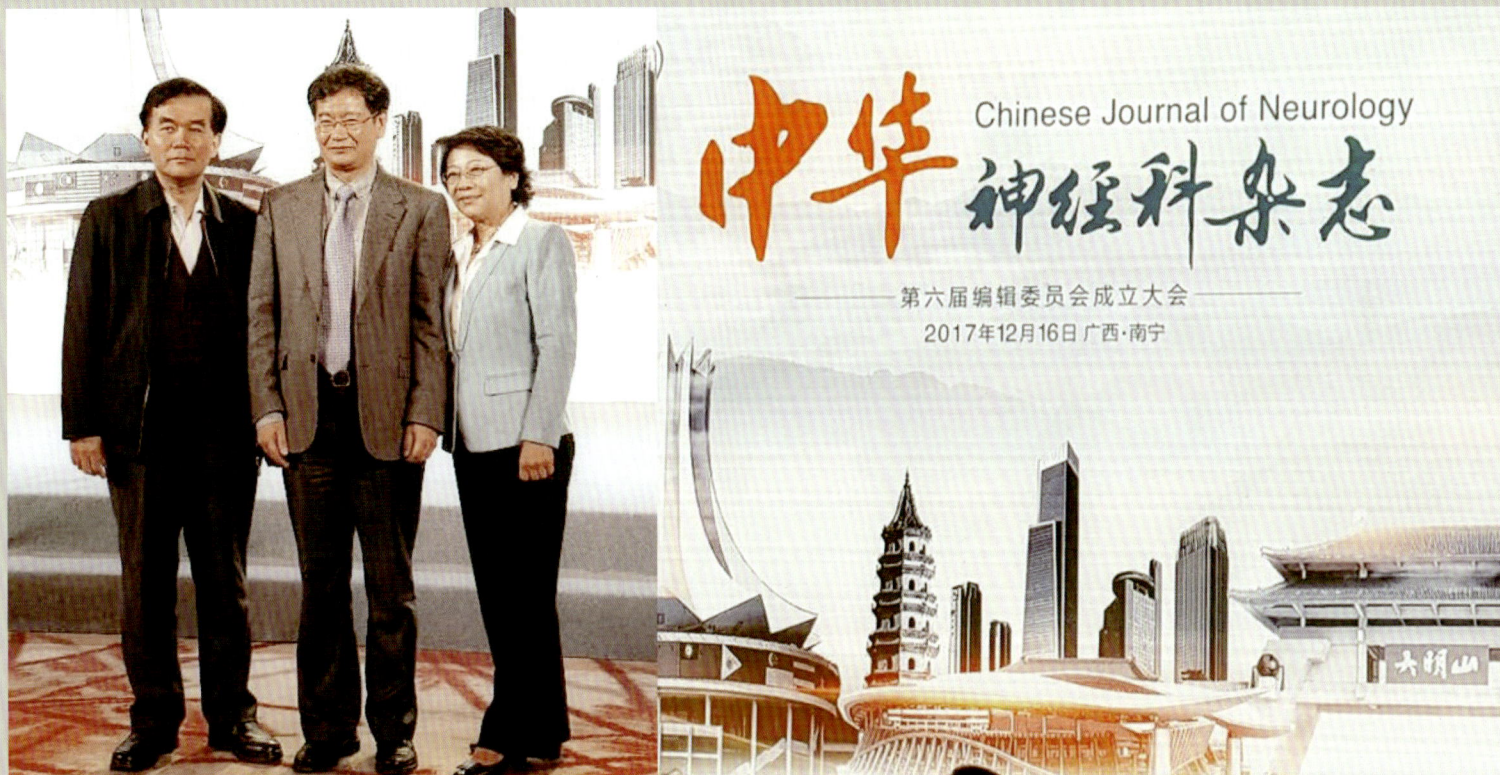

2017年12月,《中华神经科杂志》第六届编辑委员会在南宁举行成立大会,姜永茂社长与崔丽英名誉总编辑和蒲传强总编辑合影

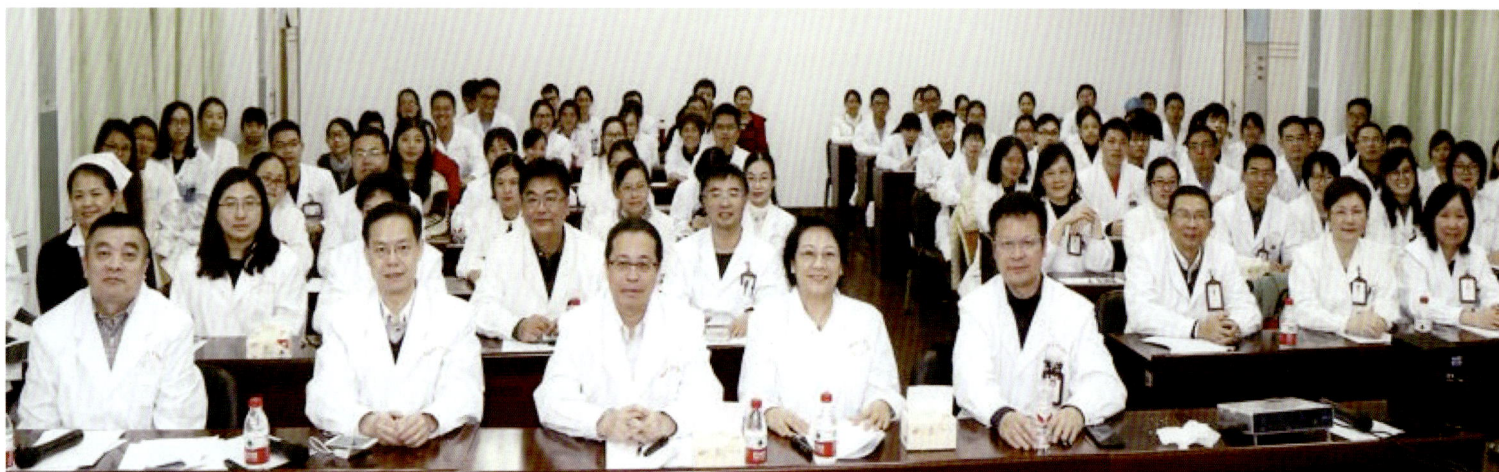

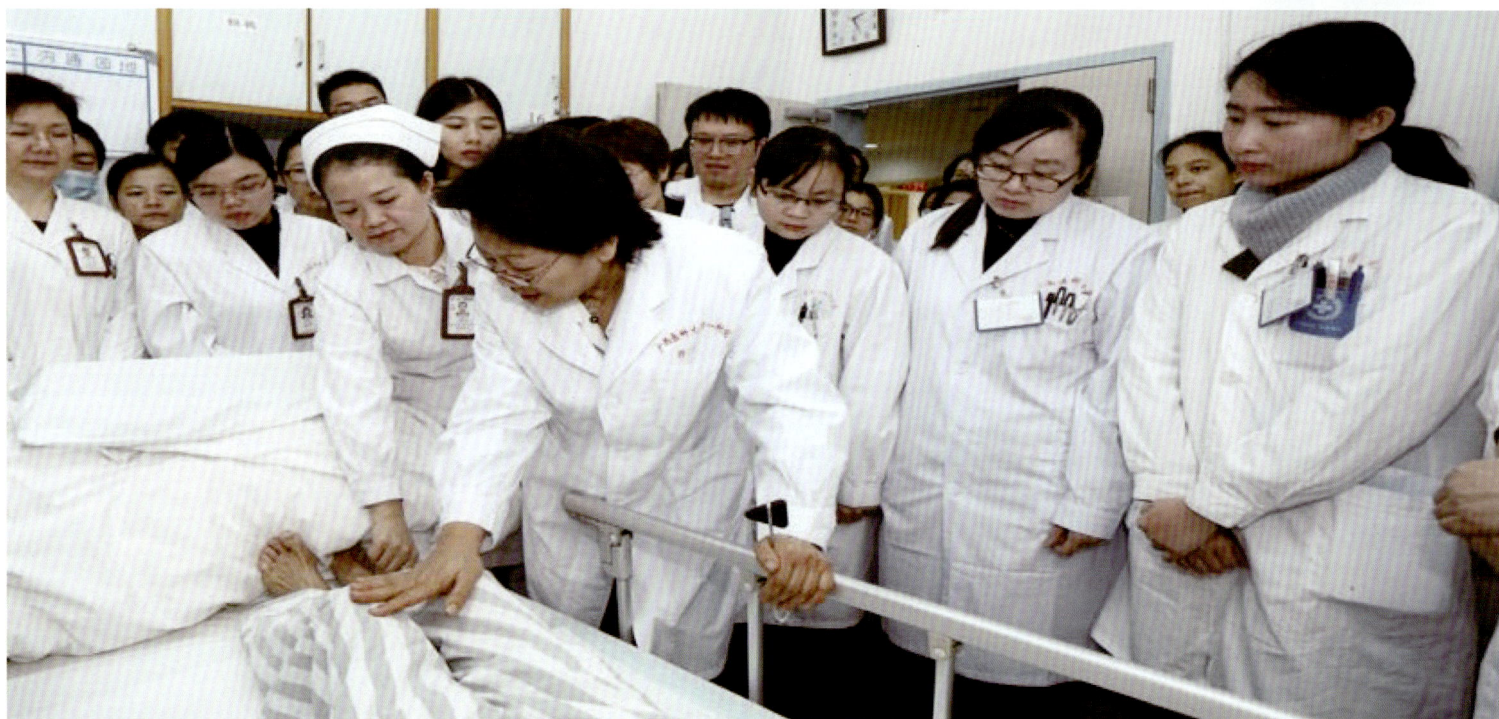

2017年12月，中华医学会神经病学分会组织专家在南宁举行"西部行"医疗支援公益活动（2017·南宁站）

1/专家参加大查房讨论

2/崔丽英、赵钢、周东和何志义教授在秦超教授的陪同下参加病房教学查房

1	
2	

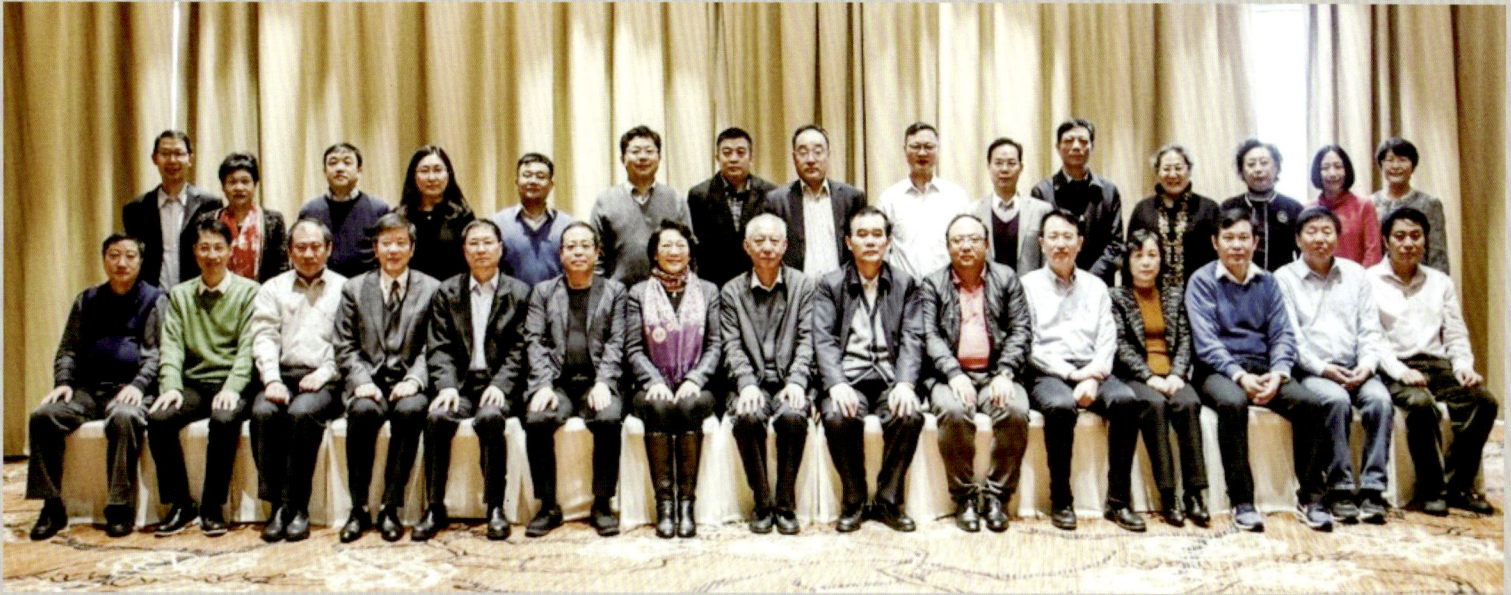

2018年2月，中华医学会神经病学分会第七届委员会第六次常务委员扩大会议（海口）参会专家合影

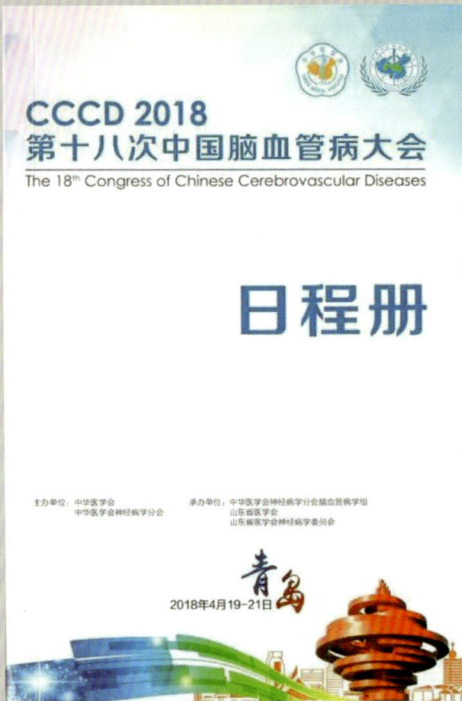

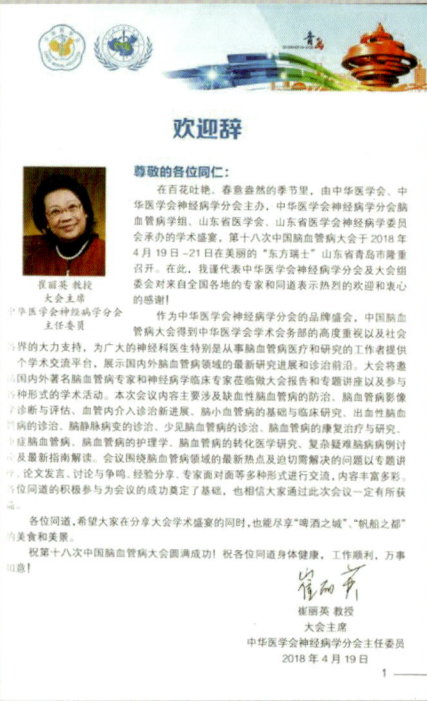

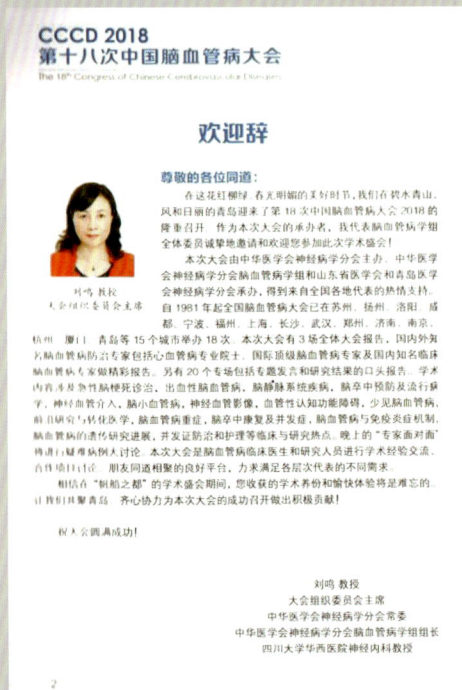

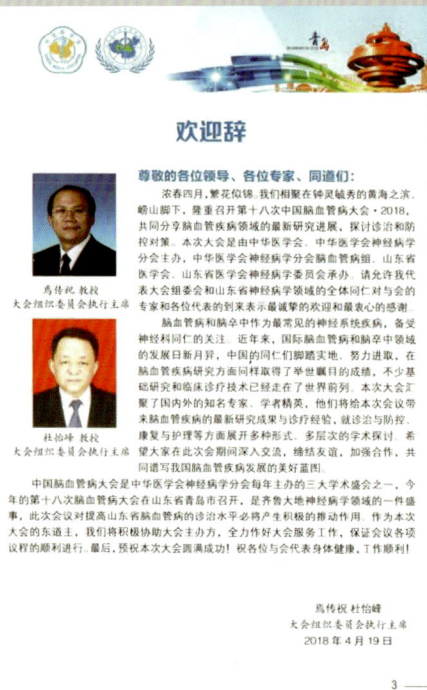

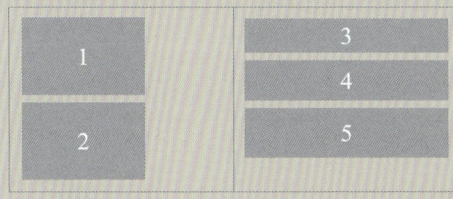

2018 年 4 月，第十八次中国脑血管病大会在青岛召开

1/ 会议日程册封面和崔丽英主任委员欢迎辞

2/ 刘鸣、焉传祝和杜怡峰教授的欢迎辞

3～5/ 开幕式会场

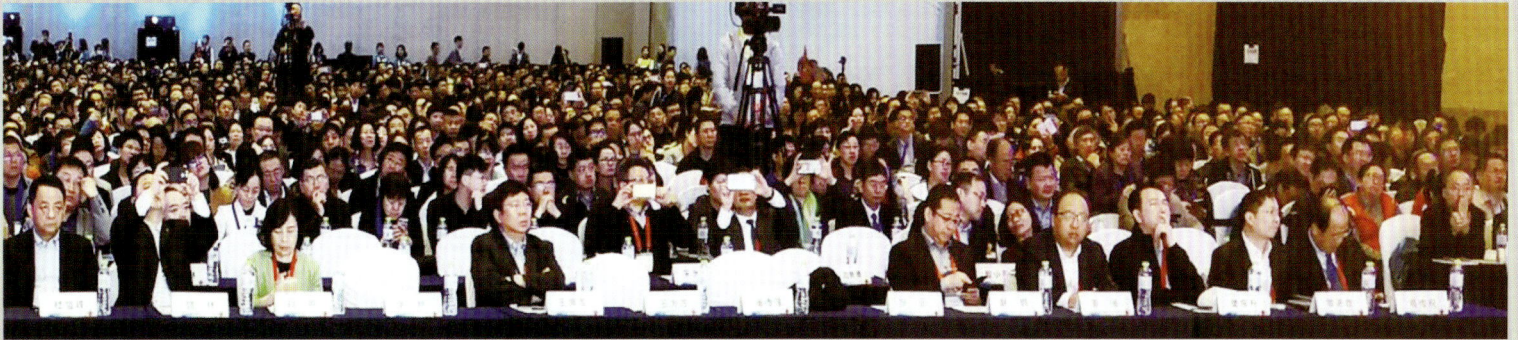

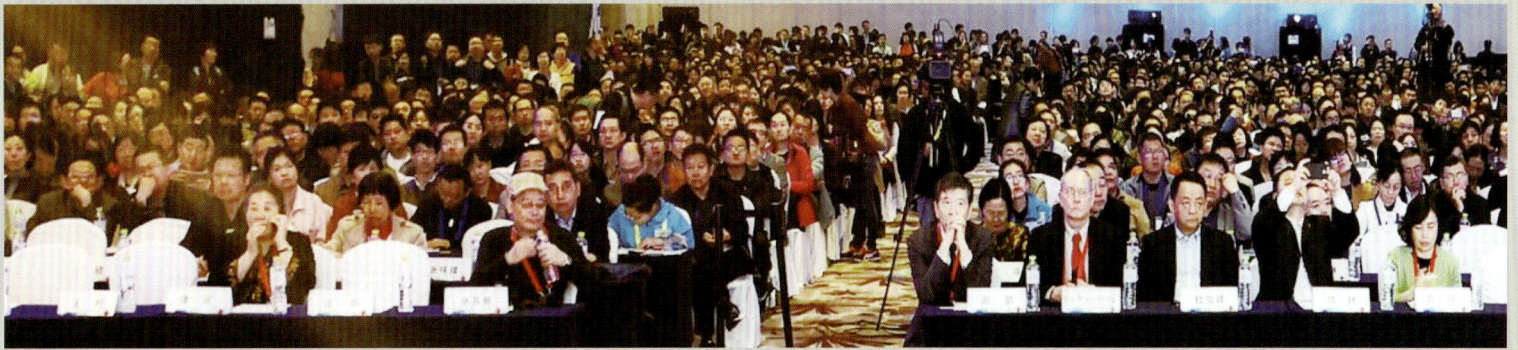

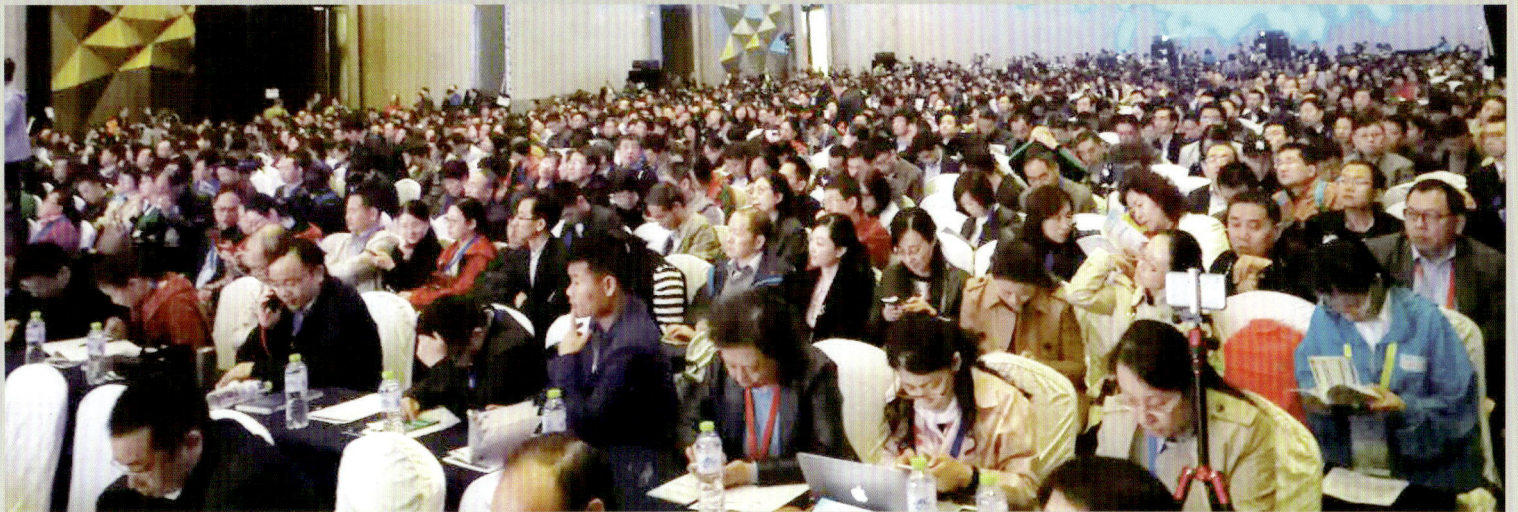

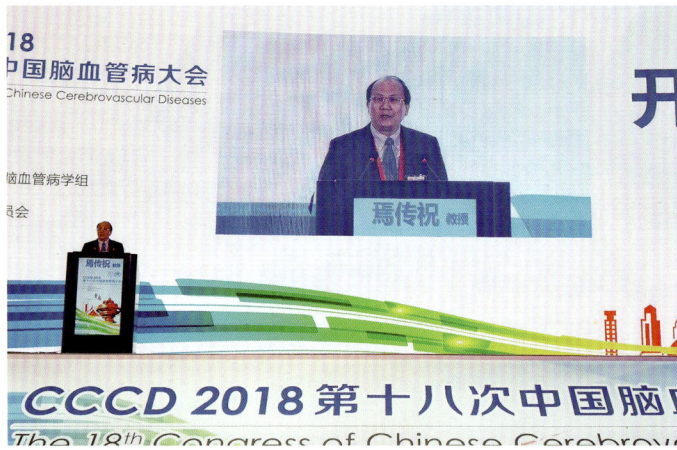
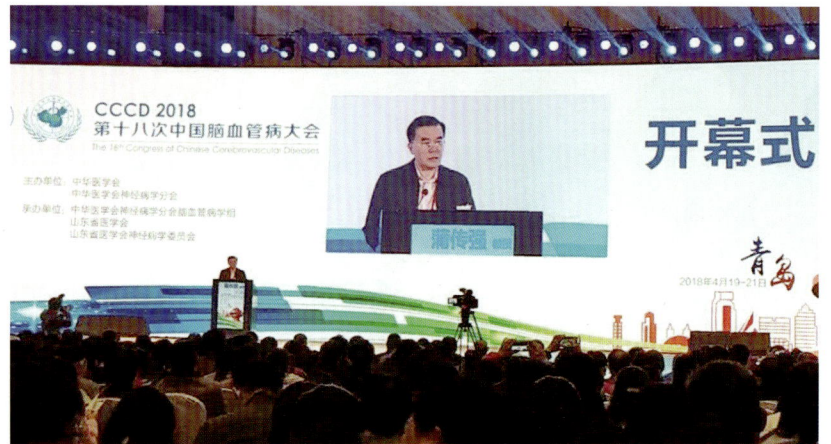
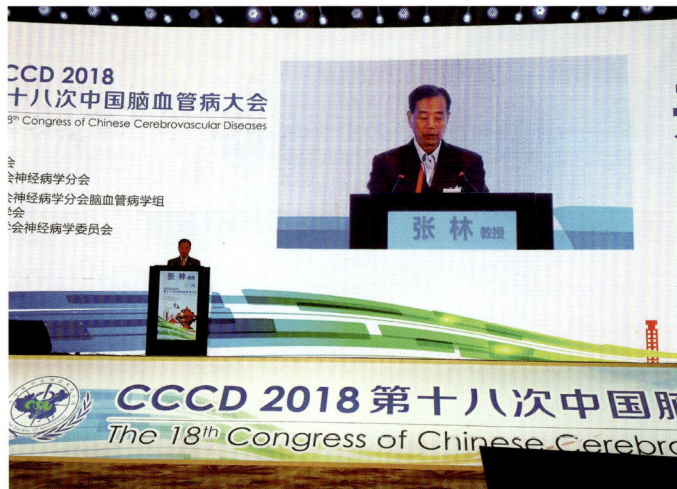
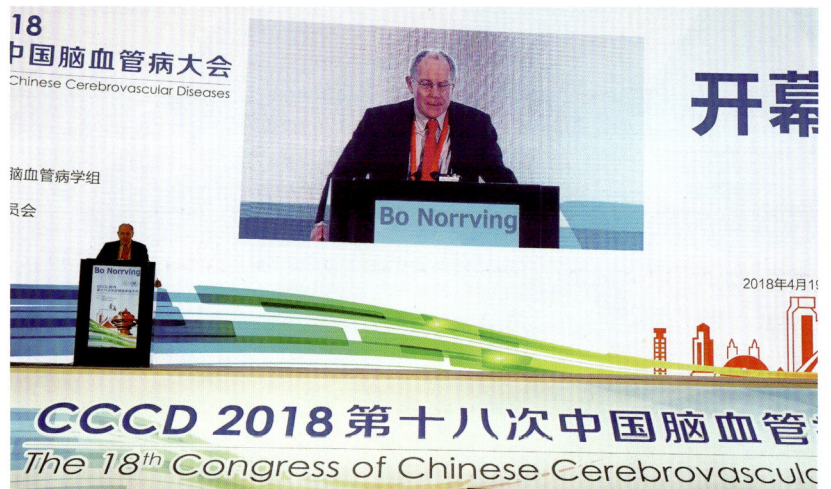
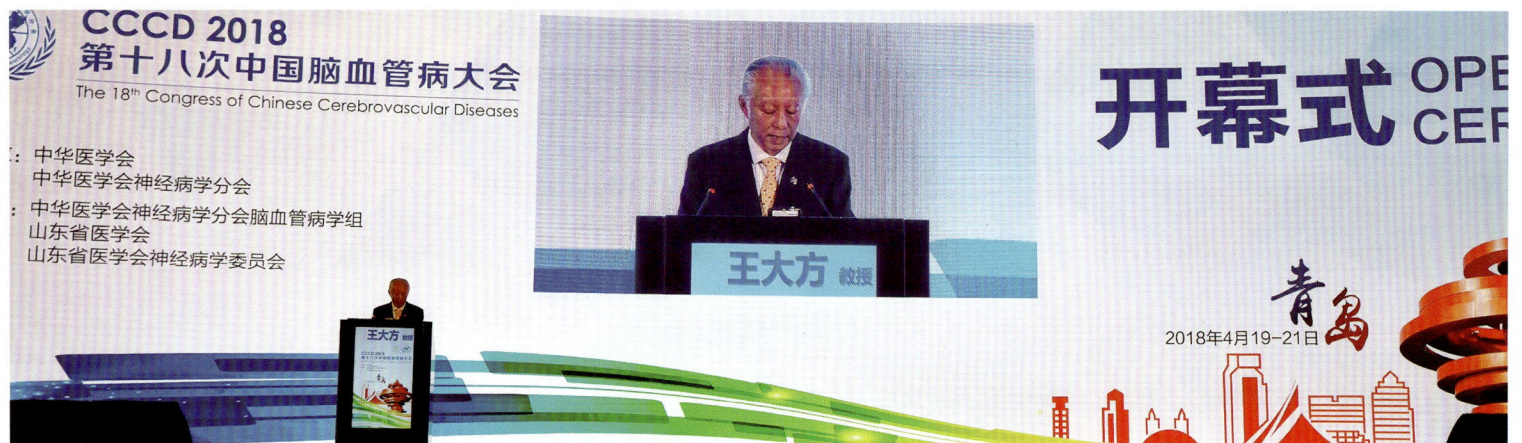

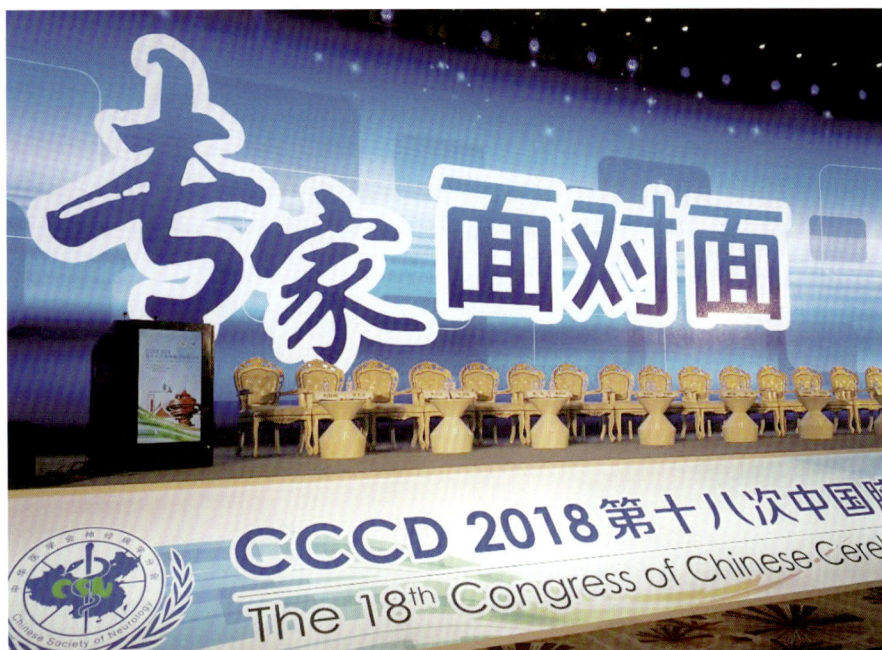

2018年4月，第十八次中国脑血管病大会在青岛召开

6/ 大会执行主席焉传祝教授主持开幕式

7/ 前任主任委员蒲传强教授致开幕辞

8/ 山东省医学会张林秘书长致辞

9/ 瑞典隆德大学的 Bo Norrving 教授致辞

10/ 中华医学会王大方副秘书长致辞

11/ "专家面对面"临床病例讨论会背景

12～13/ "专家面对面"临床病例讨论会会场

6	7		11
8	9		12
10			13

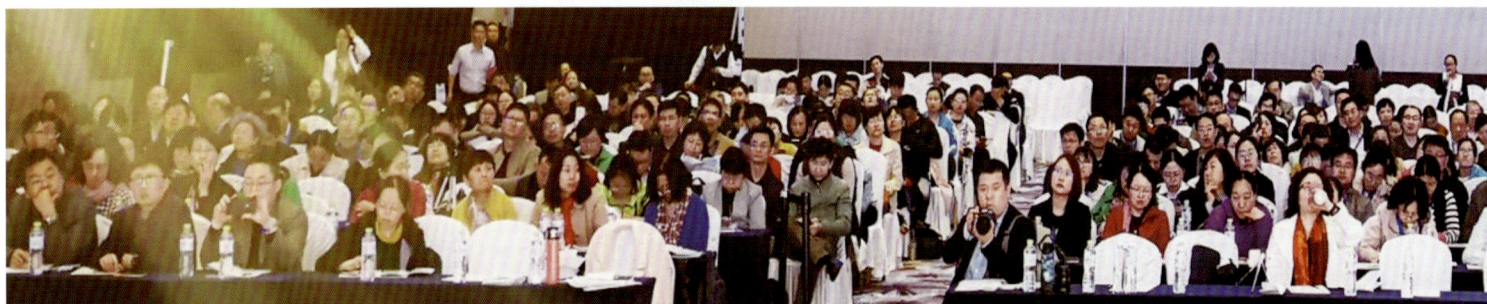

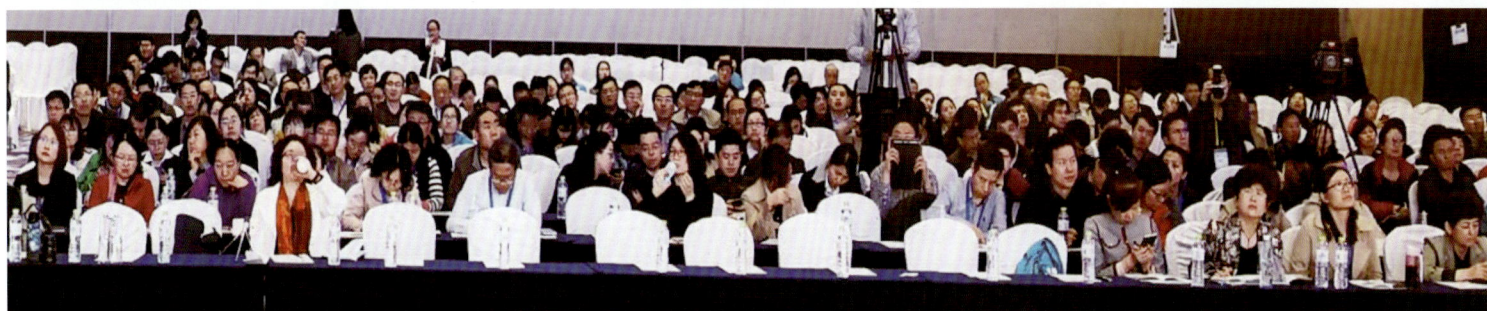

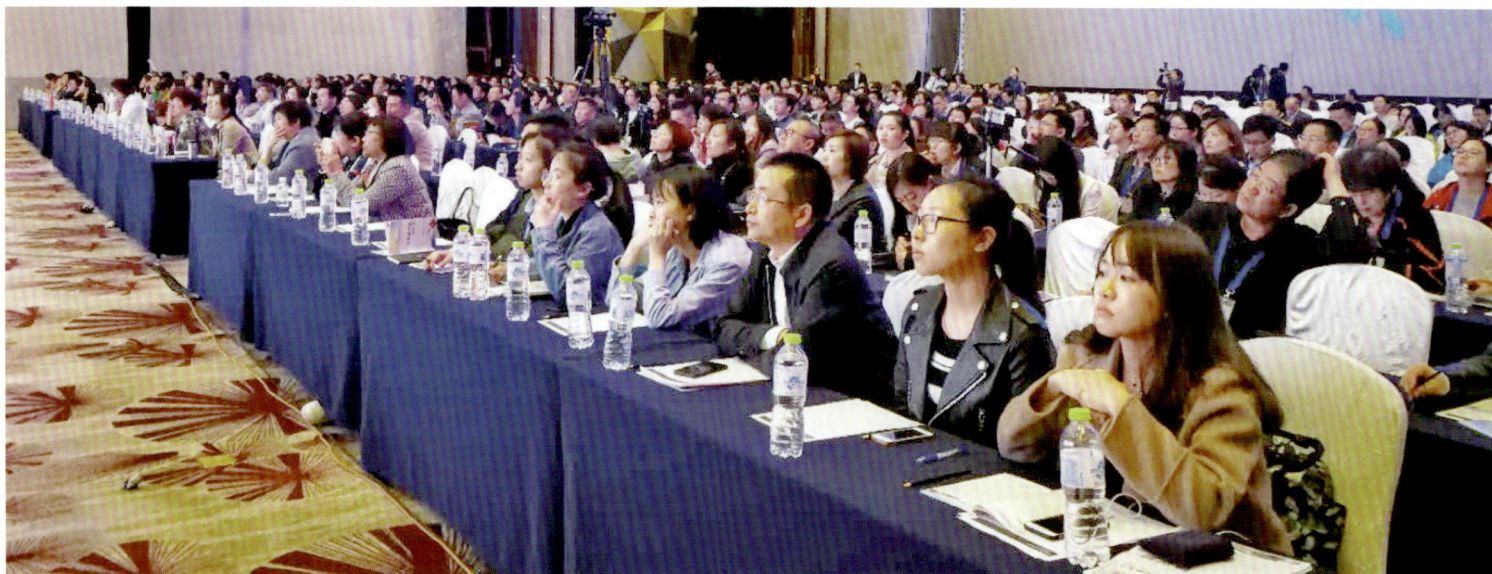

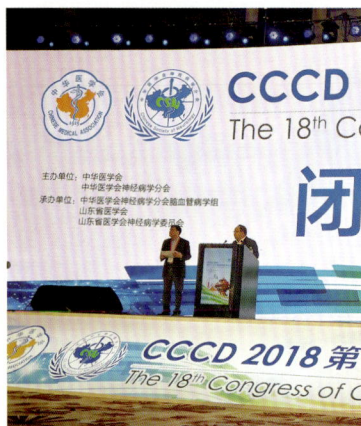

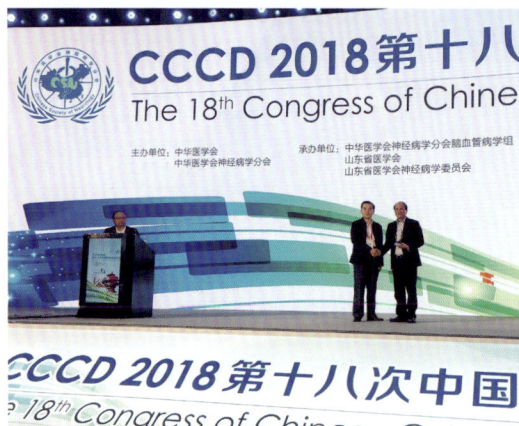

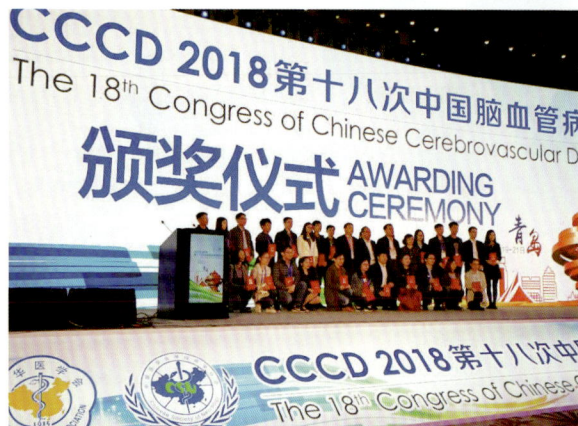

2018年4月，第十八次中国脑血管病大会在青岛召开

14/"专家面对面"临床病例讨论会会场

15/董强教授主持闭幕式

16/蒲传强教授给焉传祝教授颁发主办杯

17/中华医学会神经病学分会领导与优秀论文奖获得者合影

	14	
15	16	17

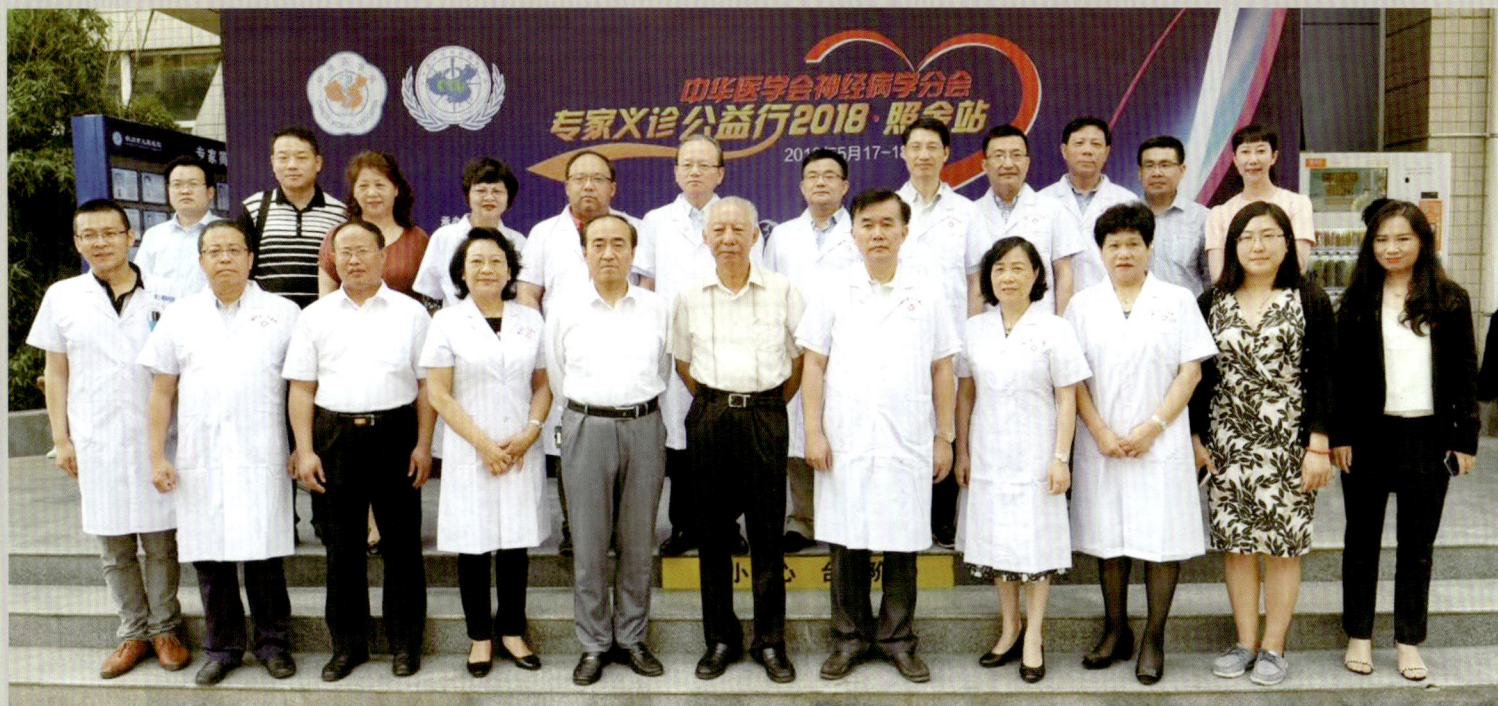

2018年5月，中华医学会神经病学分会组织的"西部行"医疗支援公益活动（2018·照金站）在铜川市人民医院举行

1/专家合影

崔丽英

罗本燕

2	3	4
5		

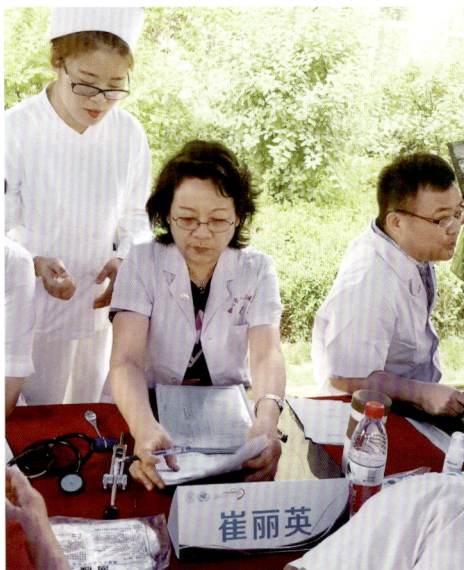

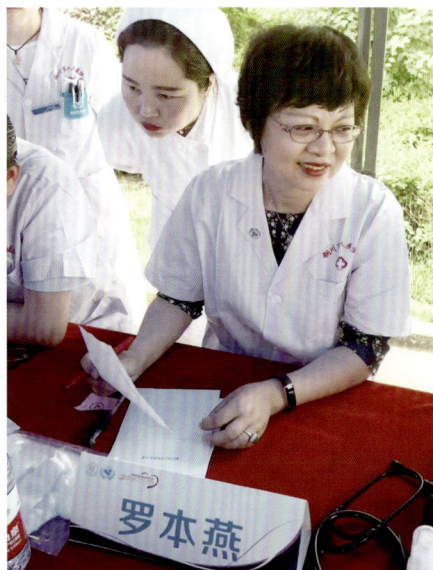

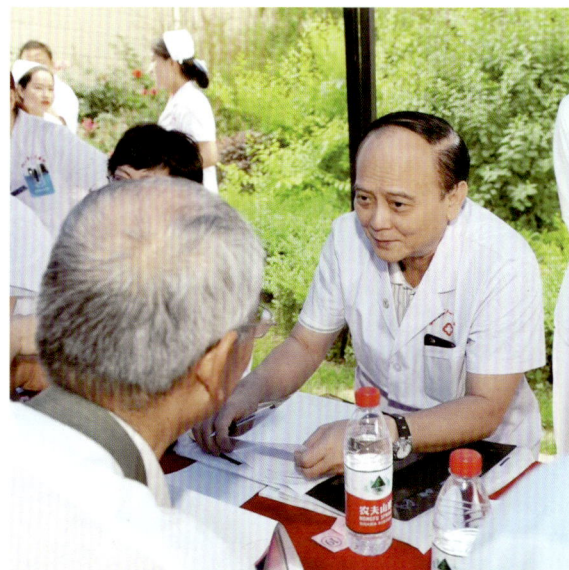

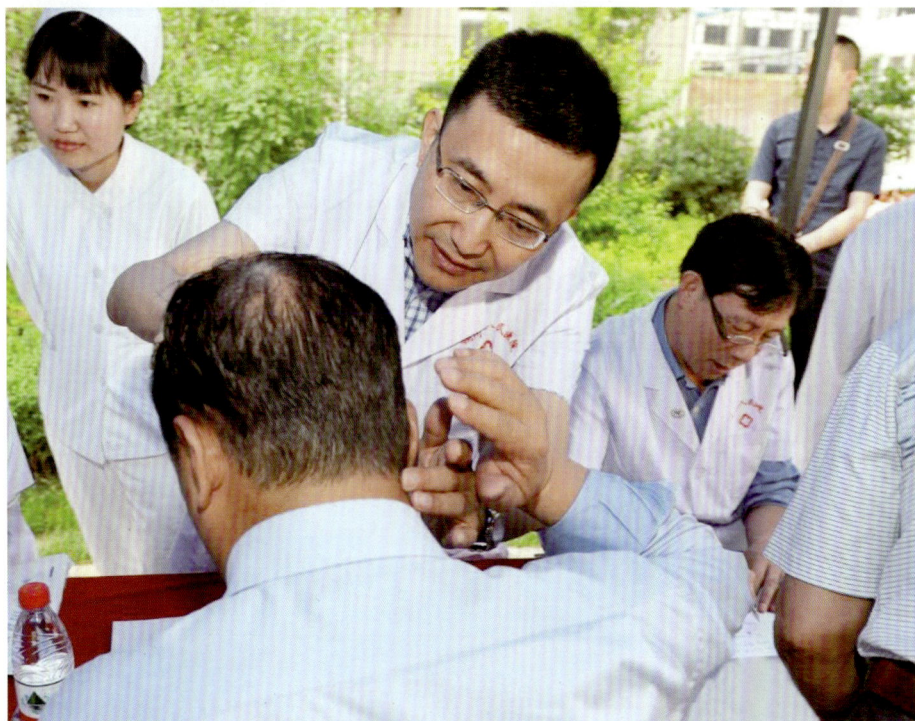

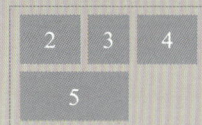

2018年5月，中华医学会神经病学分会组织的"西部行"医疗支援公益活动（2018·照金站）在铜川市人民医院举行

2/崔丽英主任委员义诊

3/罗本燕教授义诊

4/廖小平教授义诊

5/田晔教授义诊

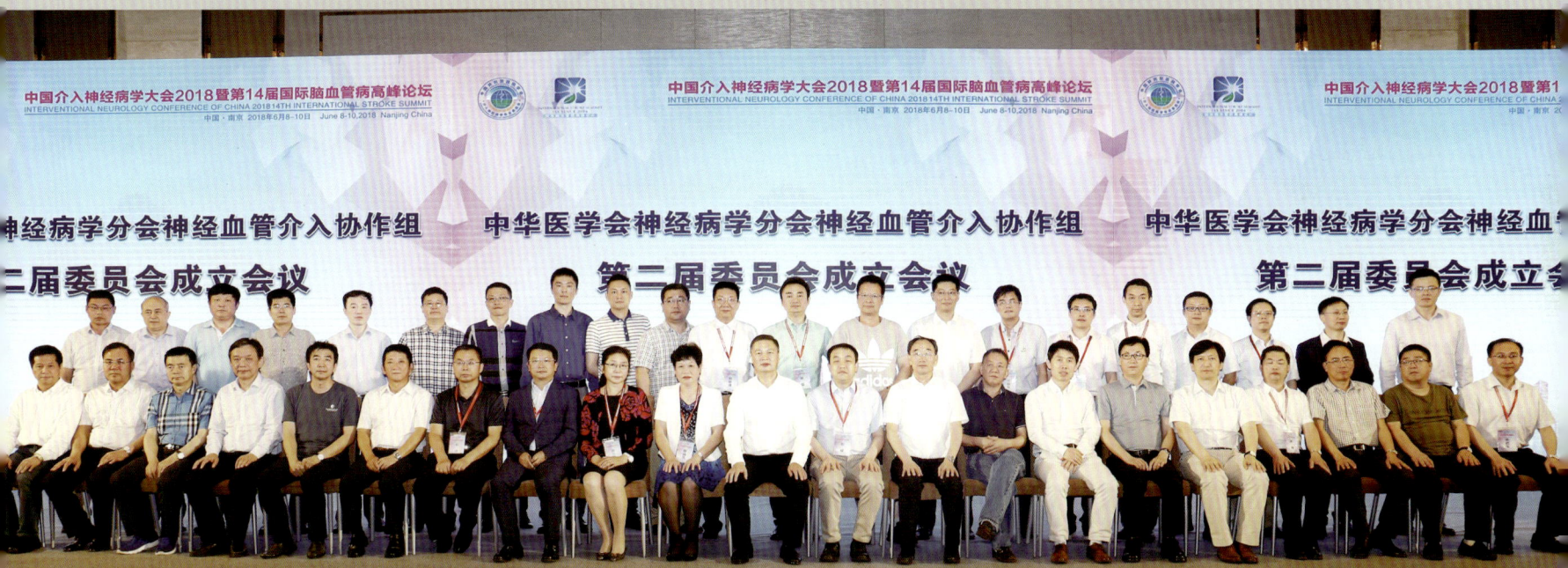

2018年6月，中华医学会神经病学分会第七届委员会神经血管介入协作组第二届委员会成立会议（南京）参会专家合影

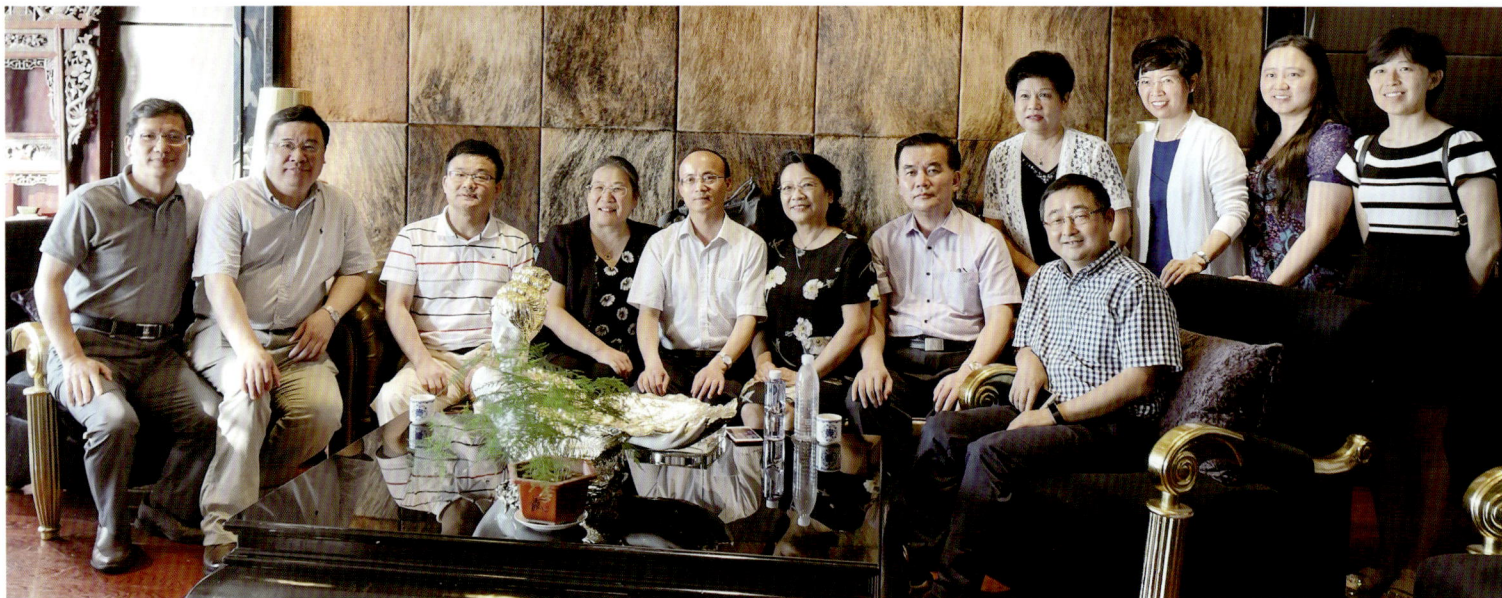

2018年7月，中国脑血管病防治指南巡讲（徐州）参会专家合影

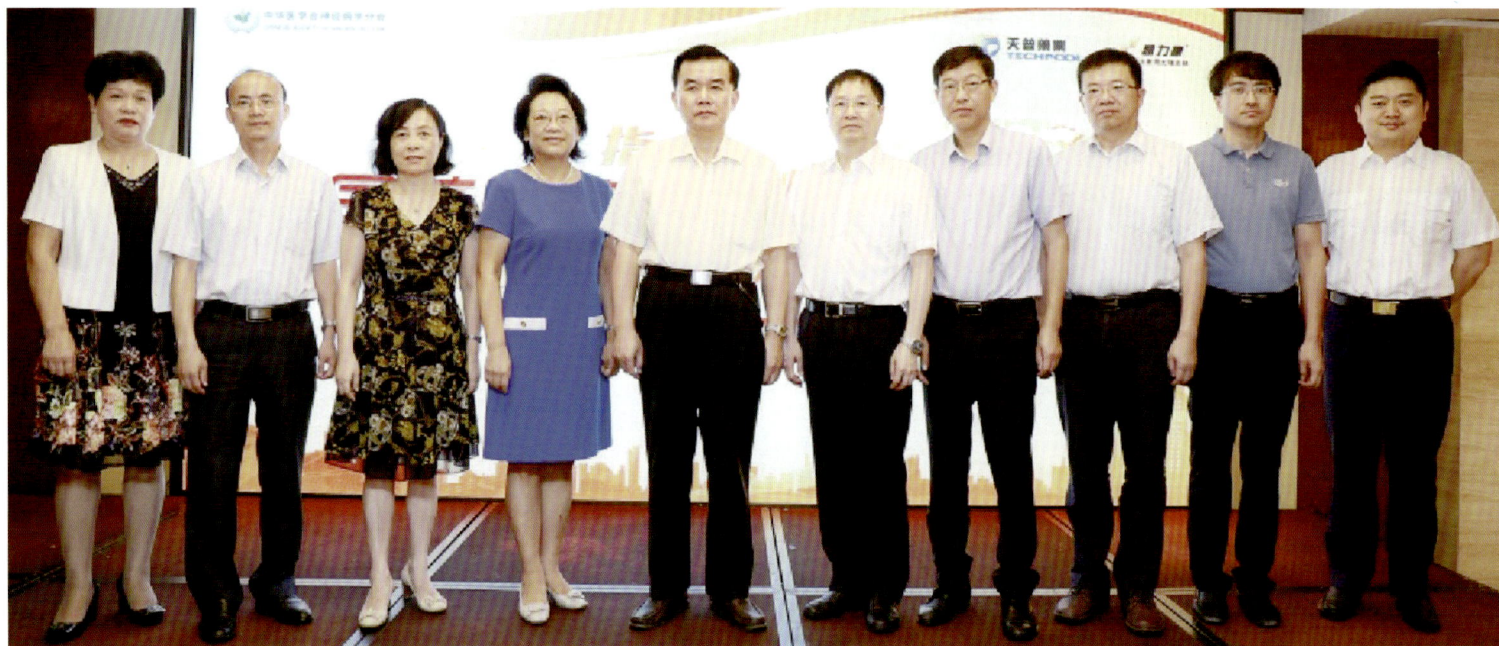

2018年8月，中国脑血管病防治指南巡讲（深圳）参会专家合影

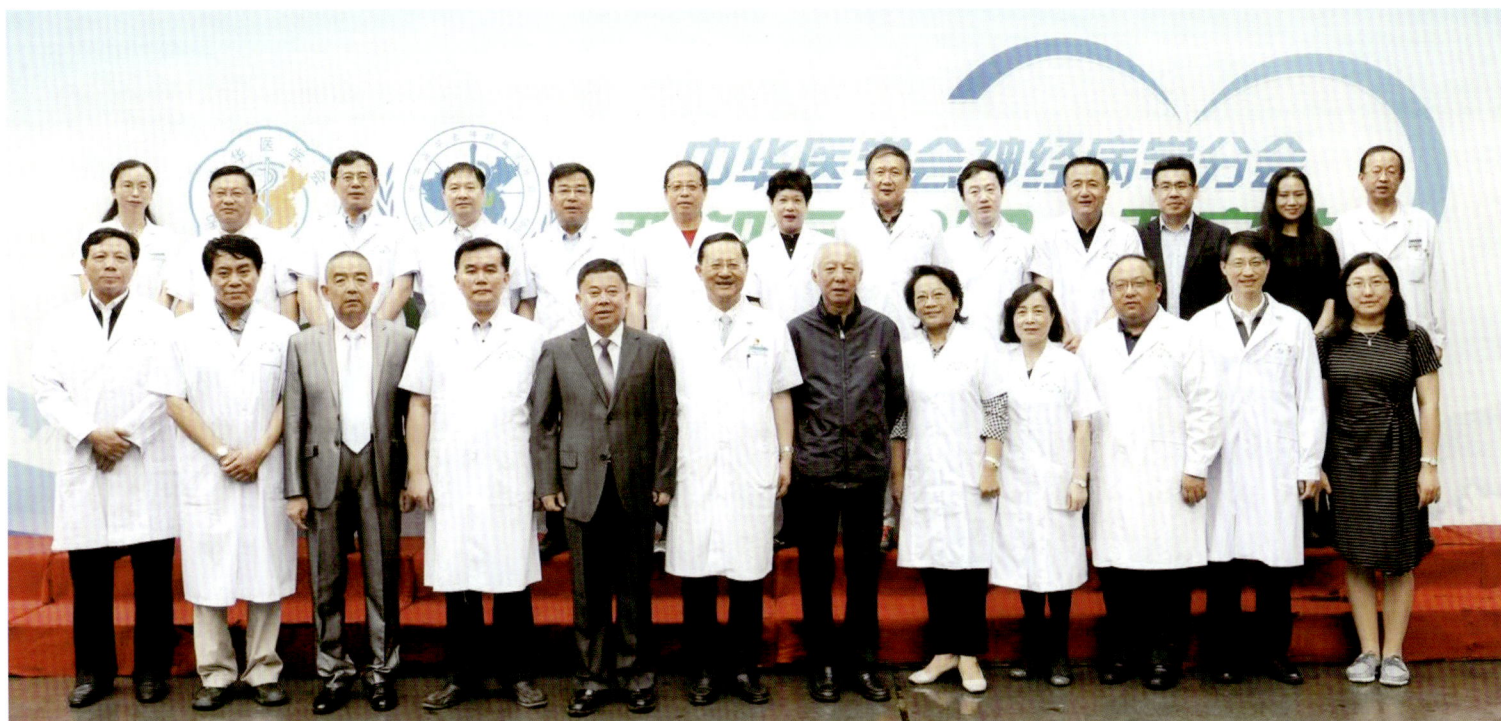

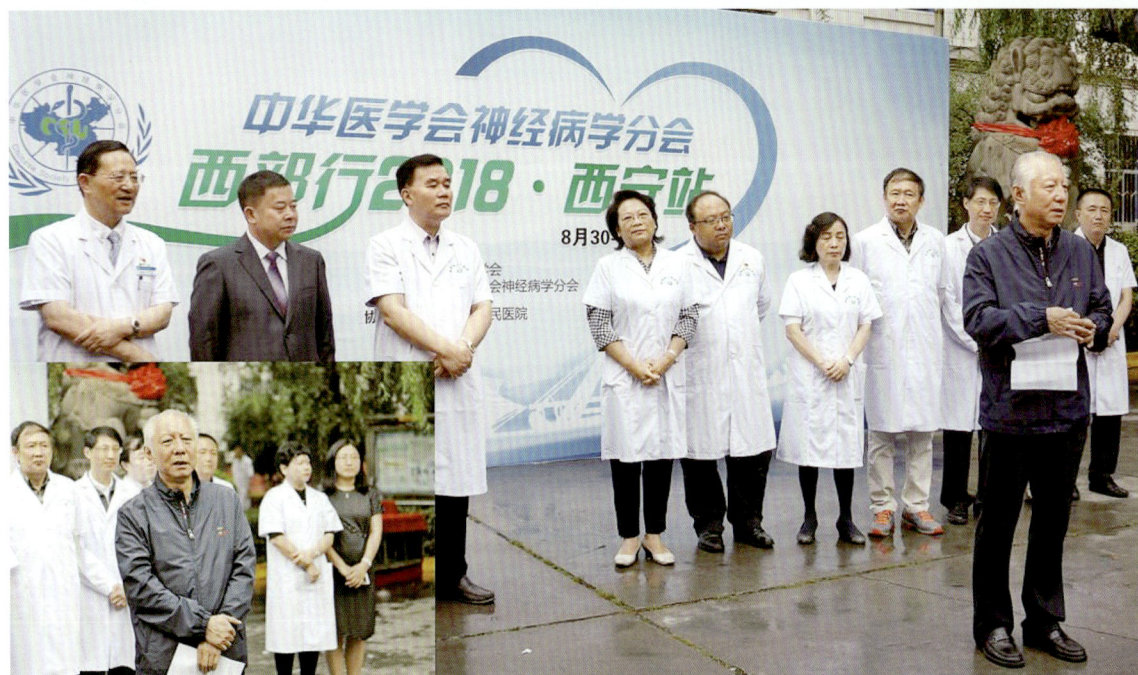

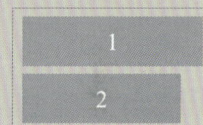

2018年8月底，中华医学会神经病学分会组织的"西部行"医疗支援公益活动（2018·西宁站）在青海省人民医院举行

1/ 支援专家与当地相关部门领导合影

2/ 开幕式上，中华医学会副秘书长王大方致辞

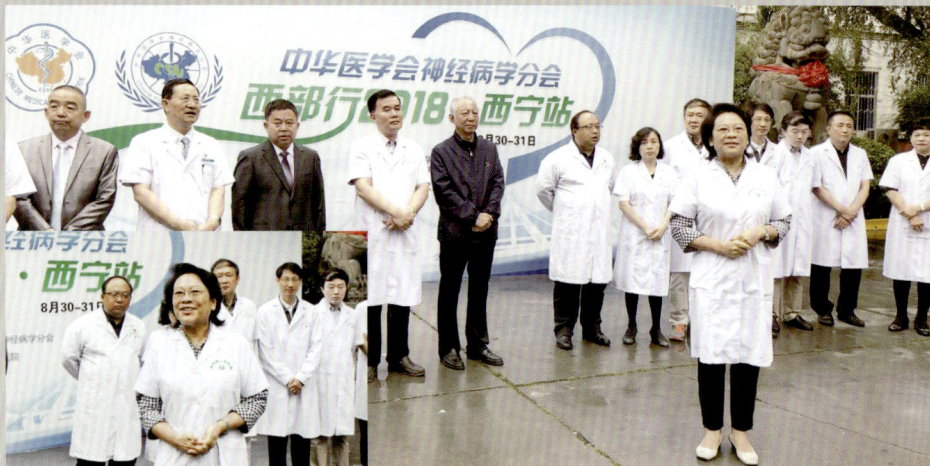

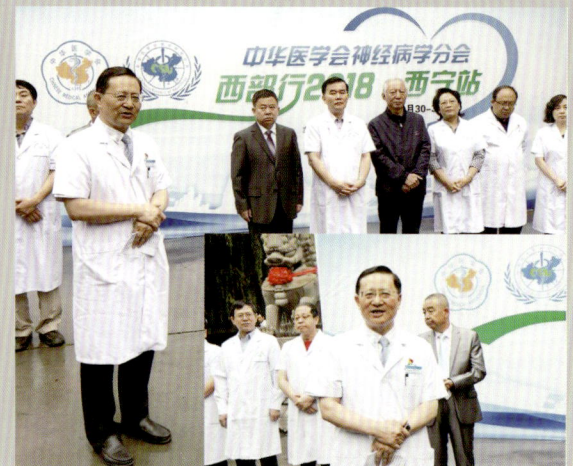

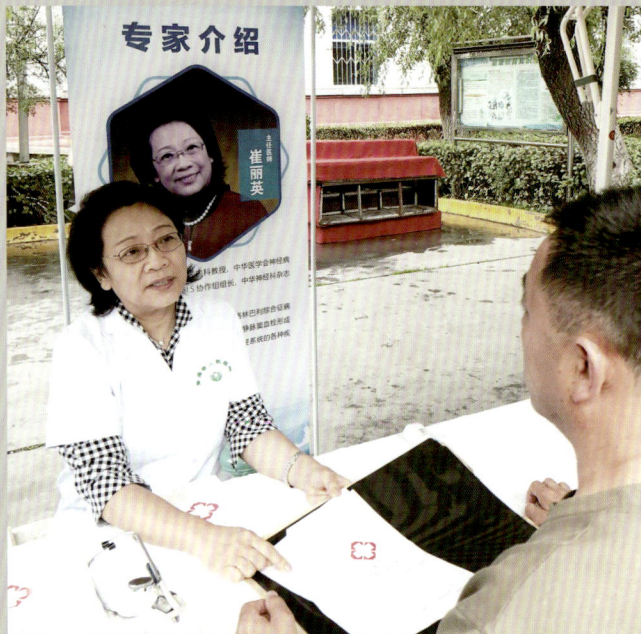

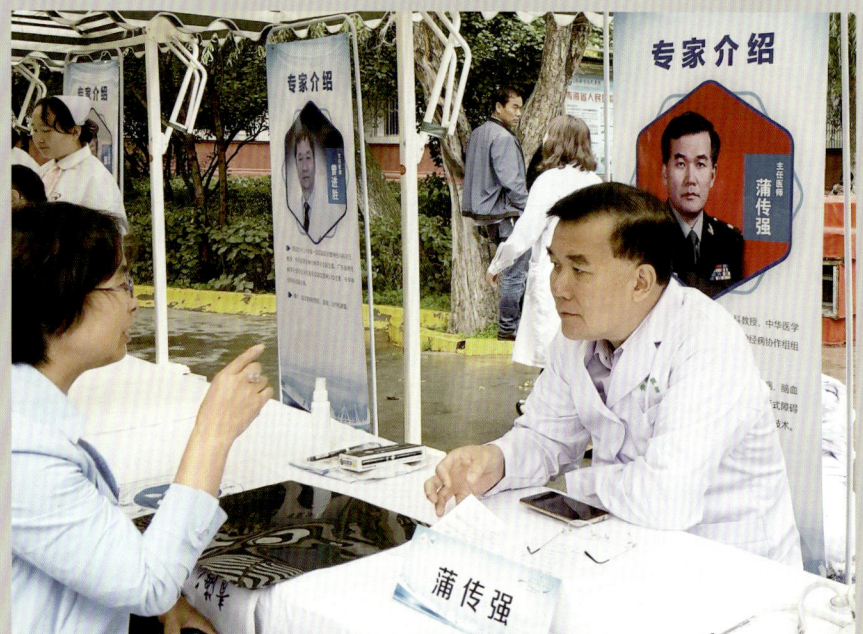

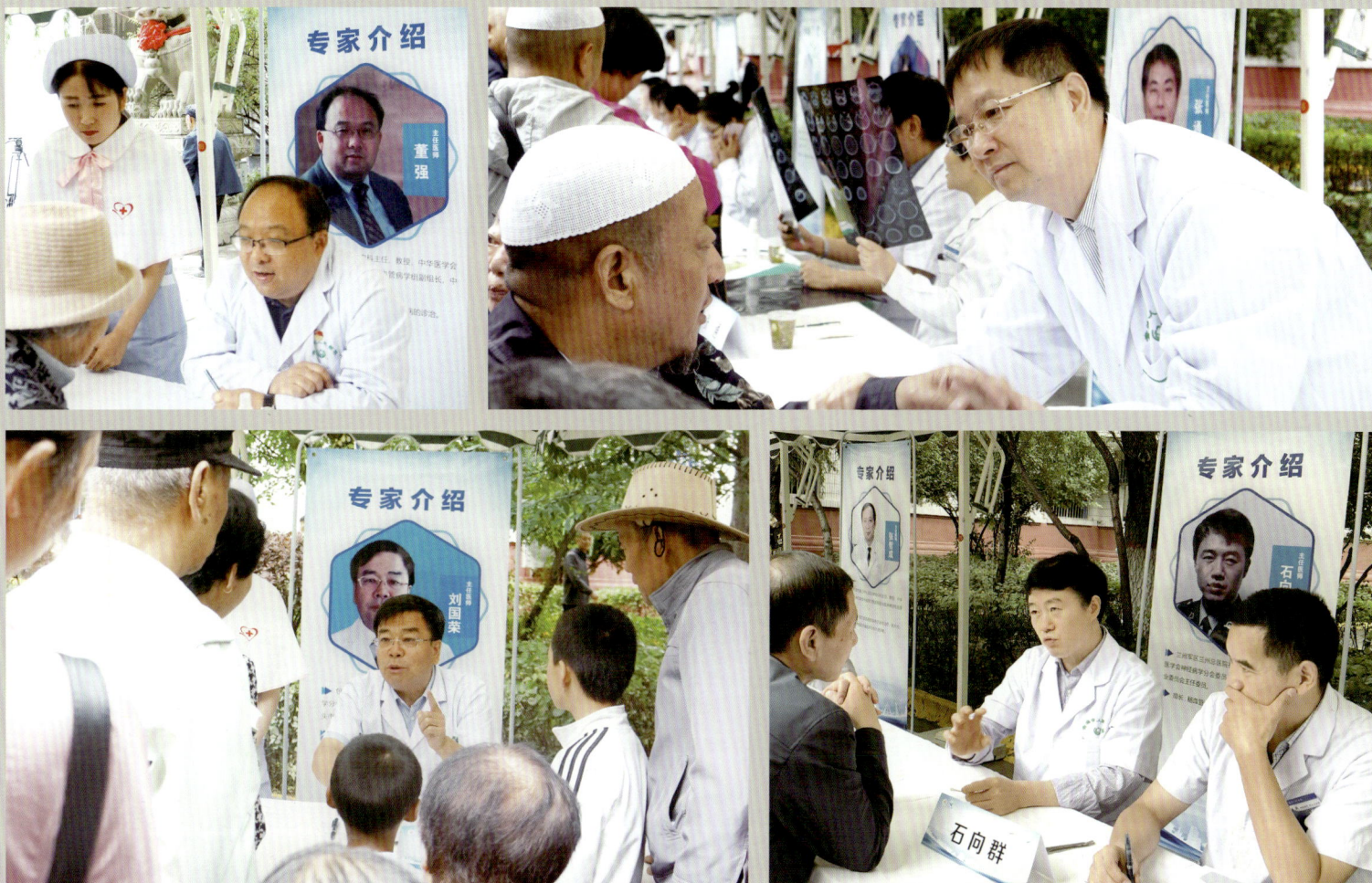

2018年8月底，中华医学会神经病学分会组织的"西部行"医疗支援公益活动（2018·西宁站）在青海省人民医院举行

3/开幕式上，中华医学会神经病学分会崔丽英主任委员致辞

4/开幕式上，青海省人民医院院长吴世政教授致辞

5/崔丽英教授义诊

6/蒲传强教授义诊

7/董强教授义诊

8/曾进胜教授义诊

9/刘国荣教授义诊

10/石向群教授义诊

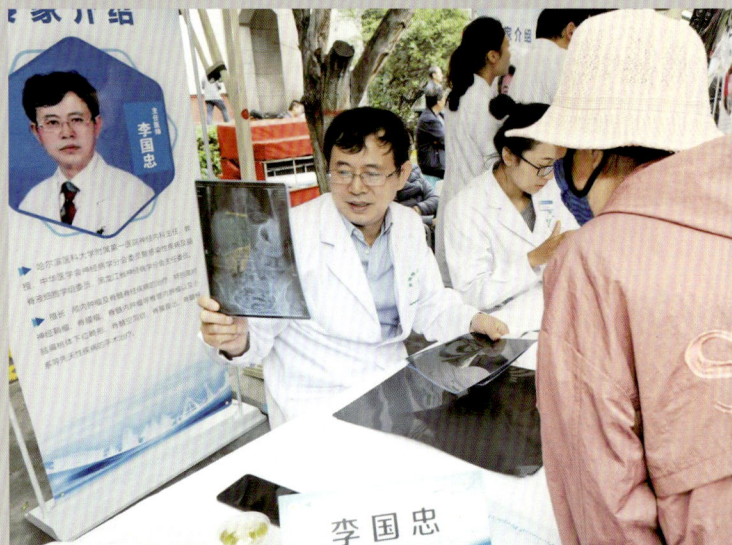

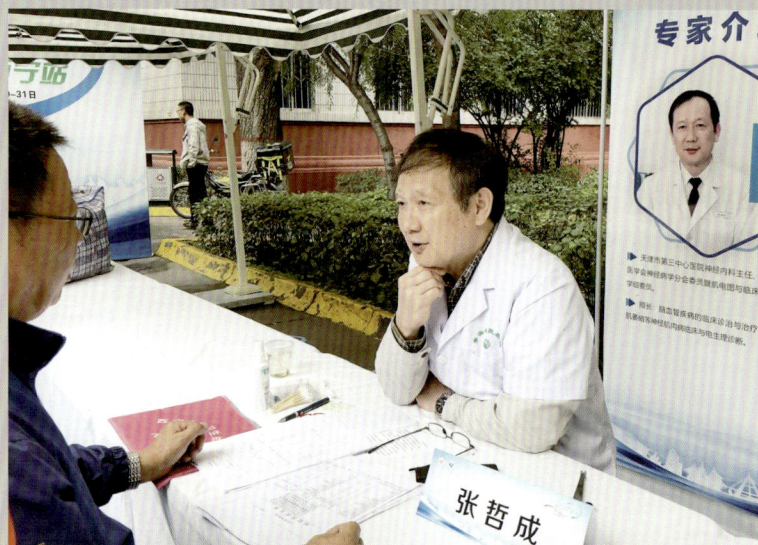

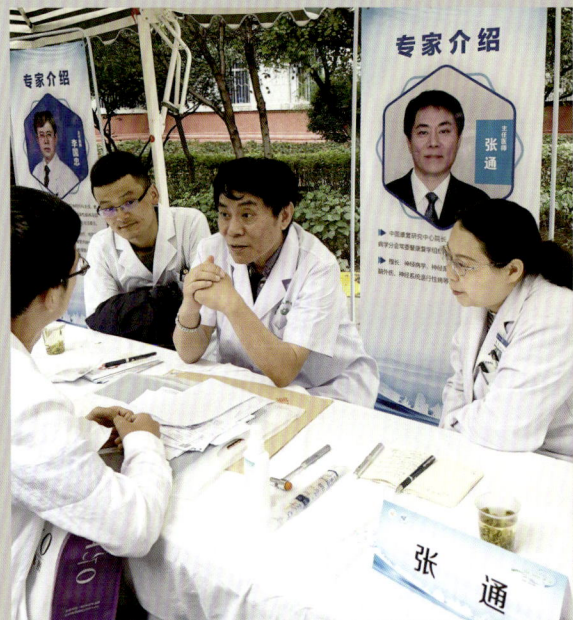

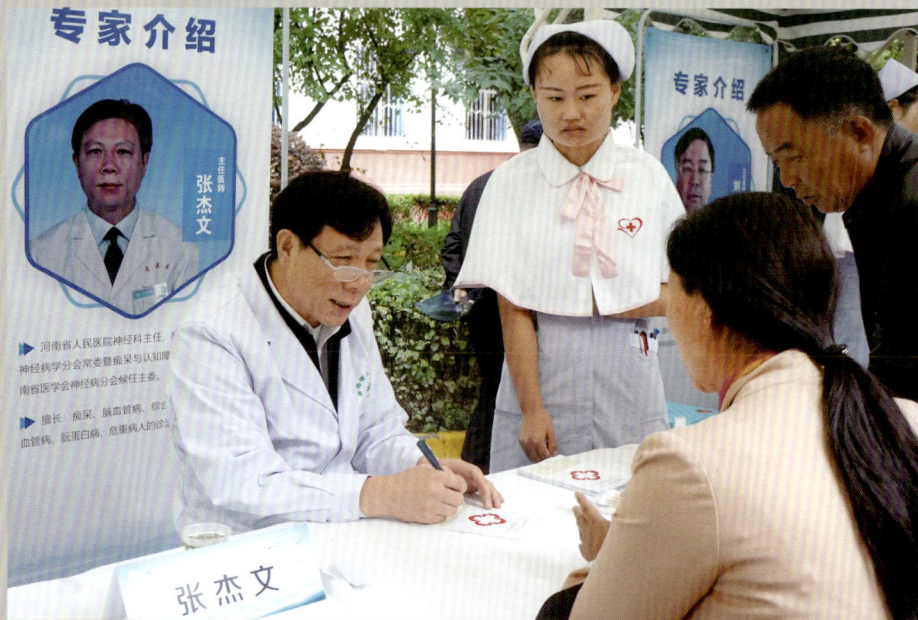

2018 年 8 月底，中华医学会神经病学分会组织的"西部行"医疗支援公益活动（2018·西宁站）在青海省人民医院举行

11/李国忠教授义诊

12/张哲成教授义诊

13/张通教授义诊

14/张杰文教授义诊

11	12
13	14

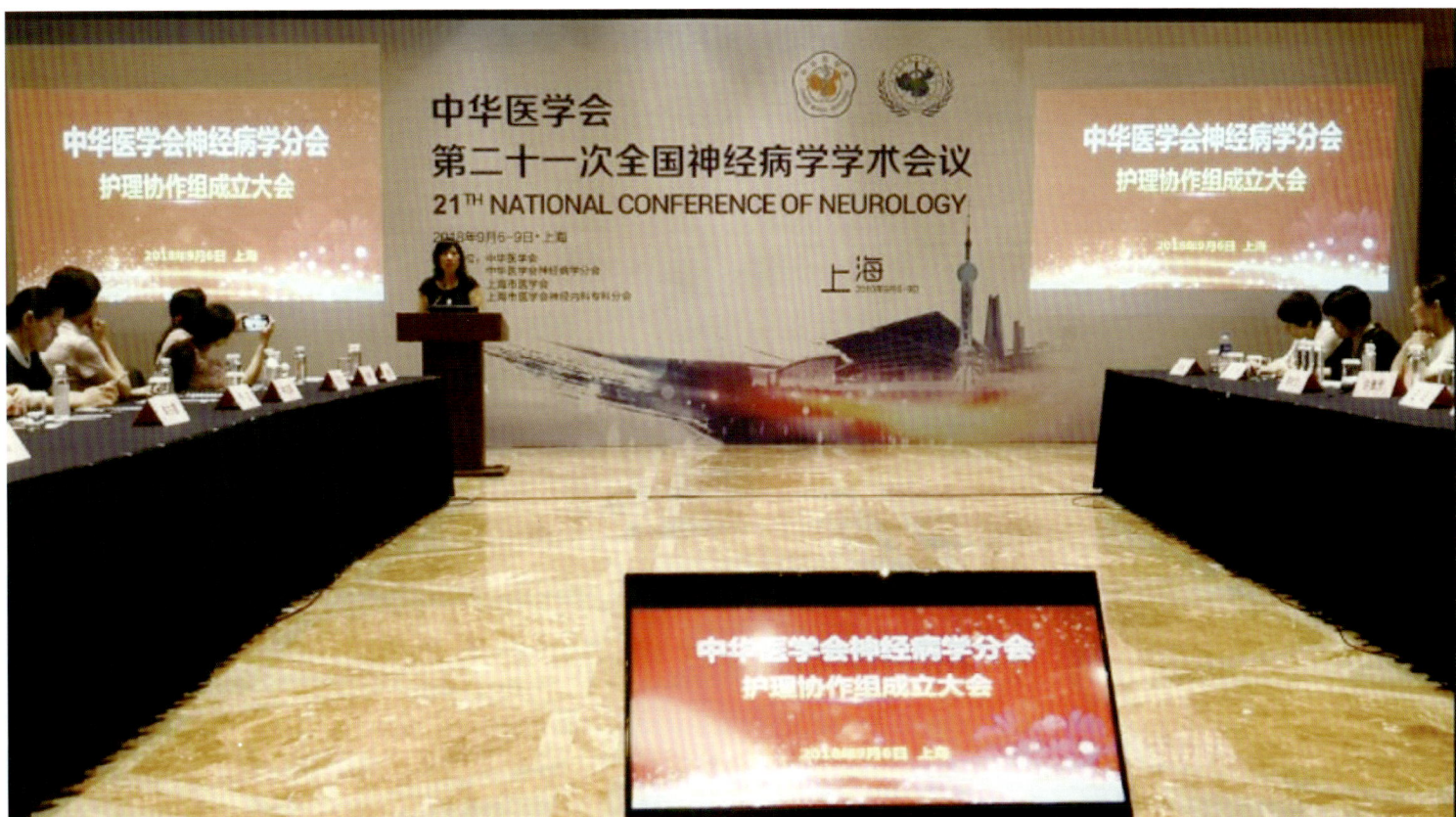

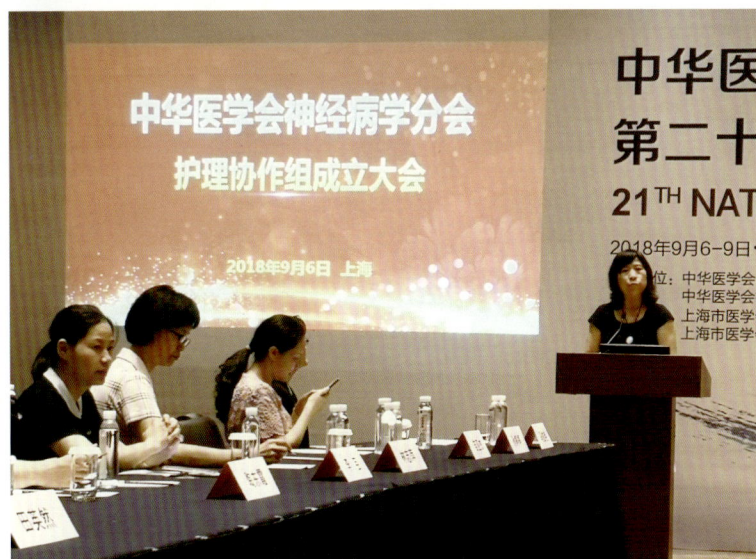

2018年9月，中华医学会神经病学分会神经护理协作组成立大会在上海召开

1、2/张雅静副组长主持会议

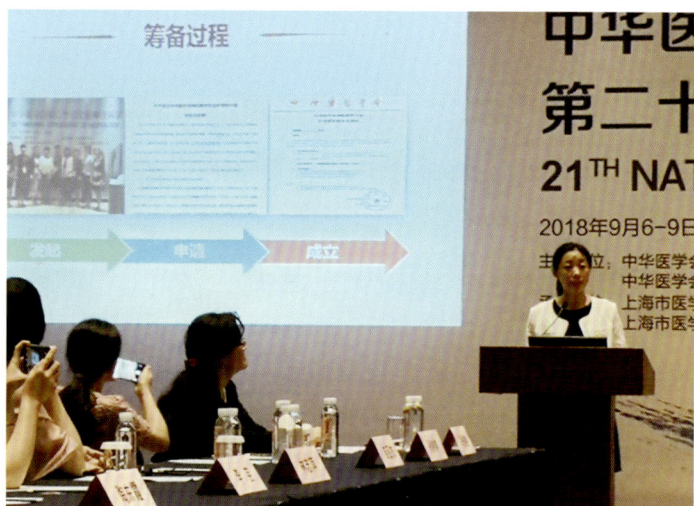

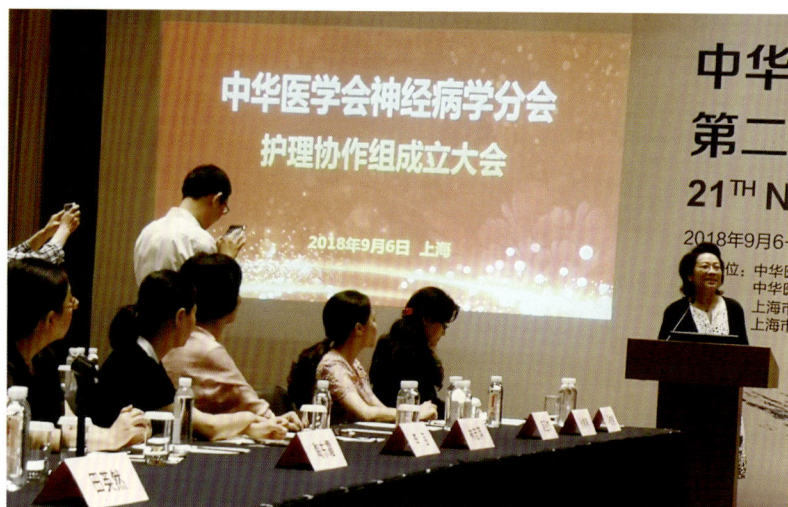

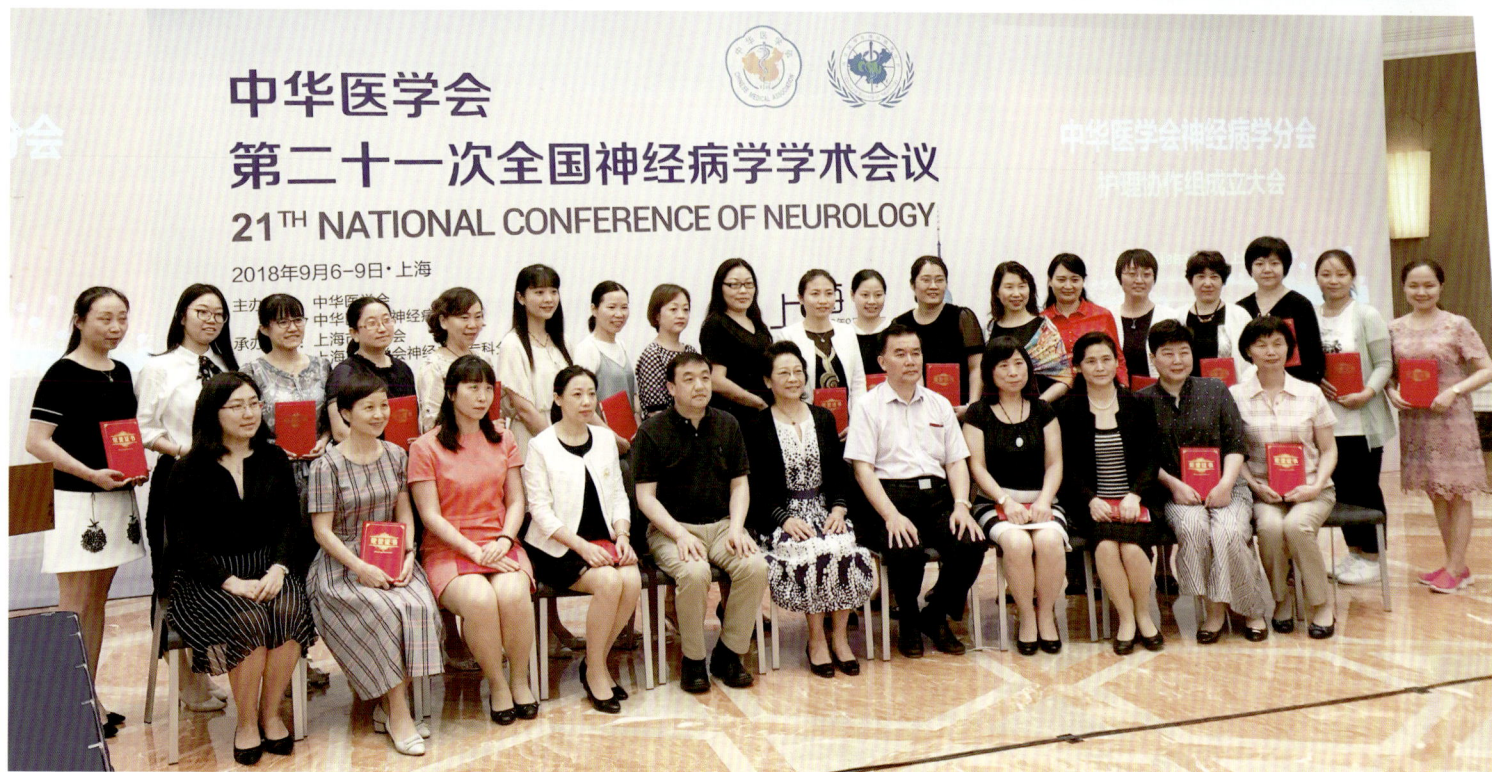

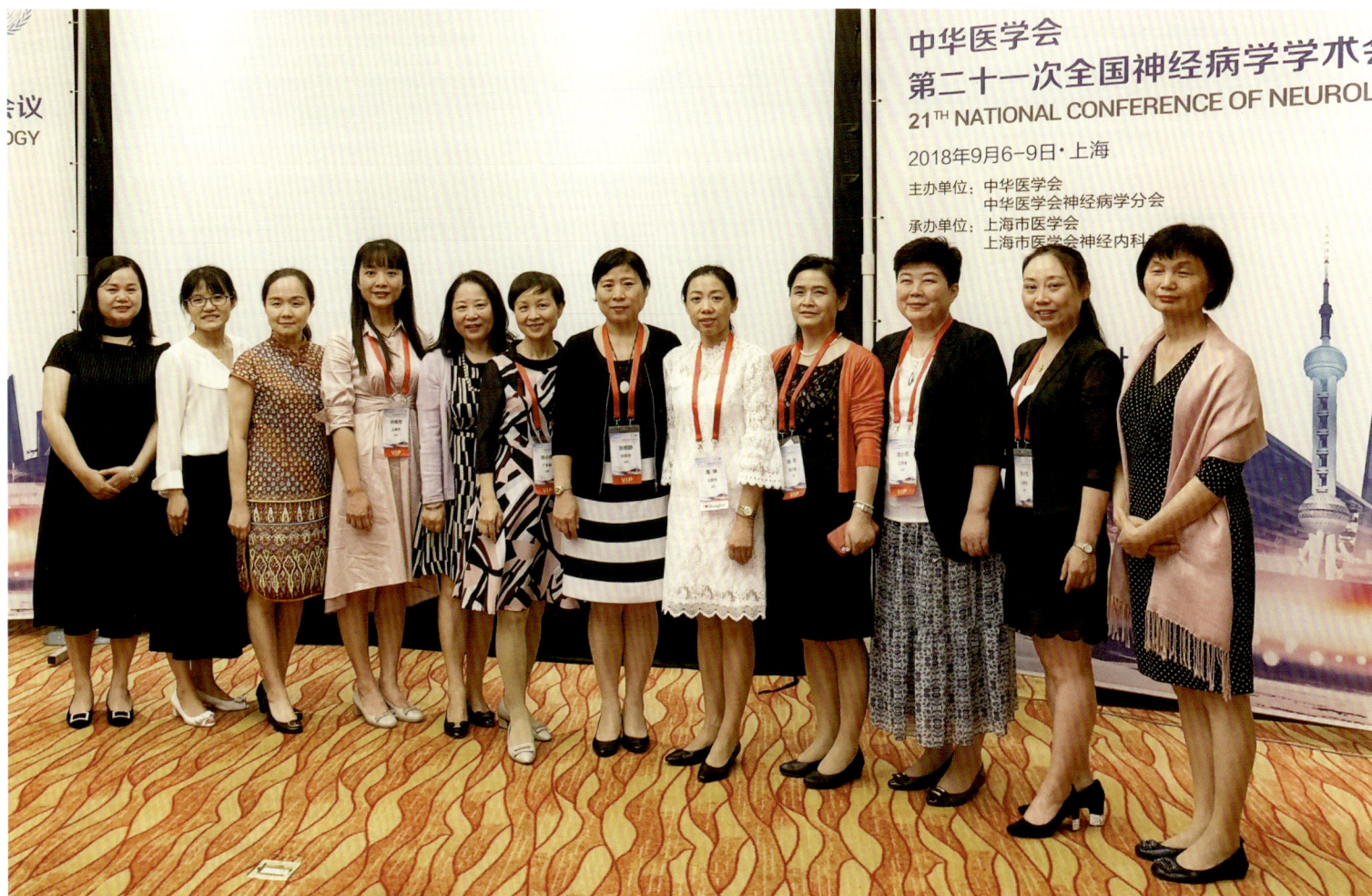

2018年9月，中华医学会神经病学分会神经护理协作组成立大会在上海召开

3/ 薄琳组长汇报协作组工作

4/ 崔丽英主任委员讲话

5/ 分会领导与神经护理协作组委员们合影留念

6/ 神经护理协作组的领导和秘书们合影留念

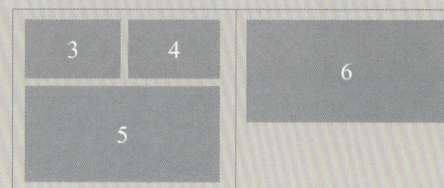

中华医学会
第二十一次全国神经病学学术会议
21TH NATIONAL CONFERENCE OF NEUROLOGY

2018年9月6-9日·上海

主办单位：中华医学会
　　　　　中华医学会神经病学分会
承办单位：上海市医学会
　　　　　上海市医学会神经内科专科分会

日程册

上海
2018年9月6-9日

上海 2018年9月6-9日

中华医学会
第二十一次全国神经病学学术会议
21TH NATIONAL CONFERENCE OF NEUROLOGY

欢迎辞

尊敬的各位前辈、各位嘉宾、各位同仁：

大家好！

由中华医学会神经病学分会主办的第二十一次全国神经病学学术会议即将在一座极具现代化而又不失中国传统特色的都市、全球金融中心之一、美丽繁华的上海召开。在此，我谨代表中华医学会神经病学分会及本届组委会向来自国外的知名学者、全国各地的专家和同道们表示最热烈的欢迎和衷心的感谢！

本次大会特邀了两位国际知名教授美国NIH神经病学教授国际电生理联盟（IFCN）前任主席Mark Hallett先生，意大利神经病学教授Giancarlo Comi先生，中国工程院院士、上海交通大学医学院附属瑞金医院副院长、内分泌学专家宁光教授，中国科学院院士、中科院上海生命科学研究院神经科学家张旭地教授等国内外不同领域的著名专家作热点和交叉学科的学术报告。还有多位神经病学教授就本专业的研究和进展做大会报告。内容丰富精彩，请大家尽情分享这次学术盛宴。本次大会继续资助西部青年医生特别是基层医生和护士参会，继续开展面对面临床病例讨论。

尊敬的各位同仁，每年的学术大会，不仅是展现新观点、新技术和分享科研成果和经验的学术交流平台，也是新老朋友们相聚的机会。希望大家利用会议的闲暇时间，去感受黄浦江上的微风，外滩边的霓虹、熙攘的步行街，繁华的静安寺，极尽奢华的陆家嘴……

最后，预祝大会圆满成功！

崔丽英
崔丽英 教授
大会主席
中华医学会神经病学分会主任委员
2018年9月6日

中华医学会
第二十一次全国神经病学学术会议
21TH NATIONAL CONFERENCE OF NEUROLOGY

欢迎辞

尊敬的各位来宾、各位同仁：

大家上午好！

金秋送爽，丹桂飘香。在这绚丽怡人的初秋时节，我们非常高兴地迎来了中华医学会第二十一次全国神经病学学术会议的胜利召开。我谨代表大会会务组向来自全国各地的参会代表示最热烈的欢迎和最衷心的感谢。欢迎大家来到魔都上海，在美丽的东海之滨、黄浦江畔，共享此次学术盛宴。

全国神经病学学术会议作为中华医学会神经病学分会的重要学术活动，是展示我国神经病学领域最新研究成果，推动神经病学学科全面发展的重要平台之一。本次会议我们共收到论文投稿4763篇，较历年来，内容涵盖了神经病学的各个领域，这也反应了我国神经病学学科的不断蓬勃发展。

博采众智成伟业，聚合百力开新篇。本次大会主题是"攀登中追求卓越 创新中桥连未来"，我们相信，本次学术盛会定能开启我国神经病学领域的新里程。让我们大家共同努力，在会议交流中收获知识、友谊、快乐、梦想！一起力争将我国神经病学推向世界先进水平，造福国民。

秋风送爽迎宾客，魔都金秋花更香。在学术交流的闲暇之余，大家可以走进上海这座迷人的城市，感受魔都的独特魅力，相信这次相聚能给您留下美好的回忆！

最后，预祝本次大会圆满召开，预祝各位同道满载而归，谢谢大家！

董 强 教授　管阳太 教授
大会执行主席

董 强 教授
大会执行主席
中华医学会神经病学分会副主委

管阳太 教授
大会执行主席
中华医学会神经病学分会常委

上海 2018年9月6-9日

中华医学会
第二十一次全国神经病学学术会议
21TH NATIONAL CONFERENCE OF NEUROLOGY

会议组织结构

大会主席：
　　崔丽英　蒲传强

大会副主席：
　　赵钢　樊东升　董强　曾进胜

学术委员会：（按姓氏笔画排序）

丁 里	王玉平	王 伟	王丽娟	王 坚	王 宏	王拥军
王佳伟	王 柠	王振海	石向群	卢祖能	卢家红	毕建忠
朱遂强	刘 军	刘 鸣	刘学源	刘春风	刘振国	孙中武
孙红斌	杜怡峰	李月春	李国忠	李柱一	杨 弋	杨 丽
杨新玲	吴世政	吴 江	何志义	汪 昕	张杰文	张宝荣
张哲成	张 通	张颖冬	陆正齐	陈晓春	陈海波	陈康宁
武 剑	罗本燕	周 东	周华东	赵玉华	赵性泉	赵 钢
胡 波	施福东	秦 超	贾建平	徐 运	郭 力	郭军红
唐北沙	焉传祝	黄一宁	黄旭升	戚晓昆	崔丽英	梁战华
彭 斌	董 强	曾进胜	谢 鹏	蒲传强	楚 兰	管阳太
樊东升	滕军放	潘速跃				

组织委员会：

主席：
　　崔丽英

执行主席：
　　董 强　管阳太

委员：（按姓氏笔画排序）

丁 里	王玉平	王 伟	王丽娟	王 坚	王 宏	王拥军
王佳伟	王 柠	王振海	石向群	卢祖能	卢家红	毕建忠
朱遂强	刘 军	刘 鸣	刘学源	刘春风	刘振国	孙中武
孙红斌	杜怡峰	李月春	李国忠	李柱一	杨 弋	杨 丽
杨新玲	吴世政	吴 江	何志义	汪 昕	张杰文	张宝荣
张哲成	张 通	张颖冬	陆正齐	陈晓春	陈海波	陈康宁
武 剑	罗本燕	周 东	周华东	赵玉华	赵性泉	赵 钢
胡 波	施福东	秦 超	贾建平	徐 运	郭 力	郭军红
唐北沙	焉传祝	黄一宁	黄旭升	戚晓昆	崔丽英	梁战华
彭 斌	董 强	曾进胜	谢 鹏	蒲传强	楚 兰	管阳太
樊东升	滕军放	潘速跃				

大会秘书处：
　　彭 斌　杨 弋　蔡晓杰　张 悦　陈燕昀

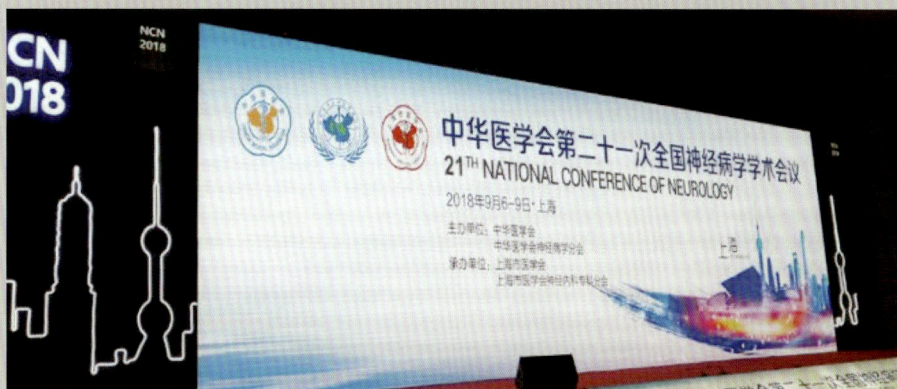

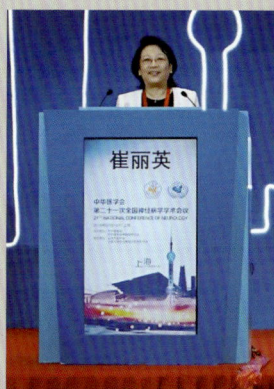

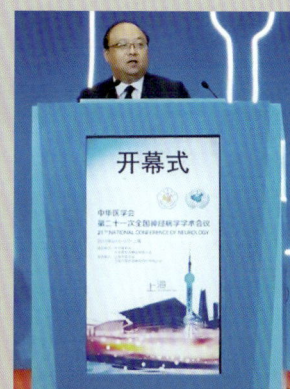

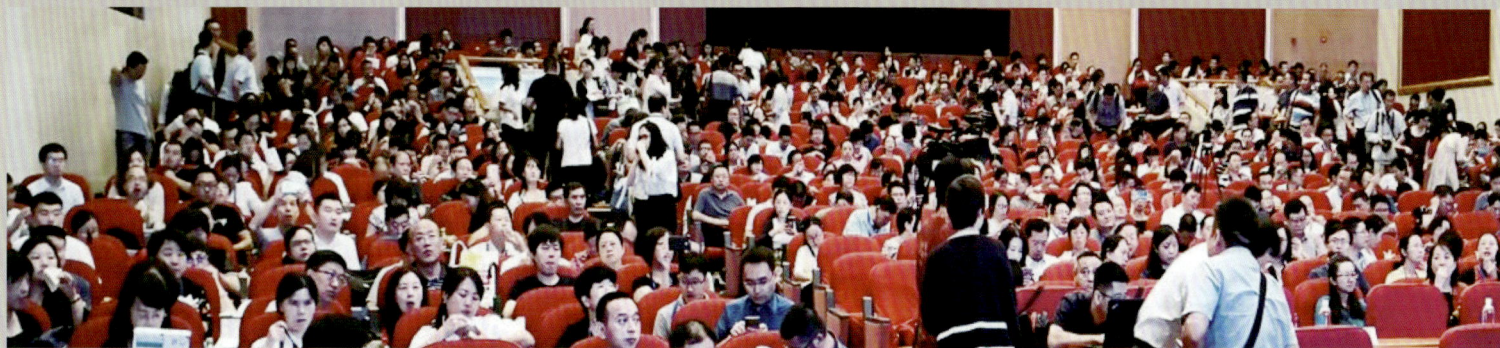

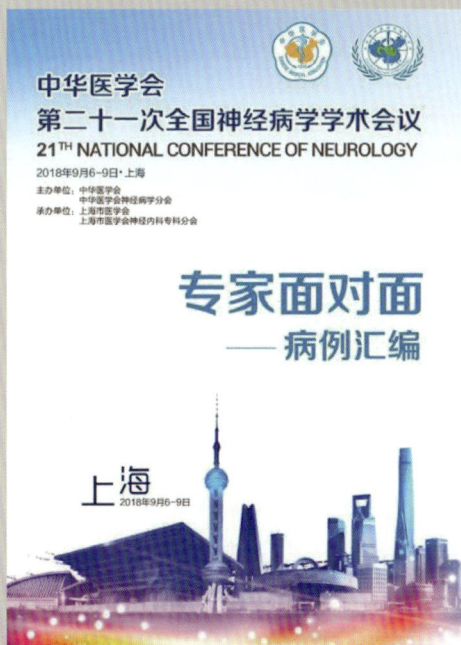

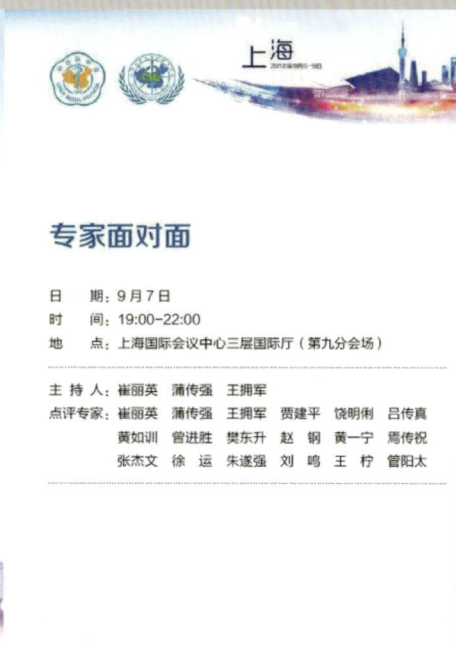

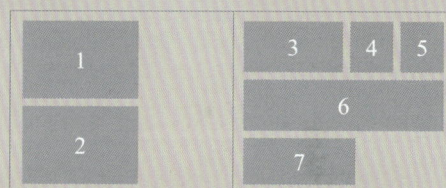

2018年9月，中华医学会第二十一次全国神经病学学术会议在上海召开

1/会议日程册封面和大会主席、大会执行主席欢迎辞

2/会议组织结构

3/主席台背景

4/崔丽英主任委员致辞

5/董强教授主持开幕式

6/会场

7/专家面对面病例汇编封面和参与专家名单

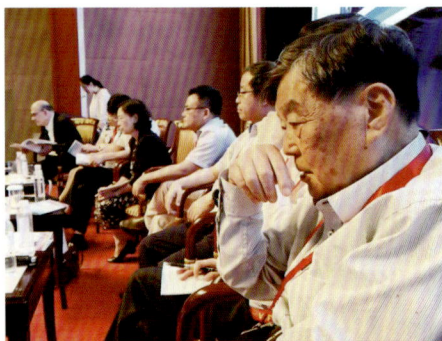

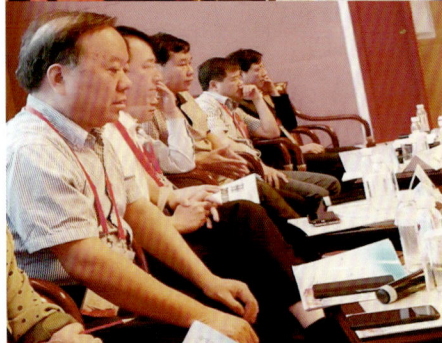

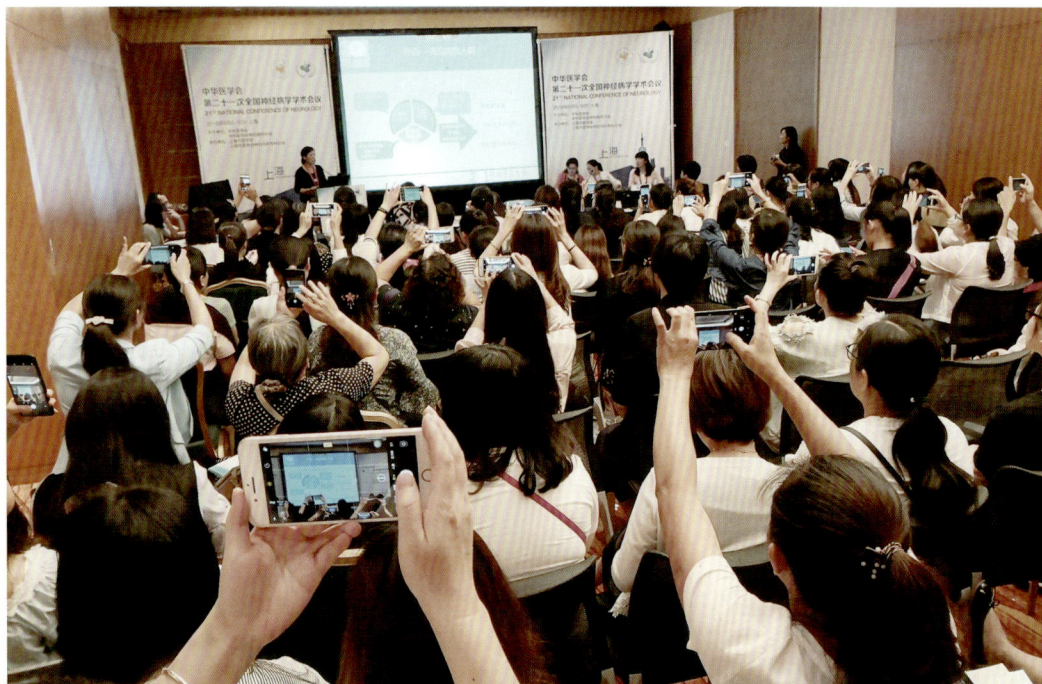

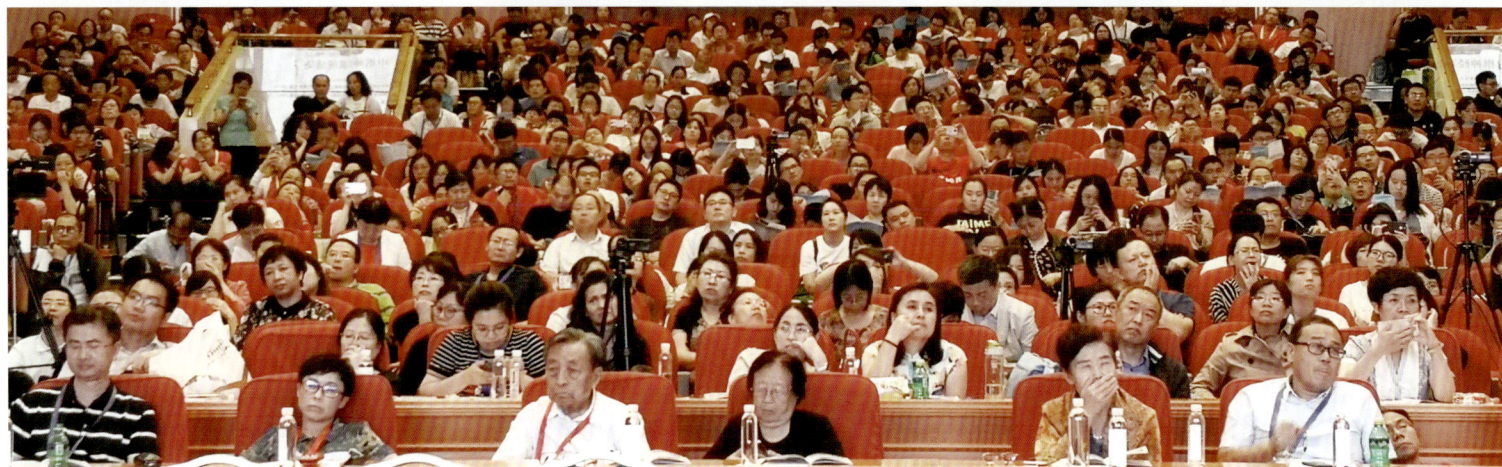

2018年9月，中华医学会第二十一次全国神经病学学术会议在上海召开

8/参加"专家面对面"临床病例讨论会的专家

9/神经护理专场

10/"专家面对面"临床病例讨论会会场

8	9
10	

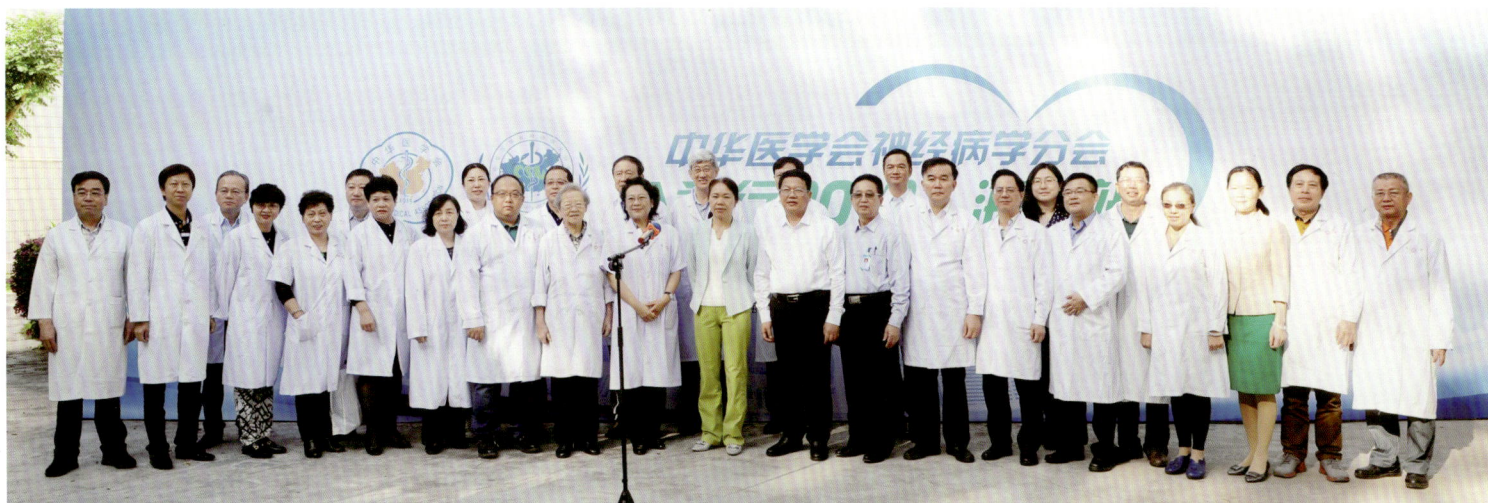

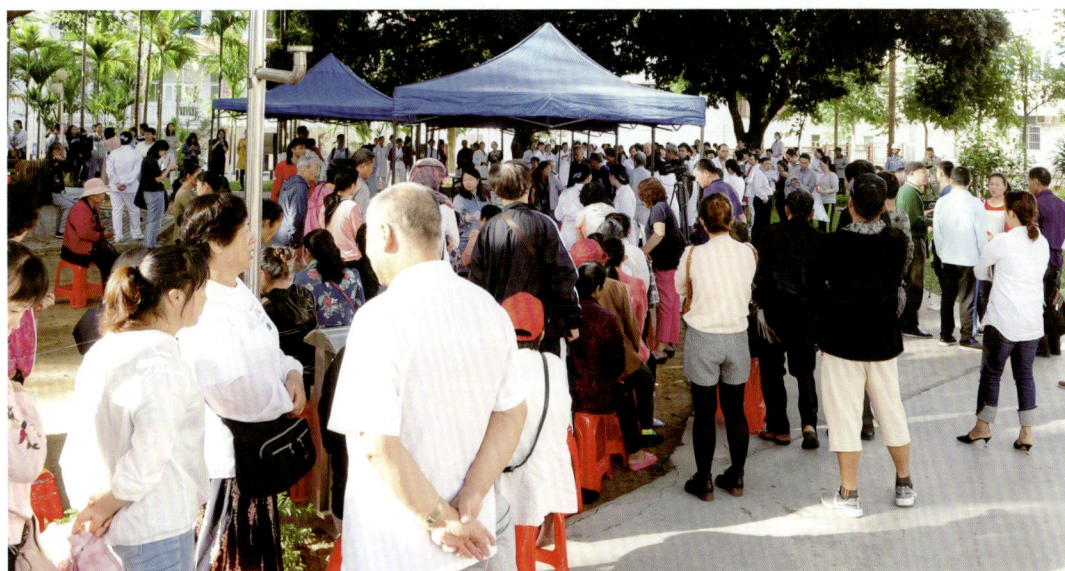

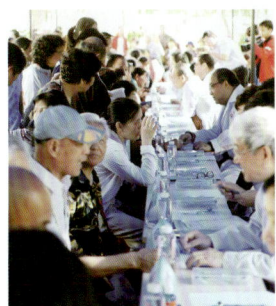

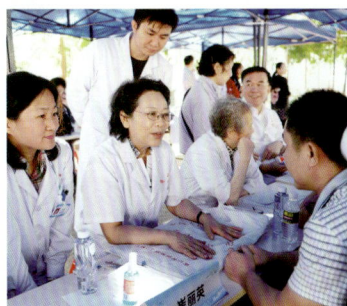

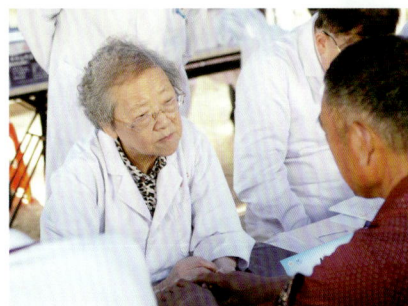

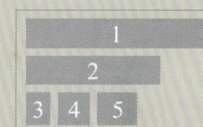

2018年12月，中华医学会神经病学分会"基层行"（即"西部行"）专家义诊大型公益活动（2018·海南站）在海南省第二人民医院举行

1/专家与医院领导合影

2、3/义诊现场

4/崔丽英教授义诊

5/饶明俐教授义诊

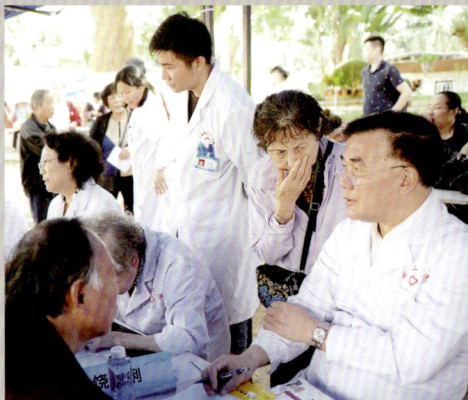
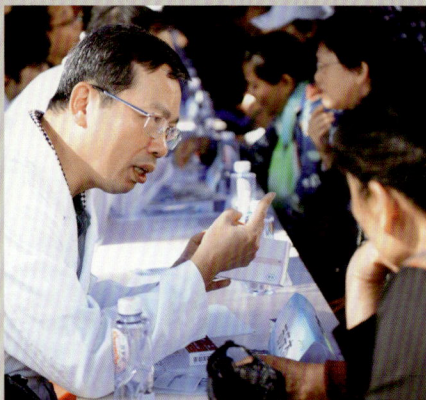
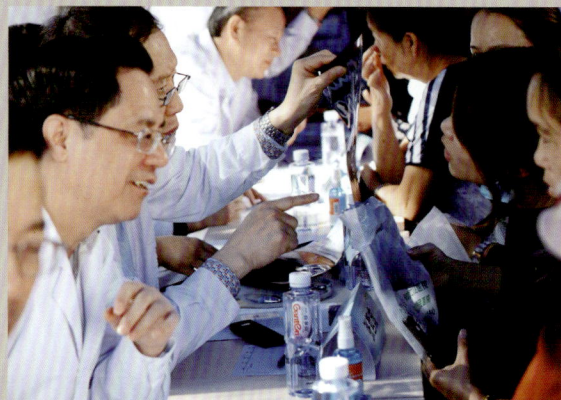
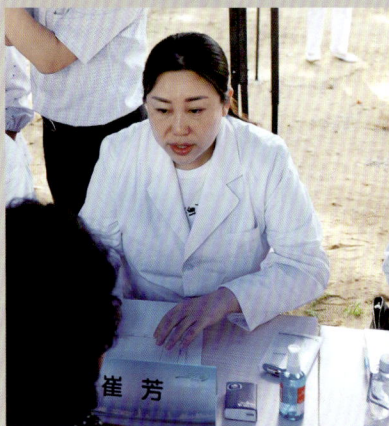
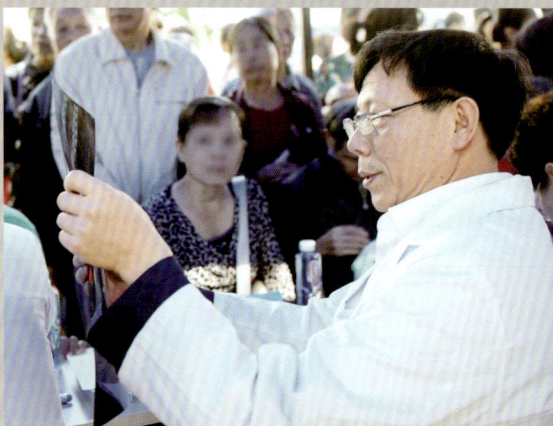
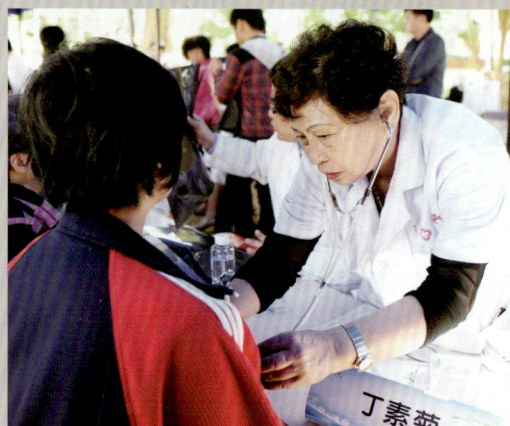
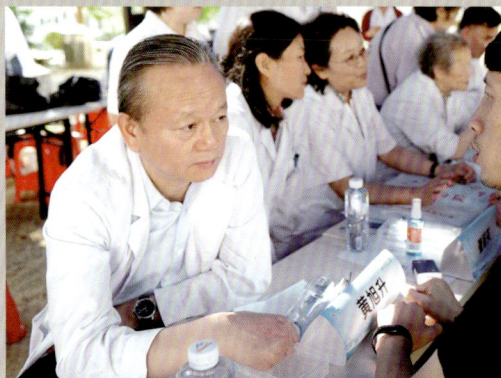
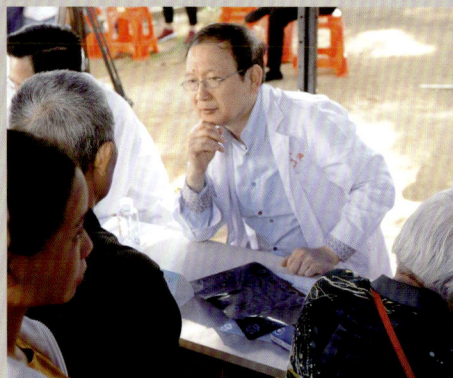
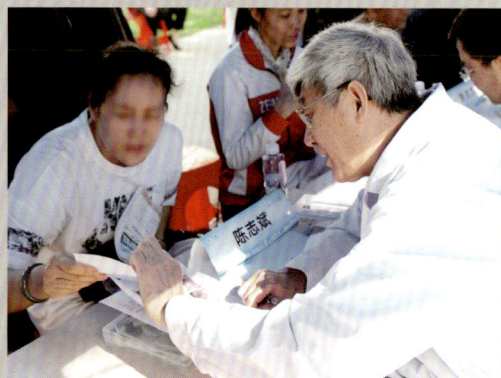

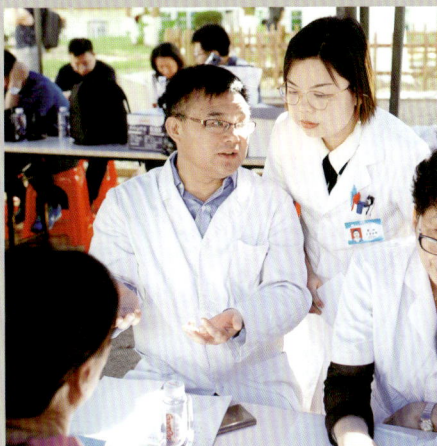
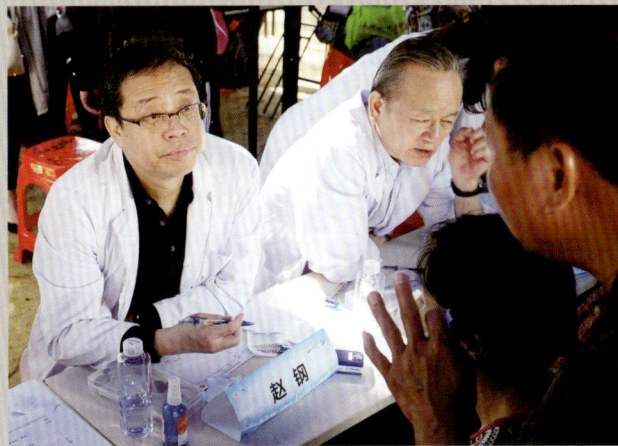
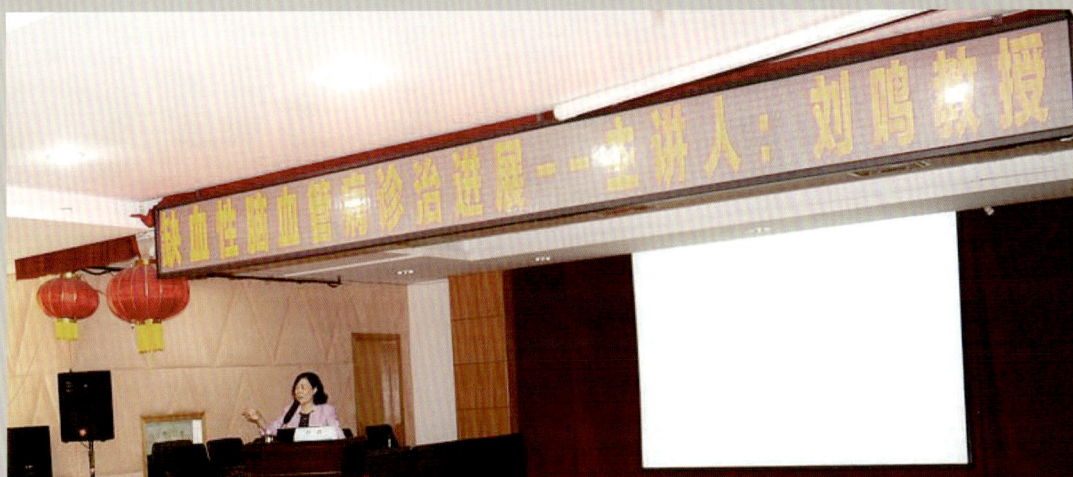
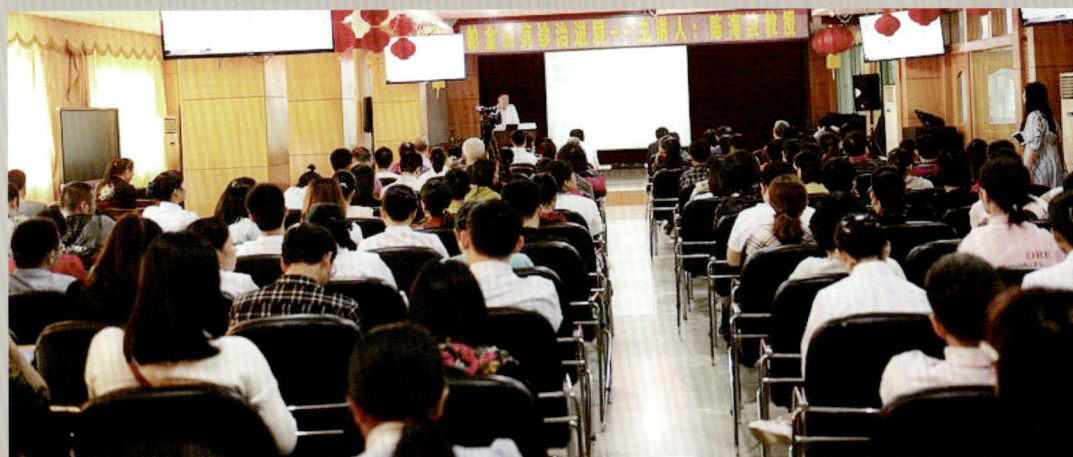

6	7	8	15	16
9	10	11	17	
12	13	14	18	

2018年12月，中华医学会神经病学分会"基层行"（即"西部行"）专家义诊大型公益活动（2018·海南站）在海南省第二人民医院举行

6/ 蒲传强教授义诊

7/ 苏庆杰教授义诊

8/ 肖波教授义诊

9/ 崔芳教授义诊

10/ 张杰文教授义诊

11/ 丁素菊教授义诊

12/ 黄旭升教授义诊

13/ 张哲成教授义诊

14/ 陈志斌教授义诊

15/ 管阳太教授义诊

16/ 赵钢教授义诊

17/ 刘鸣教授做专题讲座

18/ 陈海波教授做专题讲座

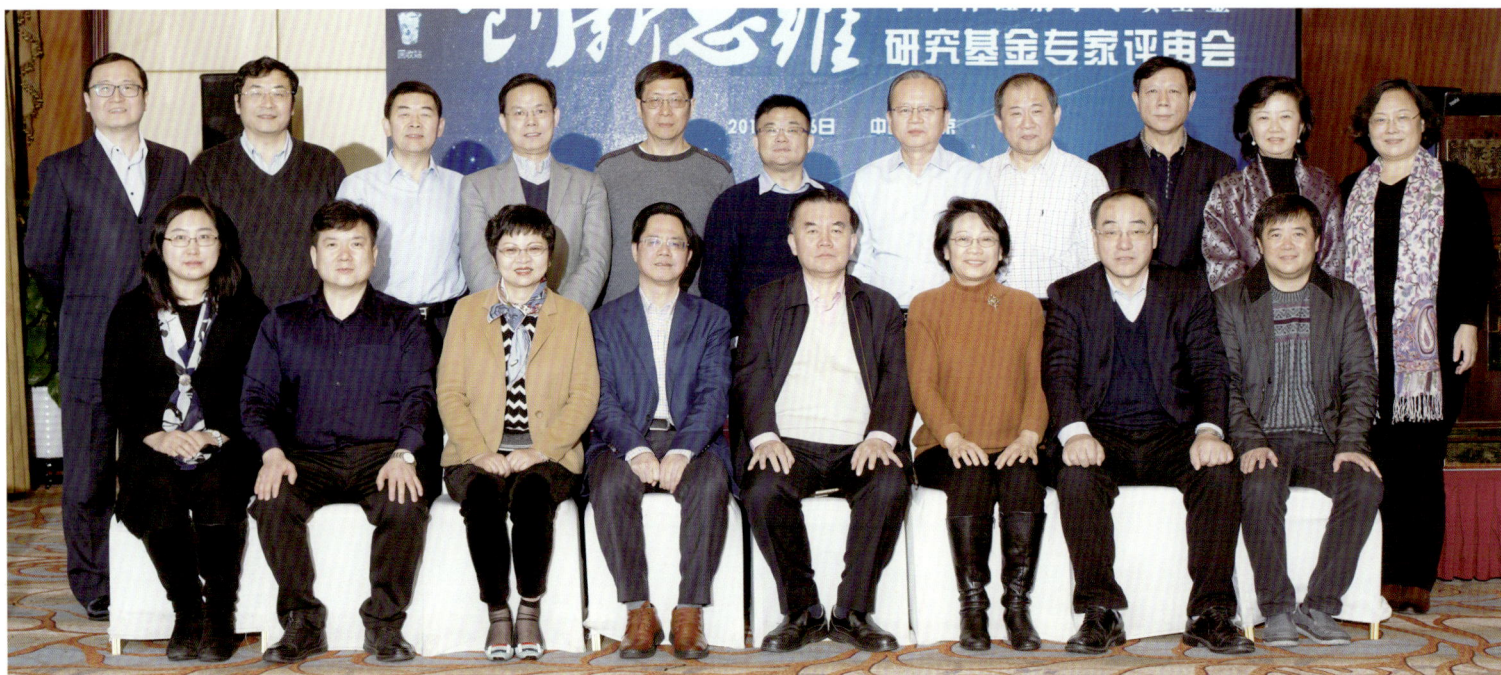

2019年1月，"创新思维研究基金"项目评审会（北京）参会专家合影

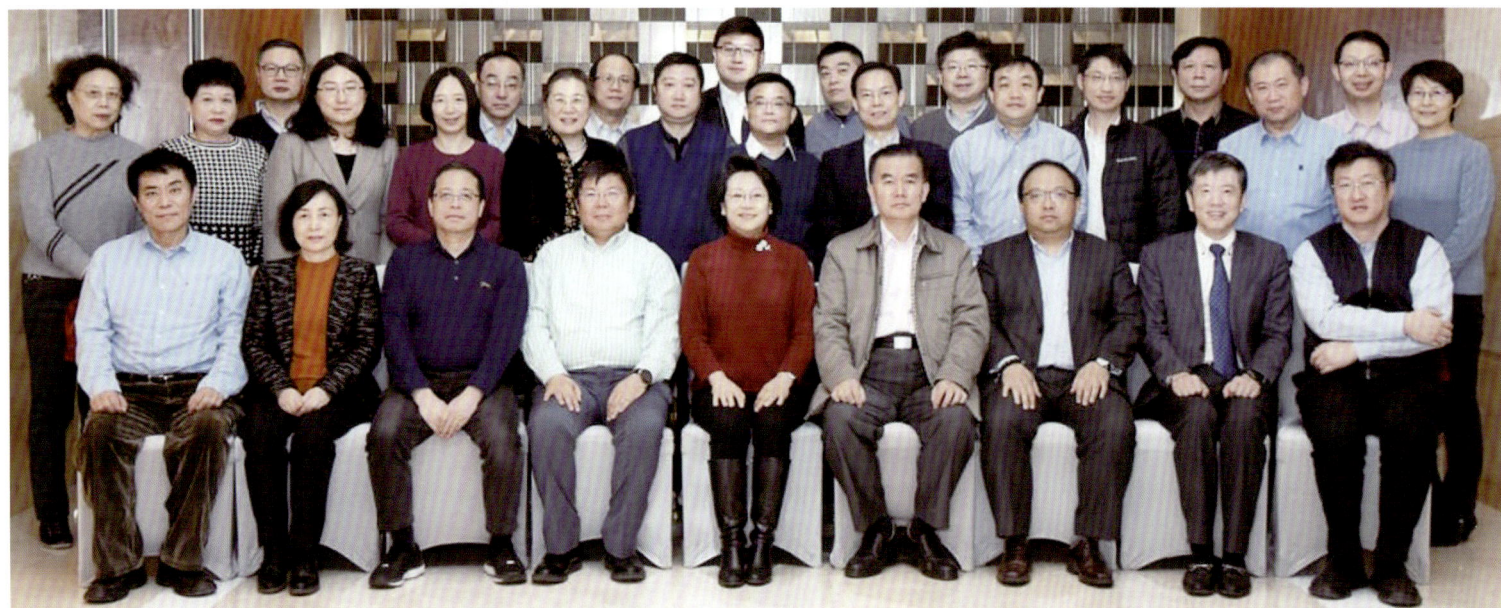

2019年2月，中华医学会神经病学分会第七届委员会第十次常务委员扩大会议（北京）参会专家合影

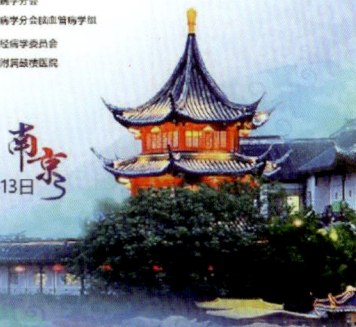

1/大会日程册封面和大会主席欢迎辞

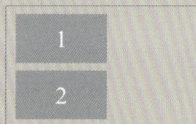

2019 年 4 月，第十九次中国脑血管病大会在南京召开

2/大会执行主席欢迎辞

CCCD 2019
第十九次中国脑血管病大会
The 19ᵗʰ Congress of Chinese Cerebrovascular Diseases

2019年4月11-13日 南京

大会组织结构

大会学术委员会

顾　问：
吕传真　饶明俐　黄如训　王纪佐　贾建平　黄家星

大会主席：
崔丽英　蒲传强　王拥军

大会副主席：（按姓氏笔画排序）
董　强　曾进胜　赵　钢　樊东升　刘　鸣　徐　运

委　员：（按姓氏笔画排序）
丁　里　王　伟　王　宏　王　坚　王　柠　王佳伟　王丽娟
王拥军　王玉平　王振海　石向群　卢祖能　卢家红　卢德宏
朱遂强　刘　军　刘　鸣　刘学源　刘春风　刘建国　毕建忠
孙中武　孙红斌　杜怡峰　李月春　李国忠　李柱一　杨　弋
杨　丽　杨新玲　陆正齐　吴　江　吴世政　何志义　汪　凯
汪　昕　张　通　张杰文　张宝荣　张哲成　张颖冬　陈晓春
陈海波　陈康宁　武　剑　罗本燕　周　东　周华东　赵　钢
赵玉华　赵性泉　胡　波　施福东　秦　超　贾建平　徐　运
郭　力　郭军红　唐北沙　蒋传祝　黄一宁　黄旭升　戚晓昆
崔丽英　梁战华　彭　斌　董　强　曾进胜　谢　鹏　蒲传强
楚　兰　管阳太　樊东升　潘速跃　滕军放

大会组织委员会

名誉主席：
张苏明

主　席：
刘　鸣

执行主席：
徐　运　张颖冬　刘春风

执行副主席：（按姓氏笔画排序）
王拥军　董　强　吴　江　黄一宁　彭　斌

委　员：（按姓氏笔画排序）
马　欣　王　伟　王文志　王纪佐　王拥军　田成林　吕传真
朱以诚　朱遂强　刘运海　刘　鸣　刘新峰　许予明　孙钦建
李　刚　李继梅　李　新　杨　弋　杨清武　吴　伟　吴　江
吴　波　汪银洲　宋水江　张苏明　张祥建　陆正齐　陈会生
武　剑　林　毅　孟　强　赵性泉　胡　波　饶明俐　贺茂林
秦　超　徐　运　徐　思　殷小平　黄一宁　黄如训　黄家星
冀　涛　彭　斌　董　强　韩　钊　韩建锋　傅　毅　曾进胜

大会秘书处：
彭　斌　杨　弋　倪　俊　戴　毅　吴　波　蔡晓杰　张　悦
马敬安　徐秋云　吴思勉　刘俊峰　韦琛琛　赵　辉　石瑶瑶
程　越　曹勇军

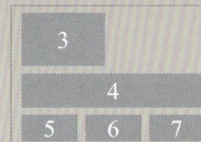

2019年4月，第十九次中国脑血管病大会在南京召开

3/大会组织结构

4/会场

5/王大方副秘书长致辞

6/崔丽英主任委员致辞

7/徐运教授主持开幕式

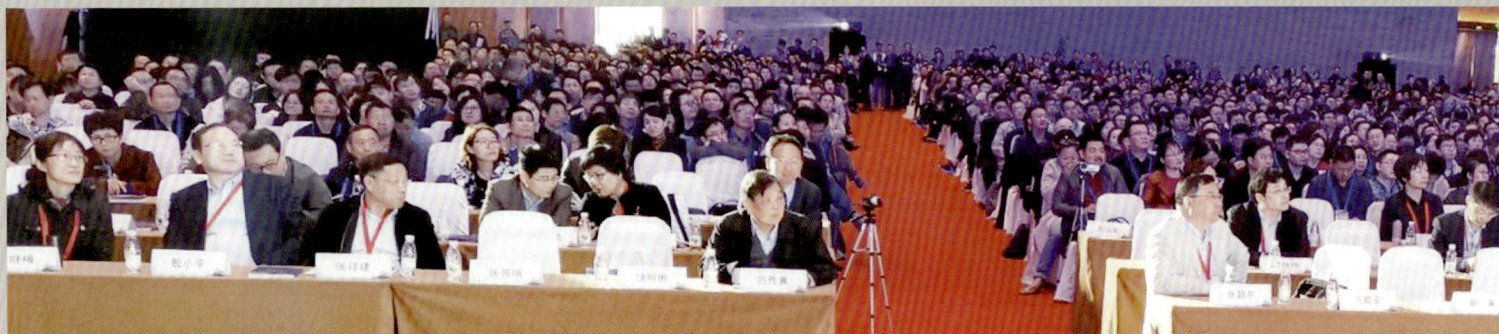

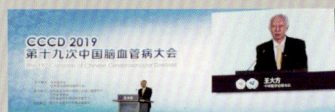

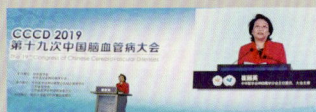

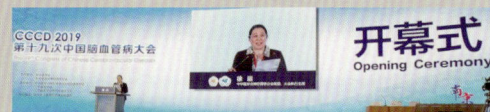

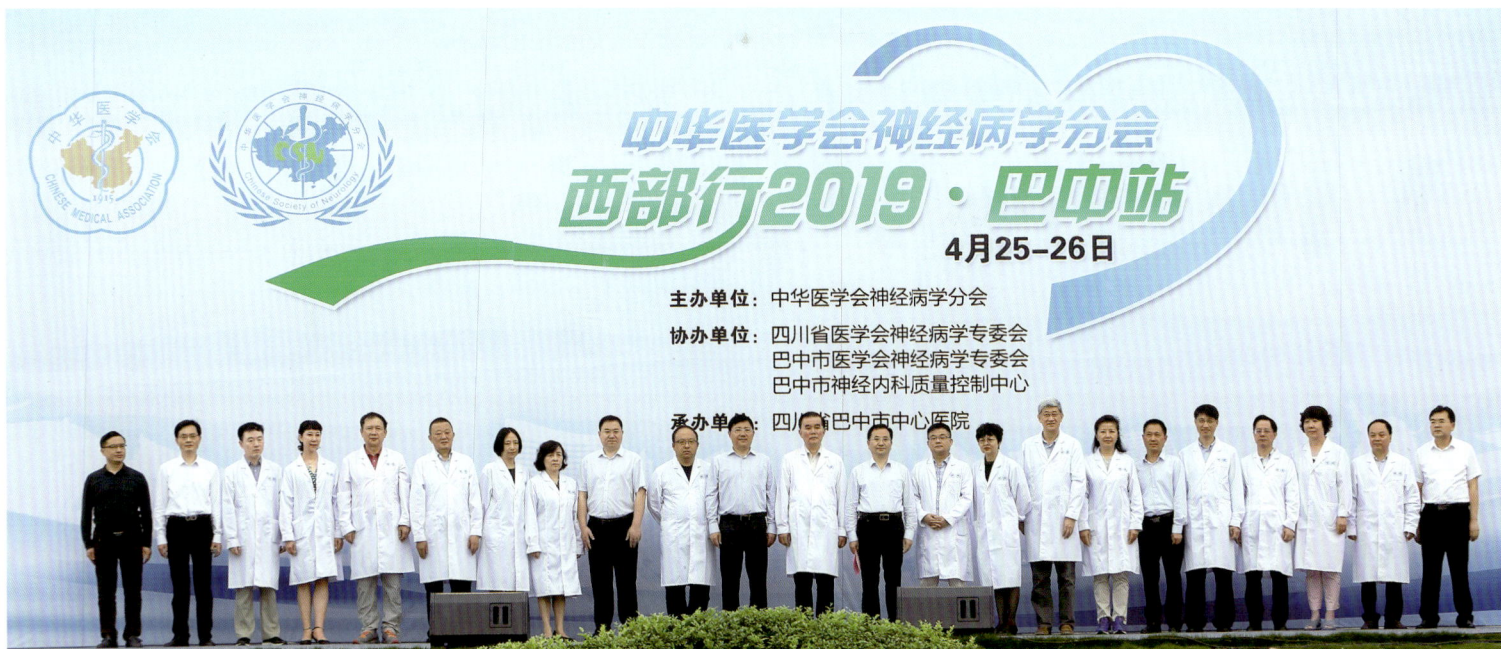

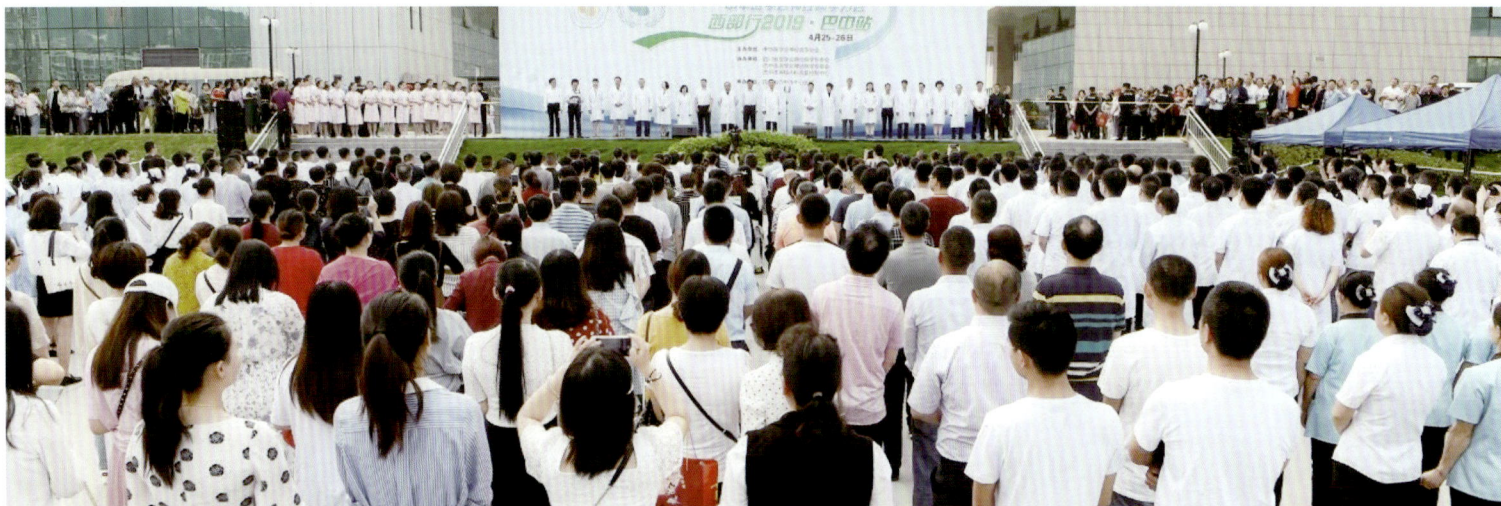

2019年4月，中华医学会神经病学分会组织的"西部行"医疗支援公益活动（2019·巴中站）在巴中市中心医院举行

1/开幕式主席台上专家和领导合影

2/开幕式现场

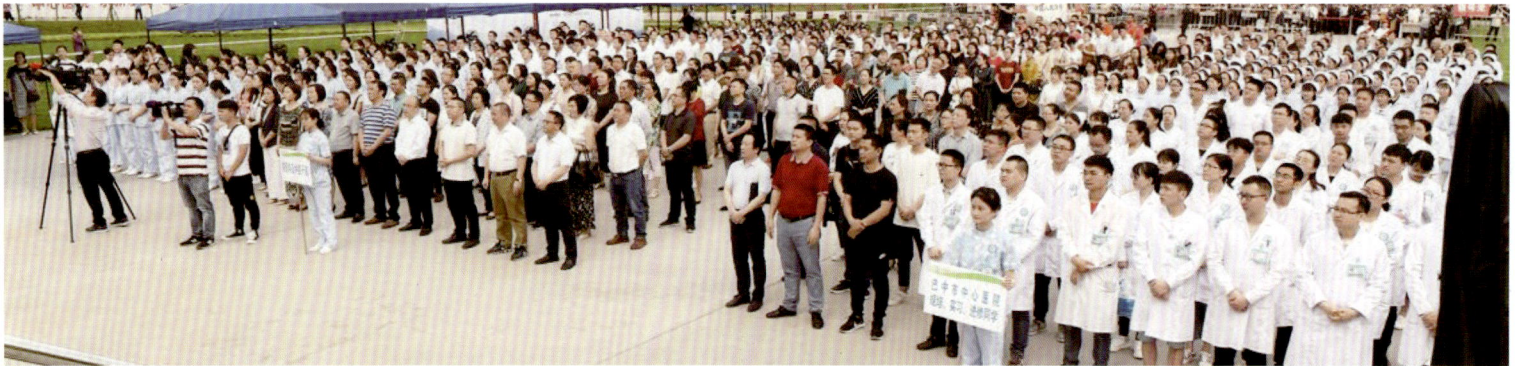

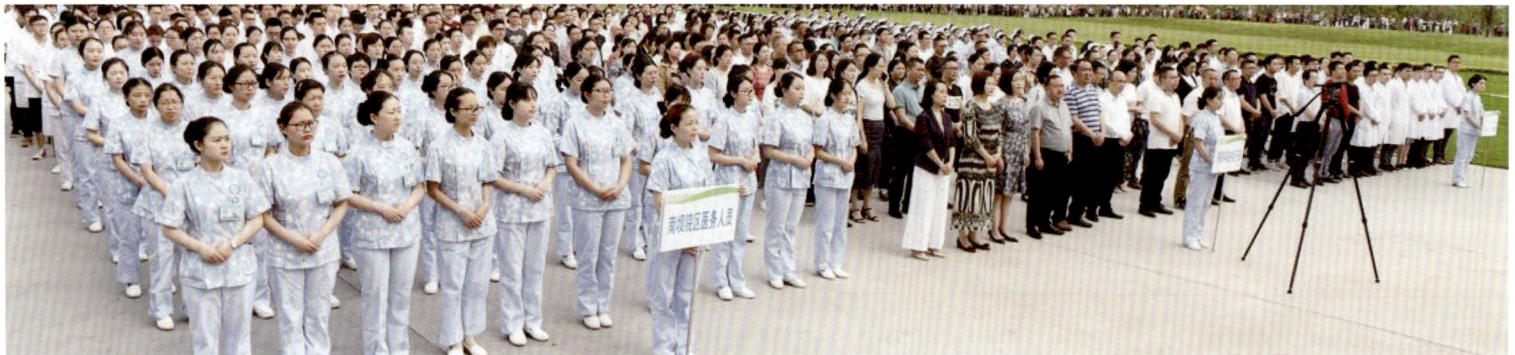

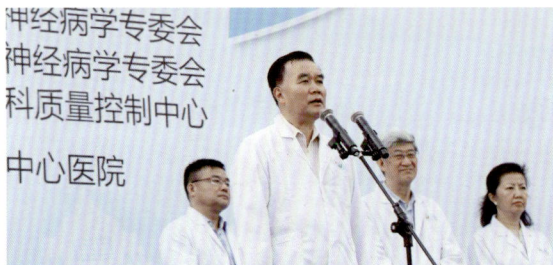

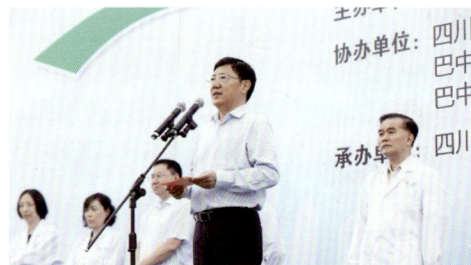

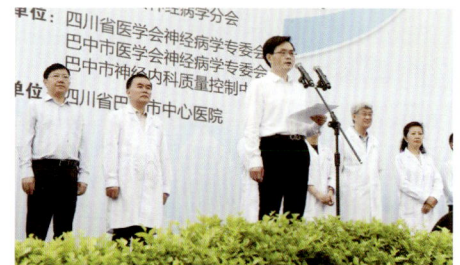

2019年4月，中华医学会神经病学分会组织的"西部行"医疗支援公益活动（2019·巴中站）在巴中市中心医院举行

3、4/参加开幕式的医院职员　　　　　10/肖波教授义诊

5/蒲传强前任主任委员致辞　　　　　11/王柠教授义诊

6/徐世成院长致辞　　　　　　　　　12/陈志斌教授义诊

7/巴中市何平市长致辞　　　　　　　13/谭兰教授义诊

8/百姓积极参加健康咨询　　　　　　14/王丽娟教授义诊

9/蒲传强教授义诊

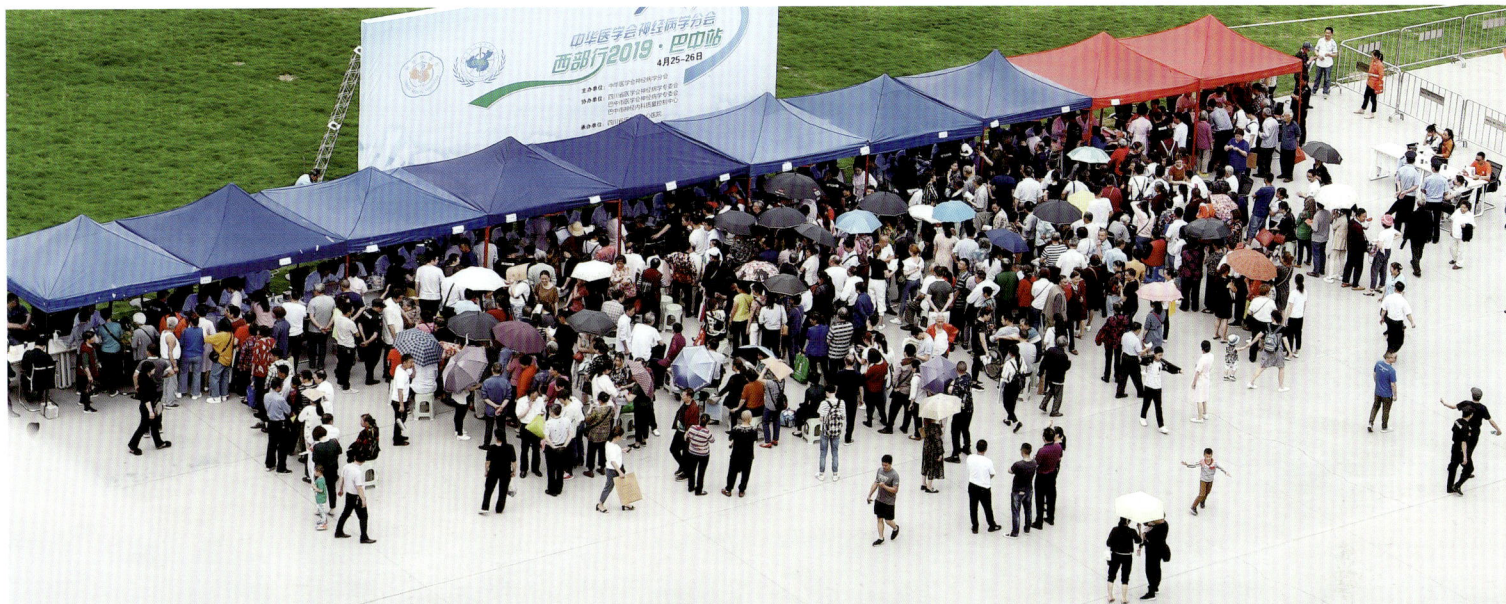

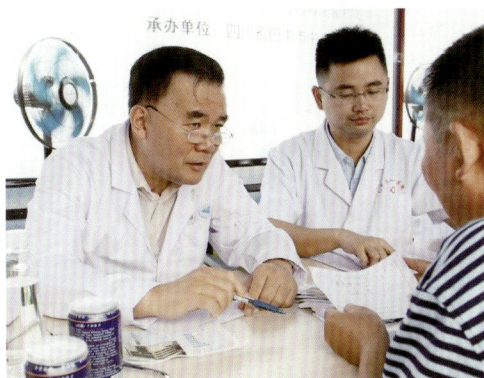
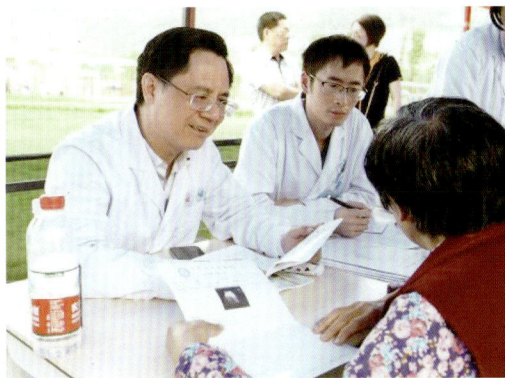
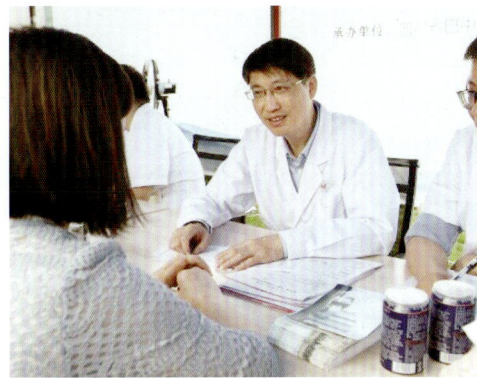

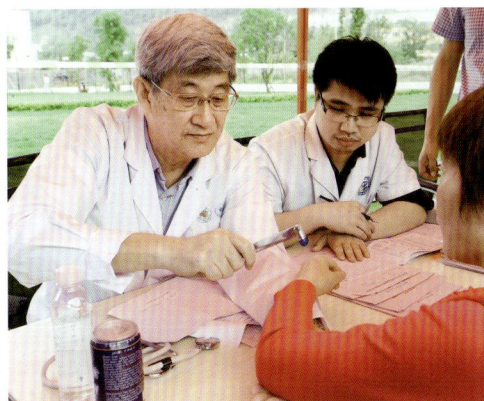
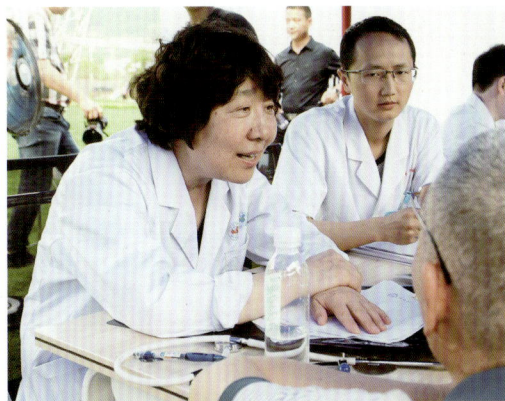
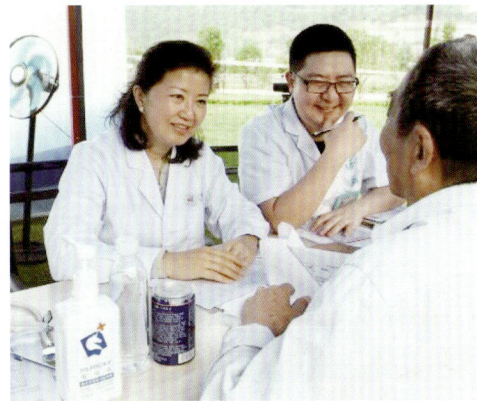

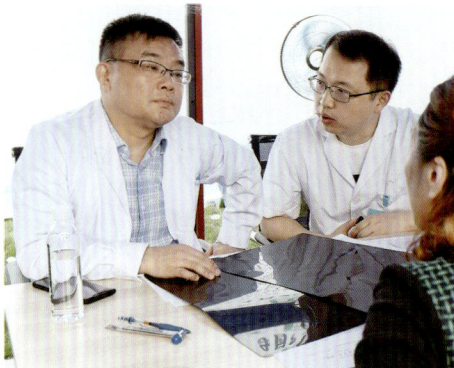
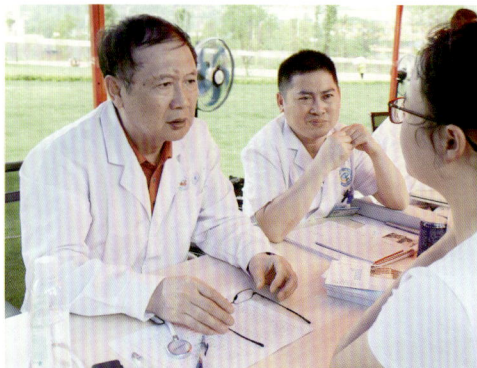
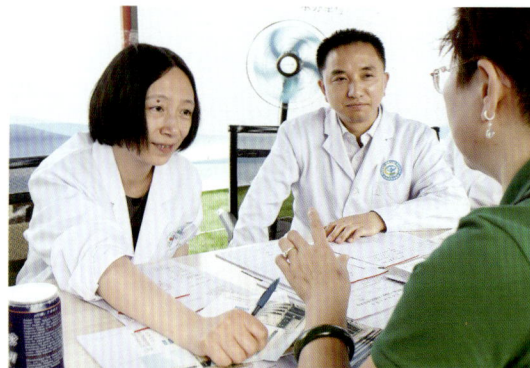
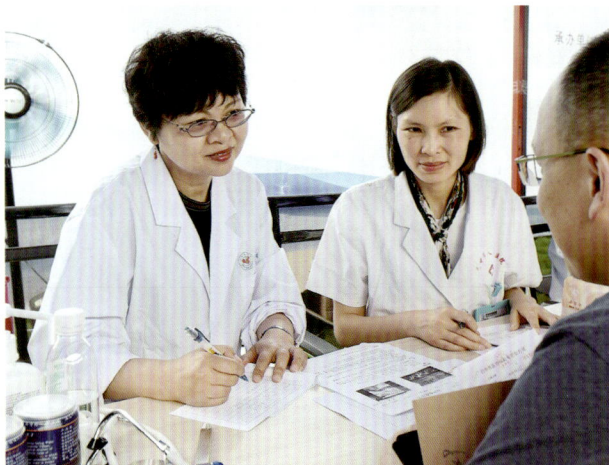
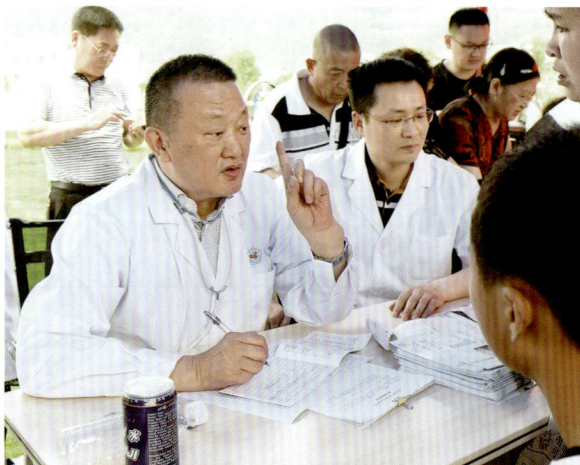
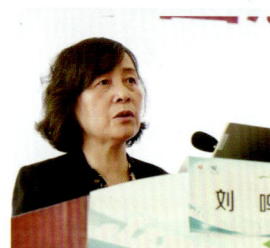
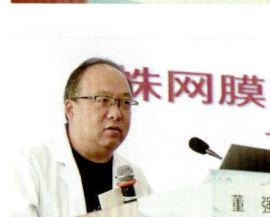

2019年4月，中华医学会神经病学分会组织的"西部行"医疗支援公益活动（2019·巴中站）在巴中市中心医院举行

15/管阳太教授义诊

16/张哲成教授义诊

17/卢家红教授义诊

18/罗本燕教授义诊

19/孙红斌教授义诊

20、21/刘鸣和董强教授做学术专题讲座

22、23/学术专题讲座会场

24/学术专题讲座讨论热烈

25、26/当地媒体采访董强教授和徐世成院长

15	16	17	22		
18	19	20	23		
		21			
			24	25	26

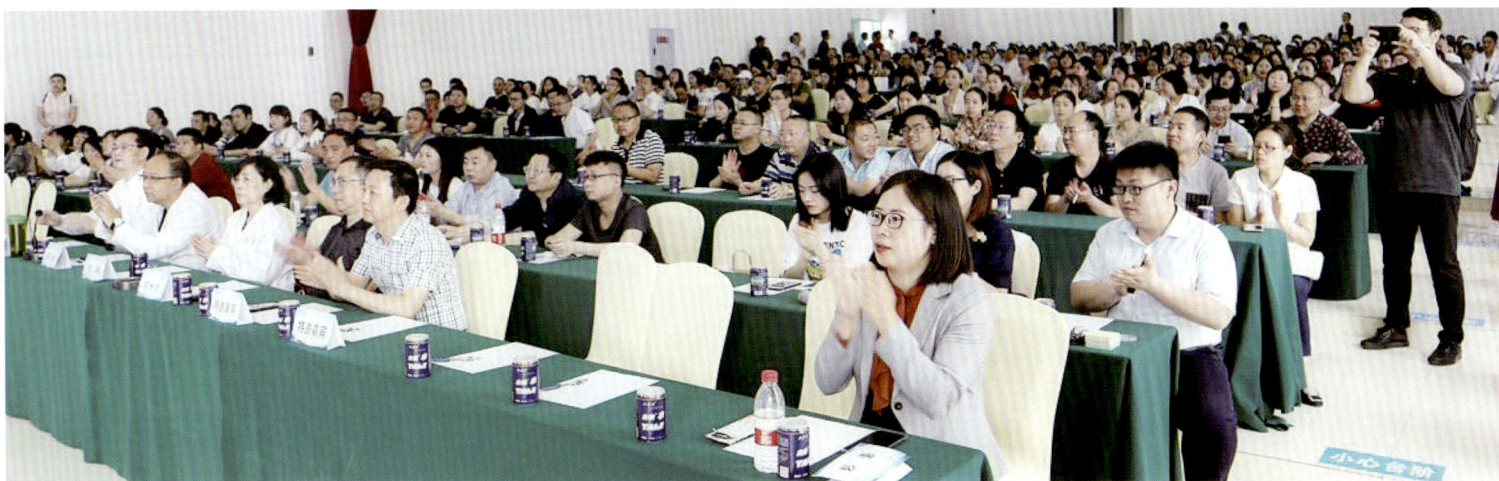
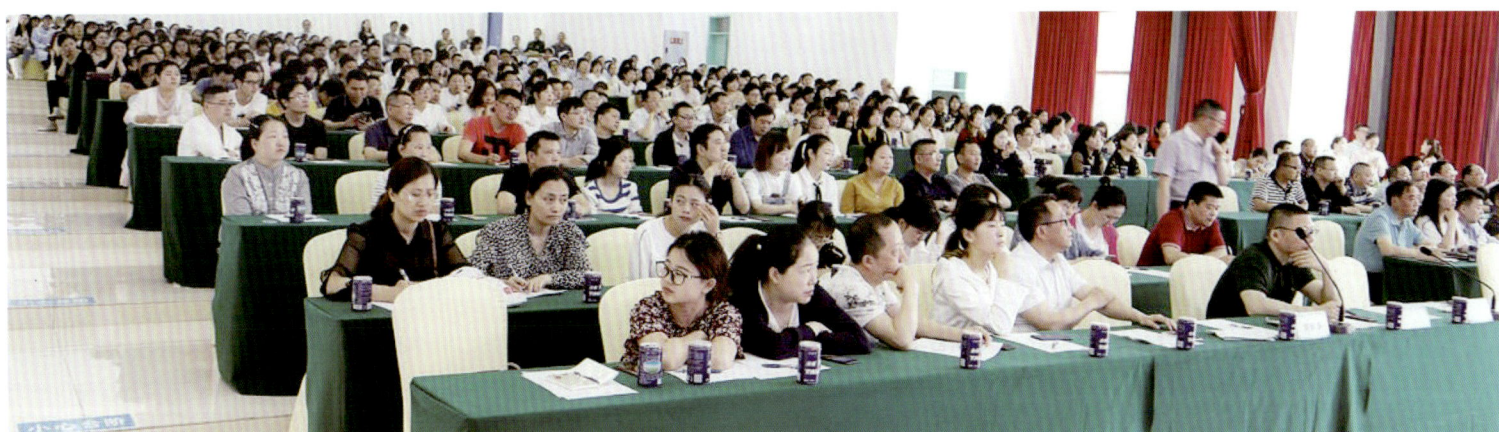
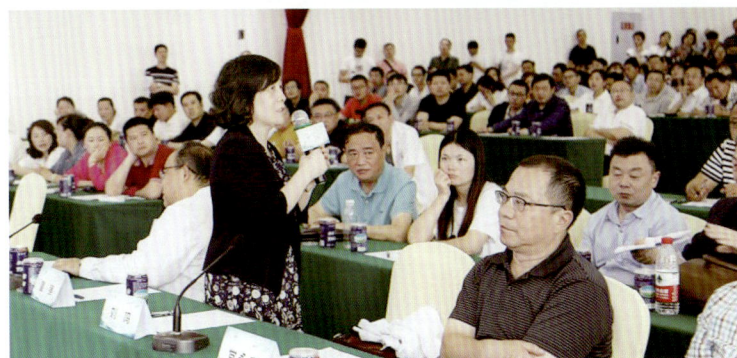
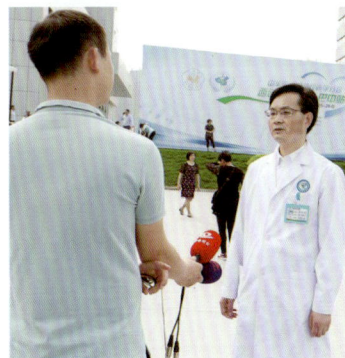
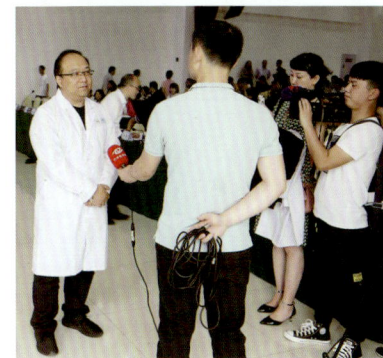

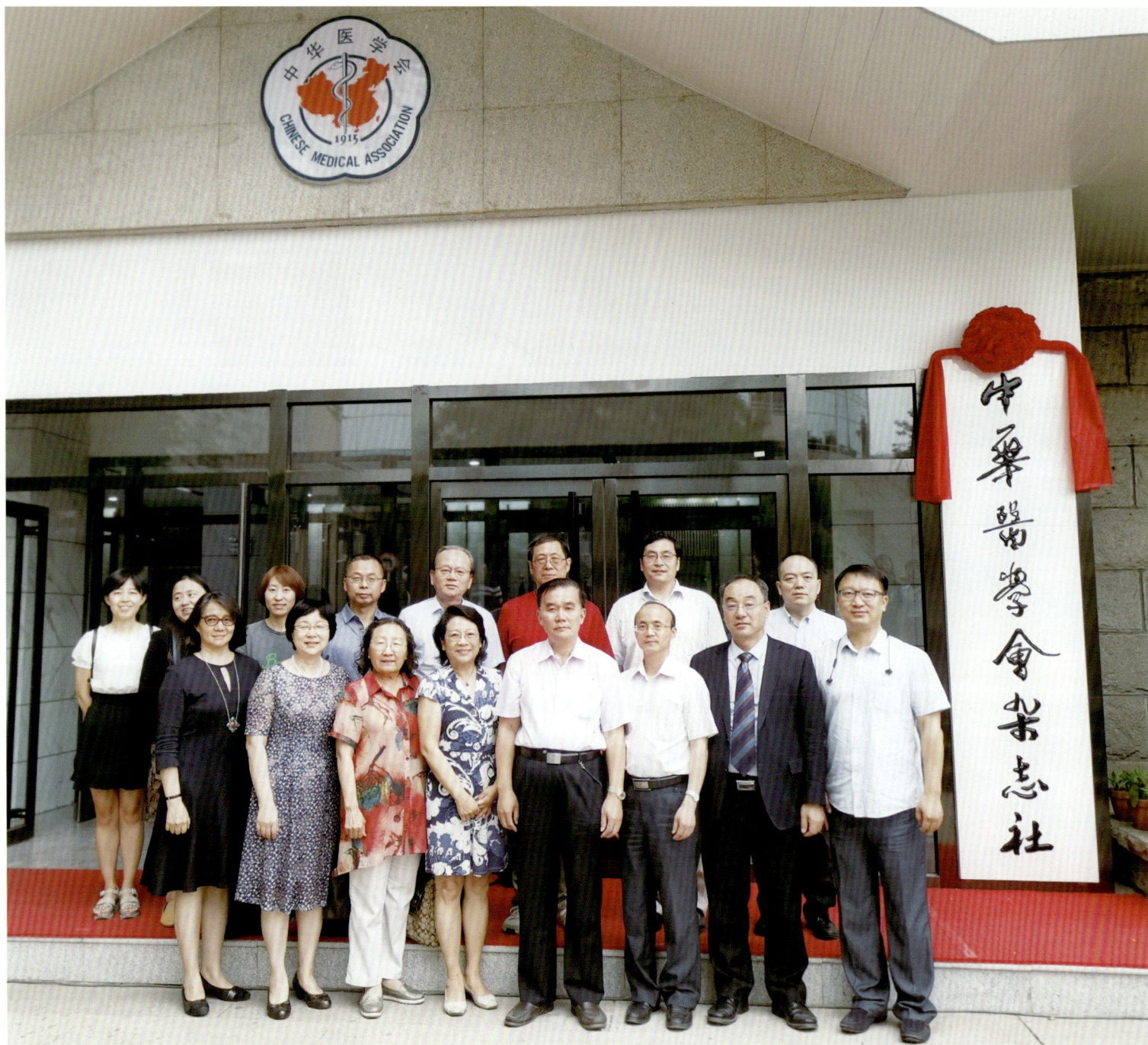

2019年6月，《中华神经科杂志》编辑委员会在新址召开定稿会，部分编委在新址前合影留念

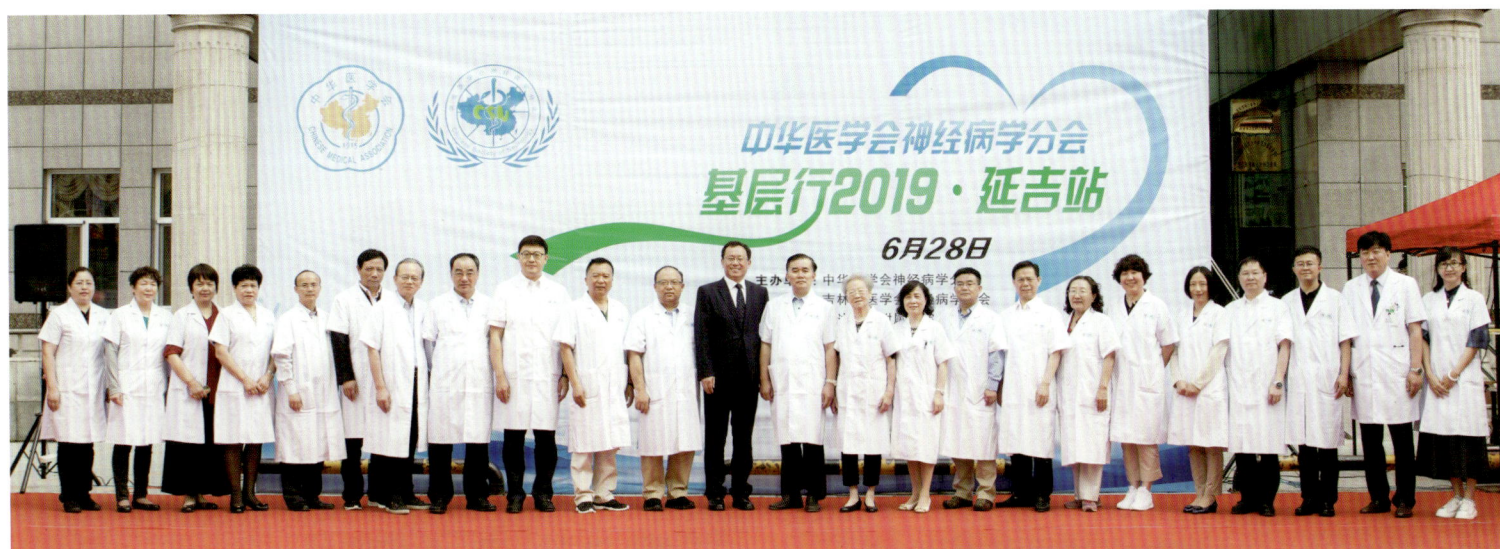

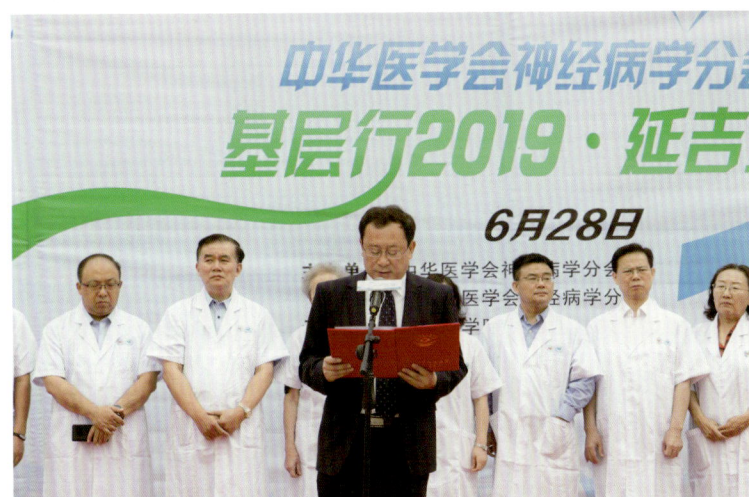

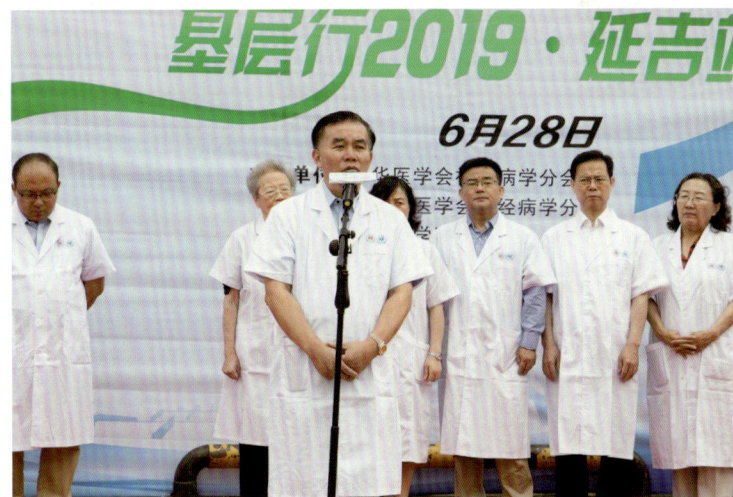

2019年6月，中华医学会神经病学分会组织的"西部行"医疗支援公益活动
（2019·延吉站）在延吉（延边大学附属医院）举行

1/参加活动的专家与当地领导合影

2/延边大学附属医院院长金永德教授在开幕式上致辞

3/蒲传强前任主任委员在开幕式上致辞

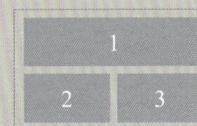

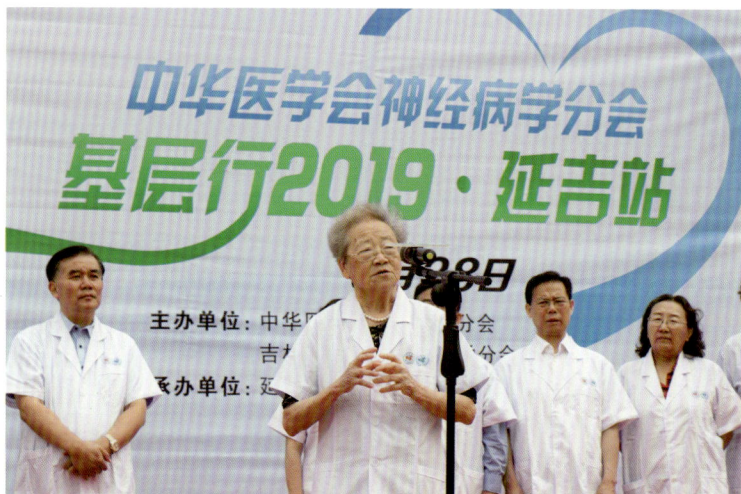

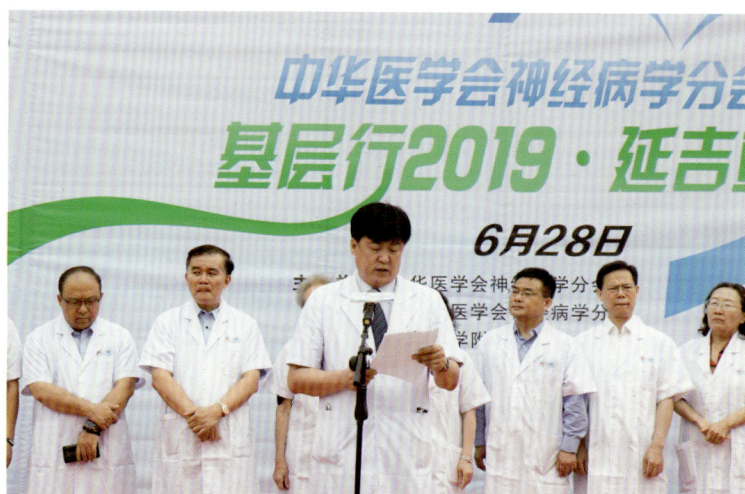

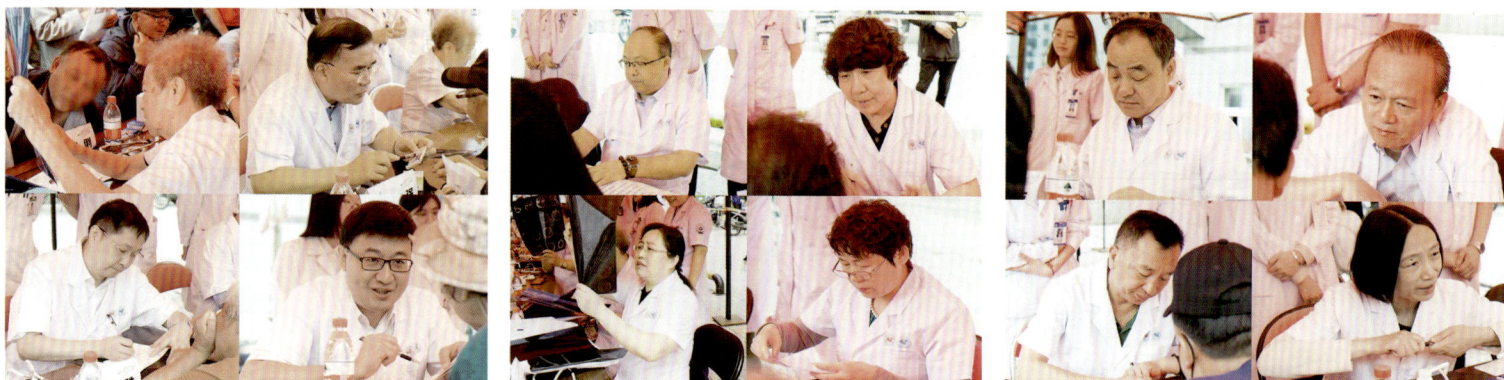

2019年6月，中华医学会神经病学分会组织的"西部行"医疗支援公益活动（2019·延吉站）在延吉（延边大学附属医院）举行

4/ 饶明俐教授在开幕式上致辞

5/ 崔松彪教授主持开幕式

6/ 义诊专家饶明俐、蒲传强、曾进胜和杨弋教授

7/ 义诊专家董强、谭兰、贾志荣和崔俐教授

8/ 义诊专家王玉平、黄旭升、张黎明和卢家红教授

9/ 蒲传强教授参加教学查房活动

10/ 曾进胜和张杰文教授做专题讲座

4	5		9	
6	7	8	10	

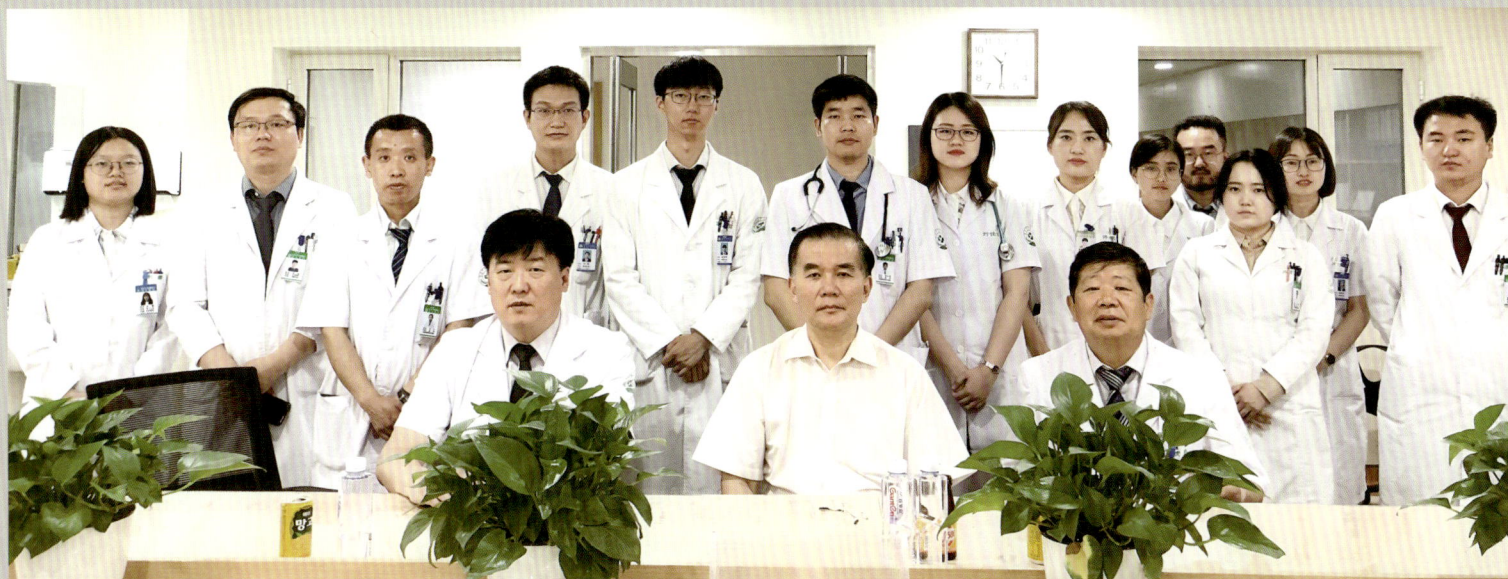

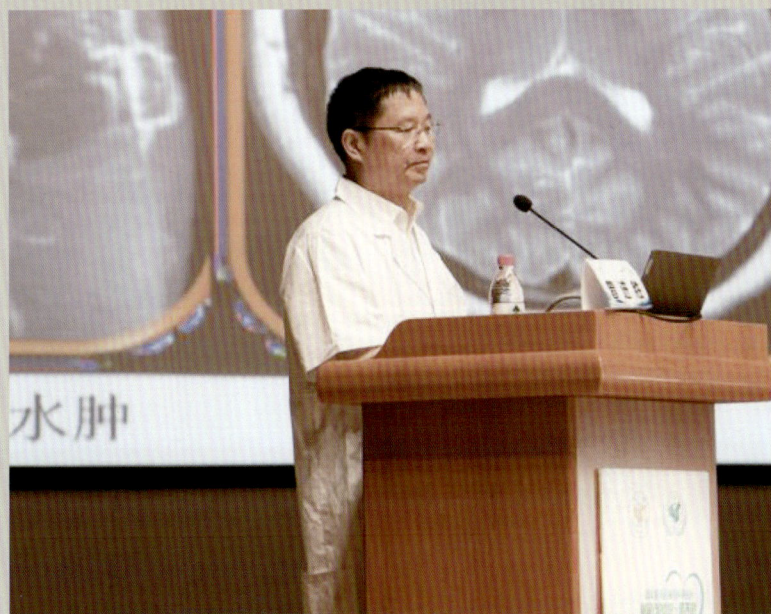

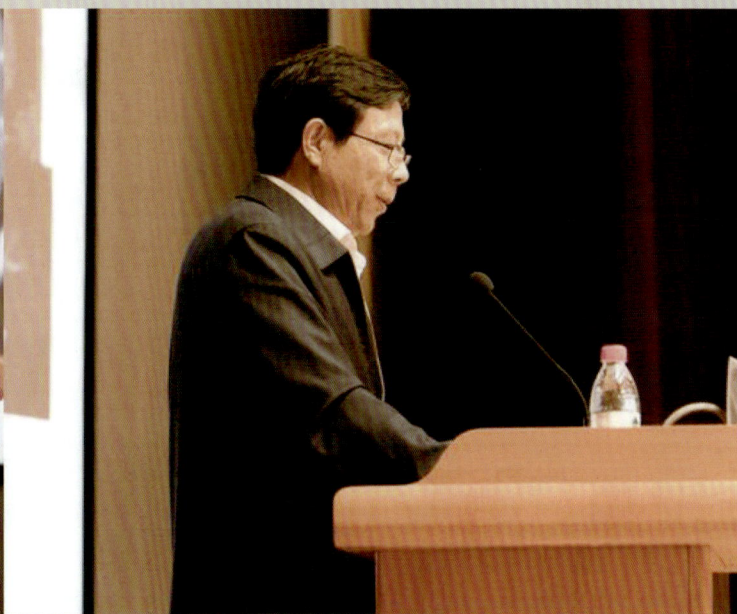

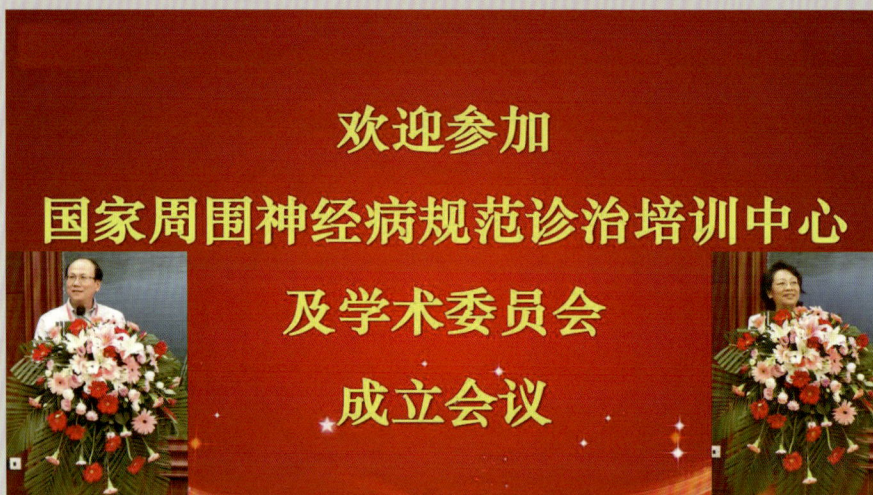

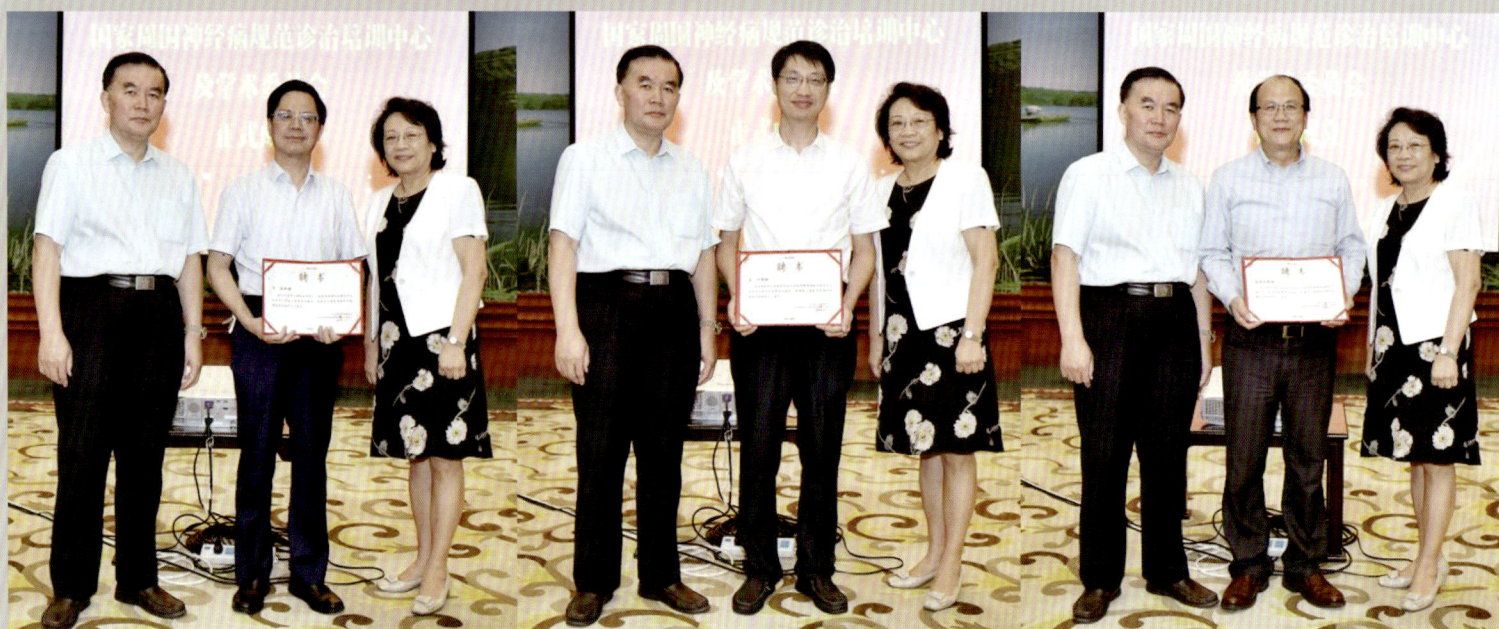

2019年7月，国家周围神经病规范诊治培训中心及学术委员会成立大会在贵阳举行

1/ 焉传祝教授做主持，崔丽英教授致辞

2/ 蒲传强和崔丽英教授给肖波、王柠和焉传祝教授颁发聘书

3/ 蒲传强和崔丽英教授给卜碧涛、郭军红和袁云教授颁发聘书

4/ 蒲传强和崔丽英教授给卢家红、刘明生和石强教授颁发聘书

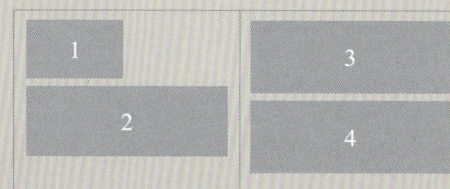

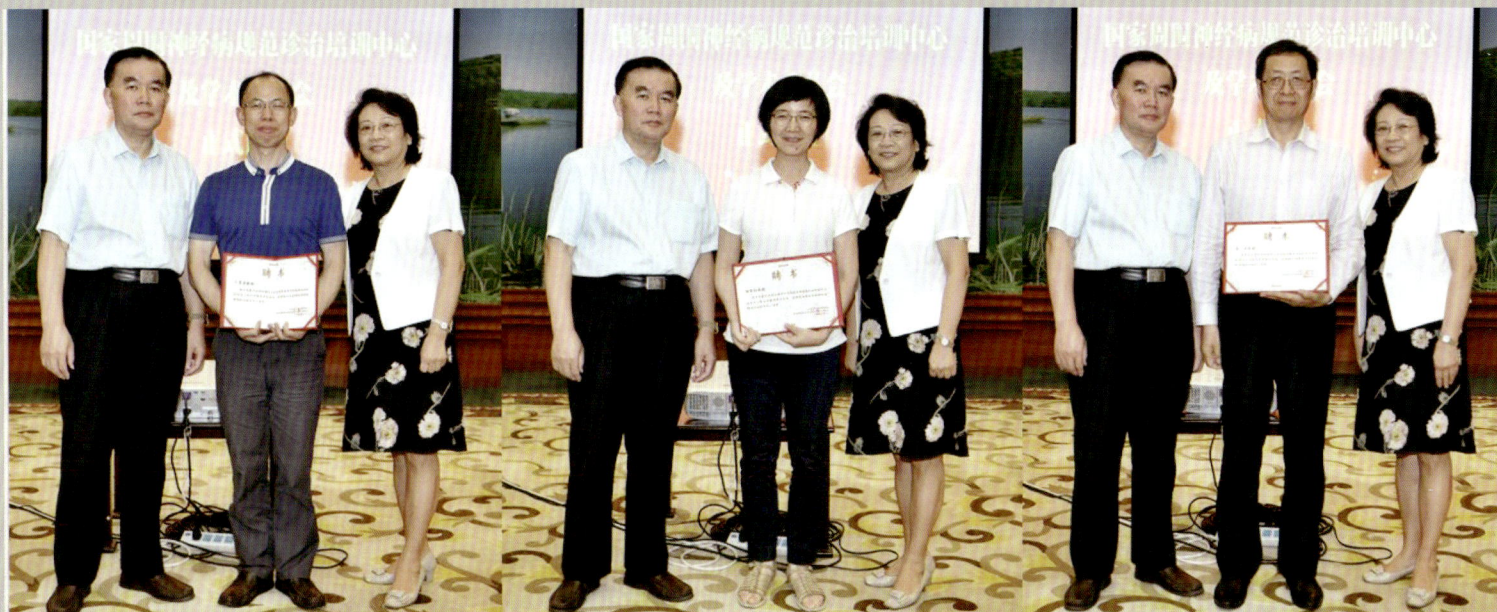

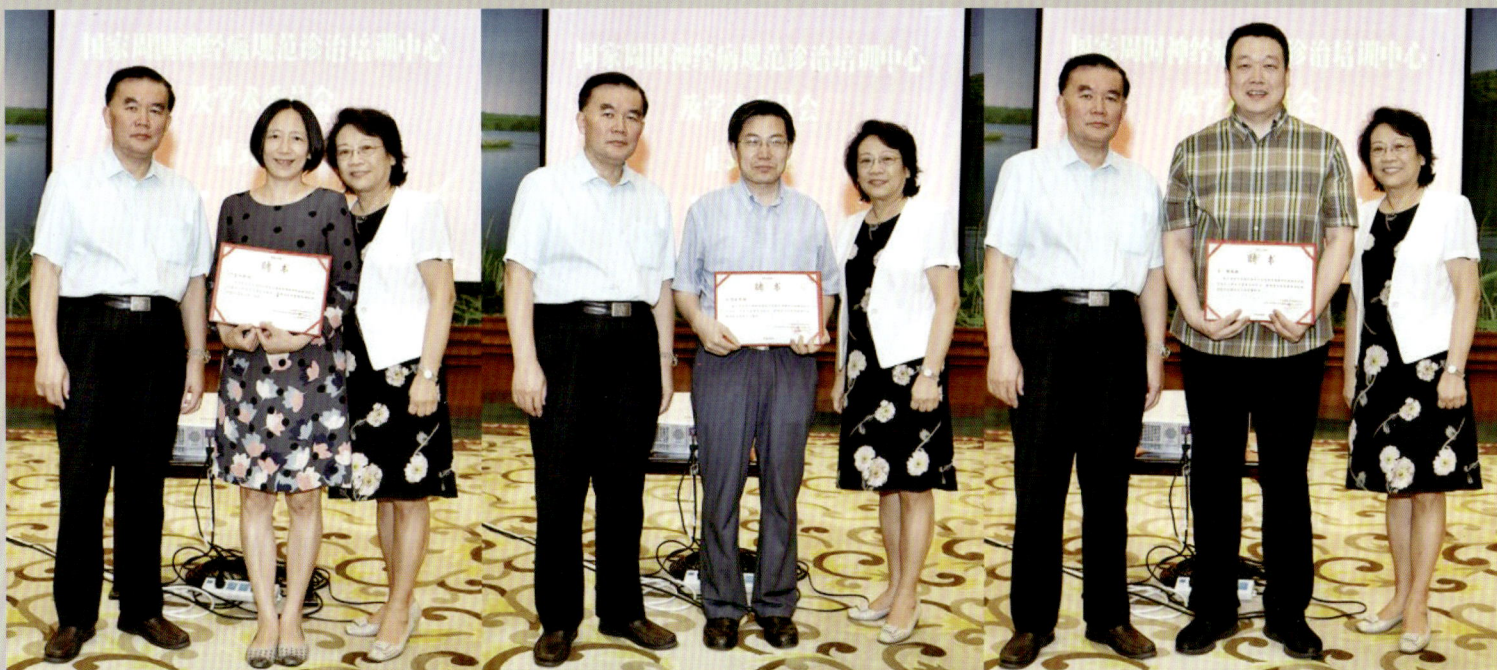

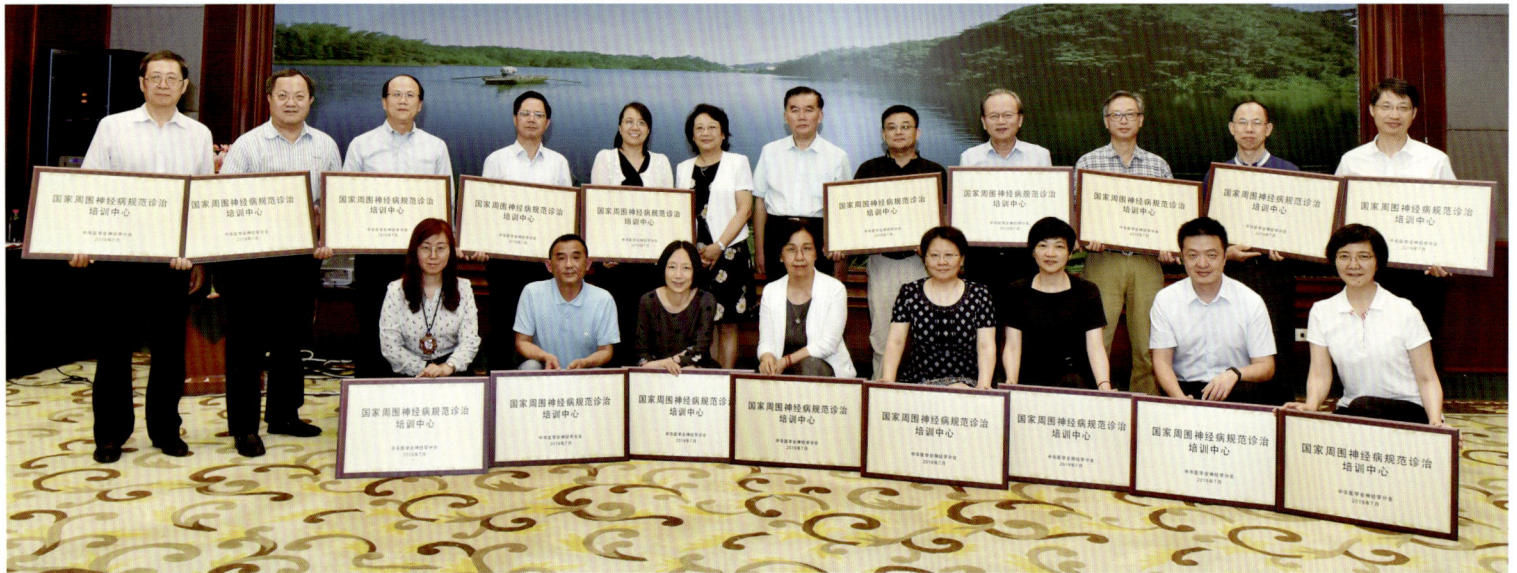

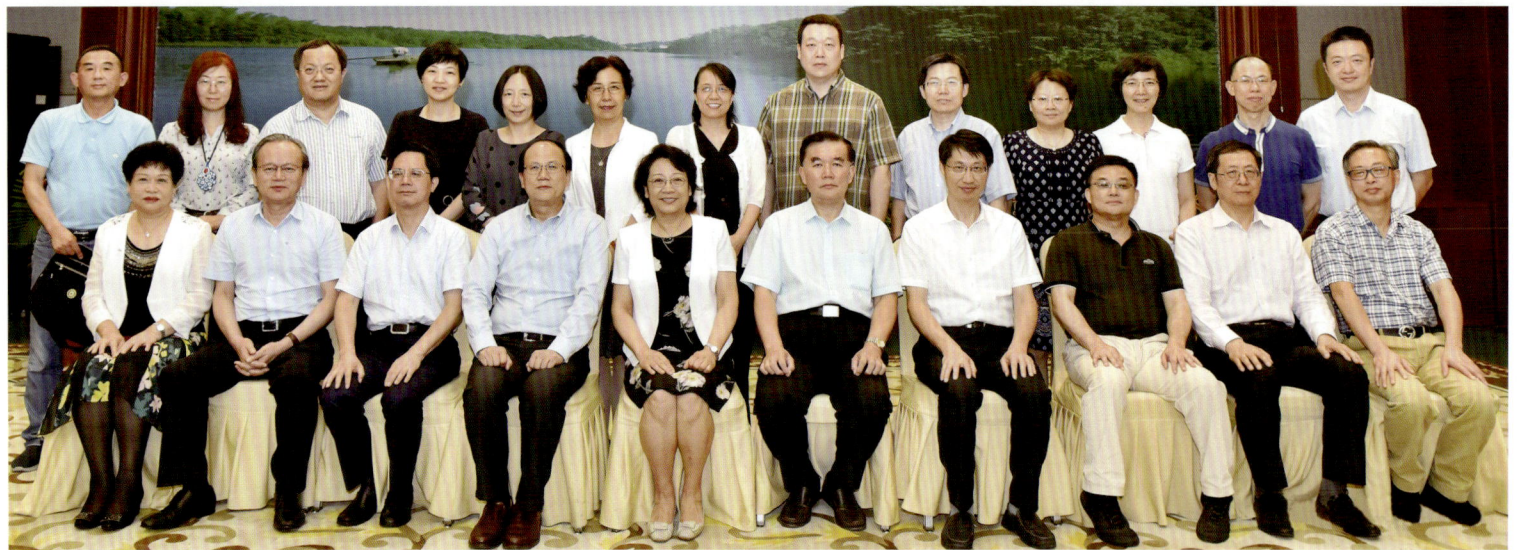

2019年7月，国家周围神经病规范诊治培训中心及学术委员会成立大会在贵阳举行

5/蒲传强和崔丽英教授给规培中心单位授牌并合影

6/参加专家合影

5

6

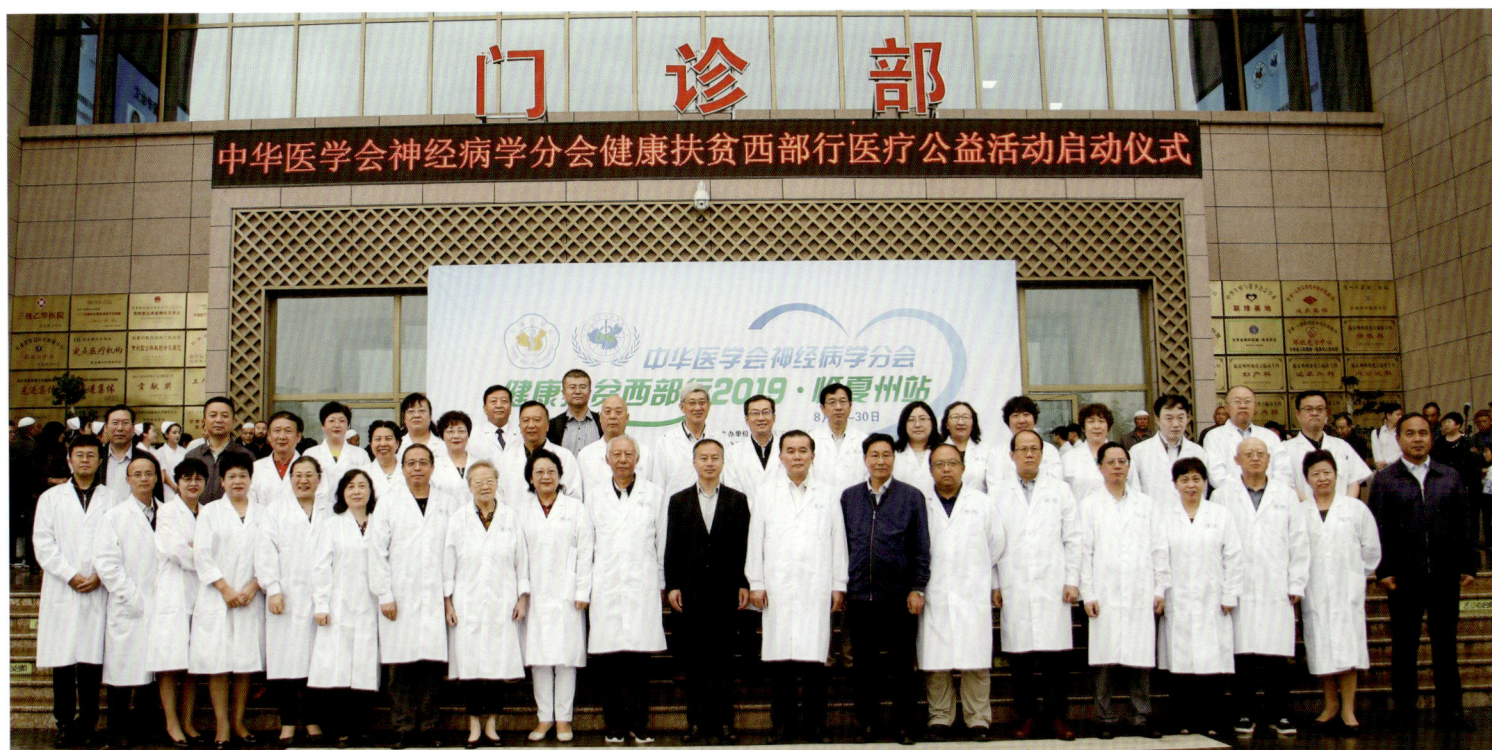

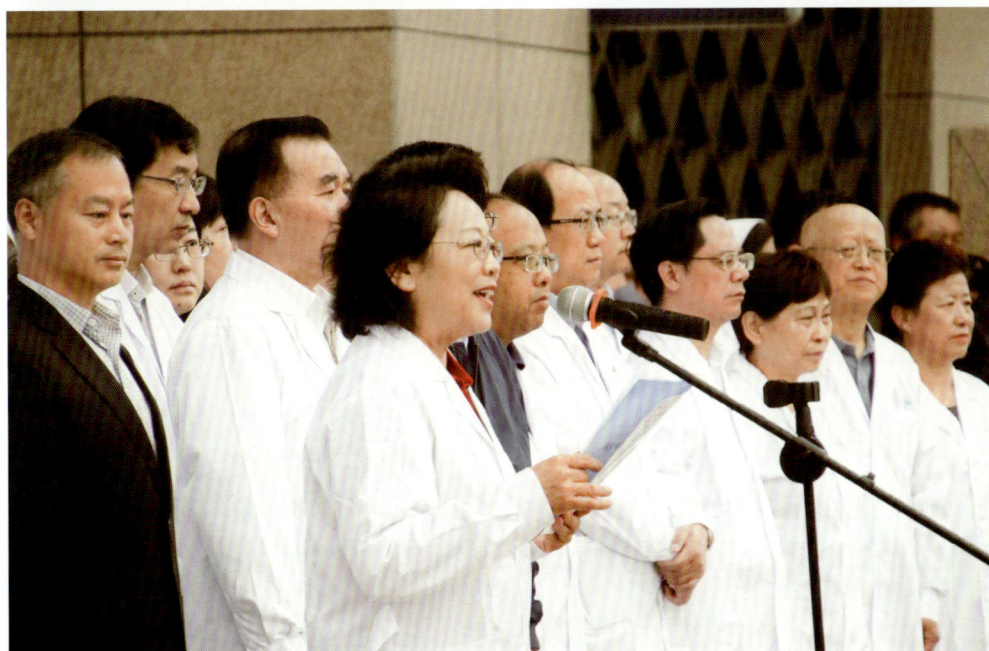

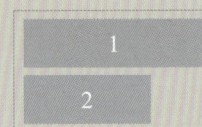

2019年8月，中华医学会神经病学分会组织的"西部行"医疗支援公益活动（2019·临夏州站）在临夏州（临夏州人民医院）举行

1/ 支援专家与领导合影

2/ 崔丽英主任委员在开幕式上致辞

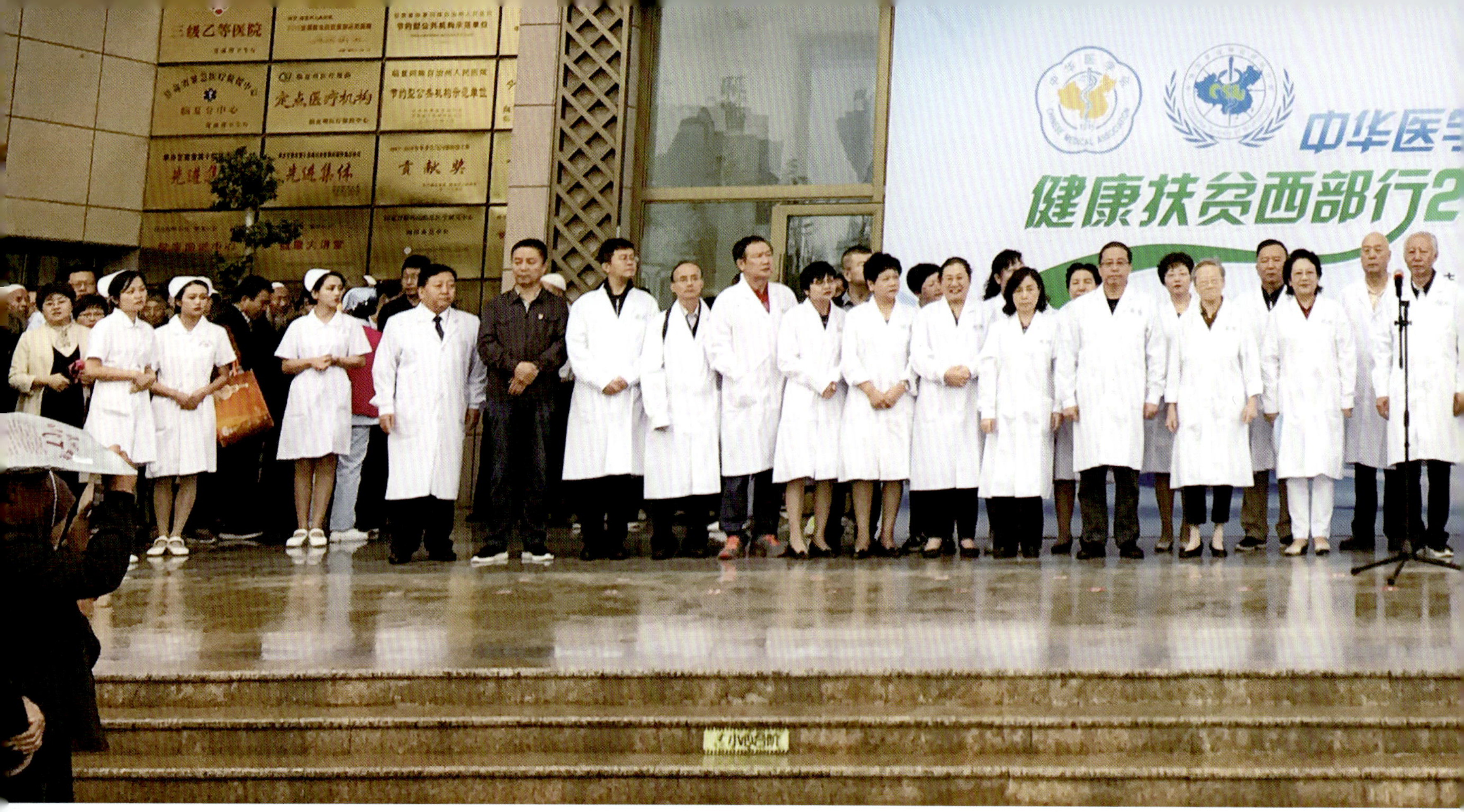

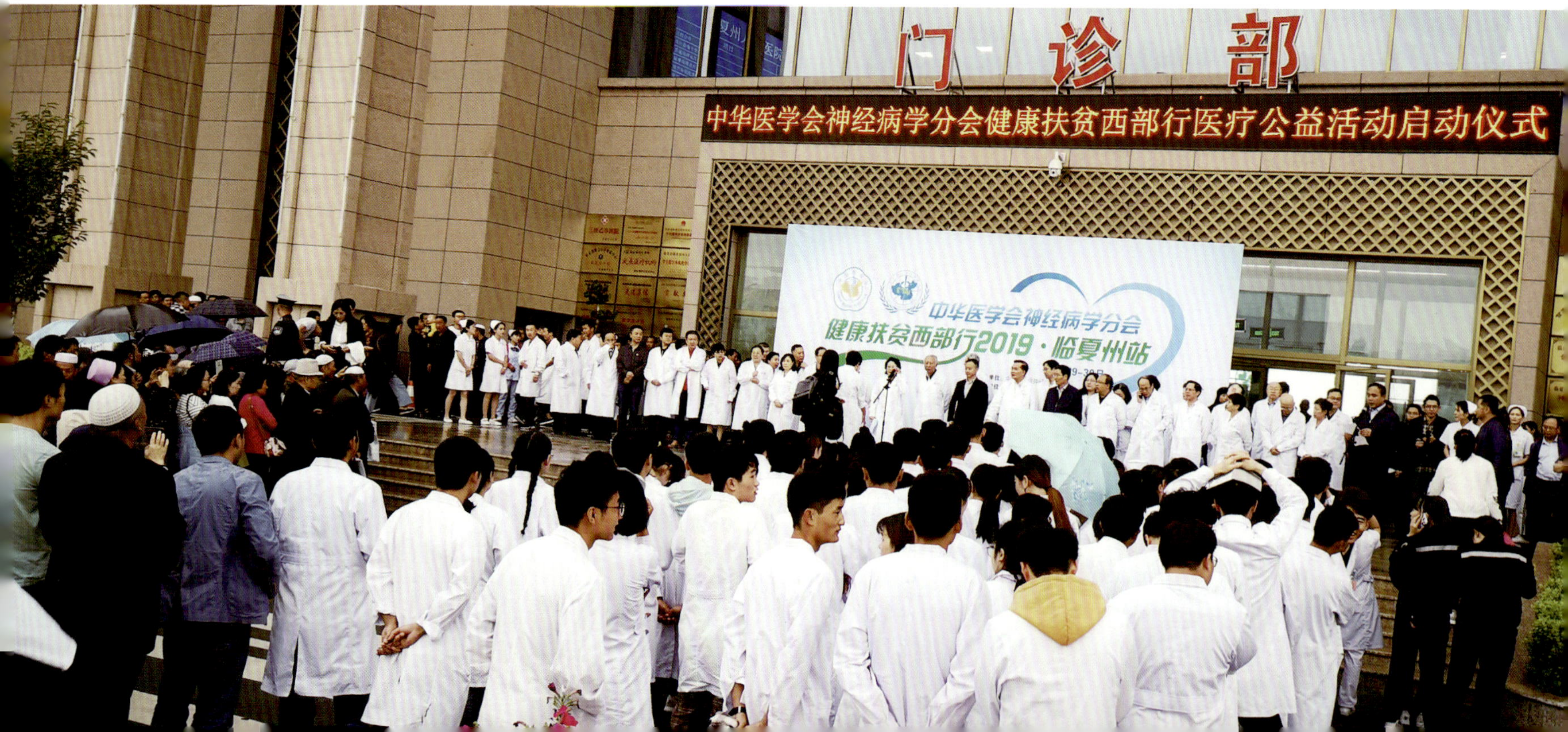

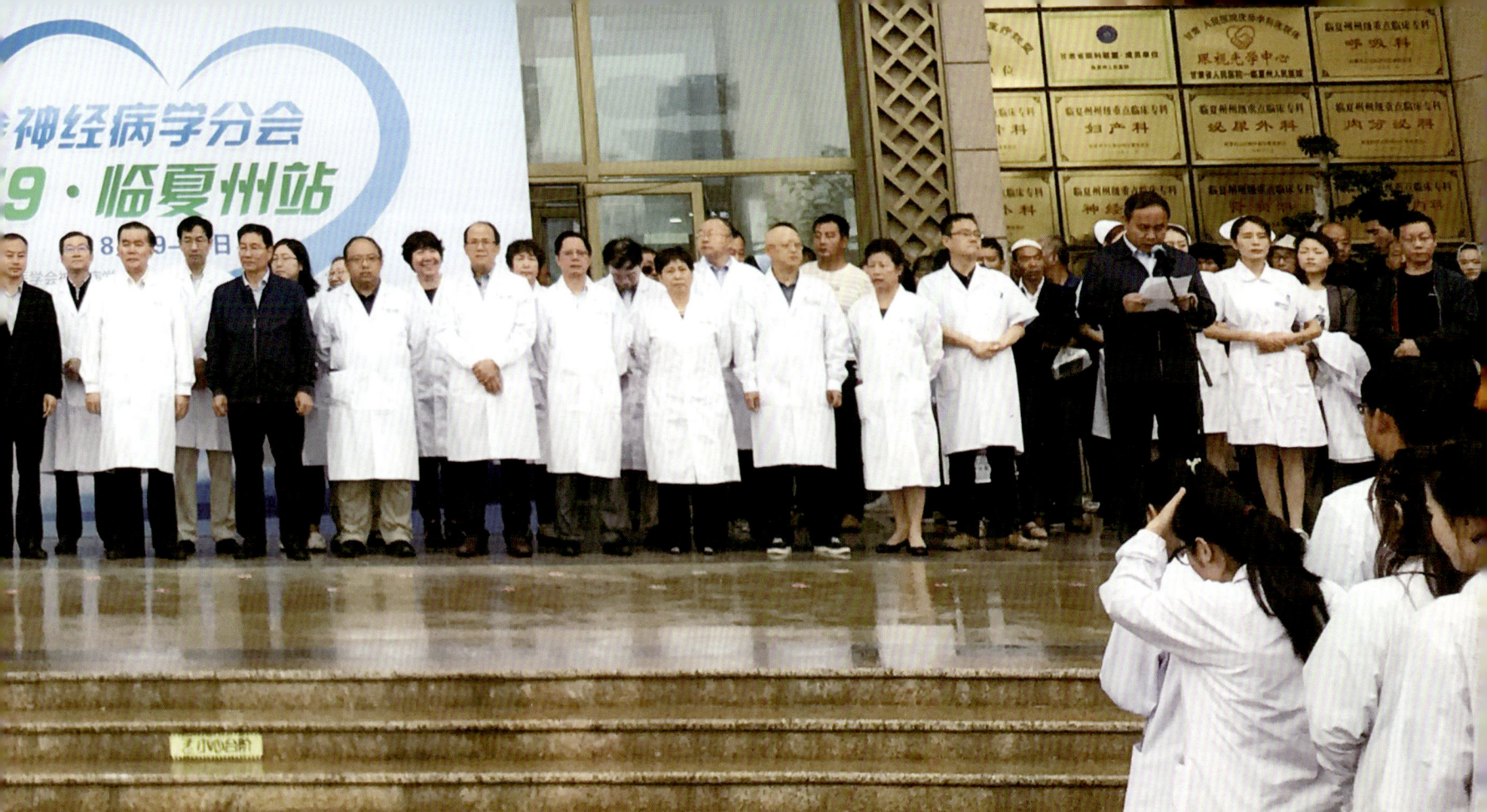

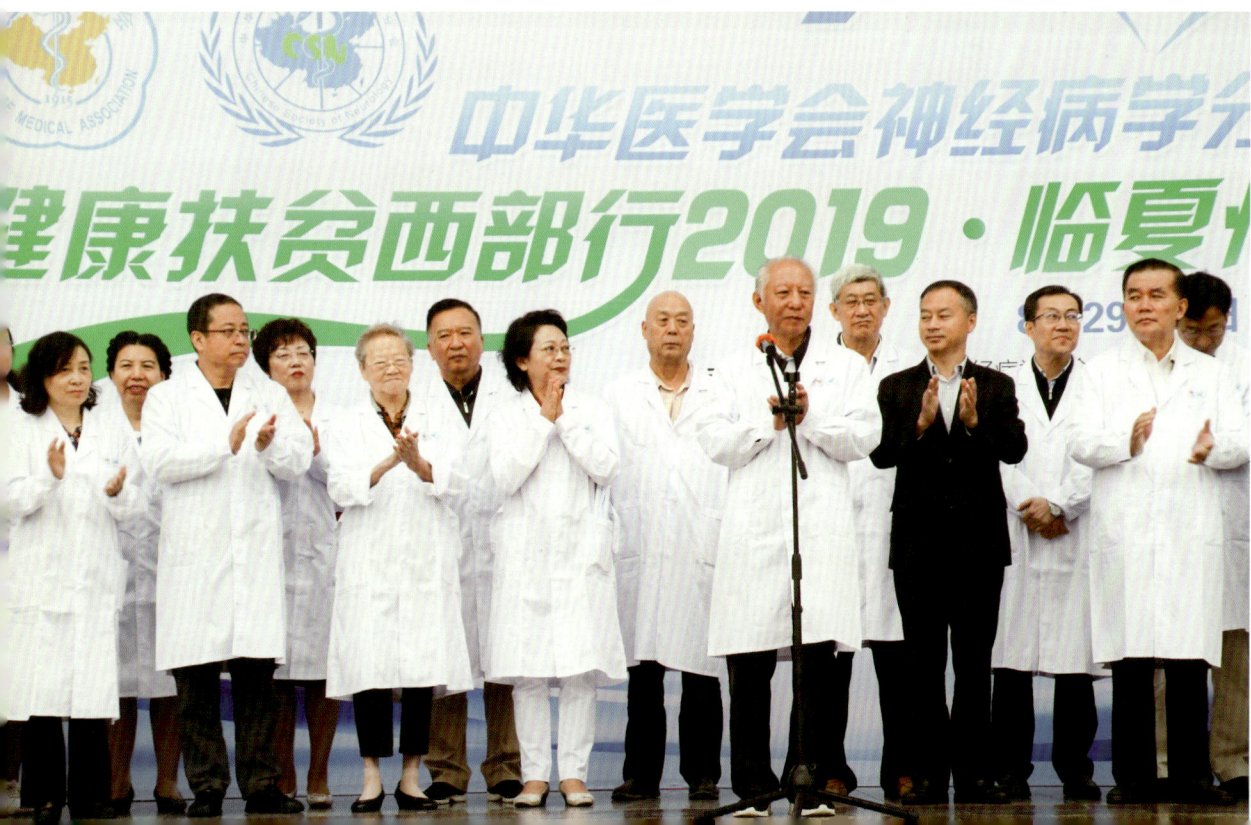

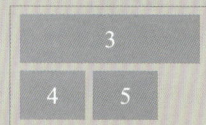

2019年8月，中华医学会神经病学分会组织的"西部行"医疗支援公益活动（2019·临夏州站）在临夏州（临夏州人民医院）举行

3～5/开幕式现场

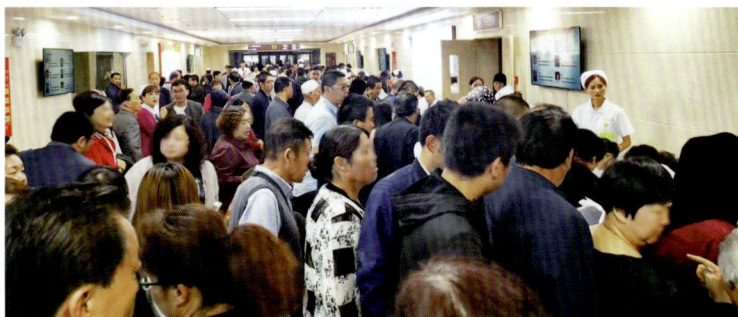

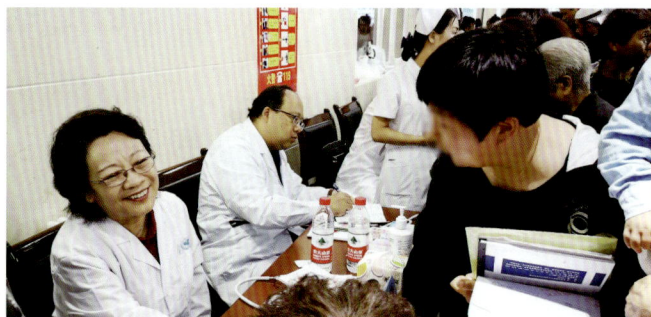

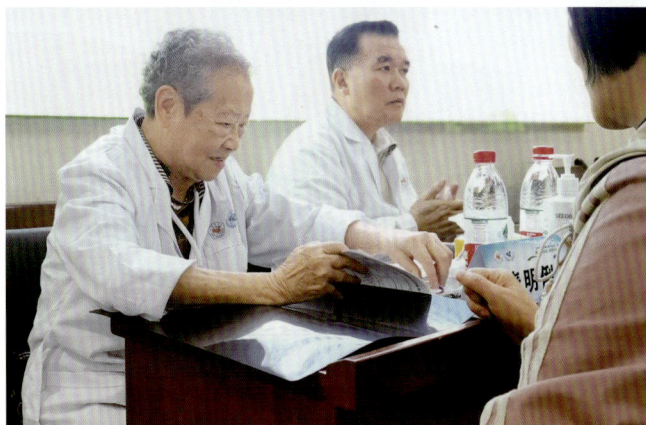

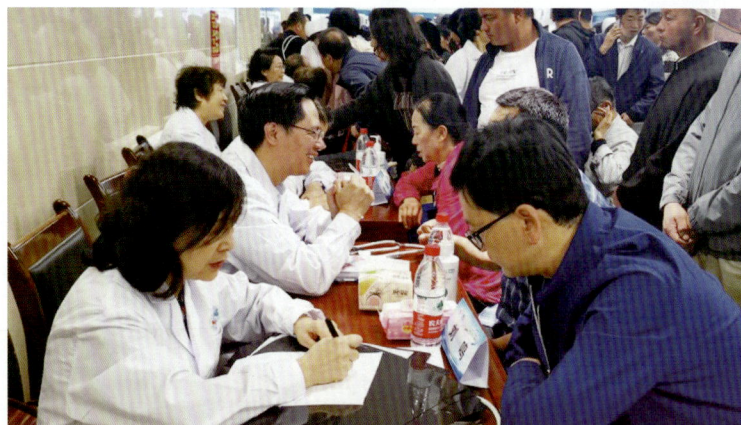

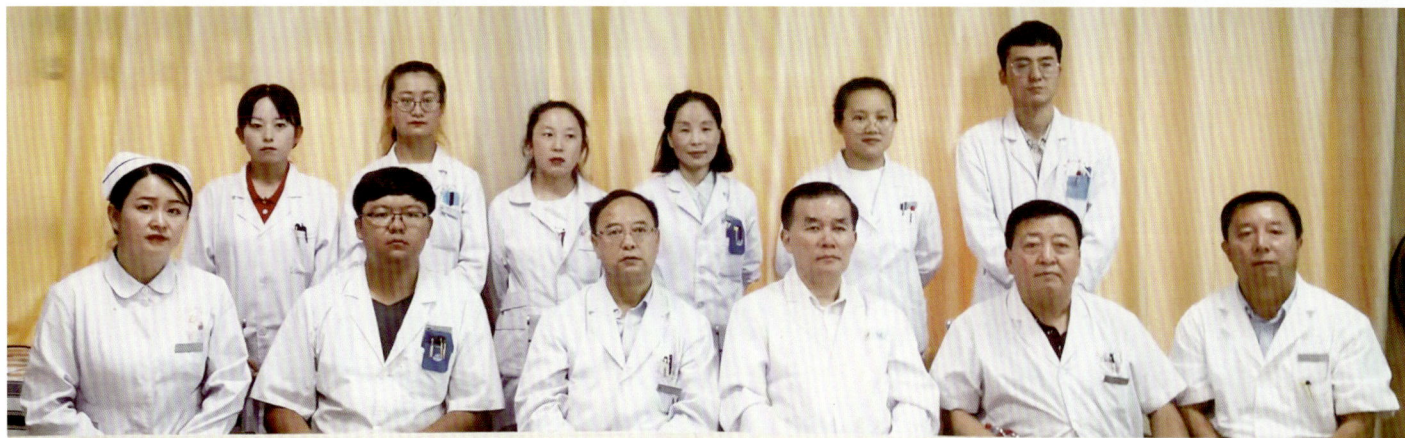

2019年8月，中华医学会神经病学分会组织的"西部行"医疗支援公益活动
（2019·临夏州站）在临夏州（临夏州人民医院）举行

6	7
8	9
10	

6/ 义诊现场

7/ 崔丽英和董强教授义诊

8/ 饶明俐和蒲传强教授义诊

9/ 刘鸣和肖波教授义诊

10/ 蒲传强教授在教学查房后与科室医务人员合影

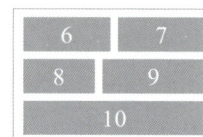

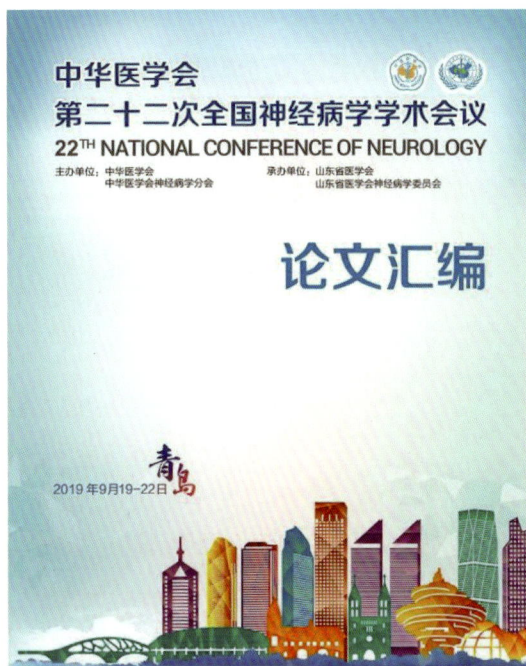

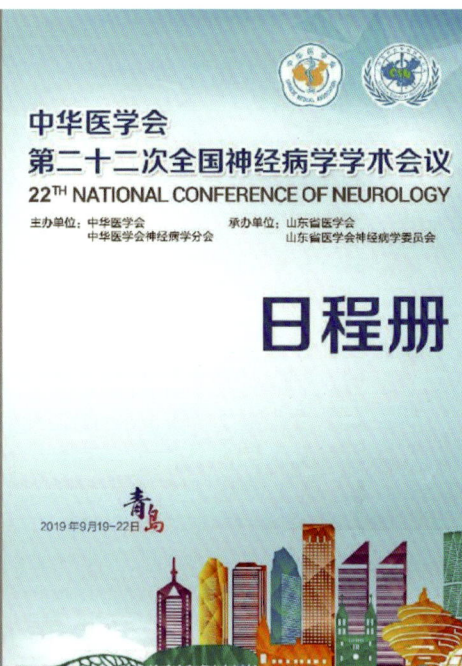

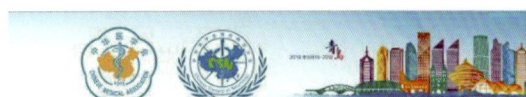

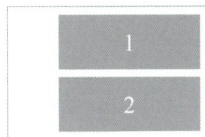

2019年9月，中华医学会第二十二次全国神经病学学术会议在青岛召开

1/论文汇编封面和会议日程册封面

2/大会主席和大会执行主席欢迎辞

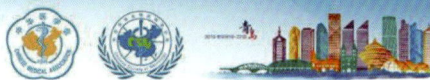

中华医学会
第二十二次全国神经病学学术会议
22TH NATIONAL CONFERENCE OF NEUROLOGY

会议组织结构

大会主席：
崔丽英　蒲传强　王拥军

大会副主席：
赵钢　樊东升　董强　曾进胜

学术委员会：（按姓氏笔画排序）
丁里　王玉平　王伟　王丽娟　王坚　王宏　王拥军
王佳伟　王柠　王振海　石向群　卢祖能　卢家红　毕建忠
朱遂强　刘军　刘鸣　刘学源　刘春风　刘振国　孙中武
孙红斌　杜怡峰　李月春　李国忠　李柱一　杨弋　杨丽
杨新玲　吴世政　吴江　何志义　汪昕　张杰文　张宝荣
张智成　张通　张颖冬　陆正齐　陈晓春　陈海波　陈康宁
武剑　罗本燕　周东　周华东　赵玉华　赵性泉　赵钢
胡波　施福东　秦超　贾建平　徐运　郭力　郭军红
唐北沙　焉传祝　黄一宁　黄旭升　戚晓昆　崔丽英　梁战华
彭斌　董强　曾进胜　谢鹏　蒲传强　楚兰　管阳太
樊东升　滕军放　潘速跃

组织委员会：

主席：
崔丽英

执行主席：
焉传祝　杜怡峰

委员：（按姓氏笔画排序）
丁里　王玉平　王伟　王丽娟　王坚　王宏　王拥军
王佳伟　王柠　王振海　石向群　卢祖能　卢家红　毕建忠

朱遂强　刘军　刘鸣　刘学源　刘春风　刘振国　孙中武
孙红斌　杜怡峰　李月春　李国忠　李柱一　杨弋　杨丽
杨新玲　吴世政　吴江　何志义　汪昕　张杰文　张宝荣
张智成　张通　张颖冬　陆正齐　陈晓春　陈海波　陈康宁
武剑　罗本燕　周东　周华东　赵玉华　赵性泉　赵钢
胡波　施福东　秦超　贾建平　徐运　郭力　郭军红
唐北沙　焉传祝　黄一宁　黄旭升　戚晓昆　崔丽英　梁战华
彭斌　董强　曾进胜　谢鹏　蒲传强　楚兰　管阳太
樊东升　滕军放　潘速跃

大会秘书处：
彭斌　杨弋　蔡晓杰　张悦　倪俊　戴毅　郇正峰
潘倩　李玲　徐广润　邵凯

2019 年 9 月，中华医学会第二十二次全国神经病学学术会议在青岛召开

3/ 大会组织结构

4/ 开幕式主席台背景

5、6/ 开幕式上，全体委员同时登台演唱《我和我的祖国》以庆贺中华人民共和国成立 70 周年

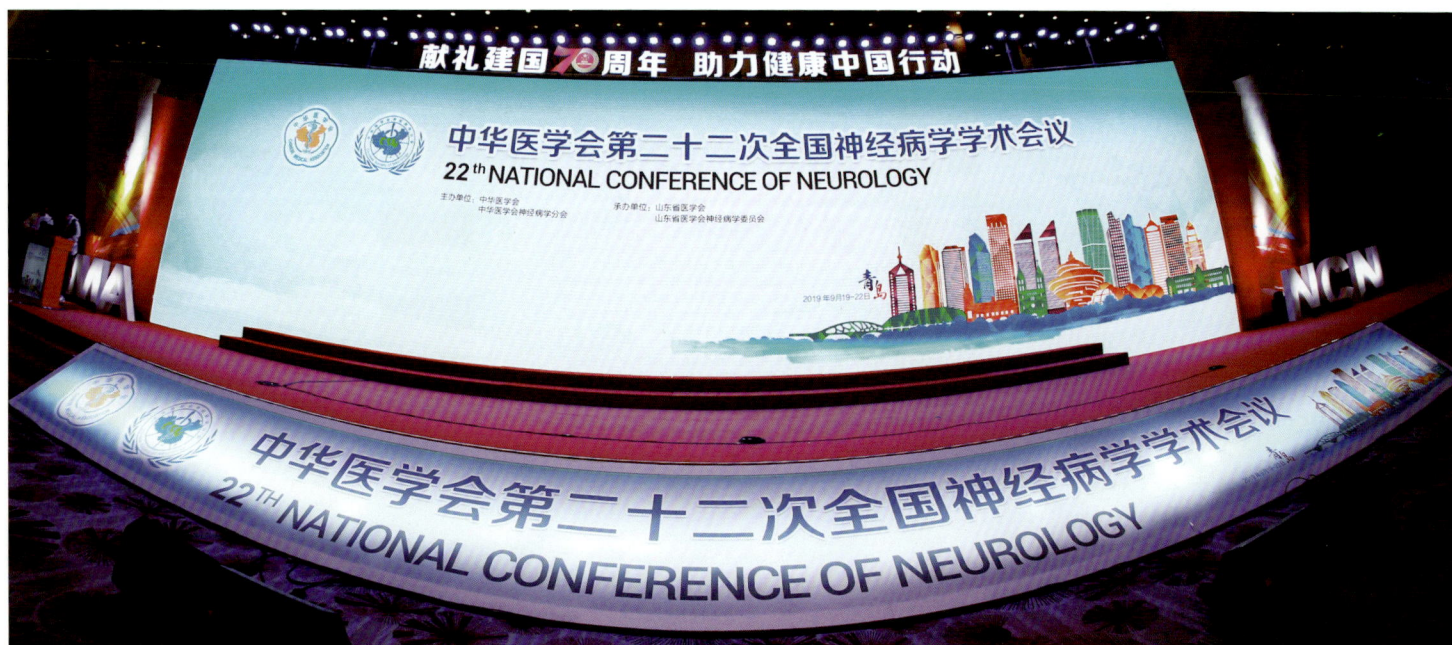

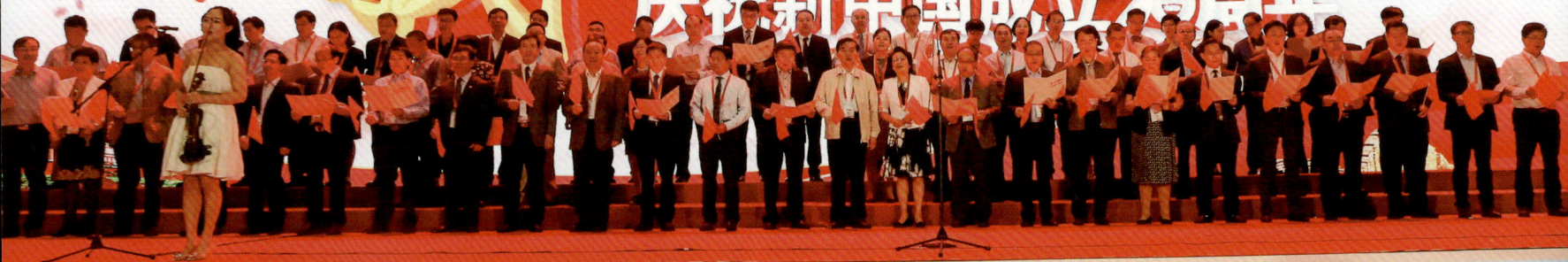

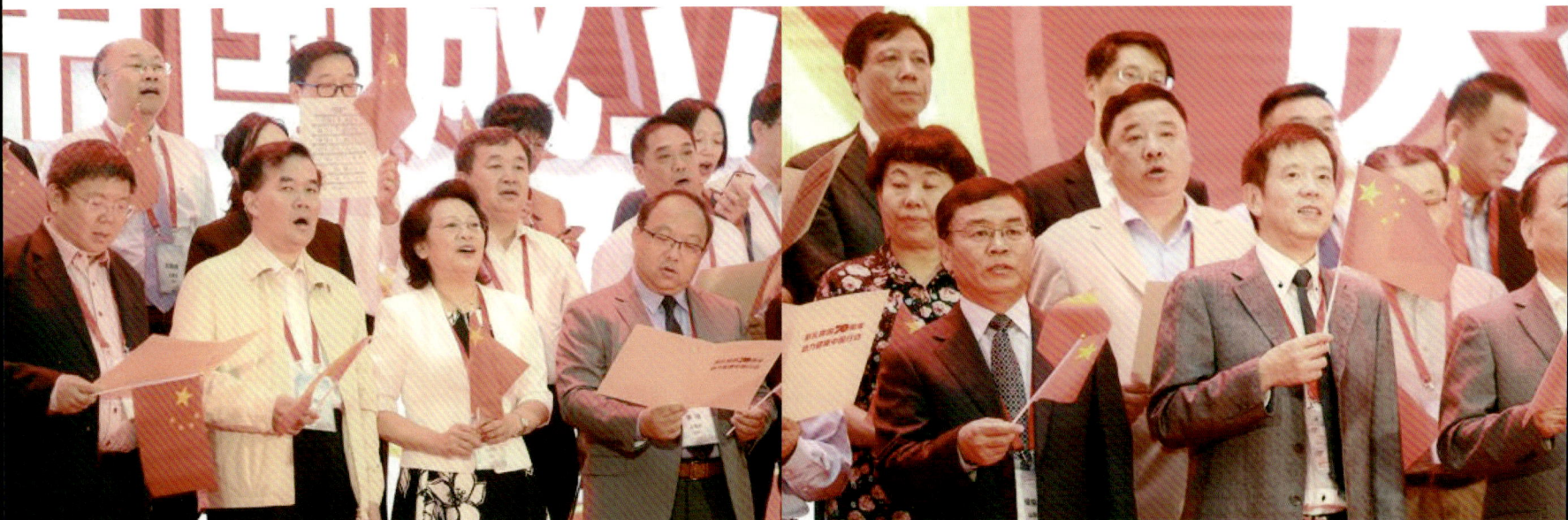

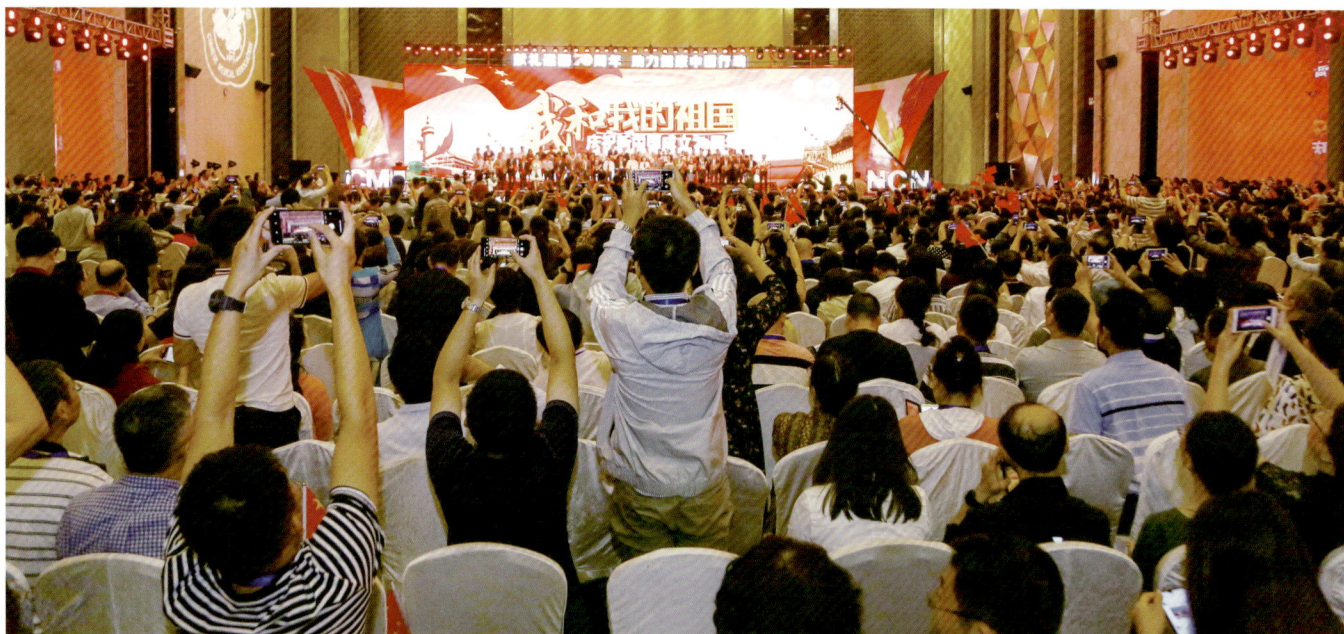

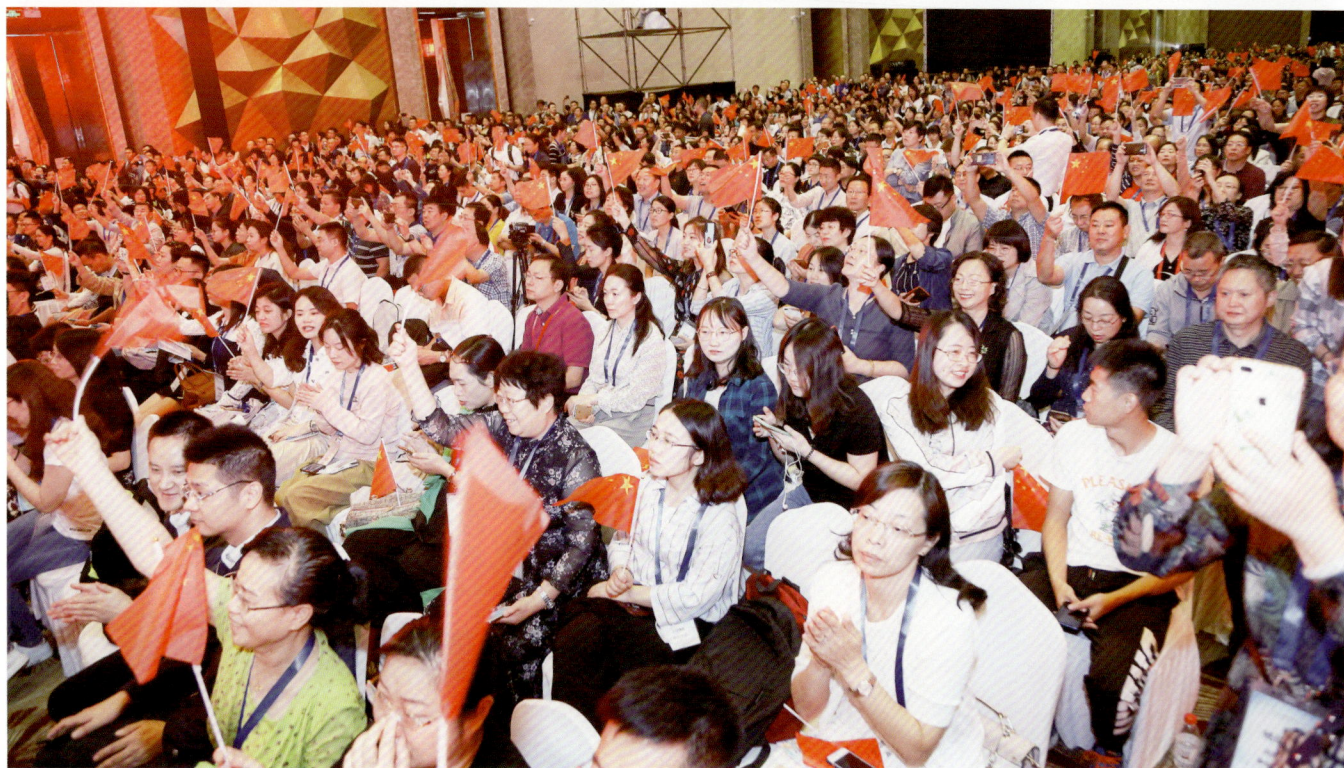

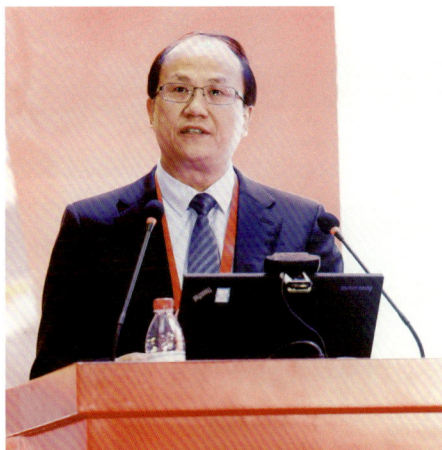

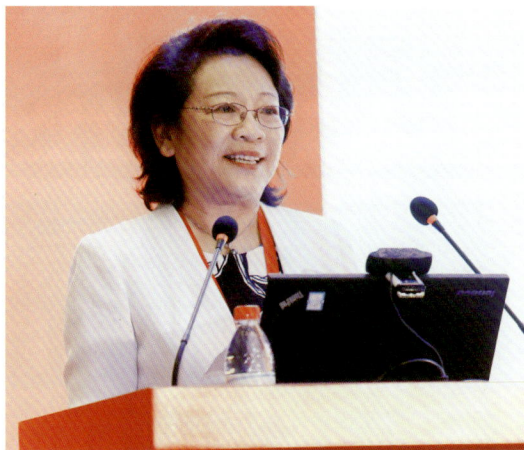

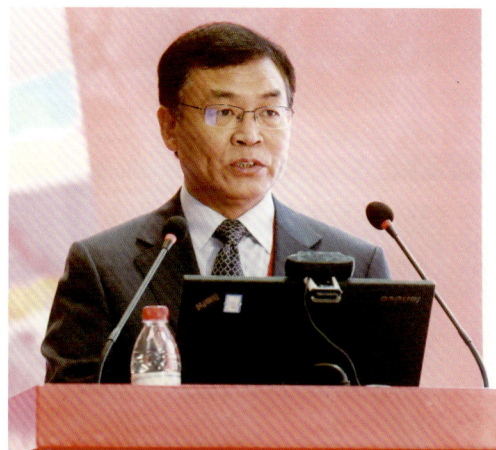

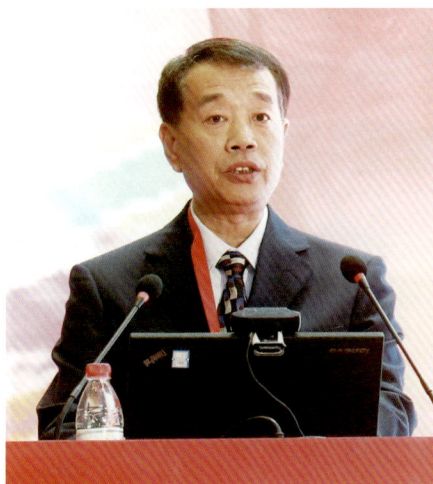

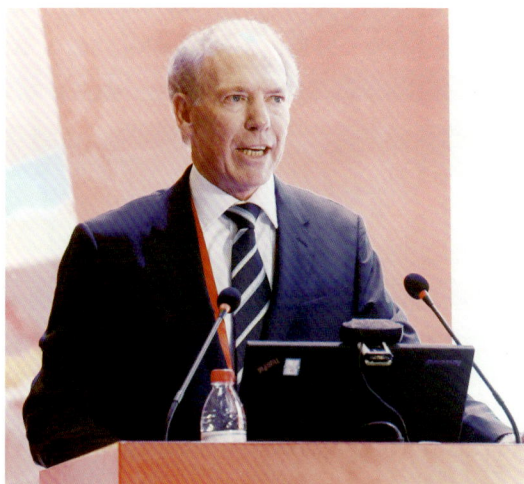

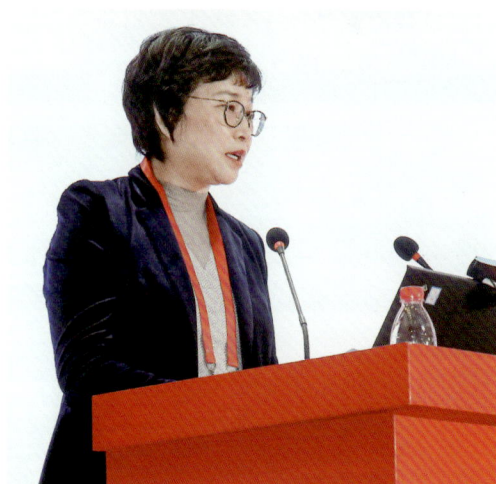

2019年9月，中华医学会第二十二次全国神经病学学术会议在青岛召开

7、8/开幕式上，参会者们手挥国旗共同歌唱《我和我的祖国》

9/开幕式上，大会执行主席焉传祝教授主持开幕式

10/开幕式上，大会主席崔丽英教授致欢迎辞

11/开幕式上，山东大学齐鲁医院党委书记侯俊平致辞

12/开幕式上，山东省医学会秘书长张林致辞

13/开幕式上，世界神经病学联盟主席William M. Carroll教授致辞

14/开幕式上，中华医学会郭伟华副秘书长致辞

7		9	10	11
		12	13	14
8				

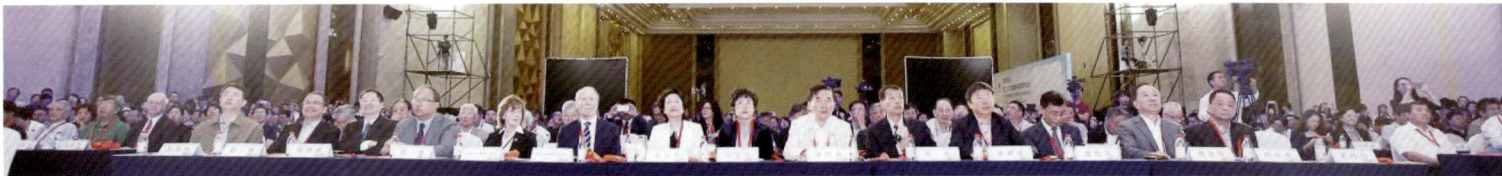

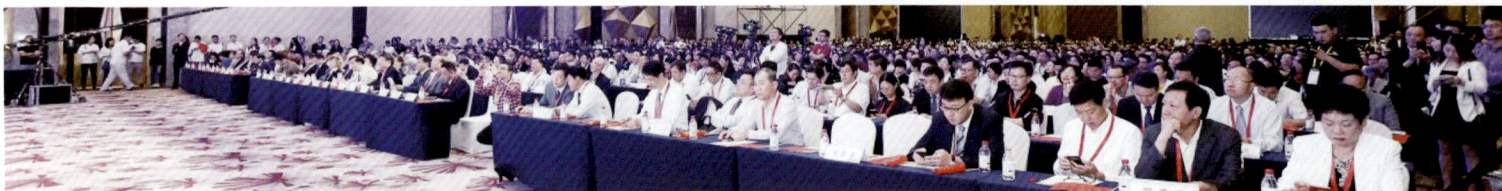

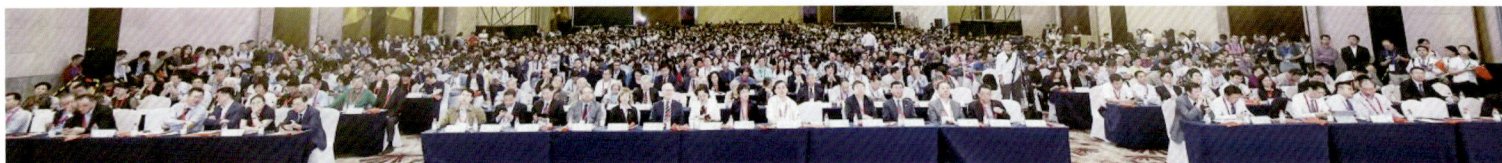

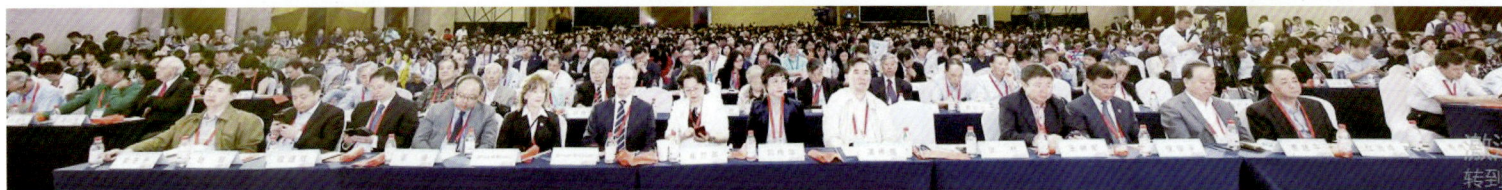

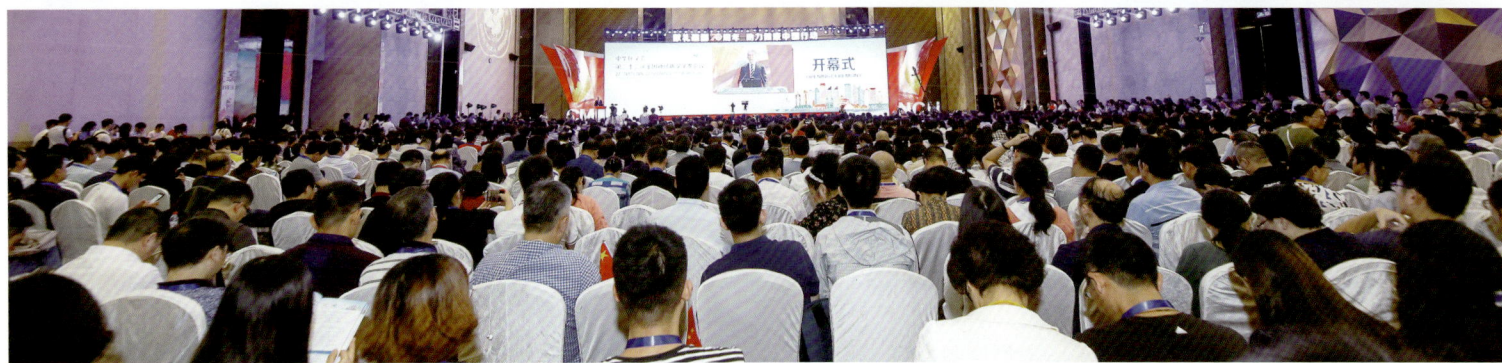

2019年9月，中华医学会第二十二次全国神经病学学术会议在青岛召开

15～21/会场

15	
16	20
17	
18	21
19	

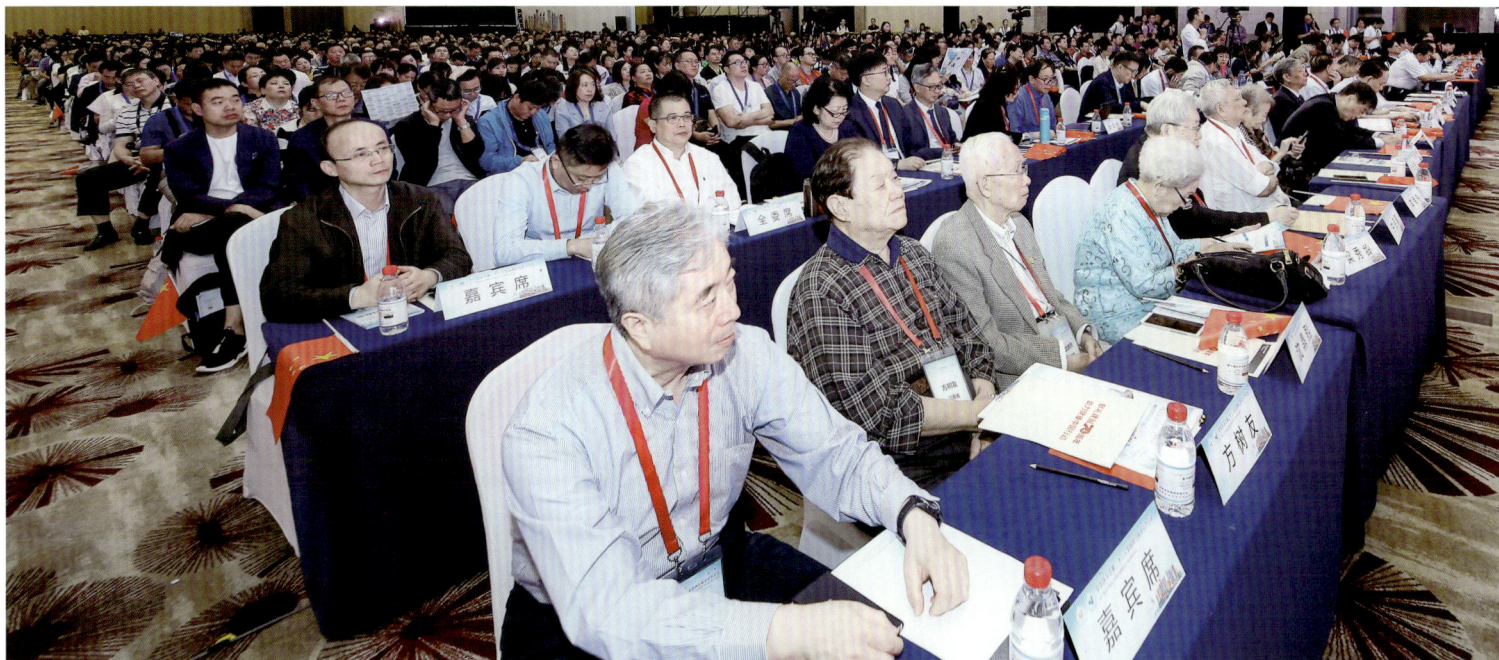
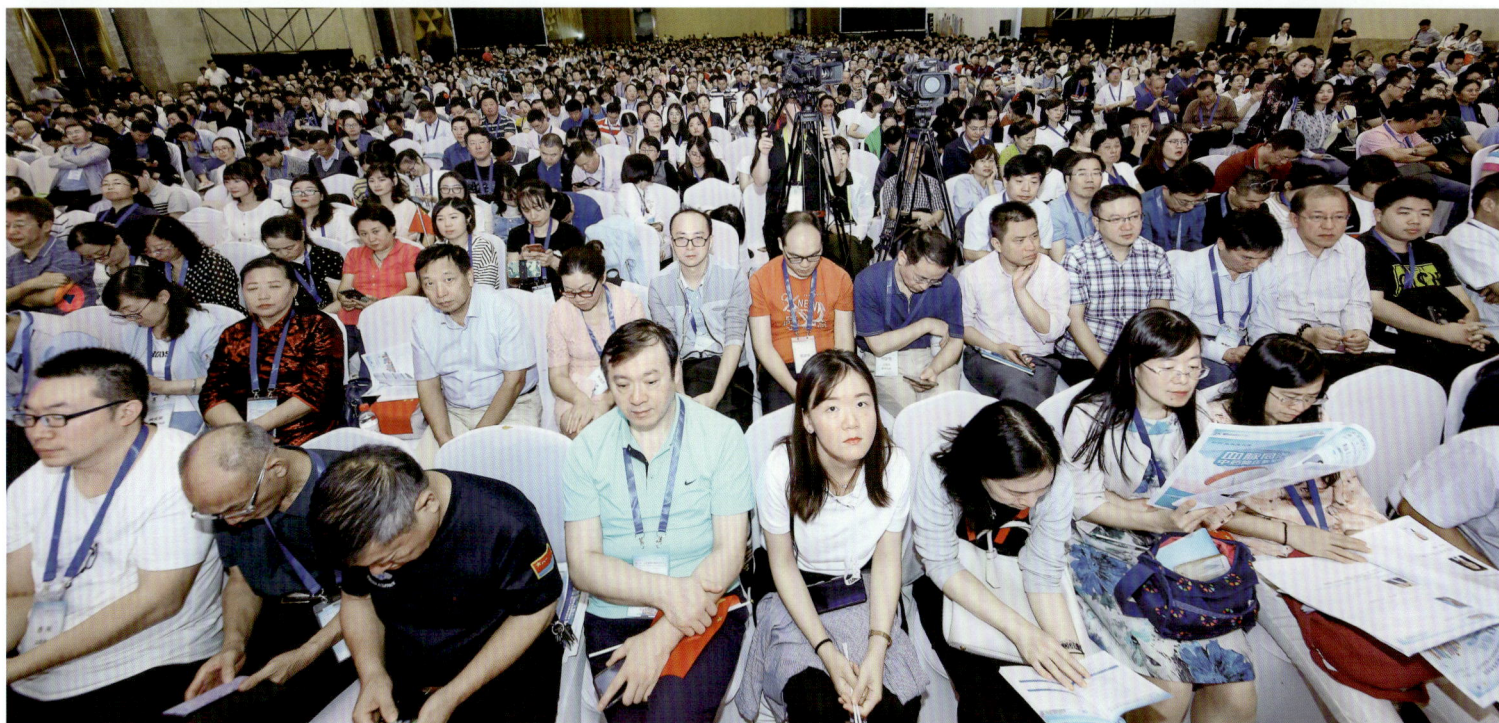

贾建平　梁秀龄　杨任民　李　伟　张　成

王丽华　李柱一　董会卿　高小平　周志明　邱　峰　刘建国

曾进胜　张　冰　刘丽萍　李舁伟　程　焱　崔丽英　徐　运

王国平　刘运海　吴晓牧　董　平　卜碧涛　丁新生　柯开富　李　诚　陆正齐

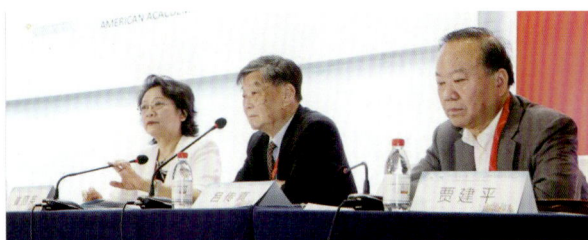

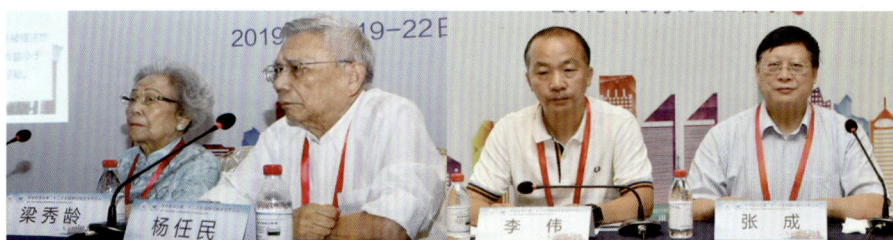

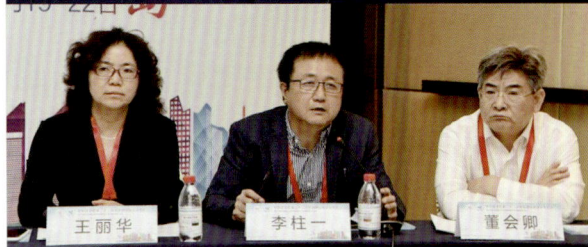

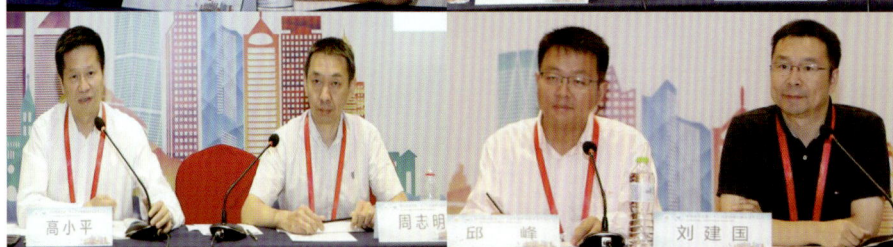

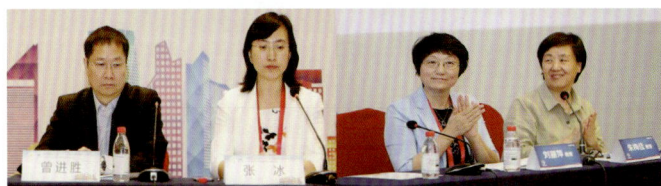

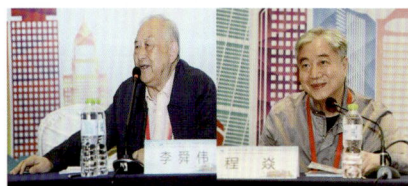

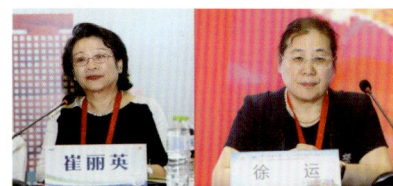

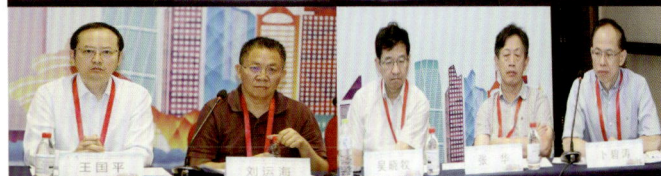

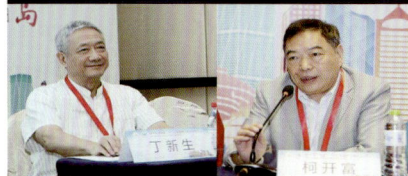

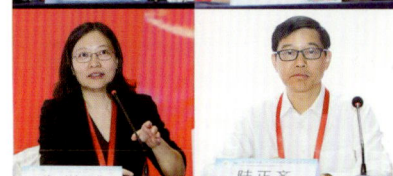

2019年9月，中华医学会第二十二次全国神经病学学术会议在青岛召开

22/ 崔丽英、吕传真、贾建平、王丽华、李柱一和董会卿教授做主持

23/ 梁秀龄、杨任民、李伟、张成、高小平、周志明、邱峰和刘建国教授做主持

24/ 曾进胜、张冰、刘丽萍、朱梅佳、王国平、刘运海、吴晓牧、张华和卜碧涛教授做主持

25/ 李舁伟、程焱、丁新生和柯开富教授做主持

26/ 崔丽英、徐运、朱以诚和陆正齐教授做主持

27/ 申勇、汪昕、郭力、刘鸣、彭斌和秦超教授做专题发言

28/ 曾进胜、戚晓昆、王佳伟、谭兰、田成林和何俐教授做专题发言

29/ 卢德宏、何志义、郎森阳、王振海、赵性泉和廖卫平教授做专题发言

30/ 胡学强、张拥波、彭英、宿英英、张猛和李海峰教授做专题发言

31/ 刘新峰、王君、胡波、杨清武、石进和孟强教授做专题发言

32/ 刘运海、陈会生、韩建峰、王毅、汪银洲和尹琳教授做专题发言

22	23		27	28
24	25	26	29	30
			31	32

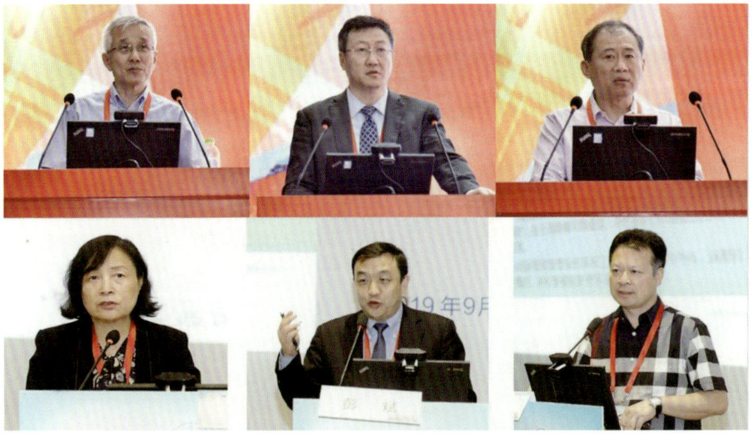
彭 斌
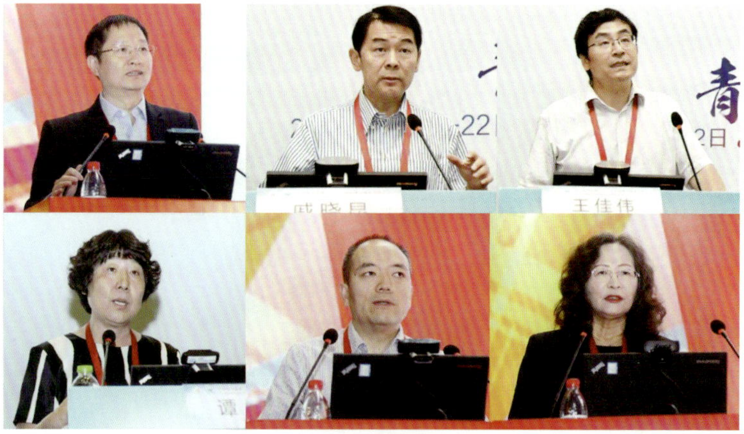
王佳伟
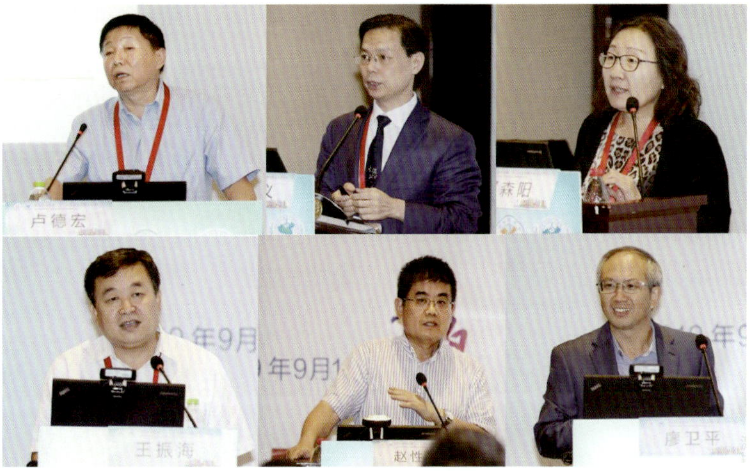
卢德宏
王振海
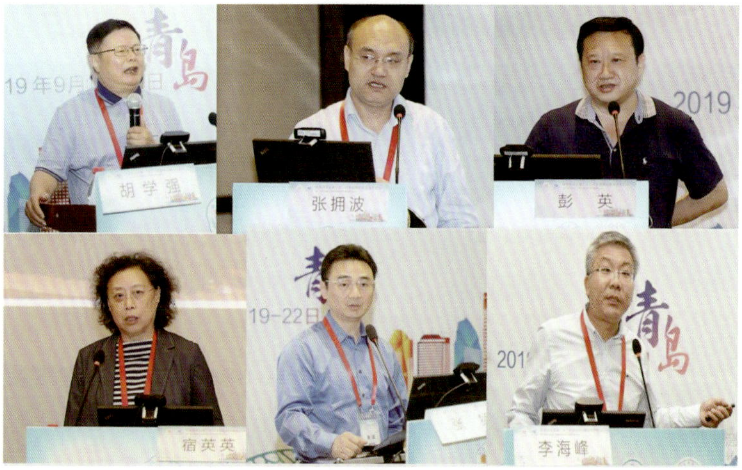
胡学强
张拥波
彭 英
宿英英
李海峰
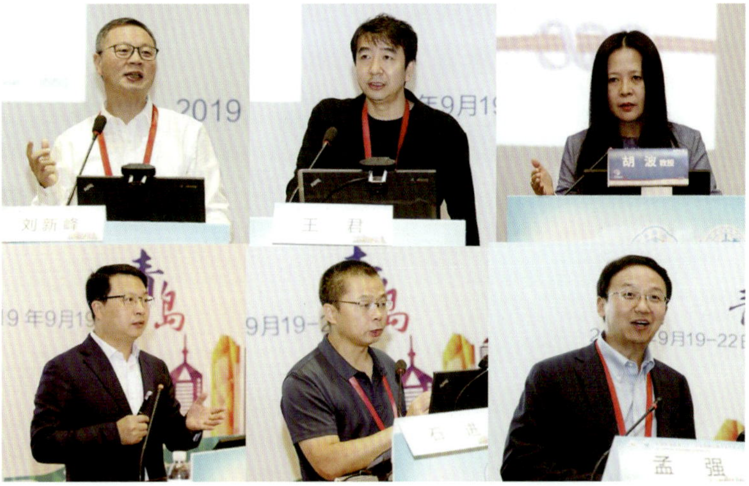
刘新峰
王 君
胡 波
孟 强
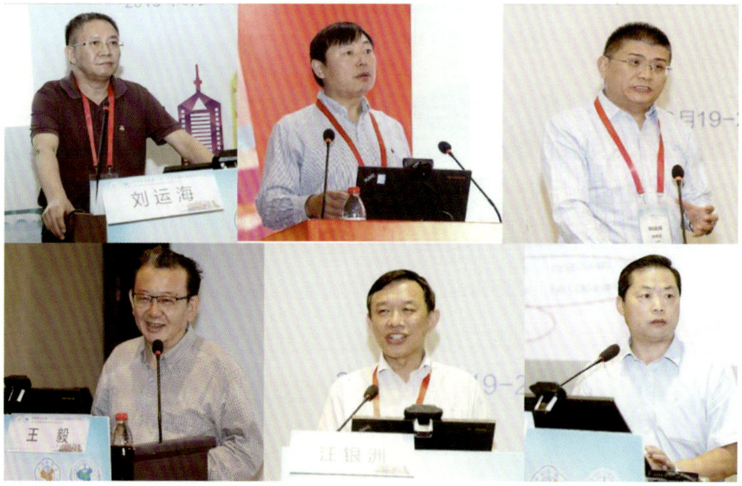
刘运海
王 毅
汪银洲

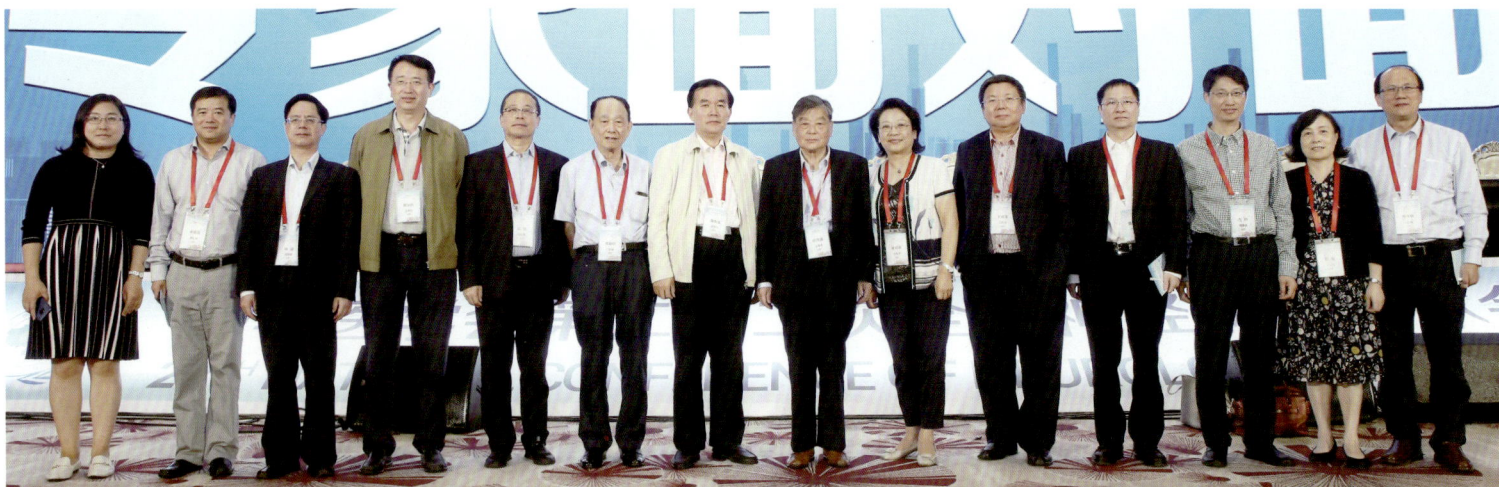

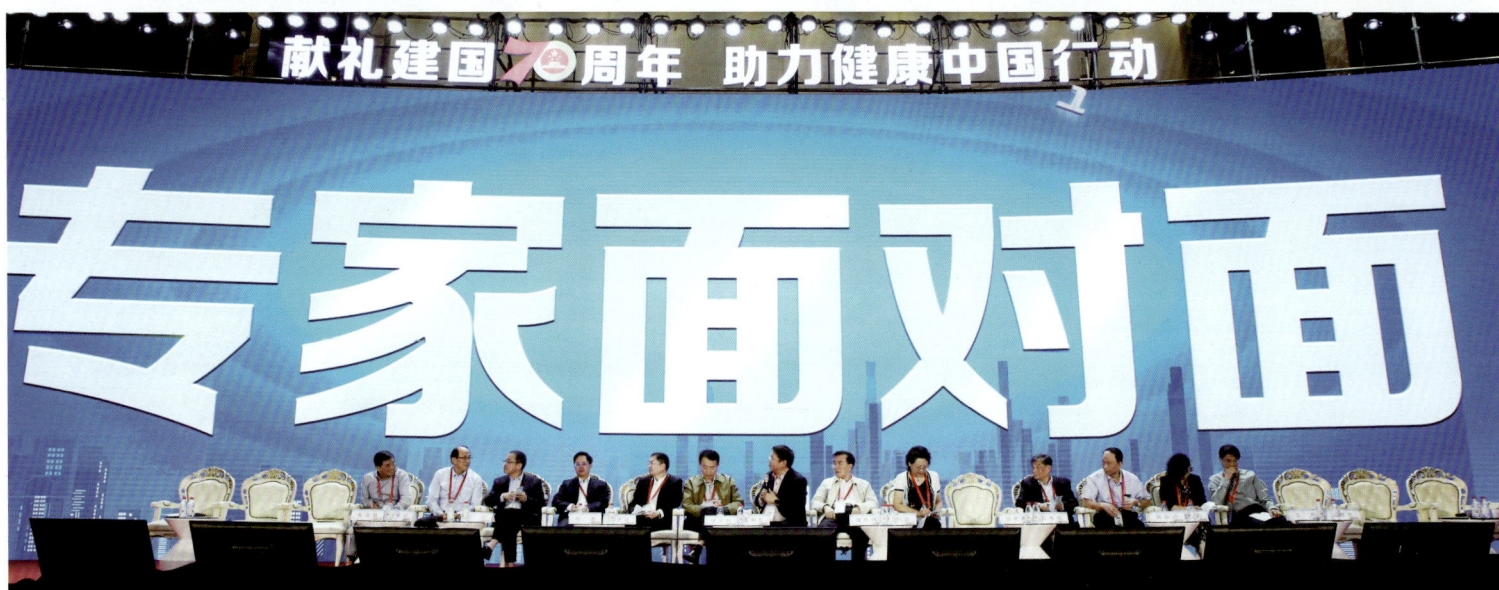

2019年9月，中华医学会第二十二次全国神经病学学术会议在青岛召开

33/"专家面对面"临床病例讨论会参与专家合影

34/"专家面对面"临床病例讨论会主席台

35～37/"专家面对面"临床病例讨论会会场

33		35
34		36
		37

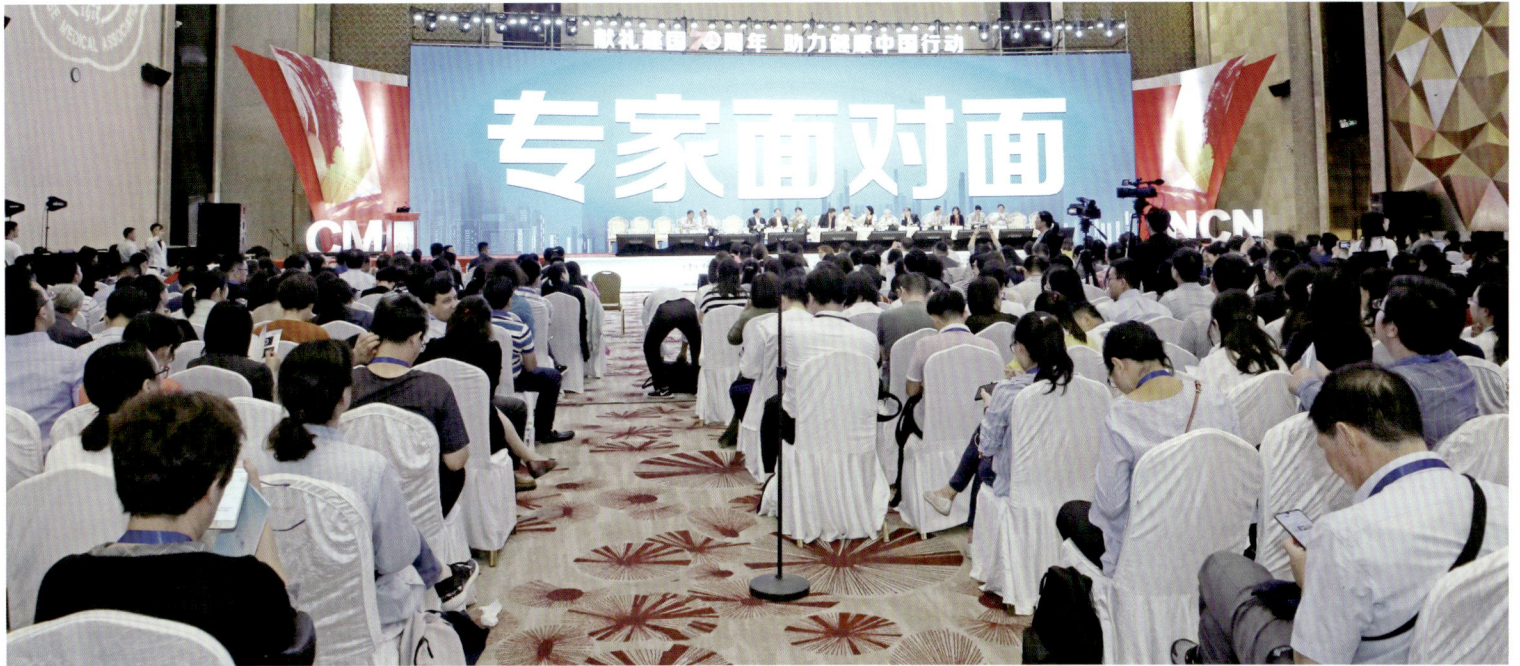
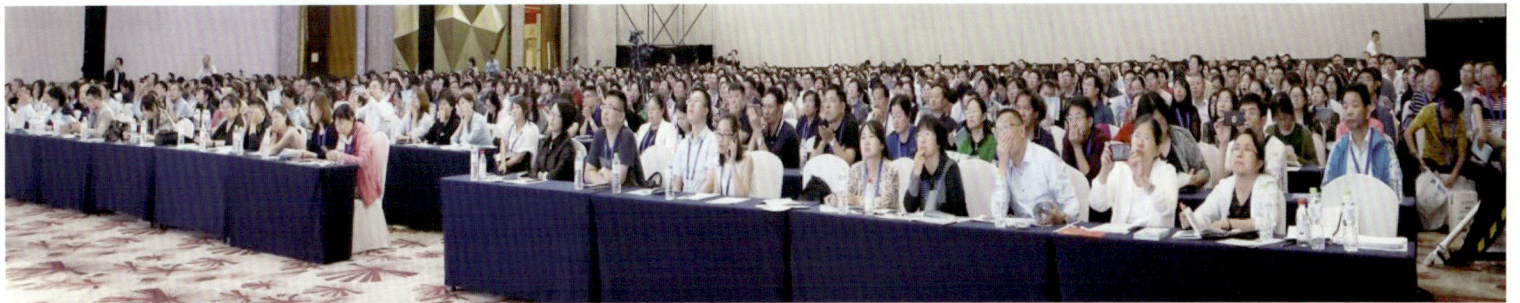
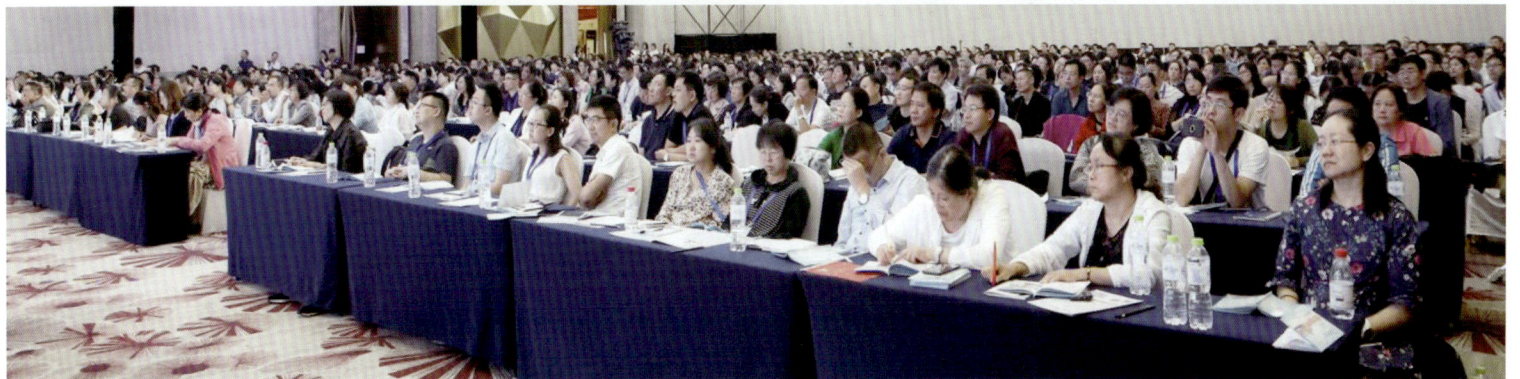

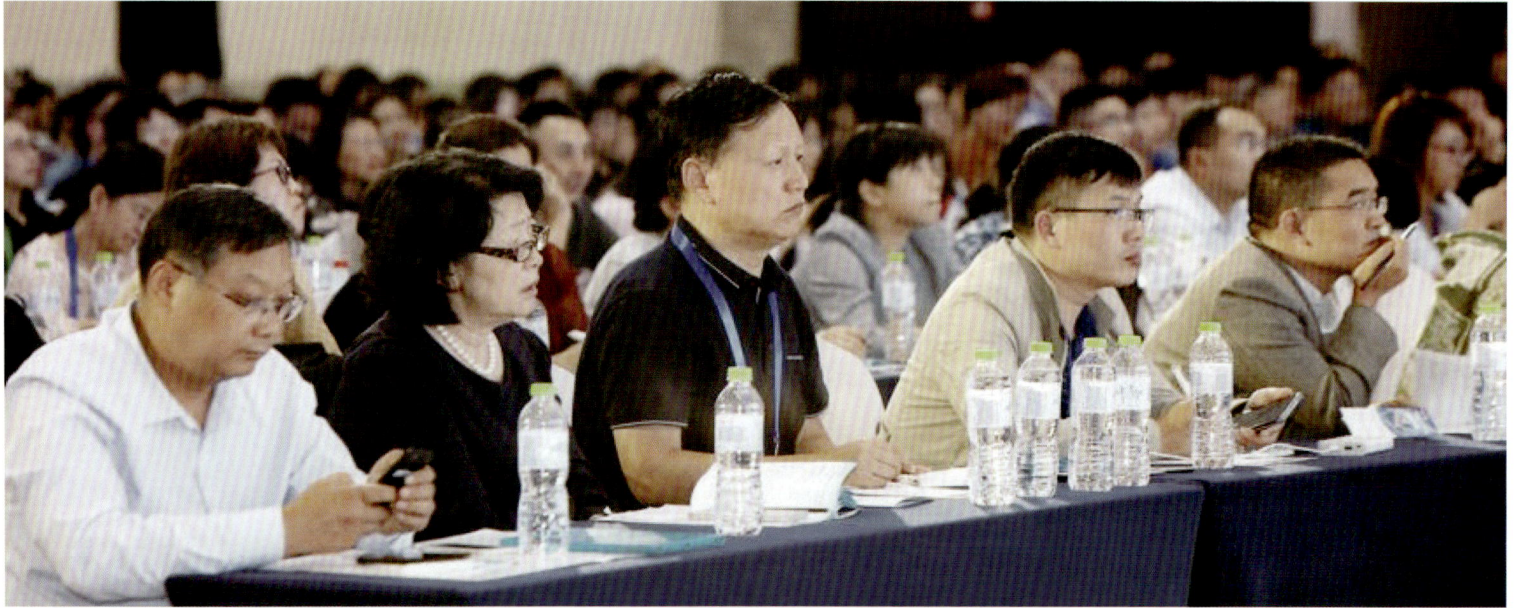

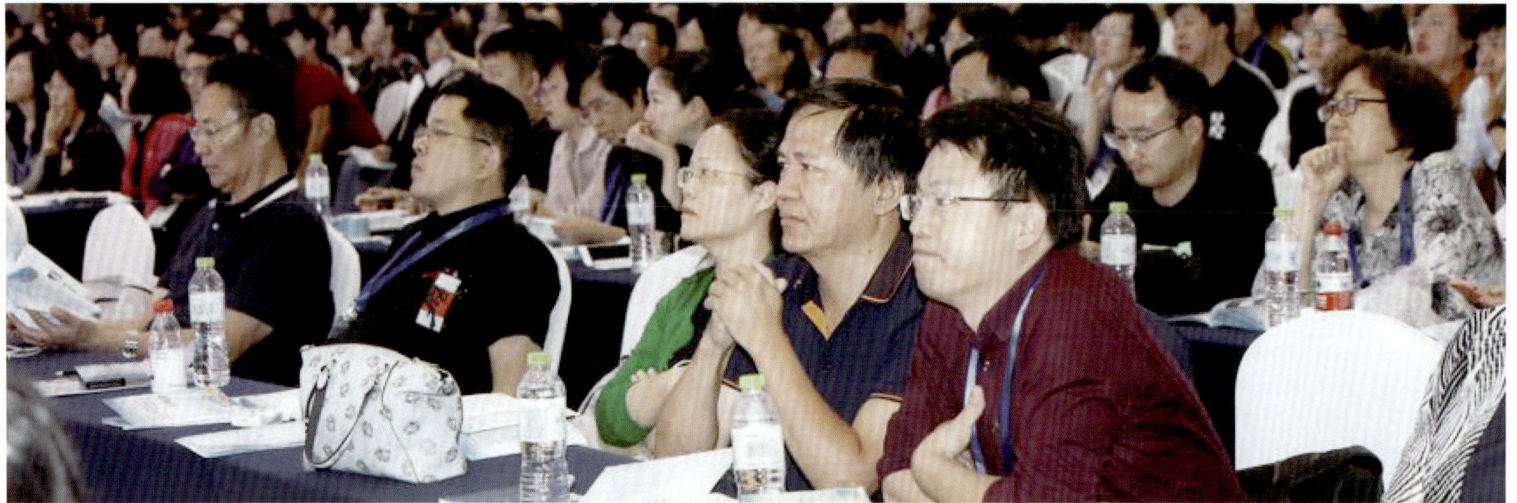

2019年9月，中华医学会第二十二次全国神经病学学术会议在青岛召开

38～39/"专家面对面"临床病例讨论会会场

40、41/"专家面对面"临床病例讨论会上，崔丽英、蒲传强、王拥军、樊东升、曾进胜、肖波、赵钢、焉传祝和朱遂强教授热烈讨论

	38		40
	39		41
		42	43
			44

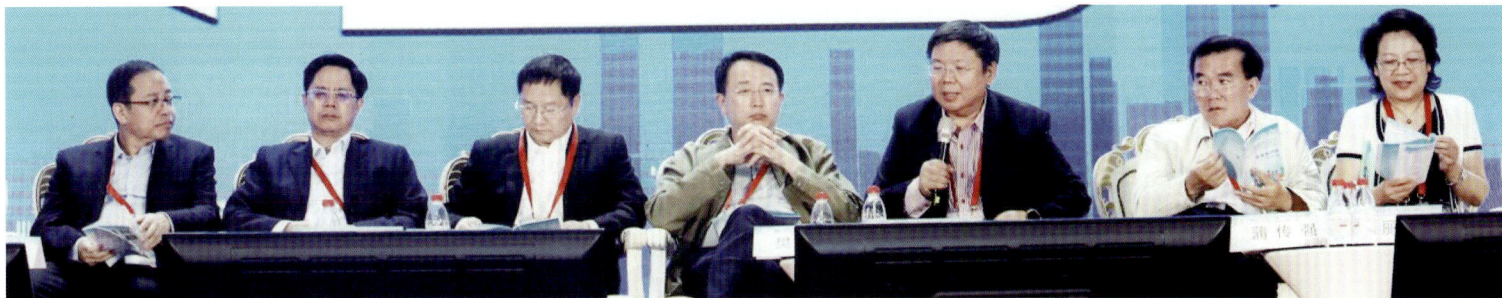

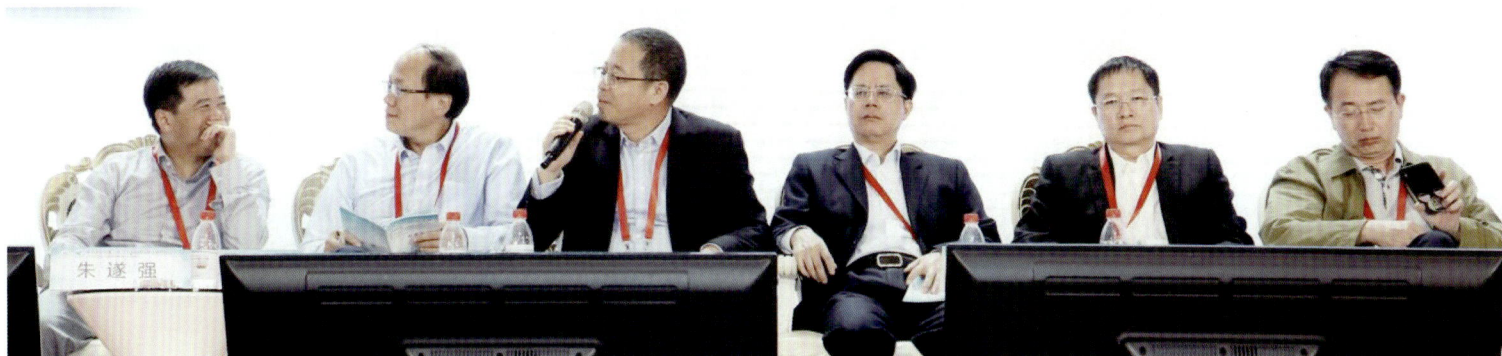

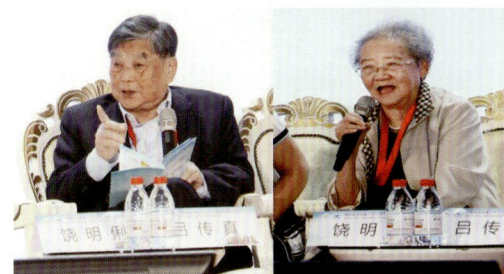

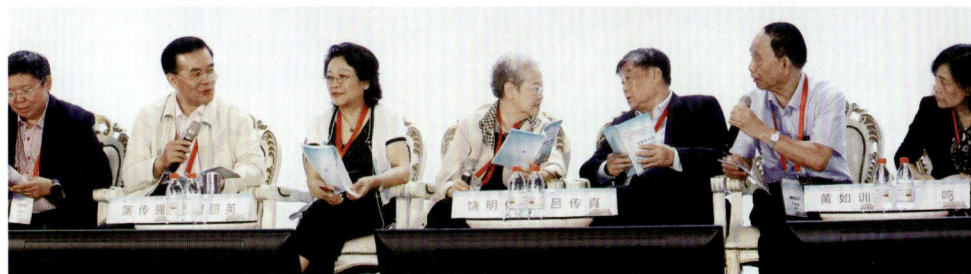

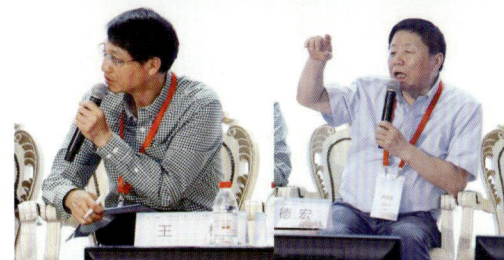

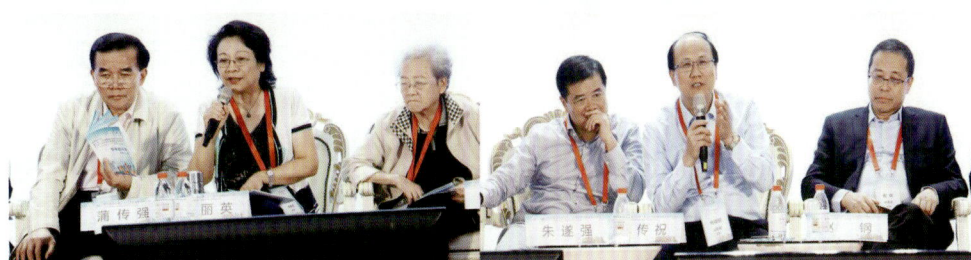

42/ "专家面对面"临床病例讨论会上，吕传真、饶明俐、王柠和卢德宏教授热烈讨论

43、44/ "专家面对面"临床病例讨论会上，刘鸣、黄如训、吕传真、饶明俐、崔丽英、蒲传强、王拥军、赵钢、焉传祝和朱遂强教授热烈讨论

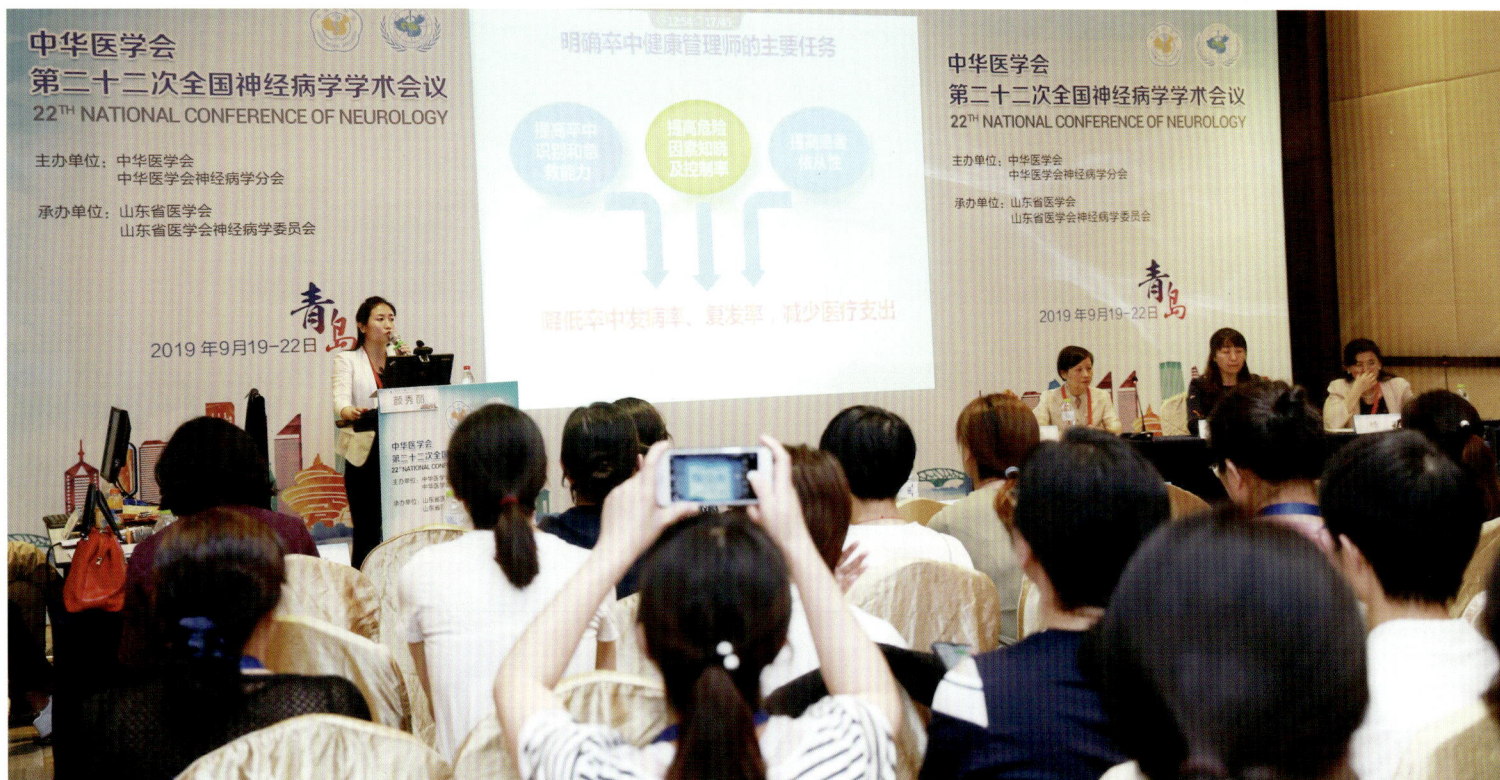

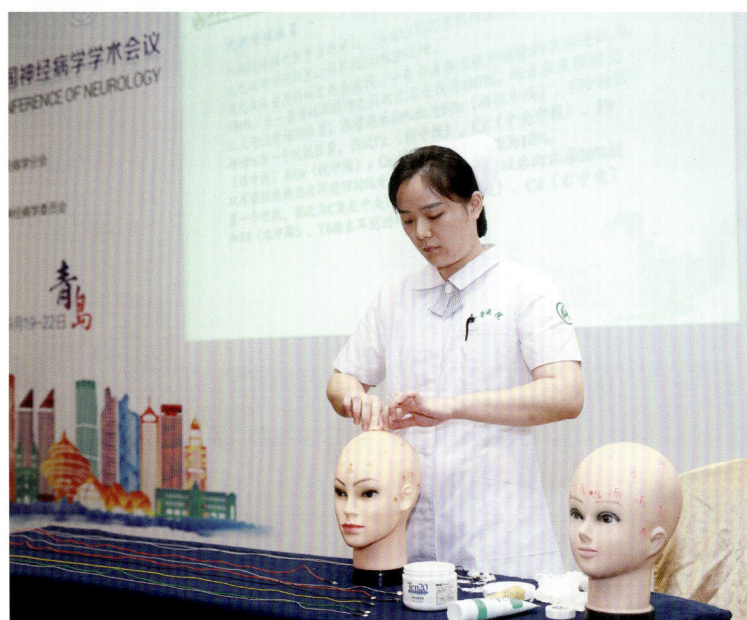

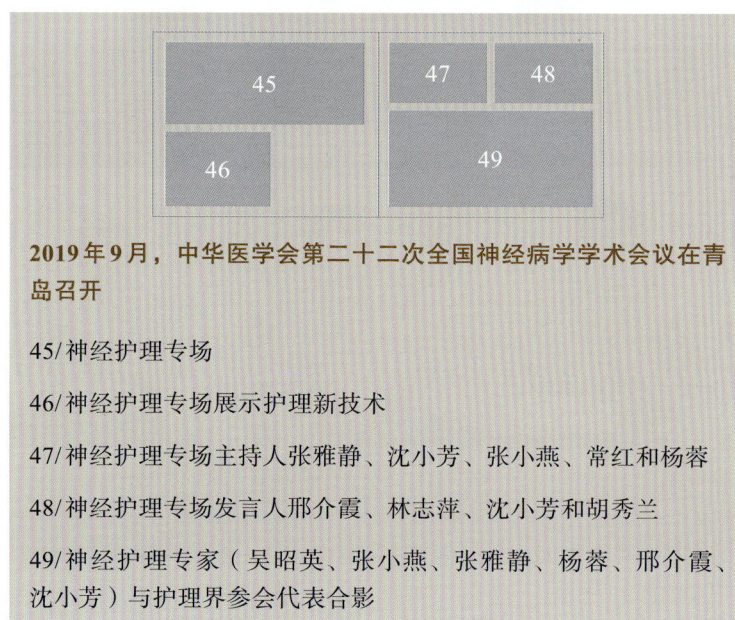

2019年9月，中华医学会第二十二次全国神经病学学术会议在青岛召开

45/ 神经护理专场

46/ 神经护理专场展示护理新技术

47/ 神经护理专场主持人张雅静、沈小芳、张小燕、常红和杨蓉

48/ 神经护理专场发言人邢介霞、林志萍、沈小芳和胡秀兰

49/ 神经护理专家（吴昭英、张小燕、张雅静、杨蓉、邢介霞、沈小芳）与护理界参会代表合影

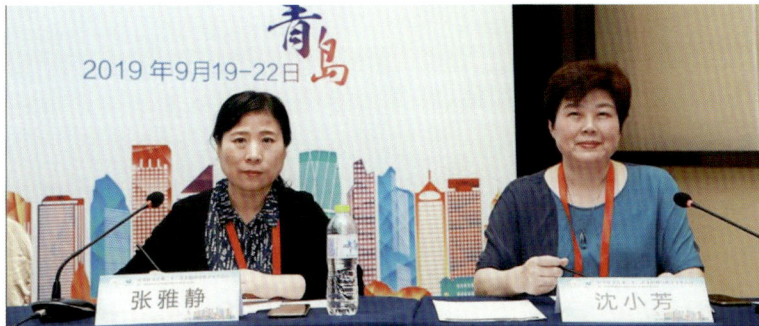

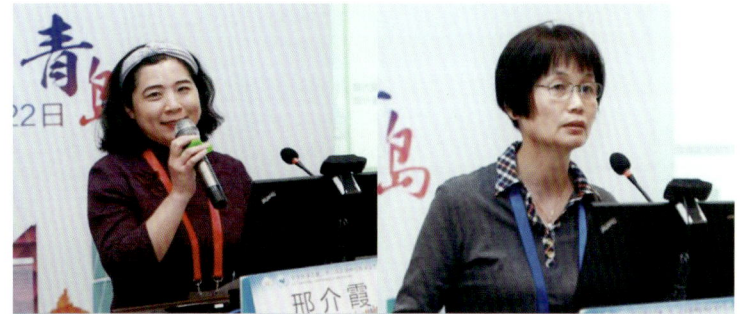

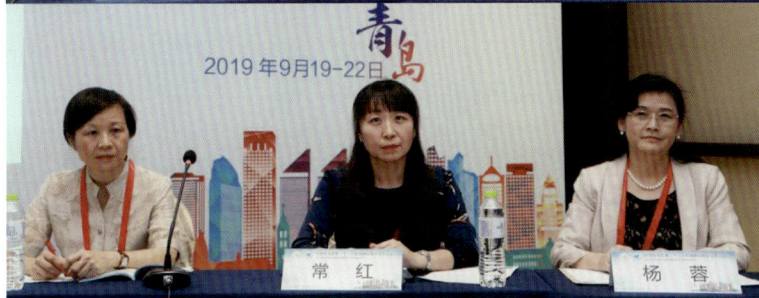

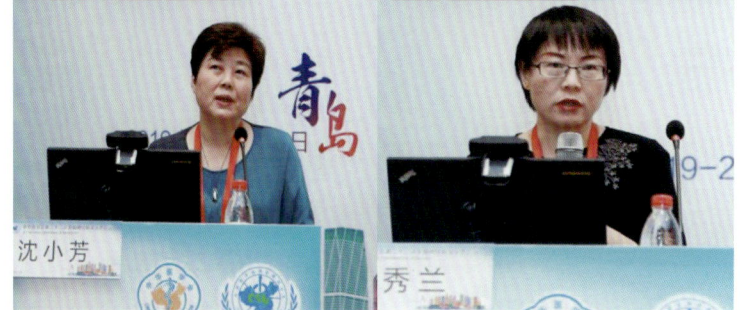

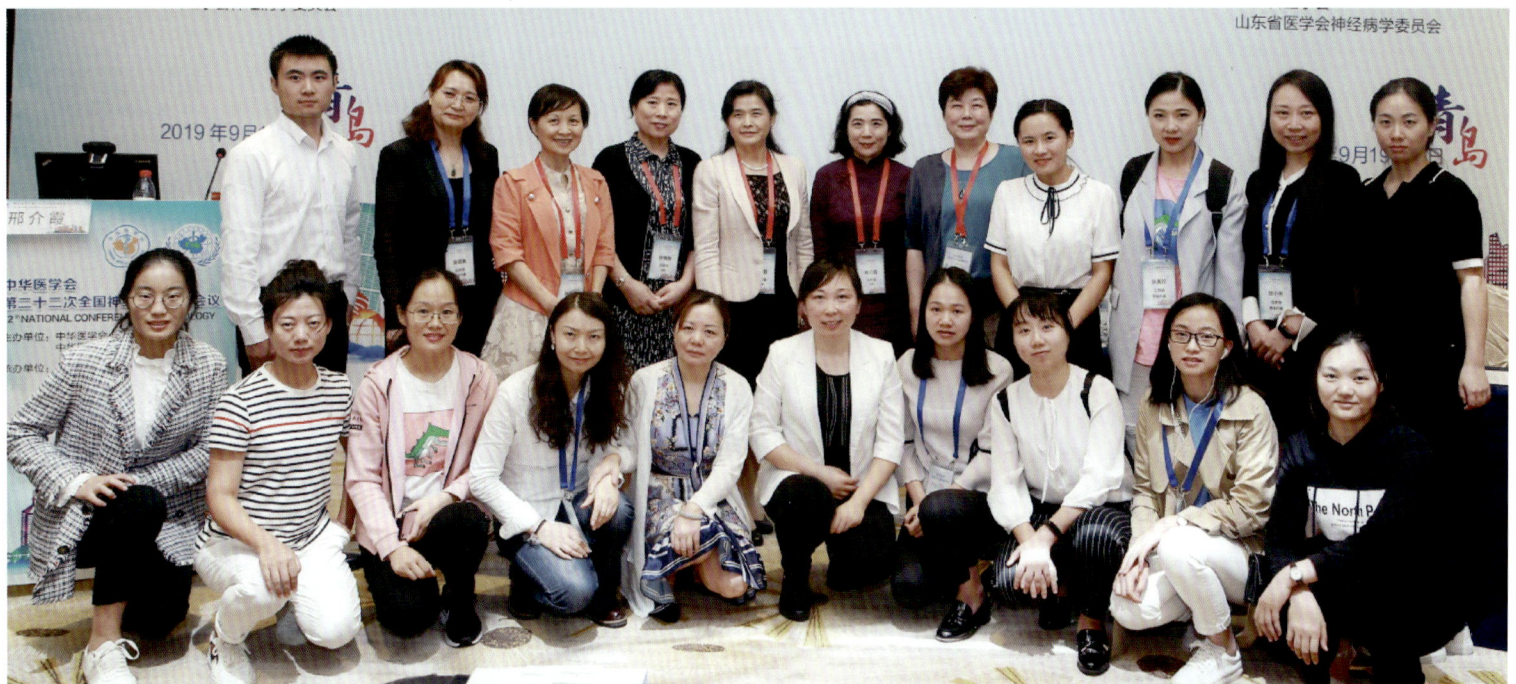

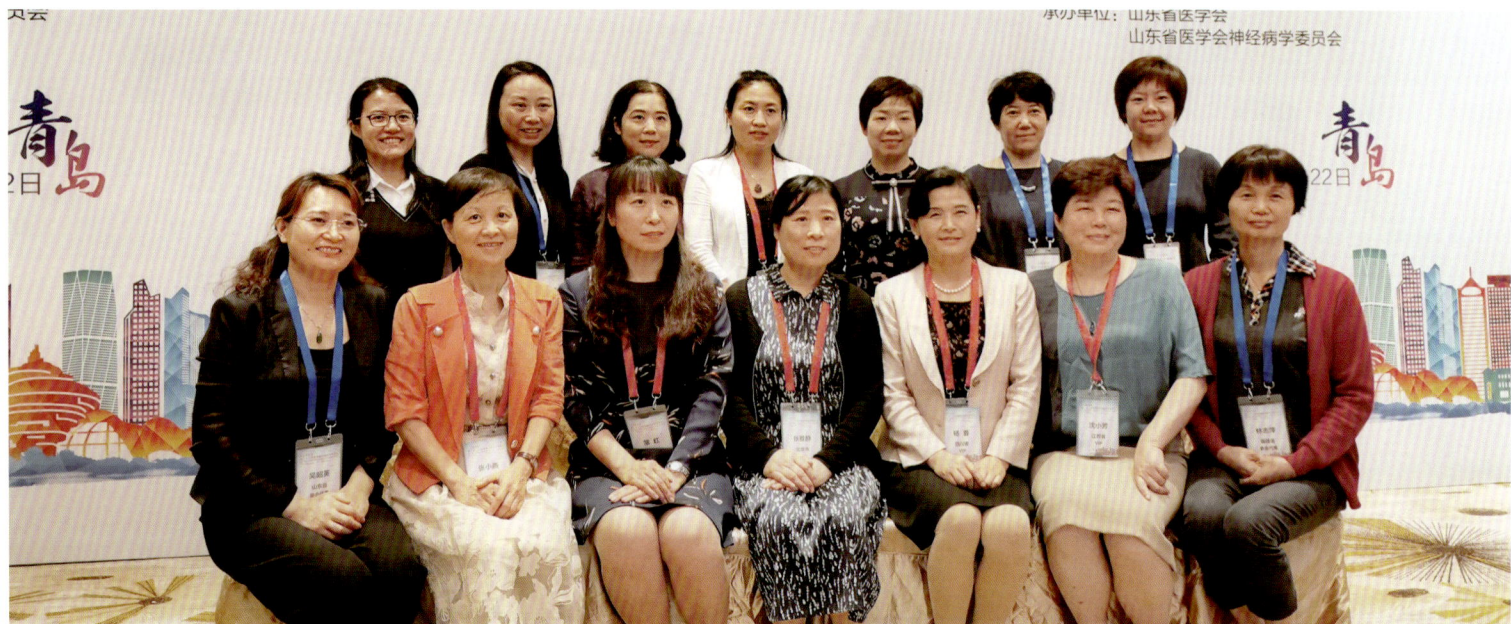

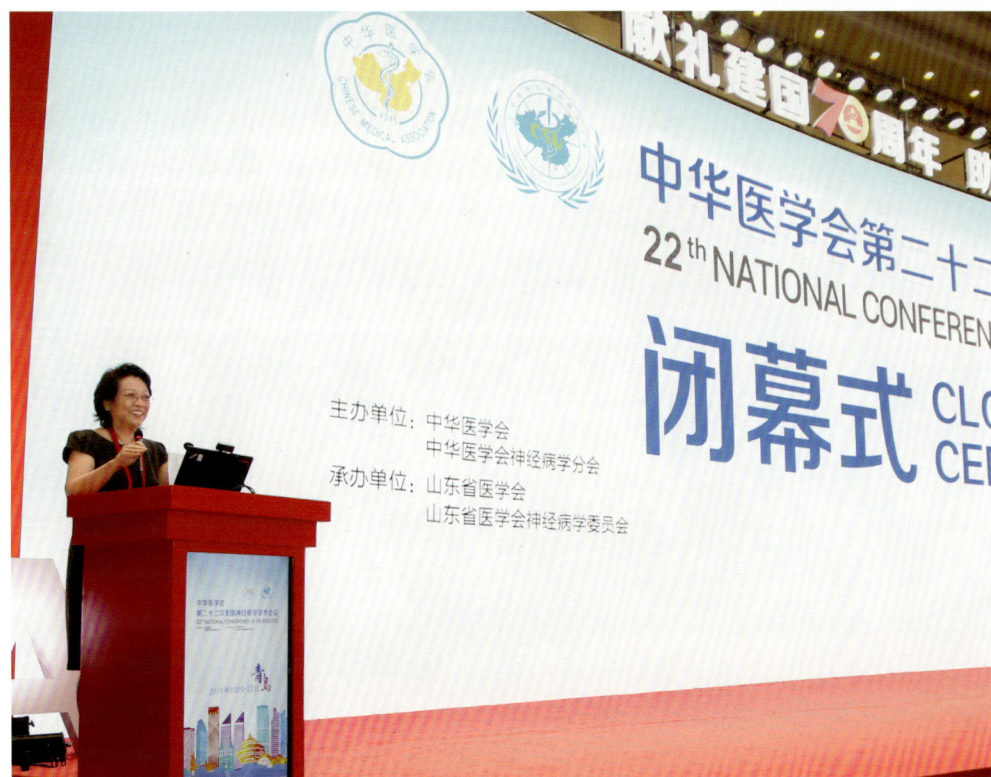

2019年9月，中华医学会第二十二次全国神经病学学术会议在青岛召开

50/ 神经护理协作组部分委员合影

51/ 闭幕式上，崔丽英主任委员致辞

52/ 蒲传强前任主任委员主持闭幕式

53/ 王拥军候任主任委员做大会总结

54/ 闭幕式上，分会领导给优秀论文奖和优秀壁报奖获得者颁发获奖证书

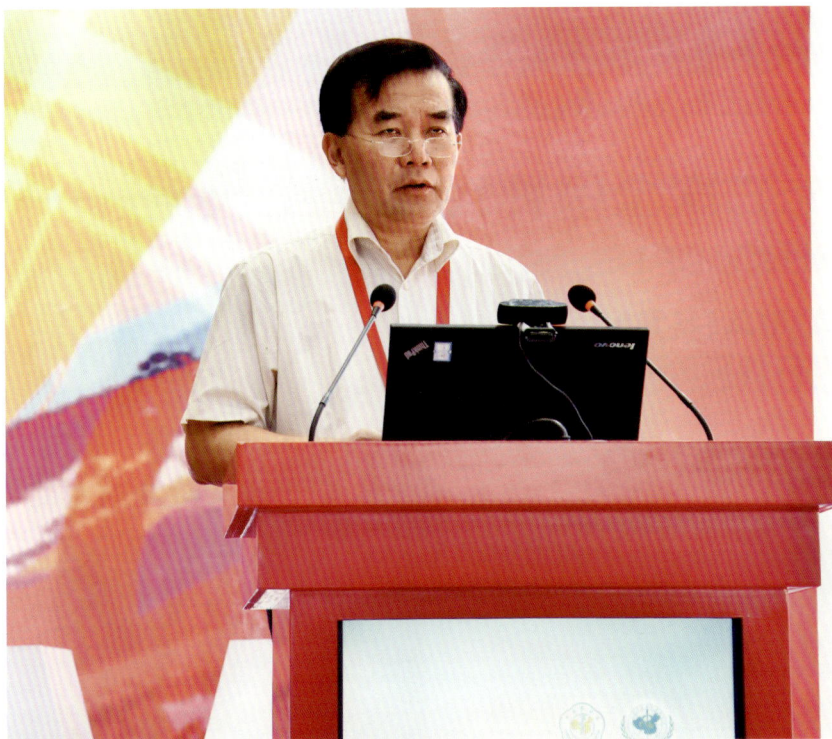
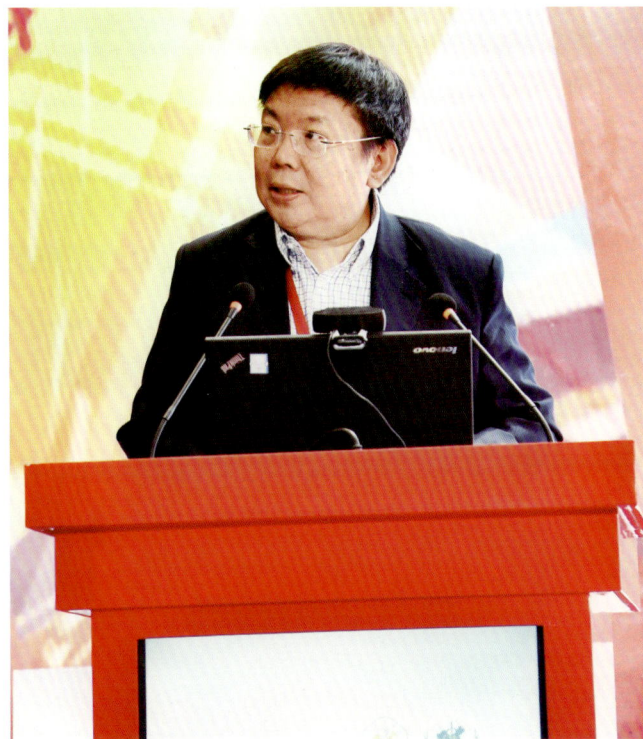
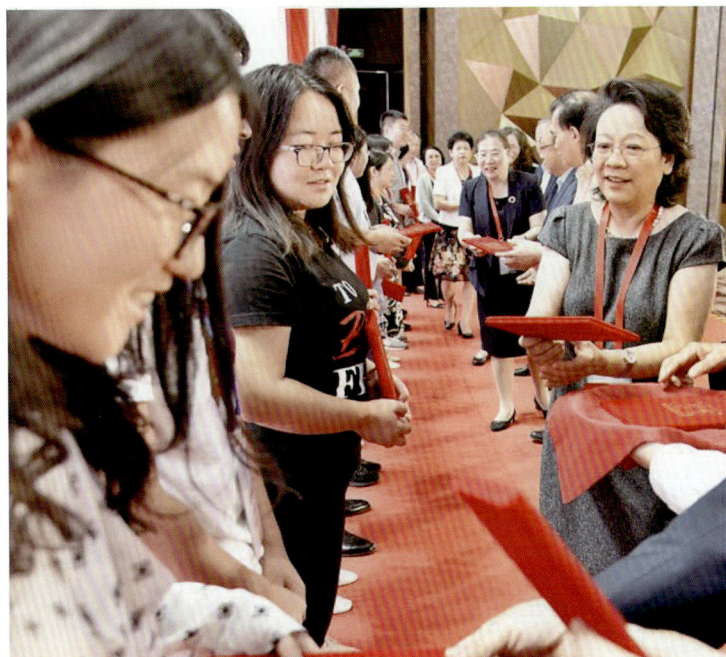
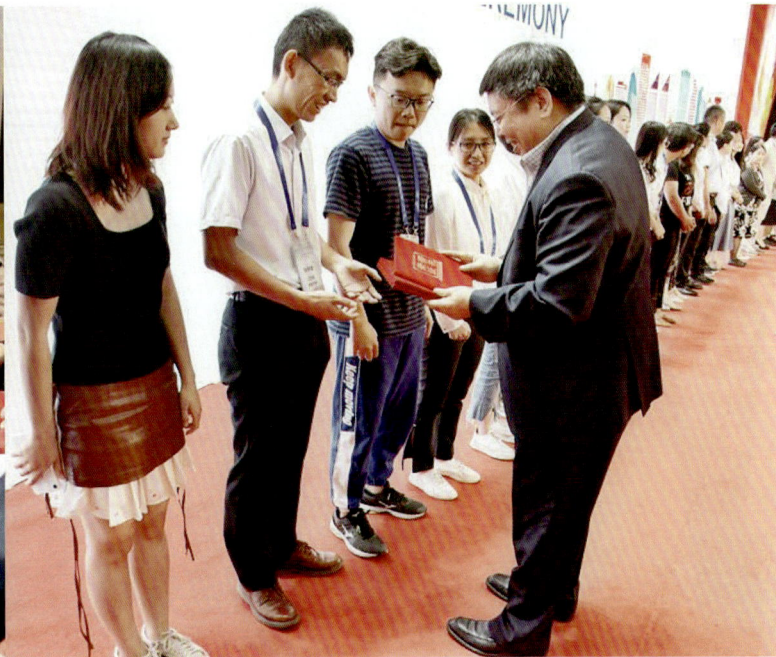

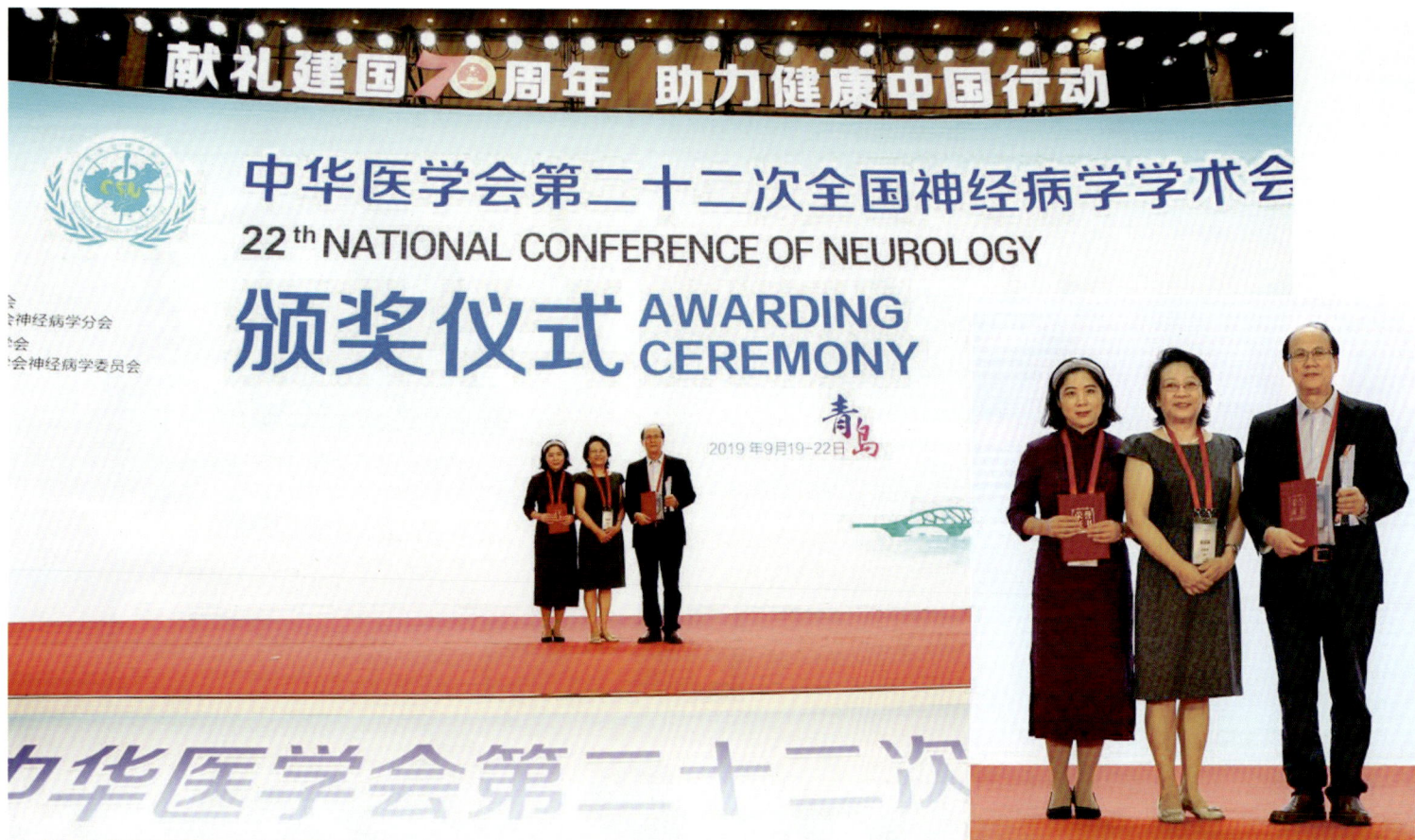

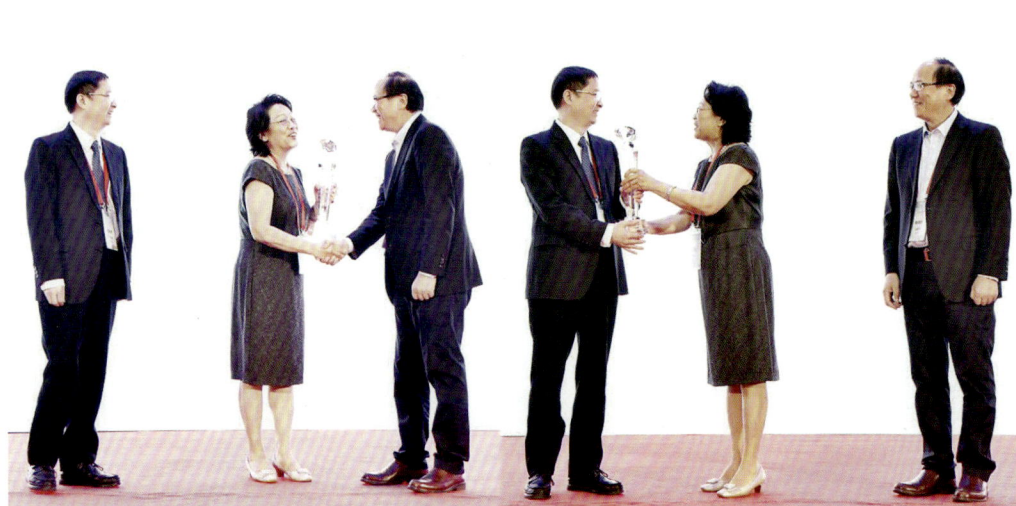

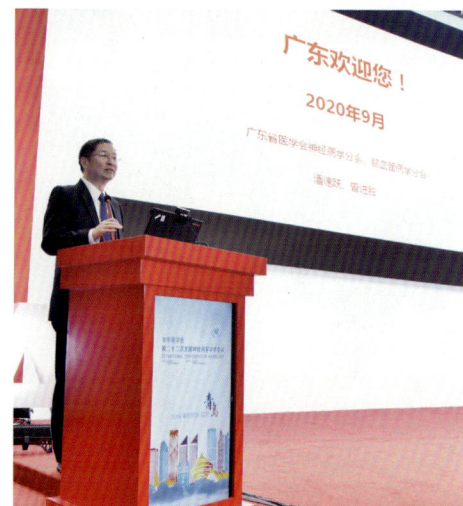

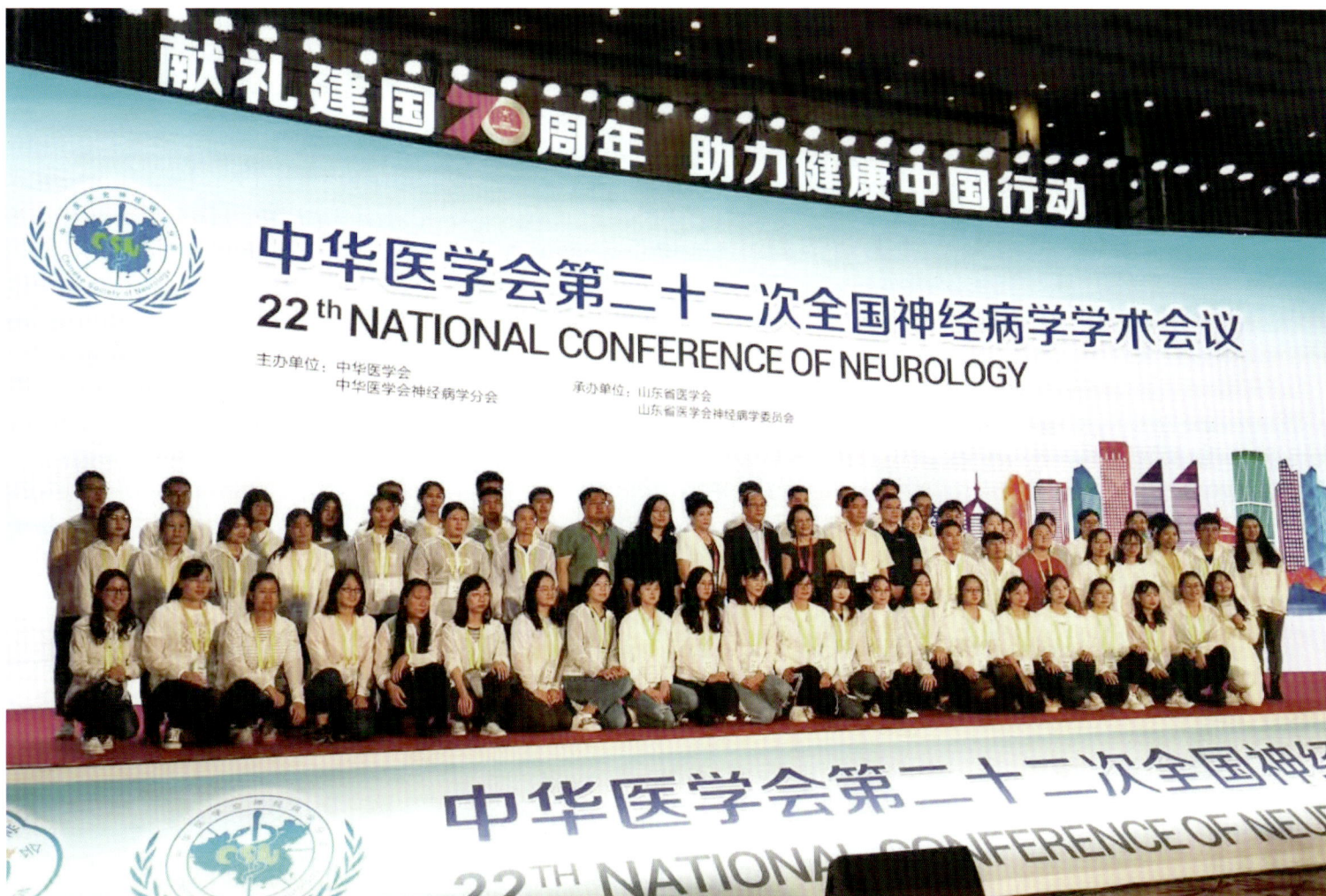

2019年9月，中华医学会第二十二次全国神经病学学术会议在青岛召开

55/闭幕式上，崔丽英主任委员给大会执行主席焉传祝颁发组织奖

56/闭幕式上，崔丽英主任委员与本届大会执行主席焉传祝教授和明年大会执行主席曾进胜教授进行主办杯交接仪式

57/闭幕式上，明年大会执行主席曾进胜教授发表欢迎辞

58/闭幕式上，崔丽英主任委员、蒲传强前任主任委员、大会执行主席焉传祝教授与志愿者们合影

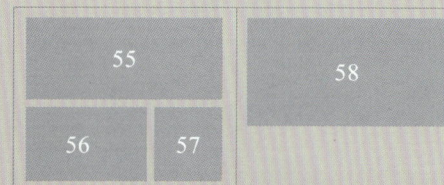

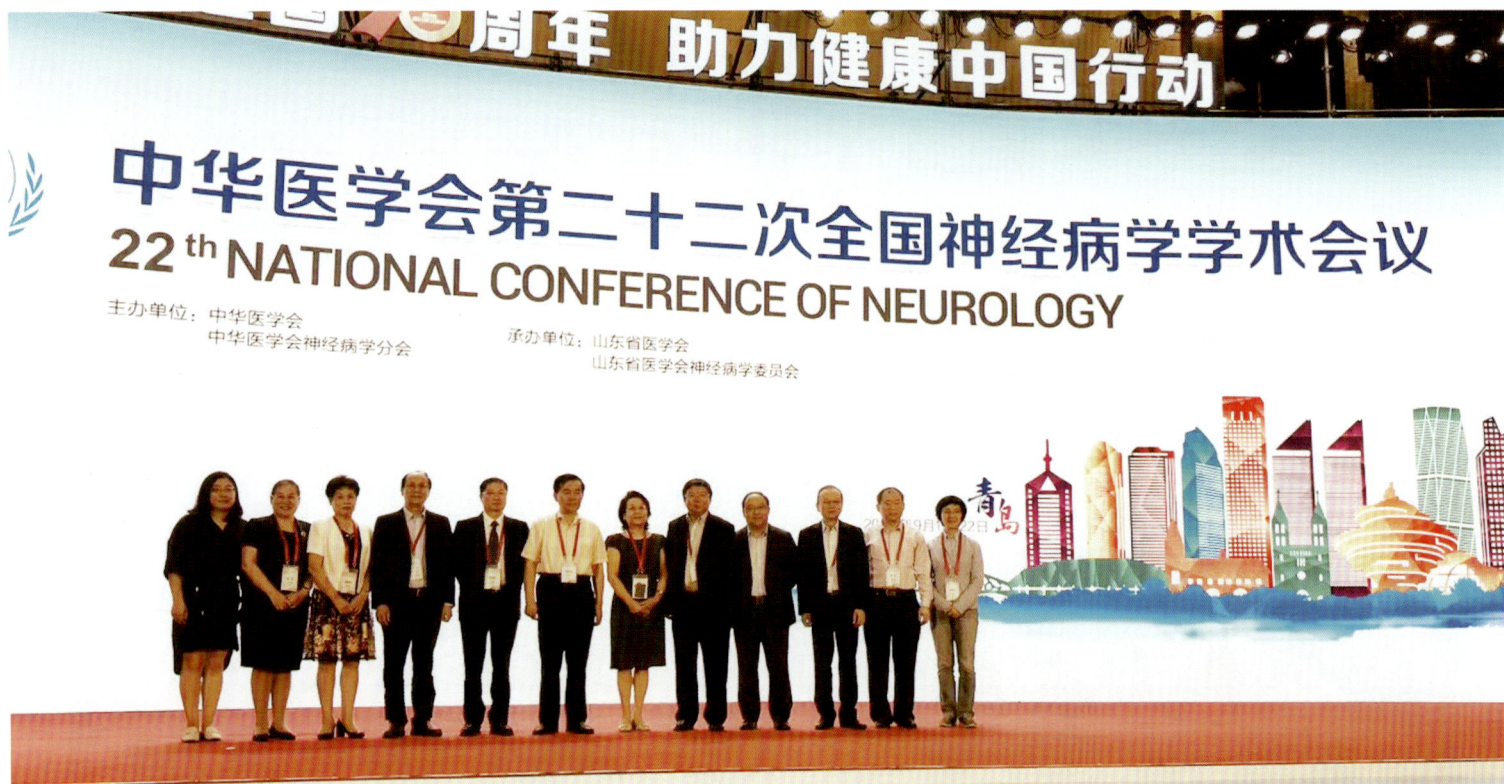

中华医学会第二十二次全国神经病学学术会议
22th NATIONAL CONFERENCE OF NEUROLOGY
主办单位：中华医学会　　　承办单位：山东省医学会
　　　　　中华医学会神经病学分会　　　　　山东省医学会神经病学委员会

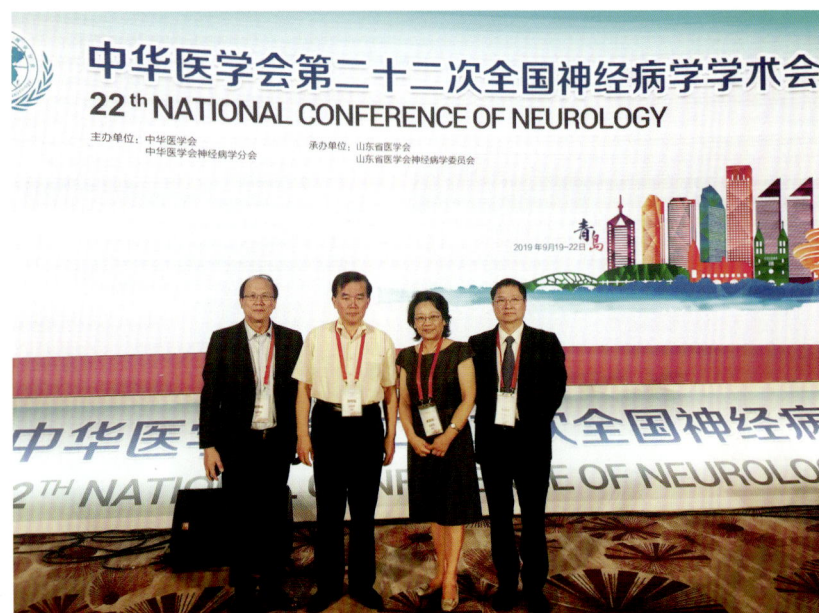

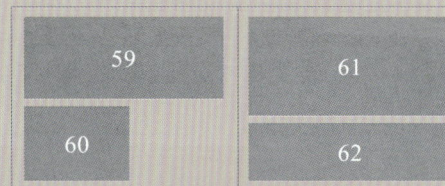

2019年9月，中华医学会第二十二次全国神经病学学术会议在青岛召开

59/闭幕式后，部分委员合影留念

60/闭幕式后，崔丽英、蒲传强、曾进胜和焉传祝教授合影留念

61/神经病理学组郭玉璞、卢德宏、陈琳、张微微、李存江、焉传祝和高晶等专家合影留念

62/神经重症分会场专家和参会者合影留念

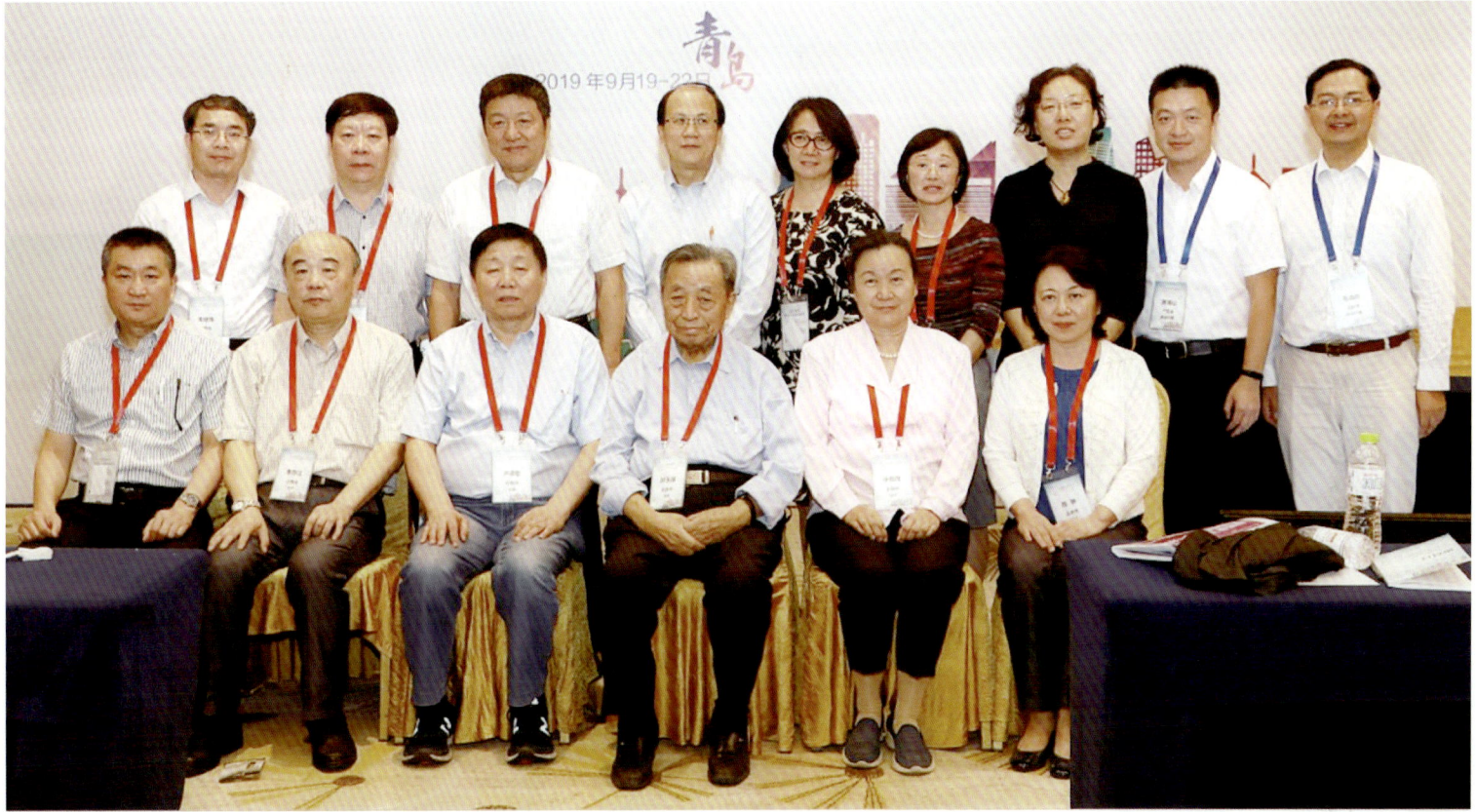

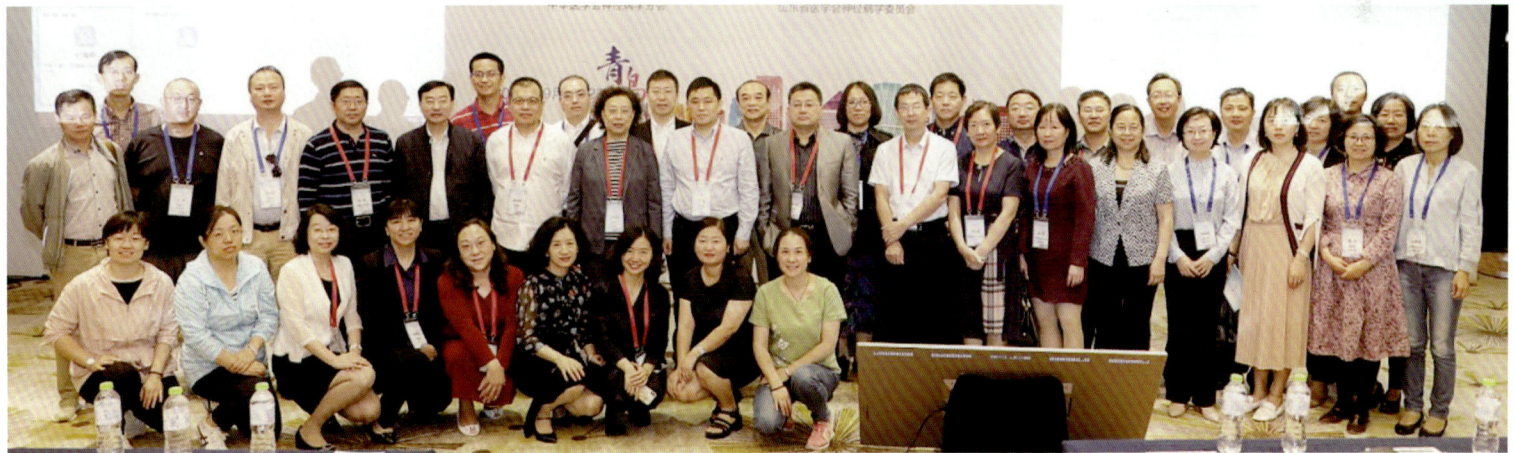

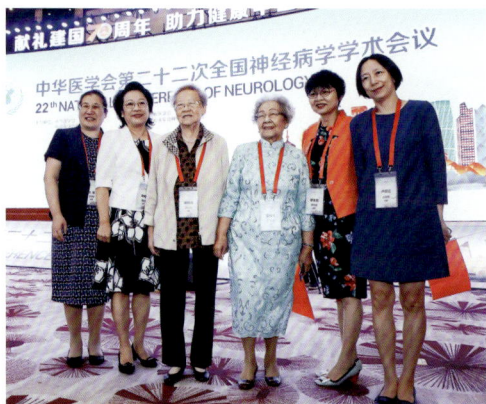
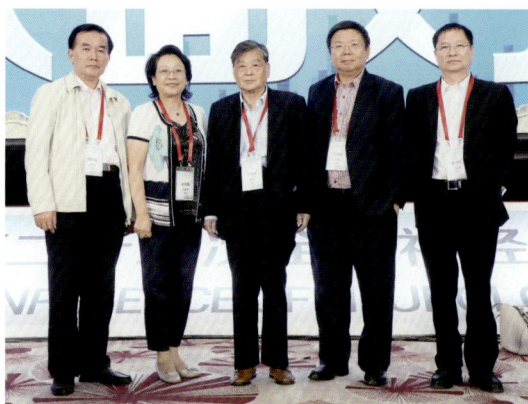
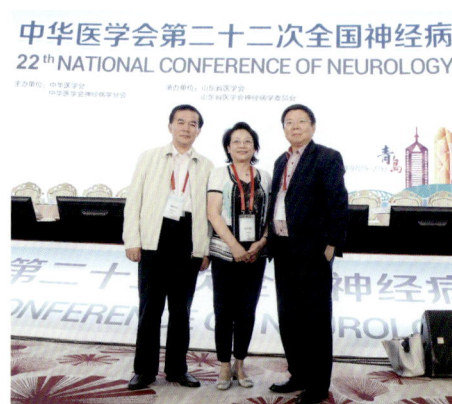
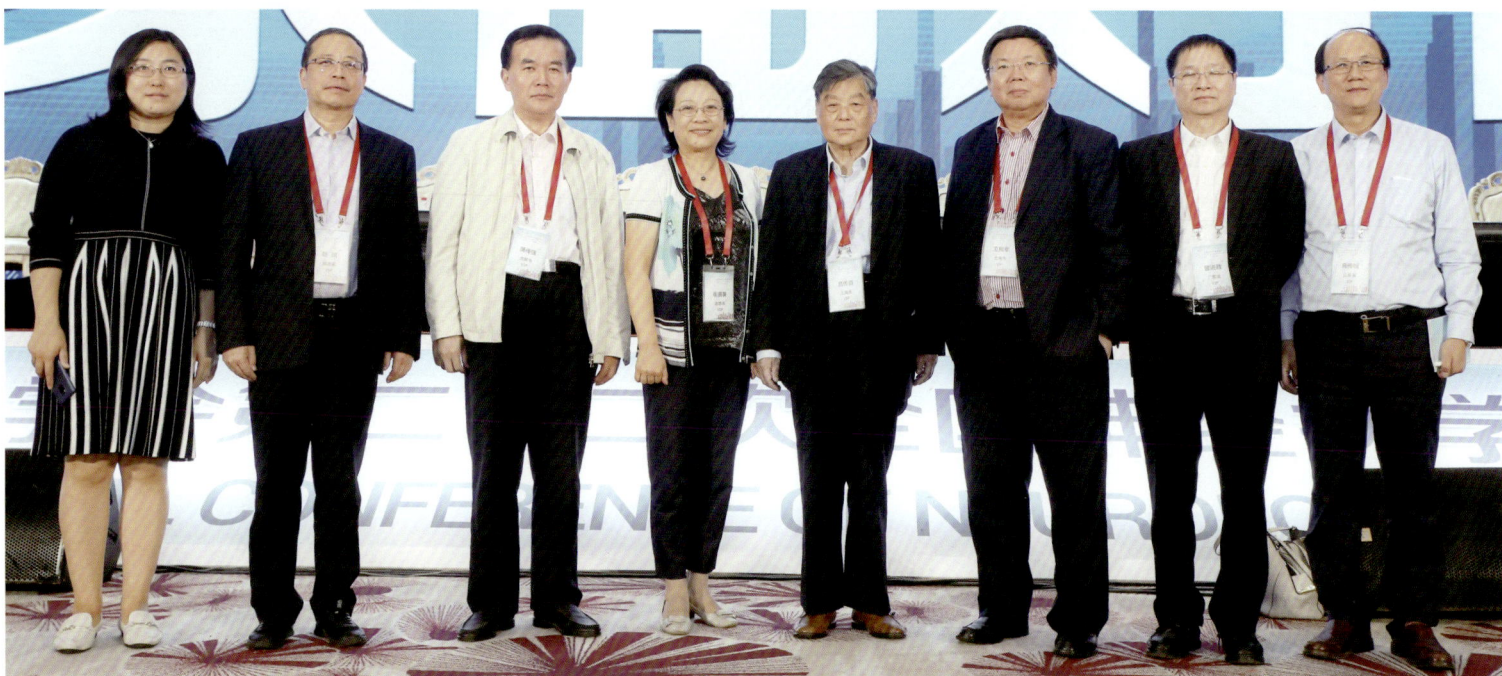

2019年9月，中华医学会第二十二次全国神经病学学术会议在青岛召开

63/ 神经病学界女教授合影留念（自右向左为卢家红、罗本燕、梁秀龄、饶明俐、崔丽英、徐运）

64/ 历届中华医学会神经病学分会主任委员合影留念

65/ 中华医学会神经病学分会第七届委员会现任、前任、候任主任委员合影留念

66/ 历届中华医学会神经病学分会主任委员、副主任委员合影留念

63	64	65
	66	

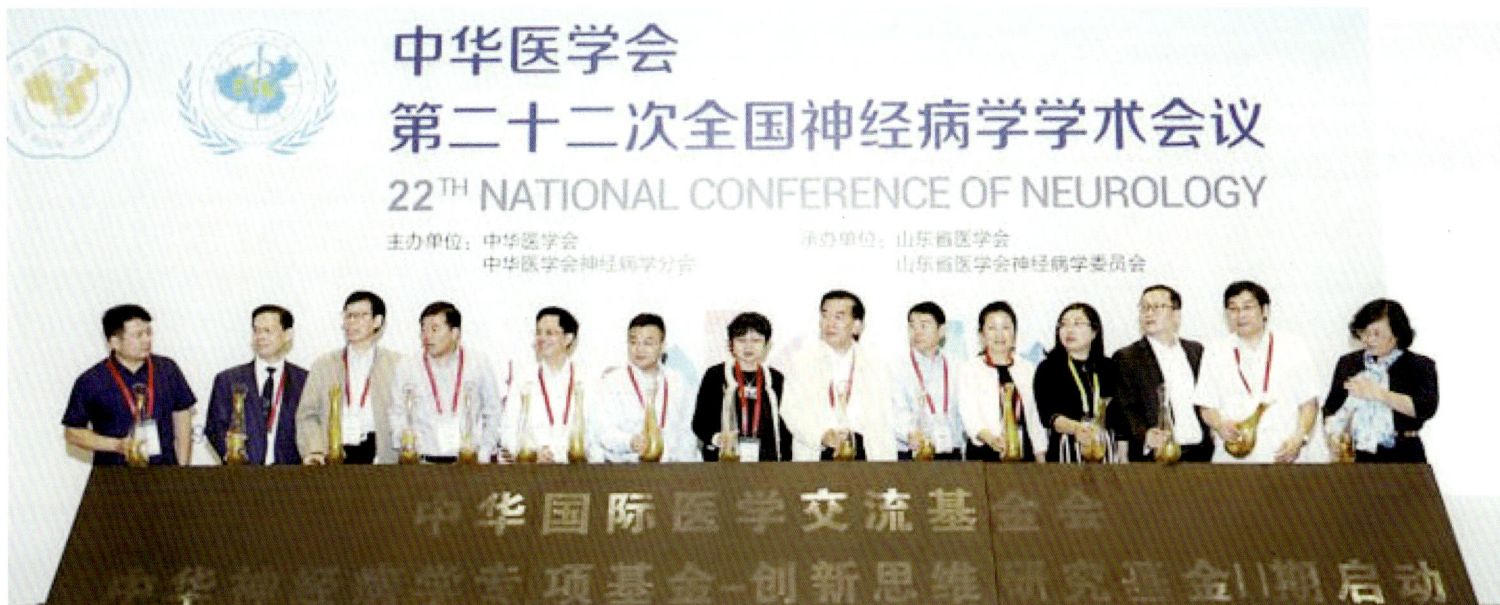

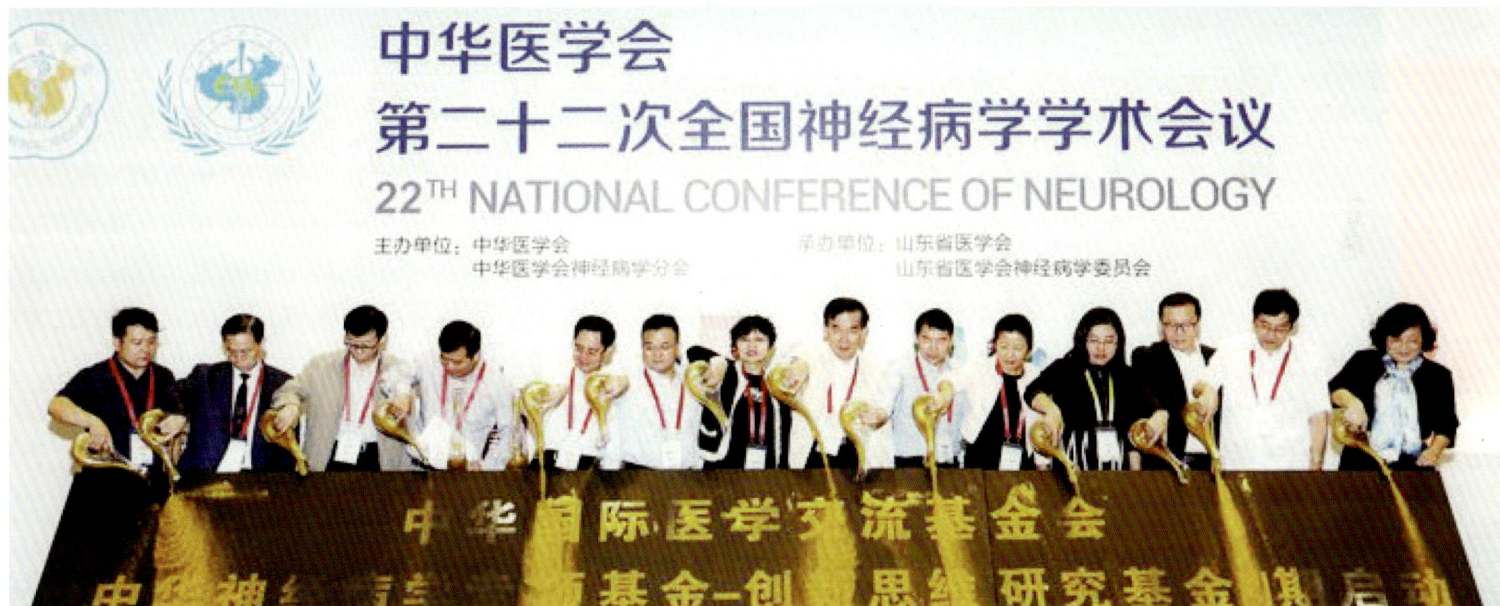

2019年9月，中华神经病学专项基金-创新思维研究基金Ⅱ期启动会在青岛举行

1、2/参会专家有蒲传强、肖波、管阳太、王佳伟、戚晓昆、罗本燕、王丽娟、朱遂强、屈秋民、何志义和杨欢教授

十三、中华医学会神经病学分会第八届委员会

（一）组建和发展

2019年9月20日，在中华医学会第二十二次全国神经病学学术会议召开前夕，中华医学会神经病学分会第七届委员会全体委员会议在青岛召开，中华医学会副秘书长郭伟华和中华医学会组织管理部胡俊同志参加本次大会，崔丽英主任委员给全体委员做3年工作总结汇报，肯定了3年以来在中华医学会领导的关怀下，在中华医学会相关部门的支持和指导下，在全体委员的共同努力下，圆满完成了各项任务和工作。接着召开中华医学会神经病学分会第七届委员会常务委员会会议，由中华医学会副秘书长郭伟华主持，组织管理部胡俊同志参加，主要内容是讨论中华医学会神经病学分会第八届委员会候任主任委员、副主任委员和常务委员的候选人名单，通过民主讨论、个人自荐，最终确定第八届委员会差额选举的候任主任委员、副主任委员和常务委员名单。之后，中华医学会副秘书长郭伟华发表讲话，主要表扬本次因年龄和届数而退出中华医学会神经病学分会的委员和常务委员们，并给每位专家颁发了表彰奖证书。

中华医学会神经病学分会第八届委员会的选举会议由中华医学会副秘书长郭伟华主持，组织管理部胡俊同志参加，新当选的80名委员全部参加，主要任务是选举新一届候任主任委员、副主任委员和常务委员。依中华医学会章程规定，中华医学会神经病学分会第七届委员会候任主任委员王拥军自动转为中华医学会神经病学分会第八届委员会现任主任委员，中华医学会神经病学分会第七届委员会主任委员崔丽英转为中华医学会神经病学分会第八届委员会前任主任委员兼常务委员，故换届选举工作主要是选举第八届委员会候任主任委员、副主任委员和常务委员。按照组织原则和选举规则，经过差额、多轮的无记名方式投票选举，最终选出新一届常务委员（王拥军、崔丽英、曾进胜、董强、徐运、肖波、焉传祝、王玉平、张通、彭斌、戚晓昆、黄旭升、王佳伟、施福东、郭力、何志义、杨弋、汪昕、管阳太、刘军、张宝荣、张杰文、王延江、何俐、赵钢），候任主任委员曾进胜，副主任委员董强、徐运、肖波、焉传祝，主任委员王拥军，前任主任委员崔丽英。至此，圆满完成中华医学会神经病学分会第八届委员会的选举工作。经王拥军主任委员提名，常务委员会表决通过，同意赵性泉为秘书长，彭斌为副秘书长。

2019年12月，由中华医学会神经病学分会、中华医学会神经病学分会脑血管病学组和《中华神经科杂志》编辑委员会组织的中国脑血管病防治指南巡讲在广州举办。开幕式由刘鸣教授和汪谋岳主任主持，曾进胜、蒲传强教授和崔丽英教授分别致辞。会上，曾进胜教授讲授了"中国颅内静脉系统血栓形成诊断和治疗指南"，刘鸣教授讲授了"中国急性脑梗死后出血转化诊治共识"，彭斌教授讲授了"中国急性缺血性脑卒中诊治指南"，朱遂强教授讲授了"中国脑出血诊治指南"，何志义教授讲授了"中国脑血管病影像应用指南"，秦超教授讲授了"中国蛛网膜下腔出血诊治指南"。

2019年12月，由中华医学会神经病学分会崔丽英、蒲传强、王拥军主编，董强、樊东升、曾进、赵钢副主

编，吕传真主审的《神经系统疾病诊疗指南及检查技术操作规范》由人民卫生出版社正式出版。

　　随着中华医学会神经病学分会第八届委员会的产生，2019年末的到来，中华医学会神经病学分会第七届委员会的任务圆满完成，《中华医学会神经病学分会发展史》的编写截止日期也到此为止。《中华医学会神经病学分会发展史》以图文并茂的形式编写，为了以更形象、更具体、更客观的方式展示中华医学会神经病学分会的发展历程，展示在历史长河中前辈们、同道们、领导们为中华医学会神经病学分会发展所做的点点滴滴贡献，更是给后人们提供了解中华医学会神经病学分会发展的客观史料，当然，也为被载入本书记录的人和事留个纪念。《中华医学会神经病学分会发展史》的编写尽管到此而止，但中华医学会神经病学分会仍在不断发展，且肯定会发展得越来越更好！祝福中华医学会神经病学分会的美好未来！

（二）图片展示

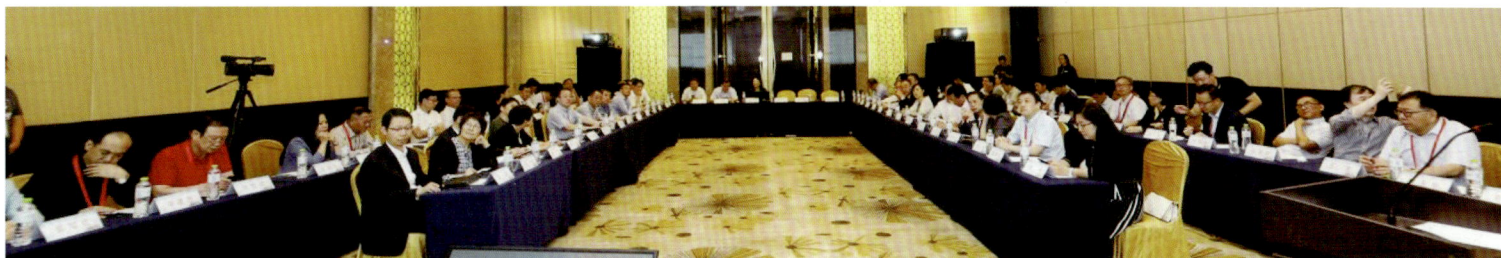

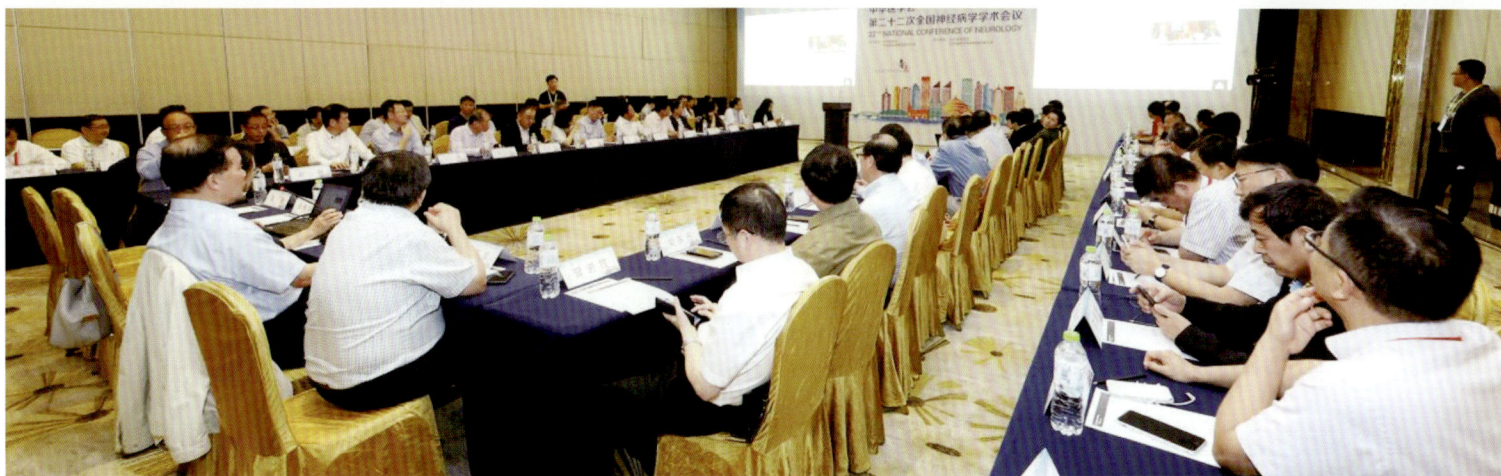

2019年9月20日，中华医学会神经病学分会第七届委员会全体委员会议在青岛举行

1、2/会场

1
2

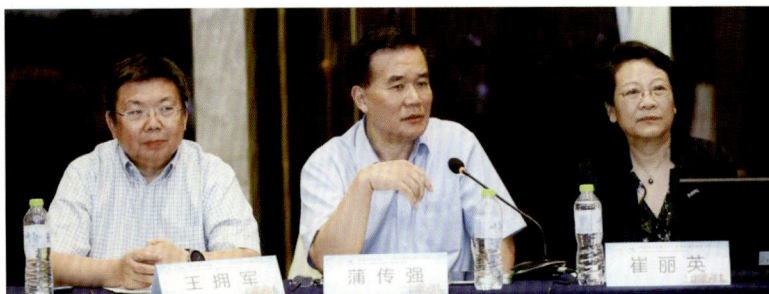

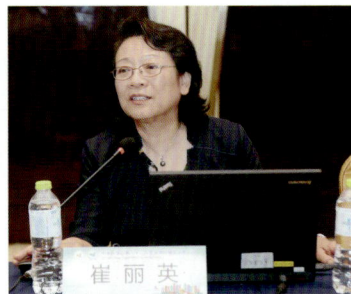

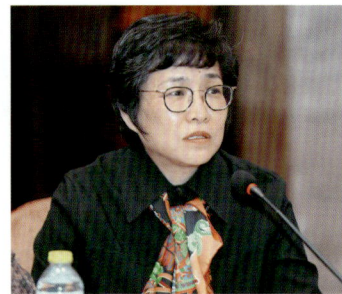

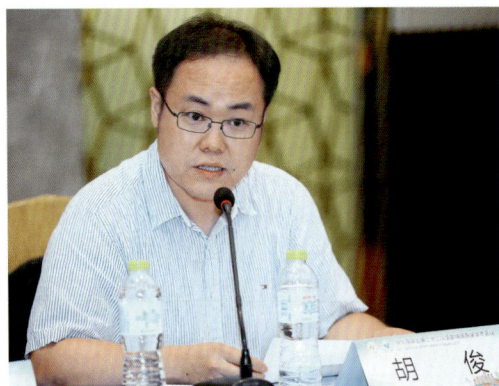

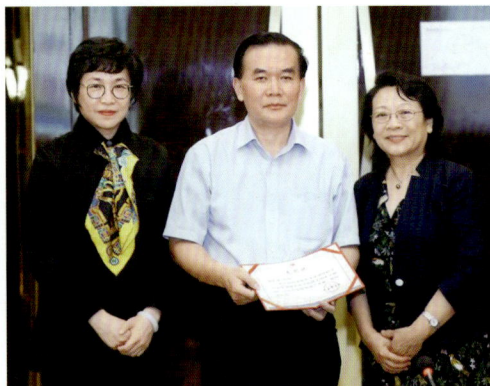

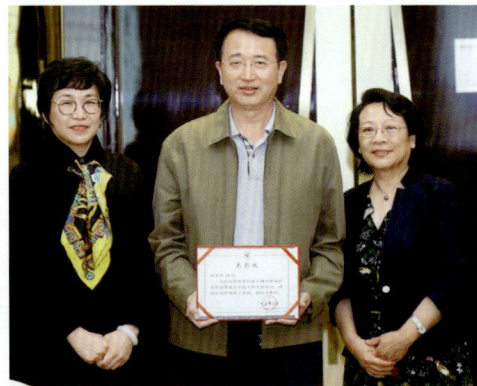

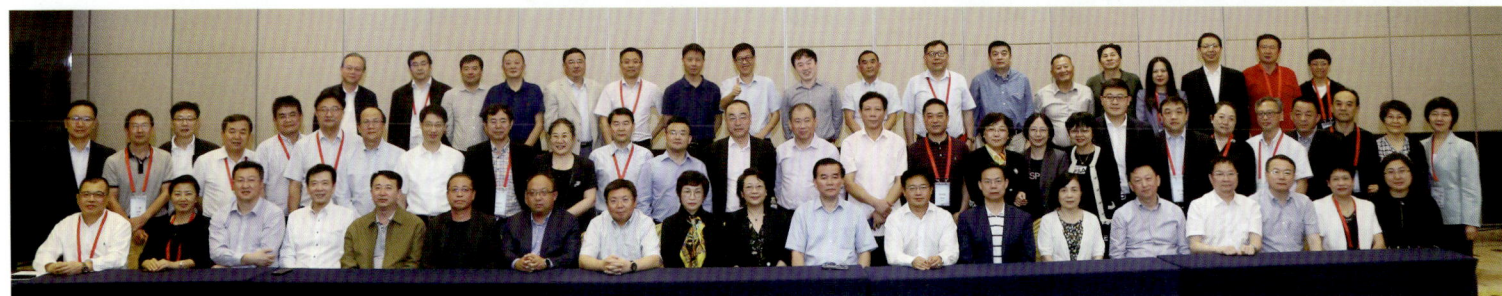

2019年9月20日，中华医学会神经病学分会第七届委员会全体委员会议在青岛举行

3/崔丽英、蒲传强、王拥军教授

4/崔丽英教授主持会议

5/郭伟华副秘书长做指示

6/胡俊同志讲解组织选举规则

7、8/郭伟华副秘书长和崔丽英教授分别给卸任的蒲传强和樊东升教授颁发表彰奖

9/全体委员大合影

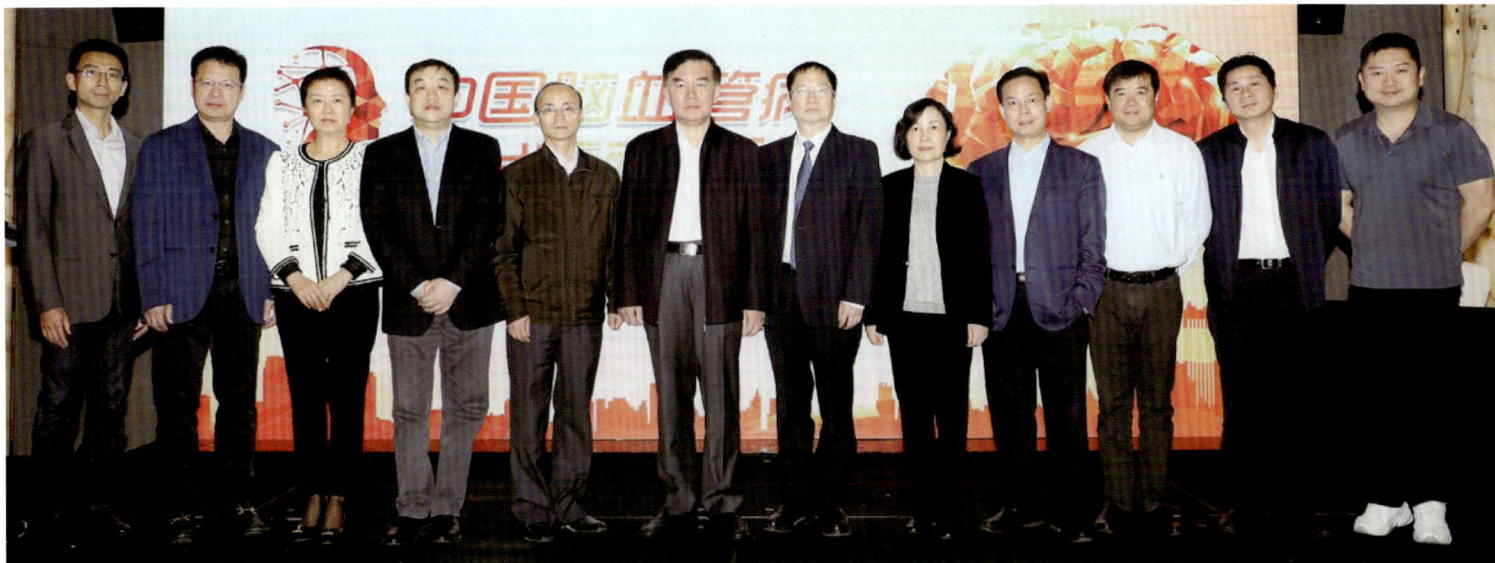

2019年12月，中国脑血管病防治指南巡讲在广州举行，参会专家有蒲传强、曾进胜、刘鸣、汪谋岳、彭斌、朱遂强、何志义、秦超、王丽娟和潘速跃教授

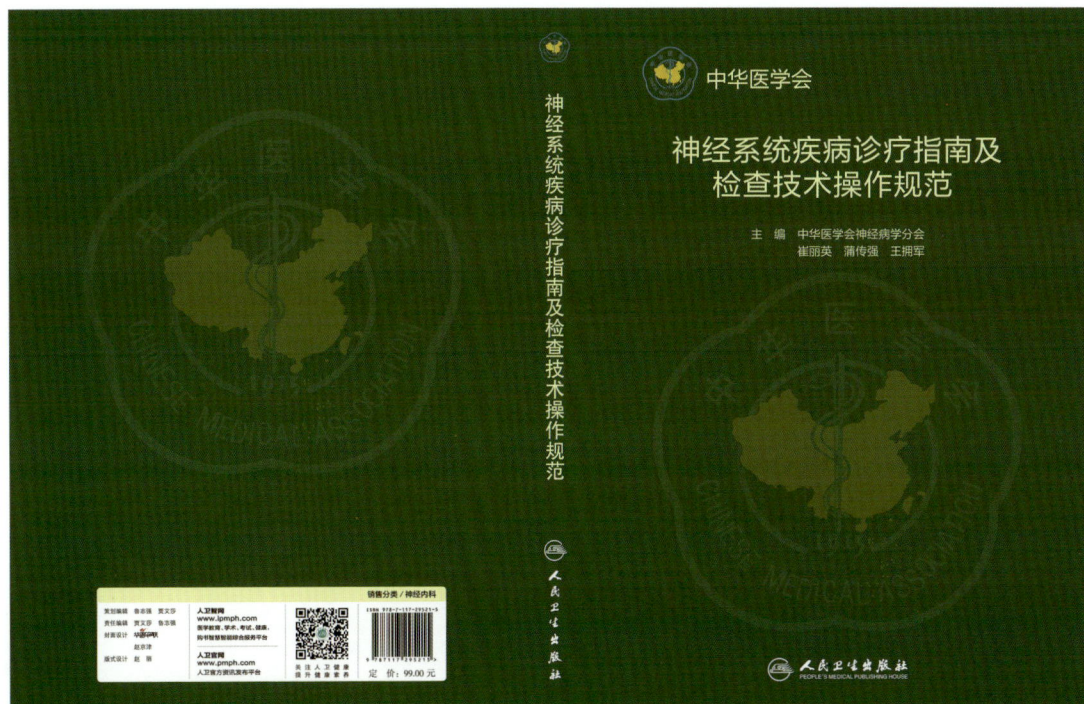

《神经系统疾病诊疗指南及检查技术操作规范》封面

第二节 中华医学会神经病学分会历届委员会名单

中华医学会神经病学分会的历史可追溯到1951年成立的中华医学会神经精神科学会，由当时从欧美学习、工作归来的一批精神病学专家和神经病学专家组建而成。自此，我国神经病学进入新征程，老一辈的神经病学专家和精神病学专家积极配合、共同努力，通过教学、进修和学术活动等不同方式培养了大批神经内科医师，同时也逐渐建立了更多的神经内科临床科室。因此，中华医学会神经病学分会的历史包括1951—1994年共五届中华医学会神经精神科学会的历史和1994年成立至今共八届中华医学会神经病学分会的历史。本节按届数依次列出各届委员会名单。

一、中华医学会神经精神科学会第一届委员会名单

主 任 委 员：许英魁
副主任委员：魏毓麟
秘　　　书：魏毓麟
注：常务委员和委员名单均未找到记录。

二、中华医学会神经精神科学会第二届委员会名单

主 任 委 员：夏镇夷
副主任委员：冯应琨　伍正谊
常 务 委 员：夏镇夷　冯应琨　伍正谊　王慰曾　许英魁　张沅昌
　　　　　　赵葆洵　黄友岐　粟宗华
委　　　员：夏镇夷　冯应琨　伍正谊　王慰曾　许英魁　张沅昌
　　　　　　赵葆洵　黄友岐　粟宗华　王芷沅　刘多三　刘昌永
　　　　　　刘贻德　朱镛连　周孝达　陶国泰　唐家琛　莫淦明
注：秘书名单未找到记录。

三、中华医学会神经精神科学会第三届委员会名单

主 任 委 员：夏镇夷

副主任委员：冯应琨　伍正谊　张沅昌　黄克维　王忠诚

委　　　　员：夏镇夷　冯应琨　伍正谊　张沅昌　黄克维　王忠诚

于世英　于清汉　王　苏　王芷沅　王克俭　王新德

白广明　史玉泉　刘多三　刘昌永　刘贻德　朱汉英

朱建堃　朱桢卿　朱镛连　汪无级　陈　诒　陈文俊

陈学诗　李文铎　何钦圣　匡培根　沈其杰　沈渔邨

沈慕慈　张　明　张继志　周孝达　罗维武　段国升

娄焕明　侯金镐　侯熙德　赵　馥　赵衍柱　赵葆洵

徐石英　唐家琛　莫淦明　索敬贤　陶国泰　黄振伟

黄友岐　曹美鸿　粟秀初　葛茂振　傅雅各　崔元昌

谭铭勋　榻湘荣　臧人和　薛庆澄

秘　　　　书：陈学诗　沈渔邨　谭铭勋

注：常务委员名单未找到记录。

四、中华医学会神经精神科学会第四届委员会名单

名誉主任委员：夏镇夷

名 誉 顾 问：冯应琨　伍正谊　黄克维　黄友岐　于清汉

主 任 委 员：陈学诗

副主任委员：周孝达　沈渔邨

常 务 委 员：陈学诗　周孝达　沈渔邨　王新德　江德华　杨德森

张明园　赵葆洵　陶国泰　傅雅各　谭铭勋

委　　　　员：陈学诗　周孝达　沈渔邨　万文鹏　王克俭　王明德

王　苏　王新德　江德华　李永志　李文铎　李春范

朱镛连　匡培根　刘多三　刘协和　刘贻德　成俊祥

汪无级　沈其杰　沈慕慈　张扬达　张明园　张继志

张童昌　杨任民　杨德森　陈清棠　陈传增　陆雪芬
罗维武　侯沂　侯熙德　赵福康　赵葆洵　赵馥
胡振序　徐韬园　粟秀初　陶国泰　黄振伟　葛茂振
傅雅各　董佑忠　翟书涛　谭铭勋　熊希民

注：秘书名单未找到记录。

五、中华医学会神经精神科学会第五届委员会名单

名誉主任委员：夏镇夷

名　誉　委　员：周孝达　陶国泰　赵葆洵

主　任　委　员：陈学诗

副主任委员：沈渔邨　王新德　江德华　张明园

常　务　委　员：陈学诗　沈渔邨　王新德　江德华　张明园　谭铭勋
　　　　　　　　杨德森　徐韬园　侯熙德　粟秀初　刘协和　沈其杰
　　　　　　　　朱镛连

委　　　　　员：陈学诗　沈渔邨　王新德　江德华　张明园　丁铭臣
　　　　　　　　万文鹏　王明德　王瑞昆　马朝桂　邓职森　李永志
　　　　　　　　李作汉　李春岩　朱克　朱镛连　刘协和　汪无级
　　　　　　　　成俊祥　沈其杰　沈鼎烈　林世和　杨任民　杨德森
　　　　　　　　陈传曾　陈清棠　陆雪芬　罗维武　郭公宜　侯熙德
　　　　　　　　赵玉林　赵竹林　胡振序　张扬达　张继志　宰春和
　　　　　　　　徐韬园　翁建英　饶明俐　董佑忠　粟秀初　舒良
　　　　　　　　彭克钦　葛茂振　蒲道学　谭铭勋　翟书涛

秘　　　　　书：吴逊　周东丰

六、中华医学会神经病学分会第一届委员会名单

名　誉　顾　问：周孝达　赵葆洵　匡培根　于清汉　陈学诗

主　任　委　员：王新德

副主任委员：江德华　秦震　陆雪芬　陈清棠

常 务 委 员：王新德　江德华　秦　震　陆雪芬　陈清棠　朱　克
　　　　　　　朱镛连　饶明俐　侯熙德　董为伟　粟秀初　谭铭勋
委　　　员：王新德　江德华　秦　震　陆雪芬　陈清棠　丁铭臣
　　　　　　　丁德云　马朝桂　孔繁元　方树友　王得新　龙　洁
　　　　　　　冯兆磊　朱　克　朱镛连　米翠兰　迟兆富　李作汉
　　　　　　　李春岩　余绍祖　吴　逊　赵玉林　杨任民　饶明俐
　　　　　　　侯熙德　郭玉璞　翁建英　宰春和　黄一镗　梁秀龄
　　　　　　　梁德胜　董为伟　董佑忠　谢光洁　粟秀初　蒲道学
　　　　　　　谭铭勋
秘　　　书：吴　逊　陈伟群
青 年 委 员：孙圣刚　吴　江　肖　波　陈生弟　陈海波　陆兵勋
　　　　　　　郎森阳　赵　钢

七、中华医学会神经病学分会第二届委员会名单

名誉主任委员：王新德
顾　　　问：粟秀初　谭铭勋　朱镛连
主 任 委 员：陈清棠
副主任委员：朱　克　王纪佐　吕传真　陆雪芬
常 务 委 员：陈清棠　朱　克　王纪佐　吕传真　陆雪芬　董为伟
　　　　　　　孔繁元　李春岩　李舜伟　李作汉　饶明俐　吴　逊
　　　　　　　许贤豪　袁光固　张苏明
委　　　员：陈清棠　朱　克　王纪佐　吕传真　陆雪芬　陈生弟
　　　　　　　程源深　迟兆富　崔丽英　丁新生　董为伟　董佑忠
　　　　　　　方树友　冯兆磊　韩咏竹　黄远桂　贾建平　孔繁元
　　　　　　　李承宴　李春岩　李绍英　李舜伟　李作汉　廖小平
　　　　　　　刘国荣　陆兵勋　马朝桂　裴世澄　蒲道学　秦　震
　　　　　　　饶明俐　王得新　王德生　翁建英　吴　逊　肖　波
　　　　　　　许国英　许贤豪　杨泽洲　袁光固　张苏明　张微微
　　　　　　　赵玉林

秘　　　　书：王薇薇　蔡晓杰

青 年 委 员：陈海波　樊东升　冯加纯　管阳太　胡学强　刘　鸣
　　　　　　　蒲传强　汪　昕　王薇薇　王拥军　吴世政　肖剑锋
　　　　　　　赵　钢

八、中华医学会神经病学分会第三届委员会名单

顾　　　　问：王新德　陆雪芬　王纪佐　饶明俐

主 任 委 员：吕传真

副主任委员：孔繁元　张苏明　崔丽英

常 务 委 员：吕传真　孔繁元　张苏明　崔丽英　王得新　刘　鸣
　　　　　　　许贤豪　吴　江　李作汉　李春岩　李舜伟　迟兆富
　　　　　　　陈生弟　胡学强　贾建平　谢　鹏　蒲传强

委　　　　员：吕传真　孔繁元　张苏明　崔丽英　王得新　刘　鸣
　　　　　　　许贤豪　吴　江　李作汉　李春岩　李舜伟　迟兆富
　　　　　　　陈生弟　胡学强　贾建平　谢　鹏　蒲传强　丁美萍
　　　　　　　丁新生　王　柠　王拥军　王德生　冯加纯　刘国荣
　　　　　　　朱榆红　朵振顺　吴晓牧　张小宁　张哲成　张朝东
　　　　　　　张微微　李正仪　李承宴　杨友松　杨泽洲　杨期东
　　　　　　　肖　波　陆兵勋　陈海波　郑　健　洪　震　赵忠新
　　　　　　　索爱琴　莫雪安　黄一宁　黄远桂　程　焱　韩咏竹
　　　　　　　楚　兰　廖卫平　廖小平　裴世澄　樊东升

学 术 秘 书：蒲传强

工 作 秘 书：卢家红　蔡晓杰

青 年 委 员：赵　钢　曾进胜　王　伟　贺茂林　周　东　郭　力
　　　　　　　张颖冬　汪　昕　于生元　吴世政　苏志强　张　旭
　　　　　　　张　通　汪　凯　管阳太

九、中华医学会神经病学分会第四届委员会及青年委员会名单

（一）委员会名单

顾　　　　问：孔繁元　李舜伟　许贤豪　李春岩　李作汉

前任主任委员：吕传真

主　任　委　员：崔丽英

候任主任委员：贾建平

副主任委员：陈生弟　胡学强　蒲传强　谢　鹏

常　务　委　员：崔丽英　贾建平　陈生弟　胡学强　蒲传强　谢　鹏
　　　　　　　丁新生　王　柠　王得新　刘　鸣　吴　江　陈海波
　　　　　　　肖　波　迟兆富　洪　震　赵忠新　赵　钢　张苏明
　　　　　　　张朝东　张微微　郭　力　黄一宁　程　焱　吕传真

委　　　　员：崔丽英　贾建平　陈生弟　胡学强　蒲传强　谢　鹏
　　　　　　　丁新生　王　柠　王得新　刘　鸣　吴　江　陈海波
　　　　　　　肖　波　迟兆富　洪　震　赵忠新　赵　钢　张苏明
　　　　　　　张朝东　张微微　郭　力　黄一宁　程　焱　丁美萍
　　　　　　　牛小媛　王拥军　王新平　冯加纯　朱榆红　孙圣刚
　　　　　　　孙红斌　许予明　许　晶　刘国荣　刘春风　刘振国
　　　　　　　李正仪　李承宴　杜彦辉　汪　昕　汪　凯　吴世政
　　　　　　　吴晓牧　陈　琳　陈晓春　郑　健　郑荣远　贺茂林
　　　　　　　张小宁　张　通　张哲成　张晓莺　张黎明　张颖冬
　　　　　　　杨金升　杨期东　高旭光　索爱琴　莫雪安　曾进胜
　　　　　　　曹秉振　董　强　蒋　莉　楚　兰　廖小平　廖卫平
　　　　　　　褚晓凡　管阳太　谭　兰　樊东升　吕传真

秘　书　长：樊东升

副　秘　书　长：陈　琳

工　作　秘　书：蔡晓杰　卢家红

（二）青年委员会名单

主 任 委 员：崔丽英

副主任委员：王　伟　周　东　焉传祝

委　　　员：马　欣　王　伟　王　莉　王丽娟　王振海　方伯言

孙　莉（天津）　孙　莉（吉林）　刘新峰　刘艺鸣

李震中　李柱一　李海峰　李　新　张杰文　张　俊

张晓君　张拥波　张志珺　苏志强　陈康宁　吴志英

杨　欢　肖　勤　狄　晴　周　东　罗本燕　徐安定

秦　超　秦新月　黄旭升　曹云鹏　龚　涛　焉传祝

戚晓昆　彭　斌　潘速跃

秘　　　书：彭　斌

十、中华医学会神经病学分会第五届委员会及青年委员会名单

（一）委员会名单

主 任 委 员：贾建平

前任主任委员：崔丽英

候任主任委员：蒲传强

副 主 任 委 员：胡学强　陈生弟　谢　鹏　王拥军

常 务 委 员：贾建平　崔丽英　蒲传强　胡学强　陈生弟　谢　鹏

王拥军　陈海波　程　焱　迟兆富　丁新生　董　强

樊东升　郭　力　何志义　洪　震　黄一宁　刘　鸣

王　柠　吴　江　肖　波　张　通　张苏明　赵　钢

赵忠新

委　　　员：贾建平　崔丽英　蒲传强　陈生弟　胡学强　谢　鹏

曹秉振　陈　琳　陈海波　陈康宁　陈晓春　程　焱

迟兆富　楚　兰　丁美萍　丁新生　董　强　杜彦辉

樊东升　冯加纯　高旭光　管阳太　郭　力　何志义

贺茂林　洪　震　黄一宁　姜长斌　李承晏　李继梅
李正仪　廖卫平　廖小平　刘　鸣　刘春风　刘振国
卢家红　罗本燕　莫雪安　牛小媛　孙红斌　孙圣刚
谭　兰　唐北沙　汪　凯　汪　昕　王　柠　王　宏
王　伟　王丽娟　王新平　王拥军　吴　江　吴世政
吴晓牧　肖　波　许予明　焉传祝　杨金升　曾进胜
张　通　张杰文　张黎明　张苏明　张微微　张小宁
张晓光　张颖冬　张哲成　赵　钢　赵忠新　郑　健
周　东　朱榆红

秘　书　长：樊东升

副秘书长：陈　琳

工作秘书：孙永馨　魏翠柏　蔡晓杰

（二）青年委员会名单

主任委员：贾建平

副主任委员：武　剑　吴志英　江　文　杨　弋

委　　员：武　剑　吴志英　江　文　杨　弋　彭　斌　田成林
龚　涛　赵　军　王朝霞　王伊龙　张　俊　张晓君
李　新　孙　莉（天津）　李　彬　张　笋　王　萍
赵传胜　丛树艳　孙　莉（吉林）　张忠玲　肖　勤
王　坚　王文昭　张　威　董海蓉　方　琪　楼　敏
王　玉　陈万金　徐仁伵　刘艺鸣　郭守刚　李　玮
张　旻　张　洪　夏　健　杨　欢　邱　伟　陈　玲
吴　原　黄仕雄　张　猛　杨　琴　商慧芳　徐　竹
殷　梅　苗建亭　石正洪　侯　倩　王振海　宋永斌

秘　　书：武　剑

十一、中华医学会神经病学分会第六届委员会及青年委员会名单

（一）委员会名单

名誉主任委员：吕传真

顾　　　问：张苏明　丁新生　赵忠新　迟兆富

主 任 委 员：蒲传强

前任主任委员：贾建平

候任主任委员：崔丽英

副 主 任 委 员：王拥军　赵　钢　陈生弟　谢　鹏

常 务 委 员：蒲传强　贾建平　崔丽英　王拥军　赵　钢　陈生弟
　　　　　　　谢　鹏　陈海波　王　伟　王　柠　刘　鸣　肖　波
　　　　　　　吴　江　何志义　汪　昕　张　通　施福东　洪　震
　　　　　　　徐　运　郭　力　焉传祝　黄一宁　董　强　曾进胜
　　　　　　　樊东升

委　　　员：蒲传强　贾建平　崔丽英　王拥军　赵　钢　陈生弟
　　　　　　　谢　鹏　陈海波　王　伟　王　柠　刘　鸣　肖　波
　　　　　　　吴　江　何志义　汪　昕　张　通　施福东　洪　震
　　　　　　　徐　运　郭　力　焉传祝　黄一宁　董　强　曾进胜
　　　　　　　樊东升　丁美萍　牛小媛　王丽娟　王　宏　王新平
　　　　　　　卢祖能　卢家红　石向群　刘学源　刘春风　刘振国
　　　　　　　孙红斌　朱遂强　朱榆红　许予明　吴世政　吴晓牧
　　　　　　　张小宁　张杰文　张颖冬　张黎明　李月春　李柱一
　　　　　　　李继梅　杜怡峰　杜彦辉　杨　弋　汪　凯　陈晓春
　　　　　　　陈康宁　陈　琳　周　东　周华东　武　剑　罗本燕
　　　　　　　胡学强　胡　波　贺茂林　赵玉华　唐北沙　秦　超
　　　　　　　戚晓昆　曹秉振　梁战华　彭　斌　程　焱　楚　兰
　　　　　　　廖小平　管阳太　谭　兰　潘速跃

秘 书 长：彭　斌

副 秘 书 长：杨　弐

秘　　　　书：蔡晓杰　石　强　刘洁晓

（二）青年委员会名单

主 任 委 员：蒲传强

副主任委员：朱以诚　江　文　王延江　王小姗

委　　　员：蒲传强　朱以诚　江　文　王延江　王小姗　丁　晶

马联胜　王　玉　王伊龙　王朝霞　丛树艳　叶钦勇

田成林　刘　军　刘汉兴　孙　莉　孙永馨　吴　原

张　昊　李　玮　李　彬　李　静　李红燕　李海峰

李敬伟　杨春晓　杨清武　苏　闻　邱　伟　陈　涛

陈万金　罗国刚　罗晓光　范　佳　范玉华　侯　倩

郝峻巍　殷　梅　谈　颂　郭守刚　商慧芳　崔利华

梁　成　谢旭芳　鲁　明　楼　敏

秘　　　　书：田成林

十二、中华医学会神经病学分会第七届委员会及青年委员会名单

（一）委员会名单

名誉主任委员：贾建平

顾　　　　问：洪　震　陈生弟　肖　波

主 任 委 员：崔丽英

前任主任委员：蒲传强

候任主任委员：王拥军

副主任委员：董　强　曾进胜　赵　钢　樊东升

常 务 委 员：崔丽英　蒲传强　王拥军　董　强　曾进胜　赵　钢

樊东升　陈海波　黄一宁　张　通　王玉平　施福东

郭　力　何志义　吴　江　汪　昕　管阳太　卢家红

徐　运　王　柠　焉传祝　张杰文　王　伟　谢　鹏

刘　鸣

委　　　　员：崔丽英　蒲传强　王拥军　董　强　曾进胜　赵　钢
　　　　　　　樊东升　陈海波　黄一宁　张　通　王玉平　施福东
　　　　　　　郭　力　何志义　吴　江　汪　昕　管阳太　卢家红
　　　　　　　徐　运　王　柠　焉传祝　张杰文　王　伟　谢　鹏
　　　　　　　刘　鸣　戚晓昆　彭　斌　武　剑　王佳伟　黄旭升
　　　　　　　赵性泉　张哲成　杨　丽　郭军红　李月春　梁战华
　　　　　　　杨　弋　李国忠　刘学源　刘振国　王　坚　刘　军
　　　　　　　张颖冬　刘春风　罗本燕　张宝荣　孙中武　陈晓春
　　　　　　　毕建忠　杜怡峰　滕军放　胡　波　卢祖能　朱遂强
　　　　　　　唐北沙　陆正齐　潘速跃　王丽娟　秦　超　陈康宁
　　　　　　　周华东　孙红斌　周　东　楚　兰　丁　里　赵玉华
　　　　　　　李柱一　石向群　吴世政　王振海　杨新玲　王　宏
名　誉　委　员：黄家星
秘　书　长：彭　斌
副秘书长：杨　弋
秘　　　　书：蔡晓杰　倪　俊　戴　毅

（二）青年委员会名单

主任委员：崔丽英
副主任委员：唐　毅　王伊龙　楼　敏　江　泓
委　　　　员：唐　毅　王伊龙　楼　敏　江　泓　李冰洁　李淑华
　　　　　　　刘建国　鲁　明　王朝霞　朱以诚　郝峻巍　巫嘉陵
　　　　　　　李　彬　王贺波　李　阳　李春阳　丛树艳　范　佳
　　　　　　　邢英琦　杨春晓　丁　晶　郝　勇　靳令经　吴逸雯
　　　　　　　赵重波　李敬伟　徐　俊　朱小群　陈万金　潘晓东
　　　　　　　吴凌峰　郭守刚　李海峰　蒋　超　马明明　刘汉兴
　　　　　　　骆　翔　范玉华　邱　伟　刘竞丽　刘　涛　高长越
　　　　　　　吴　波　孟　强　刘永红　张　茹　张振昶　吉维忠
　　　　　　　侯晓霖　马建华　崔丽英
注：本届青年委员会无秘书。

十三、中华医学会神经病学分会第八届委员会名单

名誉主任委员：蒲传强

主 任 委 员：王拥军

前任主任委员：崔丽英

候任主任委员：曾进胜

副主任委员：董 强　徐 运　肖 波　焉传祝

常 务 委 员：王拥军　崔丽英　曾进胜　董 强　徐 运　肖 波
　　　　　　　焉传祝　王玉平　张 通　彭 斌　戚晓昆　黄旭升
　　　　　　　王佳伟　施福东　郭 力　何志义　杨 弋　汪 昕
　　　　　　　管阳太　刘 军　张宝荣　张杰文　王 伟　王延江
　　　　　　　何 俐　赵 钢

委 　 员：王拥军　崔丽英　曾进胜　董 强　徐 运　肖 波
　　　　　　　焉传祝　王玉平　张 通　彭 斌　戚晓昆　黄旭升
　　　　　　　王佳伟　施福东　郭 力　何志义　杨 弋　汪 昕
　　　　　　　管阳太　刘 军　张宝荣　张杰文　王 伟　王延江
　　　　　　　何 俐　赵 钢　胡文立　赵性泉　武 剑　彭丹涛
　　　　　　　黄勇华　张 俊　王朝霞　朱以诚　张哲成　薛 蓉
　　　　　　　李 新　郭军红　袁 军　陈会生　崔 俐　王丽华
　　　　　　　李国忠　刘学源　赵玉武　王 坚　赵重波　张克成
　　　　　　　王小姗　吴志英　汪 凯　陈万金　徐仁伵　谭 兰
　　　　　　　毕建忠　杜怡峰　滕军放　卢祖能　朱遂强　胡 波
　　　　　　　江 泓　王丽娟　陆正齐　潘速跃　秦 超　文国强
　　　　　　　秦新月　杨清武　谈 颂　吴 珊　丁 里　赵玉华
　　　　　　　李柱一　王满侠　胡全忠　王振海　杨新玲　张晓莺

秘 书 长：赵性泉

副秘书长：彭 斌

秘 　 书：蔡晓杰　秦海强　李子孝

注：本届委员会不列青年委员会名单。

第三节　中华医学会神经病学分会历届委员会主任委员、副主任委员个人简介

中华医学会神经病学分会的历程包括1951年成立的中华医学会神经精神科学会第一届委员会起至1994年中华医学会神经病学分会与中华医学会精神病学分会分开，共有五届委员会；中华医学会神经病学分会第一届委员会自1994年成立至2019年止，共有八届委员会。本章收录了历届委员会主任委员（包括候任主任委员）和副主任委员的资料，但仅包括神经病学专家（即在神经内科工作的专家），而精神病学专家不纳入收录范围。1951年起至今，担任主任委员的神经病学专家有11名，副主任委员有21名，以下展示各位专家的照片并附简单的个人介绍（包括行政职务、教师职称、医师职称，以及就任历届委员会的职务和届数，均以任期最高级别为主）。

一、主任委员（包括候任主任委员）

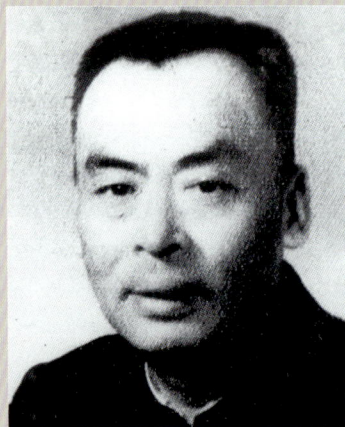

许英魁
北京协和医院神经科主任，教授，主任医师
中华医学会神经精神科学会第一届委员会主任委员

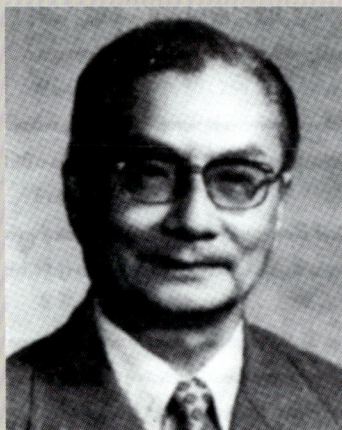

夏镇夷
复旦大学上海医学院（原上海第一医学院）精神病学教学研究室主任，教授，主任医师
中华医学会神经精神科学会第二、三届委员会主任委员
中华医学会神经精神科学会第四、五届委员会名誉主任委员

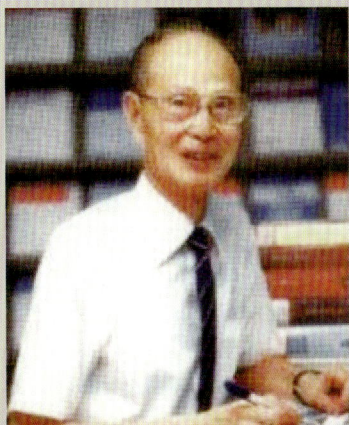

陈学诗
首都医科大学附属北京安定医院院长，教授，主任医师
中华医学会神经精神科学会第四、五届委员会主任委员

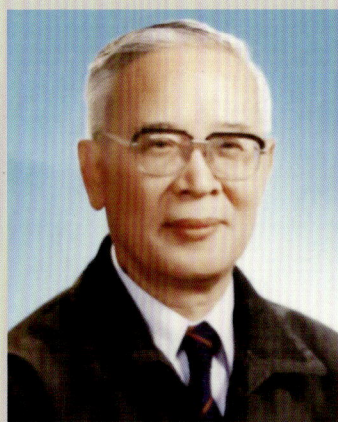

王新德
北京医院神经内科主任，教授，主任医师
中华医学会神经精神科学会第五届委员会副主任委员
中华医学会神经病学分会第一届委员会主任委员
中华医学会神经病学分会第二届委员会名誉主任委员

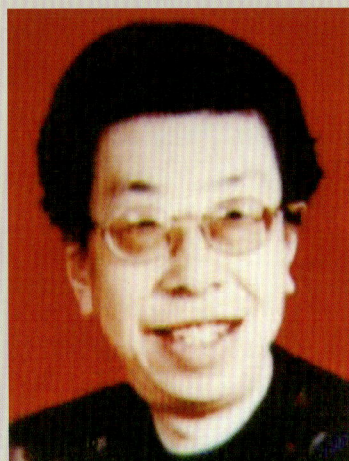

陈清棠
北京大学第一医院神经内科主任，教授，主任医师
中华医学会神经病学分会第一届委员会副主任委员
中华医学会神经病学分会第二届委员会主任委员

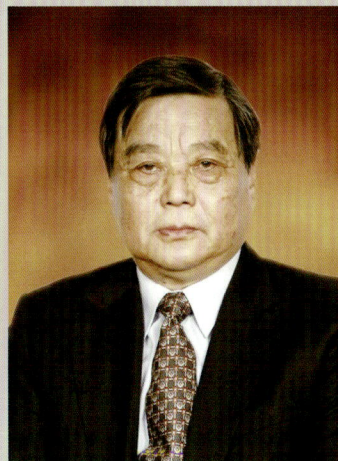

吕传真
复旦大学附属华山医院神经内科主任，教授，主任医师
中华医学会神经病学分会第二届委员会副主任委员
中华医学会神经病学分会第三届委员会主任委员
中华医学会神经病学分会第四届委员会前任主任委员
中华医学会神经病学分会第六届委员会名誉主任委员

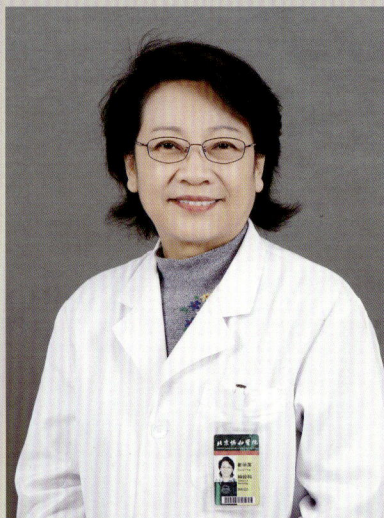

崔丽英

北京协和医院神经科主任，教授，
主任医师

中华医学会神经病学分会第三届委
员会副主任委员

中华医学会神经病学分会第四届
委员会主任委员暨青年委员会主
任委员

中华医学会神经病学分会第五届委
员会前任主任委员

中华医学会神经病学分会第六届委
员会候任主任委员

中华医学会神经病学分会第七届
委员会主任委员暨青年委员会主
任委员

中华医学会神经病学分会第八届委
员会前任主任委员

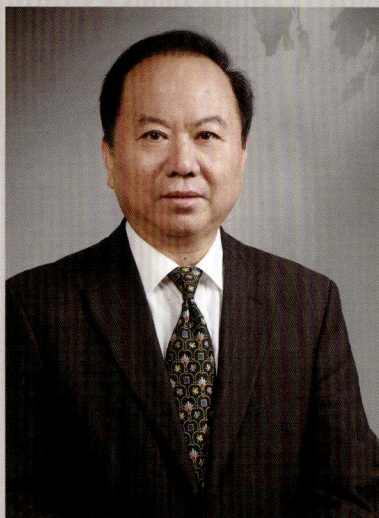

贾建平

首都医科大学宣武医院神经内科主
任，教授，主任医师

中华医学会神经病学分会第四届委
员会候任主任委员

中华医学会神经病学分会第五届
委员会主任委员暨青年委员会主
任委员

中华医学会神经病学分会第六届委
员会前任主任委员

中华医学会神经病学分会第七届委
员会名誉主任委员

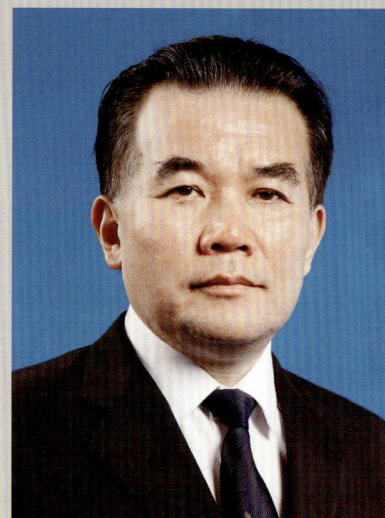

蒲传强

中国人民解放军总医院神经内科主
任，教授，主任医师

中华医学会神经病学分会第四届委
员会副主任委员

中华医学会神经病学分会第五届委
员会候任主任委员

中华医学会神经病学分会第六届
委员会主任委员暨青年委员会主
任委员

中华医学会神经病学分会第七届委
员会前任主任委员

中华医学会神经病学分会第八届委
员会名誉主任委员

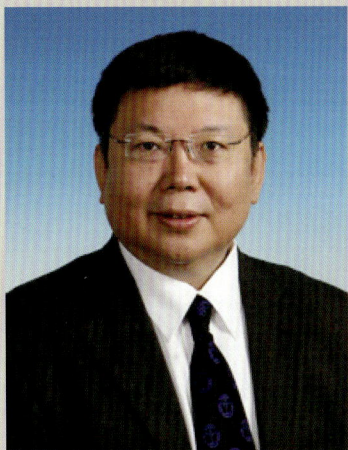

王拥军

首都医科大学附属北京天坛医院院长、神经病学中心主任，教授，主任医师

中华医学会神经病学分会第五、六届委员会副主任委员

中华医学会神经病学分会第七届委员会候任主任委员

中华医学会神经病学分会第八届委员会主任委员暨青年委员会主任委员

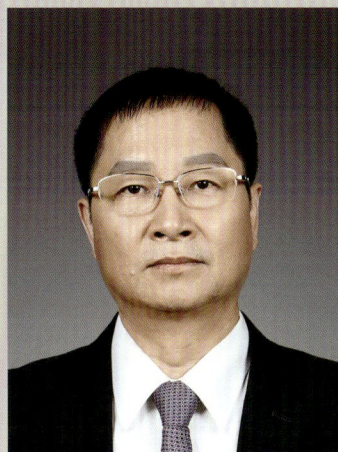

曾进胜

中山大学附属第一医院副院长、神经内科主任，教授，主任医师

中华医学会神经病学分会第七届委员会副主任委员

中华医学会神经病学分会第八届委员会候任主任委员

二、副主任委员

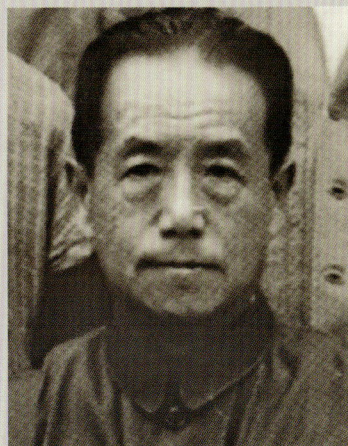

魏毓麟

首都医科大学附属北京安定医院院长、北京医院神经内科主任，教授，主任医师

中华医学会神经精神科学会第一届委员会副主任委员

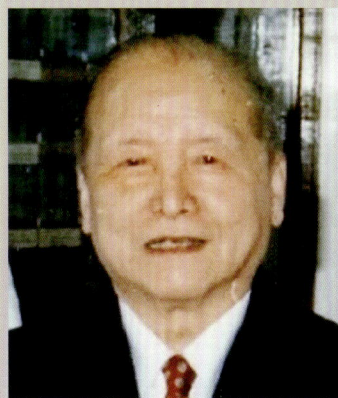

冯应琨

北京协和医院神经科主任，教授，主任医师

中华医学会神经精神科学会第二、三届委员会副主任委员

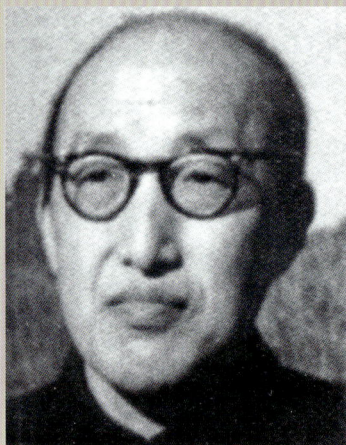

张沅昌

复旦大学附属华山医院神经内科主任，教授，主任医师
中华医学会神经精神科学会第三届委员会副主任委员

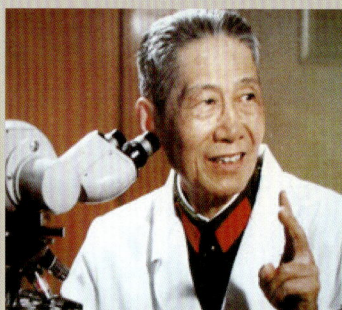

黄克维

中国人民解放军总医院副院长、神经病理室负责人，教授，主任医师
中华医学会神经精神科学会第三届委员会副主任委员

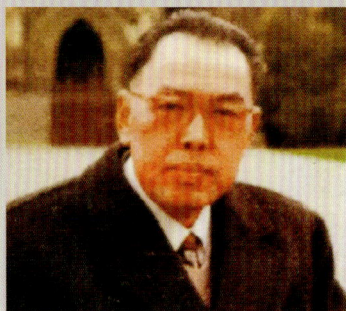

周孝达

上海交通大学医学院附属仁济医院神经内科主任，教授，主任医师
中华医学会神经精神科学会第四届委员会副主任委员

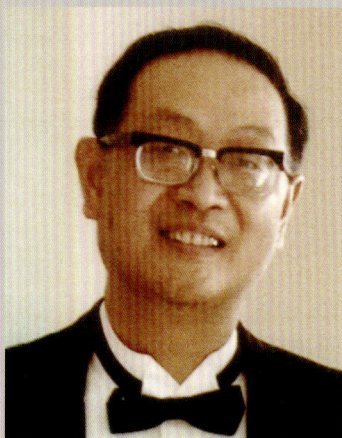

江德华

天津医科大学总医院神经内科主任，教授，主任医师
中华医学会神经精神科学会第五届委员会副主任委员
中华医学会神经病学分会第一届委员会副主任委员

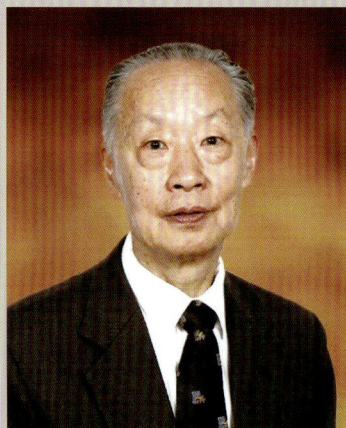

秦震

复旦大学附属华山医院神经病学研究所副所长、神经内科专家，教授，主任医师
中华医学会神经病学分会第一届委员会副主任委员

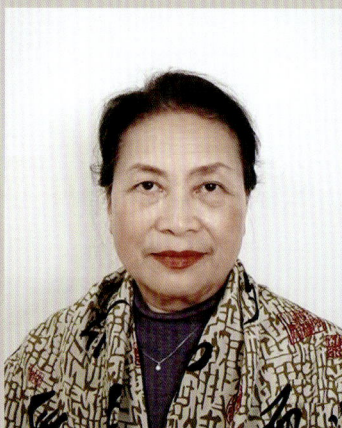

陆雪芬

广州医学院神经科学研究所所长、广州医学院附属第二医院神经内科专家，教授，主任医师
中华医学会神经病学分会第一、二届委员会副主任委员

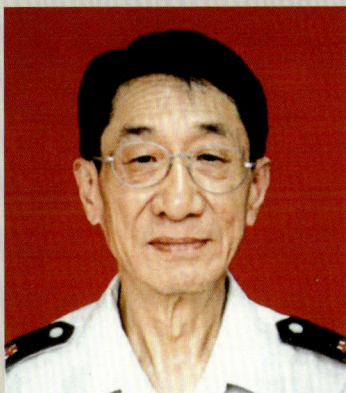

朱克
中国人民解放军总医院神经内科主任，教授，主任医师
中华医学会神经病学分会第二届委员会副主任委员

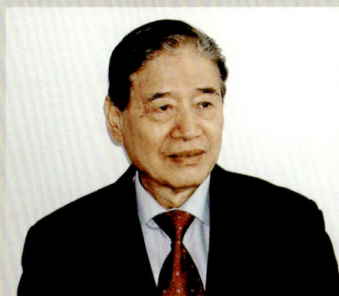

王纪佐
天津医科大学第二医院神经内科主任，教授，主任医师
中华医学会神经病学分会第二届委员会副主任委员

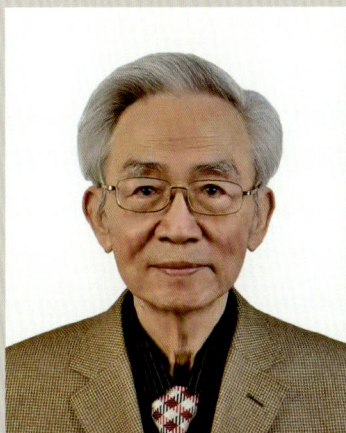

孔繁元
宁夏医科大学总医院（原宁夏医科大学附属医院）院长、神经病学中心（原神经内科）主任，教授，主任医师
中华医学会神经病学分会第三届委员会副主任委员

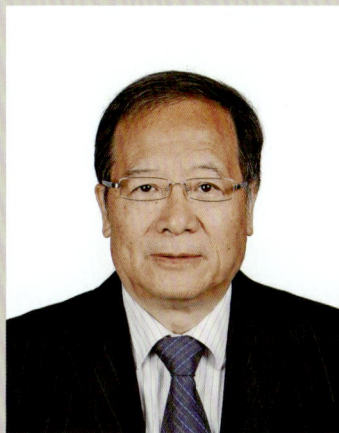

张苏明
华中科技大学同济医学院附属同济医院神经内科主任，教授，主任医师
中华医学会神经病学分会第三届委员会副主任委员

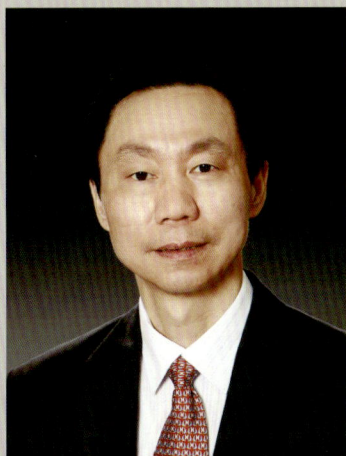

陈生弟
上海交通大学医学院附属瑞金医院神经内科主任，教授，主任医师
中华医学会神经病学分会第四至六届委员会副主任委员

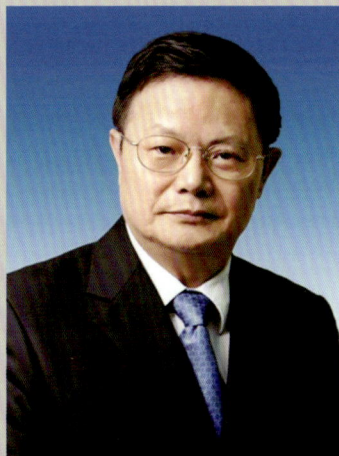

胡学强
中山大学附属第三医院神经内科主任，教授，主任医师
中华医学会神经病学分会第四、五届委员会副主任委员

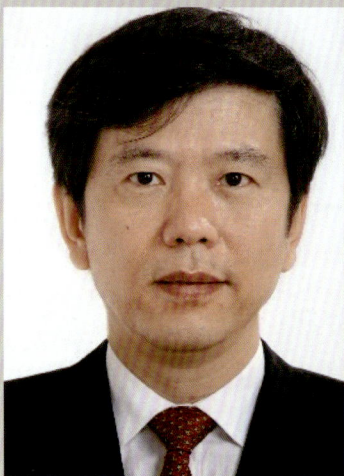

谢鹏
重庆医科大学副校长、重庆医
科大学附属第一医院副院长，
教授，主任医师
中华医学会神经病学分会第四
至六届委员会副主任委员

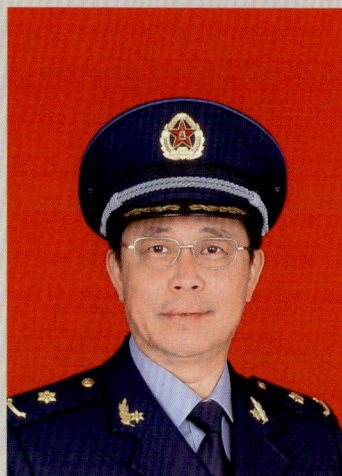

赵钢
空军军医大学西京医院神经内
科主任，教授，主任医师
中华医学会神经病学分会第六、
七届委员会副主任委员

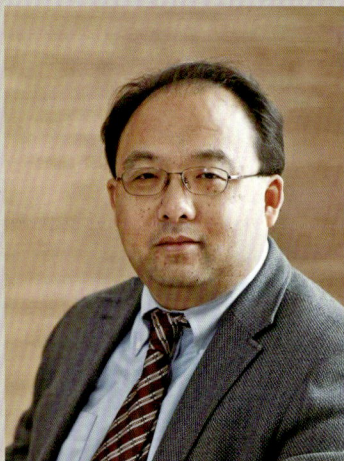

董强
复旦大学附属华山医院神经内
科主任，教授，主任医师
中华医学会神经病学分会第七、
八届委员会副主任委员

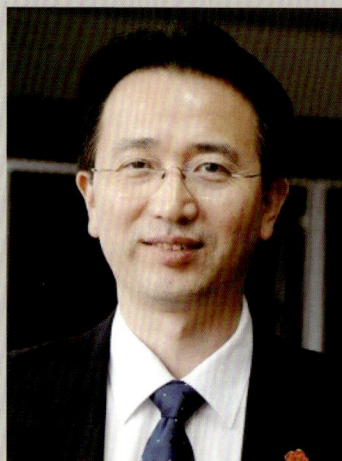

樊东升
北京大学第三医院副院长、神
经内科主任，教授，主任医师
中华医学会神经病学分会第七
届委员会副主任委员

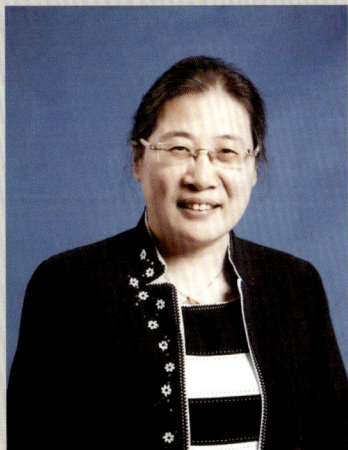

徐运

南京鼓楼医院（南京大学医学
院附属鼓楼医院）神经内科主
任，教授，主任医师
中华医学会神经病学分会第八
届委员会副主任委员

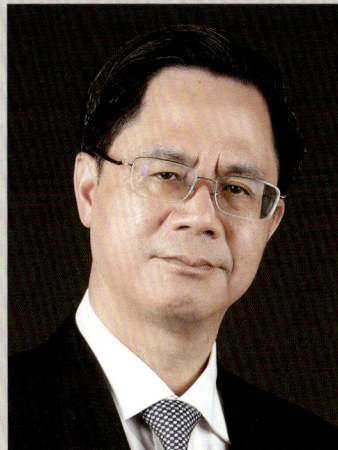

肖波

中南大学湘雅医院神经内科主
任，教授，主任医师
中华医学会神经病学分会第八
届委员会副主任委员

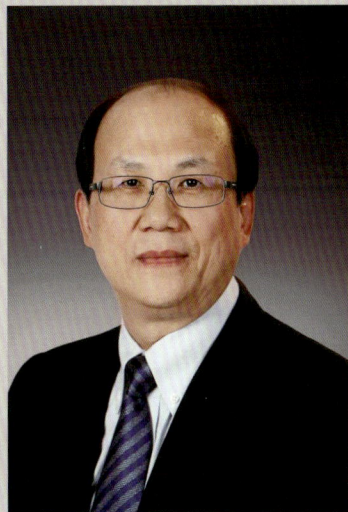

焉传祝

山东大学齐鲁医院副院长、神
经内科主任，教授，主任医师
中华医学会神经病学分会第八
届委员会副主任委员

第四节 中华医学会神经病学分会各亚专业学组概况

一、中华医学会神经病学分会神经遗传学组

（一）背景

在目前已发现的4000多种单基因遗传病中，约1/4以上与神经系统损害密切相关。这些疾病往往表现复杂、诊断困难、病因不明、治疗手段极为有限，是神经疑难病的“重灾区”。我国幅员辽阔、民族多样、人口众多，疾病遗传资源极多，故神经遗传病逐渐受到人们的关注。

从20世纪50年代开始，我国学者就开始从事神经遗传病的临床观察、家系分析，并对一些神经遗传病进行了治疗方面的探索，积累了宝贵的临床经验。例如，张沅昌、冯应琨和薛启蓂教授在国内率先对进行性肌营养不良、肝豆状核变性等神经遗传病进行了临床观察；宰春和教授在国内较早报道结节性硬化症；刘道宽教授应用神经影像学、汤晓芙教授应用电生理技术对神经遗传病进行了更为深入的研究。我国老一辈神经遗传病学者还对神经遗传病进行了积极的防治工作，对改善人民健康状况、提高人口素质发挥了积极作用。

（二）学组成立及其发展

1981年，在江西庐山举办的中华医学会第一届全国神经遗传病学术交流会议上，中华医学会神经精神科学会神经遗传学组正式成立。第一任组长为刘焯霖，副组长为薛启蓂，委员有刘焯霖、薛启蓂、高恒旺、杨任民、沈定国、马朝桂和吴保仁。

刘焯霖教授等于1982年在广东城乡对152 318名居民进行了神经遗传病调查，建立了我国第一个大规模的神经遗传病流行病学数据库，并对神经遗传专科门诊的病例进行了系统总结和回顾。1988年，由刘焯霖、梁秀龄教授主编的我国第一部《神经遗传病学》正式出版，该书大篇幅引用了国内学者的临床研究成果，对传播神经遗传学知识、推动学科发展起到了重要作用。长期以来，这些德高望重的老一辈神经遗传病学者始终活跃在神经遗传病临床和科研的第一线，为我国神经遗传病学研究的发展起到了重要作用。其中，刘焯霖、梁秀龄教授荣获“国家科技进步二等奖”“医药卫生科技进步一等奖”和“教育部科技进步一等奖；慕容慎行教授荣获“中国医师奖”。2018年，杨任民、梁秀龄和慕容慎行教授因在神经遗传领域的突出贡献荣获“中国杰出神经内科医师终身成就奖”。

随着分子生物学的飞速发展，我国神经遗传病研究从20世纪80年代末开始进入基因和分子水平。针对一些常见的单基因遗传病，如各型肌营养不良、遗传性共济失调、脊髓性肌萎缩、肝豆状核变性、亨廷顿病（亨廷顿舞

蹈症）、神经皮肤综合征和遗传代谢性疾病等，我国神经遗传病学者开展了基因结构、基因突变及其与临床表型的关系和分子发病机制方面的研究，并在基因诊断、症状前诊断、携带者筛查和产前基因诊断等方面获得了较大进展，部分学者还进行了单细胞扩增和植入前诊断的研究。这些都对上述疾病的早期干预治疗和预防患儿出生具有积极意义。

2005年之后，第二代测序技术快速发展，极大地推动了神经遗传病的科学研究和临床转化。在刘焯霖、慕容慎行和杨任民教授等的指导下，前任组长张成教授、现任组长王柠教授及副组长唐北沙、吴志英教授等带领神经遗传学组，在神经遗传病的临床和基础研究领域均取得了一系列进展，在国内外学术影响力日益增强。2011年12月，吴志英教授团队和王柠、陈万金教授团队采用全基因组外显子测序技术克隆了家族性发作性运动诱发性运动障碍的致病基因 *PRRT2*，研究结果在 *Nature Genetics* 上发表。唐北沙教授团队首次提出了"全基因组外显子测序、拷贝数变异检测及连锁分析"这3种技术相结合的策略，先后克隆了脊髓小脑性共济失调新亚型的致病基因 *TGM6* 和家族性发作性运动诱发性运动障碍的致病基因 *PRRT2*，研究结果发表在 *Brain* 上。2012年2月，刘静宇教授团队采用传统的连锁分析技术克隆了家族性特发性基底节钙化的首个致病基因 *SLC20A2*，研究结果发表在 *Nature Genetics* 上。2018年6月，王柠、陈万金教授团队首次发现常染色体隐性遗传的脑基底节钙化致病基因 *MYORG*，研究结果发表在 *Neuron* 上。2019年5月，唐北沙、沈璐教授团队发现 *NOTCH2NLC* 基因上GGC异常重复与神经元核内包涵体病相关，研究结果发表在 *American Journal of Human Genetics* 上。

临床上，绝大多数神经遗传病无法治疗，该领域的基础和临床研究给患者带来了希望。中山大学附属第一医院的张成教授进行了干细胞移植治疗进行性肌营养不良的基础和临床研究，福建医科大学附属第一医院的神经遗传团队基于基因编辑技术开展了脊髓性肌萎缩治疗研究，为探索神经遗传病的治疗新策略做了充分的铺垫。

近年来，神经遗传学组的学术交流驶入了"快车道"，每年均有1~2次全国性学术交流会议召开，内容丰富、聚焦前沿、紧跟国际研究热点，充分展现了本学组热烈、浓厚的学术氛围。全国性学术交流会议上还同期举办"神经系统遗传病临床基因诊断实战培训班"，通过实战演练切实提高参会者的基因分析能力，成为普及神经遗传知识、培养神经遗传人才的有效平台。此外，近年来，神经遗传学组独立或联合其他学术团体陆续发表《肝豆状核变性的诊断与治疗指南》《遗传性共济失调诊断与治疗专家共识》和《脊髓性肌萎缩症多学科专家共识》，为规范这些神经遗传病的诊断和治疗提供了帮助与指导，也为其他神经遗传病的临床规范化诊疗提供了良好范例。

虽然本学组在神经遗传学领域取得了一定成绩，但前路依然任重而道远。随着基因技术的不断发展，神经遗传学研究的重心将逐渐向治疗方向倾斜，神经遗传学组也将迎来新的跨越式发展。

（三）图片展示

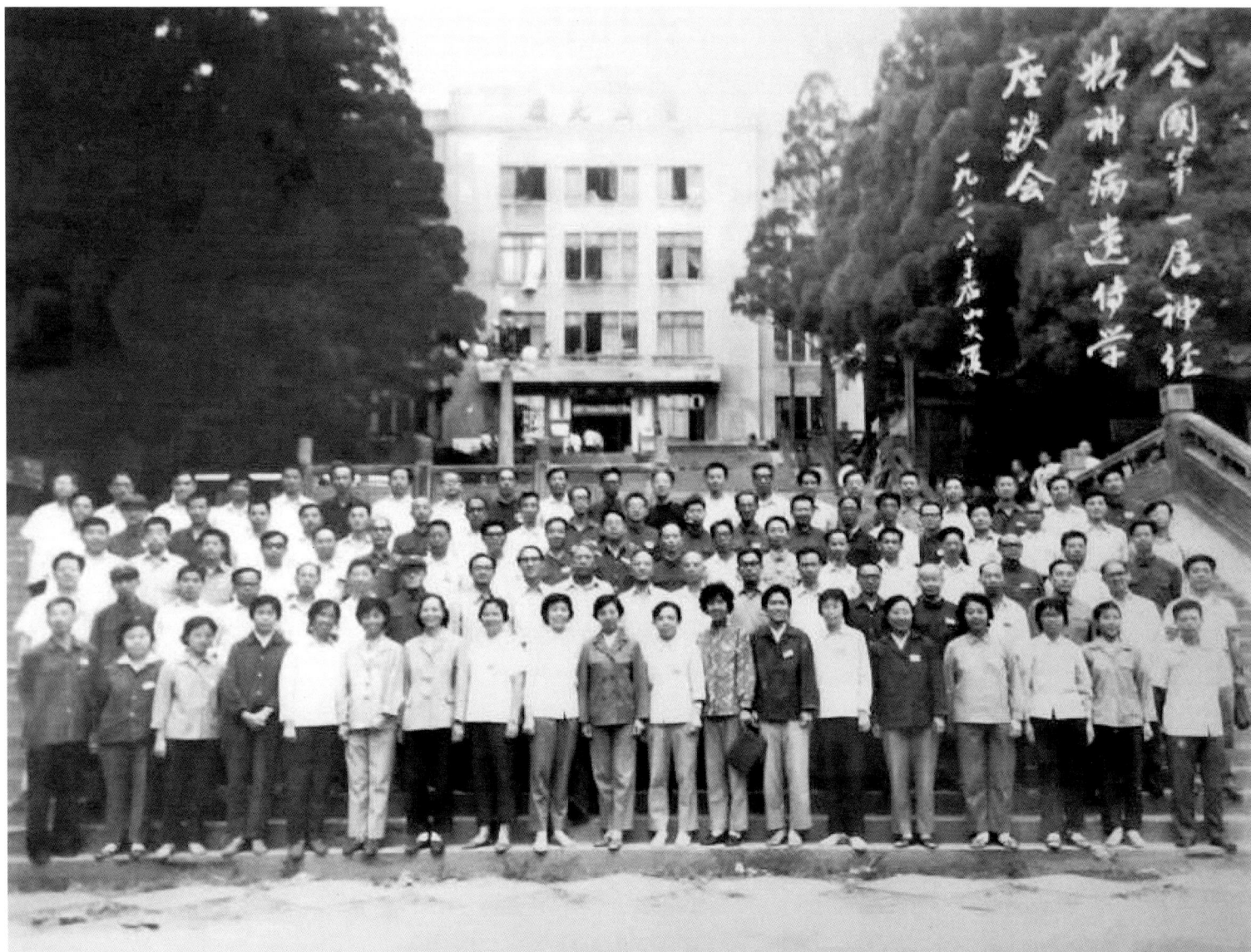

1981年8月，中华医学会第一届全国神经遗传病学术交流会议（庐山）全体人员合影

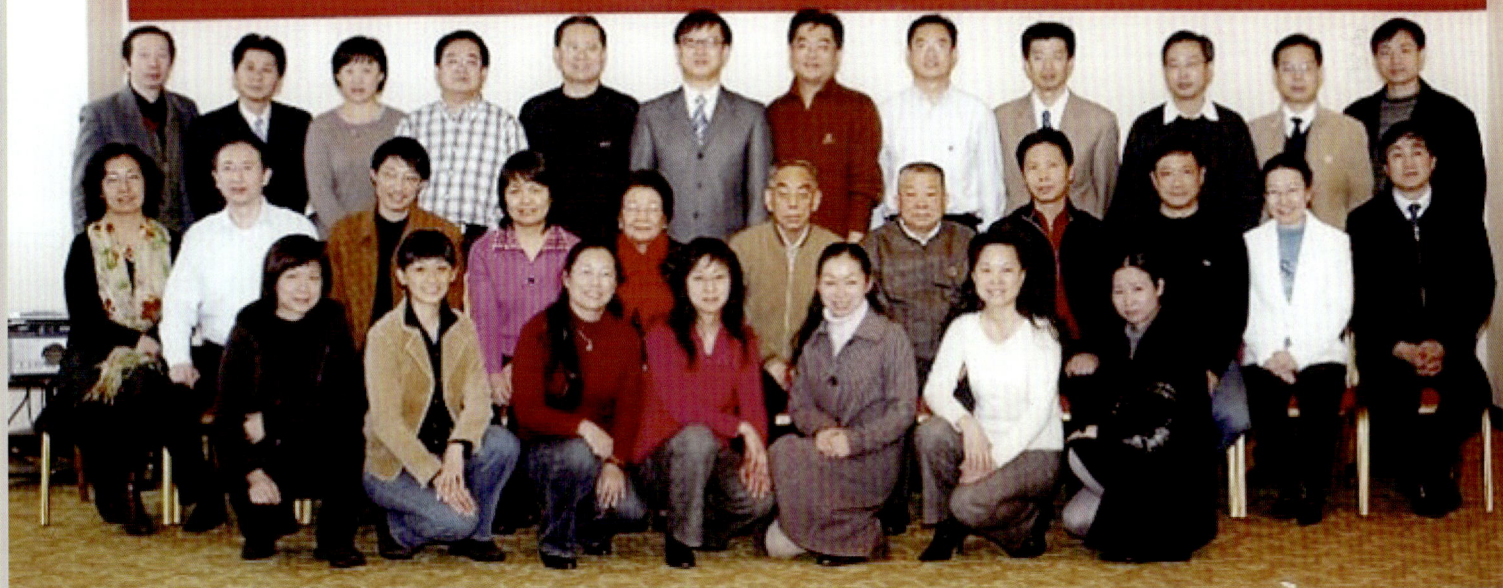

2008年，中华医学会神经遗传病学专家座谈会合影

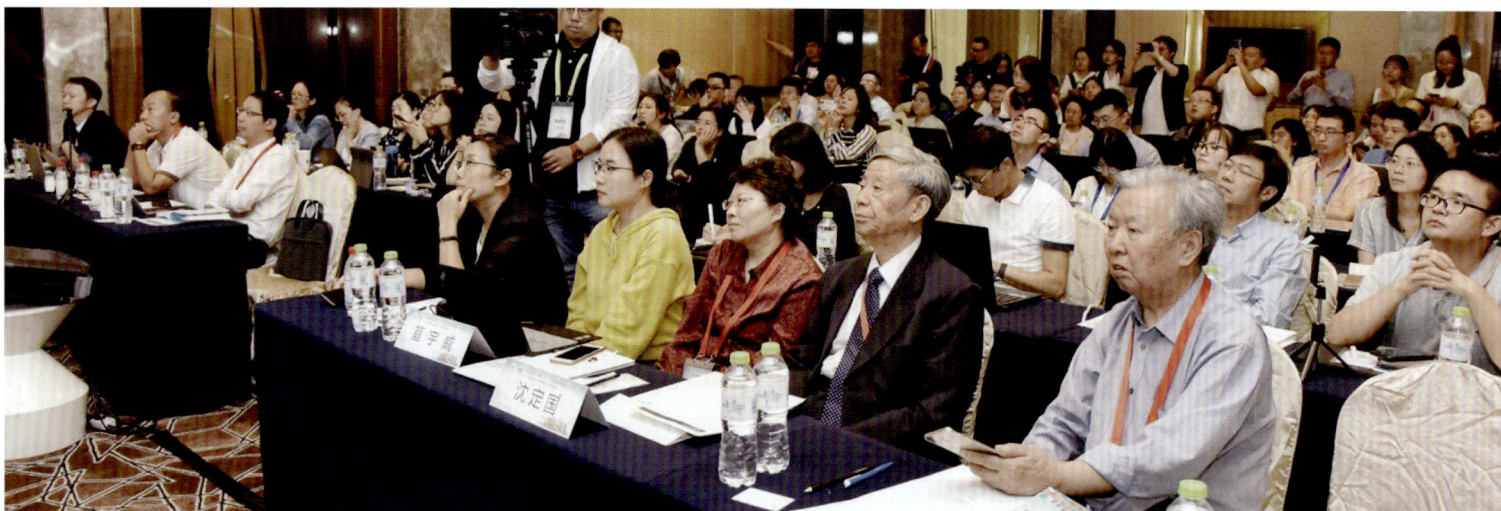

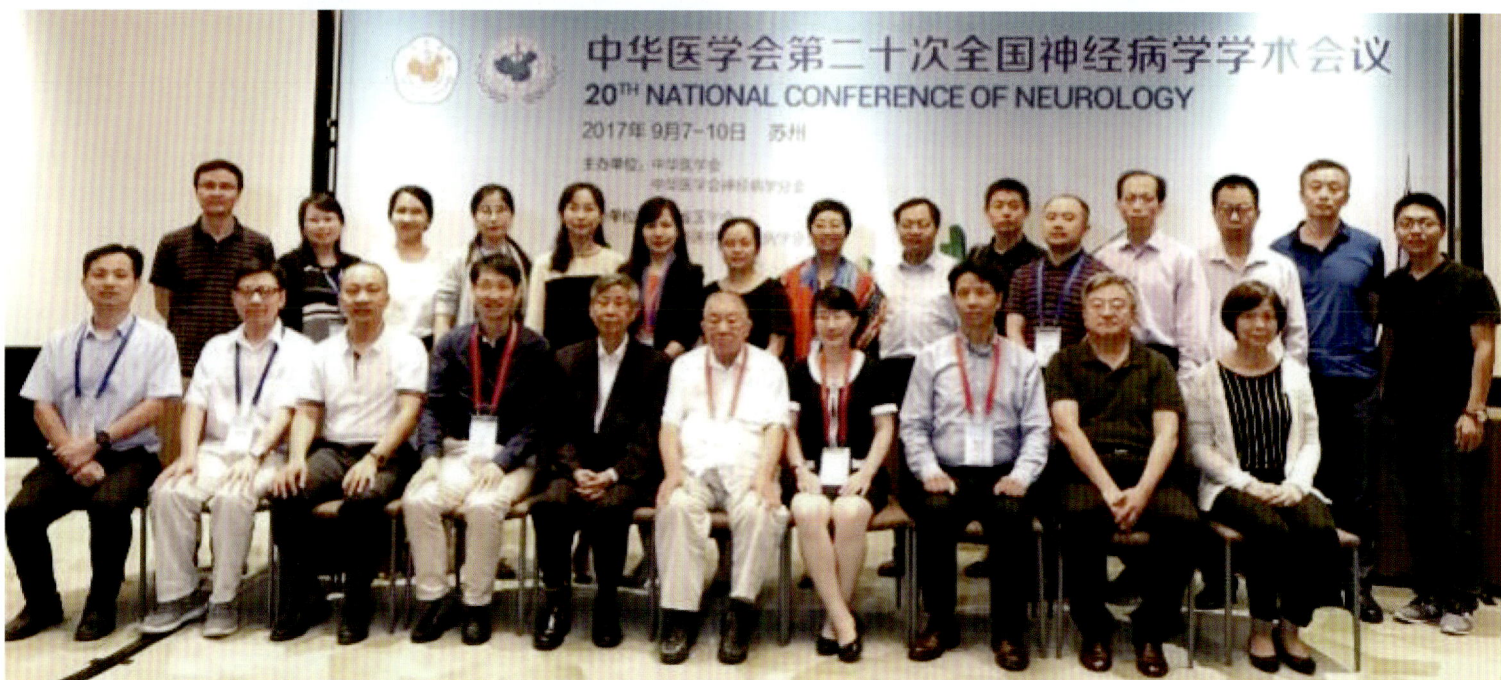

2017年9月，中华医学会第二十次全国神经病学学术会议（苏州）神经遗传学组分会场

1/ 参与者认真参会

2/ 参会专家合影

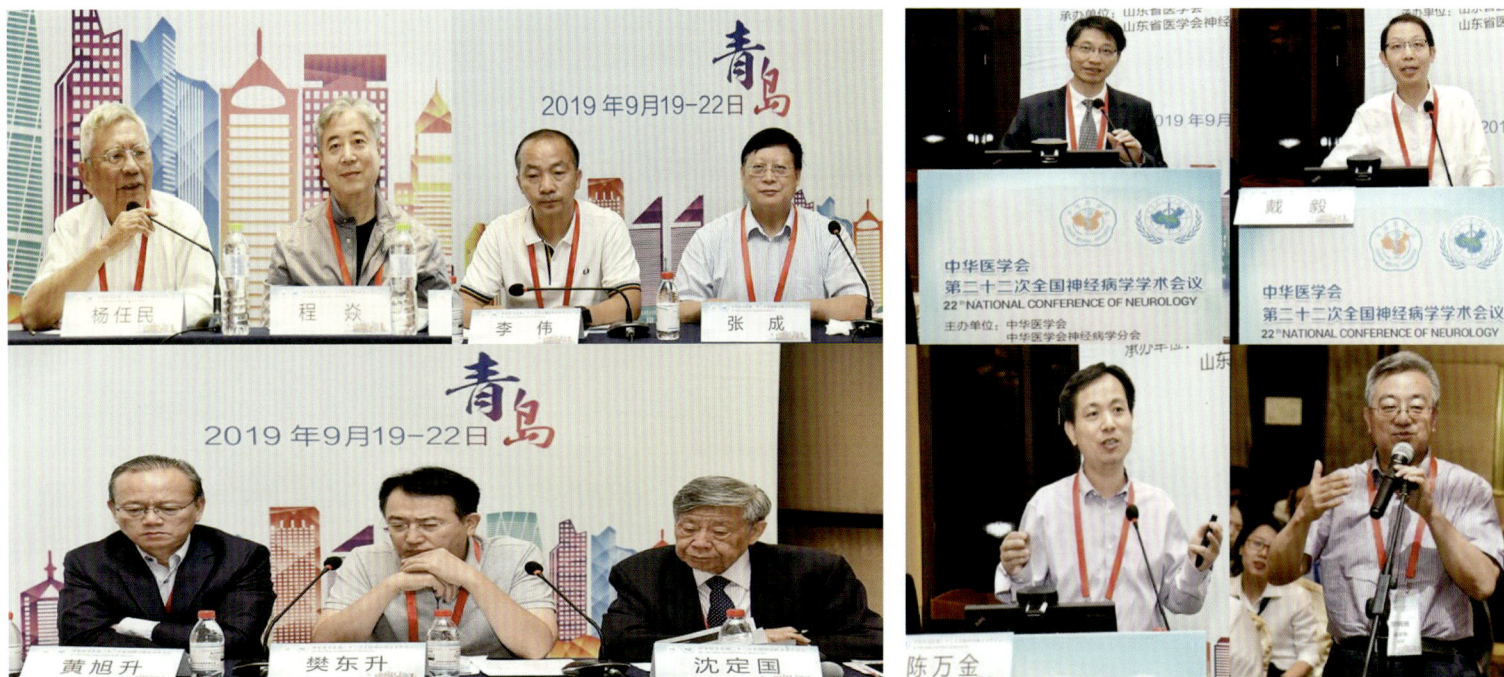

2019年9月，中华医学会第二十二次全国神经病学学术会议（青岛）神经遗传学组分会场

1/杨任民、程焱、李伟、张成、黄旭升、樊东升和沈定国教授担任主持人

2/王柠、戴毅、陈万金和李晓光教授发言

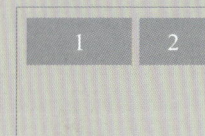

二、中华医学会神经病学分会肌电图和临床神经电生理学组

临床神经电生理包括肌电图、脑电图和脑诱发电位。20世纪50年代，国际上已经将肌电图应用于临床诊断，脑诱发电位则于20世纪70年代后开始在临床上应用。

（一）中国肌电图的起步

中国的肌电图起步较晚，确切时间不同学者有不同说法。听前辈介绍，1950年北京协和医院的王积钴医师用脑电图记录肌电图（未查到文章记载）。1996年，汤晓芙教授主编的《临床肌电图学》的前言中有这样一段话："记得早在1963年，那时我是协和医院神经科的总住院医师，我科将转到南京工作的王积钴将一台摄像肌电图仪交给我，当时除了按仪器说明了解它的性能和使用方法外，所能获得的知识就是一小本Fritz Buchthal的著作《肌电图入门》。我摸索了几个月，从1963年底开始使用肌电图为临床服务。"

2011年，北京协和医院建院90周年，崔丽英教授在整理北京协和医院的老病历准备病历展时，偶然发现一例神经科住院患者的病历中有一张"奇怪"的检查图。在心电图纸上记录的波形不是心电图，检查日期是1935年12月27日，有"心电图机编号5750"等字样，而检查报告却显示右前臂收缩相肌电图，第一条采自于收缩和放松时，第二条采自于持续收缩的起始时，第三条采自于18秒的持续收缩结束时。这份宝贵的肌电图资料和完整的病历记录也将中国早期在肌电图方面的应用和尝试推进到世界前沿水平。肌电图机进入中国约在20世纪60年代，这份老病历中的检查图将中国第一份肌电图的历史往前推了30年。

20世纪60年代后，肌电图开始在我国的大医院应用，当时开展工作的有北京协和医院、中国人民解放军总医院、北京医科大学第一医院（现北京大学第一医院）、广州军区总医院（现中国人民解放军南部战区总医院）和内蒙古医学院（现内蒙古医科大学）等。那时，有关肌电图的专业著作非常少。1963年，内蒙古自治区人民医院的陈达光在《中华医学杂志》上发表《肌电图在临床上的应用》，对65例患者进行了针电极肌电图的检查。

20世纪70年代后，临床电生理技术发展较快。1977年，中国人民解放军总医院脑系科肌电图室在《中华医学杂志》上发表《运动神经传导速度的正常值测定和临床应用价值》，对84名正常人和120例神经系统疾病患者进行了运动神经传导的测定。1979年，沈定国编写了《临床肌电图常规》，赵耕源编写了较为简要的《临床肌电图学》。1983年，刘磊和岳文浩主编的《神经肌电图原理》出版。1984年，汤晓芙、南登昆和梁惠英等合译了瑞士P. Ludin的经典著作《实用肌电图学》，该书在当时是肌电图工作者的必读书之一。同年，汤晓芙等在国内首次介绍了Buchthal实验室肌电图检测技术，在此基础上，建立了定量测量中国人运动单位电位的技术标准，报道了中国人肌电图的正常值。1985年，沈定国等报道了运动单位电位对神经肌肉病的诊断价值。1988年，汤晓芙报道了205名健康者和1112例神经系统疾病患者的肌电图检查结果，介绍通过针极神经技术测定感觉神经传导速度，并得到普及。肌电图的临床诊断价值受到了重视。

20世纪90年代后，肌电图逐渐成为神经科重要的辅助检查手段。1994年，康德瑄和樊东升在国内首次报道胸锁乳突肌肌电图鉴别肌萎缩侧索硬化与颈椎病性脊髓病的研究。1995年，汤晓芙主编的《临床肌电图学》出版。2002年，王新德和汤晓芙主编的《神经系统临床神经电生理学》出版，其作为大型系列图书《神经病学》的分册，主要介绍了肌电图和各种脑诱发电位的临床应用，被称为临床神经电生理医师的"全书"。此后，诸多有关神经电生理和肌电图的书籍纷纷涌现。

（二）学组成立及其发展

1984年，中华医学会神经精神科学会第一届全国肌电图和临床神经电生理学组成立，北京协和医院的汤晓芙教授任组长，北京大学第三医院的康德瑄教授和中国人民解放军总医院的沈定国教授任副组长，委员有汤晓芙、康德瑄、沈定国、黄绥仁、南登昆、游国雄、杨文俊和富慧谛。1985年，汤晓芙教授组织了中华医学会第一届全国肌电图和临床神经电生理学术会议，参会人数为61人。

2002年，在中华医学会第八届全国肌电图和临床神经电生理学术会议上，肌电图和临床神经电生理学组增加了新成员，有崔丽英、樊东升、王玉平、周晖、宋新光和邓远飞。2004年，随着中华医学会神经病学分会的换届改选，肌电图和临床神经电生理学组也完成了换届改选，组长是北京协和医院的崔丽英教授，副组长是北京大学第三医院的樊东升教授和首都医科大学宣武医院的王玉平教授，委员增加到13人，汤晓芙、康德瑄、沈定国和南登昆教授为顾问，继续发挥"传、帮、带"的作用。2010年，肌电图和临床神经电生理学组再次换届改选，增加了中国人民解放军总医院的黄旭升教授为副组长，由18位委员组成。2013年，肌电图和临床神经电生理学组委员增加到20人。2016年，肌电图和临床神经电生理学组再次换届改选，樊东升教授任组长，王玉平、黄旭升和管宇宙教授任副组长，崔丽英教授任名誉组长，委员共20人。

中华医学会神经病学分会肌电图和临床神经电生理学组自1984年成立以来，共组织召开15届中华医学会全国肌电图和临床神经电生理学术会议，多次邀请国外知名学者做大会报告和各种形式的学术交流。中华医学会神经病学分会肌电图和临床神经电生理学组与神经肌肉病学组联合召开全国年会8次，参会人数逐年增加，达500多人。1992年，本学组在北京组织召开了首届海峡两岸神经电生理学术研讨会，后续还举办了2次国际会议。在汤晓芙教授等前辈的带领下，我国的肌电图和临床神经电生理有了长足的进步和发展，并培养了一大批年轻的临床神经电生理工作者。本学组的发展和我国肌电图和临床神经电生理学术研究的进步也越来越受到国际组织和国际友人的认可。1993—1997年，汤晓芙教授当选国际临床神经电生理联盟（International Federation of Clinical Neurophysiology，IFCN）执行委员；2014—2018年，崔丽英教授当选IFCN执行委员，并参与了《IFCN肌电图指南》的制定工作。

2018年5月，在美国召开的国际临床神经生理学大会（International Congress of Clinical Neurophysiology，ICCN）上，中华医学会神经病学分会肌电图和临床神经电生理学组代表全国临床神经电生理专业，与澳大利亚、奥地利和埃及等争办四年一度的ICCN，为进一步接轨世界同道并展现中国经济和科技的发展进行了有益的探索和尝试。

（三）肌电图人才培养和规范化培训

在欧美国家，肌电图相关专业内容是神经科住院医师培训的一部分，作为电诊断的专科医师，还要经过至少1年的培训才能获得资格认证。中国肌电图医师的培养至今仍缺乏系统性和规范性，目前肌电图医师的培训主要依靠短期学习班、进修学习和研究生学习。1982年，北京协和医院的汤晓芙教授举办了第一届肌电图学习班，当时学员只有8人。2003年以后，北京协和医院每年均举办肌电图学习班，目前已至第二十三届，参加人员达百余人。中国人民解放军总医院的沈定国教授最早举办了全国性肌电图学习班。北京大学第三医院则集北京大学几个附属医院的综合教学力量，连续16年举办全国肌电图与临床神经生理学习班，被评为"优秀国家级继续医学教育项目"。他们在普及知识、传播技术和建立诊断标准方面做了大量工作。肌电图领域的前辈们一直注重肌电图医师的培养。20世纪90年代初，全国已有肌电图实验室300余个，从事神经电生理的专业人员超过500人。现在全国三级甲等医院设置了肌电图室，从事肌电图工作的医师和技师约4000人。参加年会的医师和技术人员由100多人上升到500多人。目前，每位学组委员每年至少在当地举办一次肌电图和临床神经电生理学习班（20～30次/年），每年约有3000多人参加培训。非常遗憾的是，我国至今还没有针对肌电图医师和技师的资格认证和准入系统。为了加强从业人员的专业化培训和提高其临床诊断水平，中华医学会神经病学分会肌电图和临床神经电生理学组也制定了肌电图的相关指南，并在《中华神经科杂志》上发表。北京协和医院的崔丽英教授团队还编写了《简明肌电图学手册》，便于使用者随身携带和检查时参考。2010年，中华医学会神经病学分会肌电图和临床神经电生理学组协同神经肌肉病学组和神经免疫学组发表了《中国吉兰-巴雷综合征诊治指南》《中国慢性炎性脱髓鞘性多发性神经根神经病诊疗指南》；2012年，中华医学会神经病学分会肌电图和临床神经电生理学组协同神经肌肉病学组发表了《中国肌萎缩侧索硬化诊断和治疗指南》；2013年，中华医学会神经病学分会肌电图和临床神经电生理学组协同神经肌肉病学组发表了《痛性周围神经病的诊断和治疗共识》。上述文件强调了肌电图在神经肌肉病诊断和鉴别诊断中的实用价值和临床意义。

（四）肌电图的发展

近20年来，肌电图研究的内容和方法有了很大进展，包括新技术的扩展和创新应用、传统技术在不同疾病中的系统研究等。单纤维肌电图正常值的建立及其在运动神经元病、重症肌无力和肌肉病中的应用，提高了对疑难神经肌肉病的诊断水平。近年来，以同心针电极代替特殊单纤维针电极的研究降低了检查成本，推动了单纤维肌电图的推广应用。腹直肌和肛门括约肌肌电图的正常值及其在神经系统变性病中的应用，提高了对相关疾病诊断和鉴别诊断的水平。尿道球海绵体肌方面的电生理研究、皮肤交感反应和感觉定量测试等丰富了自主神经系统的检测方法，为启动临床患者的研究提供了重要依据。节段性运动神经传导测定和寸移技术提高了对脱髓鞘性周围神经病的诊断水平，特别是针对多灶性运动神经病、吉兰-巴雷综合征、慢性炎性脱髓鞘性多发性神经根周围神经病、M蛋白血症相关周围神经病和遗传性运动感觉神经病［又称"沙尔科-马里-图思病"（Charcot-Marie-Tooth disease）］Ⅰ型等的诊断和鉴别诊断。长时运动诱发试验正常值的建立及其在低钾性周期性瘫痪中的研究，提高了对周期性瘫痪发作间期的诊断能力。针对先天性肌无力综合征的研究，推广了对重复的复合肌肉动作电位的认识。运动神经传导和F波测定的研究则促进了对周围神经兴奋性疾病的诊断水平。近年来，将肌电图获得的电生理信息与影像学检查（如神经肌肉超声和磁共振成像）获得的形态学信息相结合，用于神经肌肉病的诊断，可能会成为今后肌电图研究扩展的又一个全新领域。

总之，在肌电图领域各位前辈和众多同道的共同努力下，我国肌电图水平一直在不断进步，尽管仍有诸多不足，但在未来的工作中，相信众位同道一定能不忘初心，通过不断完善培训制度和积极开展学术应用研究，让肌电图真正成为神经系统检查的延伸。

（五）图片展示

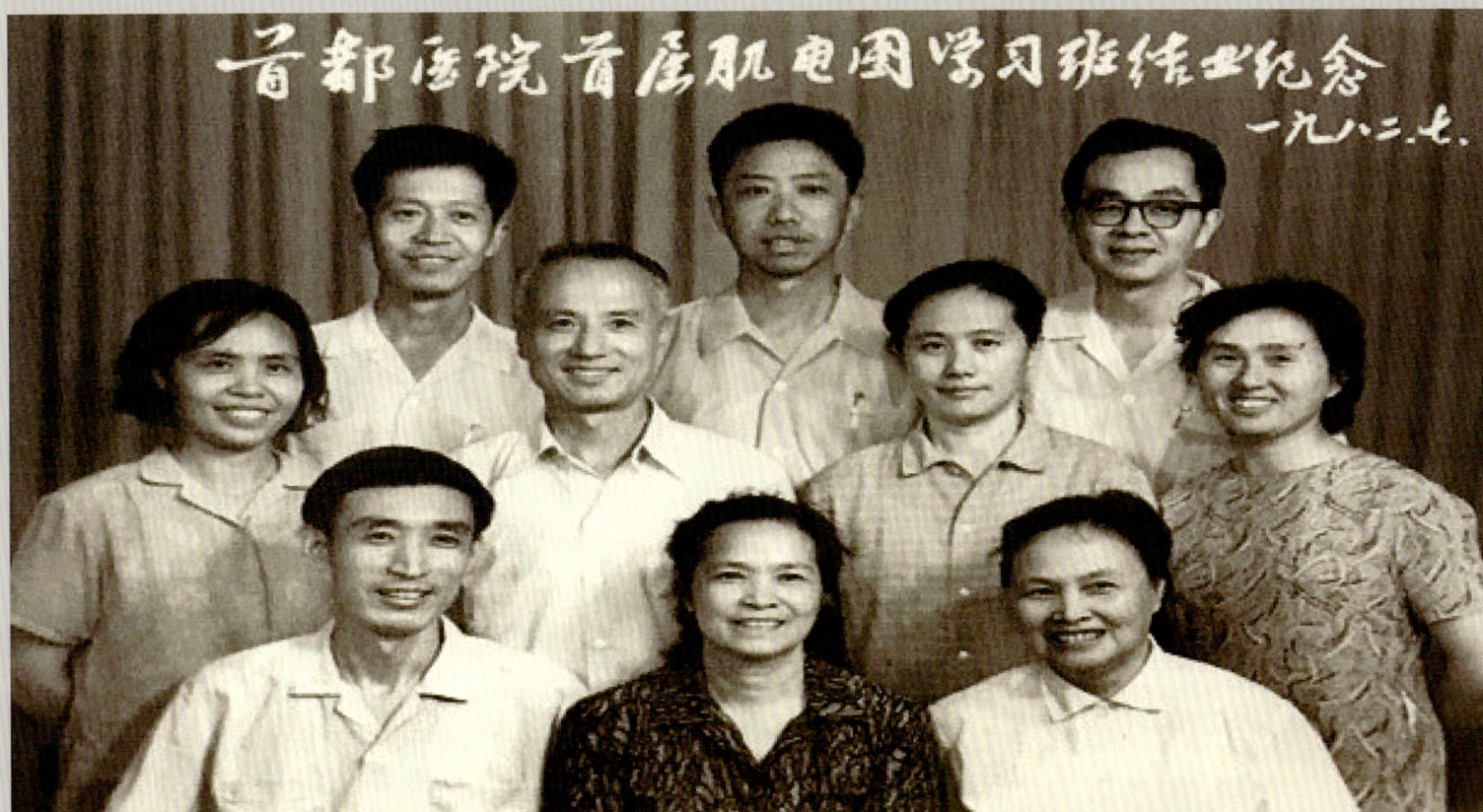

1982年，北京协和医院神经科首届肌电图学习班全体学员合影

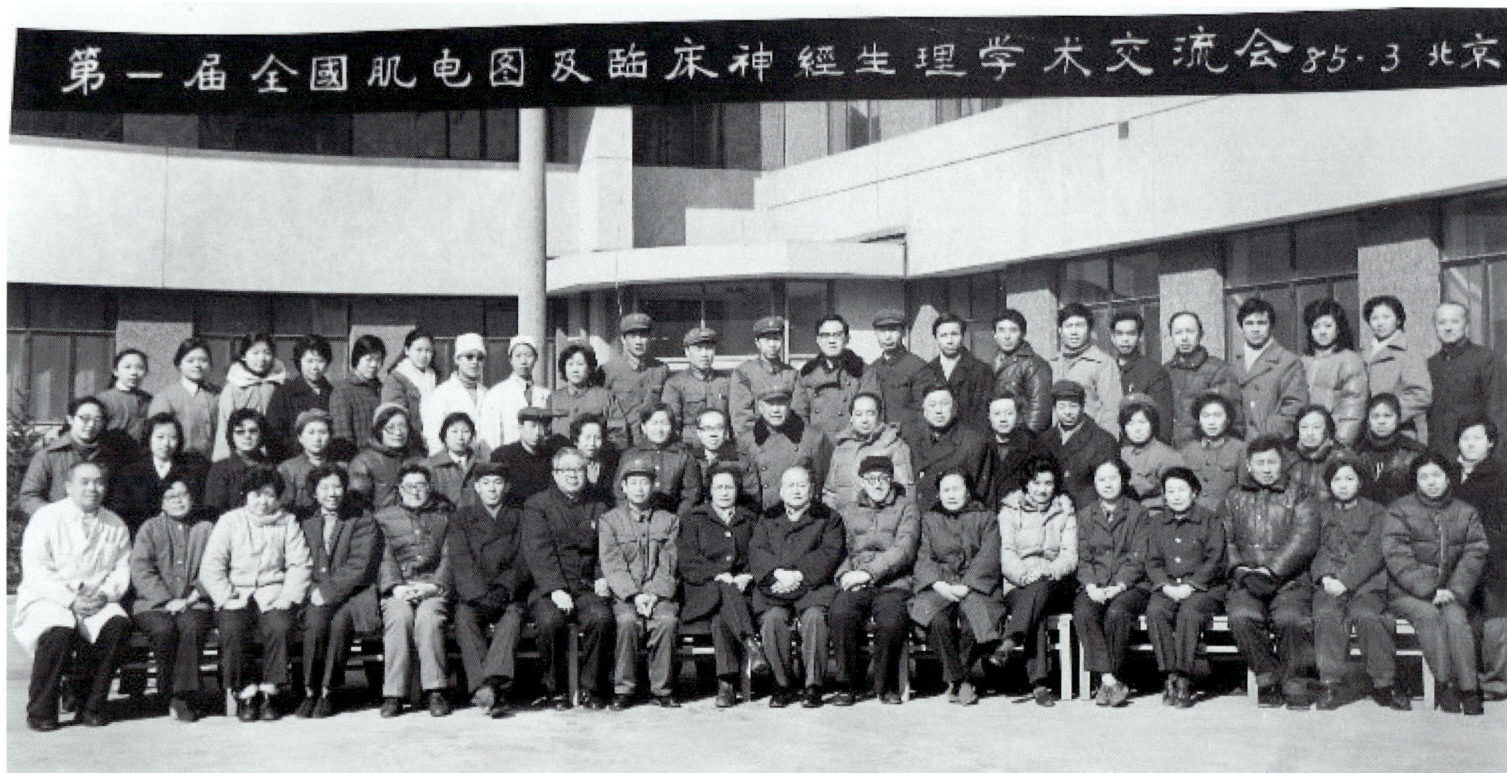

1985年，中华医学会第一届全国肌电图和临床神经电生理学术会议参会代表合影

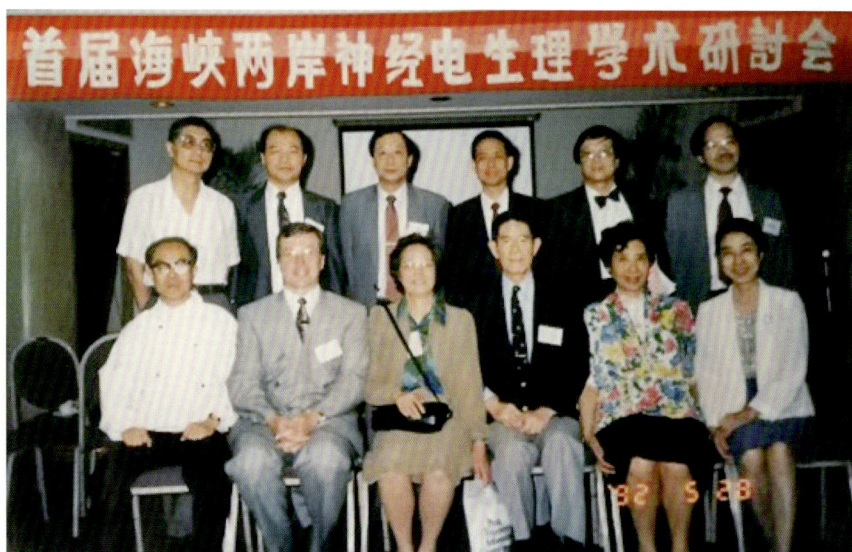

1992年，首届海峡两岸神经电生理学术研讨会（北京）主要参会专家合影

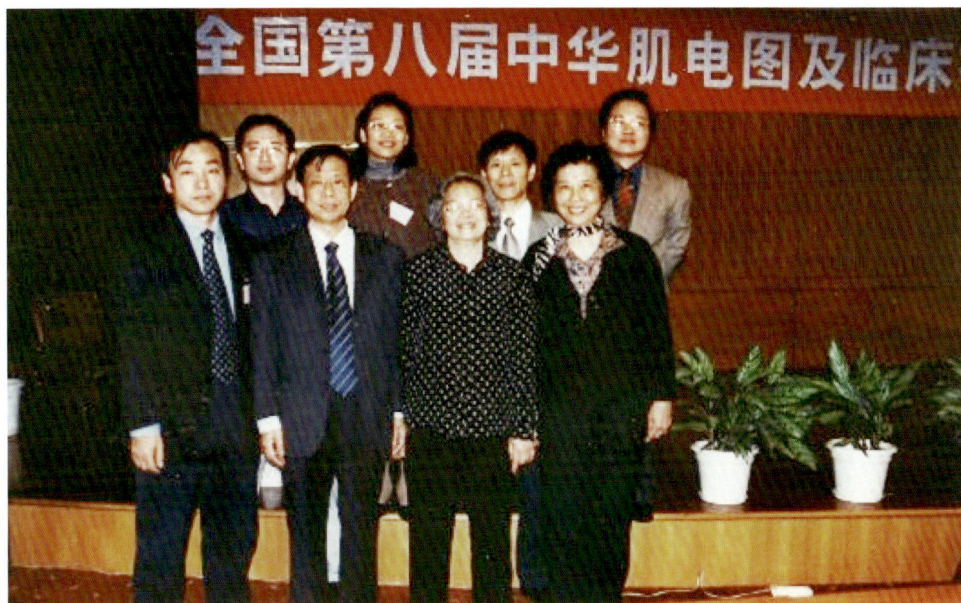

2002年，中华医学会第八届全国肌电图和临床神经电生理学术会议（广州）肌电图和临床神经电生理学组专家合影

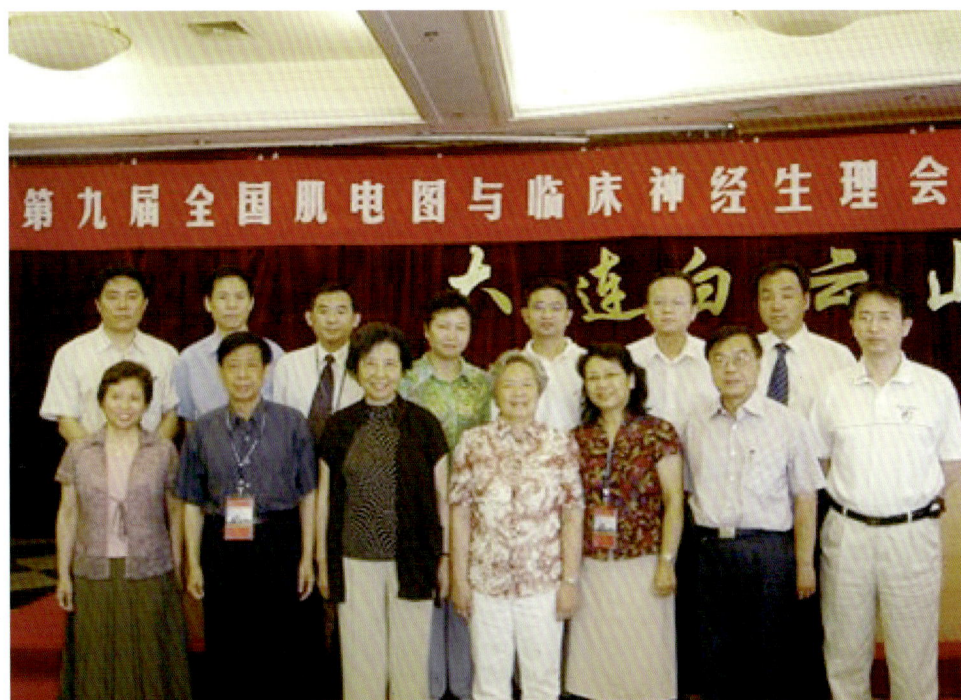

2006年，中华医学会第九届全国肌电图和临床神经电生理学术会议（大连）肌电图和临床神经电生理学组专家合影

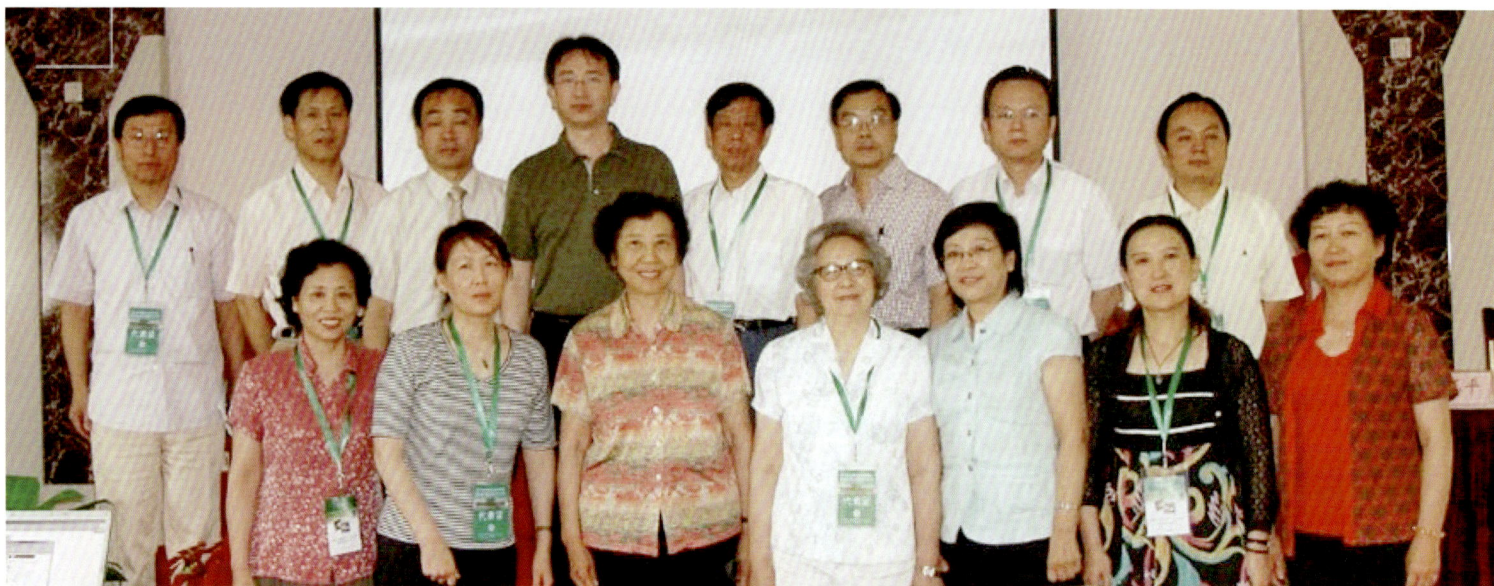

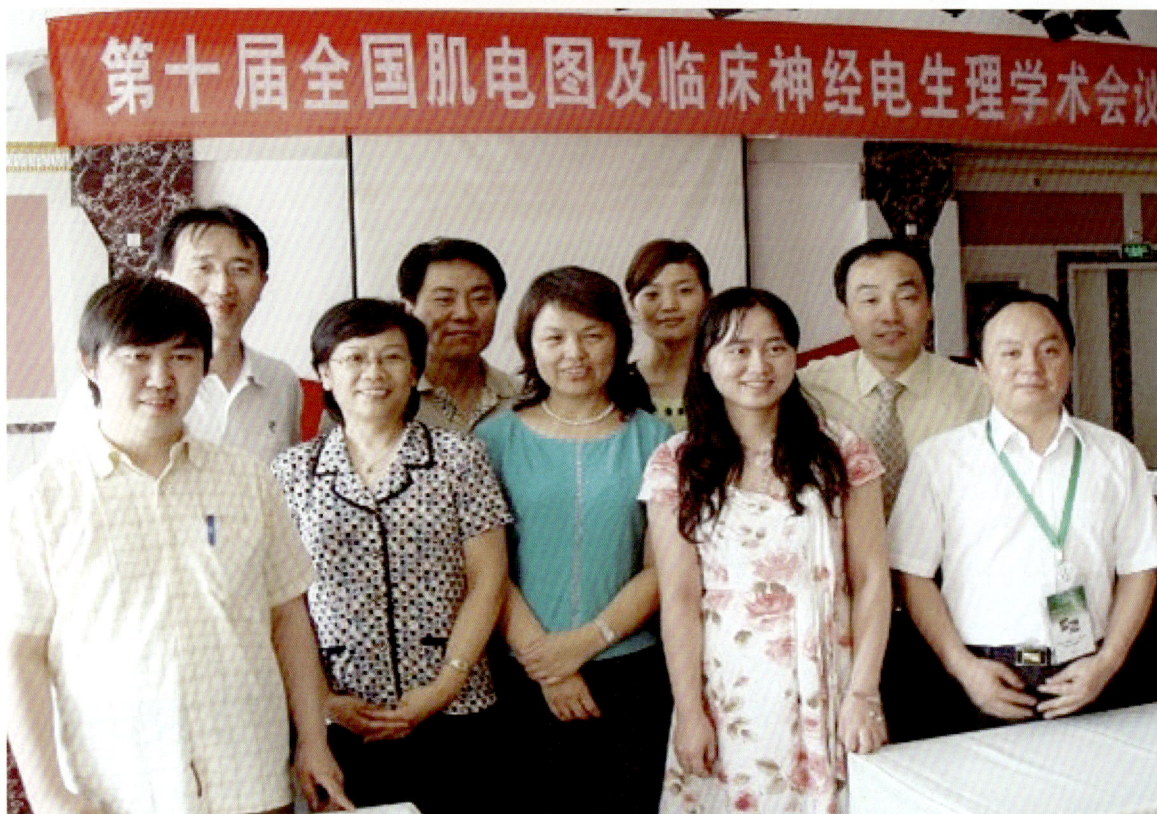

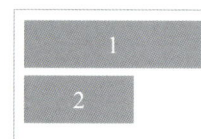

2008年，中华医学会第十届全国肌电图及临床神经电生理学术会议在银川召开

1/肌电图和临床神经电生理学组专家合影

2/肌电图和临床神经电生理学组领导与《中华神经科杂志》工作人员合影

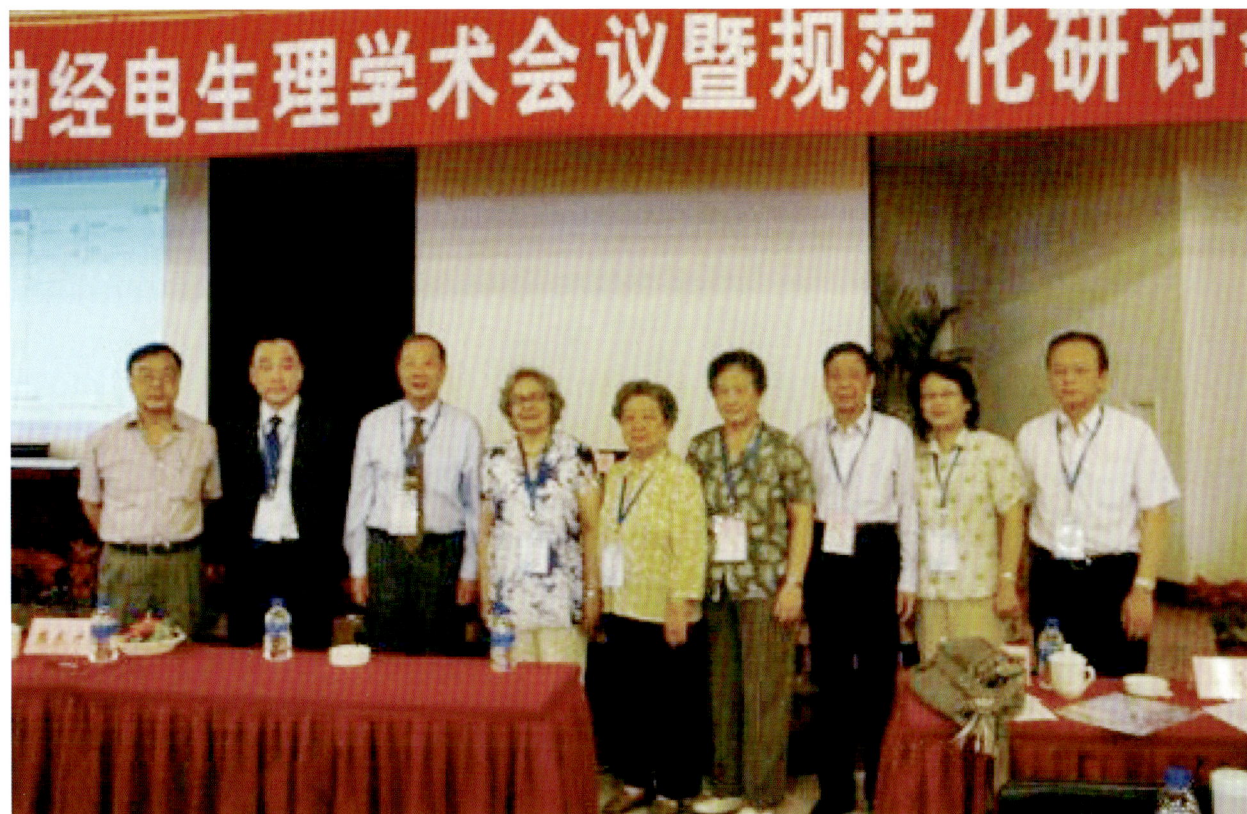

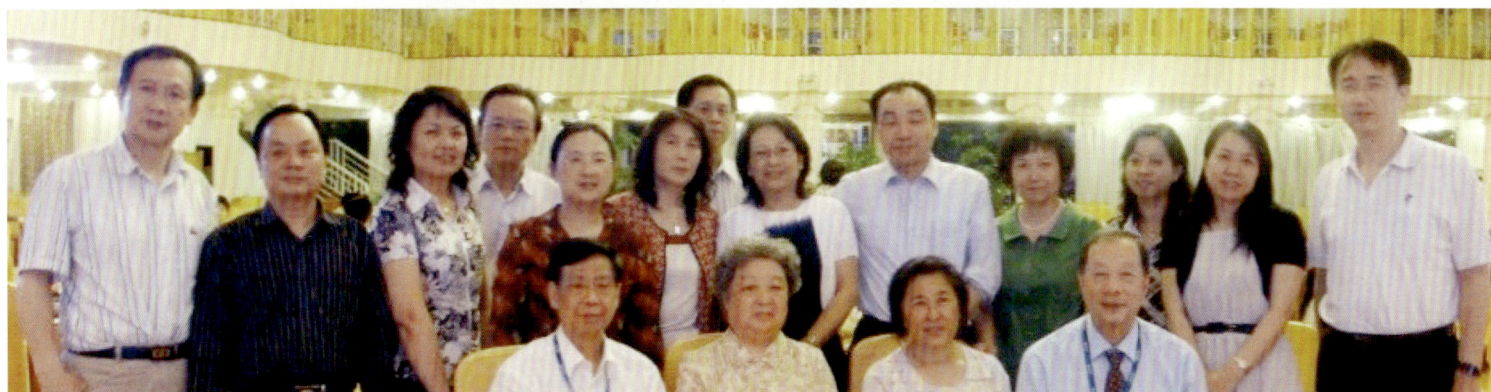

2010年，中华医学会第十一届全国肌电图和临床神经电生理学术会议在昆明召开

1/ 会场部分专家合影

2/ 全体专家合影

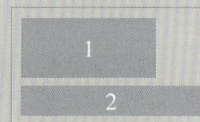

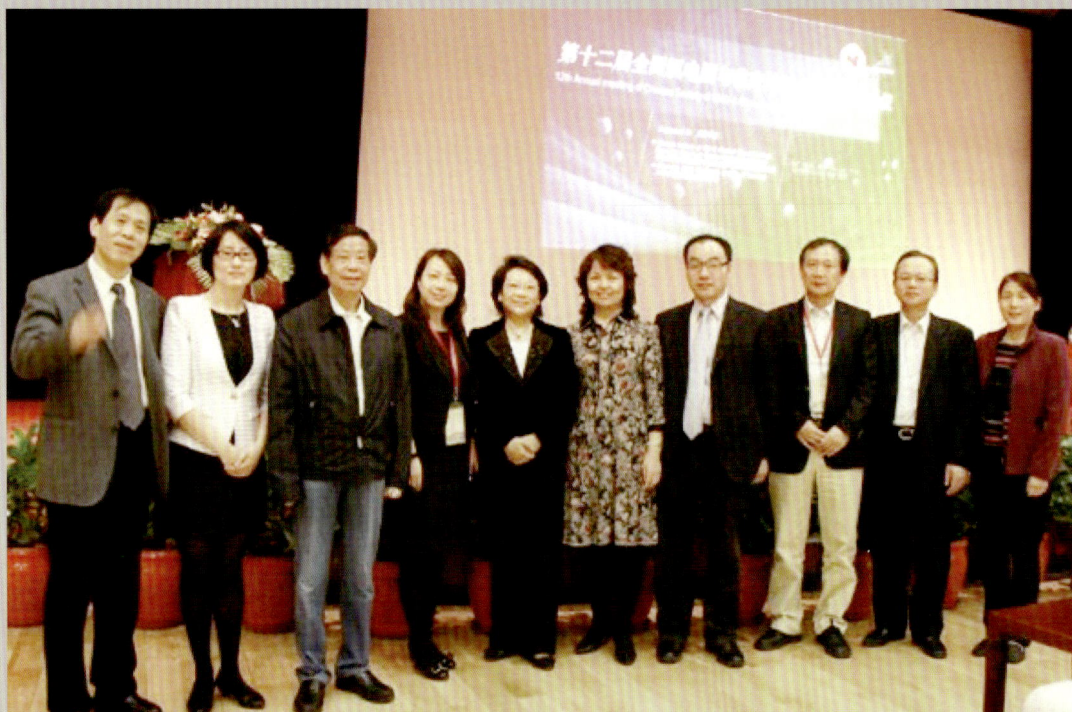

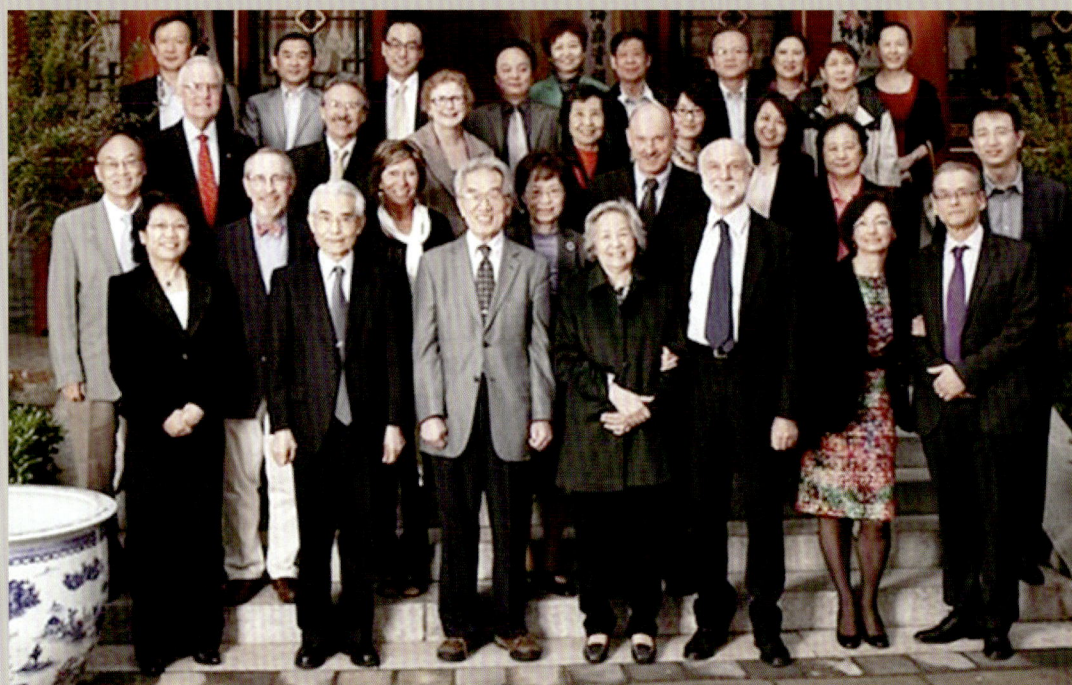

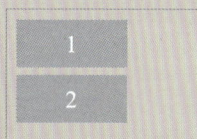

2012年，中华医学会第十二届全国肌电图和临床神经电生理学术会议在北京召开，本次会议邀请了国际临床神经电生理联盟（IFCN）全部执行委员做大会报告

1/肌电图和临床神经电生理学组专家合影

2/国内外参会专家合影

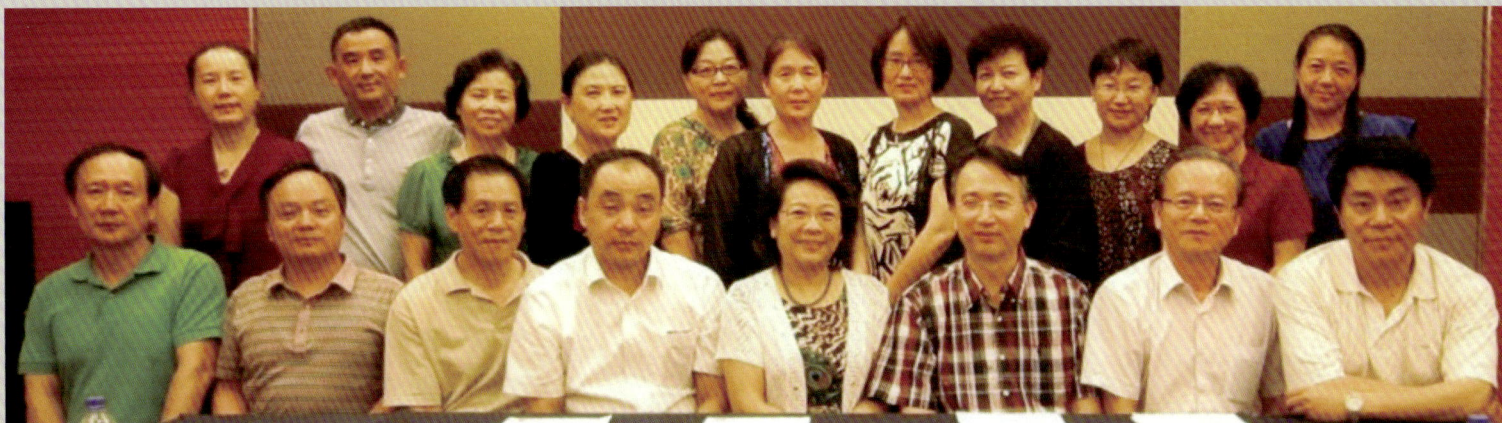

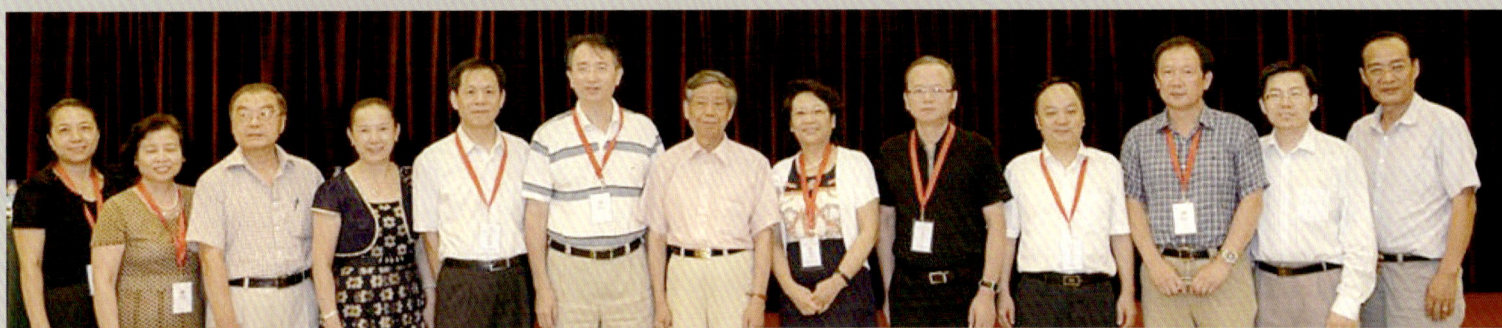

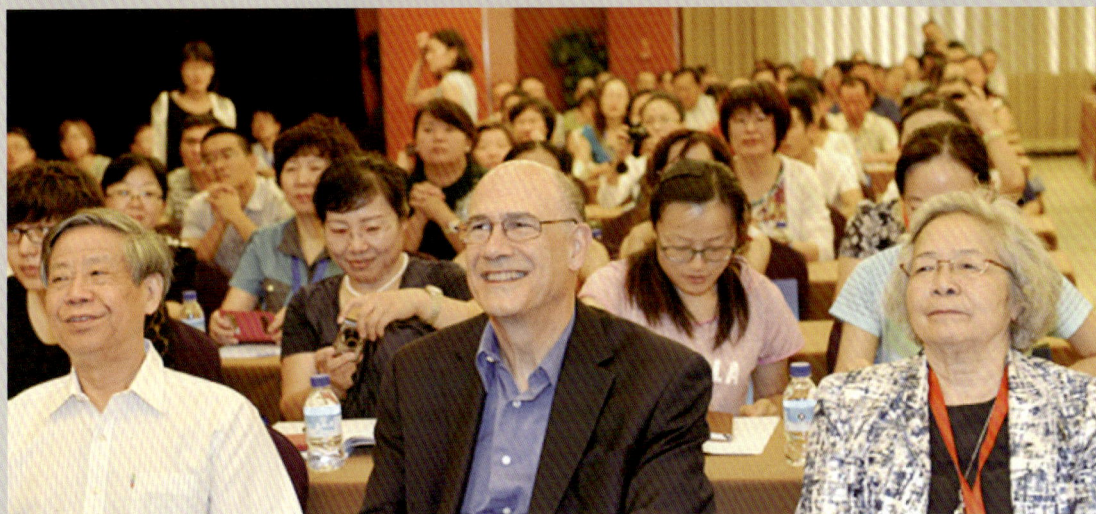

2014年，中华医学会第十三届全国肌电图和临床神经电生理学术会议在贵阳召开，国际临床神经电生理联盟（IFCN）主席Mark Hallett应邀出席并做报告

1/ 全体肌电图和临床神经电生理学组委员合影

2/ 国内参会专家合影

3/ 会场上Mark Hallett主席、汤晓芙教授和沈定国教授积极听讲

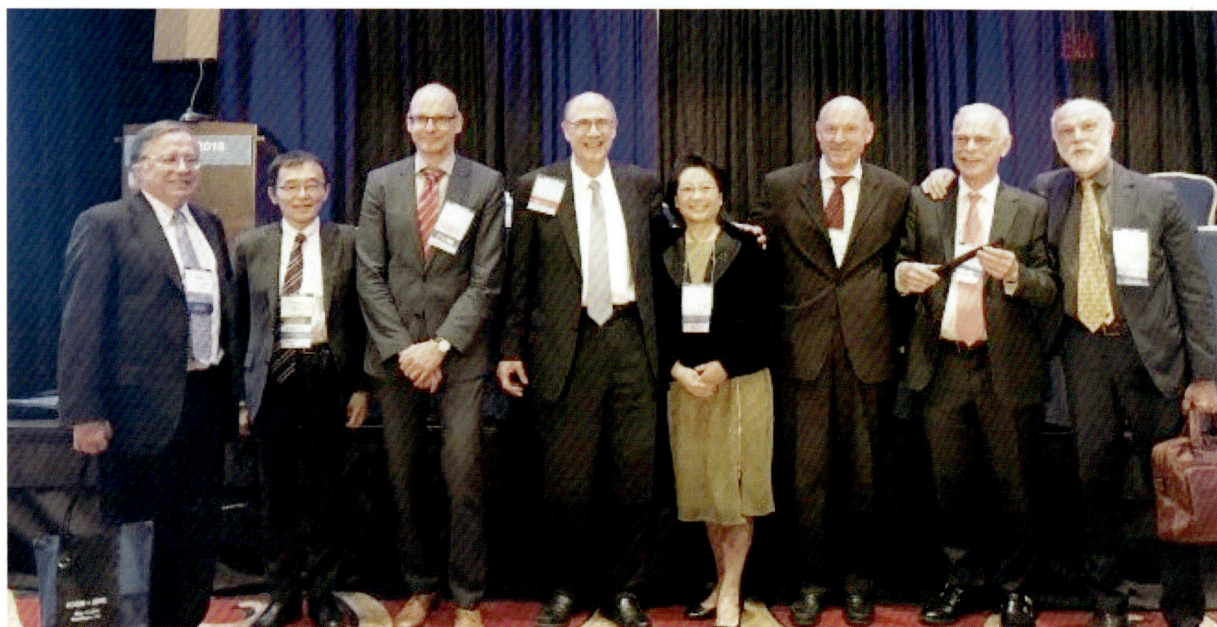

2014—2018年，崔丽英教授任国际临床神经电生理联盟（IFCN）执行委员，与其他执行委员合影

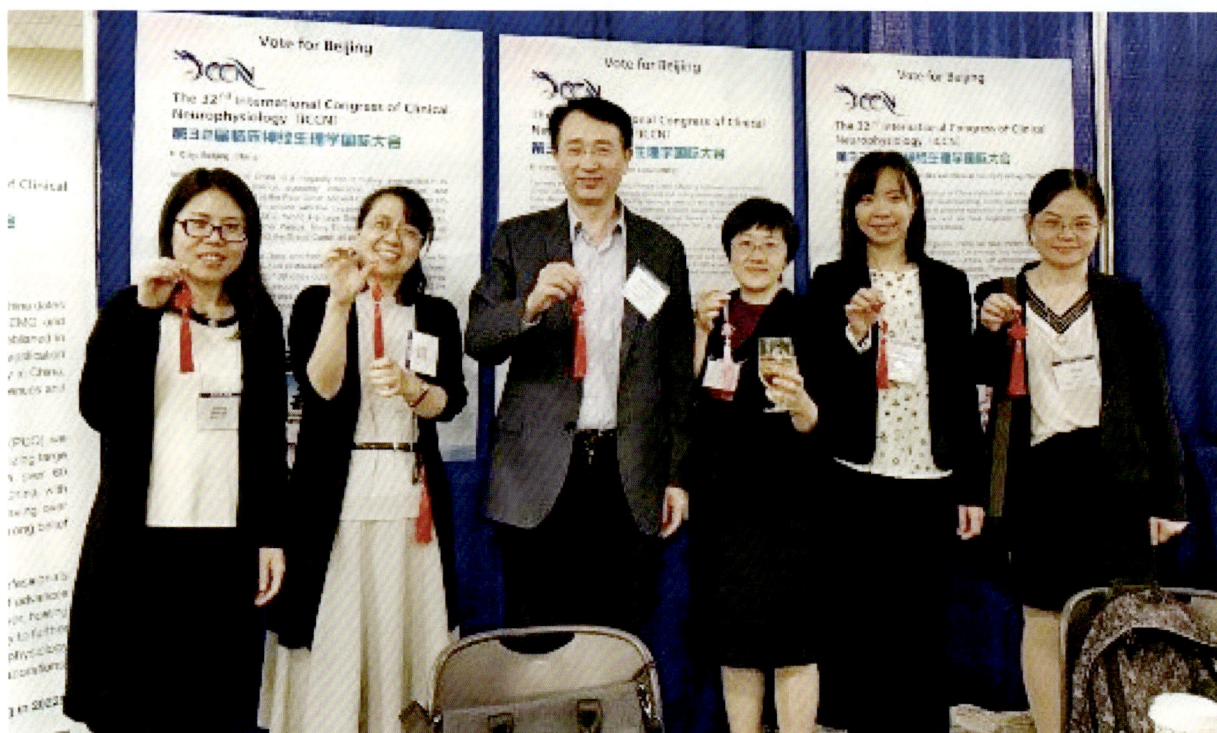

2018年5月，第三十一届国际临床神经生理学大会在美国召开，肌电图和临床神经电生理学组参会专家合影

三、中华医学会神经病学分会脑电图与癫痫学组

（一）学组成立及其发展

中国抗癫痫事业历经风雨，几代人付出心血，现正蓬勃发展。老一辈的专家，有的已经离世，有的正迈入耄耋之年。

瞿治平教授于1981年在上海首先成立中华医学会上海分会（上海市医学会）脑电图与临床神经电生理学研究会，并于1982年7月举办了一次大型学术会议。1983年，中华医学会北京分会（北京医学会）神经精神科学会脑电图学组成立，此后各省市纷纷成立脑电图和/或临床神经电生理学术组织。1985年10月，中华医学会神经精神科学会举办了中华医学会第一届全国癫痫专题学术会议，参会代表讨论后决定成立"全国脑电图与临床神经电生理研究会"并推举冯应琨、周孝达、吴逊和瞿治平为主任委员，陈世畯、陈俊宁、沈鼎烈、周树舜、黄远桂和谭郁玲（兼秘书）为常务委员，委员还有伍今成、孙喜堂、吴萍嘉、吴雯珠、沈成鑫、李作汉、卢亮、肖绪煌、欧阳珊、郭玉璞、高雁、翁建英、曹起龙和熊希民等。1986年5月，中华医学会神经精神科学会脑电图学组成立，1990年改称为中华医学会神经精神科学会脑电图与癫痫学组。截至2019年，本学组已至第七届，全国各省（台湾地区和西藏自治区除外）市都有了学组委员，达41名。本学组的主要任务是在中华医学会神经病学分会的领导下，将国内从事癫痫事业的学者们组织起来，在学术层面将脑电图与癫痫的专业知识发扬光大。

1981年，国际抗癫痫联盟（International League Against Epilepsy，ILAE）成立了专门的癫痫分类和命名委员会，制定了癫痫发作的国际分类。1985年10月，中华医学会第一届全国癫痫专题学术会议期间，沈鼎烈、周树舜、瞿治平和谢光洁教授等主持召开了一个小型会议，讨论了ILAE的癫痫分类。2001年，ILAE再次发布了癫痫的新分类，国内的学者们很快召开了专题讨论会，明确其各项概念并将全文译成中文发表，很快被同行认可并推广应用。

数十年来，我国学者们在癫痫的发病机制、病理、生化和免疫等基础方面开展了大量科学研究，且在临床实践如癫痫分类、癫痫的药物治疗和手术治疗、神经心理、神经放射和神经电生理检查方面都取得了巨大成就，有些成果已跻身世界先进水平。

近30年来，国内癫痫的基础研究和临床研究都取得了显著进展，癫痫的知识体系不断更新，但癫痫的发病机制尚未完全阐明。近十余年的研究集中在离子通道理论、基因机制和神经网络理论研究领域，而以功能磁共振成像为代表的影像学检查则为在活体上研究癫痫的发病机制提供了重要工具。在癫痫的诊断方面，根据对癫痫认识的不断深入，学者们将癫痫的定义和分类方法进行了数次更新，但找到既准确、简练又利于临床推广的定义和分类方法仍是癫痫专科医师的努力方向。在癫痫的治疗方面，虽然基于多中心临床研究的治疗指南和专家共识已陆续发布，促进了癫痫规范化、个体化治疗的推广和发展，但难治性癫痫的治疗瓶颈并未见实质性突破，且中药在

癫痫治疗中的作用尚不明确，如何在控制癫痫发作的前提下提高患者的生活质量、消除社会歧视是癫痫专科医师迫切需要解决的困难，而癫痫手术的开展也对神经电生理技术提出了更高的要求和挑战。

自2007年以来，本学组每2年召开一次中华医学会全国脑电图与癫痫诊治进展高级讲授班及学术研讨会，2009年在贵州贵阳、2011年在山东济南、2013年在湖南长沙、2015年在浙江杭州、2017年在江苏南京、2019年在四川成都召开，每次会议有400～800名来自全国各地的脑电图与癫痫专科医师及相关学科同道一起探讨脑电图与癫痫的基础和临床研究进展，介绍最新的研究成果，推广诊治新技术和新方法。每次会议还举办临床病例讨论会，为全国同道提供复杂疑难病例并进行分析讨论。

本学组委员均积极组织参与中华医学会神经病学分会每年举办的中华医学会全国神经病学学术会议，每次会议设有脑电图与癫痫分会场，本学组承担脑电图与癫痫分会场的会议日程安排和组织工作。

本学组自2007年以来每年召开2～4次委员工作会议，讨论本专业的进展和热点，每位委员每季度在自身所在地组织学术活动以提高基层癫痫专科医师的临床诊疗水平。

本学组还组织编写了国内首个《抗癫痫药物应用专家共识》《非惊厥癫痫的专家共识》和《国际抗癫痫联盟痫性发作新分类中国专家解读》，并在《中华神经科杂志》等期刊上发表。

（二）图片展示

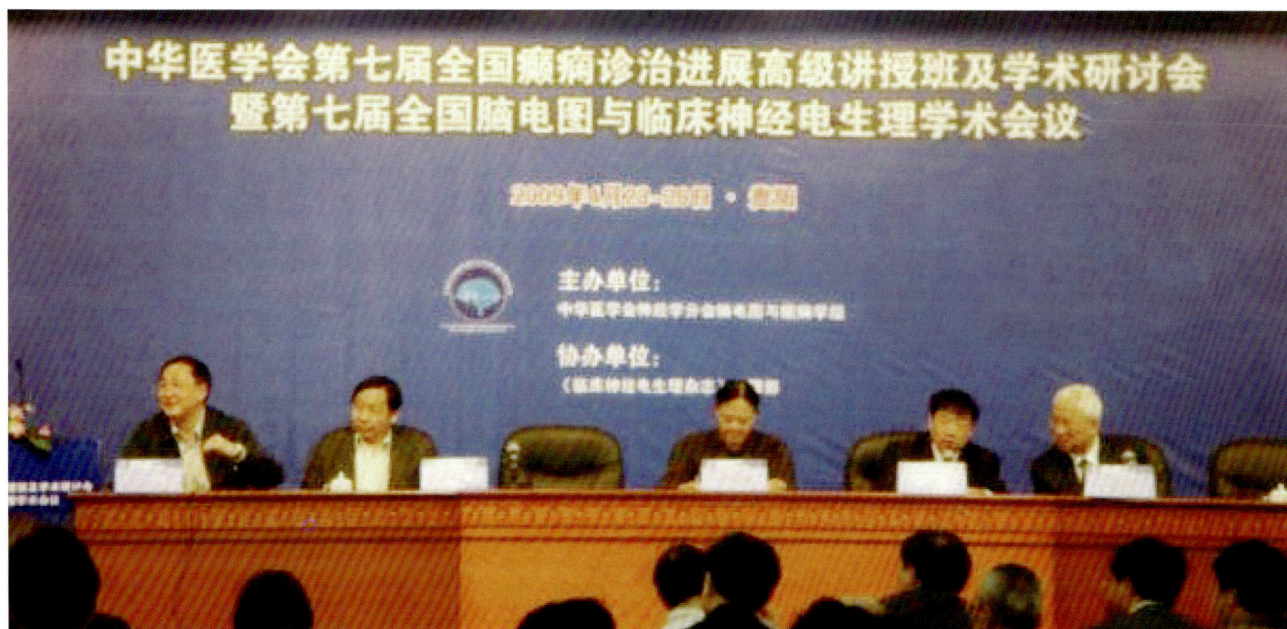

2009年，中华医学会第七届全国癫痫诊治进展高级讲授班及学术研讨会（贵阳）主席台上洪震、吴逊、沈鼎烈等教授就座

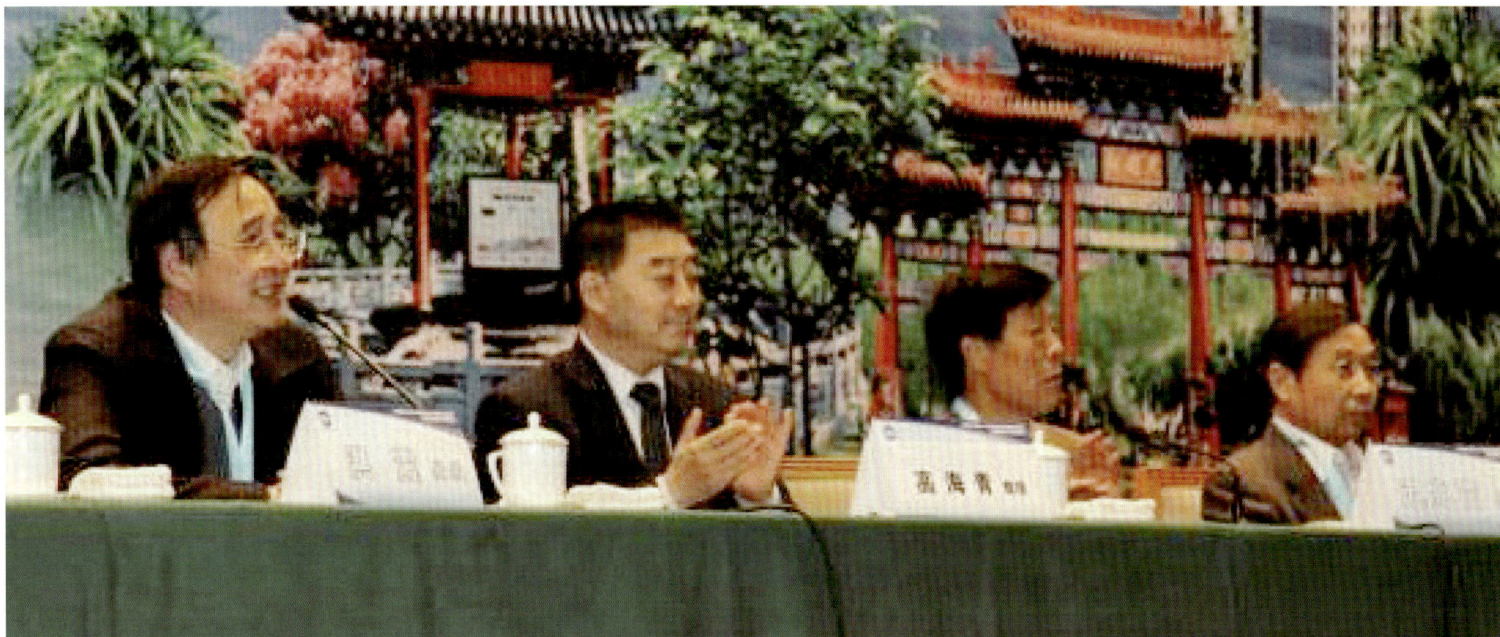

2011年，中华医学会第八届全国脑电图与癫痫诊治进展高级讲授班及学术研讨会（济南）主席台上洪震、迟兆富、吴逊等教授就座

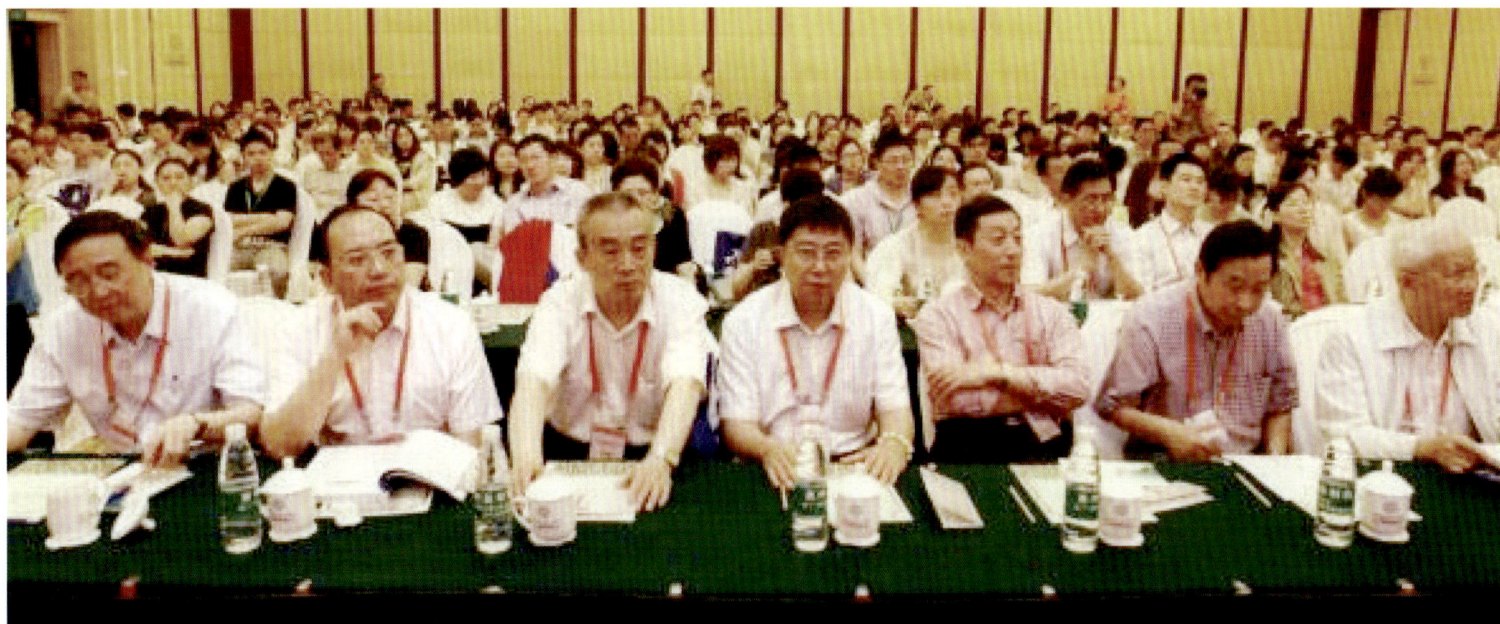

2013年，中华医学会第九届全国脑电图与癫痫诊治进展高级讲授班及学术研讨会（长沙）会场上洪震、吴立文、吴逊、沈鼎烈等教授就座

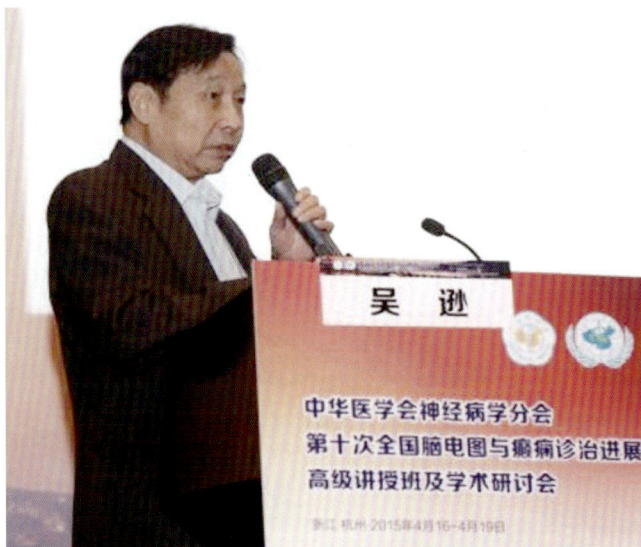

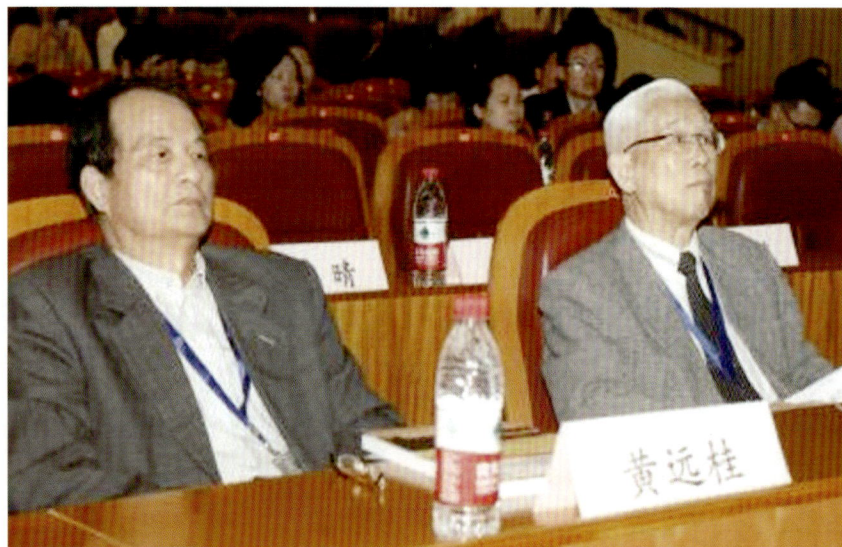

2015年，中华医学会第十届全国脑电图与癫痫诊治进展高级讲授班及学术研讨会在杭州召开

1/ 吴逊教授讲话

2/ 黄远桂、沈鼎烈教授参会

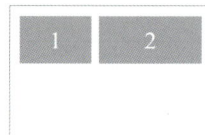

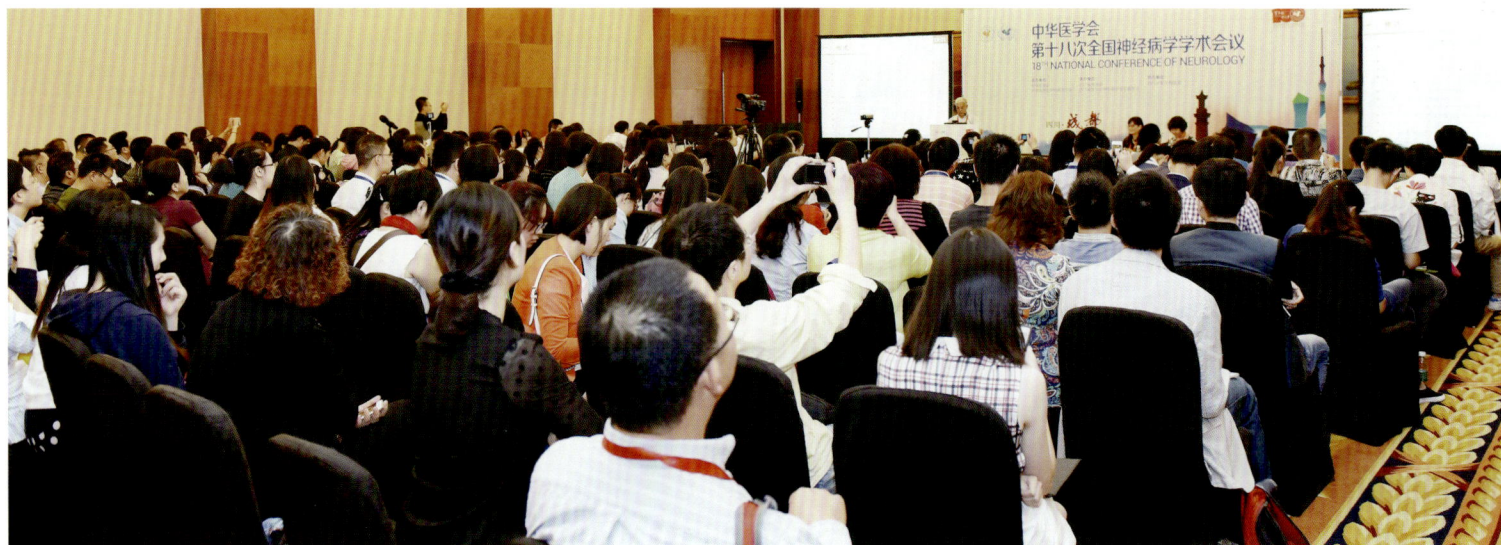

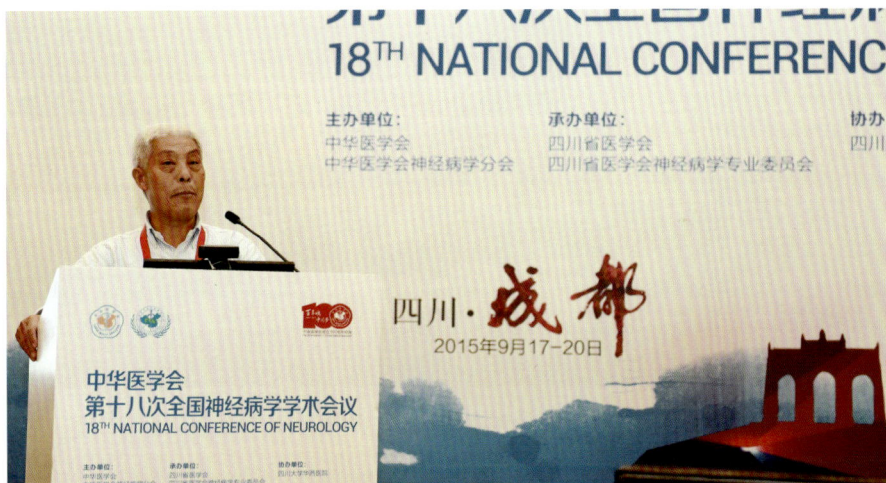
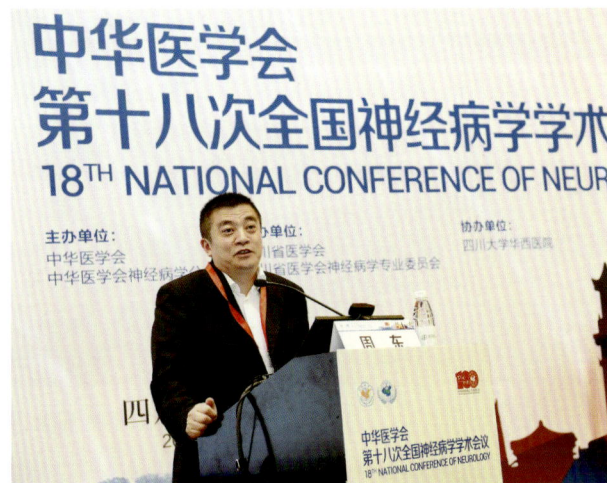
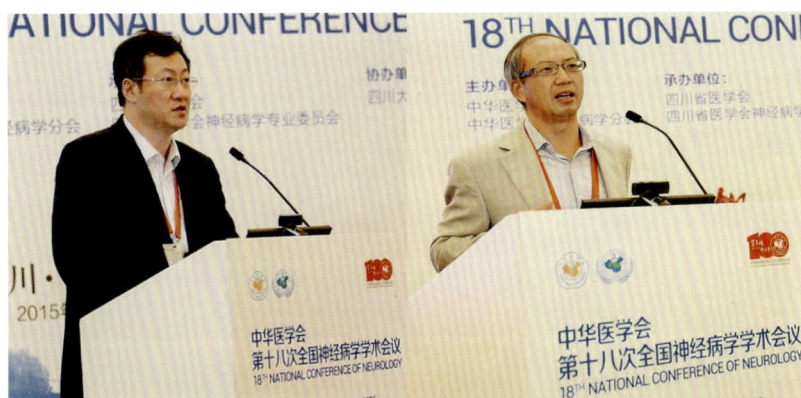
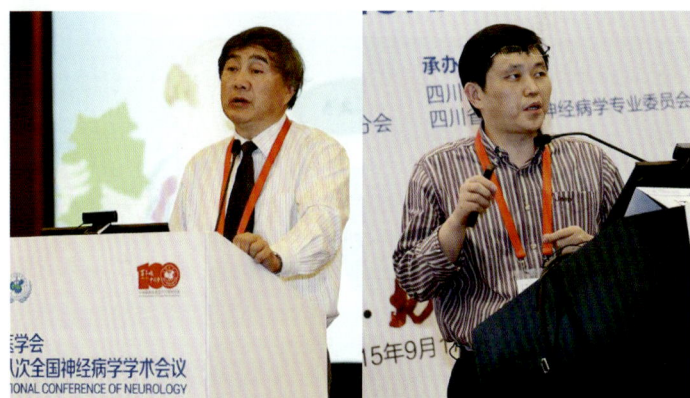
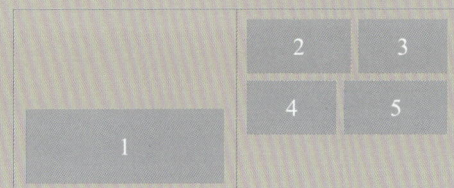

2015年9月，中华医学会第十八次全国神经病学学术会议在成都召开

1/ 脑电图与癫痫学组分会场

2/ 迟兆富教授发言

3/ 周东教授发言

4/ 汪昕、廖卫平教授发言

5/ 王学峰、江文教授发言

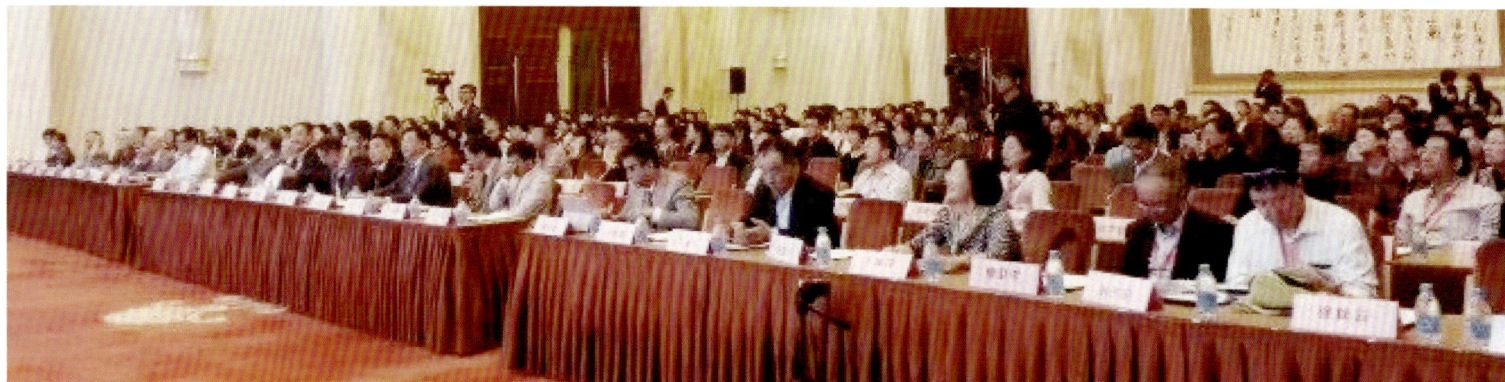

2017年，中华医学会第十一届全国脑电图与癫痫诊治进展高级讲授班及学术研讨会（南京）会场

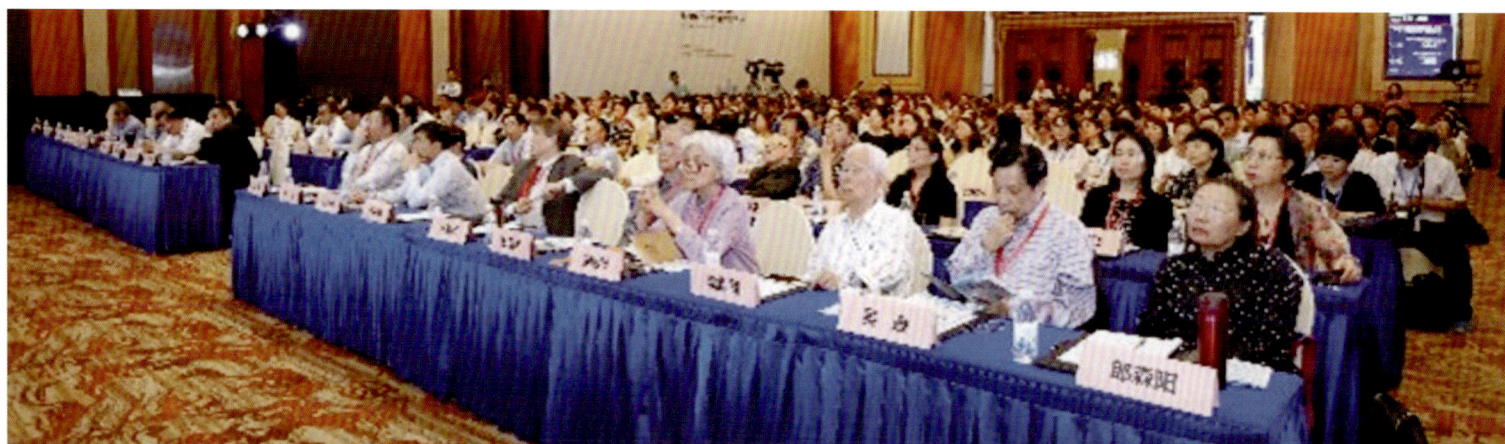

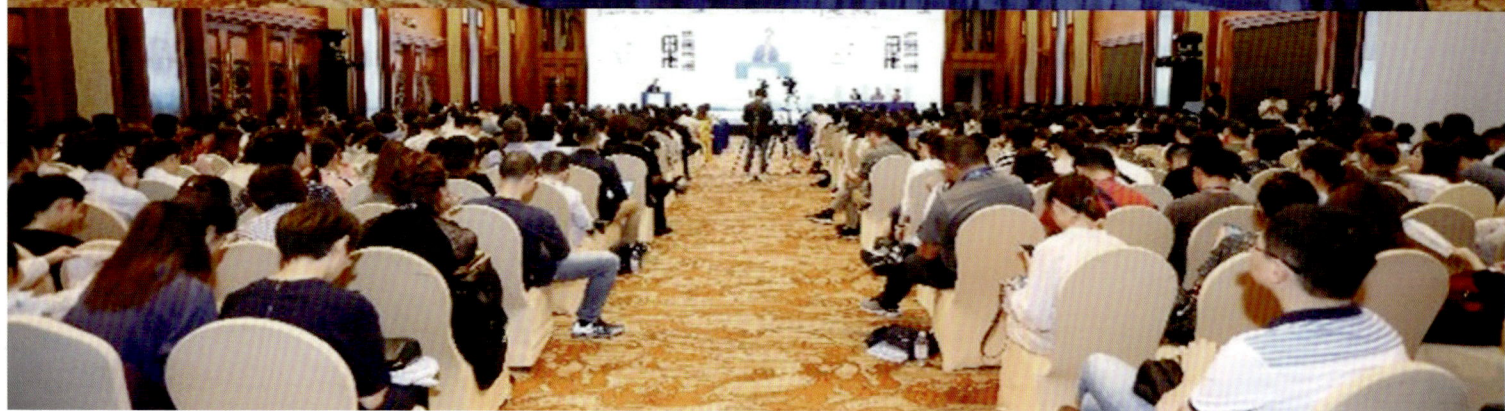

2019年，中华医学会第十二届全国脑电图与癫痫诊治进展高级讲授班及学术研讨会（成都）会场

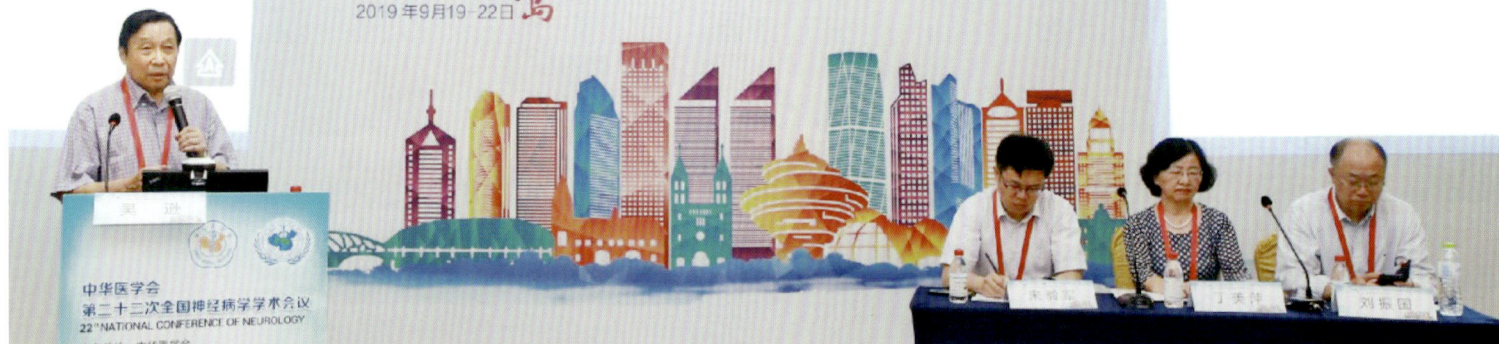

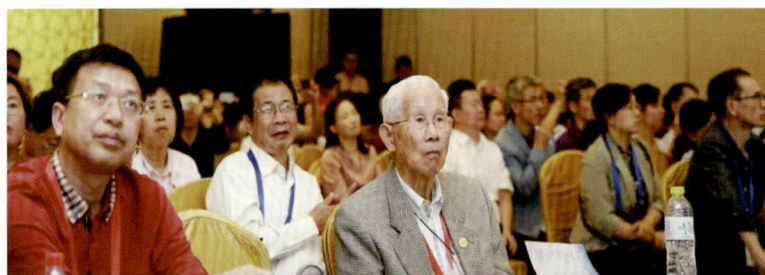

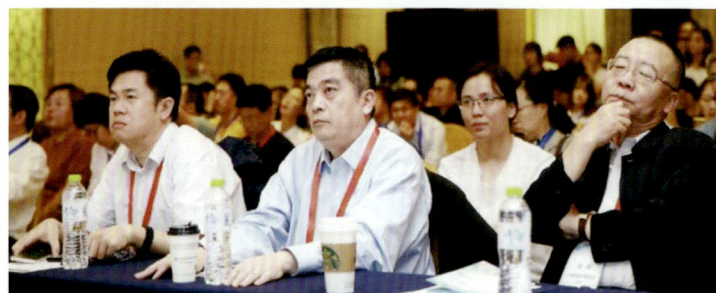

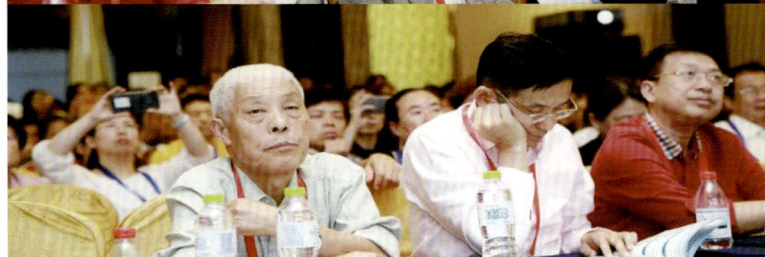

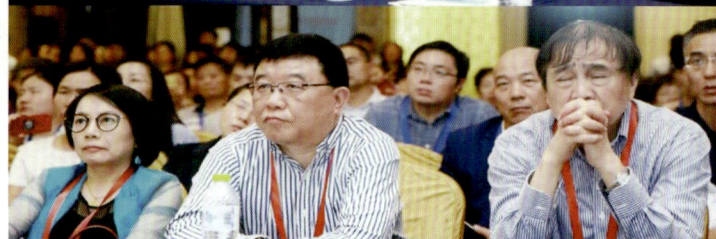

2019年9月，中华医学会第二十二次全国神经病学学术会议（青岛）脑电图与癫痫学组分会场

1/ 丁美萍、刘振国和宋毅军教授主持会议，吴逊教授发言

2/ 沈鼎烈、迟兆富和陈阳美等教授参加会议

3/ 周东、王群、王小姗和王学峰等教授参加会议

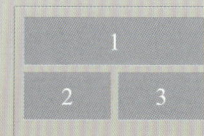

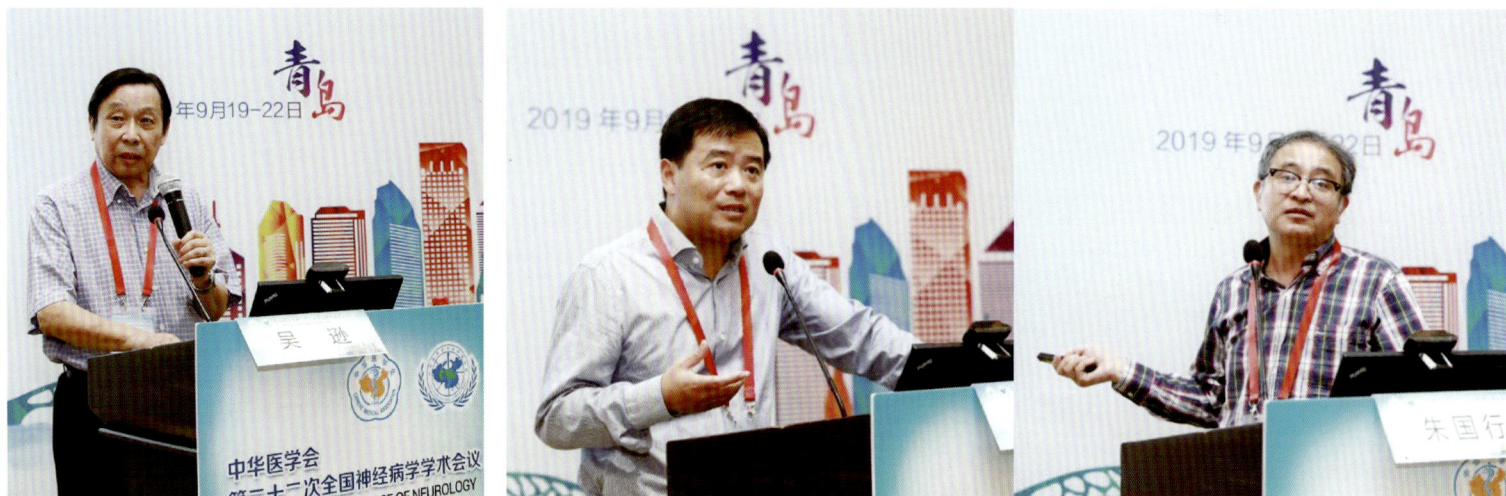

2019年9月，中华医学会第二十二次全国神经病学学术会议（青岛）脑电图与癫痫学组分会场

4/ 吴逊教授发言

5/ 朱遂强和朱国行教授发言

四、中华医学会神经病学分会神经生化学组

（一）学组成立及其发展

1985年12月13日，在广州中山医科大学（现中山大学中山医学院）庆祝《中国神经精神疾病杂志》创刊十周年的座谈会上，傅雅各、江德华和薛启蓂等发起并成立了"神经生化协作组"。当时，参加者有董为伟、陆雪芬、沈定国、孟昭义和张承诰等共10人。他们共同起草了"神经生化协作组"的任务：①促进神经科学，特别是神经生化事业的协作和发展；②交流有关神经生化工作的知识、技术、资料和信息；③组织有关神经生化知识的普及工作，如召开座谈会、讲习班等；④展开对外交流和联络工作等。在会议上，重庆医科大学附属第一医院神经内科的傅雅各教授当选组长，首都医科大学附属北京友谊医院神经内科的薛启蓂教授和天津医科大学总医院神经内科的江德华教授任副组长，并决定不定期出版内部读物（《神经生化学通讯》）。在此次会议上，参会者交流了各单位的科研设备和正在开展的研究课题、研究方向等，并建议向中华医学会提出备案。1986年，中华医学会正式批准中华医学会神经精神科学会成立神经生化学组。

1986年，中华医学会第一届全国神经生化学术会议在天津召开。会议上除宣读入选论文外，还放映了一些神经生化技术的录像，并邀请一位英国专家做学术报告。当时，由于傅雅各教授在此次会议后将出国定居，故改选薛启蒉教授为组长，江德华教授为副组长，并聘请王尧教授担任秘书。2000年，中华医学会第六届全国神经生化学术会议在重庆召开。在此次会议上，神经生化学组进行了大规模换届改选，复旦大学附属华山医院神经内科的蒋雨平教授任组长。2007年，神经生化学组换届改选重庆医科大学的谢鹏教授为组长。2017年，神经生化学组换届改选中国医科大学附属第一医院神经内科的何志义教授为组长。

从20世纪80年代起，我国神经生化学者积极参加地区和国际性的学术活动。例如，1983年，北京大学的王镜岩教授参加了在加拿大举行的国际神经化学学会（International Society for Neurochemistry，ISN）会议。从1985年起，我国已有9名学者先后成为ISN的正式成员，且之后的每次ISN会议均有我国代表参加各项活动。1991年，在澳大利亚召开的第十一届国际神经生化会议上，日本、澳大利亚、马来西亚、泰国和中国的代表们发起并成立了亚太神经化学学会（Asian-Pacific Society for Neurochemistry，APSN）。在成立大会上，神经生化学组加入APSN，成为首批正式团体会员，中国代表薛启蒉教授当选APSN第一届副主席。此后，在历届APSN会议上，都有我国代表积极发言，并有2名学者当选APSN理事。1996年，第三届亚太神经化学学术会议在我国北京召开，共有来自12个国家和地区的代表参加了此次会议。

此外，神经生化学组还编写了内部读物，供业内人员阅读，受到全国高等院校读者好评。

（二）会议情况

中华医学会第一届全国神经生化学术会议：1986年5月15—17日在天津召开，共收到论文39篇，出席代表80人，列席代表40人。

中华医学会第二届全国神经生化学术会议：1988年10月12—14日在苏州召开，共收到论文188篇，其中列题论文8篇，出席代表133人，特邀外宾3人（日本）。

中华医学会第三届全国神经生化学术会议：1991年3月27—29日在广州召开，共收到论文187篇，出席代表144人。

中华医学会第四届全国神经生化学术会议：1993年7月10—14日在长春召开，共收到论文259篇，出席代表154人，列席代表30人。

中华医学会第五届全国神经生化学术会议：1996年10月8—10日以北京召开（与第三届亚太神经化学学术会议联合召开），共收到论文175篇，出席代表141人，其中国外代表31人，来自12个国家和地区。

中华医学会第六届全国神经生化学术会议：2000年5月23—24日在重庆召开，共收到论文64篇，出席代表58人。

中华医学会第七届全国神经生化学术会议：2002年11月10—15日在上海召开（出席代表人数未找到记录）。

中华医学会第八届全国神经生化学术会议：2007年3月29日—4月1日在汕头召开（出席代表人数未找到记录）。

中华医学会第九届全国神经生化学术会议：2009年6月26—28日在长沙召开，共收到论文171篇，出席代表227人。

中华医学会第十届全国神经生化学术会议：2011年6月16—18日在郑州召开，共收到论文70余篇，出席代表500人。

中华医学会第十一届全国神经生化学术会议：2013年7月11—12日在银川召开，共收到论文82篇，出席代表300人。

中华医学会第十二届全国神经生化学术会议：2015年8月28—29日在沈阳召开，出席代表800人。

中华医学会第十三届全国神经生化学术会议：2018年7月27—28日在沈阳召开，出席代表800人。

（三）图片展示

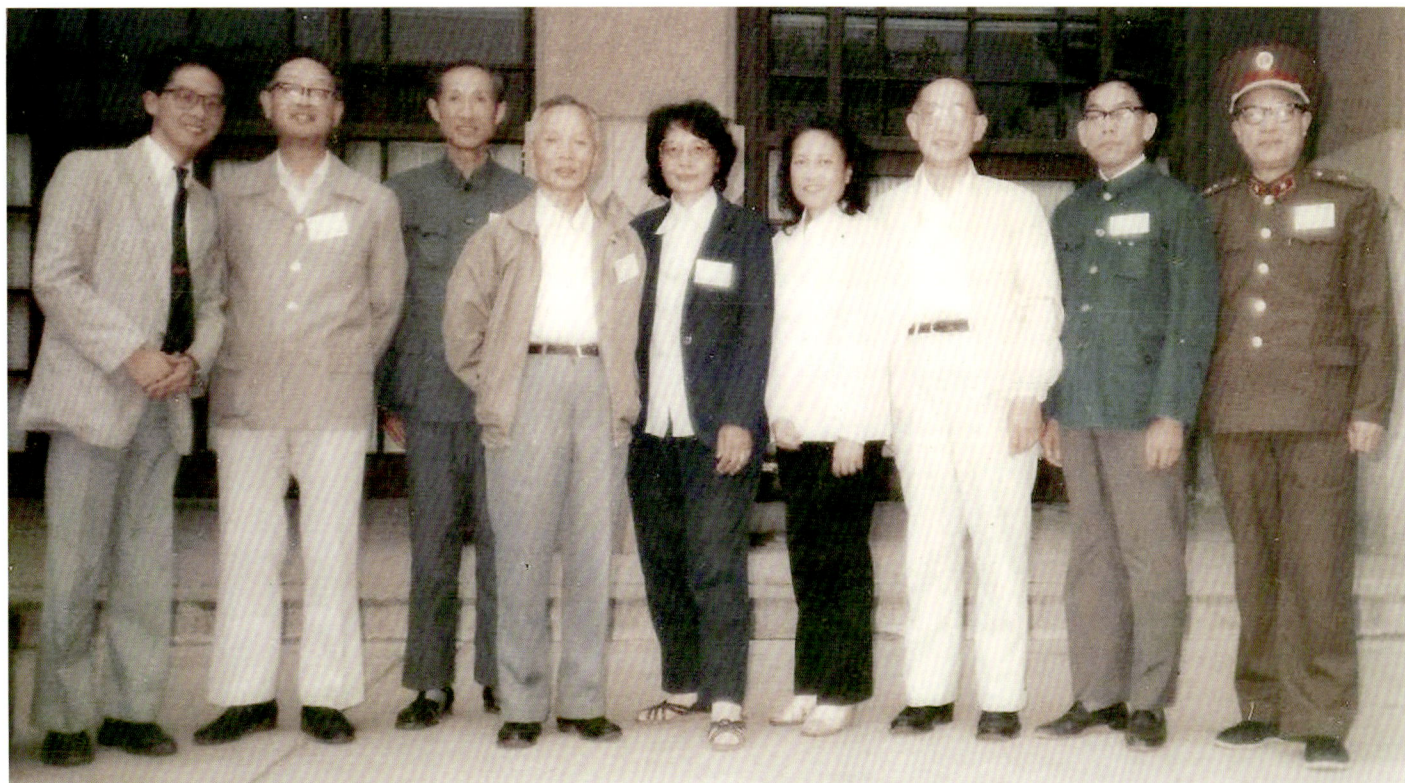

1986年5月，中华医学会第一届全国神经生化学术会议在天津召开，涂来慧、刘焯霖、张天锡、陆雪芬、杨蜀莲、刘道宽、薛启蕖等和江德华教授合影（自左向右）

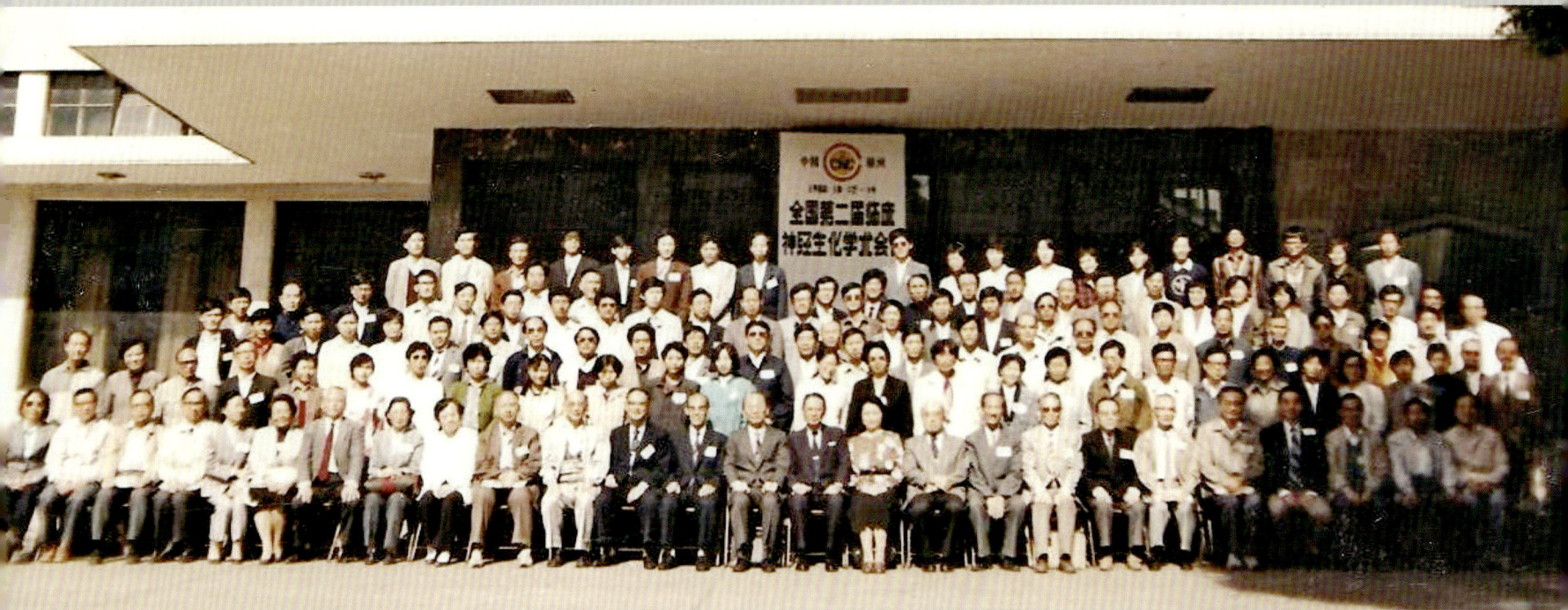

1988年10月，中华医学会第二届全国神经生化学术会议（苏州）参会人员合影

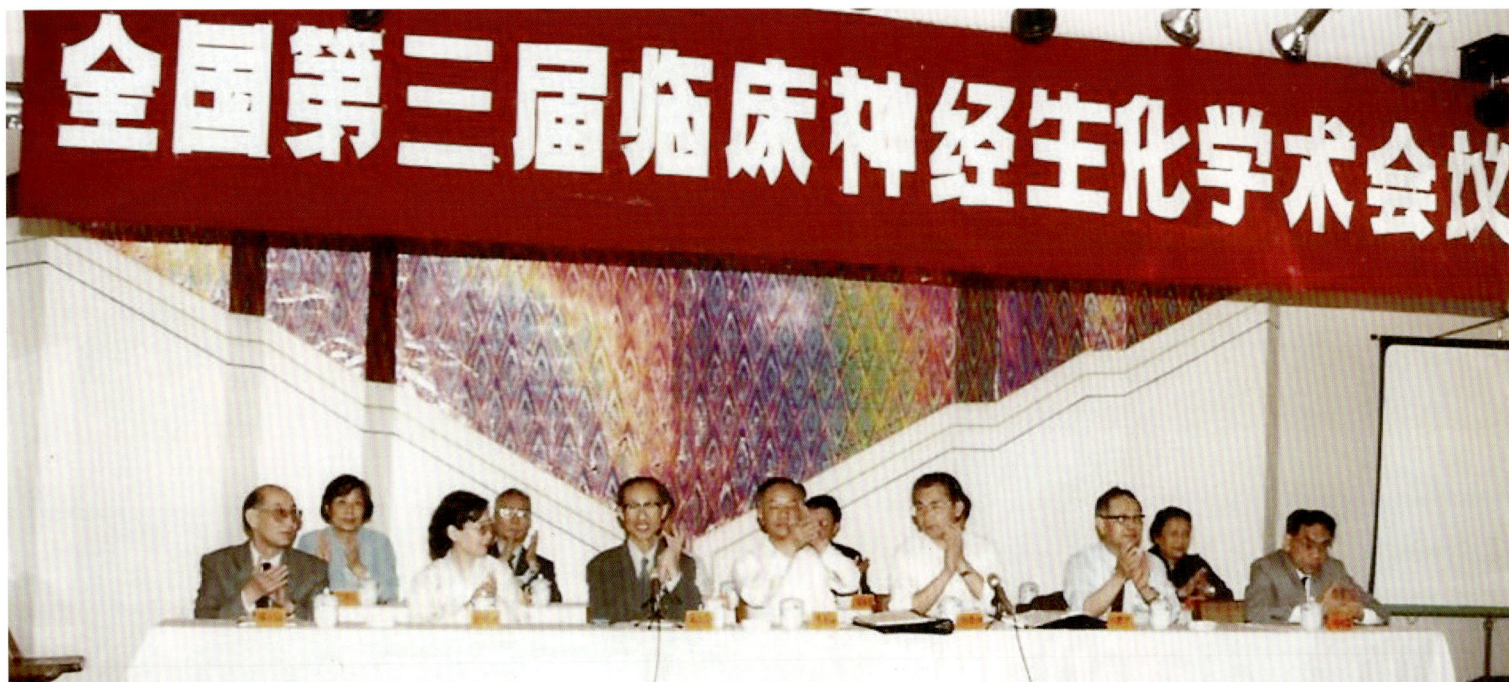

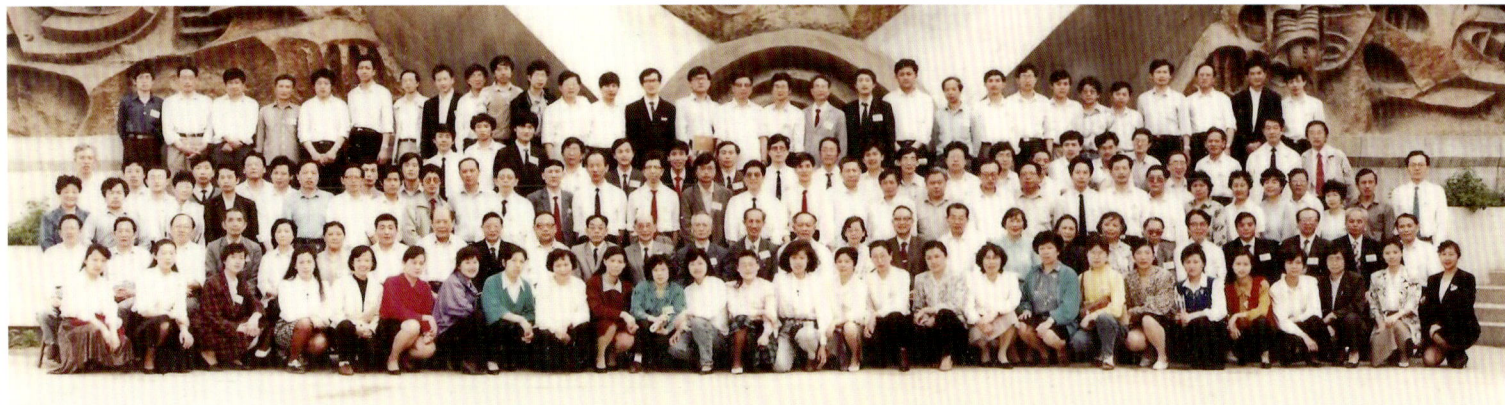

1991年3月，中华医学会第三届全国神经生化学术会议在广州召开

1/ 主席台

2/ 参会人员合影

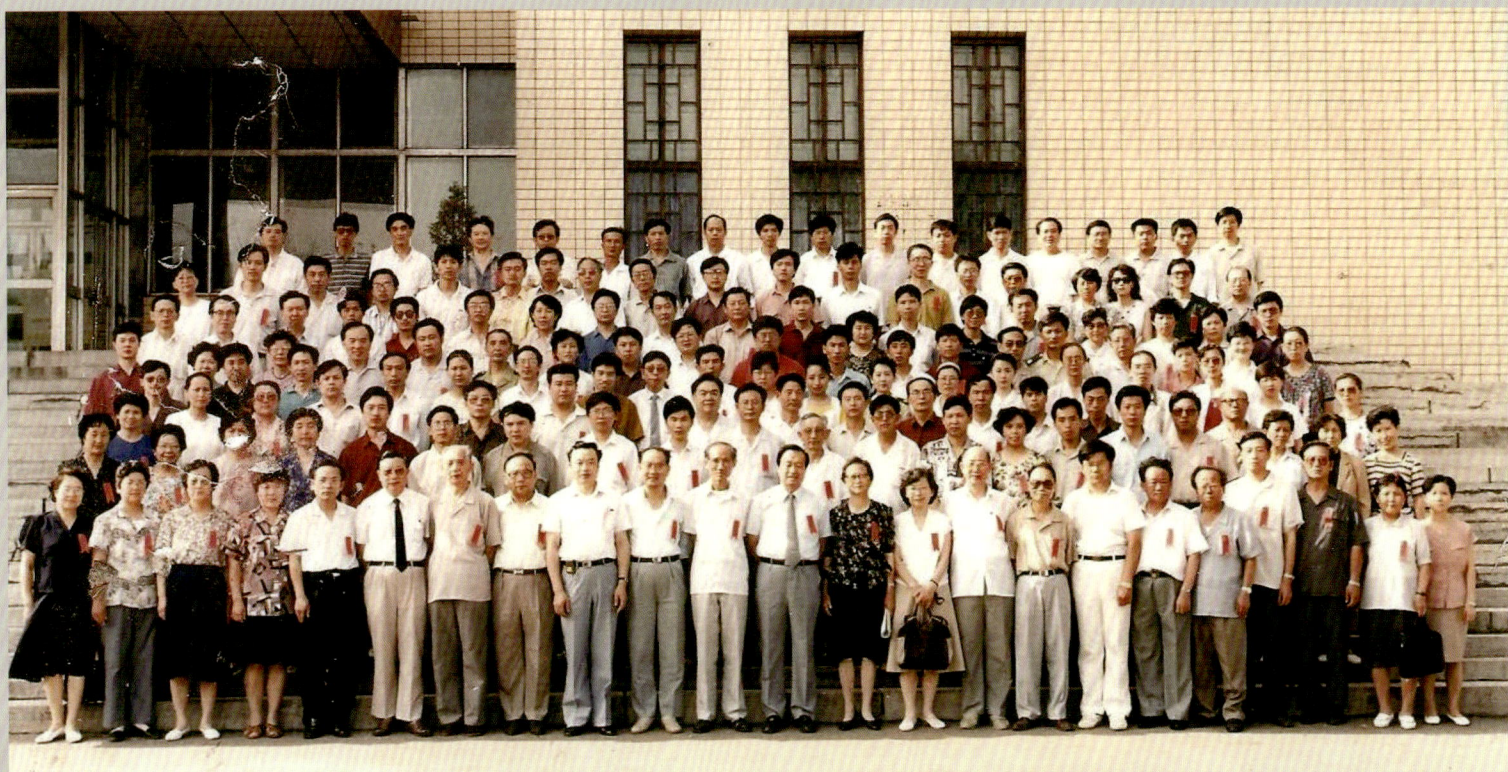

1993 年 7 月，中华医学会第四届全国神经生化学术会议（长春）参会人员合影

Joint Meeting of Third Meeting of
the Asian-Pacific Society for
Neurochemistry
&
Fifth Meeting of the Chinese Society
for Neurochemistry
October 7-10, 1996
Beijing, China

Sponsor:
Chinese Society for Neurochemistry
Co-Sponsors:
Chinese Medical Association
Capital University of Medical Sciences
Beijing Medical University

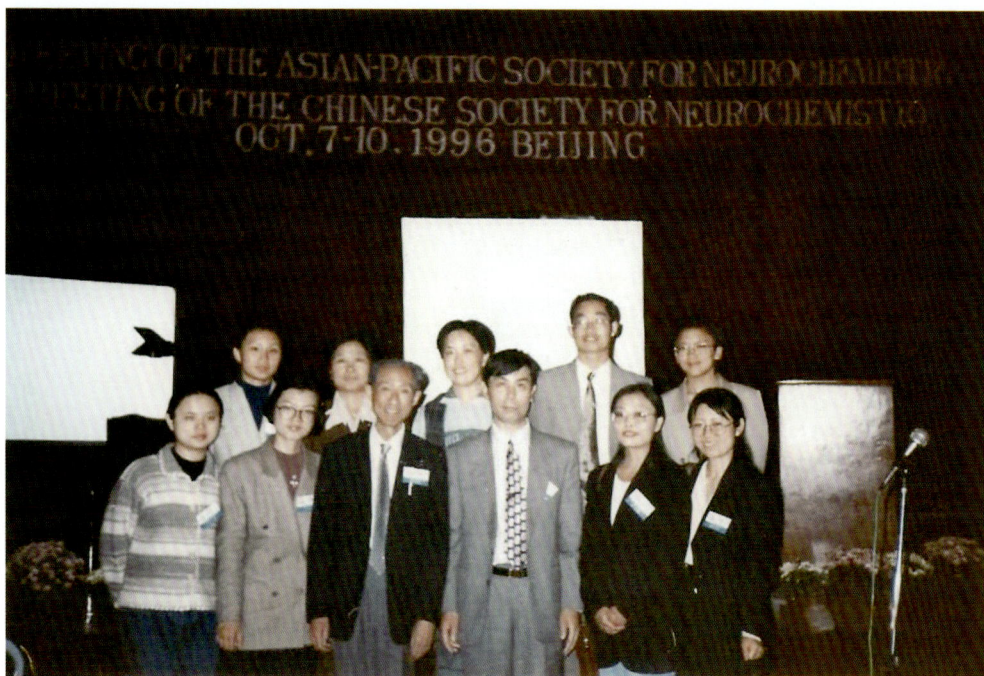

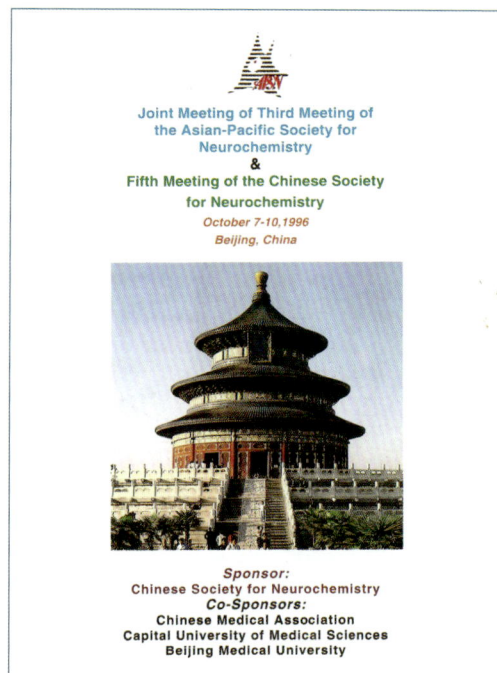

1996年10月，中华医学会第五届全国神经生化学术会议暨第三届亚太神经化学学术会议在北京召开

1/ 筹备组人员合影

2/ 此次会议论文摘要封面

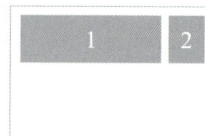

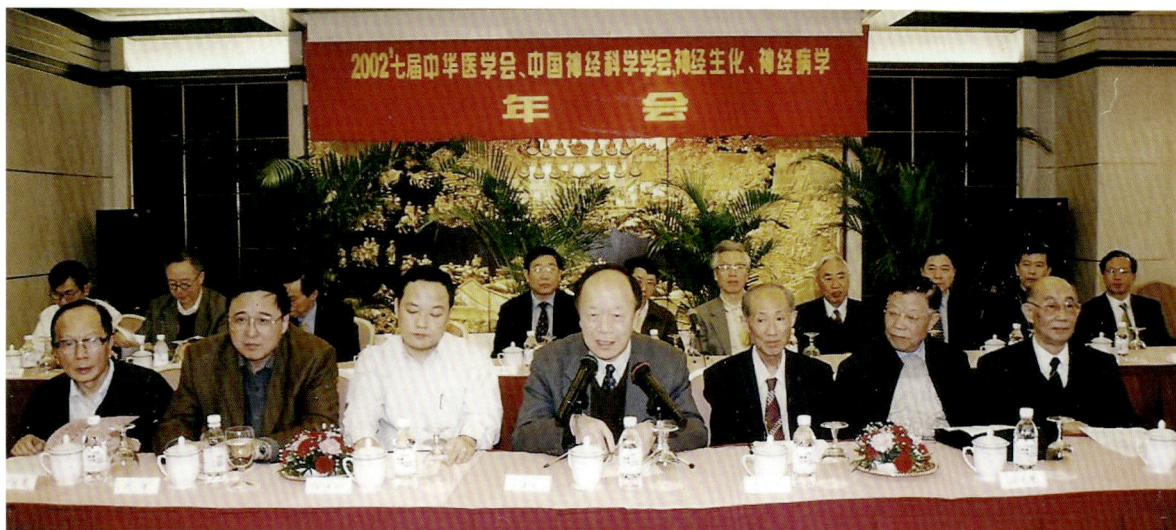

| 1 | 2 |

2002年10月，中华医学会第七届全国神经生化学术会议（上海）主席台

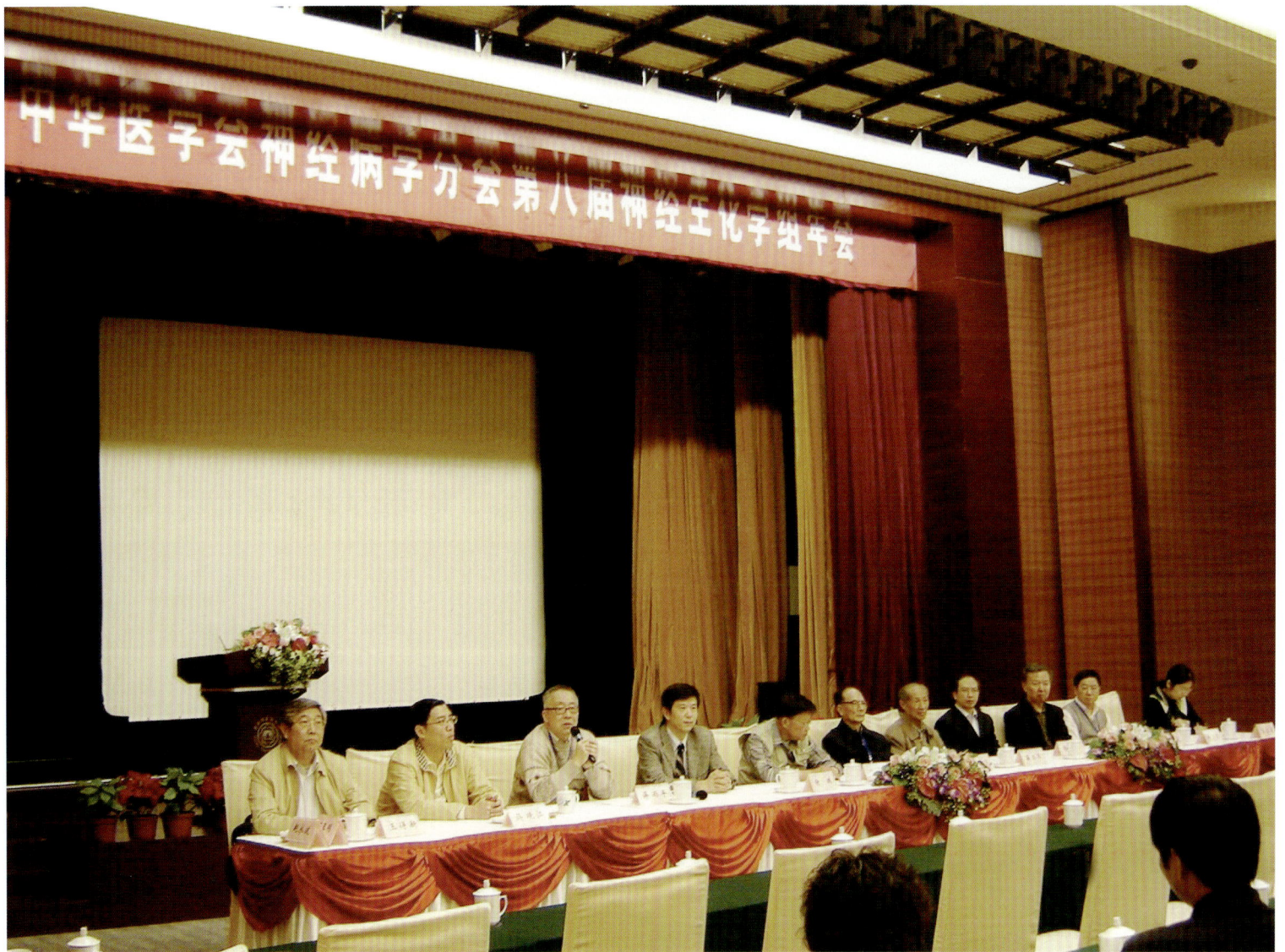

2007年3月，中华医学会第八届全国神经生化学术会议（苏州）主席台

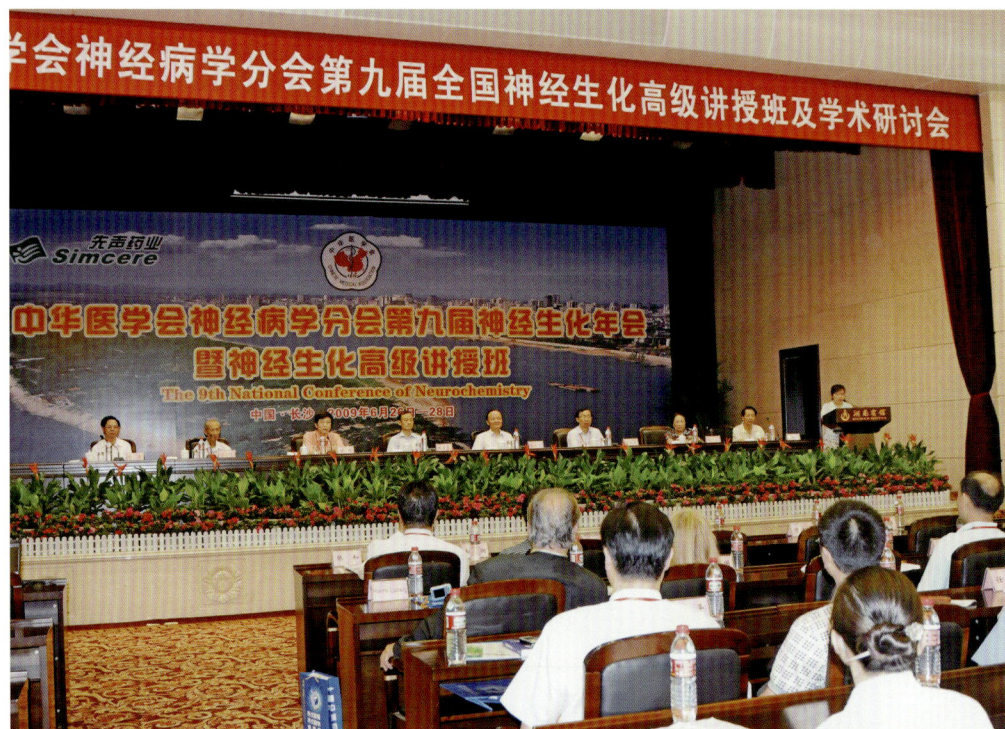

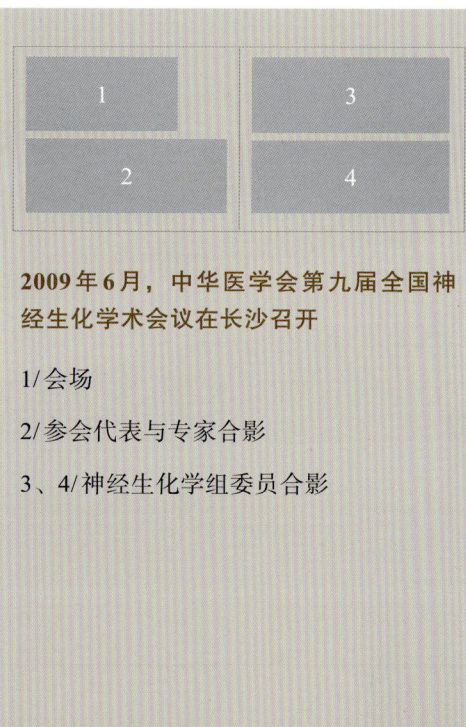

2009年6月，中华医学会第九届全国神经生化学术会议在长沙召开

1/会场

2/参会代表与专家合影

3、4/神经生化学组委员合影

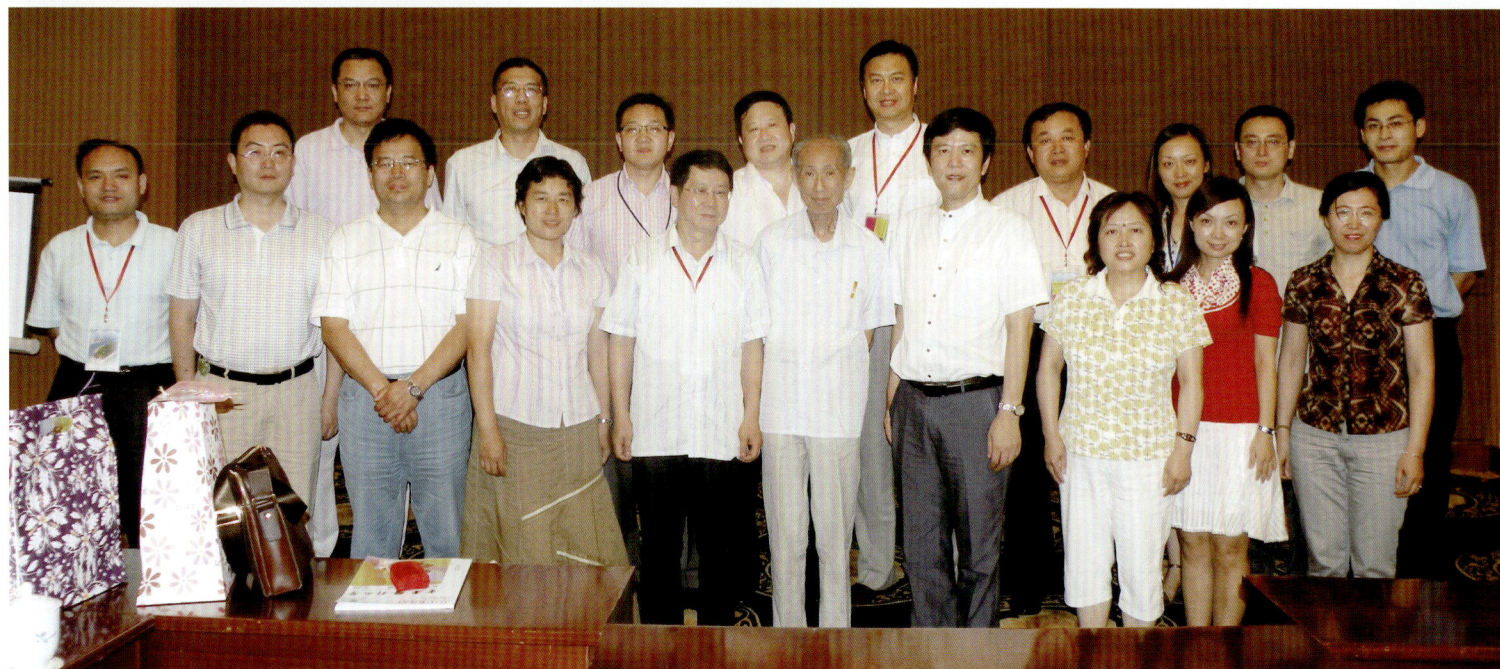

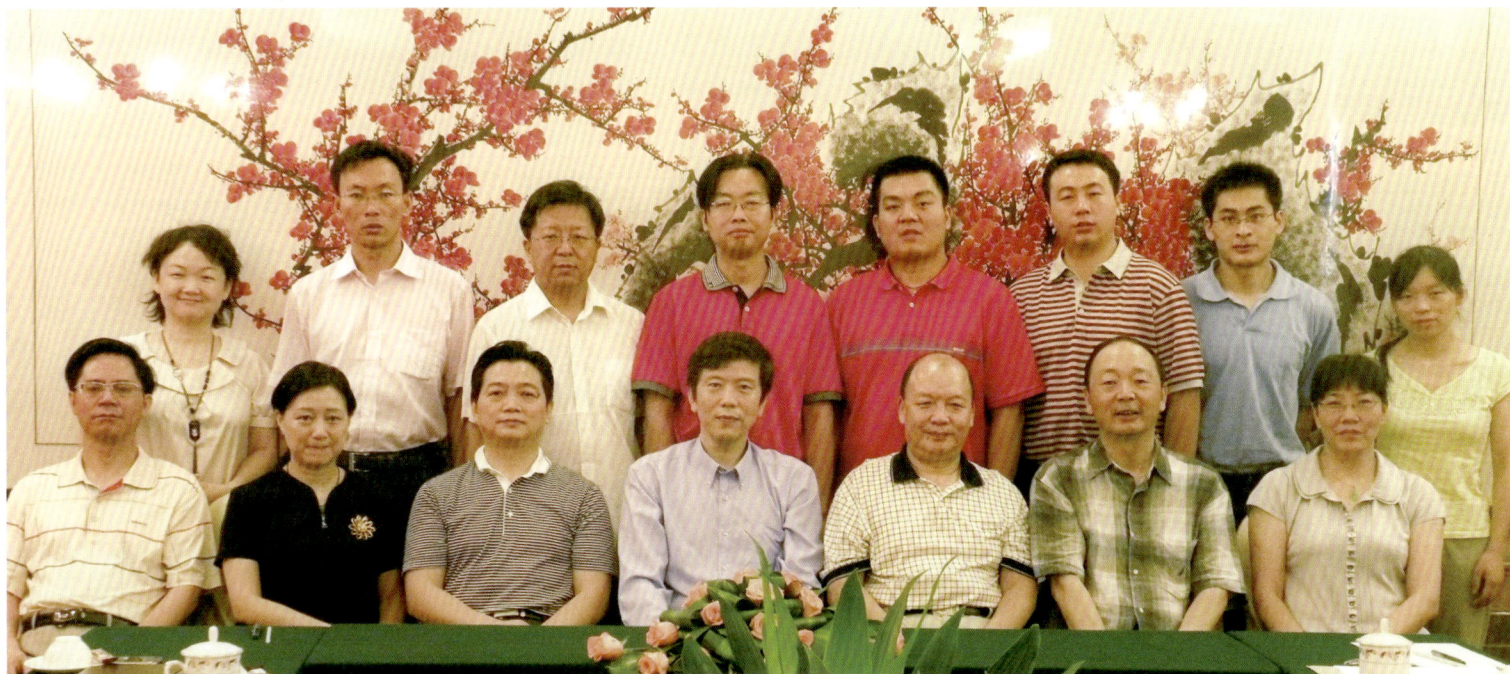

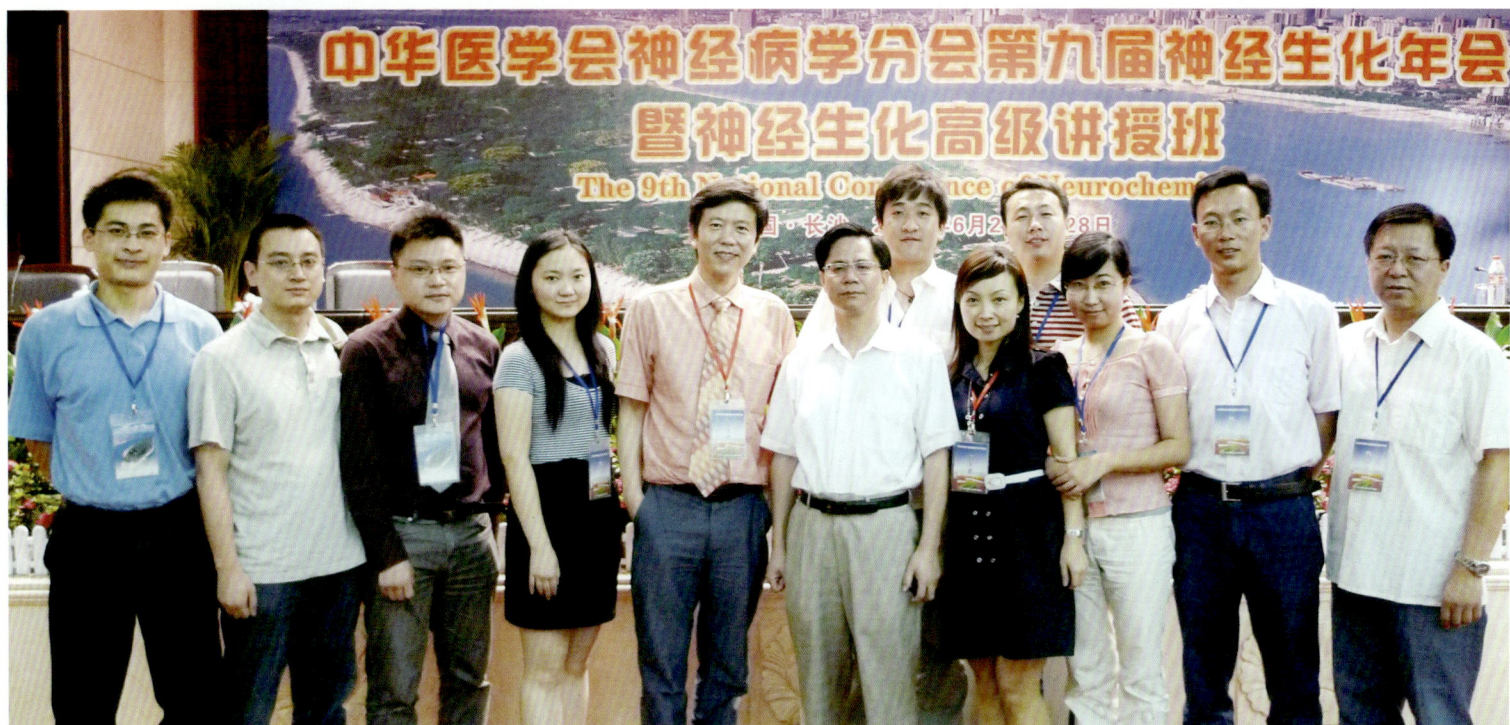

2011年第10届全国神经生化
第25届河南省神经病学年会会议日程安排

时间段	发言人	单位	内容	主持人
6月16日（周四）下午				
17:30-19:00	欢迎晚宴			谢鹏
19:00-20:00	中华医学会神经病学分会神经生化学组全体委员会会议（四楼第2会议室）			谢鹏
19:00-22:00	河南省各地市神经病学疑难病例讨论会（六楼会议室）			
6月17日（周五）上午（六楼会议室）				廖卫平
08:00-08:30	开幕式			
6月17日（周五）上午（六楼会议室）				何志义、李建章
08:30-08:50	陈生弟	上海交通大学医学院附属瑞金医院神经内科主任、教授	帕金森病的线粒体功能异常	
08:50-09:10	谢鹏	重庆医科大学副校长、教授	抑郁症的代谢组学研究	
09:10-09:30	索爱琴	河南省人民医院神经内科教授	痴呆的鉴别诊断	
				杨晓东、方树友
09:40-10:00	张博爱	郑州大学附属第一医院神经内科主任、教授	树突棘在中枢神经系统疾病中的作用	
10:00-10:20	彭英	中山大学附属第二医院神经内科主任、教授	酒精中毒性脑病的研究进展	
10:20-10:40	于生元	北京解放军总医院神经内科教授	偏头痛的神经生物学机制	
				于生元、连亚军
10:50-11:10	赵钢	第四军医大学西京医院神经内科主任、教授	中枢神经系统感染的诊断思路	
10:10-11:30	任惠民	复旦大学附属华山医院神经科学研究所教授	蛋白质氧化与阿尔茨海默病	
11:30-11:50	杨晓苏	中南大学湘雅医院神经内科主任、教授	二氯乙烷致中毒性脑病	
12:00-13:00	会议餐抽奖活动			
6月17日（周五）下午（六楼会议室）				刘军、马建军
14:00-14:20	薛启蓂	首都医科大学附属北京友谊医院神经内科教授	神经元变性与神经变性病	
14:20-14:40	廖卫平	广州医学院附二院神经病学研究所所长、教授	钠通道基因突变导致不同氨基酸残基置换对通道功能的影响及与临床表现的关系	
14:40-15:40	何俐	四川大学华西医院神经内科副主任、教授	短暂性脑缺血发作（TIA）的管理	
				杨国源、何俐
14:40-15:00	赵世刚	内蒙古医学院附属医院神经内科主任、教授	神经递质与神经系统疾病	
15:20-15:40	王建平	郑州大学第五附属医院院长、教授	小血管病	
15:40-16:00	丁健青	上海交通大学附属瑞金医院神经内科副主任、神经科学研究所副所长	DJ-1的抗氧化应激机制	
16:00-16:20	朱沂	新疆自治区人民医院神经内科主任、教授	AMPK与缺血性脑血管病	
				丁健青、赵世刚
16:20-16:40	徐恩	广州医学院神经科学研究所副所长、广州医学院二附院神经内科主任、教授	Akt及MEK/ERK通路在低氧预处理/后处理对成年大鼠短暂全脑缺血神经保护作用中的研究	
16:40-17:00	武剑	首都医科大学宣武医院神经内科主任、教授	PFO动静脉血液生化因子的变化与脑卒中	
17:00-17:20	杨国源	上海交通大学MedX主任、教授	脂联素过表达促进大脑中动脉阻塞后缺血半影区的局部血管新生	
17:20-17:40	刘军	上海交通大学附属瑞金医院神经内科主任、教授	细胞外突触共核蛋白的相关功能研究	
17:40-18:00	刘永红	第四军医大学西京医院神经内科副教授	儿童良性癫痫综合征	
18:00-19:00	欢迎晚宴			
6月17日（周五）晚	神经肌肉病病理讨论会（每个论题中间讨论15分钟）六楼会议室			
19:00-19:45	焉传祝	山东大学齐鲁医院神经内科主任、教授	脂质沉积病的临床和诊断	
20:00-20:45	胡静	河北医科大学三院神经肌肉病科主任、教授	骨骼肌疾病临床病理诊断基础	
21:00-21:45	杨欢	中南大学湘雅医院神经内科副主任、教授	重症肌无力的临床评定和免疫干预治疗	
6月18日（周六）上午（六楼会议室）				任惠民、张拥波
08:00-08:20	王拥军	首都医科大学天坛医院院长、教授	题目待定	
08:20-08:40	樊东升	北医三院神经内科主任医师、教授	AIDP/CIDP的指南解读	
08:40-09:00	焉传祝	山东大学齐鲁医院神经内科主任、教授	痛性周围神经病的鉴别诊断	
09:00-09:20	王青	中山三院神经内科主任医师、教授	同型半胱氨酸和C反应蛋白联合应用对中国帕金森病和血管性帕金森综合症结局的预测价值	
				徐平、蒋莉
09:20-09:40	何志义	中国医科大学附属第一医院神经内科主任、教授	双侧壳核、尾状核头MRI-T2高信号的临床意义	
09:40-10:00	孙永馨	首都医科大学宣武医院神经内科主任医师	β淀粉样蛋白及相关分子伴侣相互作用的机制	
10:00-10:20	黄文	第三军医大学神经内科副教授	从遗传的角度探讨中枢神经系统感染	
10:20-10:40	王延江	第三军医大学附属第三医院神经内科副主任、教授	神经营养因子受体p75对β淀粉样胎产生和沉积的调控作用及机制	
				彭英、朱沂
10:40-11:00	郭淮莲	北京大学人民医院	神经内科教授脑缺血与血管新生	
11:00-11:20	徐平	遵义医学院第一临床学院副院长、教授	脑血管病与睡眠障碍	
11:20-11:40	蒋莉	重庆医大附属儿童医院神经内科主任、教授	将神经干细胞作为修复脑损伤的靶点	
11:40-12:00	张拥波	首都医大友谊医院神经内科副主任、教授	颈动脉狭窄及斑块的生化标志物	
12:00-14:00	会议餐			
6月18日（周六）下午（六楼会议室）				胡亚梅、白宏英
14:00-14:20	唐湘平	华中科技大学附属同济医院神经内科教授	脂肪肝细胞侧脑室定向移植治疗大鼠脑缺血	
14:20-14:40	江泓	中南大学湘雅医院神经内科副教授	Hv对SCA3/MJD转基因果蝇模型的神经保护作用研究	
14:40-15:00	张莉莉	第三军医大学附属第一医院神经内科教授	高血压时PPAR-v表达异常促进血管平滑肌细胞表型转化的机制研究	
15:00-15:20	秦超	广西医大第五附属医院神经内科主任、教授	脑血管介入治疗适应症研究	
				卢宏、李玮
15:30-15:50	王晓飞	北京海淀医院	癫痫的规范化诊断与治疗	
15:50-16:10	滕军放	郑州大学第一附属医院神经内科主任、教授	脑血管病研究进展	
16:10-16:30	贾延劼	郑州大学第一附属医院神经内科副主任、教授	结核性脑膜炎的诊断进展	
16:30-17:00	闭幕式	谢鹏、张博爱		滕军放
17:00-18:00	中华医学会河南省神经病学分会全体委员会会议（宣布常委、青年委员名单）			张杰文

2011年6月，中华医学会第十届全国神经生化学术会议在郑州召开

1/会议日程

2/部分神经生化学组委员合影

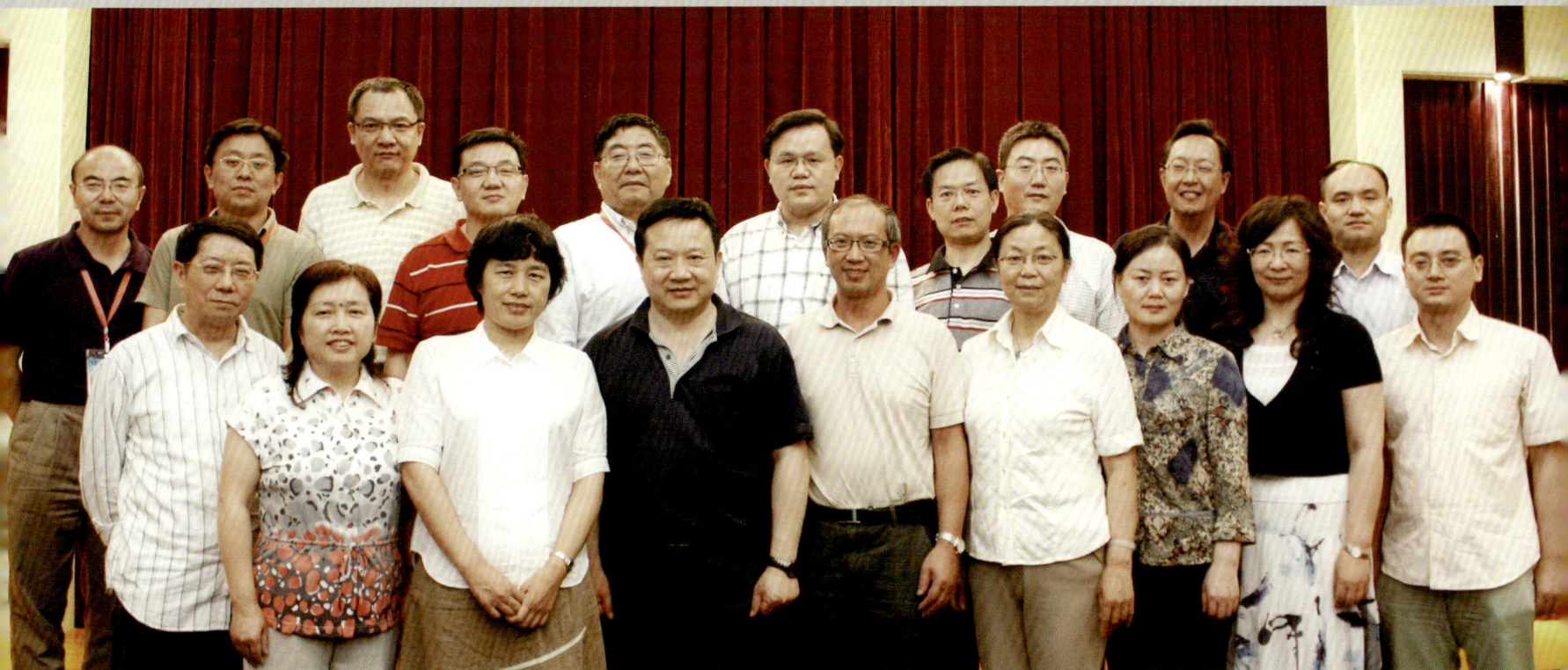

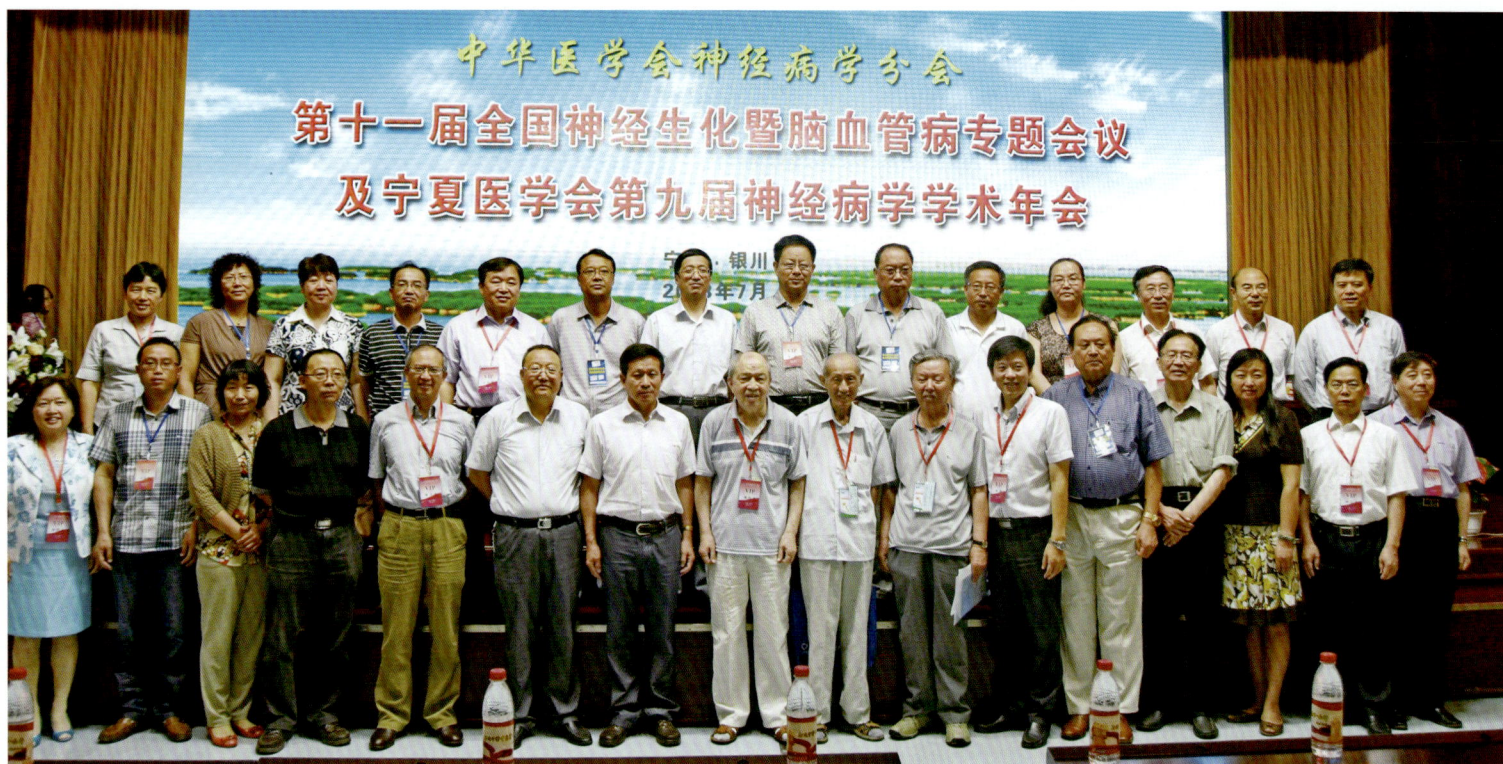

2013年7月，中华医学会第十一届全国神经生化学术会议（银川）神经生化学组全体委员合影

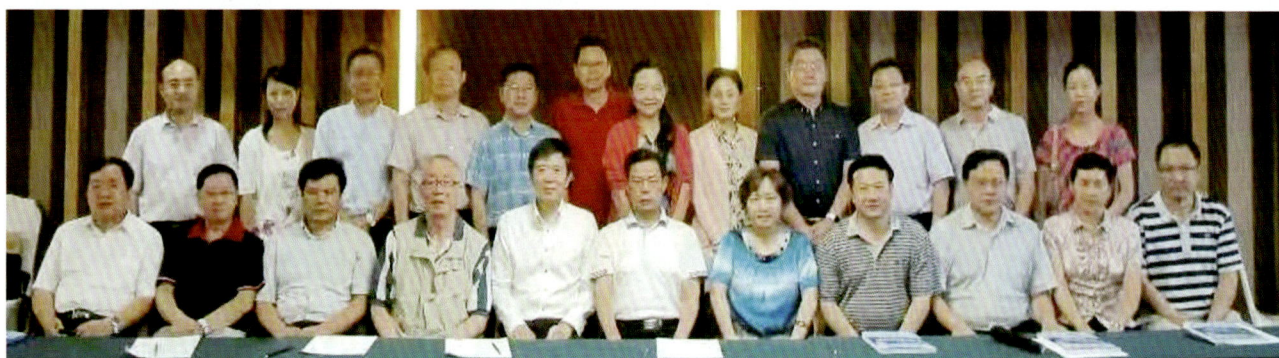

2015年8月，中华医学会第十二届全国神经生化学术会议（沈阳）神经生化学组委员合影

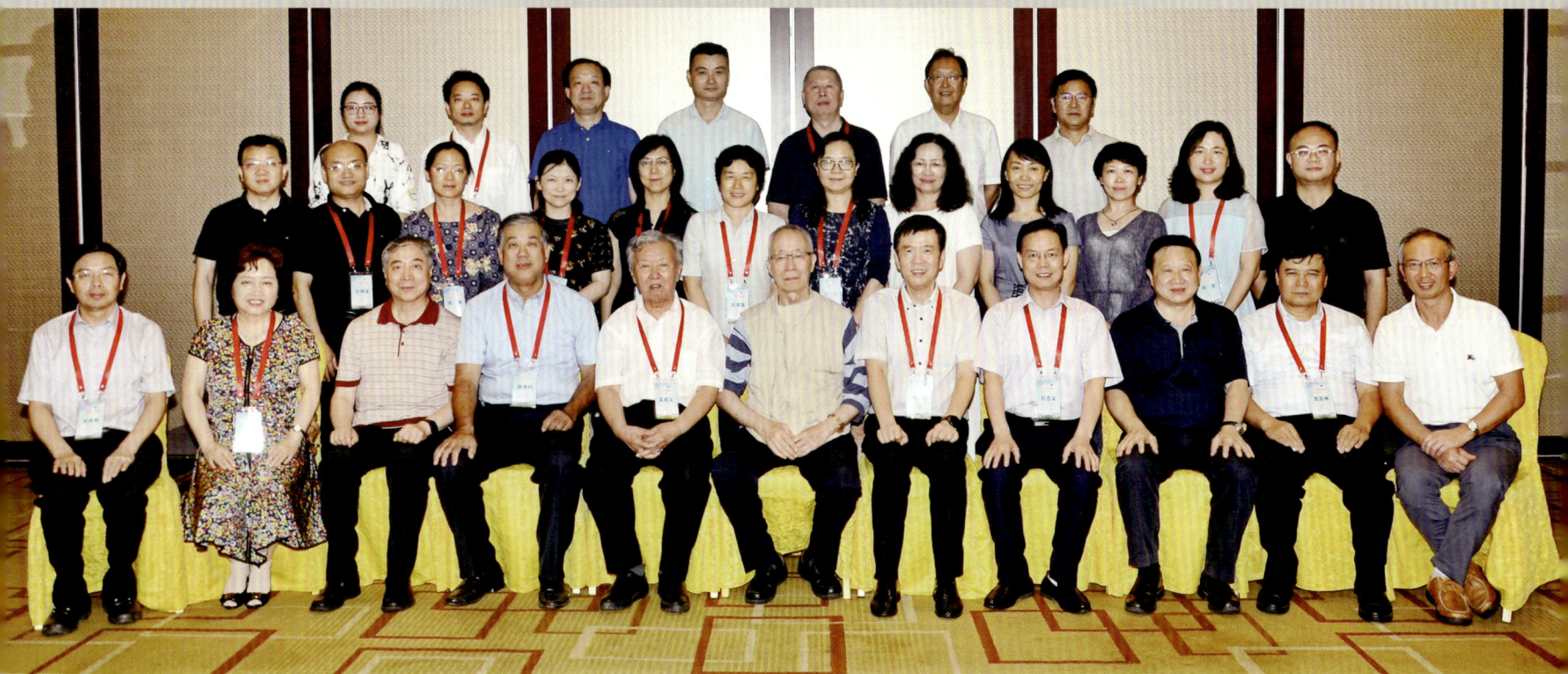

2018年7月，中华医学会第十三届全国神经生化学术会议（沈阳）神经生化学组委员合影

五、中华医学会神经病学分会神经病理学组

（一）背景

近100年来，随着科技的发展，我国的神经病理事业也走过了从无到有且逐渐发展壮大的历程。20世纪30年代，程玉麟、许英魁、黄克维、赵以成和张沅昌等远渡重洋赴欧美进修神经病学和神经病理学，并成为我国神经病理领域的先驱。新中国成立后，临床医学在我国发展很快，在国外学成的许英魁、黄克维、赵以成和张沅昌等老一辈专家克服各种阻力回到中国建立了独立的神经病学专科，并成立了神经病理学实验室，以开展系统的神经病理学科研和教学工作。他们分别在北京、四川和上海举办了多期神经病理进修班，为国家培养了一批神经病理学专业人才，并在总结教学和科研工作的基础上出版了我国的神经病理学专著。

20世纪70年代初，黄克维教授在中国人民解放军总医院创办了大型神经科临床病理讨论会，该讨论会坚持至2019年已近50年，为培养我国神经病学和神经病理学专门人才、推动我国神经病理学的发展起到了极大作用。20世纪70年代末，我国实行"改革开放"政策，神经病理学也得到了发展，全国各地一大批神经病学和病理学工作者走出国门学习神经病理学，这些学者学成归国后开展了脑肿瘤病理学、周围神经病病理学、肌病病理学、脑血管病病理学和脱髓鞘病病理学等系统的神经病理学的临床诊断、教学和科研工作。同时，这些学者也邀请了大批国外神经病理学专家来我国讲学和交流，促进了我国神经病理学的发展。20世纪80年代初，上海医科大学（现复旦大学上海医学院）和北京医科大学（现北京大学医学部）邀请美籍华人卢德泉教授来华，举办了多期神经病理学习班，也为国内培养了一批神经病理学教学、科研骨干。但当时我国尚没有自己的神经病理学学术组织。

（二）学组建立及其发展

1985年，黄克维、刘多三、杨露春、罗毅、郭玉璞、秦芝九和徐庆中等发出了成立中国神经病理学专业学术组织的倡议。这一倡议得到了时任中华医学会白希清会长、中华医学会神经精神科学会陈学诗主任委员的大力支持，并于1986年正式成立了中华医学会神经精神科学会神经病理学组。本学组于1986年6月21日在长春白求恩医科大学（现吉林大学白求恩医学部）召开了中华医学会首届全国神经病理学术会议，来自全国各地的130多名代表出席了这次盛会，会上交流了论文123篇；大会产生了以我国著名神经病理学家黄克维教授为组长，刘多三和杨露春教授为副组长，罗毅教授为秘书，还有郭玉璞、秦芝九、徐庆中、陈清棠、杭振镳、张葆樽、郑彩梅、陈治、汤洪川和张福林教授为委员的第一届神经病理学组。本学组为发展我国神经病理事业提出做好3项工作，即定期召开全国神经病理学术会议、举办全国性神经病理培训班、组织好神经科临床病理讨论会。

第一届神经病理学组于1987年（西安）、1989年（天津）和1991年（长春）组织召开了中华医学会第二至四

届全国神经病理学术会议并取得了成功，特别是中华医学会第四届神经病理学术会议邀请了以国际神经病理学会主席Webster教授为首的来自欧美各国及日本和澳大利亚等国家的十余名神经病理专家参加了这次会议，通过国际交流促进了我国神经病理学的发展；同时，在Webster教授的支持和赞助下，我国有25名神经病理专家加入国际神经病理学会并成为会员。

1993年，在北京召开的中华医学会第五届全国神经病理学术会议上，徐庆中教授当选中华医学会神经精神科学会第二届神经病理学组组长，张福林和张昱教授任副组长，卢德宏教授任秘书。新组建的第二届学组提出了2个新的工作计划，即恢复全国神经病理读片活动、组织有多个学科参加的北京市神经病理读片会。此外，第二届神经病理学组于1993年（北京）、1995年（上海）、1998年（重庆）和2001年（深圳）组织召开了中华医学会第五至八届全国神经病理学术会议。

在中华医学会第八届全国神经病理学术会议上，王鲁宁教授当选第三届神经病理学组组长，张昱和叶诸榕教授任副组长，卢德宏教授任秘书。2004年，中华医学会神经病学分会第四届委员会换届改选。之后，神经病理学组也进行了换届改选，王鲁宁教授连任第四届神经病理学组组长，卢德宏、张微微和陈琳教授任副组长，袁云教授任秘书。王鲁宁教授在担任第三、四届神经病理学组组长期间，组织召开了全国第九、十届神经病理学术会议。2007年，在北京举办中华医学会第十届神经病理学术会议的同时，神经病理学组还在北京隆重举行了纪念黄克维教授诞辰100周年活动。此外，王鲁宁教授还组团赴日本参加了第一届东亚神经病理学术会议和第一届亚洲神经病理学术会议。在此期间，我国的神经病理学者也开始参加国际神经病理学会组织的学术会议，在世界舞台上展示了我国神经病理的研究成果。

2004年，在卢德宏等教授的提倡下，神经病理学组开始举办全国神经病理读片会，其很快吸引了全国27家大型医院参与，日本新潟大学脑研究所神经病理科每次也积极参与。全国神经病理读片会每年举办一次，旨在全国范围内统一诊断标准，提高我国神经病理的诊断水平。截至2019年，神经病理学组已成功举办了13次全国神经病理读片会，每次会议都讨论了近30例神经系统疑难和/或少见病例，且每次会议均能吸引近200名病理科医师和神经科医师参会。目前，全国神经病理读片会已成为我国神经病理界的品牌学术活动。为了在全国范围内普及神经病理专科知识，神经病理学组从2007年开始在每次读片会之前举办为期2天的全国神经病理高级培训班，每年都在1个省会级城市举行，参加培训班的医师既有病理科医师也有神经科和放射科医师。截至2019年，神经病理学组已在福州、南京、郑州、武汉、重庆、广州、济南和哈尔滨举行了8次培训班，为推动神经病理事业的发展起到了巨大作用。

2010年，卢德宏教授当选第五届神经病理学组组长，焉传祝、张微微、陈琳和袁云教授任副组长，朴月善教授任秘书。新学组除继续开展上述卓有成效的学术活动外，还积极响应中华医学会神经病学分会的号召，充分利用每年一度的中华医学会全国神经病学学术会议这一非常好的学术平台展示神经病理学组的各项成果。神经病理学组先后在长春、成都、西安、广州、南京和厦门的中华医学会全国神经病学学术会议上组织了神经病理分会场，每次分会场均展示了神经病理的最新学术成果，吸引了众多神经科医师关注，为推动我国神经科的临床进步起到了很大作用。如今，在每年一次的中华医学会全国神经病学学术会议上，神经病理学组的分会场已经成为"品牌"会场。

2011年，神经病理学组在北京成功举办了中华医学会第十一届全国神经病理学术会议暨第二届亚洲神经病理学术会议，卢德宏教授还当选了第二届亚洲神经病理学会主席。

2014年，卢德宏教授连任第六届神经病理学组组长，焉传祝、陈琳和袁云教授任副组长，朴月善和戚晓昆教授任秘书。2016年，神经病理学组成立30周年。在老、中、青三代神经病理专家的努力下，30年的历程造就了一批新时期的神经病理工作者；30年的历程使我国神经病理的诊断水平和研究方法有了很大提高；30年的历程使我国神经病理的研究方向形成了新格局。展望未来，神经病理学组仍将本着"学习、交流、合作、提高"的八字方针更加努力地发展我国的神经病理事业。相信在中华医学会神经病学分会的正确领导下，我国的神经病理事业必将取得更加辉煌的成就。

（三）图片展示

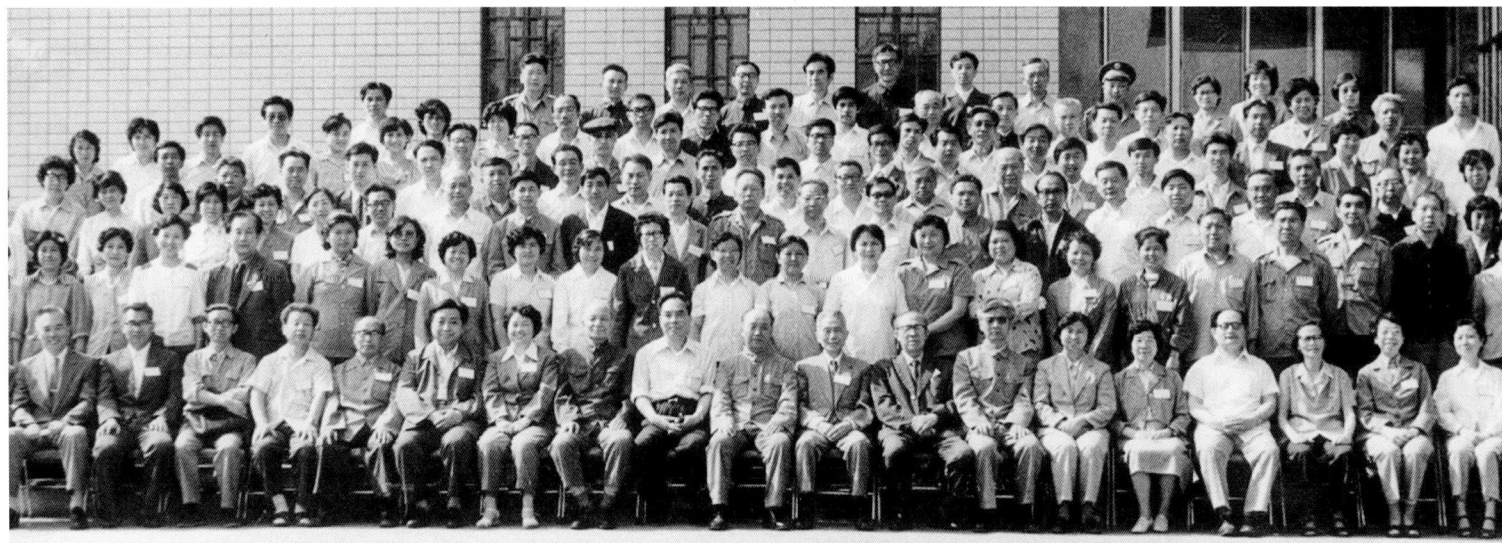

1986年6月，中华医学会第一届全国神经病理学术会议（长春）全体代表合影

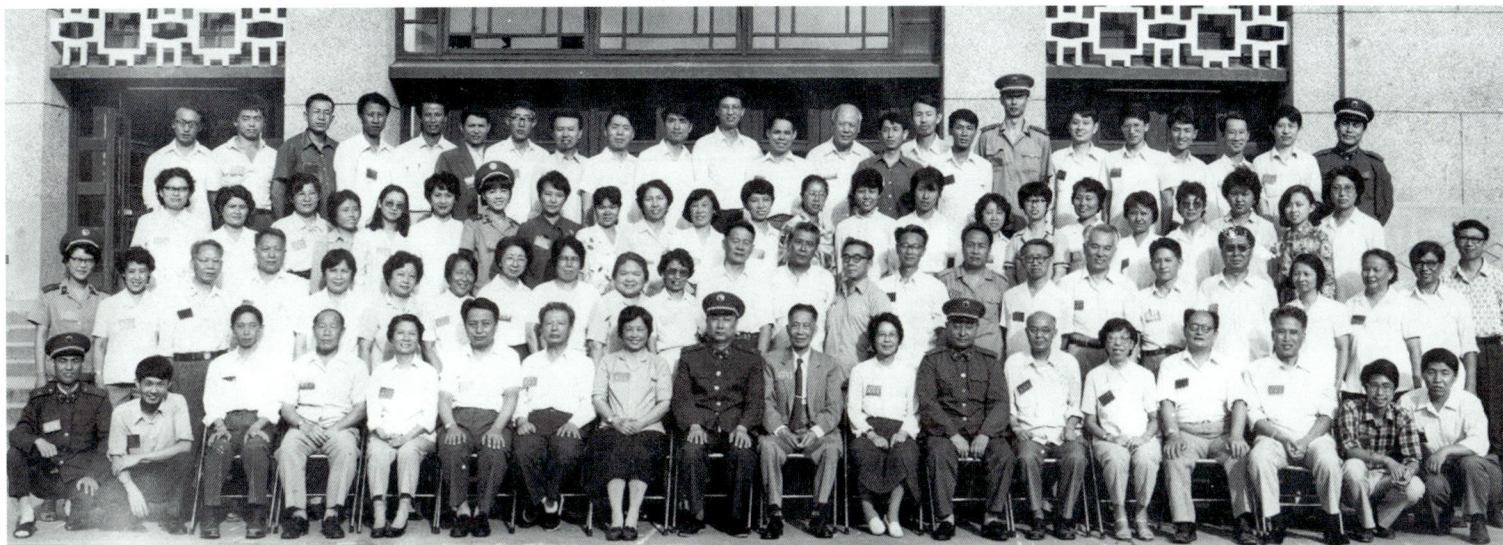

1987年9月，中华医学会第二届全国神经病理学术会议（西安）全体代表合影

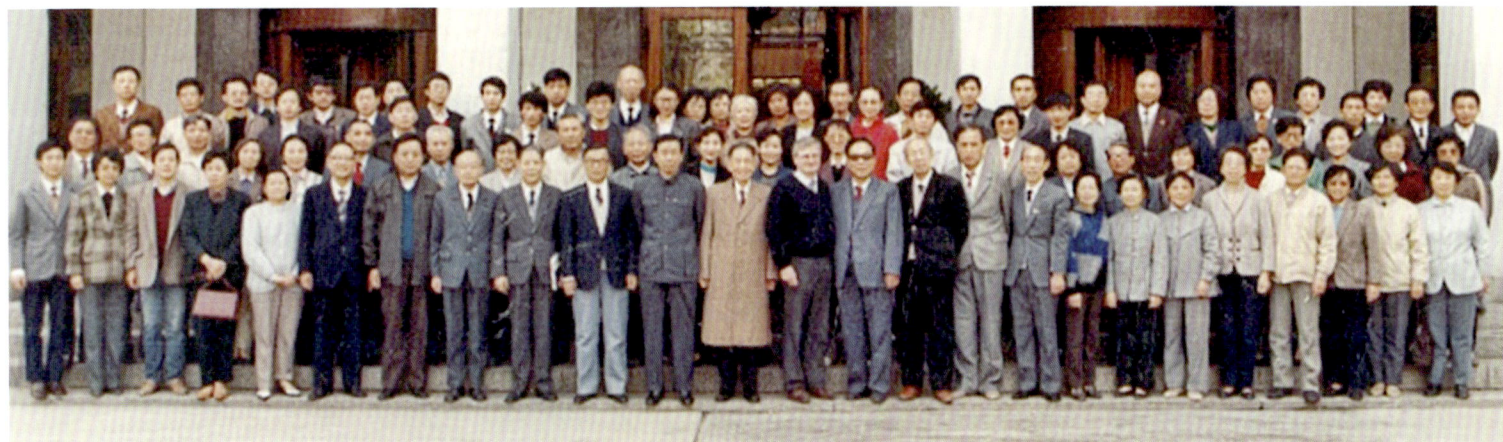

1989年11月，中华医学会第三届全国神经病理学术会议（天津）全体代表合影

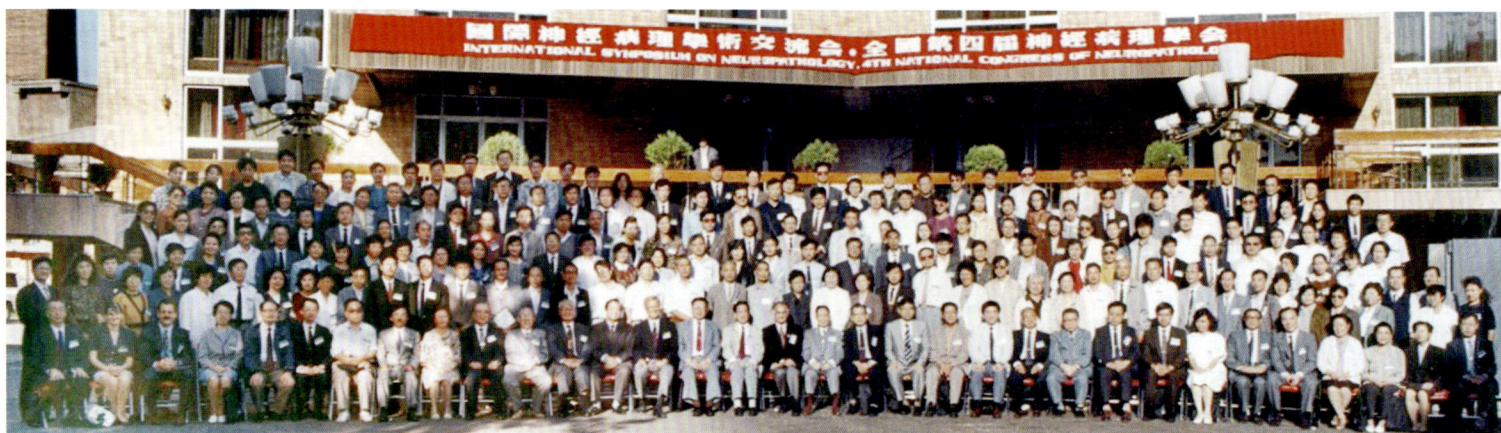

1991年9月，中华医学会第四届全国神经病理学术会议（长春）全体代表合影

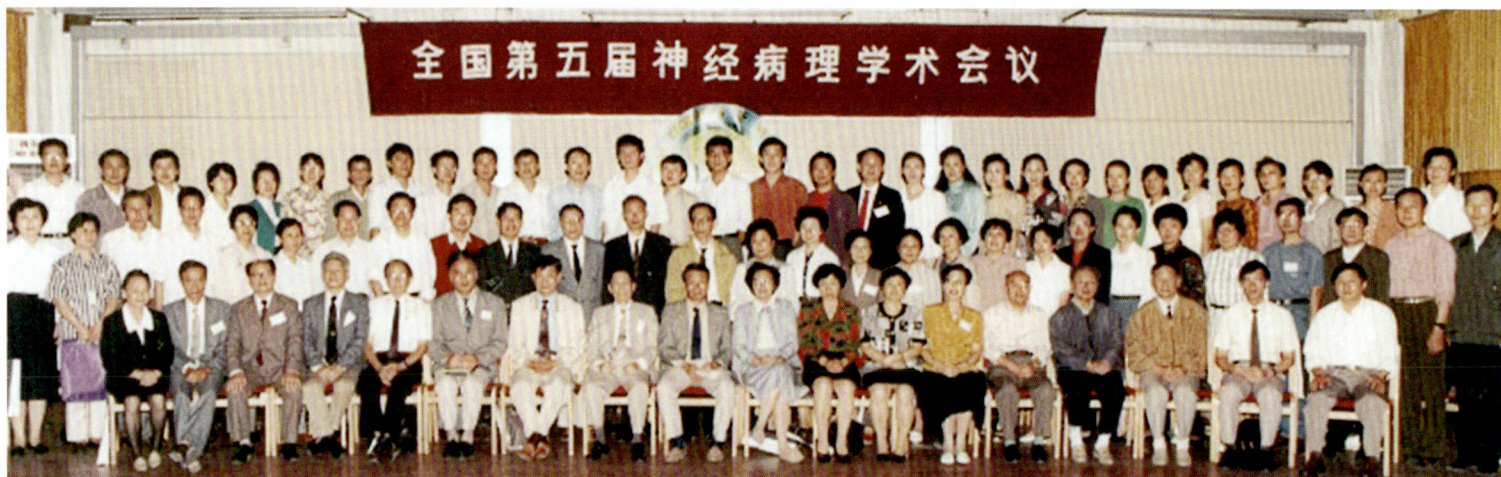

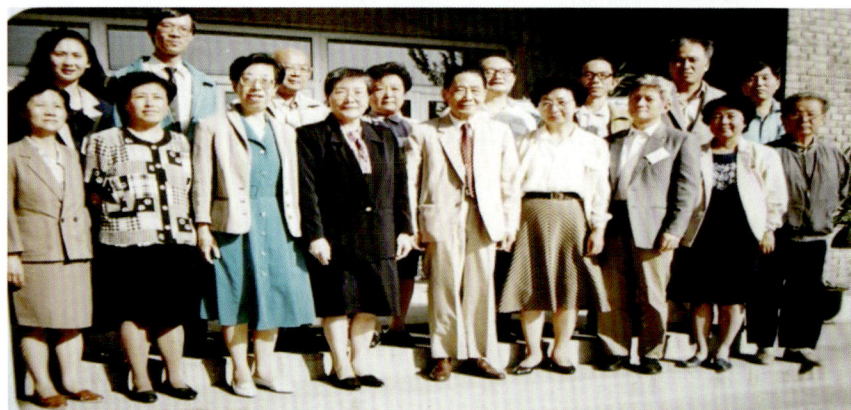

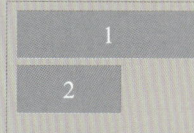

1993年9月，中华医学会第五届全国神经病理学术会议在北京召开

1/参会人员合影

2/黄克维教授和部分第二届神经病理学组委员与参会港台学者合影（这是黄克维教授生前最后一次参加全国神经病理学术会议）

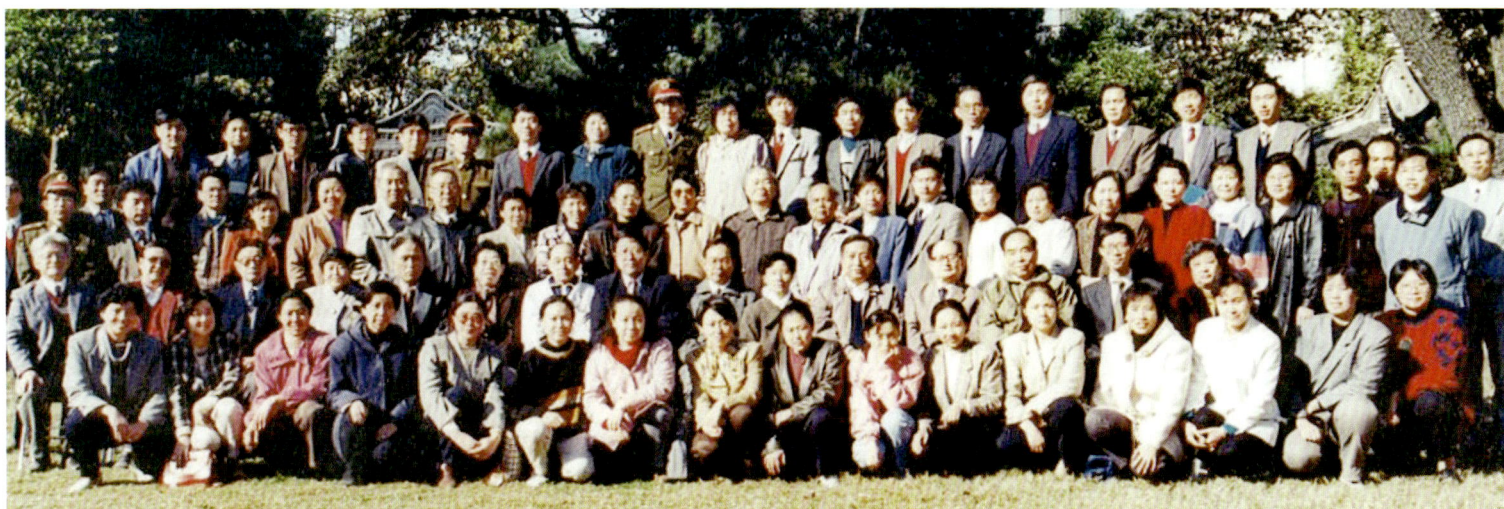

1995年9月，中华医学会第六届全国神经病理学术会议（上海）全体代表合影

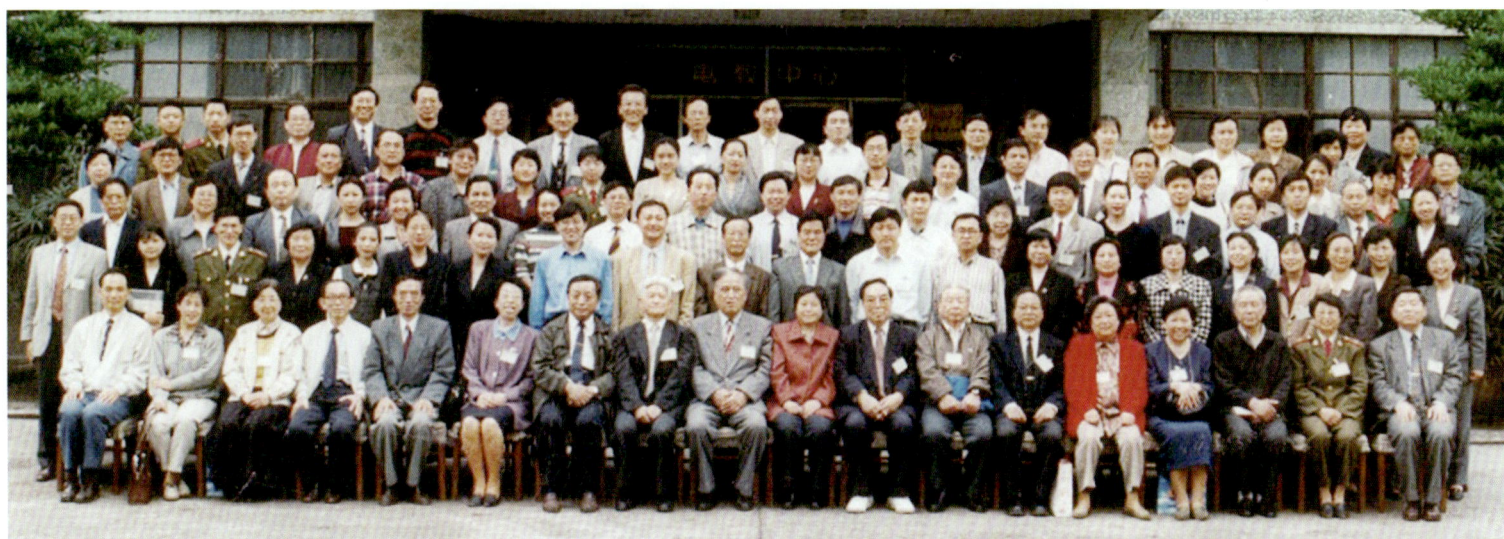

1998年4月，中华医学会第七届全国神经病理学术会议（重庆）全体代表合影

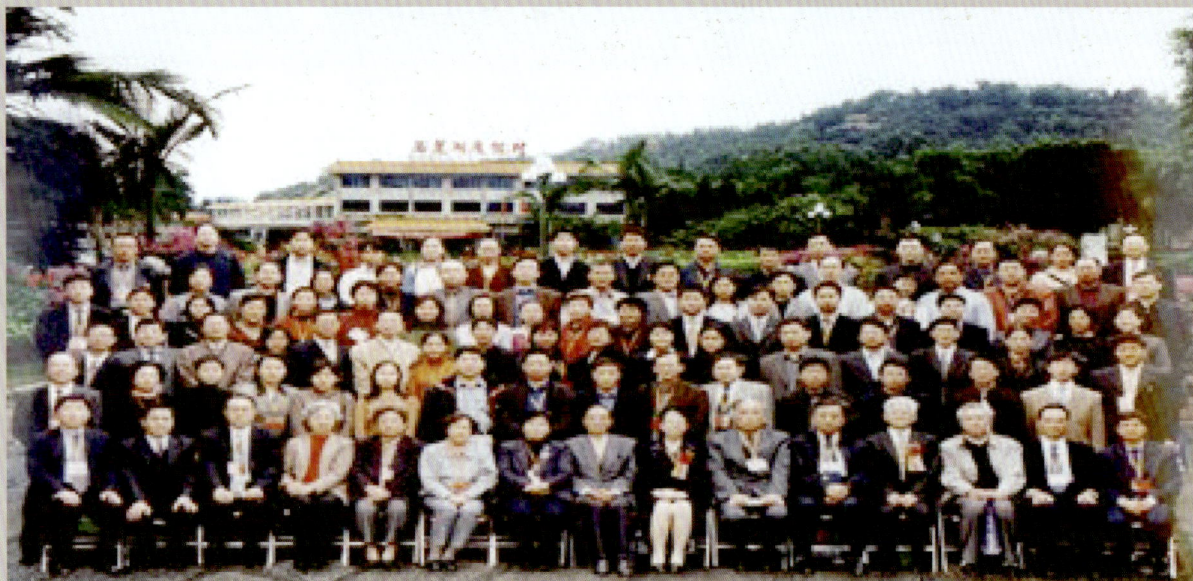

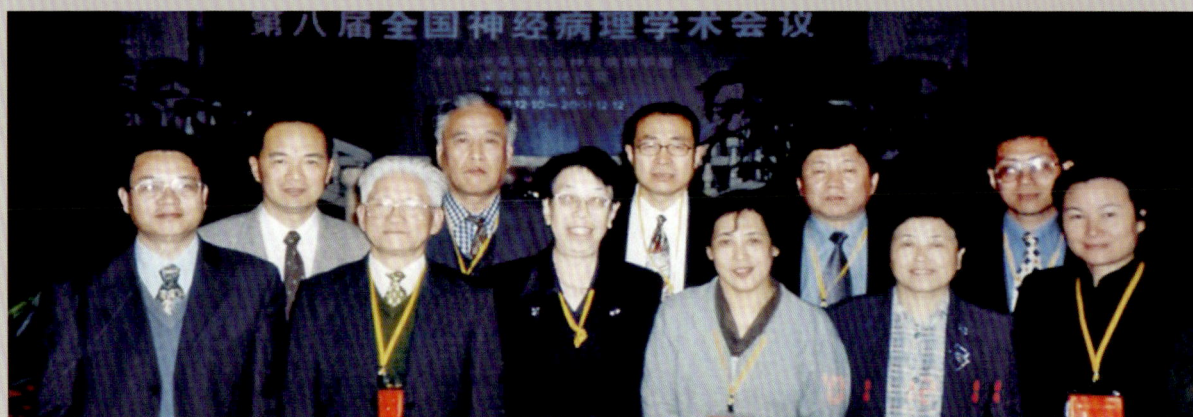

2001年12月，中华医学会第八届全国神经病理学术会议在深圳召开

1/参会人员合影

2/陈清棠主任委员和部分第三届神经病理学组委员合影

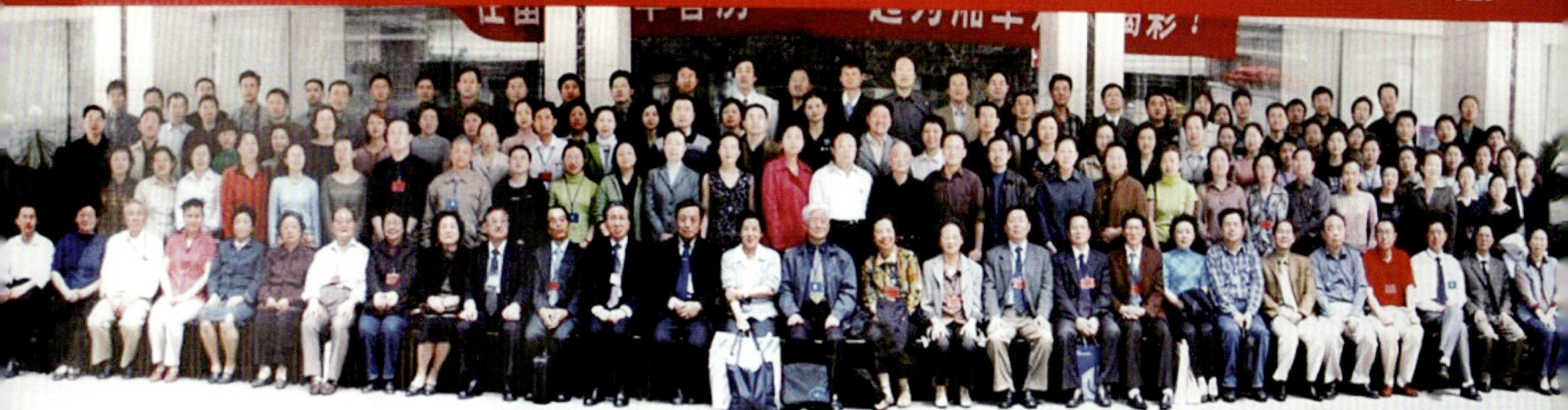

2005年4月，中华医学会第九届全国神经病理学术会议（长沙）全体代表合影

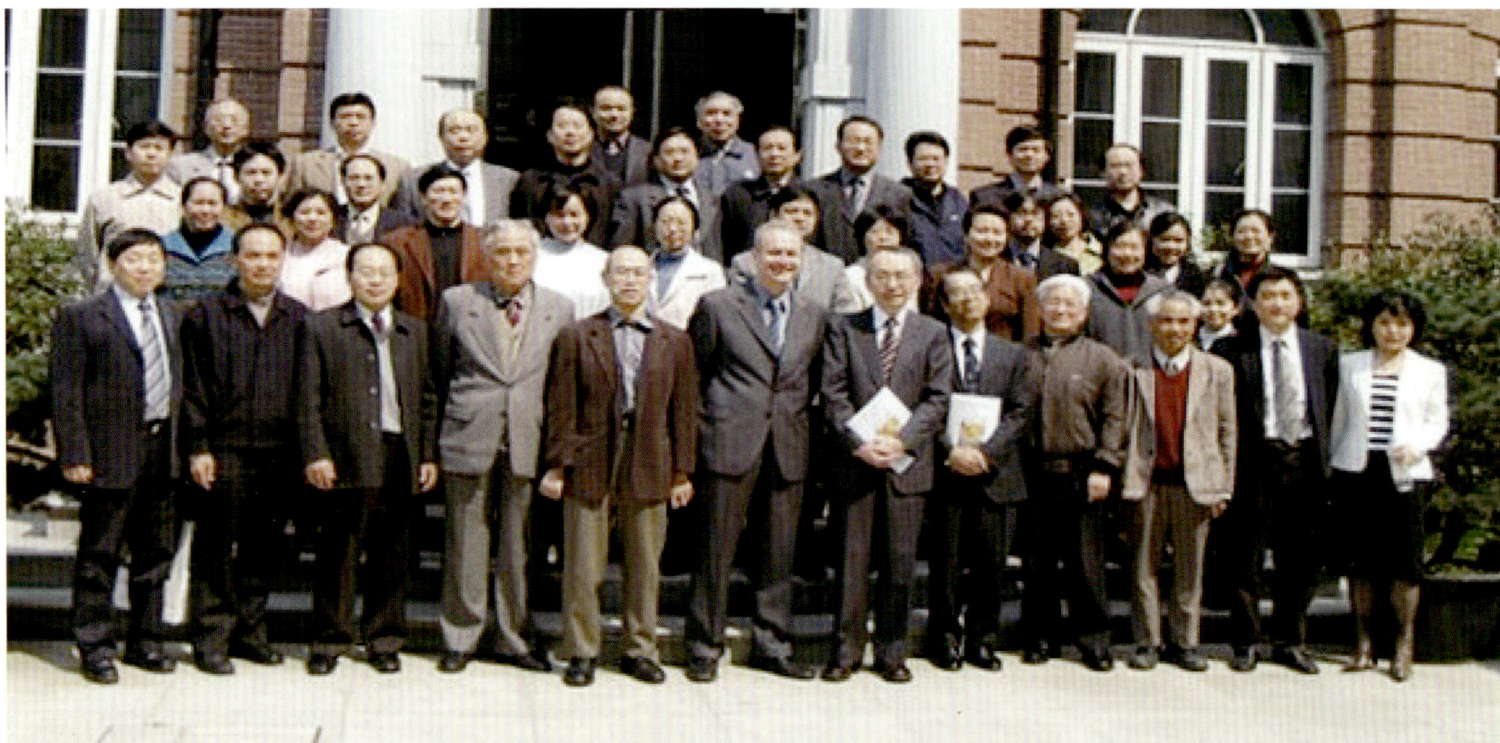

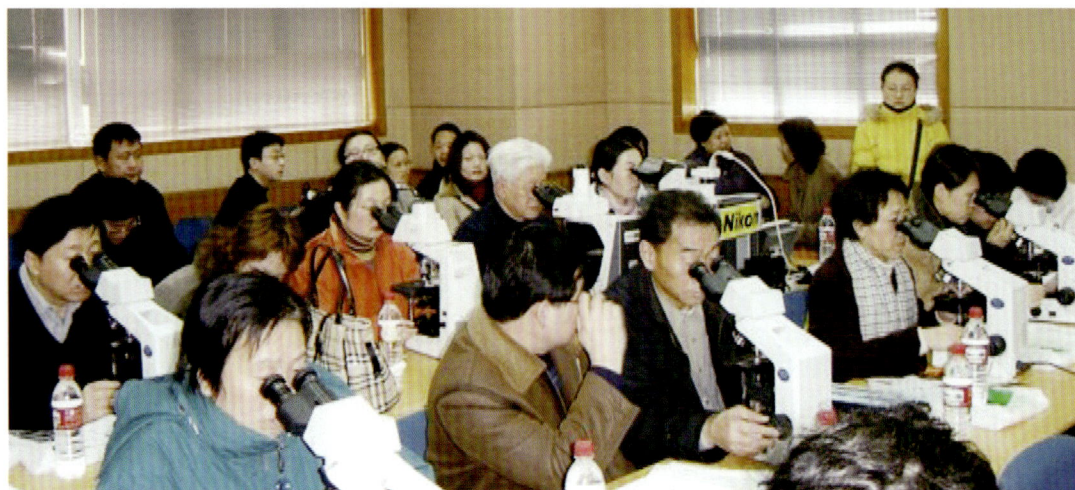

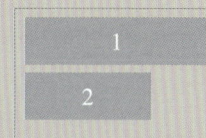

2006年，中华医学会第三届全国神经病理读片会在上海召开

1/ 外国学者与我国学者合影

2/ 参会学者认真读片

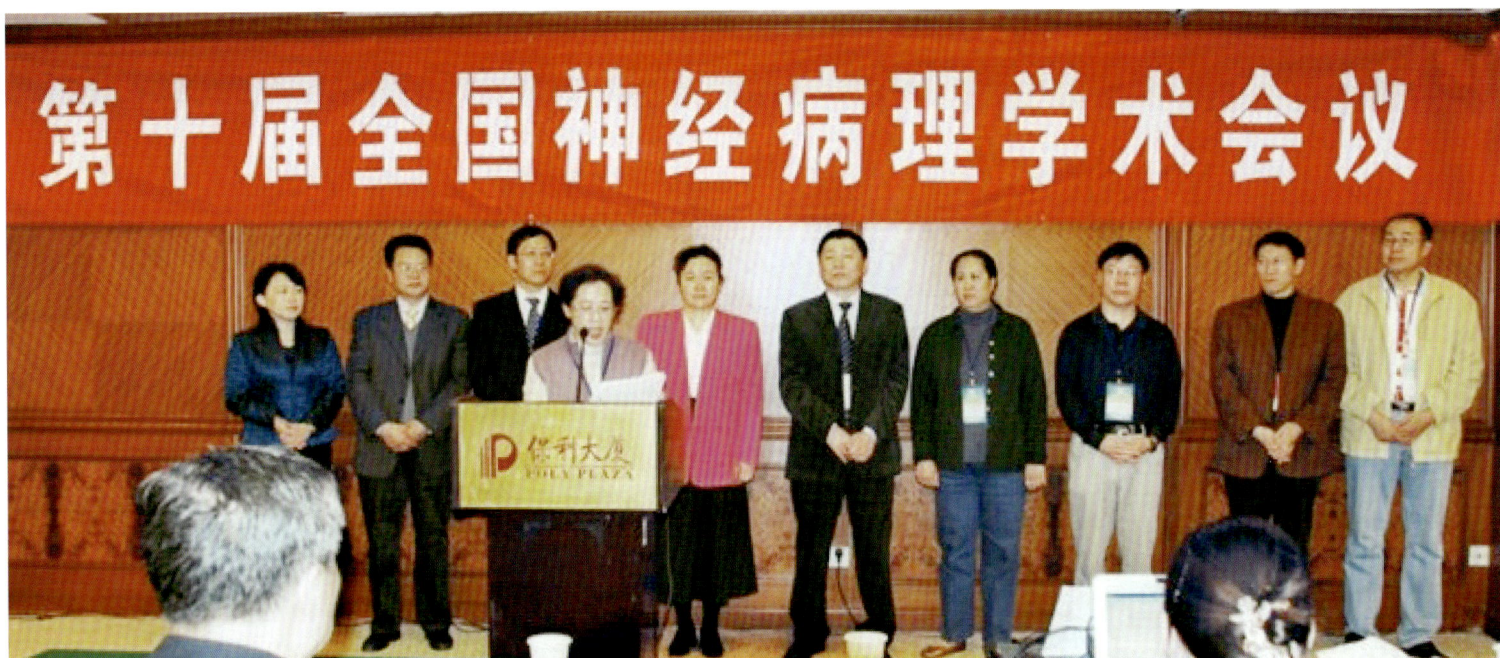

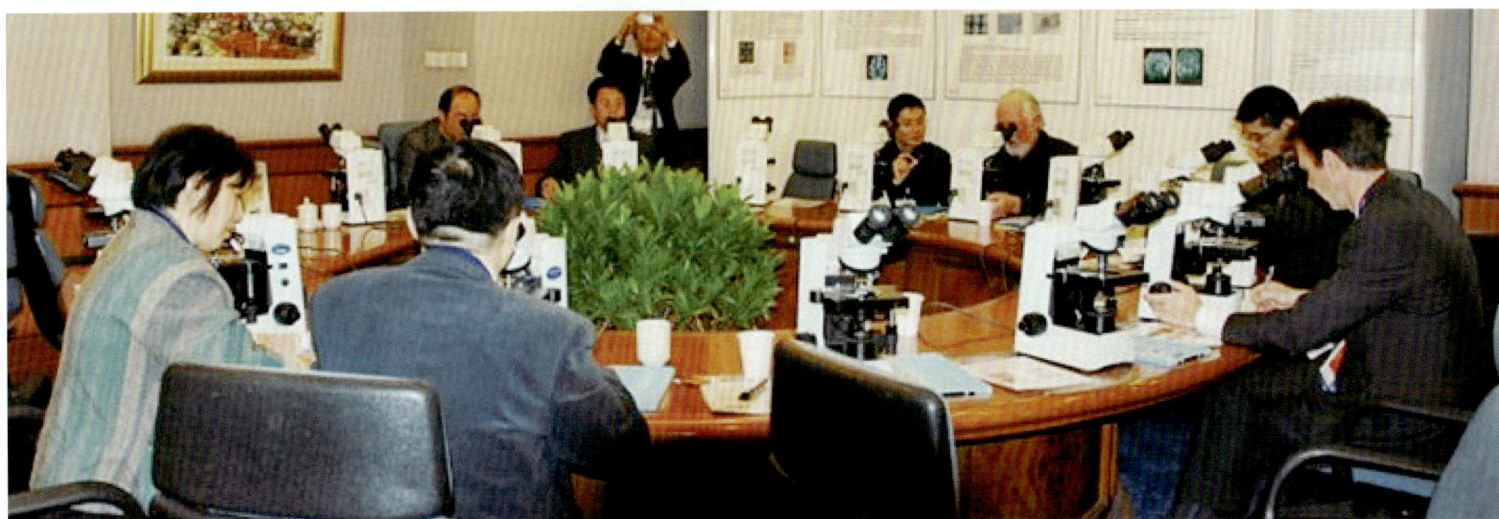

2007年10月，中华医学会第十届全国神经病理学术会议在北京召开

1/ 王鲁宁教授在会上致辞

2/ 中外学者观看壁报展示病例的病理切片

| 1 |
| 2 |

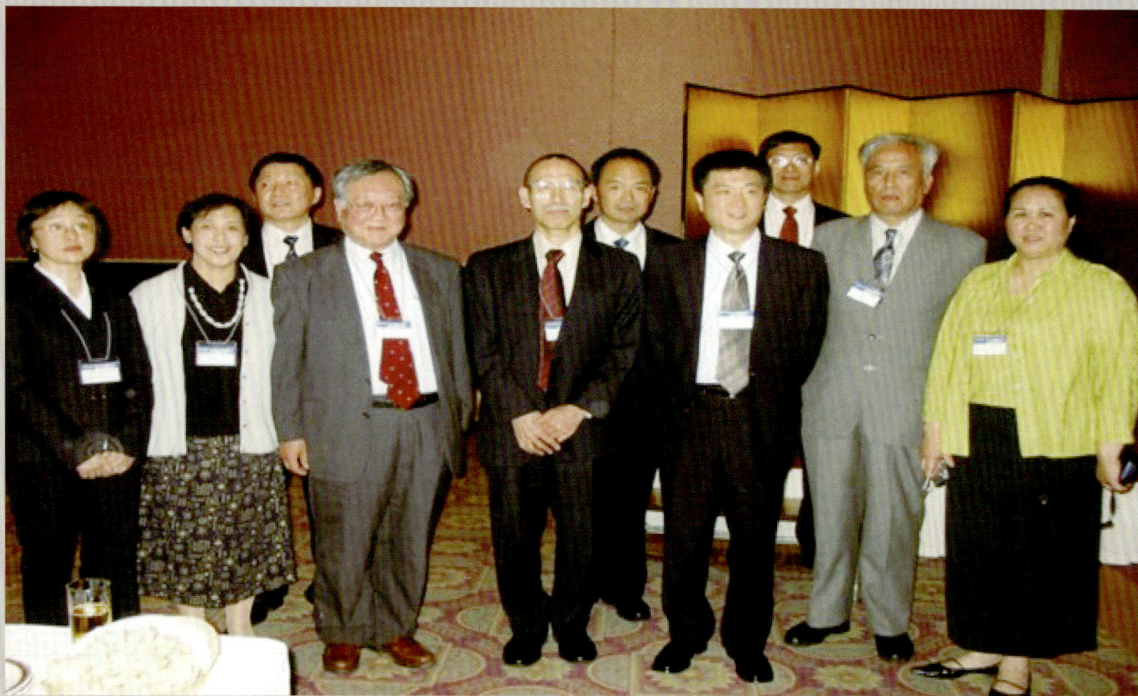

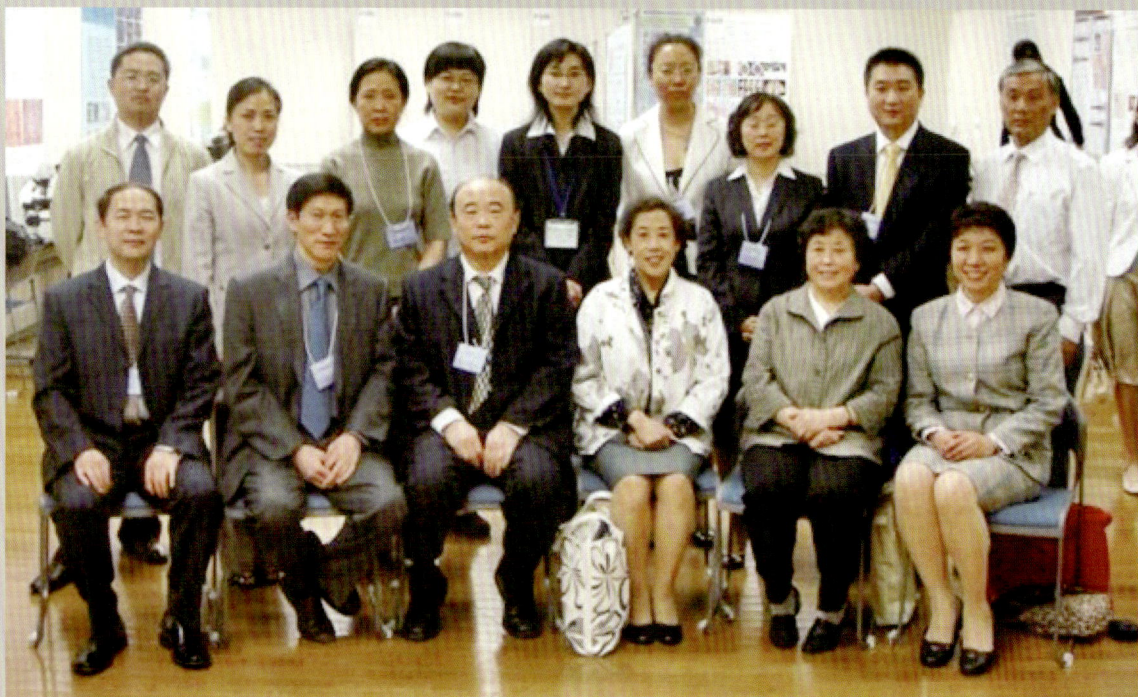

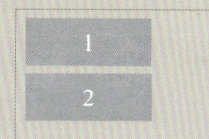

2008年，王鲁宁教授带领中国神经病理代表团参加在日本举行的第一届东亚神经病理学术会议

1/中国神经病理代表团与日本和韩国的神经病理学家合影留念

2/中国神经病理代表团合影留念

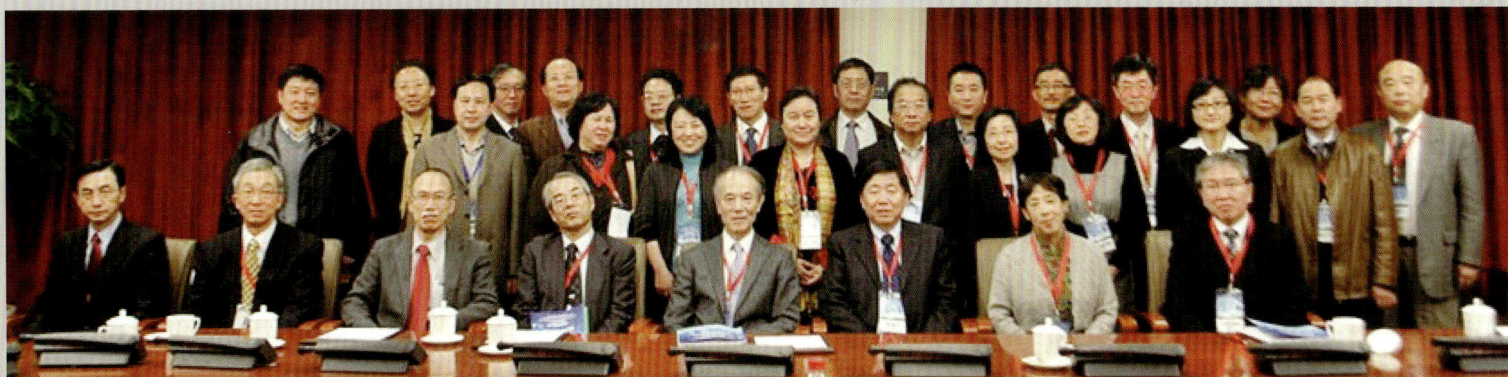

2011年11月，中华医学会第十一届全国神经病理学术会议暨第二届亚洲神经病理学术会议（北京）在北京举行，卢德宏教授当选第二届亚洲神经病理学会主席，选举后代表们合影留念

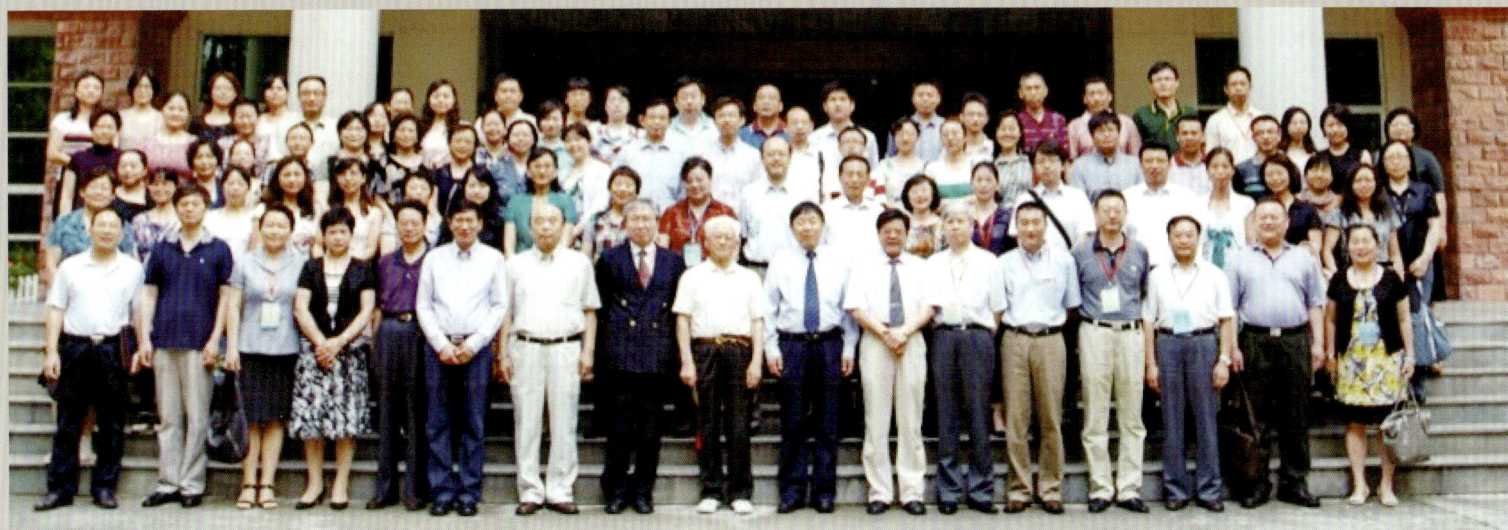

2012年，中华医学会全国神经病理高级培训班暨第十届全国神经病理读片会（广州）参会代表合影

六、中华医学会神经病学分会神经心理学与行为神经病学组

（一）学组成立及其发展

国外很早就开始了神经心理学的研究。1980年以前，我国神经心理学研究几近空白。Sperry等的割裂脑研究进一步揭示了大脑两半球的功能，从而获得1981年的诺贝尔生理学或医学奖，更促进了我国神经病学专家对神经心理学研究的重视。20世纪80年代初，我国有些医疗机构也开始了神经心理学的研究。1987年，在王新德教授的积极推动下，中华医学会第一届全国神经心理专题座谈会（后被称为中华医学会第一届全国神经心理学学术会议）在昆明召开，本次会议提出筹备成立神经心理学组。经中华医学会神经精神科学会常务委员会批准，神经心理学组于1989年在北京举行的中华医学会第二届全国神经心理学学术会议上宣布正式成立，2007年经中华医学会神经病学分会批准改名为神经心理学与行为神经病学组。截至2019年，神经心理学与行为神经病学组已召开共11届中华医学会全国神经心理学与行为神经病学术会议。1988年，神经心理学组筹备组成员王新德、汤慈美、高素荣和胡超群教授编写了《汉语失语症检查法（草案）》，并将其发表在当年的《中华神经精神科杂志》上以供临床使用，对汉语失语症的研究起到了很大的推动作用。1993年，北京医院和北京大学第一医院的"失语症相关研究"均获得了"卫生部科学技术进步奖二等奖"。2011年和2013年，神经心理学与行为神经病学组和帕金森病及运动障碍学组联合编写《帕金森病痴呆的诊断与治疗指南》《帕金森病抑郁、焦虑及精神病性障碍的诊断标准及治疗指南》，并将它们发表在《中华神经科杂志》上，对规范帕金森病神经精神症状的诊治起到了积极作用。

1989年，中华医学会第二届全国神经心理学学术会议在北京召开，宣布成立中华医学会神经精神科学会神经心理学组，组长为王新德教授，副组长为李心天教授，委员有王新德、李心天、王苏、秦震、高素荣、胡超群、朱镛连、陈久荣、袁光固和汤慈美。

1991年9月，中华医学会第三届全国神经心理学学术会议在沈阳召开。

1994年4月，中华医学会第四届全国神经心理学学术会议在成都召开。

1997年5月，中华医学会第五届全国神经心理学学术会议在上海召开。

2000年，中华医学会神经病学分会第二届委员会换届改选。之后，神经心理学组也进行了换届改选，王新德、汤慈美、李心天和高素荣教授任顾问，陈海波教授任组长，洪震、翁旭初教授任副组长，蔡晓杰教授任秘书，委员有陈海波、洪震、翁旭初、何金彩、李漪、汪凯、王毅、王荫华、魏镜、袁光固和蔡晓杰。

2001年12月，中华医学会第六届全国神经心理学学术会议在温州召开。

2004年，神经心理学组再次换届改选，王新德、李心天、汤慈美和高素荣教授任顾问，陈海波教授任组长，汪凯、翁旭初教授任副组长，蔡晓杰教授任秘书，委员有陈海波、汪凯、翁旭初、王荫华、袁光固、尹文刚、李

国良、郎森阳、何金彩、郭起浩、王文敏、吴世政、李漪、魏镜、杨志杰和蔡晓杰。

2007年6月，中华医学会第七届全国神经心理学高级讲授班及学术研讨会/全国神经心理学与行为神经病学术会议在桂林召开。

2007年，中华医学会神经病学分会第四届委员会换届改选。之后，神经心理学组更名为神经心理学与行为神经病学组并进行了换届改选，王新德、汤慈美、王荫华和袁光固教授任顾问，陈海波教授任组长，汪凯、翁旭初和郎森阳教授任副组长，蔡晓杰教授任秘书，委员有陈海波、汪凯、翁旭初、郎森阳、何金彩、郭起浩、王文敏、魏镜、李国良、李漪、罗本燕、潘小平、沈扬、许晶、郑健、洪华、张志珺、张玉梅、丁素菊、蔡晓杰和袁强。新一届学组成立后，于2009年6月在呼伦贝尔召开神经心理学与行为神经病学组委员工作会议，当时中华医学会神经病学分会主任委员崔丽英教授受邀出席，此处会议还讨论了准备撰写相关专业疾病诊治指南等事宜。

2009年5月，中华医学会第八届全国神经心理学与行为神经病学高级讲授班及学术研讨会/全国神经心理学与行为神经病学术会议在屯溪召开。

2010年，中华医学会神经病学分会第五届委员会换届改选。之后，神经心理学与行为神经病学组也进行了换届改选，汤慈美、王荫华和袁光固教授任顾问，陈海波教授任组长，汪凯、翁旭初和郎森阳教授任副组长，蔡晓杰教授任秘书，委员有陈海波、汪凯、翁旭初、郎森阳、何金彩、王文敏、魏镜、李漪、罗本燕、潘小平、沈扬、许晶、郑健、洪华、张玉梅、丁素菊、蔡晓杰、袁强、王毅、毛善平、宋治、王晓平、闵宝权、黄海威、孙永安、汤荟冬、张国平和宋鲁平。

2011年6月，中华医学会第九届全国神经心理学与行为神经病学高级讲授班及学术研讨会/全国神经心理学与行为神经病学术会议在昆明召开。

2011年6月，神经心理学与行为神经病学组在昆明召开委员工作会议。

2012年11月，神经心理学与行为神经病学组在厦门召开委员工作会议。

2013年5月，中华医学会第十届全国神经心理学与行为神经病学高级讲授班及学术研讨会/全国神经心理学与行为神经病学术会议在合肥召开。

2013年，中华医学会神经病学分会第六届委员会换届改选。之后，神经心理学与行为神经病学组也进行了换届改选，丁素菊、李漪教授任顾问，陈海波教授任组长，汪凯、翁旭初和郎森阳教授任副组长，蔡晓杰教授任秘书，委员有陈海波、汪凯、翁旭初、郎森阳、何金彩、王文敏、罗本燕、潘小平、张玉梅、袁 强、毛善平、王晓平、孙永安、张国平、宋鲁平、王毅、汤荟冬、闵宝权、黄海威、宋治、李淑华、李华、王健、常翼、林燕、刘晓加、邵春红，毕晓莹、林红和蔡晓杰。

2014年4月，神经心理学与行为神经病学组在武汉召开委员工作会议，会上决定拟编写《中国综合医院神经内科抑郁焦虑状态的诊治共识》和《中国认知神经心理学量表应用指南》。

2014年12月，神经心理学与行为神经病学组在北京召开了第一次指南修订会，中华医学会神经病学分会主任委员蒲传强教授主持了此次会议，常务委员肖波教授也参加了此次会议，会上讨论了《中国综合医院神经内科抑郁焦虑状态的诊治共识》和《中国认知神经心理学量表应用指南》的编写工作。

2015年4月，神经心理学与行为神经病学组在杭州召开了第二次指南修订会，中华医学会神经病学分会主任委员蒲传强教授、《中华神经科杂志》汪谋岳主任参加了此次会议。

2015年4月，中华医学会第十一届全国神经心理学与行为神经病学术会议在杭州召开，共380余人参会。

2016年，中华医学会神经病学分会第七届委员会换届改选。之后，神经心理学与行为神经病学组也进行了换届改选，丁素菊、袁光固教授任顾问，陈海波教授任名誉组长，汪凯教授任组长，罗本燕、郎森阳、王毅教授任副组长，蔡晓杰、胡盼盼、袁晶教授任秘书，委员有汪凯、罗本燕、郎森阳、王毅、翁旭初、张国平、宋鲁平、李淑华、张玉梅、孙永安、闵宝权、刘学源、汤荟冬、毕晓莹、邵春红、何金彩、林燕、潘小平、刘晓加、王文敏、毛善平、王健、常翼、刘彩燕、周雯、柯晓燕、崔立谦、王湘、郭毅、杨渊、陈龙飞、邓方、潘永慧、邵宏元、迟松、周沐科、崔芳、田仰华、牟君、蔡晓杰、胡盼盼和袁晶。

2017年9月，新一届神经心理学与行为神经病学组在苏州召开全体委员工作会议。会议内容有：①新委员进行临床和科研成果的自我介绍；②进行《综合医院焦虑、抑郁与躯体化症状诊断治疗的专家共识》巡讲；③撰写新共识的下一步计划；④讨论明年学组的会议安排；⑤提出编撰年鉴的设想。

2017年10月，中华医学会第十二届全国神经心理学讲习班在合肥召开。本次会议参加人数达350人，讲授了神经心理学的最新研究进展，并提供了实用的实验演示，促进了我国神经心理学事业的进步和发展。

2018年9月，新一届神经心理学与行为神经病学组再一次召开全体委员工作会议。会议内容有：①组长汇报年度工作；②回顾《综合医院焦虑、抑郁与躯体化症状诊断治疗的专家共识》巡讲，制订新计划；③毕晓莹教授汇报《综合医院常见精神症状的识别和处理共识》的撰写情况；④朱春燕教授汇报《中国成人失眠伴抑郁焦虑诊治专家共识》的撰写情况；⑤讨论下一步相关共识的撰写计划；⑥提出对学组年会和"年鉴"的建议和计划。

2018年9月，中华医学会第二十一次全国神经病学学术会议在上海召开，神经心理学与行为神经病学组积极组织所有委员参加，并在神经心理学与行为神经病学专场落实日程安排。本次会议有神经心理学与行为神经病学相关论文74篇，参会人员达200余人，举行神经心理专题讲座、病例分享和论文发言等活动。

2018年12月，中华医学会第十三届全国神经心理学讲习班在合肥召开。参会代表包括来自全国各地从事神经病学、精神病学、神经影像、神经电生理、康复医学、麻醉医学、神经遗传、心理学和教育学等学科的工作人员300余人。授课内容包括神经心理学概论、方法、进展和转化性医学应用，不同神经精神系统疾病检测方法的选择和注意事项，情绪障碍、痴呆、自闭症、强迫症等量表的评估细则，血管性认知障碍成套量表的评估方法和实练操作，以及经颅磁刺激、经颅直流电刺激基础理论讲解与现场演示。

2019年7月，中华医学会、中华医学会神经病学分会主办，中华医学会神经病学分会神经心理学与行为神经病学组联合睡眠障碍学组协办的中华医学会第十三届神经心理学与行为神经病学暨睡眠障碍学术会议在西安召开。

本次会议共收到论文100余篇，专家讲座30余篇，参会人员达1000余人。

2019年9月，中华医学会第二十二次全国神经病学学术会议在青岛召开，神经心理学与行为神经病学组安排的分会场专题和论文发言吸引了许多同道。

2019年11月，中华医学会第十四届全国神经心理学讲习班在合肥召开。本次会议讲授了神经心理学的最新研究进展，并提供实用的实验演示，与参会者互动分享。

2016—2019年，神经心理学与行为神经病学组织编写并在《中华神经科杂志》发表了《综合医院焦虑、抑郁与躯体化症状诊断治疗的专家共识》和《常用神经心理认知评估量表临床应用专家共识》。

（二）图片展示

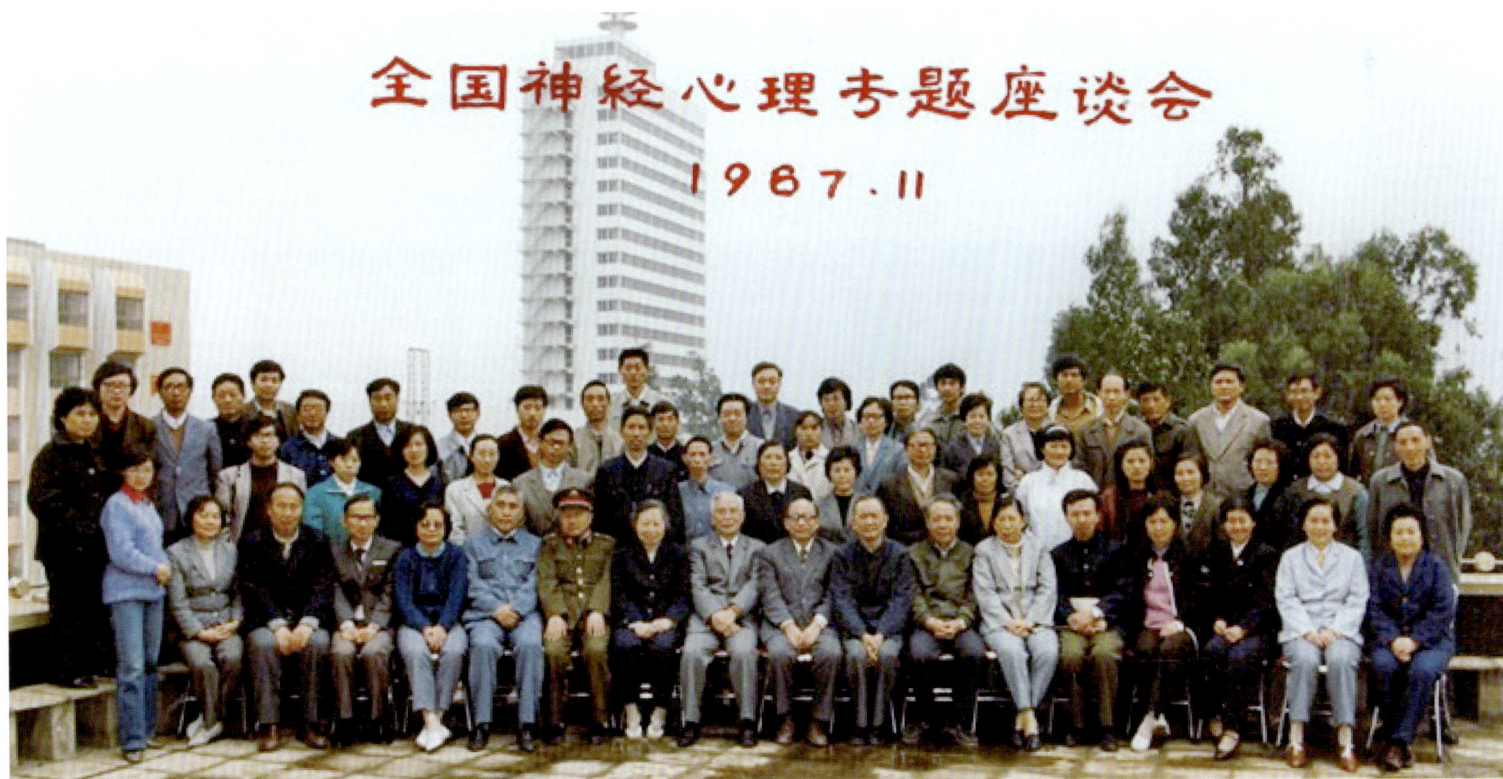

1987年11月，中华医学会第一届全国神经心理专题讲座会/全国神经心理学学术会议（北京）参会人员合影

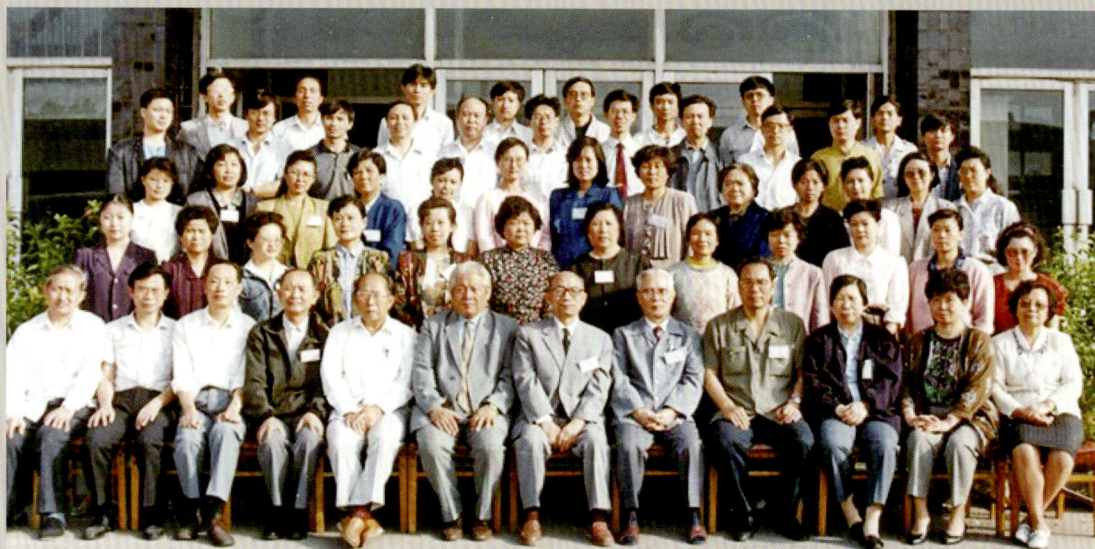

1991年9月，中华医学会第三届全国神经心理学学术会议（沈阳）参会人员合影

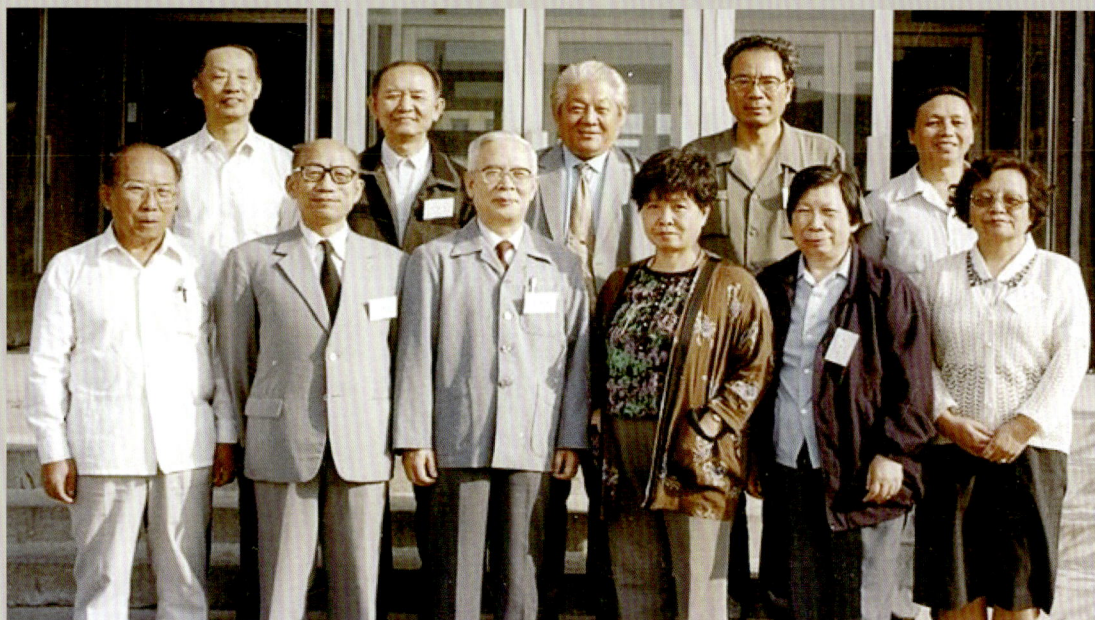

1994年，中华医学会神经病学分会神经心理学组委员合影

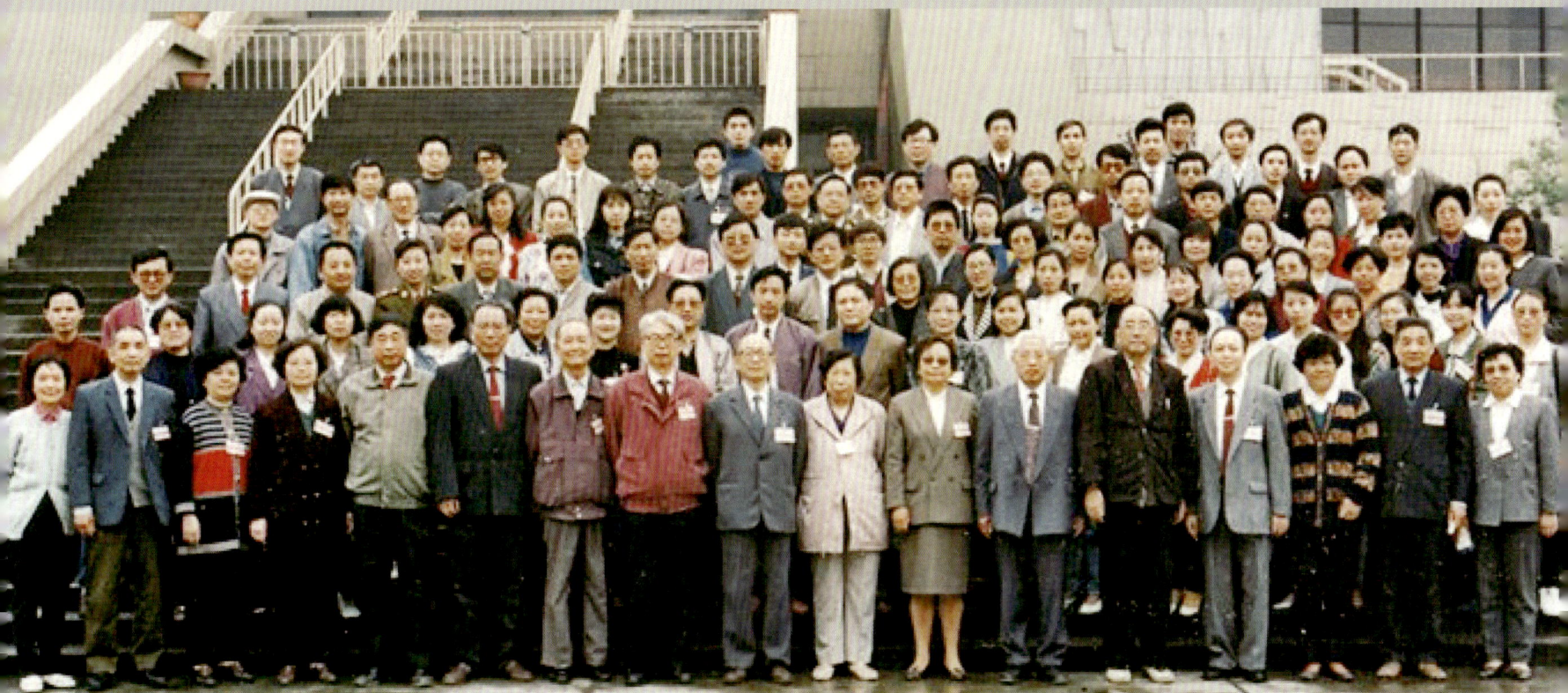

1994年4月，中华医学会第四届全国神经心理学学术会议（成都）参会人员合影

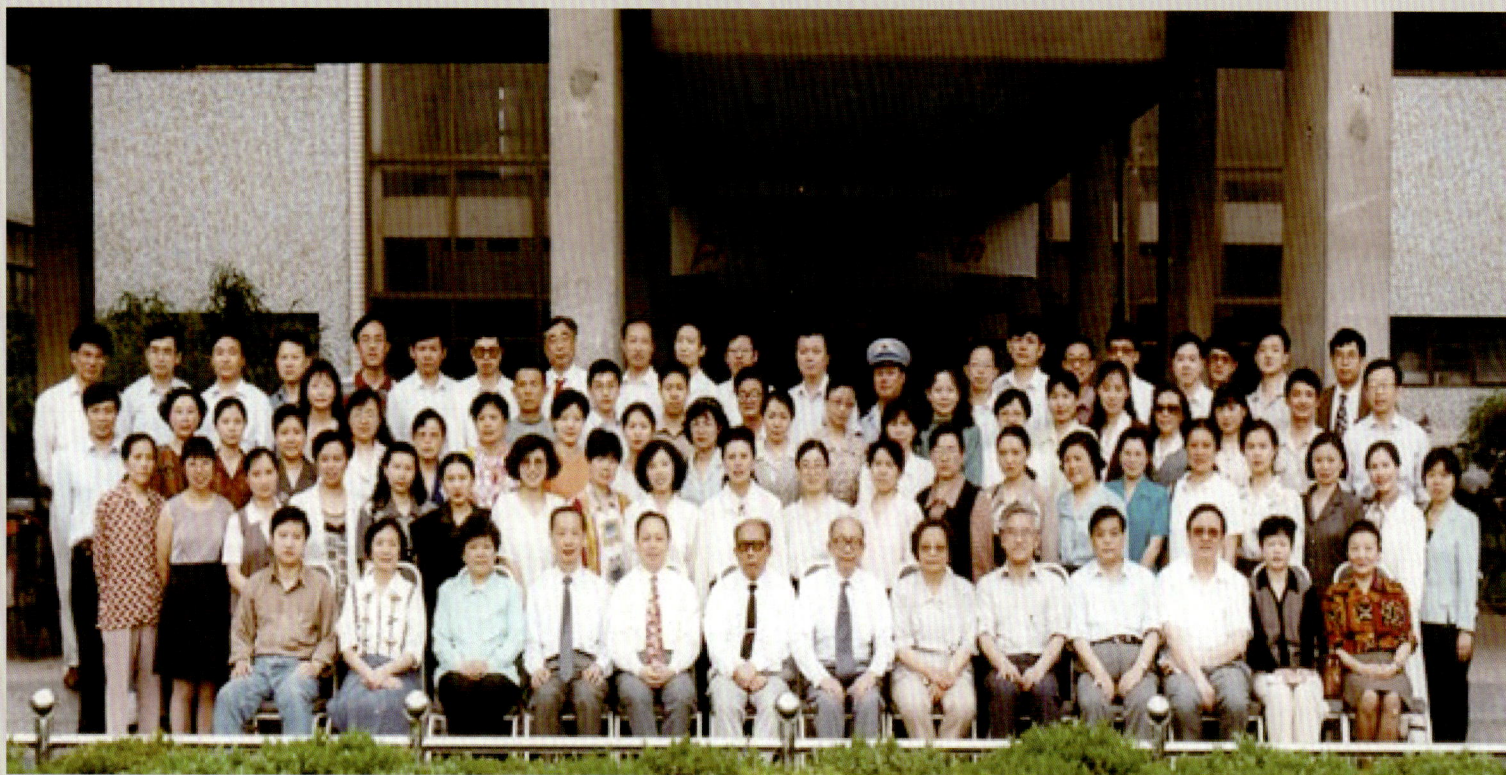

1997年5月，中华医学会第五届全国神经心理学学术会议（上海）参会人员合影

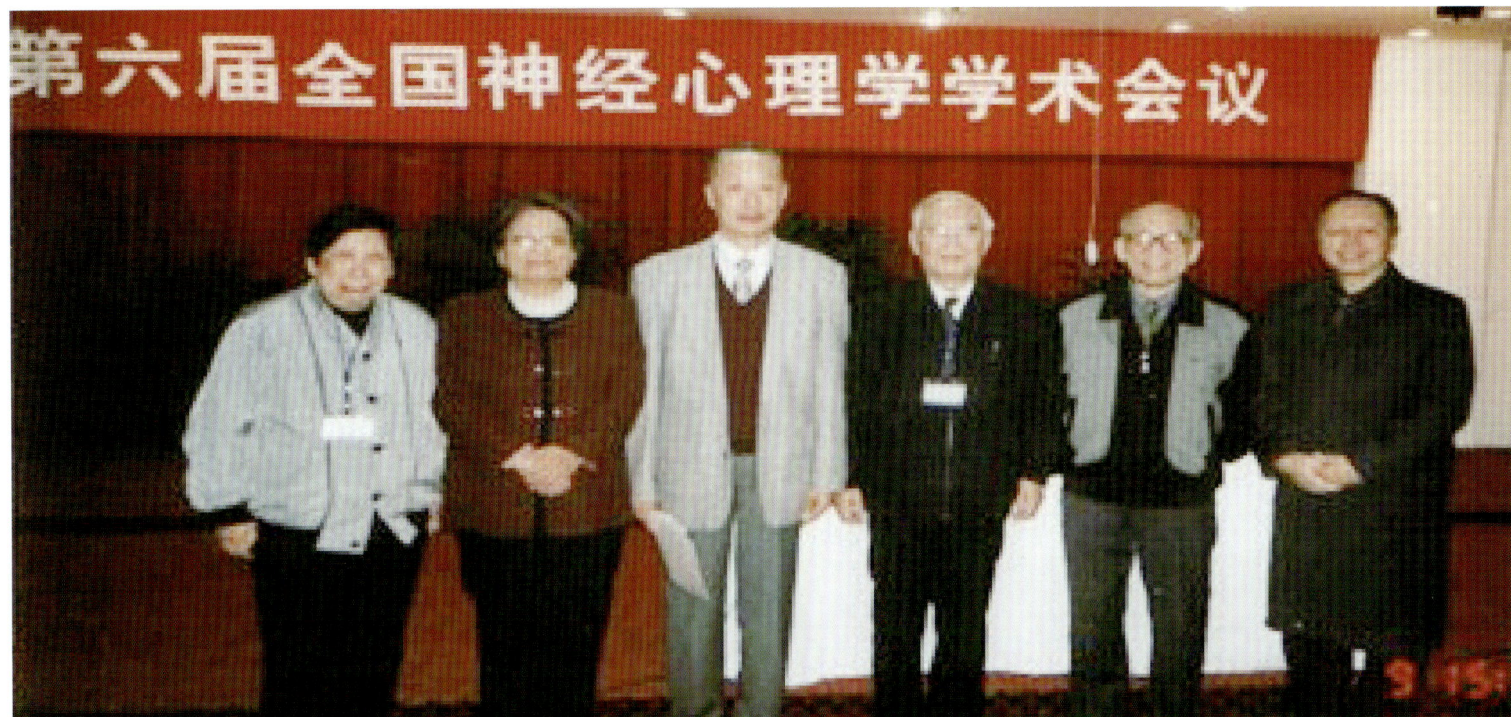

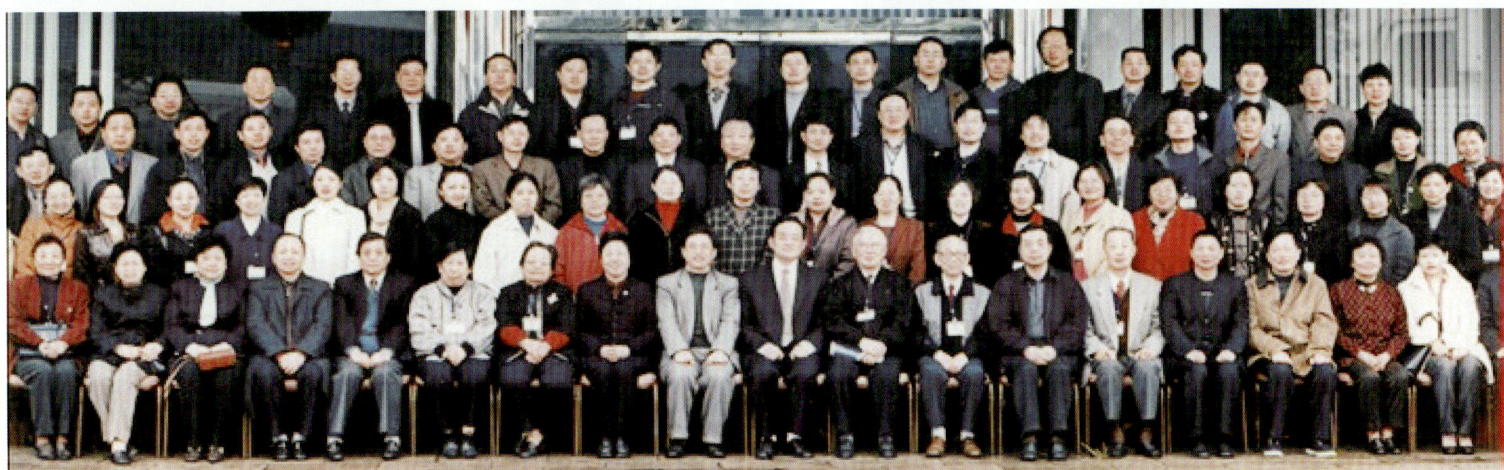

2001年12月，中华医学会第六届全国神经心理学学术会议在温州召开

1/ 神经心理学组部分老专家合影

2/ 参会人员合影

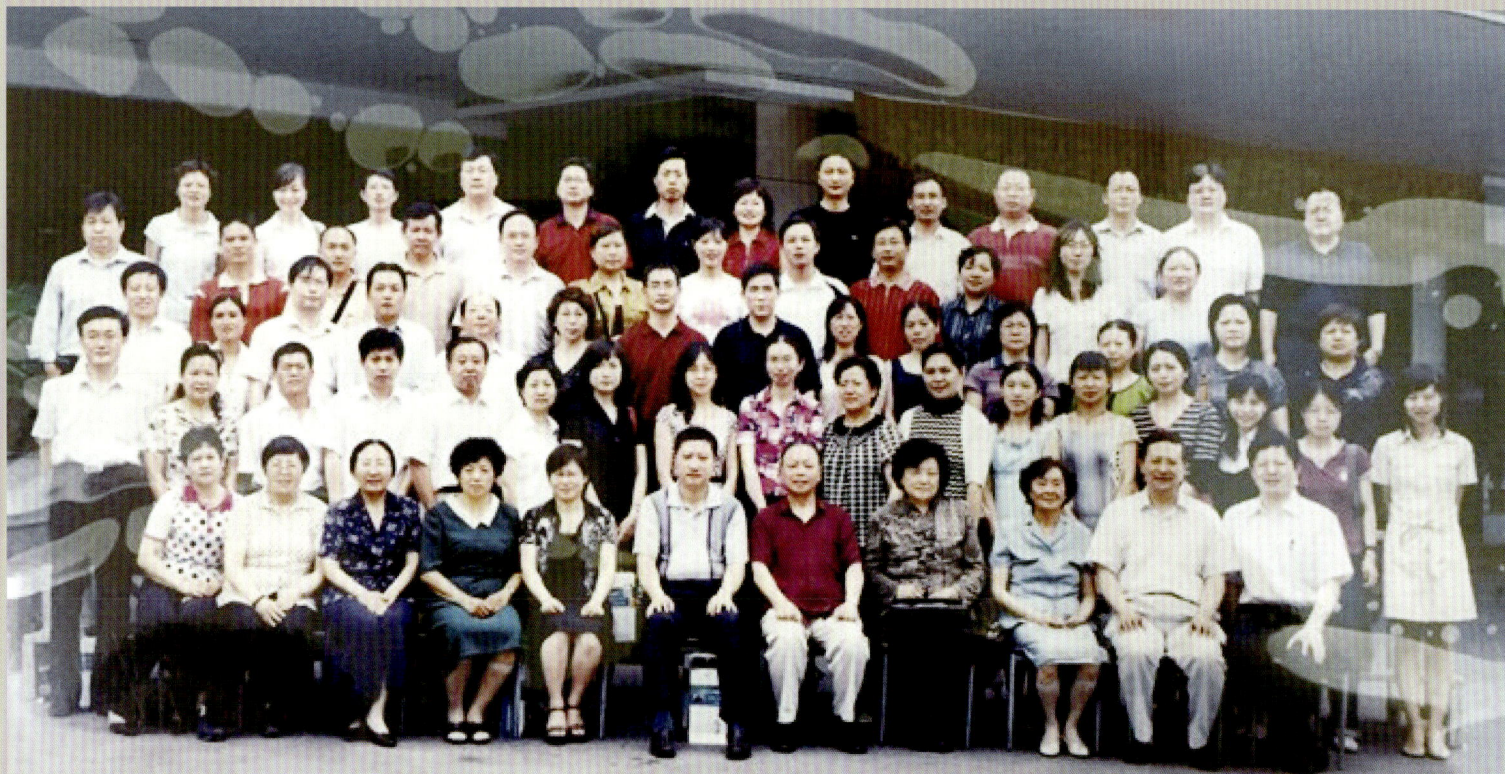

2007年6月，中华医学会第七届全国神经心理学高级讲授班及学术研讨会/全国神经心理学与行为神经病学学术会议（桂林）参会人员合影

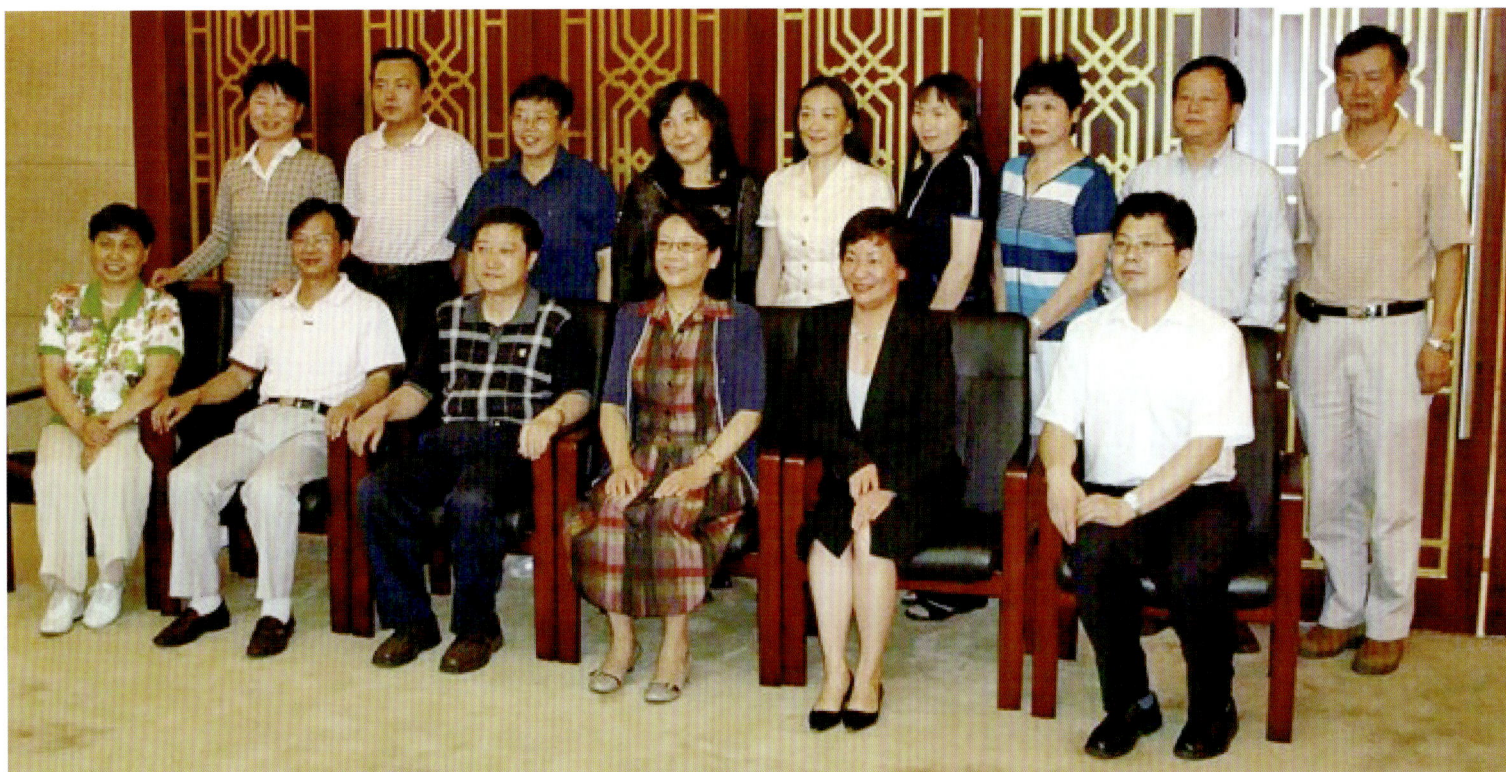

2009年6月，神经心理学与行为神经病学组委员工作会议（呼伦贝尔）参会专家合影

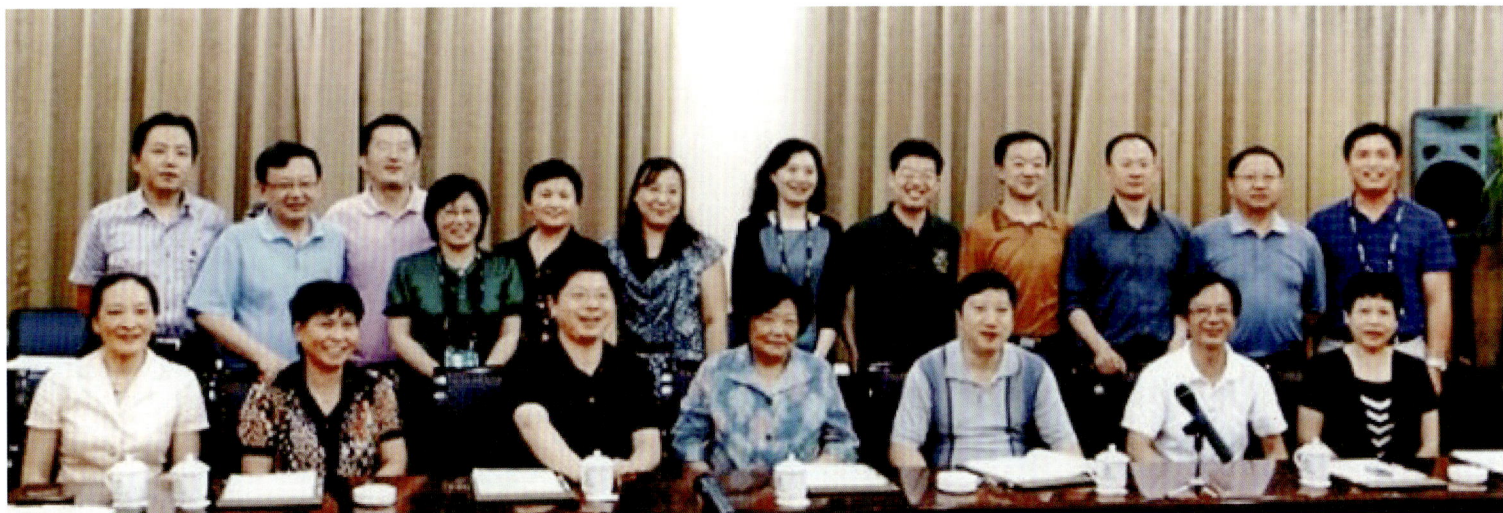

2011年6月，神经心理学与行为神经病学组委员工作会议（昆明）参会专家合影

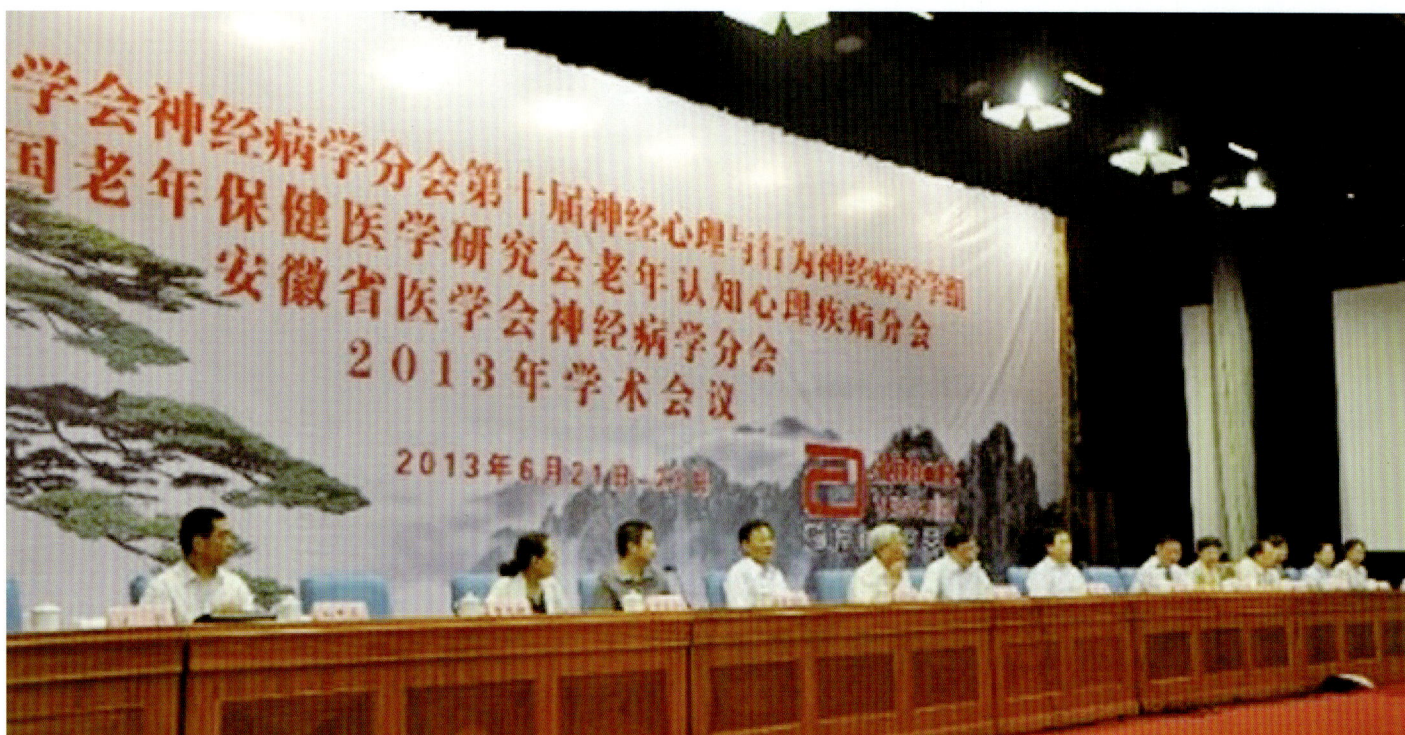

2013年5月，中华医学会第十届全国神经心理学高级讲授班及学术研讨会/全国神经心理学与行为神经病学学术会议（合肥）主席台

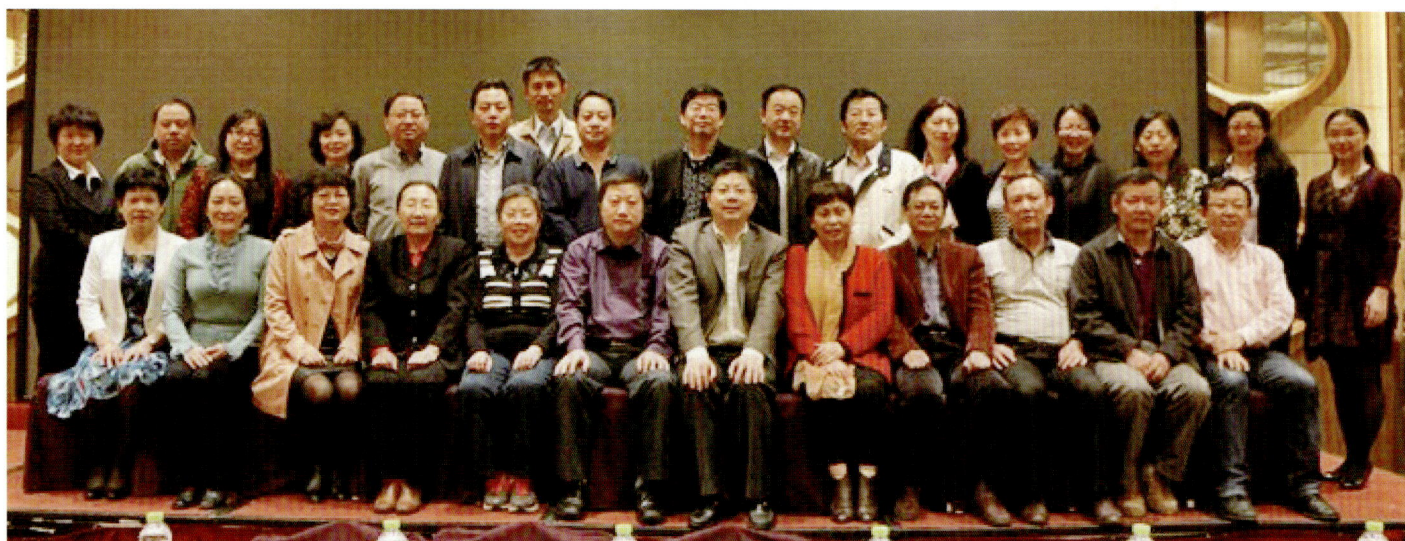

2014年4月，神经心理学与行为神经病学组委员工作会议（武汉）参会专家合影

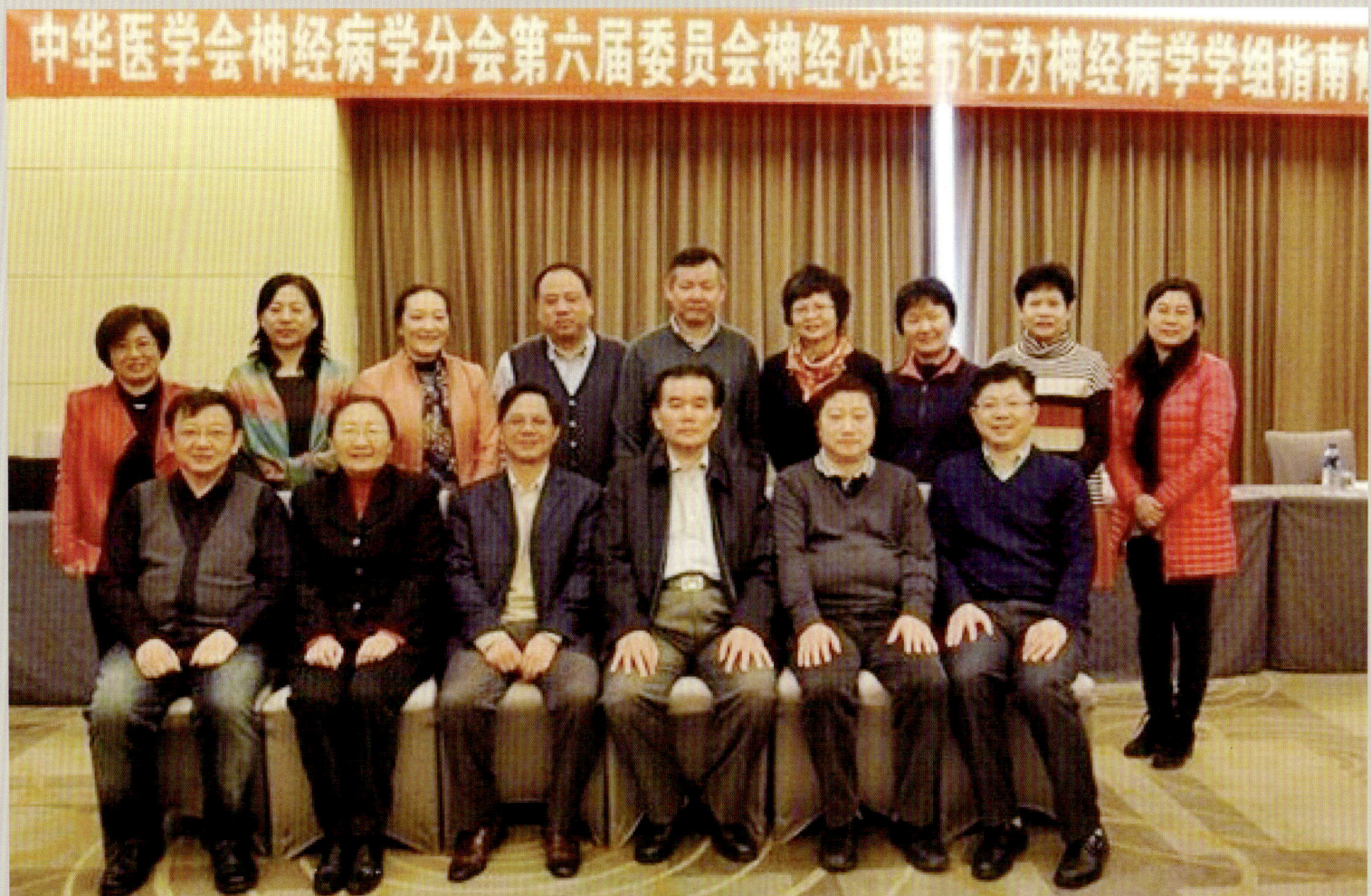

2014年12月，神经心理学与行为神经病学组第一次指南修订会（北京）参会专家合影

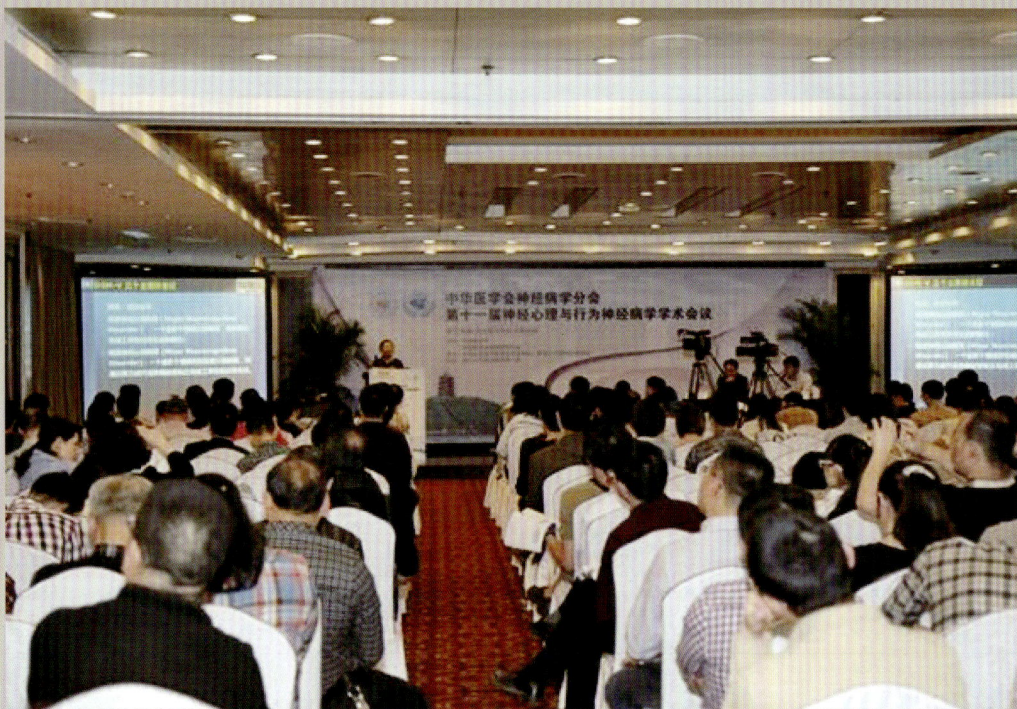

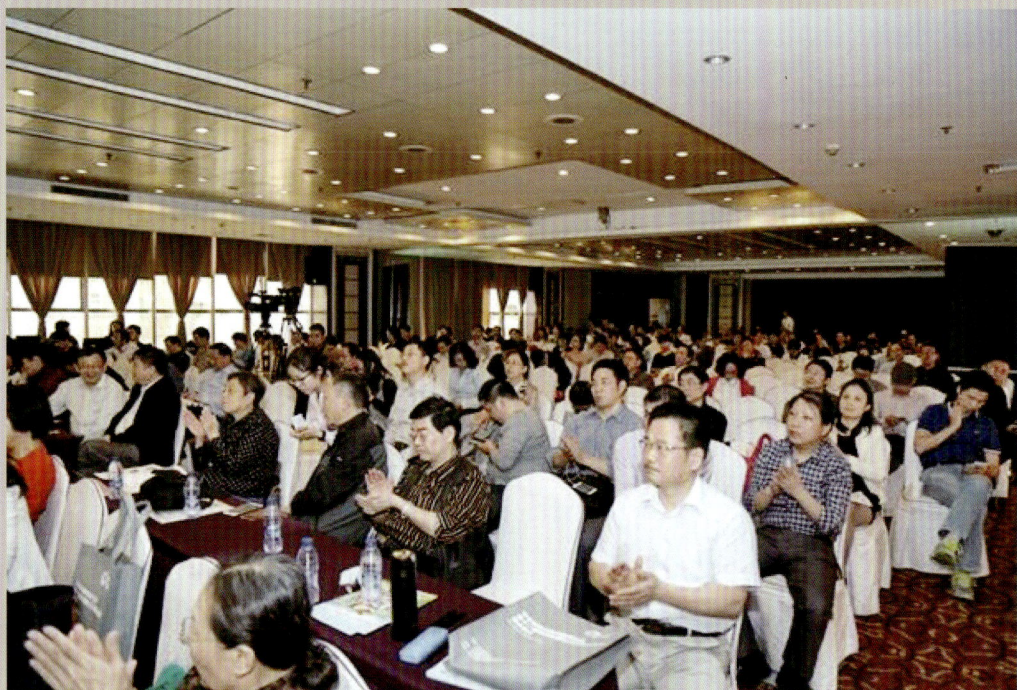

2015年4月，中华医学会第十一届全国
神经心理学与行为神经病学学术会议在
杭州召开

1、2/会场

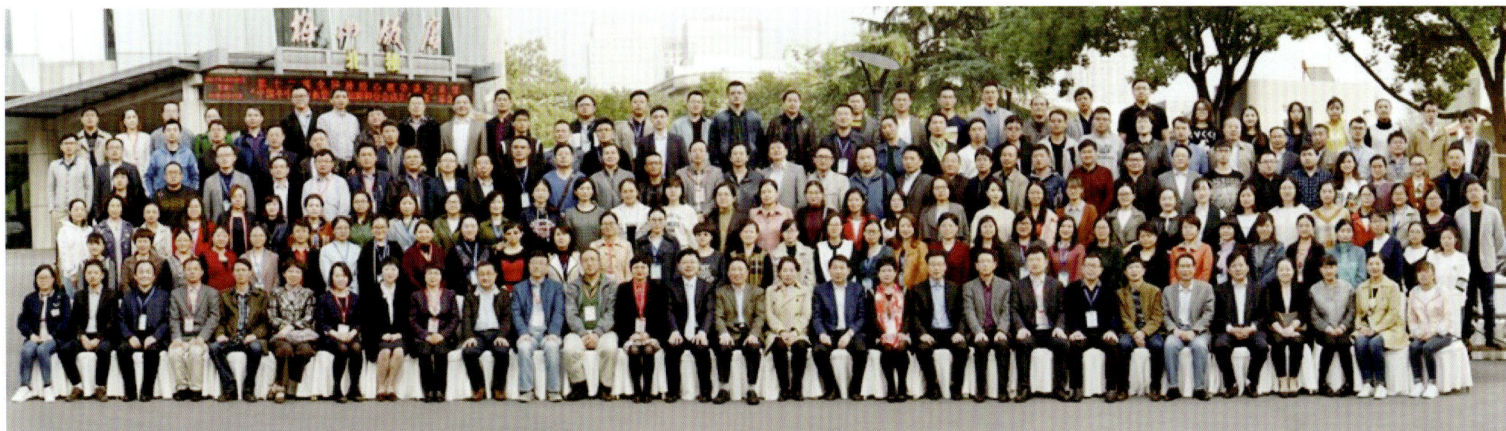

2017年10月，中华医学会第十二届全国神经心理学讲习班（合肥）参会人员合影

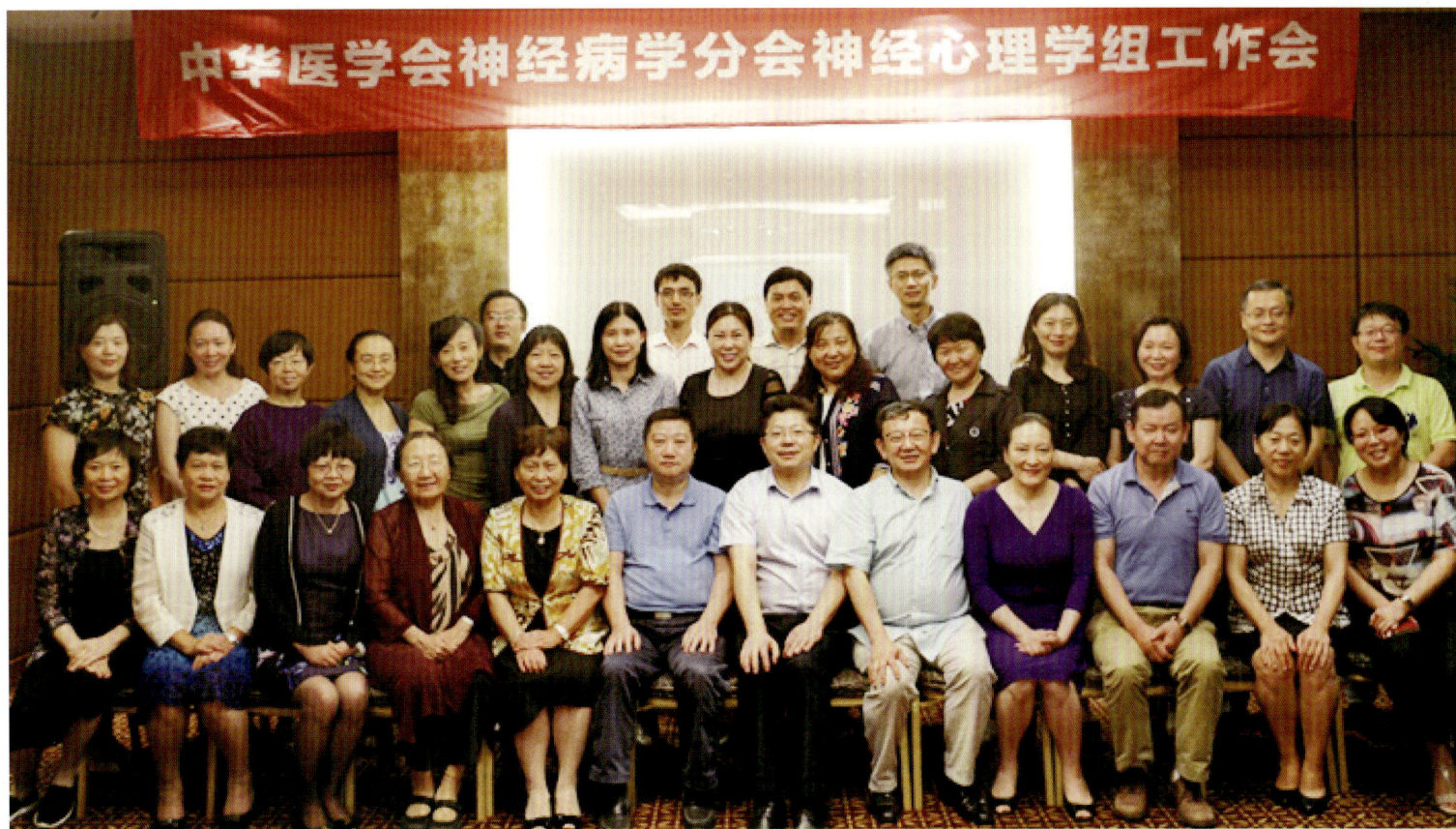

2018年9月，神经心理学与行为神经病学组全体委员工作会议（上海）参会专家合影

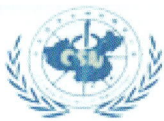

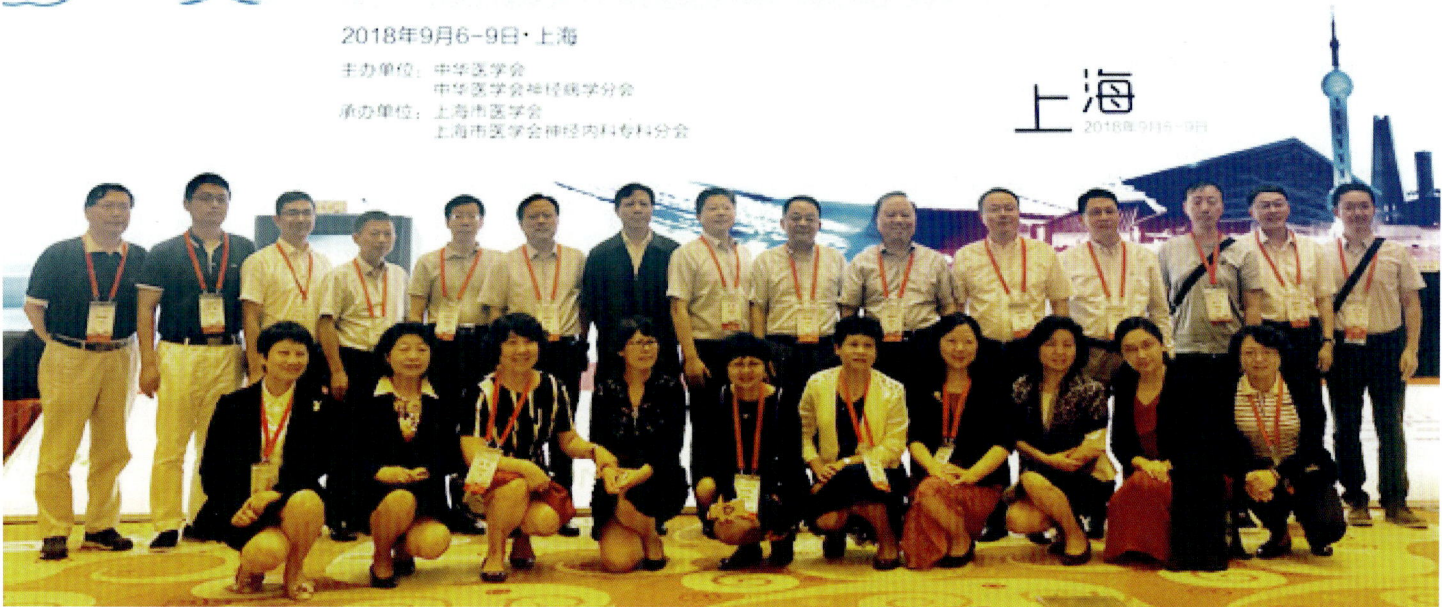

2018年9月，中华医学会第二十一次全国神经病学学术会议（上海）神经心理学与行为神经病学组委员合影

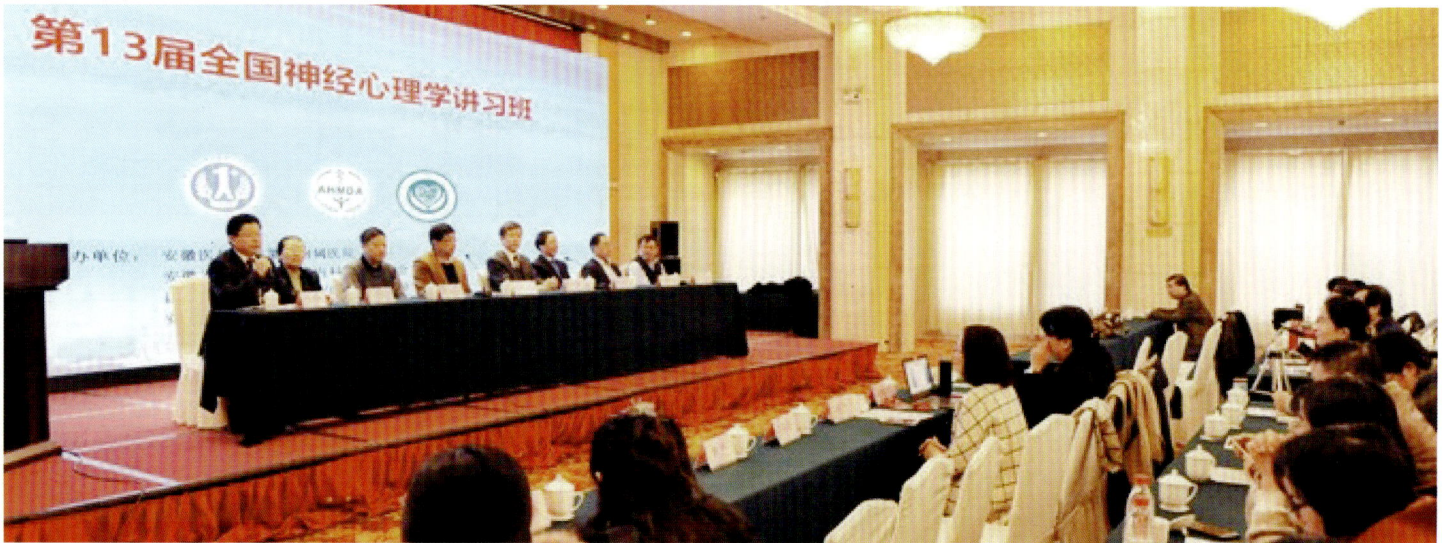

2018年12月，中华医学会第十三届全国神经心理学讲习班（合肥）会场

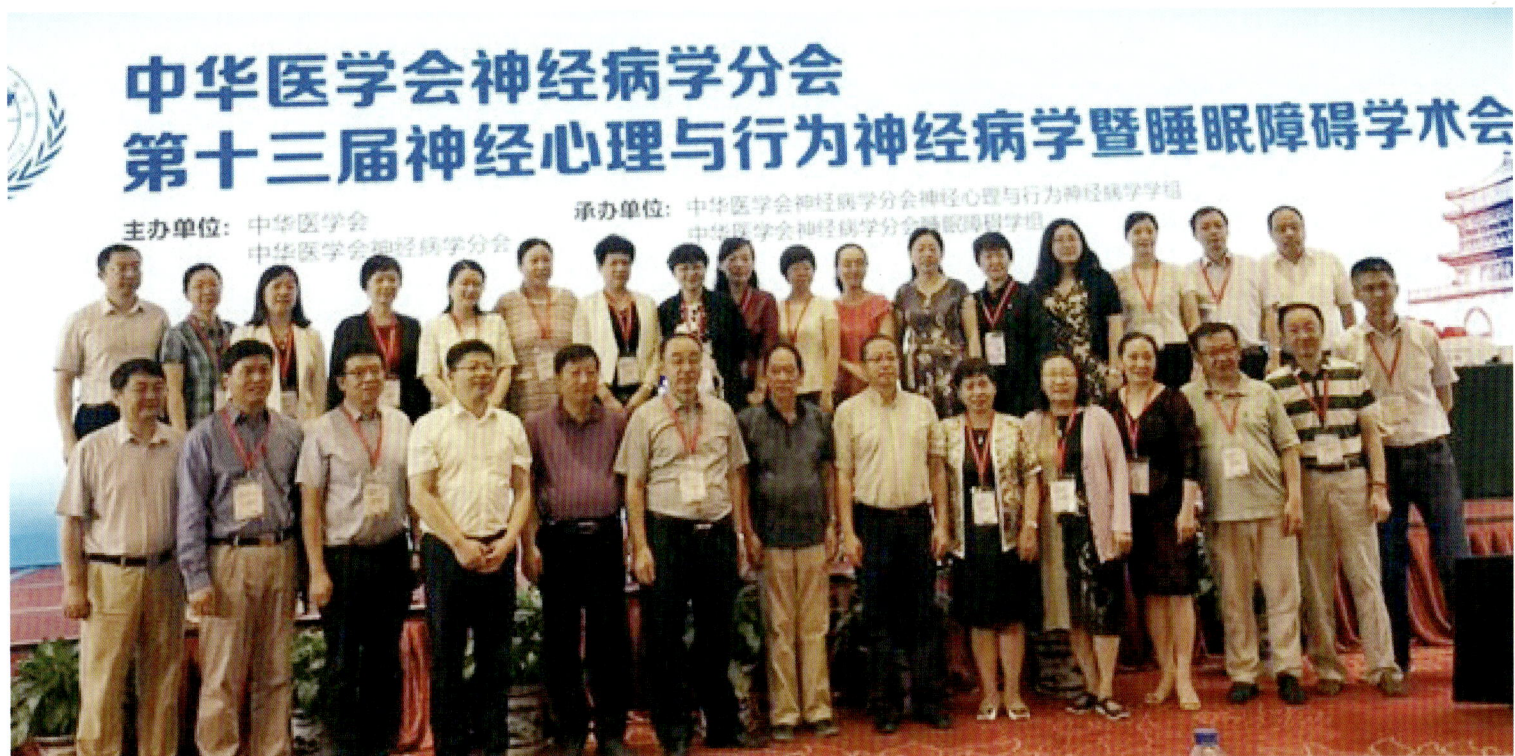

2019年7月，中华医学会第十三届神经心理学与行为神经病学暨睡眠障碍学术会议（西安）神经心理学与行为神经病学组和睡眠障碍学组委员合影

七、中华医学会神经病学分会神经免疫学组

（一）学组成立及其发展

中华医学会神经病学分会神经免疫学组在中华医学会神经病学分会的领导下，一直致力于促进我国神经免疫学及相关专业基础和应用研究的发展，为进一步提高我国神经免疫学水平而奋斗。

中华医学会神经病学分会神经免疫学组筹备组成立于1988年，赵葆洵教授任组长。1989年，中华医学会神经病学分会神经免疫学组正式成立。1989年起，赵葆洵教授担任神经免疫学组组长；2000年起，许贤豪教授担任神经免疫学组组长；2007年起，胡学强教授担任神经免疫学组组长；2016年起，郭力教授担任神经免疫学组组长。

中华医学会神经病学分会神经免疫学组在赵葆洵、许贤豪、胡学强和郭力教授的带领下，各位委员精诚团结、通力合作，为提高我国神经免疫学的研究水平、培养高水平的人才开展了大量工作。近年来，神经免疫学组的主要成绩如下。

1. 积极推动中国神经免疫相关疾病诊疗规范的普及、推广。2010年，中华医学会神经病学分会神经免疫学组和中国免疫学会神经免疫学分会联合发布《中国多发性硬化诊疗专家共识》；2011年，中华医学会神经病学分会神经免疫学组和中国免疫学会神经免疫学分会联合发布《中国重症肌无力诊断和治疗专家共识》；2016年，中国免疫学会神经免疫学分会、中华医学会神经病学分会神经免疫学组、中国医师协会神经内科医师分会神经免疫专业委员会联合发布《中国视神经脊髓炎谱系疾病诊断与治疗指南》。神经免疫学组全体委员高度重视神经免疫相关疾病专家共识或指南的编写工作，并通过多种形式（包括区域性学术讲座、全国神经免疫学术会议和中华医学会全国神经病学学术会议等）大力推广。

2. 加强国内、国际的学术交流，提高国内神经免疫相关疾病的科研和临床水平。2008年，中华医学会第九届全国神经免疫学术会议在南昌成功召开；2010年，中华医学会第十届全国神经免疫学术会议在广州成功召开，共收到论文近300篇，内容丰富多彩，国内外共500余名专家到会。2012年9月，第五届泛亚多发性硬化治疗和研究委员会会议（Congress of the Pan-Asian Committee for treatment and Research in Multiple Sclerosis，PACTRIMS）在北京召开，对亚太地区多发性硬化基础和临床研究的最新进展、多发性硬化诊疗等方面的新技术和新方法进行交流。

3. 积极参加中华医学会全国神经病学学术会议，每次会议均设神经免疫分会场。

4. 积极参与中国免疫学会举办的各种学术活动。

5. 积极举办神经免疫学组委员会，加强委员间的交流和沟通。截至2012年，神经免疫学组已在江西上饶、贵州贵阳和吉林延吉召开了3次委员工作会议，针对神经免疫学的新进展进行交流。建立神经免疫学组委员档案，扩大宣传，并建立相关网络平台，利用其为神经免疫学组的发展献计献策。

6. 努力办好《中国神经免疫学和神经病学杂志》，不断提高其在国内外的影响力。

7. 充分调动老中青专家的积极性，推动神经免疫学组的发展；尊重老专家，充分发挥其作用，为青年学者搭建平台。

8. 大力支援西部地区和贫困地区。通过开展义诊、学术讲座和学习班等活动，对西部地区给予医疗扶持；普及和提高基层医院对神经免疫相关疾病的诊疗水平，做好对基层医师的指导。

中华医学会神经病学分会神经免疫学组将在中华医学会神经病学分会的正确领导下，继续发挥自身优势，积极开拓进取，开展更广泛的国际合作，取得具有国际影响力的成果，加强自身建设，推动中国神经免疫学事业的进一步发展。

（二）图片展示

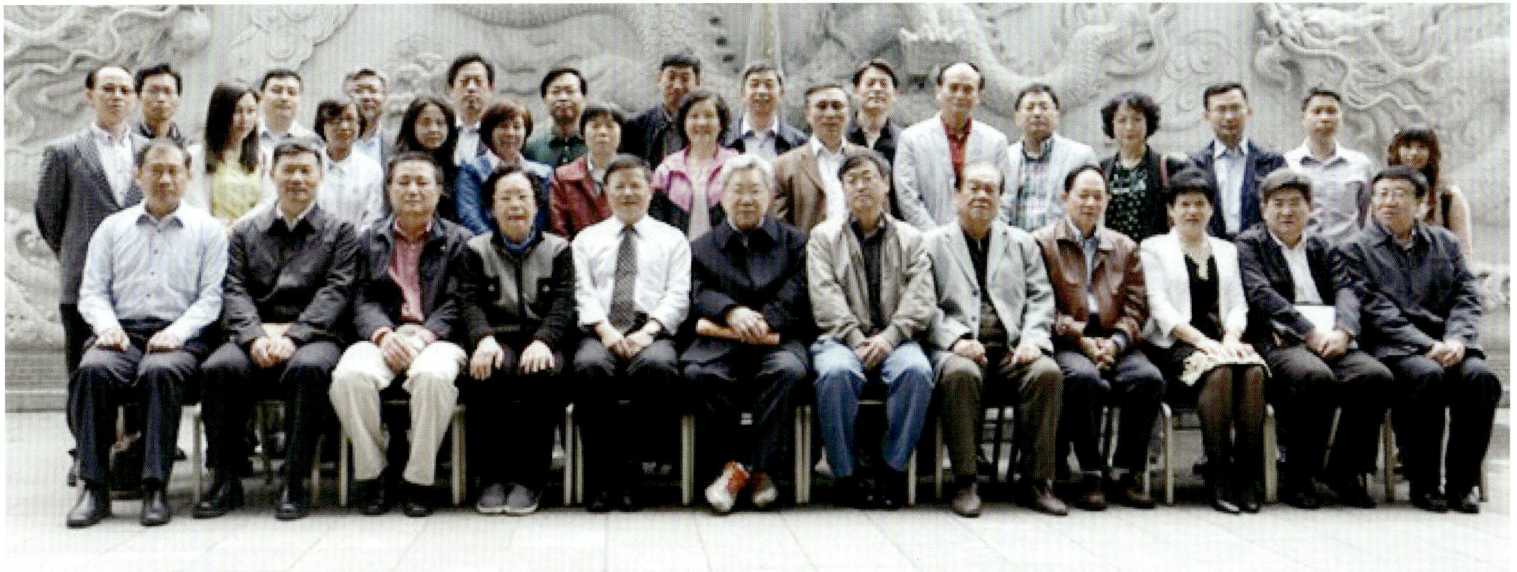

2014年4月，中华医学会神经病学分会神经免疫学组专家在郑州合影

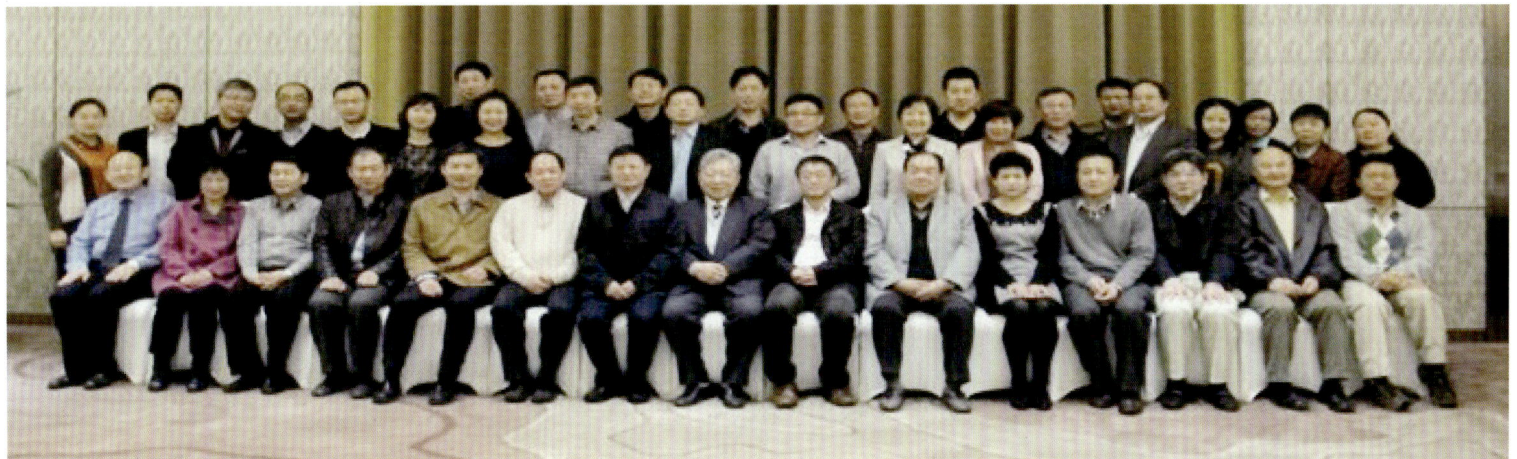

2014年11月，中华医学会神经病学分会神经免疫学组专家在昆明合影

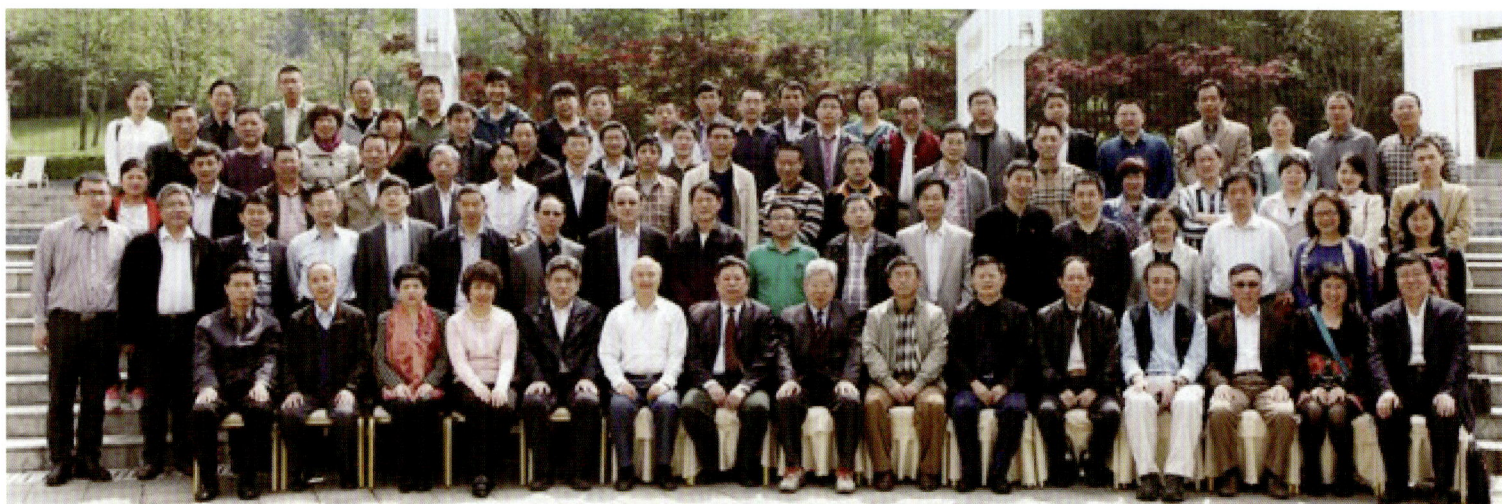

2015年4月，中国神经免疫与相关疾病高峰论坛会全体参会专家合影

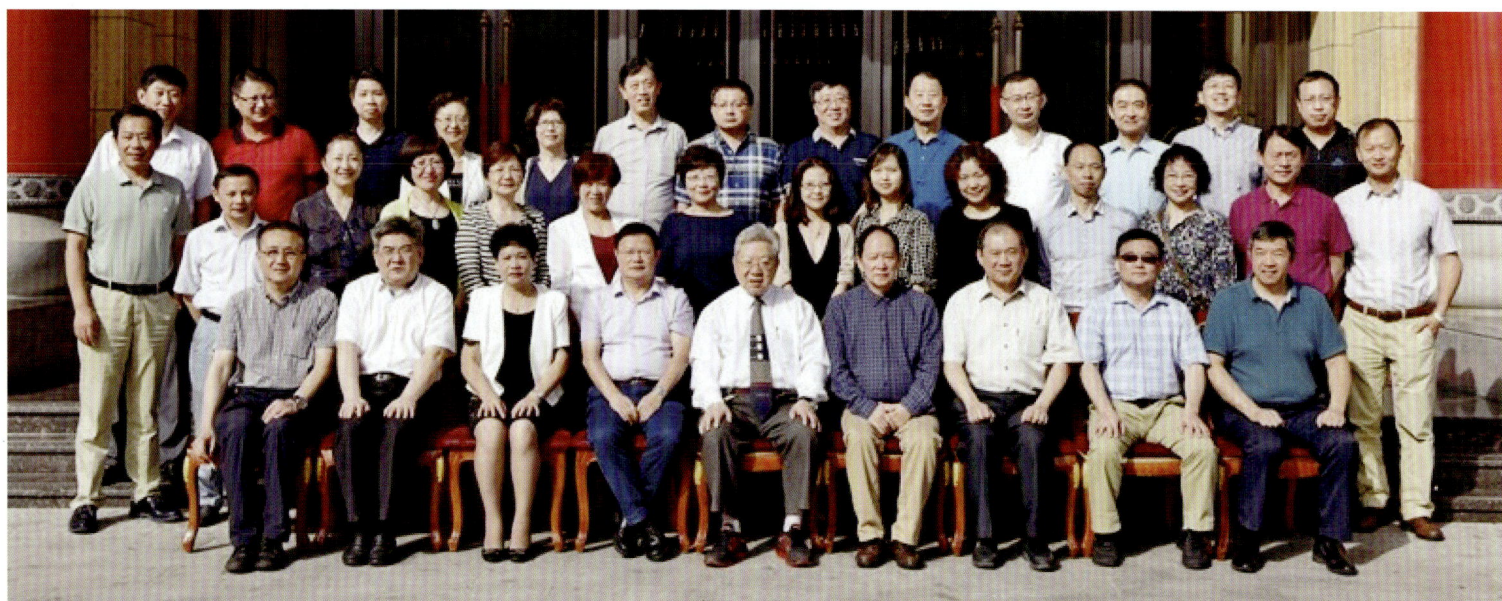

2017年9月，中华医学会神经病学分会神经免疫学组在唐山举办委员工作会议暨神经免疫新进展讲座，参会专家合影留念

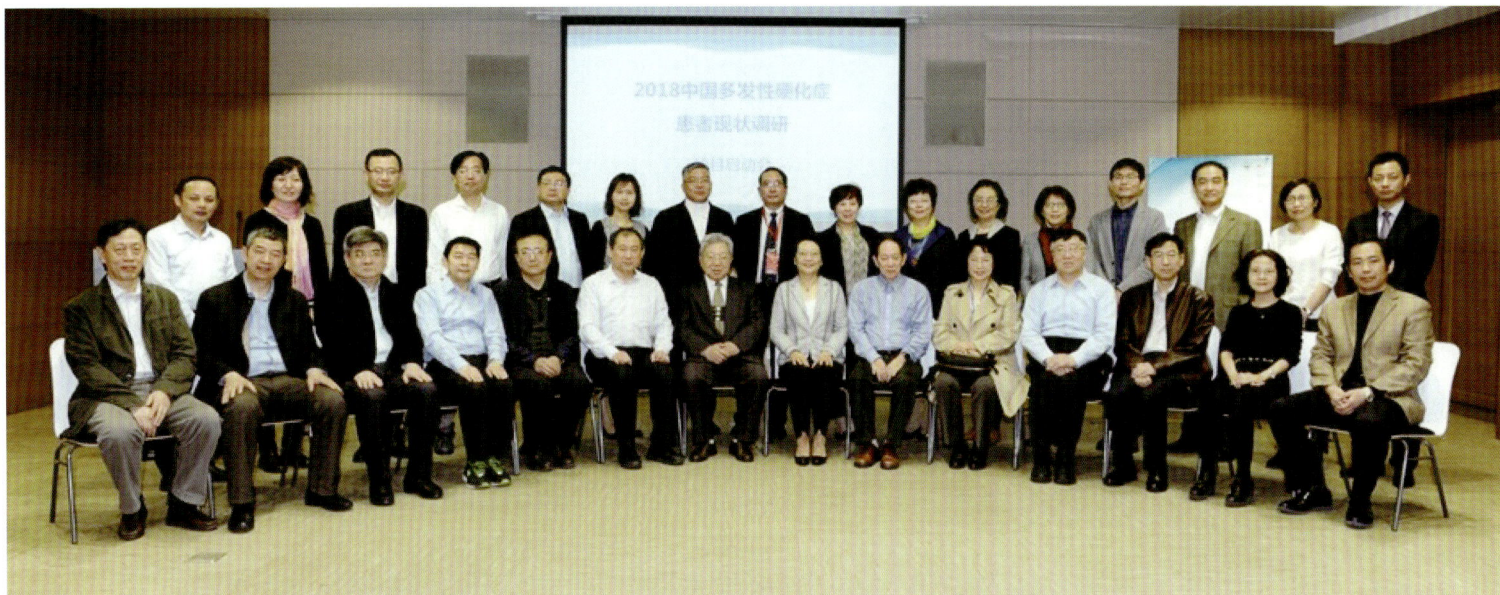

2018年4月，中华医学会神经病学分会神经免疫学组在上海举办委员工作会议暨中国多发性硬化患者现状调研项目启动会，参会专家合影留念

八、中华医学会神经病学分会神经肌肉病学组

（一）学组成立及其发展

　　中华医学会神经病学分会神经肌肉病学组开展学术研讨的疾病范围主要是脊髓前角或脑干运动神经核及其以下的周围神经、神经肌肉接头和骨骼肌疾病。早在中华医学会神经精神科学会（中华医学会神经病学分会）神经肌肉病学组成立前，我国神经内科的前辈们就已通过《中华神经精神科杂志》编辑部组织安排全国的神经肌肉病学术交流活动。中华医学会第一届全国神经肌肉病学术会议于1986年9月在吉林召开，参会代表40名，列席代表67名，旁听者48名；收到学术论文83篇。本次会议由刘多三教授和陈清棠教授主持，郭玉璞、汤晓芙、沈定国、许贤豪、蒋景文、涂来慧、陈清棠和林世和教授等介绍了国内外神经肌肉病及肌电图和临床神经电生理方面的最新研究成果和临床诊治经验等。此外，本次会议还请陈清棠、郭玉璞和罗毅教授草拟了我国肌肉病和周围神经病的分类草案并提请会议讨论，并于1987年在《中华神经精神科杂志》上发表了《肌肉疾病分类》和《周围神经病分类》。

为了建立我国神经肌肉病的学术交流平台，全国神经内科热衷于神经肌肉病诊治和研究的专家于1990年成立了中华医学会神经精神科学会神经肌肉病学组，沈定国教授任组长，陈清棠和郭玉璞教授任副组长，委员有沈定国、陈清棠、郭玉璞、刘焯霖、林世和、汤晓芙、涂来慧、吴丽娟、谢光洁、李大年和慕容慎行。

1991年6月，中华医学会第二届全国神经肌肉病学术会议在杭州召开，这也是神经肌肉病学组成立后主办的第一次学术会议。

1992年9月，中华医学会第一届海峡两岸神经肌肉病学术研讨会在杭州召开。

1994年，为了更好地加强专科学术活动，经中华医学会批准，中华医学会神经精神科学会分为中华医学会神经病学分会和中华医学会精神病学分会，神经肌肉病学组在中华医学分神经病学分会的领导下继续开展更多、更活跃、更高水平的专业性学术活动。当时，中华医学会神经病学分会年会（全国神经病学学术会议）每4年才召开一次，故神经肌肉病学组召开的专业性学术专题会议非常有意义。1996年6月，神经肌肉病学组与《中华神经科杂志》编辑部在南宁召开中华医学会第三届全国神经肌肉病学术会议，本次会议共收到学术论文160篇。

1999年10月，中华医学会第四届全国神经肌病学术会议在成都召开。

2000年，中华医学会神经病学分会第二届委员会换届改选。之后，神经肌肉病学组也进行了换届改选，郭玉璞、陈清棠、李大年、谢光洁、刘焯霖、梁秀龄、林世和、涂来慧、潘瑞福和汤晓芙教授任顾问，沈定国教授任组长，吴丽娟和陈琳教授任副组长，黄旭升和袁云教授任秘书，委员有沈定国、吴丽娟、陈琳、慕容慎行、王德生、丁新生、肖波、焉传祝、张成、江新梅、陈向军、黄旭升和袁云。

2001年5月，中华医学会神经肌肉病专题讨论会/肌肉萎缩侧索硬化专题讨论会在萧山召开。

2002年4月，《中华神经科杂志》编辑部和中华医学会神经病学分会神经肌肉病学组在海口召开中华医学会多发性肌炎皮肌炎专题研讨会暨全国神经肌肉疾病和电生理学术研讨会。本次会议还邀请了皮肤科和风湿科专家参加，在炎性肌病的临床研究和多学科诊治等方面进行了深度探讨，使参会者对跨学科炎性肌病的新理念和诊治水平得到提高。

2002年9月，经中华医学会批准，由中华医学会、中华医学会神经病学分会神经肌肉病学组和中国人民解放军总医院神经内科联合主办的第二届亚洲大洋洲肌病中心学术年会（the 2th Annual Scientific Meeting of Asian and Oceanian Myology Center，the 2th AOMC）暨第五届全国神经肌肉病学术会议在北京召开，共有200余名代表参加，其中，国外代表60余名。本次会议特别邀请了时任世界神经病学联盟（World Federation of Neurology，WFN）主席的临床神经电生理学家Jun Kimura教授，以及肌肉病专家Ikuya Nonaka、Byron Kakulas和Hideo Sugita教授等参会。

2004年，中华医学会神经病学分会第三届委员会换届改选。之后，神经肌肉病学组也进行较大规模的换届改选，沈定国、康德瑄和吴丽娟教授任顾问，蒲传强教授任组长，贾建平、陈琳和肖波教授任副组长，卢家红教授任秘书，委员有蒲传强、贾建平、陈琳、肖波、王德生、袁云、黄旭升、丁新生、张成、江新梅、焉传祝、卢家红、曹秉振、王剑锋、张俊、胡静和卜碧涛。之后中华医学会章程规定，各专科分会和各亚专业学组每3年必须进行换届改选，且又严格规定每位专家不能同时参加2个以上亚专业学组。因此，神经肌肉病学组与肌电图和临床神经电生理学组的领导及委员们共同商定，2个学组将经常合作召开会议：一是在每年中华医学会神经病学分会召开年会（全国神经病学学术会议）时，2个学组共同组织神经肌肉病与肌电图和临床神经电生理学分会场；二是每2年共同主办全国神经肌肉病学术会议，且继续按之前召开的届数延续命名；三是鉴于我国的肌肉病理诊断长期以来处于较弱状态且能开展高质量肌肉病理诊断的医疗机构不多，故为了提高我国各医院神经内科的肌肉病理诊断水平、促进全国更多有条件的神经内科开展肌肉病理诊断工作，2个学组决定在各学术会议中均进行临床神经肌肉病（包括周围神经病）病理诊断的讨论，并要求神经肌肉病（包括周围神经病）病理诊断工作做得好的神经内科分享做过肌肉活检的复杂疑难病例，与参会者一起讨论，达到共同学习神经肌肉病（包括周围神经病）病理诊断技术、扩大同道对神经肌肉病（包括周围神经病）病理诊断的兴趣、促进我国有条件的神经内科开展神经肌肉病（包括周围神经病）病理诊断的目的。

2005年9月，中华医学会第八次全国神经病学学术会议在重庆召开，由神经肌肉病学组与肌电图和临床神经电生理学组共同主办神经肌肉病分会场，本次会议分享了43篇神经肌肉病方面的论文。

2006年9月，中华医学会第九次全国神经病学学术会议在广州召开。本次会议的专题有神经变性和运动障碍性疾病、脑血管病、神经免疫感染和脑脊液细胞学、肌病和神经系统遗传病、癫痫及其他疾病等，以大会发言、分会场发言和大会交流3种形式进行。肌病和神经系统遗传病专题有3篇论文参加大会发言，有69篇论文参加分会场发言，有70篇论文参加大会交流。

2007年7月，神经肌肉病学组与肌电图和临床神经电生理学组首次共同主办的中华医学会第六届全国神经肌肉病学术会议在青岛召开。本次会议共收到学术论文117篇，设21个专题讲座，有28篇论文在大会上做报告。本次会议首次设置了临床肌肉病理诊断讨论专场，由山东大学齐鲁医院、北京大学第一医院、复旦大学附属华山医院、中国人民解放军总医院、北京大学第三医院和济南军区总医院（现中国人民解放军联勤保障部队第九六〇医院）提供了6例复杂疑难神经肌肉病病例进行讨论，通过讨论这些神经肌肉病患者的临床表现和肌肉病理，提高同道对肌肉病理诊断的认识和兴趣，增强神经肌肉病的学术内涵，让参会的同道收获很大。举办学术会议是为了提高同道在基础研究和临床研究上的水平，但最终也是为了提高临床医师对疾病的诊治水平，开展临床肌肉病理诊断讨论更接近临床实践，可直接让参会者了解神经肌肉病的诊治。本次会议的主题是"特发性炎性肌病的基础与临床诊治"，邀请了时任中华医学会神经病学分会主任委员的吕传真教授做大会开幕式致辞和"肌病的免疫学"专题讲座，还邀请了汤晓芙、李大年、慕容慎行、沈定国、吴丽娟和康德瑄教授做主持。此外，崔丽英教授在会上讲授了"炎性肌病的电生理特点"，张成教授讲授了"特发性炎性肌病的遗传学研究进展"，陈琳教授讲授了"多发性肌炎的诊断与治疗进展"，焉传祝教授讲授了"包涵体肌炎研究的现状"，袁云教授讲授了"皮肌炎的研究进展"，蒲传强教授讲授了"局灶性肌炎诊治进展"，肖波教授讲授了"嗜酸性筋膜炎研究进展"，许贤豪教授讲授了"重症肌无力的治疗进展",贾建平教授讲授了"70例神经肌肉肌电图与肌肉病理对比研究",樊东升教授讲授了"肯尼迪病患者的临床特征",王玉平教授讲授了"重复电刺激技术在神经肌肉病诊断研究中的作用",丁新生教授讲授了"运动神经元病诊断与治疗进展",张俊教授讲授了"小纤维神经病",涂来慧教授讲授了"神经肌肉接头部先天性肌无力综合征",江新梅教授讲授了"皮肤活检在神经系统相关疾病中的应用",王剑锋教授讲授了"酒精中毒性肌病的研究进展",胡静教授讲授了"进行性肌营养不良的分子生物学诊断现状",卜碧涛教授讲授了"新型免疫抑制剂在免疫性神经肌肉疾病中的应用",李海峰教授讲授了"炎症性脱髓鞘性多神经病根据病程分类的临床意义",曹秉振教授讲授了"胶原血管病的神经肌肉病变"。

2007年,中华医学会神经病学分会第四届委员会换届改选。之后,神经肌肉病学组也进行了换届改选,沈定国、康德瑄和吴丽娟教授任顾问,蒲传强教授任组长,陈琳和焉传祝教书任副组长,卢家红教授任秘书,委员有蒲传强、陈琳、焉传祝、卢家红、袁云、黄旭升、张成、江新梅、曹秉振、王剑锋、张俊、胡静、卜碧涛、赵晓萍、杨欢、丰宏林、笪宇威和王柠。

2007年9月,中华医学会第十次全国神经病学学术会议在上海召开,神经肌肉病学组与肌电图和临床神经电生理学组积极组织各位委员参加会议。

2008年8月,中华医学会第十一次全国神经病学学术会议在长春召开。本次会议首次按各亚专业学组划分并组织分会场共13个,其中神经肌肉病学组与肌电图和临床神经电生理学组分会场的论文有132篇。

2009年5月,中华医学会第七届全国神经肌肉病学术会议在厦门召开。本次会议共收到论文146篇,有8个专题讲座,郭玉璞教授在会上讲授了"周围神经病学",崔丽英教授讲授了"周围神经病的电生理诊断技术及其规范",唐北沙教授讲授了"遗传性周围神经病研究进展及基因诊断",贾建平教授讲授了"药物性周围神经病",樊东升教授讲授了"周围神经病的电生理基础与临床研究进展",焉传祝教授讲授了"血管炎性周围神经病",袁云教授讲授了"肌肉病合并周围神经病",蒲传强教授讲授了"中国POEMS(P. polyneuropathy,多发性周围神经病;O. organmegaly,脏器肿大;E. endocrinopathy,内分泌障碍;M. M-protein,M蛋白血症;S. skin changes,皮肤病变)综合征的特点"。此外,北京大学第一医院、复旦大学附属华山医院、吉林大学白求恩第一医院、山东大学齐鲁医院、北京协和医院和中国人民解放军总医院提供了6个复杂疑难神经肌肉病病例进行讨论。

2009年10月,中华医学会第十二次全国神经病学学术会议在北京召开。本次会议收到神经肌肉病与肌电图和临床神经电生理相关论文共89篇,其中有20篇在会上做报告。此外,济南军区总医院(现中国人民解放军联勤保障部队第九六○医院)、北京大学第一医院、河北医科大学第三医院、复旦大学附属华山医院、首都医科大学宣武医院及福建医科大学附属第一医院提供了6例复杂疑难神经肌肉病病例进行讨论。

2009年11月,中华医学会神经病学分会神经肌肉病学组、肌电图和临床神经电生理学组、神经免疫学组和《中华神经科杂志》编辑部在北京组织专家讨论并制定《中国吉兰-巴雷综合征诊治指南》和《中国慢性炎性脱髓鞘性多发性神经根神经病诊疗指南》,并于2010年8月在《中华神经科杂志》上发表。

2010年9月，中华医学会第十三次全国神经病学学术会议在成都召开。此次会议上，神经肌肉病与肌电图和临床神经电生理分会场安排了美国艾奥瓦大学的Jun Kimura教授讲授"运动神经元病诊断新标准"。此外，共有15篇论文在分会场上做报告；中国人民解放军总医院、北京大学第一医院、北京大学第三医院、北京协和医院、济南军区总医院（现中国人民解放军联勤保障部队第九六〇医院）、山东大学齐鲁医院、河北医科大学第三医院和首都医科大学宣武医院提供了8例复杂疑难神经肌肉病病例进行讨论。

2010年，中华医学会神经病学分会第五届委员会换届改选。之后，神经肌肉病学组也进行了换届改选，沈定国、康德瑄和吴丽娟教授任顾问，蒲传强教授任组长，陈琳、焉传祝和袁云教授任副组长，卢家红教授任秘书，委员有蒲传强、陈琳、焉传祝、袁云、卢家红、黄旭升、张成、江新梅、曹秉振、王剑锋、张俊、胡静、卜碧涛、赵晓萍、杨欢、丰宏林、笪宇威、王柠、姚生、李伟、刘明生、姚晓黎、张在强、赵重波、郭军红和郝延磊。

2011年5月，中华医学会第八届全国神经肌肉病学术会议在太原召开。本次会议的主题是"炎性脱髓鞘性周围神经病和包涵体肌炎"。本次会议收到论文共170篇，设10个专题讲座，12家医院还提供了12例复杂疑难神经肌肉病病例进行讨论。

2011年9月，中华医学会第十四次全国神经病学学术会议在成都召开。本次会议上，神经肌肉病与肌电图和临床神经电生理分会场有31篇论文做报告。

2012年9月，中华医学会第十五次全国神经病学学术会议在广州召开。此次会议上，神经肌肉病与肌电图和临床神经电生理专场有44篇论文做报告。此外，复旦大学附属华山医院、山西医科大学第一医院、山东医科大学齐鲁医院、南昌大学第一医院、解放军总医院、河北医科大学第三医院、华中科技大学同济医学院附属同济医院、北京大学第一医院、首都医科大学宣武医院和首都医科大学附属北京天坛医院提供了10例复杂疑难神经肌肉病病例进行讨论。

2012年11月，由神经肌肉病学组与肌电图和临床神经电生理学组共同制定的《痛性周围神经病的诊断和治疗共识》在《中华神经科杂志》上发表。

2013年6月6日晚，第十二届亚洲大洋洲肌病中心学术年会（the 12th AOMC）暨第九届全国神经肌肉病学术会议召开前夕，神经肌肉病学组在西安召开委员工作会议，黄旭升教授和中华医学会会务部张悦同志汇报此次国际会议的筹备情况和详细安排。同时，神经肌肉病学组的委员们还认真讨论了本亚专业学组今后的主要工作：一是继续与肌电图和临床神经电生理学组密切合作，加强学术会议质量，共同办好全国神经肌肉病学术会议和全国神经病学学术会议分会场；二是积极培养全国有条件的神经内科开展肌肉病理诊断工作，以提高我国神经肌肉病的诊断水平；三是拟筹备成立国家神经肌肉病诊治规范培训中心，选择目前全国肌肉活检和肌电图诊断工作做得好的医疗机构作为培训中心，争取社会捐赠资金，免费举办肌肉活检培训班，通过系统的肌肉病学基础理论和临床肌肉病诊治理论授课，特别是现场培训肌肉活检技术，最后严格考核且成绩合格后发放结业证书，为全国更多医院神经内科拟开展肌肉活检培养更多的临床肌肉病理医师。

2013年6月7—9日，经外交部有关部门和中华医学会批准，由亚洲大洋洲肌病中心、中华医学会和中华医学会神经病学分会主办，中华医学会神经病学分会神经肌肉病学组、肌电图和临床神经电生理学组和陕西省医学会承办的第十二届亚洲大洋洲肌病中心学术年会（the 12th AOMC）暨第九届全国神经肌肉病学术会议在西安召开。此次大会组织结构的主席为Ikuya Nonaka教授，副主席为Roymond L.Rosales教授；地方组织结构的名誉主席为沈定国教授，主席为崔丽英和蒲传强教授，副主席有陈琳、焉传祝、袁云、樊东升、王玉平和黄旭升教授等。此次会议有40余名国外代表和300余名国内代表参加，并设有炎性肌病、代谢性肌病、肌肉萎缩症的治疗研究和管理、神经肌肉病的诊断技术、伴GNE基因突变的肌病及临床病理讨论共6个专题论坛，有32名专家做专题讲座；国内外专家带来了10例复杂疑难神经肌肉病病例的资料和病理玻片，在会场上投摆了10台显微镜供参会者直接在镜下观察病理并进行讨论。同时，第九届全国神经肌肉病学术会议主要有6名专家做专题讲座，共有8篇论文在会议上做报告。

2013年10月，由中华医学会、中华医学会神经病学分会主办，江苏省医学会承办的中华医学会第十六次全国神经病学学术会议在南京召开。本次会议上，神经肌肉病与肌电图和临床神经电生理专场有18篇论文做报告。此外，山东大学齐鲁医院、河北大学第三医院、中国人民解放军总医院和首都医科大学附属北京天坛医院提供了4例复杂疑难神经肌肉病病例进行讨论。

2013年11月，由神经肌肉病学组与肌电图和临床神经电生理学组共同制定的《糖尿病周围神经病诊断和治疗共识》发表在《中华神经科杂志》上。

2013年，中华医学会神经病学分会第六届委员会换届改选。之后，神经肌肉病学组也进行了换届改选，沈定国、康德瑄和吴丽娟教授任顾问，蒲传强教授任组长，陈琳、焉传祝、袁云和卢家红教授任副组长，石强教授任秘书，委员有蒲传强、陈琳、焉传祝、袁云、卢家红、张成、曹秉振、王剑锋、张俊、赵重波、郭军红、张在强、郝延磊、胡静、卜碧涛、赵晓萍、杨欢、丰宏林、笪宇威、王柠、姚晓黎、姚生、李伟、刘明生、石强和于雪凡。

2014年9月，由中华医学会、中华医学会神经病学分会主办，厦门市医学会、福建省医学会神经病学分会承办的中华医学会第十七次全国神经病学学术会议在厦门召开。本次会议上，神经肌肉病与肌电图和临床神经电生理专场安排了6个专题讲座，即黄旭升教授讲授了"小纤维神经病"，卢家红教授讲授了"硫辛酸抗氧化应激作用在糖尿病周围神经病治疗中的地位"，胡静教授讲授了"糖尿病周围神经病中国专家共识解读"，焉传祝教授讲授了"基因时代的肌活检病理诊断"，张成教授讲授了"先天性肌营养不良症的临床特征和诊断思路"，卜碧涛教授讲授了"免疫相关性肌病诊治进展"；有20篇论文在分会场做报告。此外，中国人民解放军总医院、首都医科大学附属北京天坛医院、北京大学第一医院、复旦大学附属华山医院和山东大学齐鲁医院提供了5例复杂疑难神经肌肉病病例进行讨论。

2015年3月，由神经肌肉病学组与肌电图和临床神经电生理学组合作制定/修订的神经肌肉病指南/共识修订会在北京召开，会上讨论了刘明生教授执笔的《中国特发性面神经麻痹诊治指南》、张成教授执笔的《中国假肥大型肌营养不良症诊治指南》、卢家红教授执笔的《中国多发性肌炎诊治共识》、袁云教授执笔的《中国神经系统线粒体病的诊治指南》、焉传祝教授执笔的《中国脂质沉积性肌病诊治专家共识》、陈琳教授执笔的《中国肌病型糖原累积性肌病诊治指南》和管宇宙教授执笔的《肌电图规范化检测和临床应用共识修订版》，这些指南/共识之后发表在《中华神经科杂志》上。

2015年6月，神经肌肉病学组与肌电图和临床神经电生理学组在青岛联合召开委员工作会议。

2015年6月，由中华医学会、中华医学会神经病学分会主办，中华医学会神经病学分会神经肌肉病学组与肌电图和临床神经电生理学组承办，山东大学齐鲁医院协办的中华医学会第十次全国神经肌肉病学术会议在青岛召开。此次大会主席为崔丽英和蒲传强教授，副主席为王玉平、卢家红、陈琳、袁云、焉传祝、黄旭升和樊东升教授；组织委员会主席为蒲传强和崔丽英教授，执行主席为焉传祝教授。2015年是中华医学会成立100周年，也是中华医学会神经病学分会神经肌肉病学组成立25周年、中华医学会神经病学分会肌电图和临床神经电生理学组成立30周年。为此，蒲传强教授讲授了"神经肌肉病学组成立25年回眸"，崔丽英教授讲授了"神经电生理学组成立30年回眸"，焉传祝教授讲授了"我国肌肉病研究的历史与现状"，他们充分肯定了在中华医学会神经病学分会的领导下，经过我国几代同道的努力，通过上述国内最高水平的学术会议，我国神经肌肉病的临床诊治和科研水平均显著提高。此次会议还有樊东升、王朝霞、黄旭升、张哲成、刘明生、王柠、袁云、陈琳、卢家红和张成教授做专题讲座。此次会议共收到论文326篇，40余篇论文在会上做报告。此外，中国人民解放军总医院、复旦大学附属华山医院、河北医科大学第三医院、首都医科大学宣武医院、北京大学第一医院、首都医科大学附属北京天坛医院、北京协和医院、中南大学湘雅医院、山东大学齐鲁医院、华中科技大学同济医学院附属同济医院、海军总医院（现中国人民解放军总医院第六医学中心）和四川大学华西医院提供了12例复杂疑难神经肌肉病病例进行讨论。

2015年9月，由中华医学会、中华医学会神经病学分会主办，四川省医学会、四川省医学会神经内科专业委员会承办，四川大学华西医院协办的中华医学会第十八次全国神经病学学术会议在成都召开。其中，神经肌肉病学组副组长焉传祝教授在全体大会上讲授了"晚发型代谢性神经肌肉病诊治进展"。在神经肌肉病与肌电图和临床神经电生理分会场上，崔丽英教授讲授了"神经根病变的电生理诊断"，黄旭升教授讲授了"小纤维神经病的诊断"，王剑锋教授讲授了"慢性酒精中毒性肌病研究进展"，杨欢教授讲授了"美国国家卫生研究院（NIH）《重症肌无力的标准化临床前研究指南》解读"，赵重波教授讲授了"磁共振成像在骨骼肌疾病诊断中的应用"，姚晓黎教授讲授了"IPS在神经肌肉病的应用进展"，王晓明教授讲授了"经颅刺激技术及临床应用"。此外，神经肌肉病与肌电图和临床神经电生理分会场上有16篇论文做报告；北京协和医院、山东大学齐鲁医院、河北医科大学第三医院、北京大学第一医院、福建医科大学附属第一医院和中国人民解放军总医院提供了6例复杂疑难神经肌肉病病例进行讨论。

为了推动、规范和加强我国有条件的神经内科开展高水平的神经肌肉病诊治工作，中华医学会神经病学分会神经肌肉病学组与肌电图和临床神经电生理学组共同商定拟联合组建以肌肉病理诊断技术和肌电图诊断技术为特色的神经肌肉病诊治规范培训中心，设立国家神经肌肉病诊治规范培训中心学术委员会并推选出国内在肌肉病理和肌电图方面做得很好的神经内科作为该委员会的分中心并设分中心主任负责人。2016年7月，经中华医学会神经病学分会常务委员会批准，国家神经肌肉病诊治规范培训中心成立大会及学术研讨会在济南举行，并给个人和医疗机构发放了聘书和牌匾。国家神经肌肉病诊治规范培训中心学术委员会名单：郭玉璞、汤晓芙、沈定国、康德瑄和吴丽娟教授任顾问，崔丽英和蒲传强教授任主任，管宇宙和石强教授任秘书，委员有王玉平、卢家红、陈琳、袁云、黄旭升、崔丽英、焉传祝、蒲传强、樊东升、管宇宙和石强。第一批国家神经肌肉病诊治规范培训中心（分中心主任）有北京协和医院（崔丽英、陈琳）、中国人民解放军总医院（蒲传强、黄旭升）、北京大学第一医院（袁云）、北京大学第三医院（樊东升）、山东大学齐鲁医院（焉传祝）、武汉大学人民医院（卢祖能）、华中科技大学同济医学院附属同济医院（卜碧涛）、复旦大学附属华山医院（卢家红）、河北医科大学第三医院（胡静）和天津市第三中心医院（张哲成）。国家神经肌肉病诊治规范培训中心学术委员会及各中心单位的主要工作有：①通过中华医学会神经病学分会神经肌肉病学组争取社会捐赠基金，用于肌肉病理技术的培训；②通过讲课和现场操作方式，严格培训学员肌肉活检病理技术及病理读片和写报告，学员考核及格后获得神经肌肉病理诊断资质合格证书；③规范（周围）神经肌肉活检诊断技术，提高我国神经肌肉病的诊治水平。

经过努力，中华医学会神经病学分会神经肌肉病学组与中华国际医学交流基金会合作，积极筹集基金，获得了由社会捐赠的100万元人民币作为中华国际医学交流基金会神经病学专项基金，并于2016年7月在济南举行了捐赠仪式。之后山东大学齐鲁医院、北京大学第一医院、复旦大学附属华山医院和河北医科大学第三医院的神经内科及其分中心主任团队先后举办了4次全国肌肉病理培训班，共培训了来自全国23个省市的101名神经内科医师，其经严格考核及格后获得神经肌肉病理诊断资质合格证书。

2016年9月，由中华医学会、中华医学会神经病学分会主办，广东省医学会、广东省医学会神经病学分会承办，中山大学附属第一医院协办的中华医学会第十九次全国神经病学学术会议在广州召开，神经肌肉病学组组长蒲传强教授在全体大会上讲授了"我国肌肉病临床诊治进展"。此次会议上，神经肌肉病与肌电图和临床神经电生理分会场安排了8个专题讲座：卢家红教授讲授了"先天性肌无力综合征进展"，樊东升教授讲授了"肌肉刺激诱发电位的应用"，郭军红教授讲授了"线粒体病的基因诊断策略"，管宇宙教授讲授了"单纤维肌电图的历史和应用"，王晓明教授讲授了"接触性热痛刺激技术及应用"，胡静教授讲授了"肌强直综合征的诊治"，周晖教授讲授了"神经电生理术中监测"，笪宇威教授讲授了"强直性肌营养不良研究进展"；有22篇论文在分会场做报告；此外，山西医科大学第一医院、北京大学第一医院、中国人民解放军总医院、复旦大学附属华山医院、河北医科大学第三医院和首都医科大学宣武医院提供了6例复杂疑难神经肌肉病病例进行讨论。

2016年10月，山东大学齐鲁医院神经内科及焉传祝教授团队主办了第一次全国肌肉病理培训班（济南），经费由中华国际医学交流基金会提供，中华医学会神经病学分会神经肌肉病学组与肌电图和临床神经电生理学组的20多位专家给来自全国的20多位学员进行了1周的神经肌肉病基础理论与临床诊治和肌肉活检操作的严格培训，所有学员经严格考核及格后获得神经肌肉病理诊断资质合格证书。崔丽英、蒲传强和焉传祝教授参加了此次培训班并给及格学员颁发了证书。

2016年，中华医学会神经病学分会第七届委员会换届改选。之后，神经肌肉病学组也进行了换届改选，蒲传强教授任名誉组长，沈定国和吴丽娟教授任顾问，焉传祝教授任组长，卢家红、陈琳、袁云和张俊教授任副组长，李伟教授任秘书，委员有焉传祝、卢家红、陈琳、袁云、张俊、卜碧涛、曹秉振、笪宇威、丰宏林、郭军红、郝延磊、胡静、刘明生、石强、王剑锋、杨欢、姚生、姚晓黎、于雪凡、张成、张在强、赵晓萍、赵重波、陈国钱、喻绪恩、王志强、肖飞、徐严明、吕海东、马明明、牛丰南、董继宏、田淑芬、王朝霞、洪道俊和李伟。

2017年5月，由中华医学会、中华医学会神经病学分会主办，中华医学会神经病学分会神经肌肉病学组与肌电图和临床神经电生理学组承办的中华医学会第十一届全国神经肌肉病学术会议在长沙召开。此次会议的主席为崔丽英和蒲传强教授，副主席为王玉平、卢家红、陈琳、袁云、焉传祝、黄旭升、樊东升、肖波和杨欢教授；组织委员会主席为蒲传强和崔丽英教授，执行主席为肖波和杨欢教授。此次会议共收到论文300篇，有9位专家做专题讲座，36篇论文在会上做报告，10家医院提供了10例复杂疑难神经肌肉病病例进行讨论。

2017年6月，北京大学第一医院神经内科及袁云教授团队主办了第二次全国肌肉病理培训班（北京），由24位中华医学会神经病学分会神经肌肉病学组与肌电图和临床神经电生理学组的专家给22位学员授课，所有学员经严格考核及格后获得神经肌肉病理诊断资质合格证书。

2017年9月，由中华医学会、中华医学会神经病学分会主办，江苏省医学会、江苏省医学会神经病学分会承办的中华医学会第二十次全国神经病学学术会议在苏州召开。此次会议上，崔丽英教授在全体大会上讲授了"神经系统疾病诊治进展20年"；神经肌肉病与肌电图和临床神经电生理分会场安排了5个专题讲座：崔丽英教授讲授了"周围神经病的诊断思路"，樊东升教授讲授了"舌肌厚度超声检测方法的建立及其临床应用"，黄旭升教授讲授了"神经肌肉接头疾病的电生理特点"，胡静教授讲授了"骨骼肌病理与二代测序在遗传性骨骼肌疾病诊断中的作用"，赵重波教授讲授了"骨骼肌离子通道病的深度认识和思考"。此外，有31篇论文在分会场做报告；河北医科大学第三医院、复旦大学附属华山医院、山东大学齐鲁医院和北京协和医院提供了4例复杂疑难神经肌肉病病例进行讨论。

2017年11月，复旦大学附属华山医院神经内科及卢家红教授团队主办了第三次全国肌肉病理培训班（上海），由20多位中华医学会神经病学分会神经肌肉病学组与肌电图和临床神经电生理学组的专家给30多位学员授课，所有学员经严格考核及格后获得神经肌肉病理诊断资质合格证书。

2017年12月，新一届神经肌肉病学组在上海召开了委员工作会议。首先，由名誉组长蒲传强教授和组长焉传祝教授给学组领导及委员们颁发聘书；之后，焉传祝组长提出今后的工作设想，包括：①隔年召开一次神经肌肉病联组会；②组织好全国神经病学学术会议神经肌肉病与肌电图和临床神经电生理分会场；③隔年召开一次本学组委员扩大会议；④举办神经-遗传联组会；⑤对外以"中国神经肌肉病学会（Chinese Society of Neuromuscular Diseases，CSND）"名誉积极参加国际相关学术会议，如世界肌病学会大会、亚洲和大洋洲肌病中心学术年会；⑥参加国际会议资助的遴选；⑦办好国家神经肌肉病诊治培训中心的培训工作；⑧继续修订和制定神经肌肉病共识/指南；⑨进行科研合作和数据共享等。同时，神经肌肉病学组也举行了庞贝病专家论坛，会上学组专家们讨论了庞贝病（糖原累积性肌病Ⅱ型）的诊断、治疗进展及体会。

2018年4月，由中华医学会神经病学分会周围神经病协作组牵头，神经肌肉病学组与肌电图和临床神经电生理学组的部分专家参加了在成都召开的周围神经病诊治指南/共识修订讨论会。其中，刘明生教授执笔《中国吉兰-巴雷综合征诊治指南2019》《中国多灶性运动神经病诊治指南2019》，林洁、卢家红教授执笔《中国慢性炎性脱髓鞘性多发性神经根神经病诊治指南2019》，管宇宙教授执笔《中国POEMS综合征周围神经病变诊治专家共识》，石强、黄旭升教授执笔《中国亚急性联合变性诊治共识》。会后，上述指南/共识执笔者进行认真修改，于2019年1月在南京再次召开周围神经病诊治指南/共识修订讨论会，最后定稿并陆续发表在《中华神经科杂志》上。

2018年5月，河北医科大学第三医院神经内科及胡静教授团队主办了第四次全国肌肉病理培训班（石家庄），并同时召开了炎性肌病专题研讨会，邀请日本和国内神经内科与风湿科专家参加会议并讨论炎性肌病的分类、诊断标准、治疗和预后。此次培训班由10多位中华医学会神经病学分会神经肌肉病学组与肌电图和临床神经电生理学组的专家给10多位学员授课，所有学员经严格考核及格后获得神经肌肉病理诊断资质合格证书。

2018年9月，由中华医学会、中华医学会神经病学分会主办，上海市医学会、上海市医学会神经内科专科分会承办的中华医学会第二十一次全国神经病学学术会议在上海召开。此次会议上，神经肌肉病学组和周围神经病协作组共同负责安排神经肌肉病与周围神经病分会场，袁云教授在分会场上讲授了"危重症神经肌肉综合征，一种严重影响疾病预后的获得性疾病"，黄旭升教授讲授了"皮肤活检技术在评价神经系统疾病小纤维损伤的应用"；有16篇论文在分会场做报告；北京协和医院、复旦大学附属华山医院、河北医科大学第三医院、北京大学人民医院、重庆医科大学附属第一医院、中国人民解放军总医院和北京大学第一医院提供了7例复杂疑难神经肌肉病病例进行讨论。

2019年7月，由中华医学会、中华医学会神经病学分会主办，中华医学会神经病学分会神经肌肉病学组与肌电图和临床神经电生理学组承办，贵州医科大学附属医院协办的中华医学会神经病学分会第十二届全国神经肌肉病学术会议在贵阳召开。此次会议的主席为崔丽英、蒲传强、焉传祝和樊东升教授，副主席为陈琳、王玉平、袁云、黄旭升、卢家红、张俊和管宇宙教授；组织委员会的主席为蒲传强和崔丽英教授，执行主席为焉传祝、樊东升和楚兰教授。此次会议上，瑞典哥德堡大学的Oldfors Anders教授讲授了"线粒体DNA合成障碍——原因与后果"，陈万金教授讲授了"神经遗传病新基因发现与功能鉴定的流程和思考"，潘华教授讲授了"基于电生理系列研究的吉兰-巴雷综合征亚型诊断——3种神经阻滞（CB）的鉴别"，焉传祝教授讲授了"黄素蛋白与神经肌肉病"，袁云教授讲授了"线粒体周围神经病"，贾志荣教授讲授了"神经电生理在肘管综合征诊断中的意义"，卢家红教授讲授了"糖原累积性肌病及病例分享"；有22篇论文在会上做报告。此外，北京大学第一医院、中国人民解放军联勤保障部队第九六〇医院、河北医科大学第三医院、北京大学人民医院和山东大学齐鲁医院提供了5例神经肌肉病病例进行讨论。为了让更多的神经内科医师有机会带着自己的论文参与学术交流，此次会议还特别安排了壁报交流时间，所有参会人员均需要参加壁报展示会场的学术交流，共有60篇壁报分成7个亚专业并设主持人（电生理的主持人为党静霞和许虹教授，肌营养不良的主持人为胡静教授，重症肌无力的主持人为杨欢教授，代谢与变性病的主持人为王朝霞教授，线粒体病与运动神经病的主持人为洪道俊教授，肌炎的主持人为卜碧涛教授，周围神经病的主持人为笪宇威教授），由提供壁报的论文作者在现场与观众进行回答式互动讨论，这种壁报直接面对面的讨论增加了交流机会，参会代表反响很好。

2019年9月，由中华医学会、中华医学会神经病学分会主办，山东省医学会、山东省医学会神经内科学分会承办的中华医学会第二十二次全国神经病学学术会议在青岛召开。此次会议上，神经肌肉病学组和周围神经病协作组共同组织神经肌肉病与周围神经病分会场，胡静教授在分会场讲授了"镶边空泡（RVS）谱系肌病临床、病理、分子生物学研究"，曹秉振教授讲授了"模纹肌溶解症"，卜碧涛教授讲授了"免疫性肌病诊治进展"，赵重波教授讲授了"重症肌无力靶点治疗"，刘明生教授讲授了"神经超声在多发性周围神经病诊断和治疗中的辅助价值"，王朝霞教授讲授了"肌肉磁共振对肌肉病精准诊断的指导价值"，洪道俊教授讲授了"远端型运动神经病的分类和诊断"，陈海教授讲授了"免疫相关的小纤维神经病"；有20篇论文在分会场做报告；华中科技大学同济医学院附属同济医院、河南省人民医院、北京大学人民医院、复旦大学附属华山医院、首都医科大学宣武医院、北京大学第一医院、山西医科大学第一医院和中国人民解放军总医院第六医学中心提供了8例复杂疑难神经肌肉病病例进行讨论。

自1986年召开中华医学会第一届全国神经肌肉病学术会议、1990年成立中华医学会神经精神科学会神经肌肉病学组以来，经过多位专家的努力，全国同道的大力支持和参与，中华医学会神经病学分会神经肌肉病学组不断扩大和加强，带领全国同行举办了12届中华医学会全国神经肌肉病学术会议，积极参与每年的中华医学会全国神经病学学术会议并与其他学组共同举办分会场会议，还举办了国家级的肌肉病理培训班，培训了多位神经内科和病理科医师独立开展肌肉活检病理诊断，使全国能开展肌肉活检的神经内科从几家增加到20多家，明显提高了全国各地诊断神经肌肉病的水平，还组织编写了10多部周围神经病和肌肉病的诊治指南/共识，为同行诊治和研究神经肌肉病提供了规范和统一的标准。

（二）图片展示

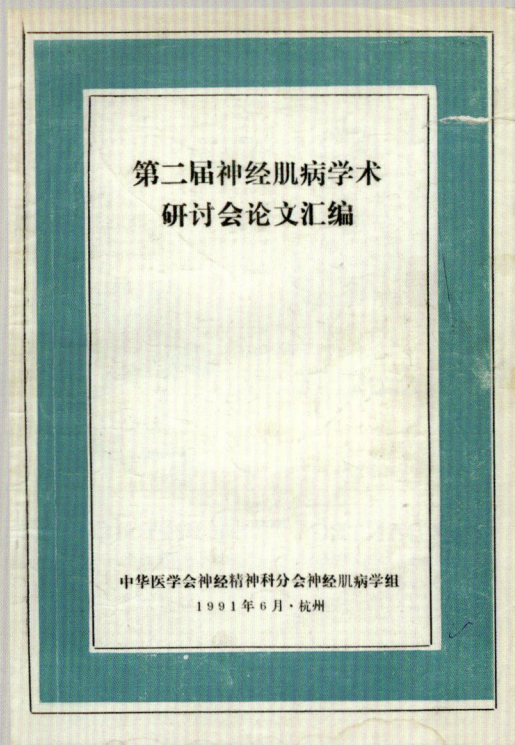

1991年6月，中华医学会第二届全国神经肌肉病学术会议（杭州）论文汇编封面

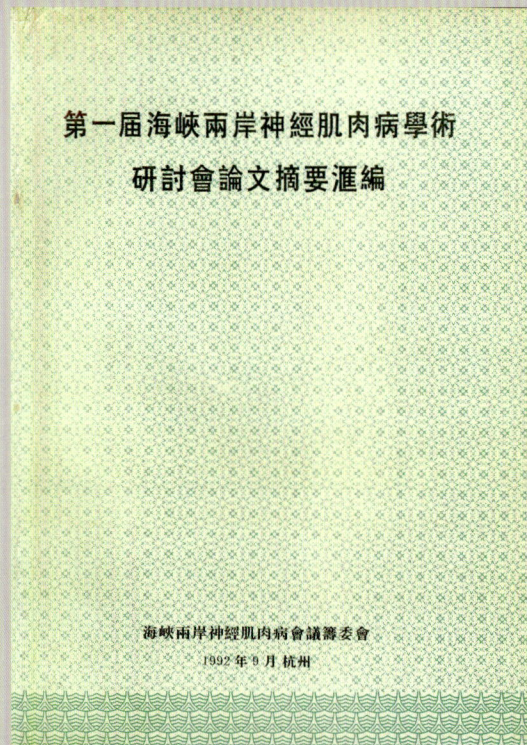

1992年9月，第一届海峡两岸神经肌肉病学术研讨会（杭州）论文摘要汇编封面

中華醫學會第三屆神經肌肉病學術會議

論文摘要匯編

中華醫學會神經肌肉病學組
中華神經科雜志編委會
1996年6月 南寧

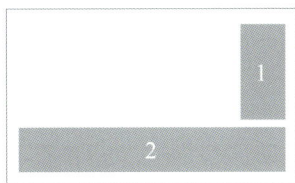

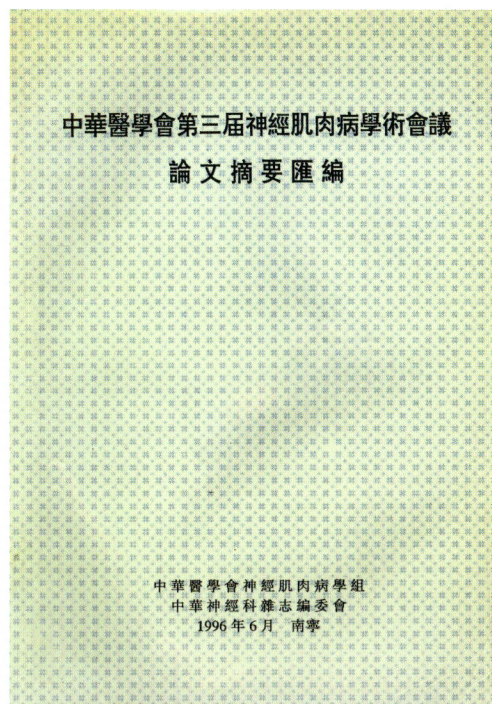

1996年6月，中华医学会第三届全国神经肌肉病学术会议在南宁召开

1/ 论文摘要汇编封面

2/ 参会人员合影

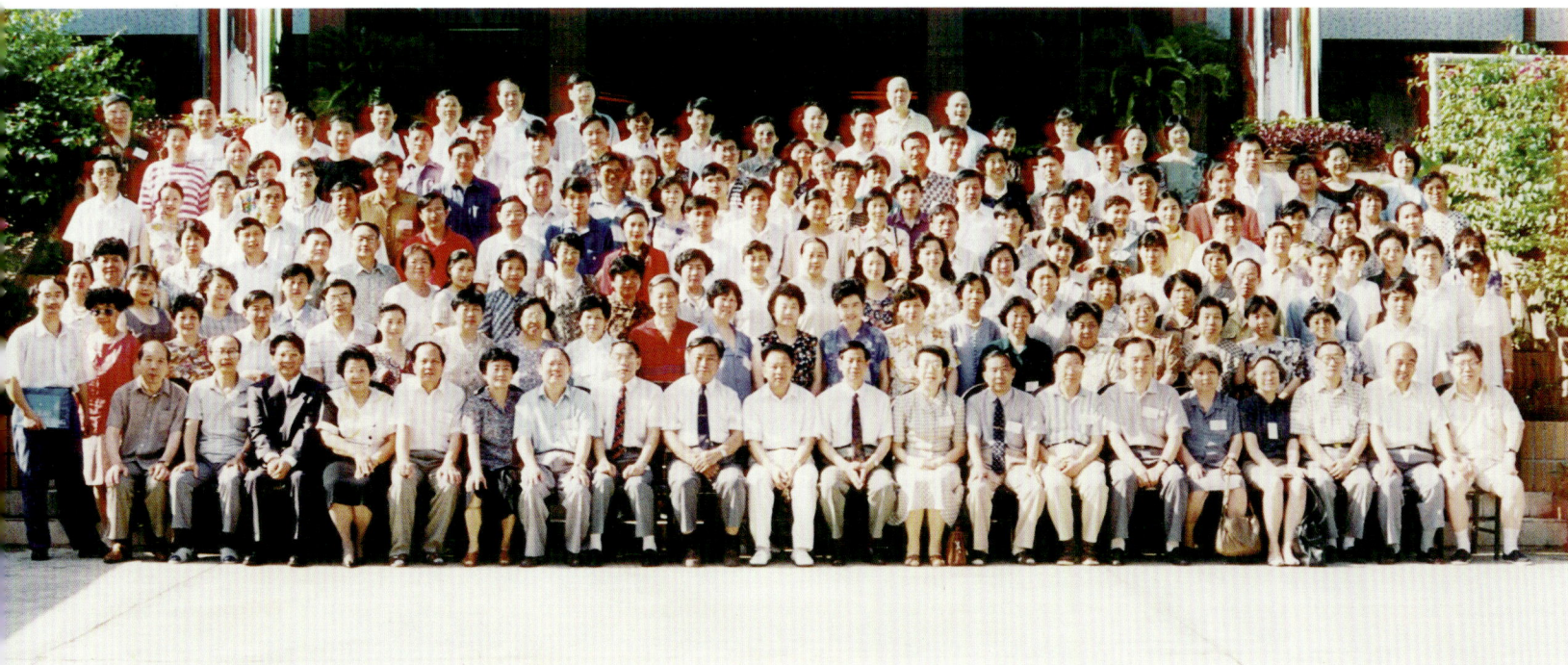

中 华 医 学 会

第四届全国神经肌肉病学术会议

论 文 集

中华医学会全国神经肌肉病学组

一九九九年十月·成都

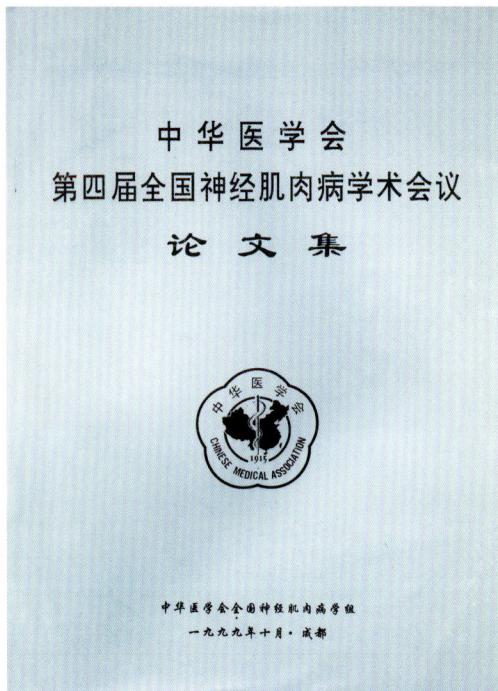

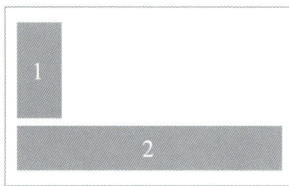

1999年10月，中华医学会第四届全国神经肌肉病学术会议在成都召开

1/论文摘要汇编封面

2/参会人员合影

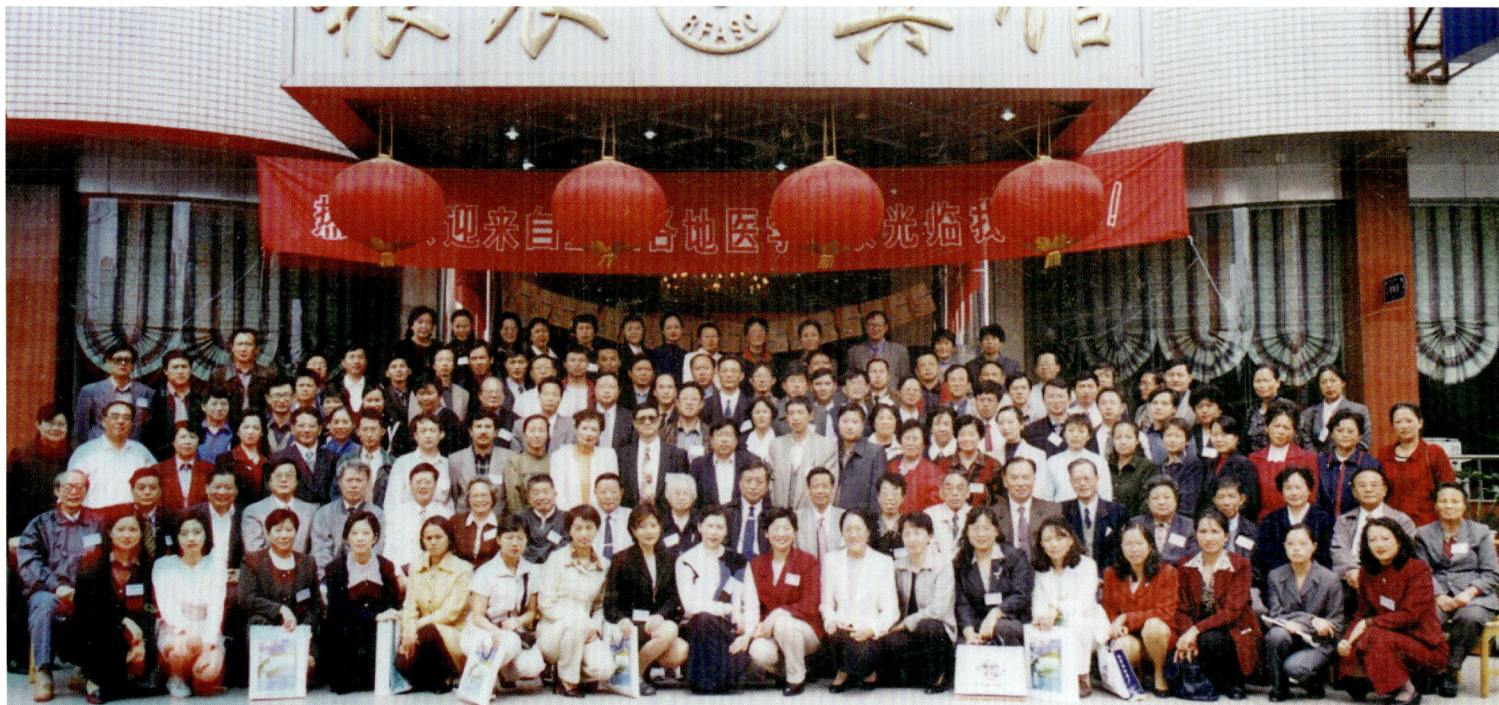

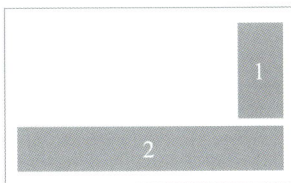

中华医学会神经肌肉病专题讨论会
论文摘要汇编

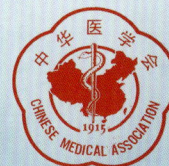

中华医学会神经病学分会
神经肌肉病学组
中华医学会杭州市萧山区分会
安万特医药（中国）公司
天津天成制药有限公司
二〇〇一年五月·萧山

2001年5月，中华医学会神经肌肉病专题讨论会／肌肉萎缩
侧索硬化专题讨论会在萧山召开

1/论文摘要汇编封面

2/参会人员合影

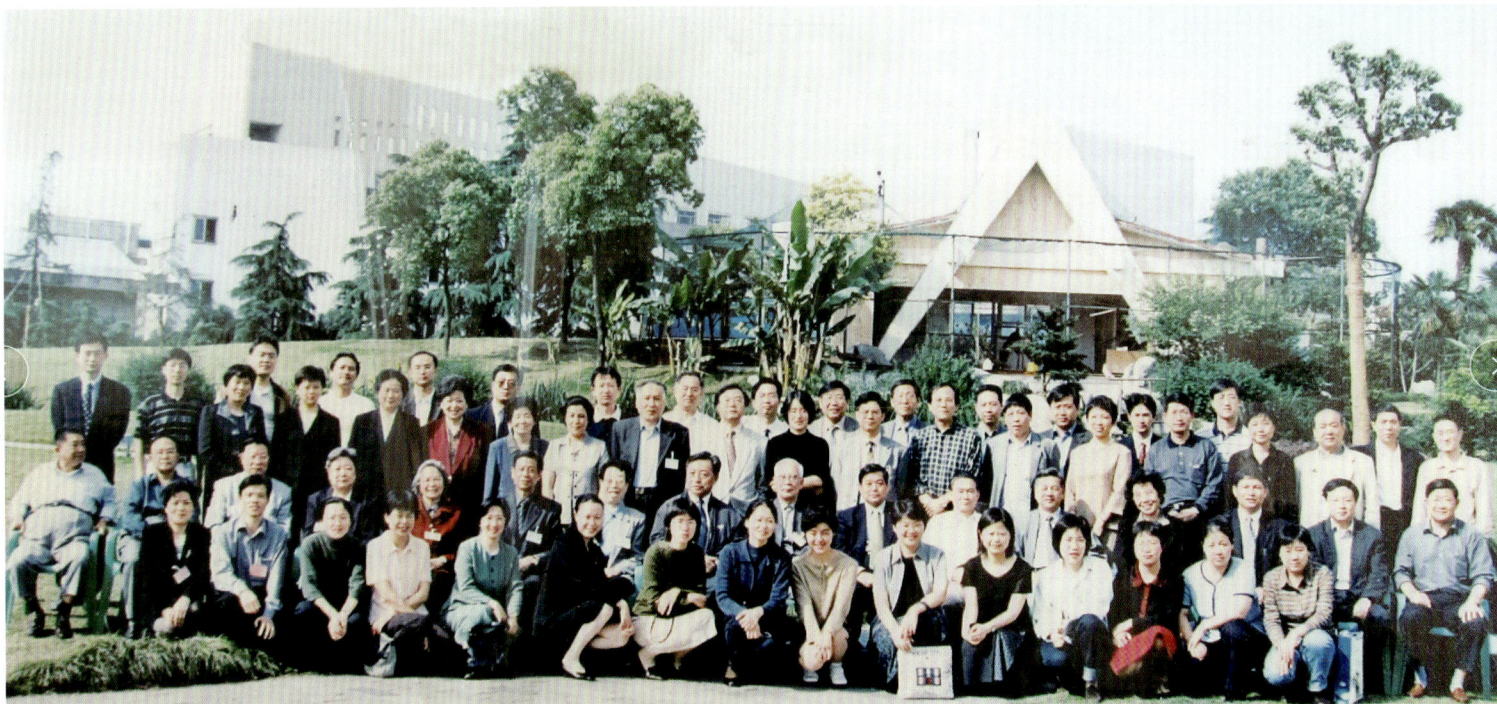

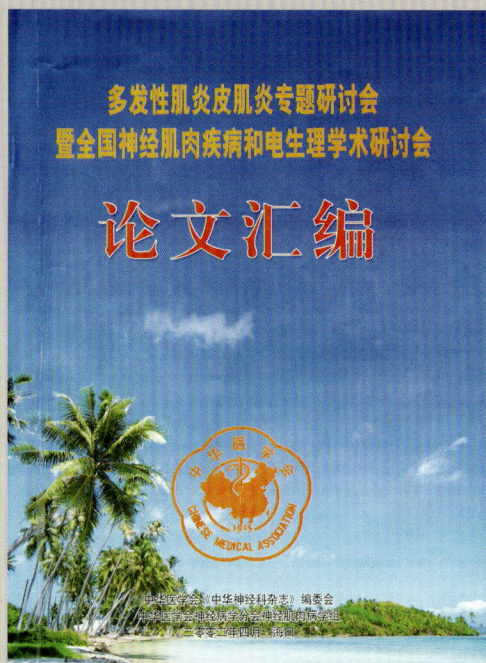

2002年4月，中华医学会多发性肌炎皮肌炎专题研讨会暨全国神经肌肉疾病和电生理学术研讨会（海口）论文摘要汇编封面

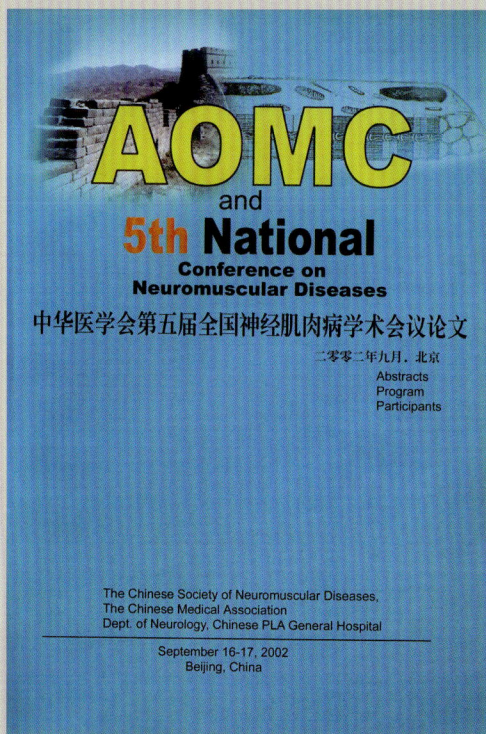

2002年9月，第二届亚洲大洋洲肌病中心学术年会（the 2th AOMC）暨第五届全国神经肌肉病学术会议在北京召开

1/论文摘要汇编封面

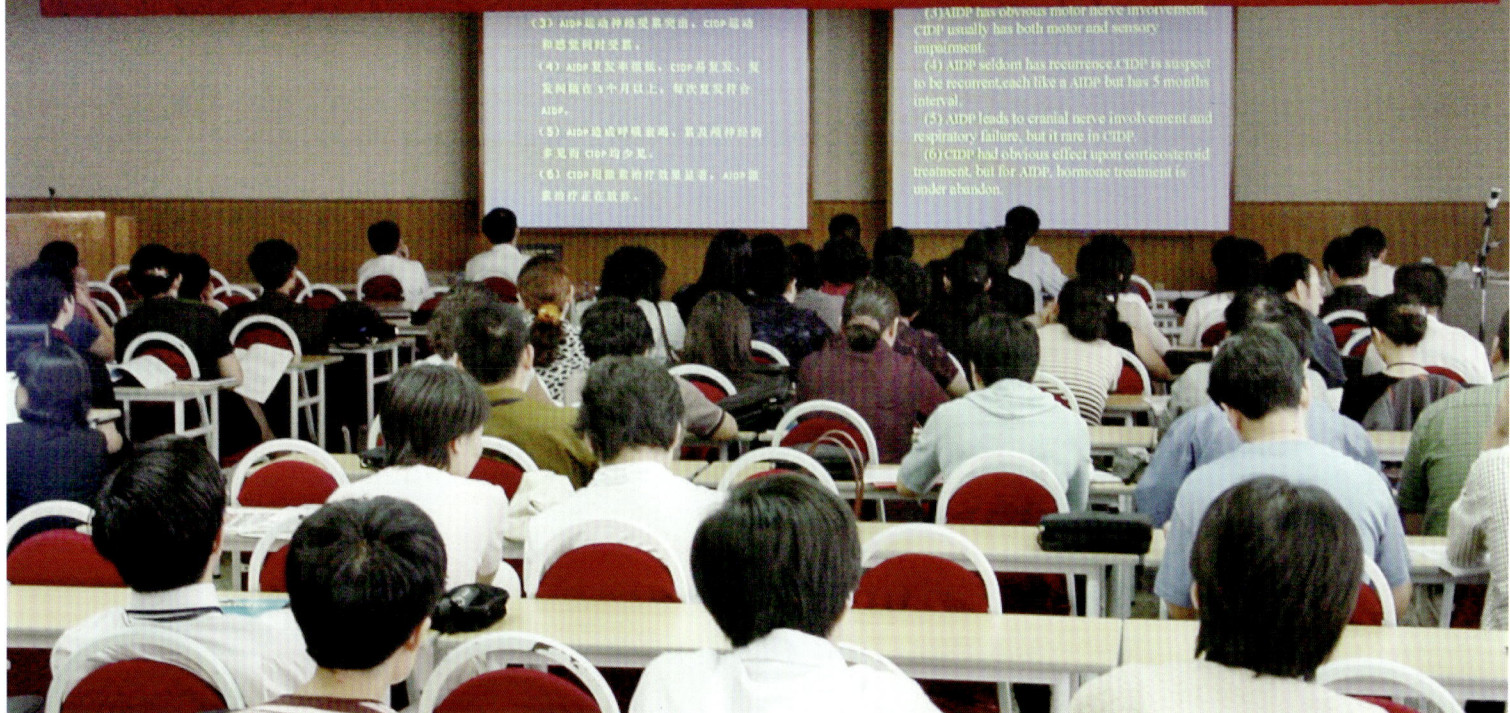

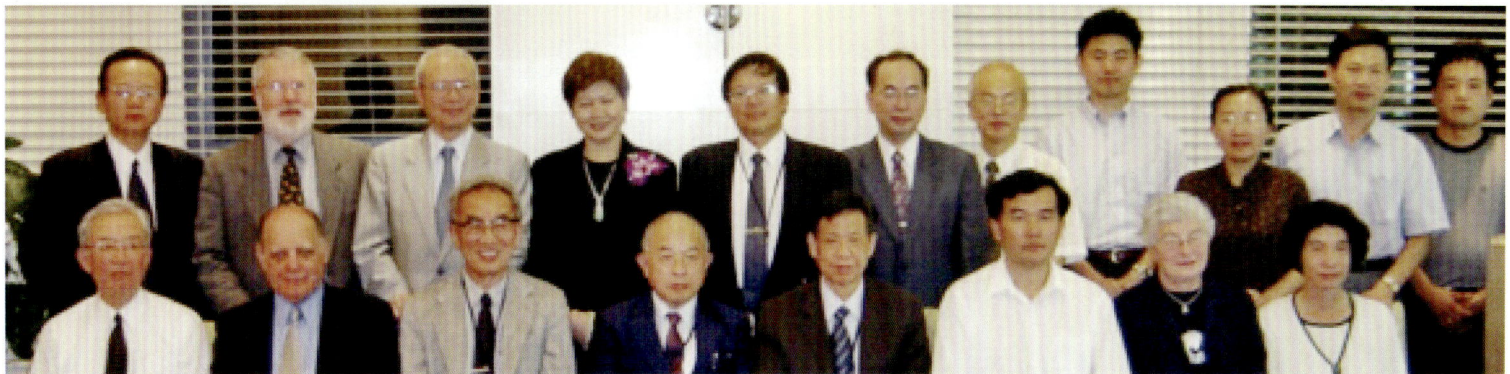

2002年9月，第二届亚洲大洋洲肌病中心学术年会（the 2th AOMC）暨第五届全国神经肌肉病学术会议在北京召开

2/ 会场

3/ 部分国内外专家合影

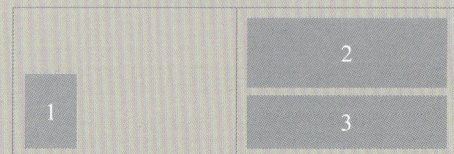

全国神经肌肉病学术研讨会

主办单位：中华医学会神经病学分会　神经肌肉病学组　肌电图与临床电生理学组

承办单位：济南军区总医院神经内科

中国青岛
2007.07.27—29

2007年7月，中华医学会第六届全国神经肌肉病学术会议在青岛召开

1/论文摘要汇编封面

2/参会人员合影

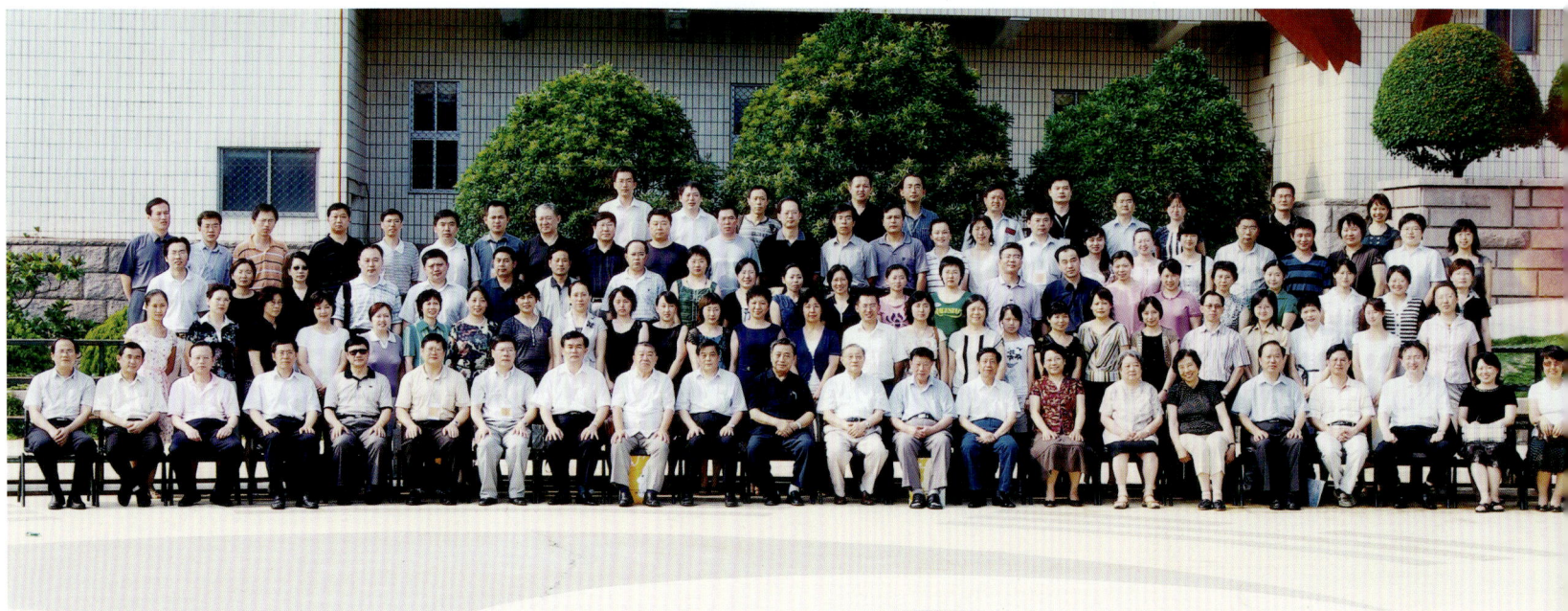

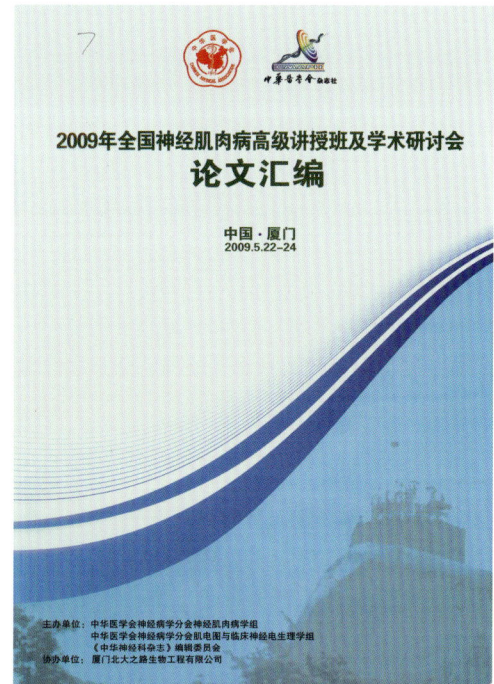

2009年全国神经肌肉病高级讲授班及学术研讨会
论文汇编

中国·厦门
2009.5.22—24

2009年5月，中华医学会第七届全国神经肌肉病学术会议（厦门）论文摘要汇编封面

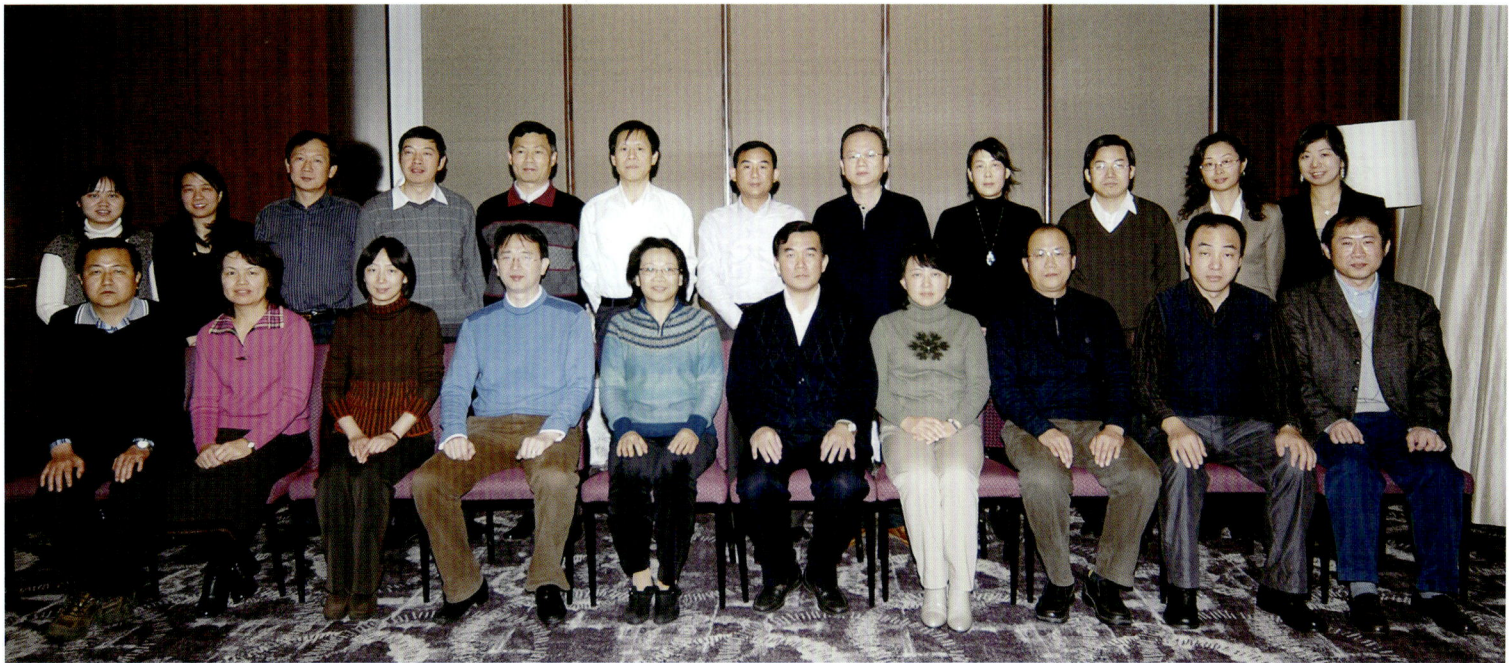

2009年11月，《中国吉兰－巴雷综合征诊治指南》和《中国慢性炎性脱髓鞘性多发性神经根神经病诊疗指南》讨论会（北京）参会专家合影

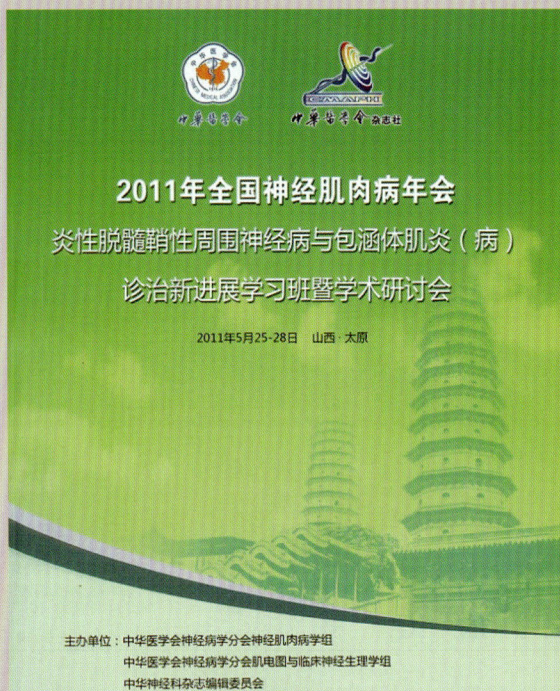

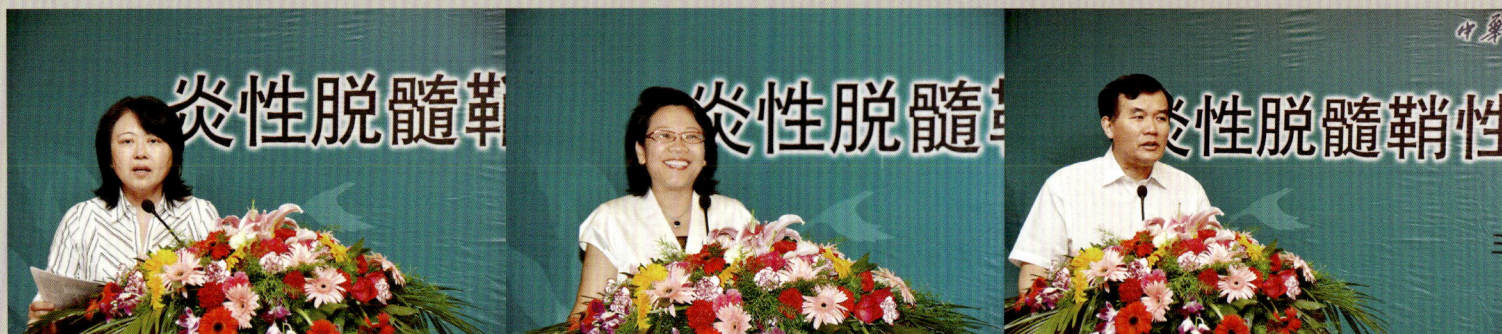

2011年5月，中华医学会第八届全国神经肌肉病学术会议在太原召开

1/论文摘要汇编封面

2/陈琳教授（左）、崔丽英教授（中）、蒲传强教授（右）发表讲话

3/会场

4/郭玉璞、汤晓芙、慕容慎行和焉传祝教授参会

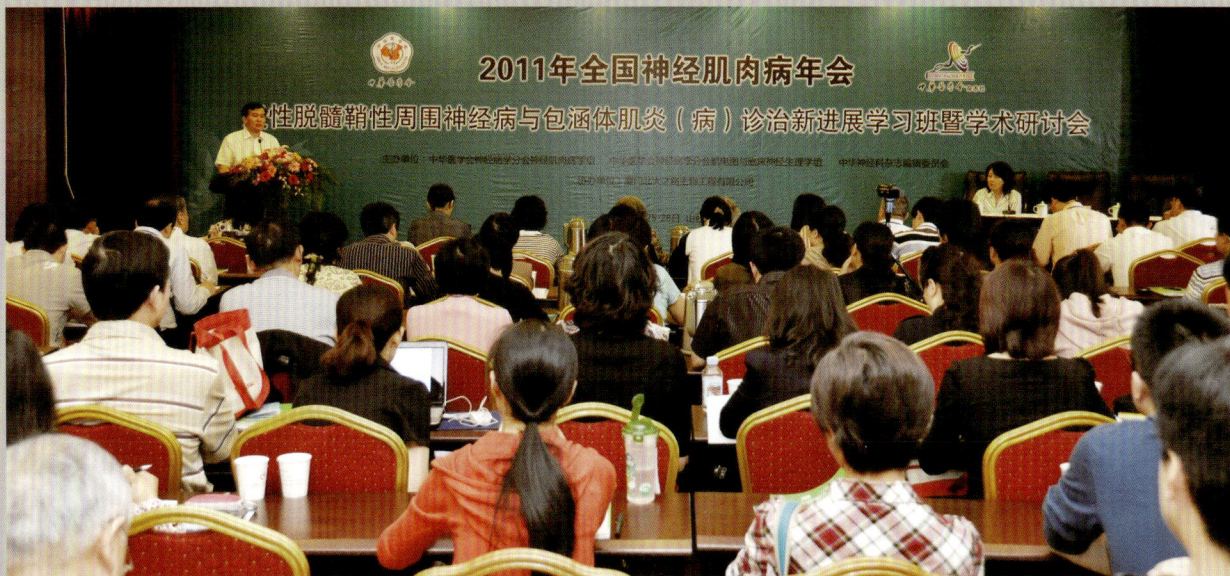

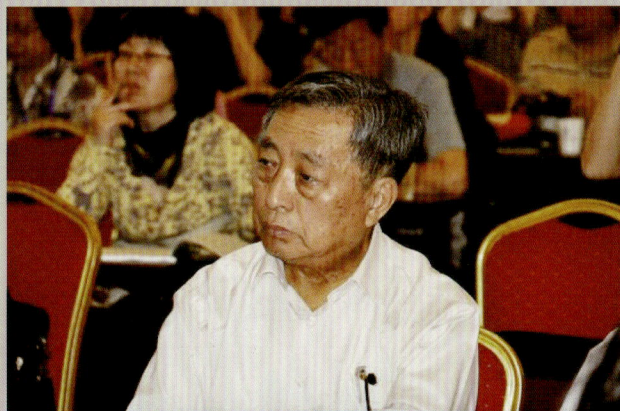

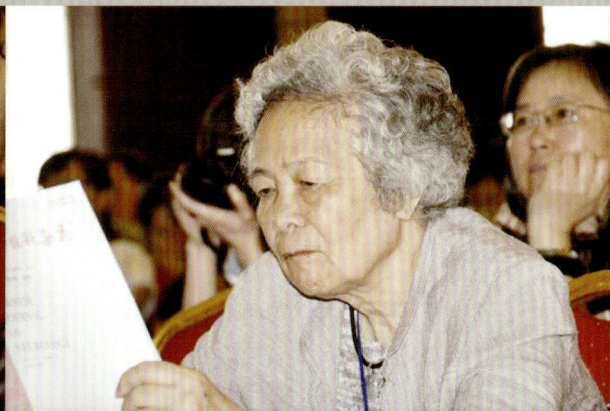

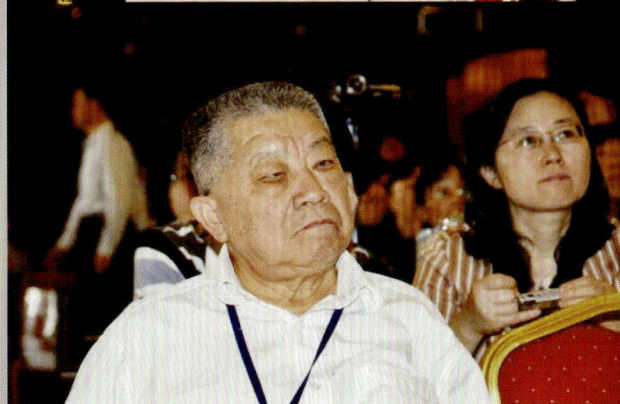

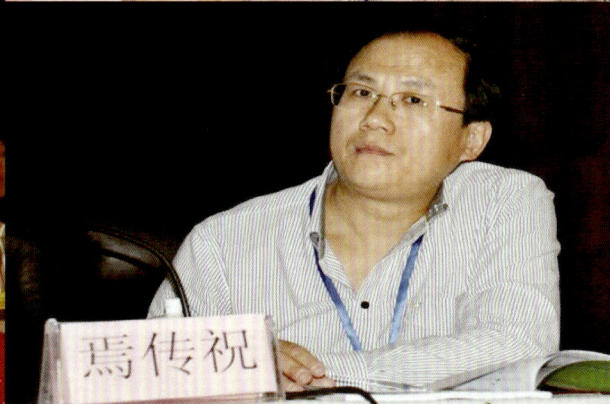

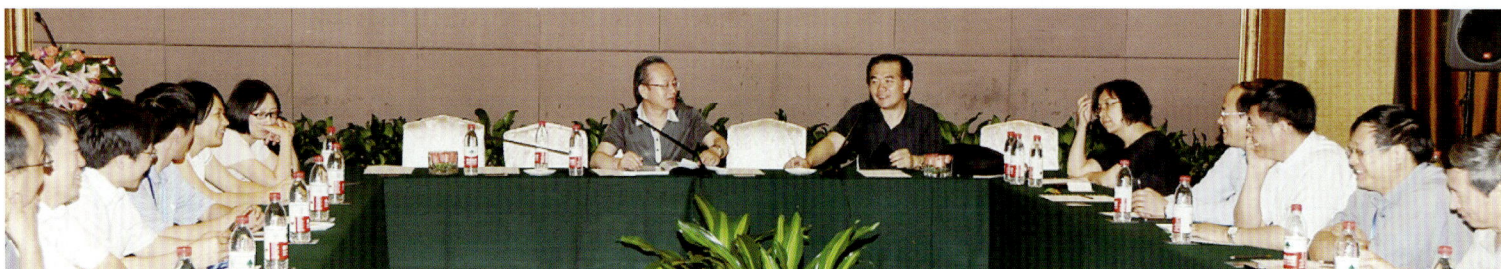

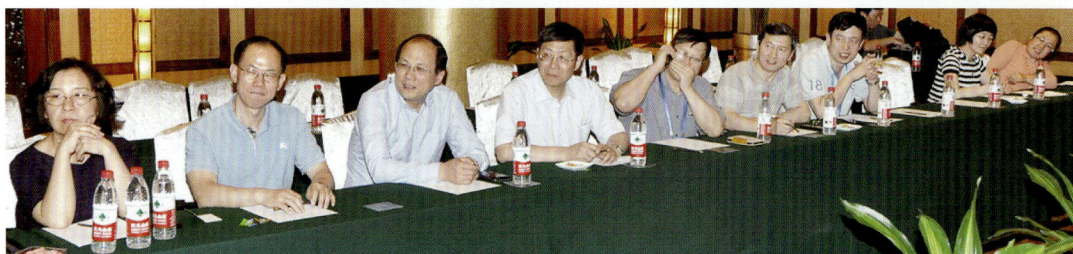

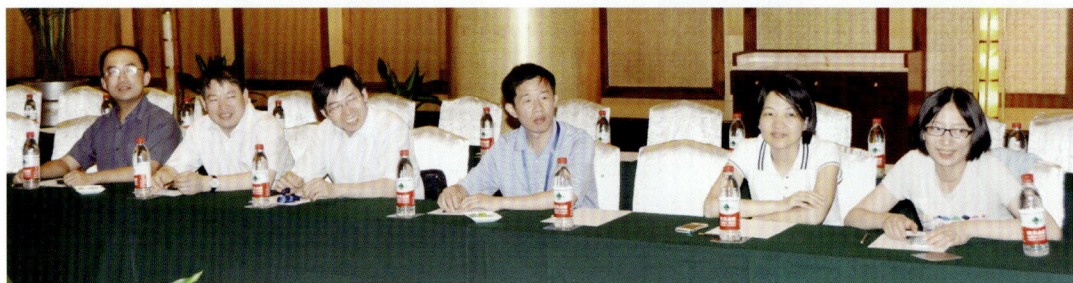

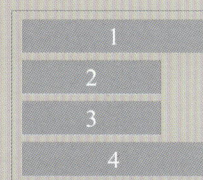

2013年6月6日晚，神经肌肉病学组在西安召开委员工作会议

1~3/会场

4/学组委员合影

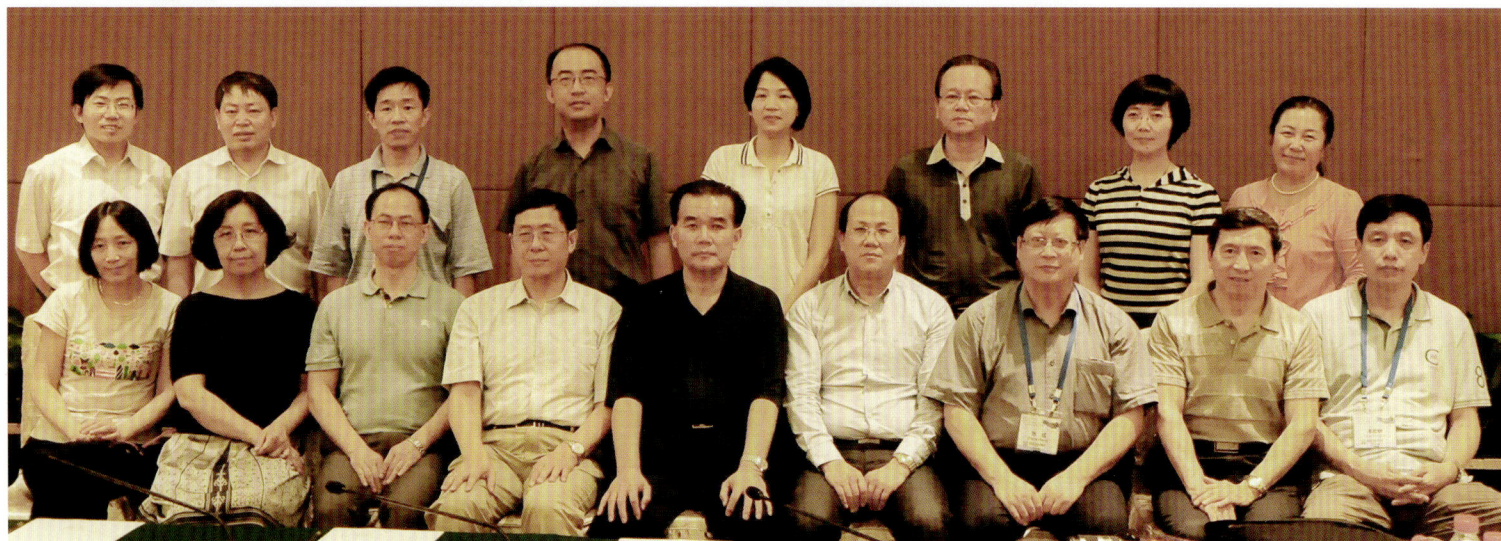

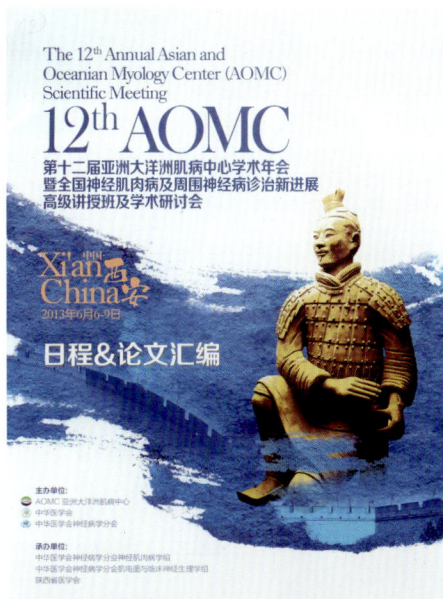

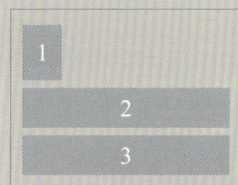

2013年6月7—9日，第十二届亚洲大洋洲肌病中心学术年会（the 12th AOMC）暨第九届全国神经肌肉病学术会议在西安召开

1/会议日程与论文汇编封面

2、3/会场（前排就座的有中华医学会祁国明副会长、组织会务部张辉主任，以及崔丽英、蒲传强、郭玉璞、梁秀龄、汤晓芙、沈定国、袁云、樊东升、张成和卢祖能等教授）

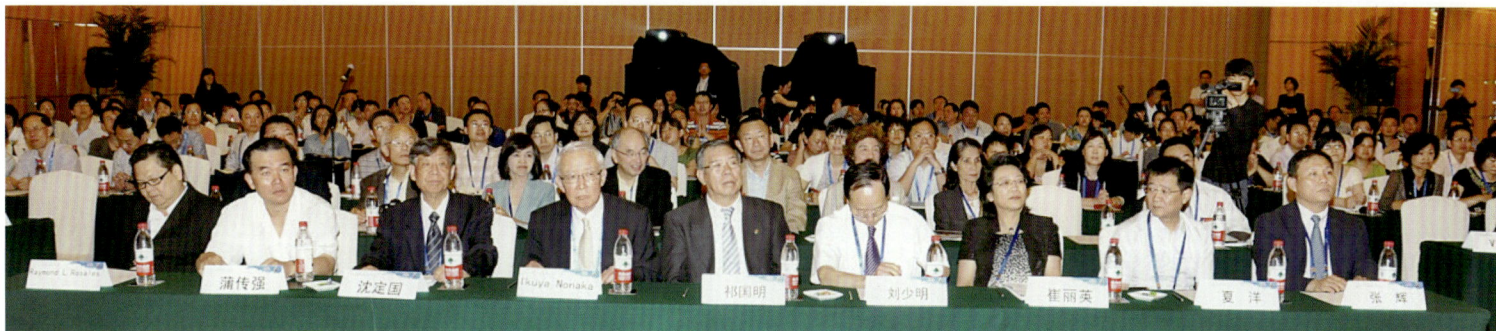

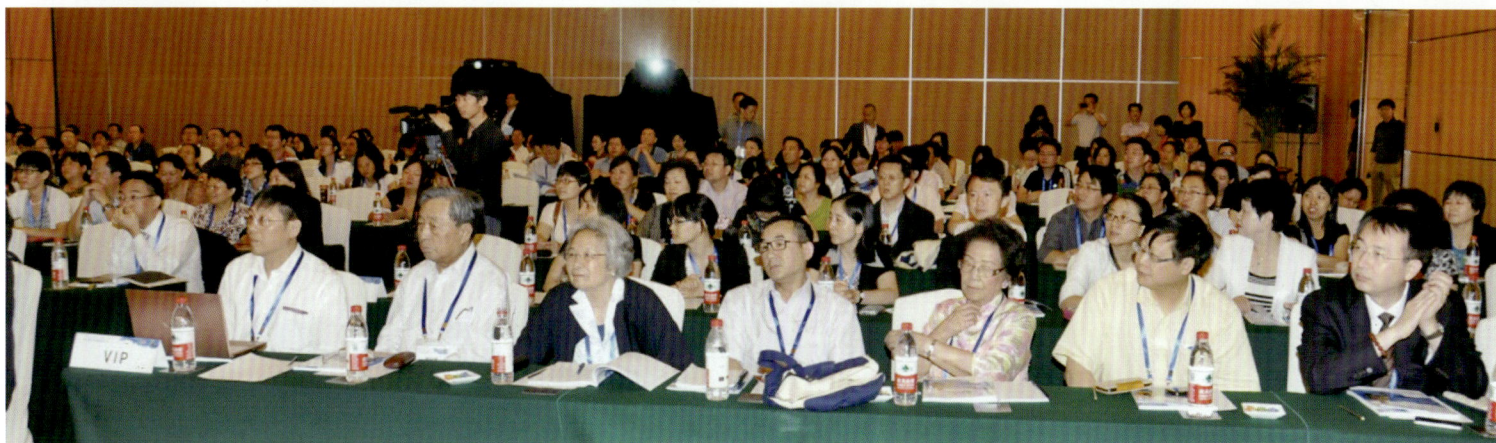

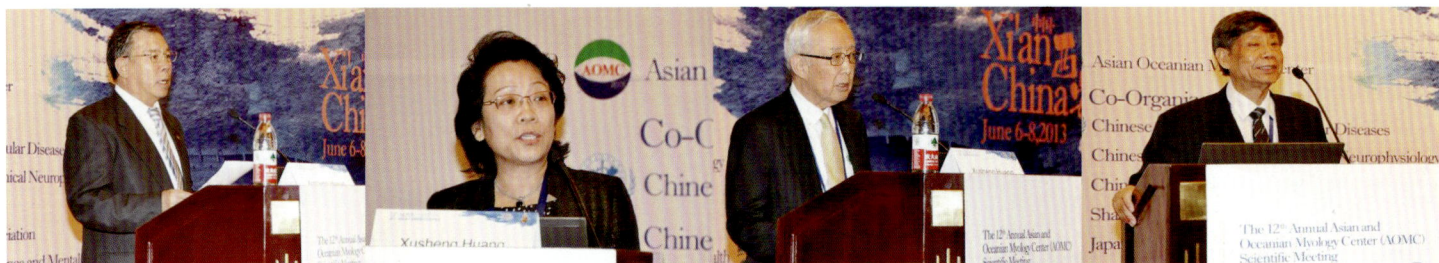

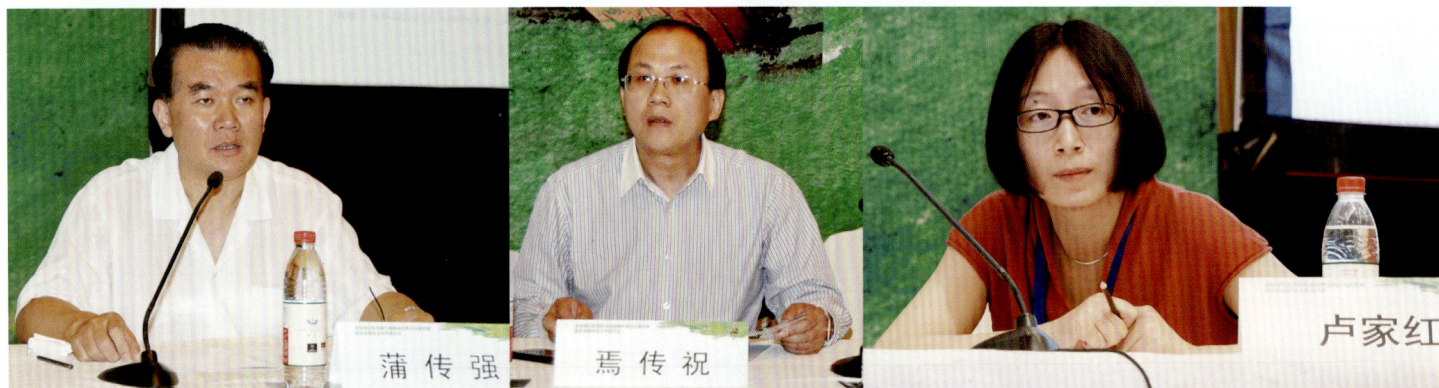

蒲传强　　焉传祝　　　　　　　　卢家红

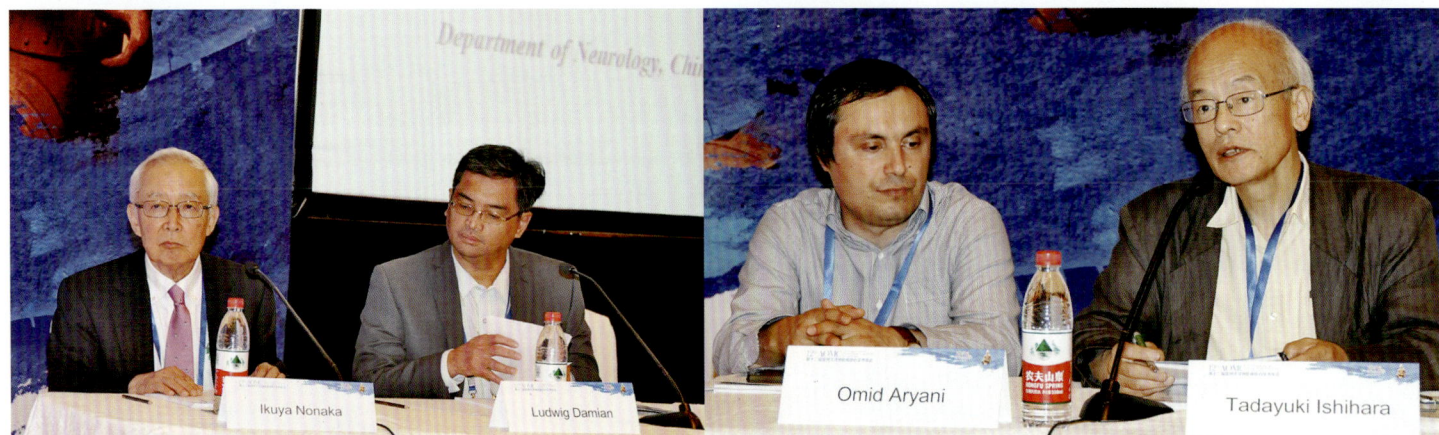

Ikuya Nonaka　　Ludwig Damian　　Omid Aryani　　Tadayuki Ishihara

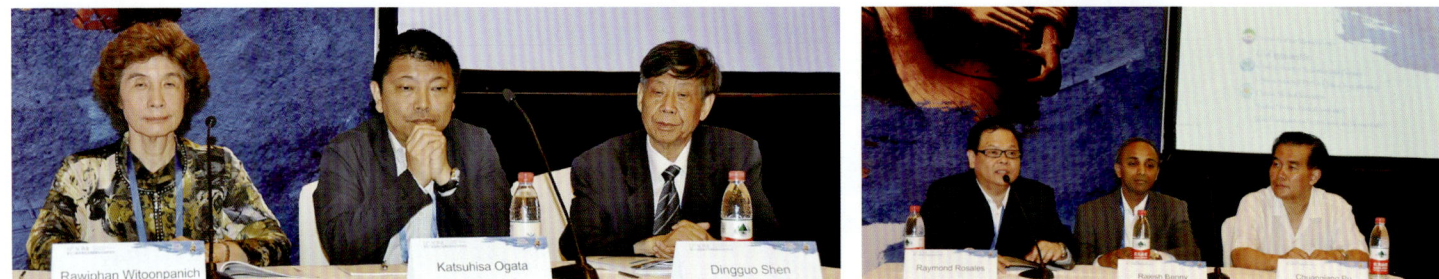

Rawiphan Witoonpanich　　Katsuhisa Ogata　　Dingguo Shen　　Raymond Rosales　　Rajish Bemy　　Chuanqiang Pu

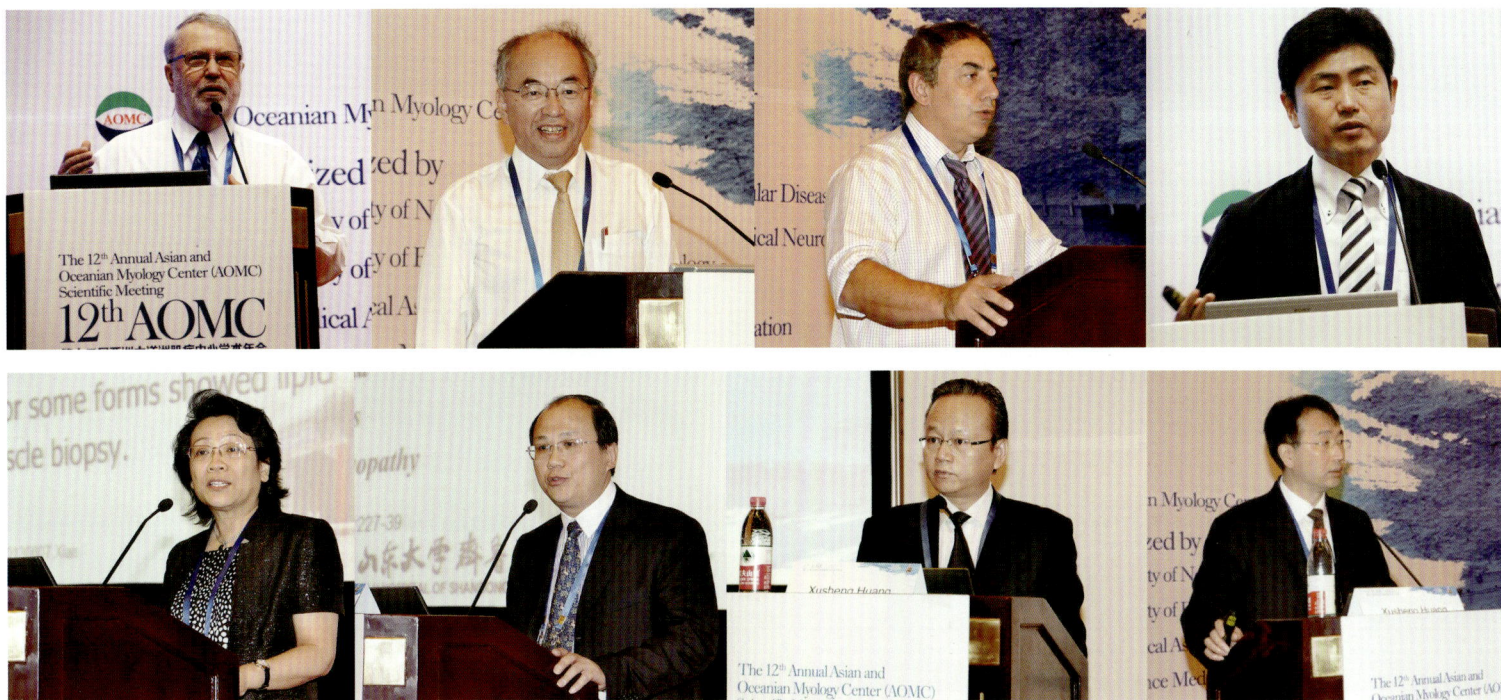

2013年6月7—9日，第十二届亚洲大洋洲肌病中心学术年会（the 12ᵗʰ AOMC）暨第九届全国神经肌肉病学术会议在西安召开

4/中华医学会祁国明副会长、大会主席崔丽英教授、日本Nonaka教授和沈定国教授做大会致辞

5/蒲传强、焉传祝和卢家红教授做主持

6/Ikuya Nonaka、Ludwig Damian、Omid Aryani和Tadayuki Ishihara教授做主持

7/Rawiphan Witoonpanich、Katsuhisa Ogata和沈定国做主持

8/Raymond Rosales、Rajesh Benny和蒲传强教授做主持

9/国外专家发言

10/崔丽英、焉传祝、樊东升和黄旭升教授发言

4	9
5	10
6	
7	8	

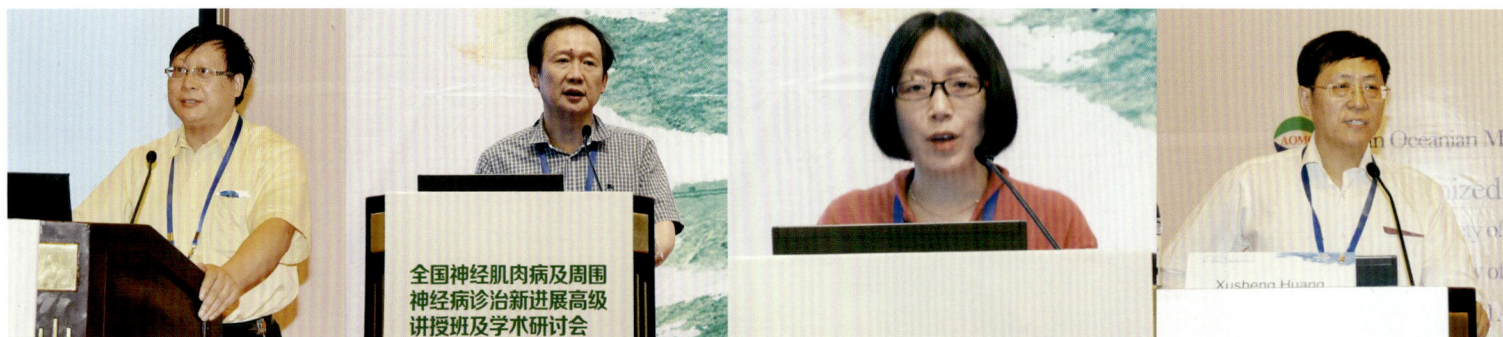

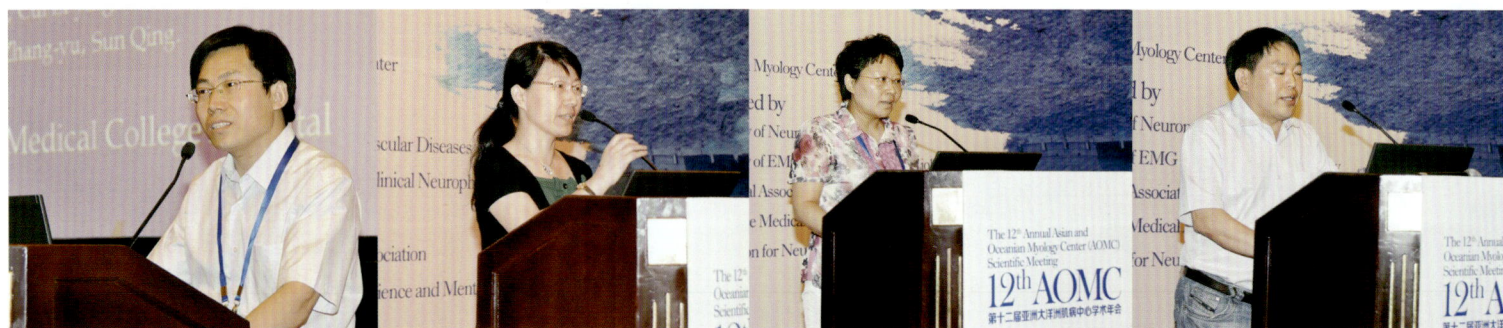

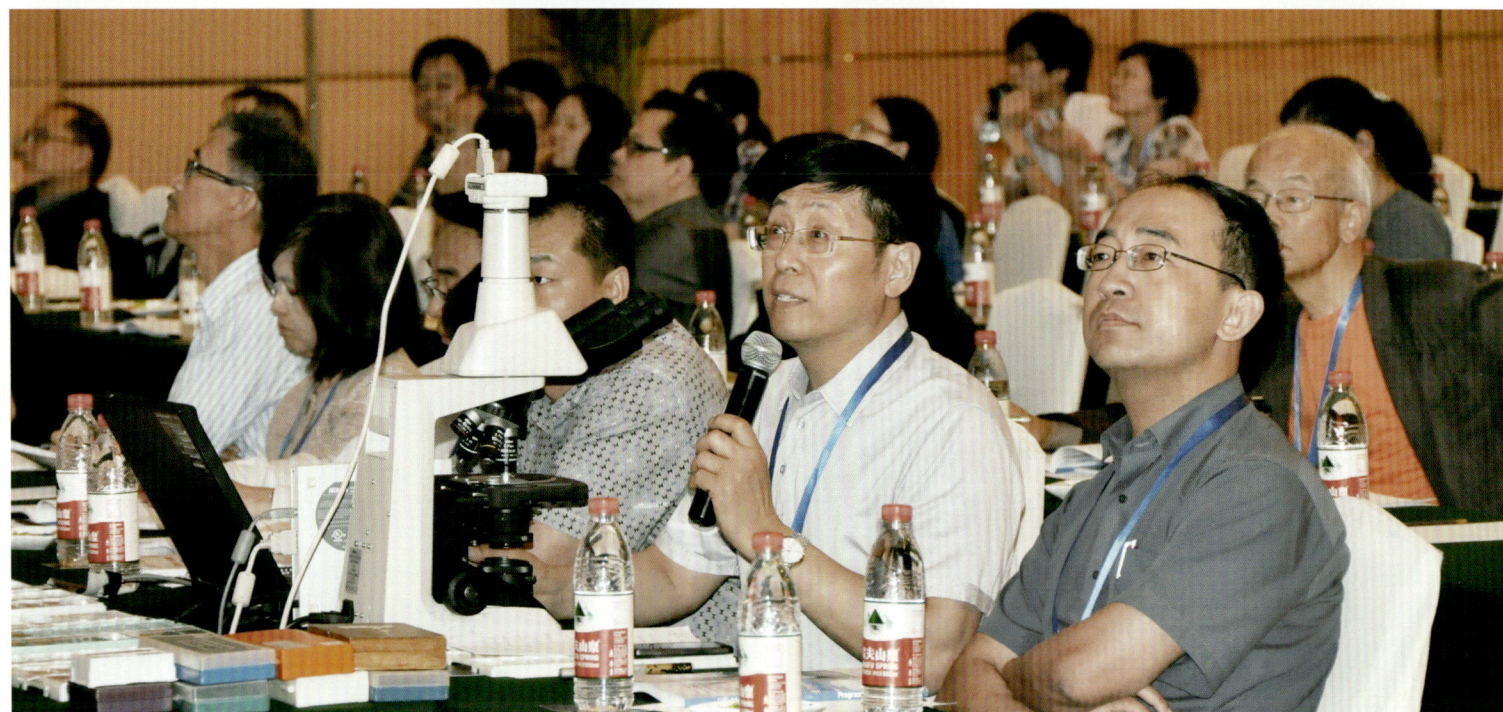

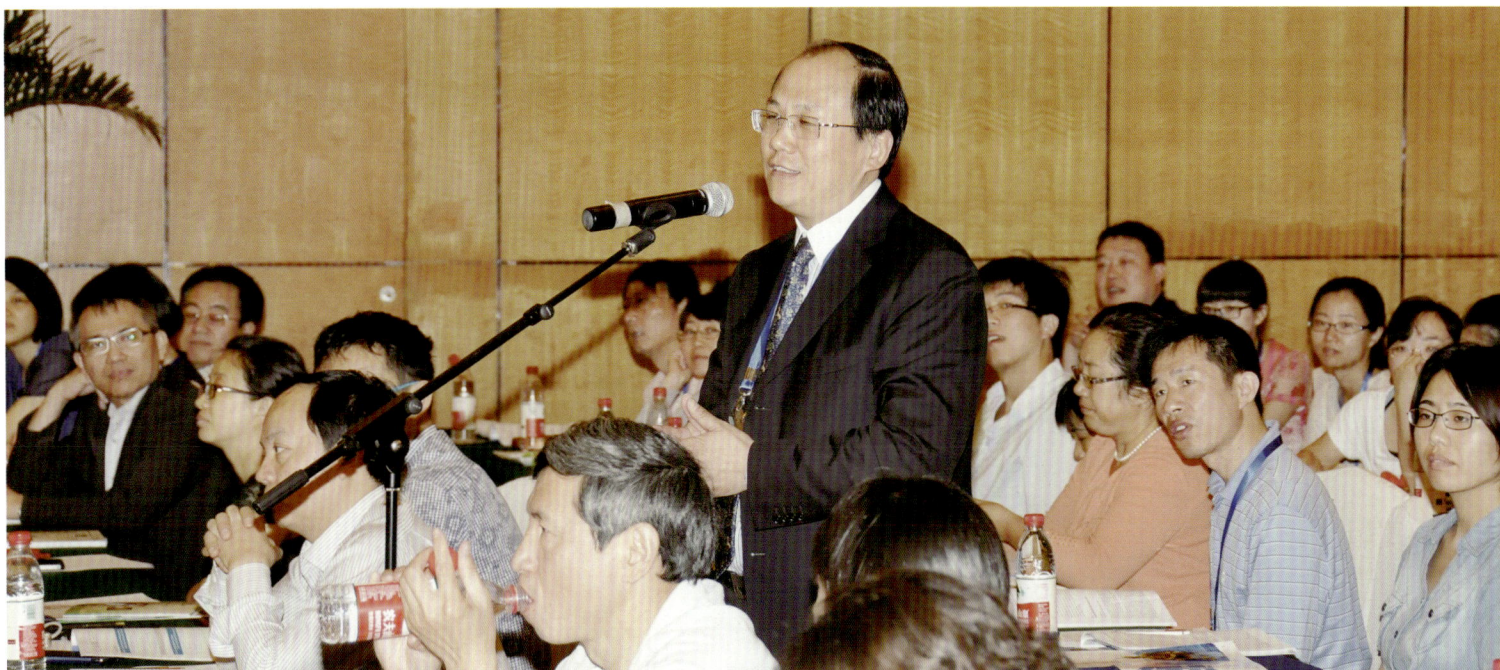

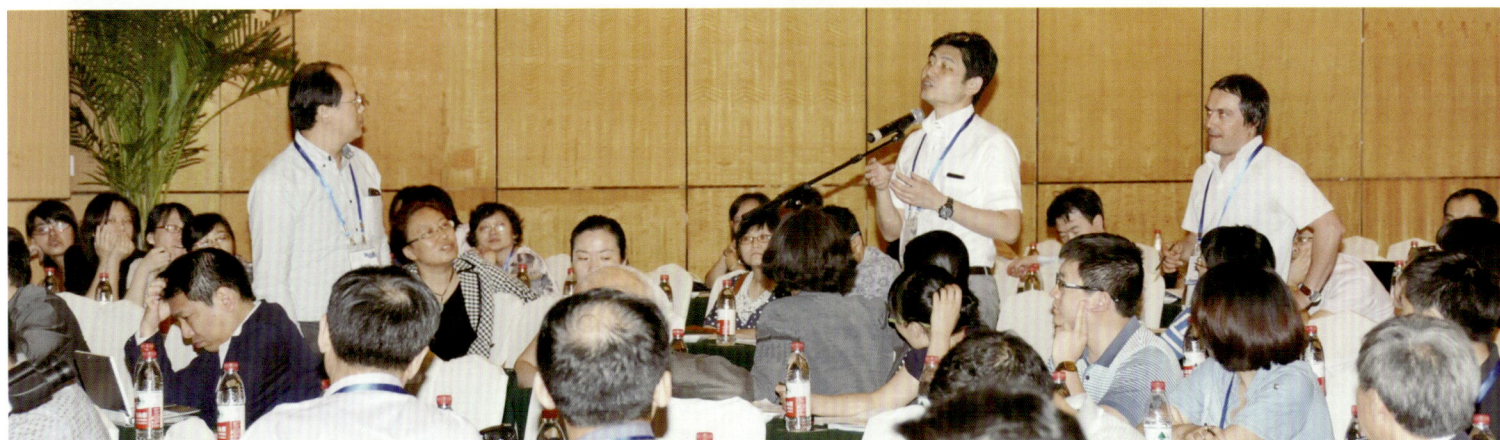

2013年6月7—9日，第十二届亚洲大洋洲肌病中心学术年会（the 12thAOMC）暨第九届全国神经肌肉病学术会议在西安召开

11/张成、卢家红、袁云和张哲成教授发言

12/刘明生、吴志英、笪宇威和姚生教授发言

13/袁云教授在现场操作显微镜观察病理切片，引导全体参会人员进行临床肌肉病理讨论

14～15/国内外专家讨论热烈

11		14
12		
13		15

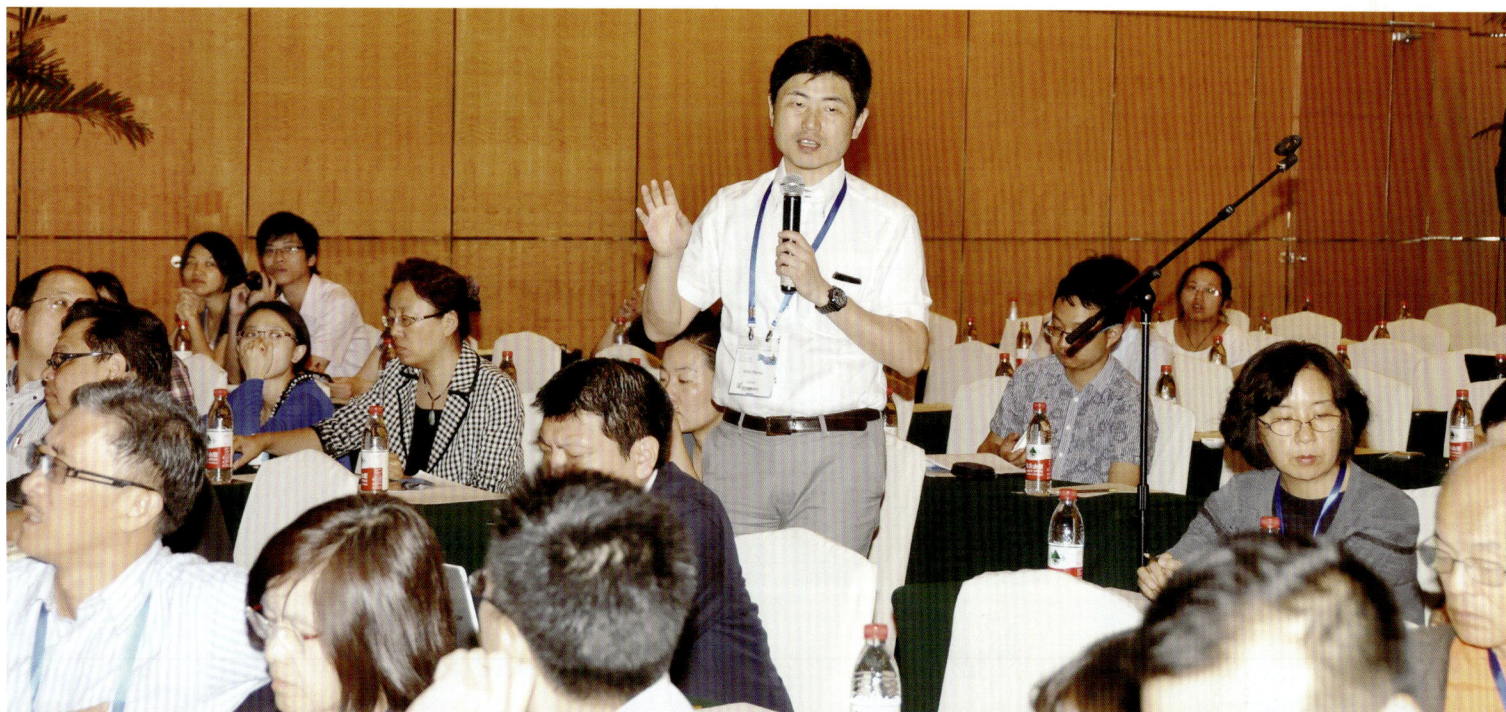
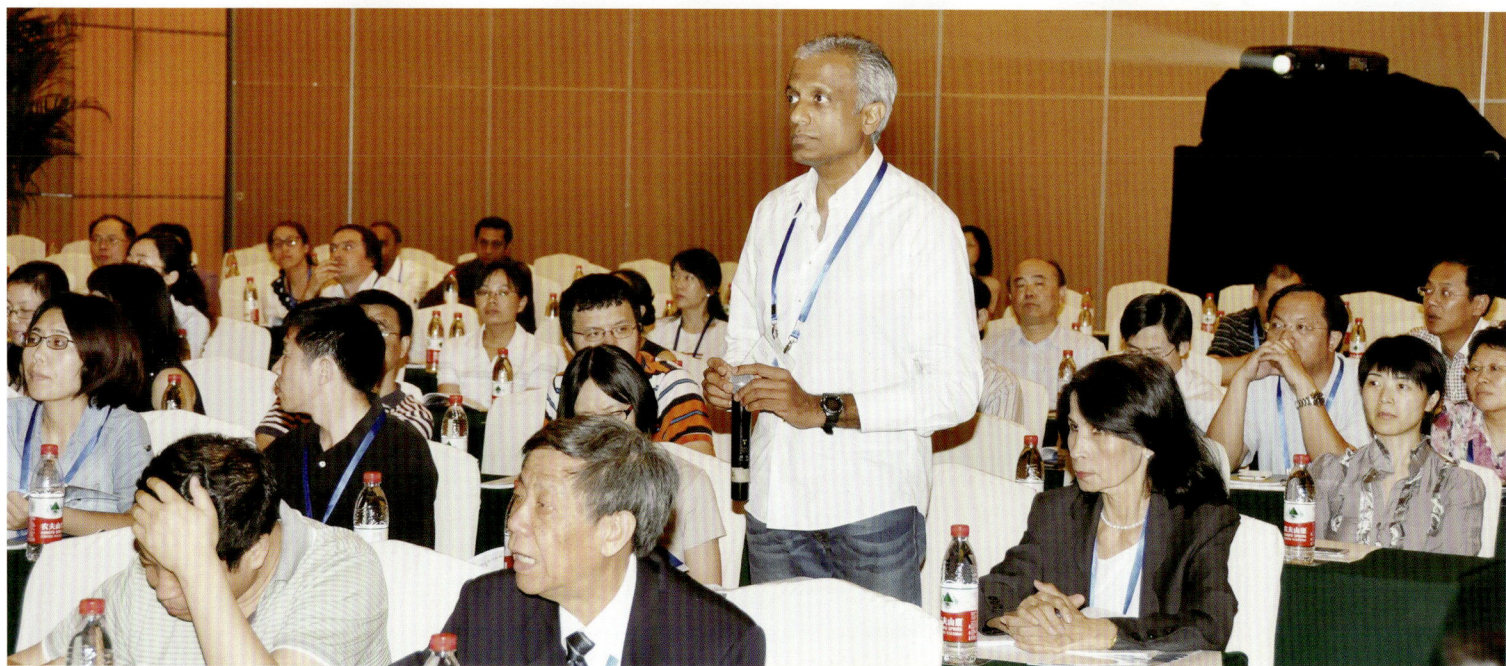

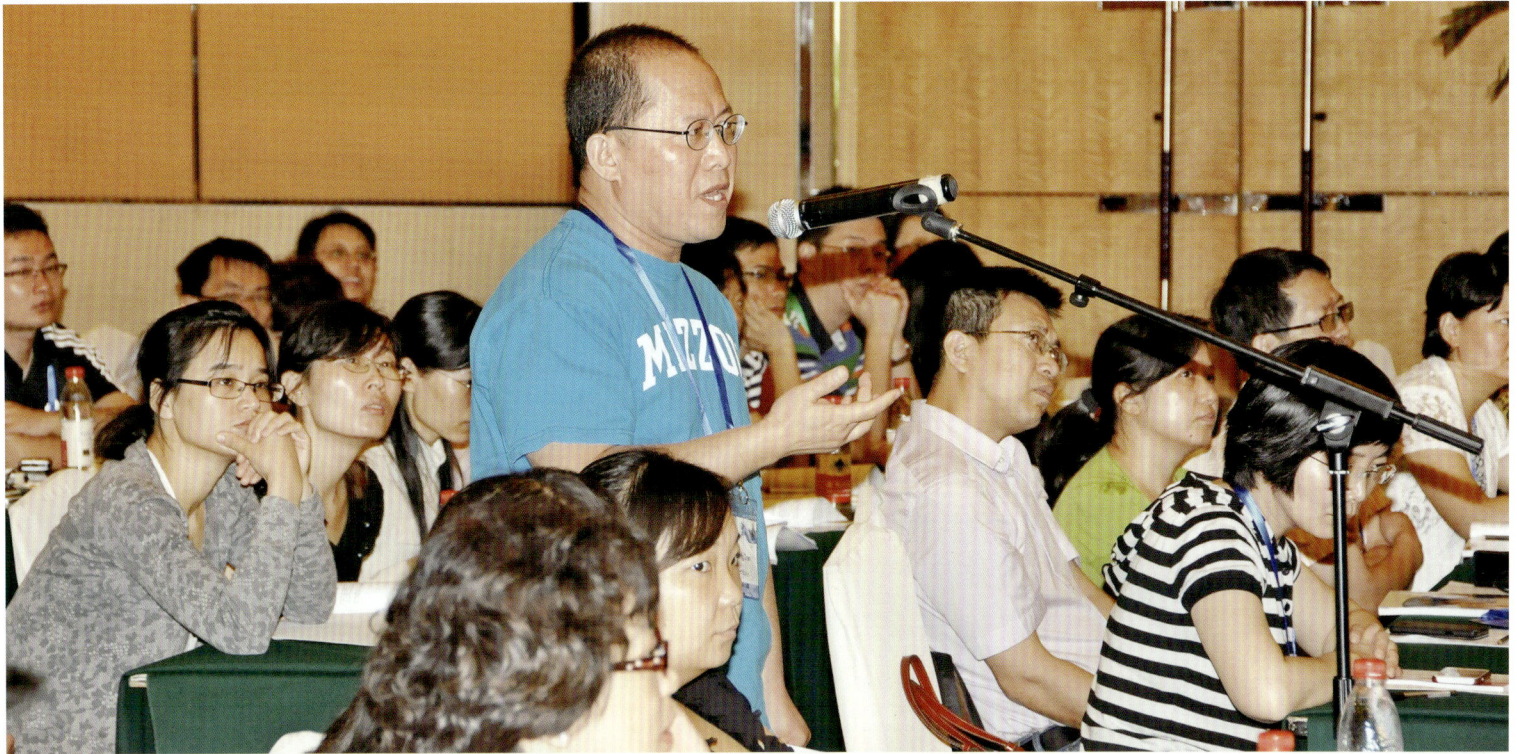

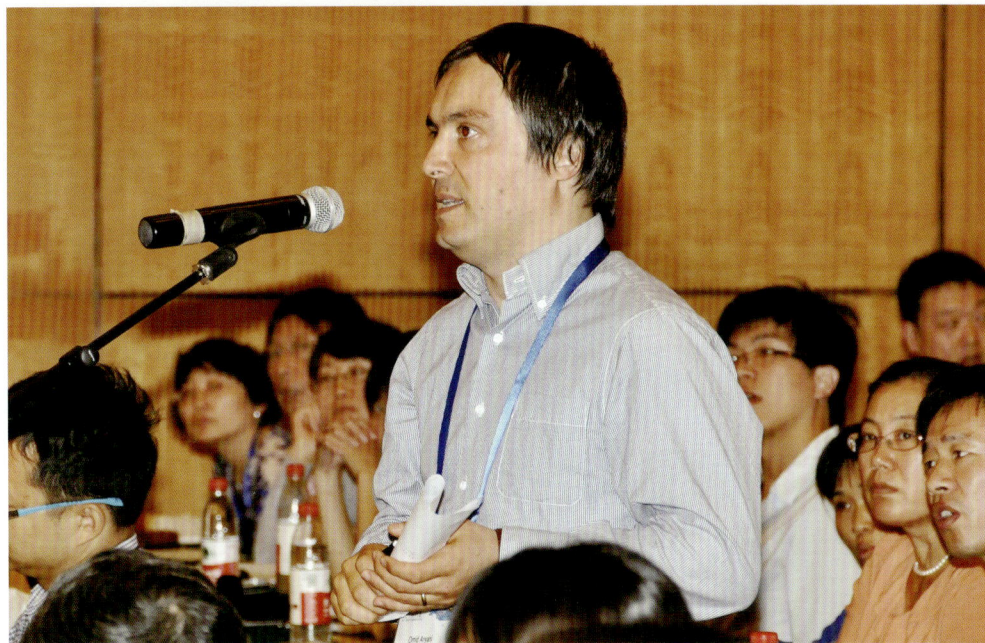

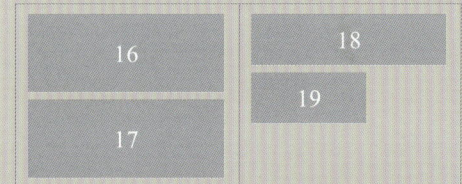

2013年6月7—9日，第十二届亚洲大洋洲肌病中心学术年会（the 12th AOMC）暨第九届全国神经肌肉病学术会议在西安召开

16～19/国内外专家讨论热烈

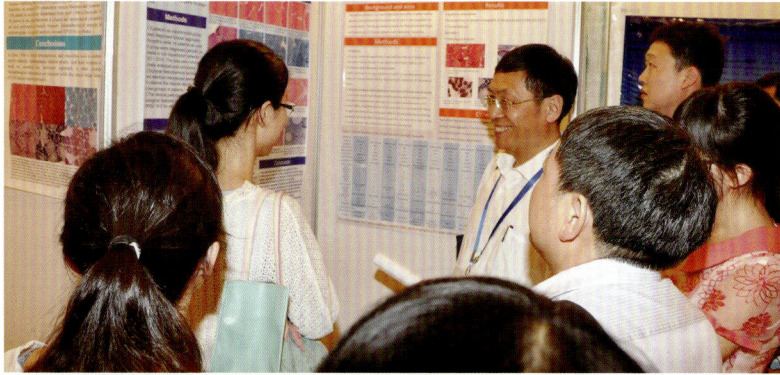
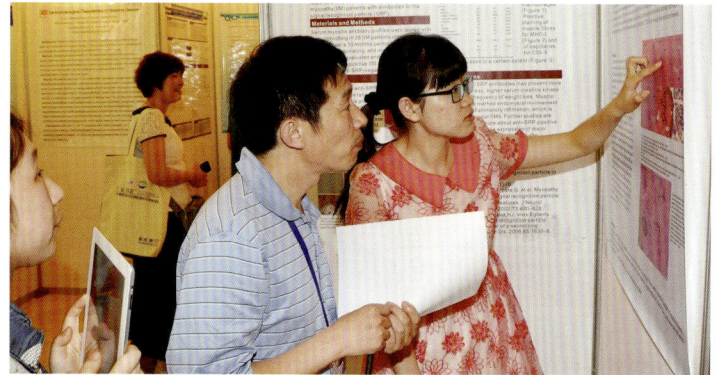
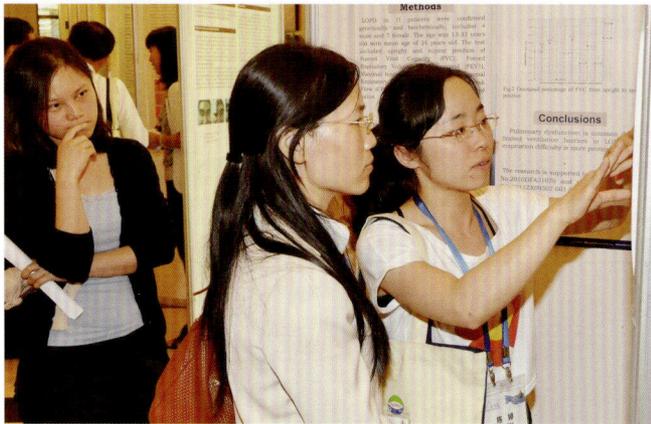
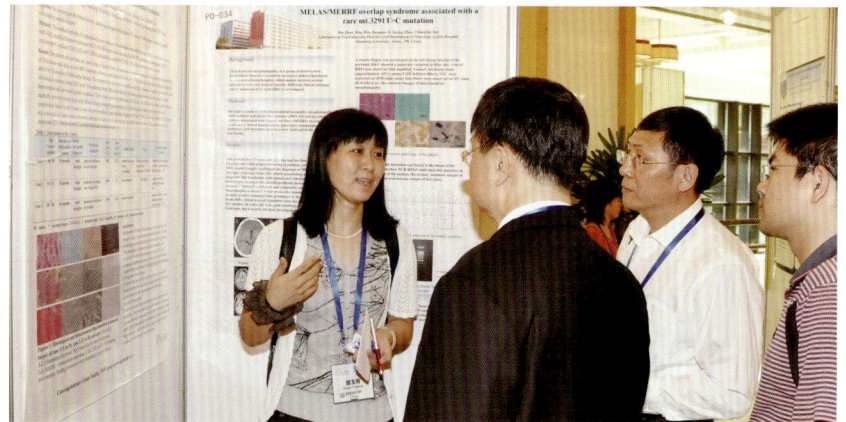
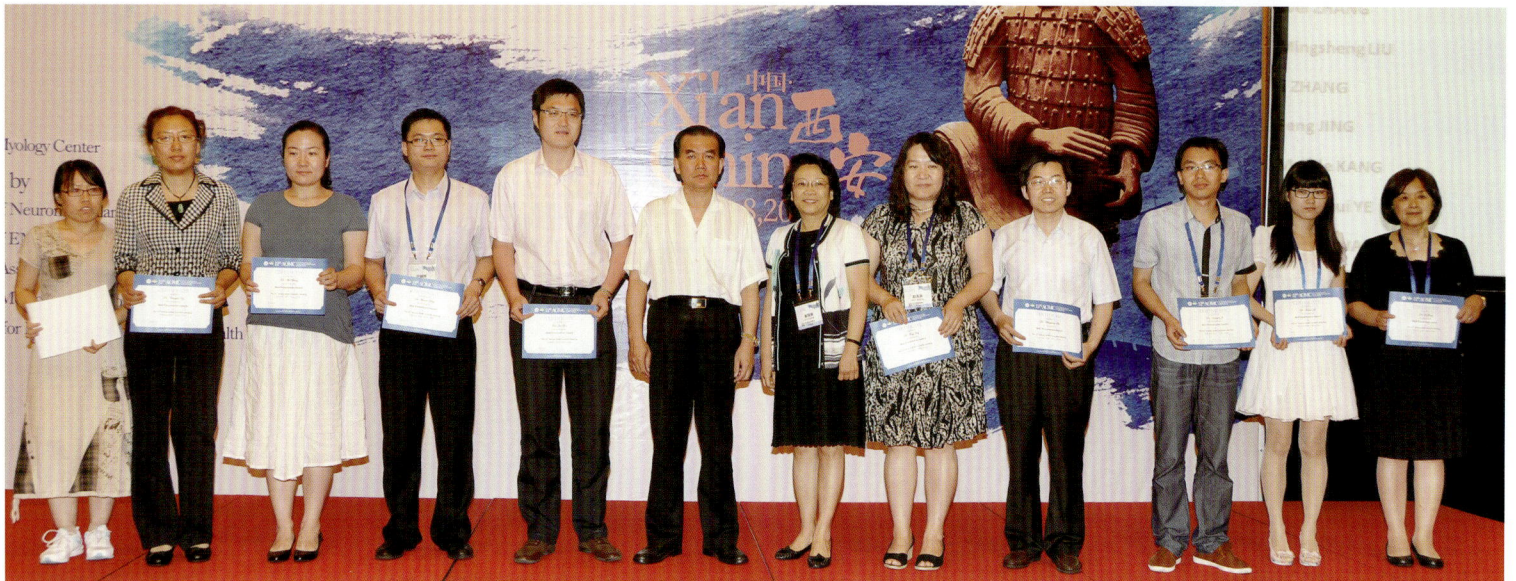

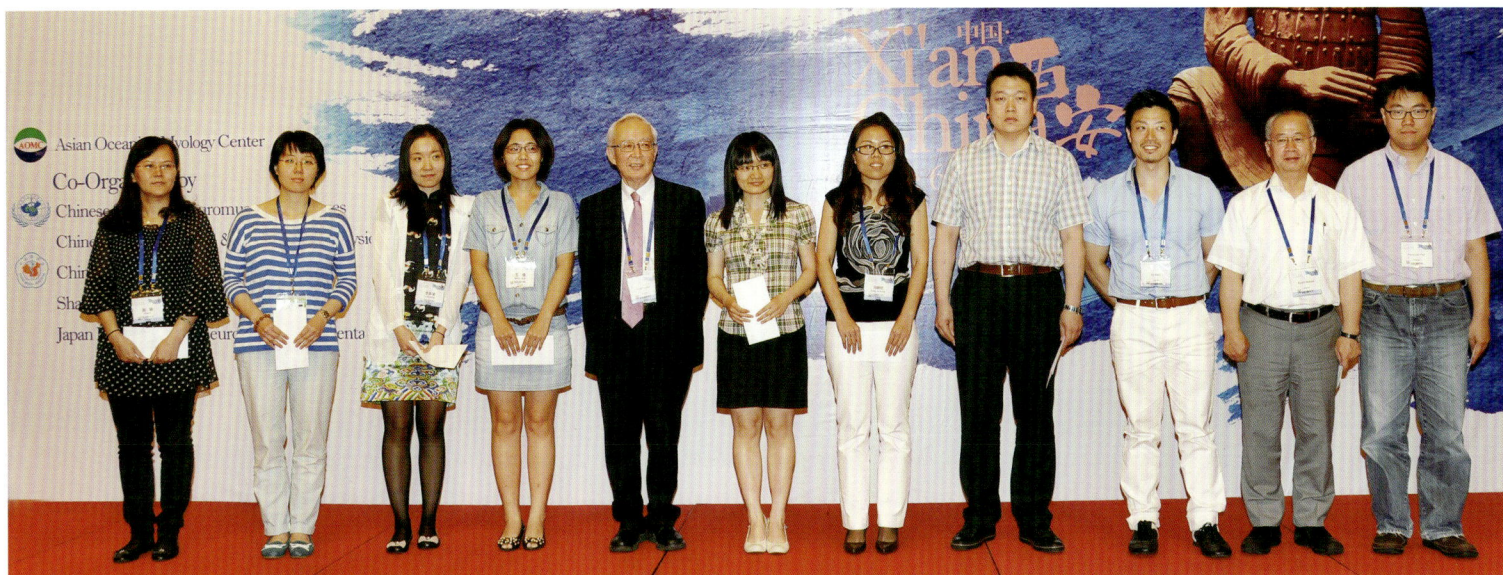

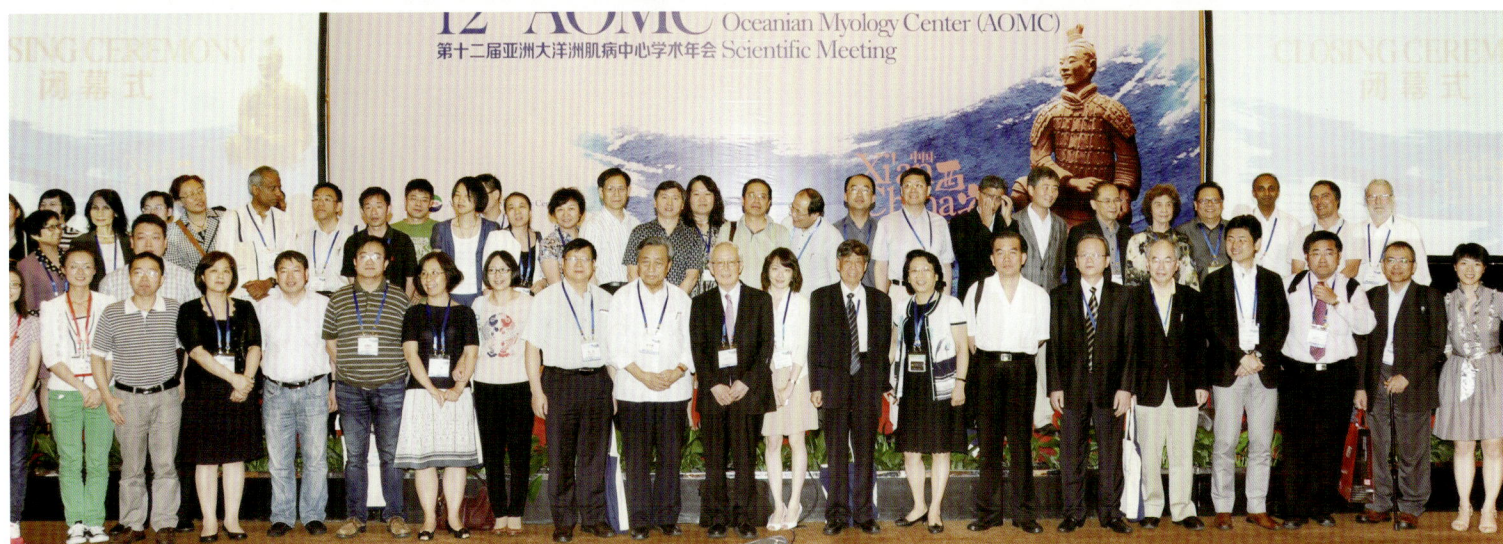

2013年6月7—9日，第十二届亚洲大洋洲肌病中心学术年会（the 12th AOMC）暨第九届全国神经肌肉病学术会议在西安召开

20～23/参会专家参观壁报

24、25/评出优秀论文奖，崔英丽、蒲传强和Nonaka教授给获奖者颁发证书

26/国内外参会专家合影

20	21	25
22	23	
		26
24		

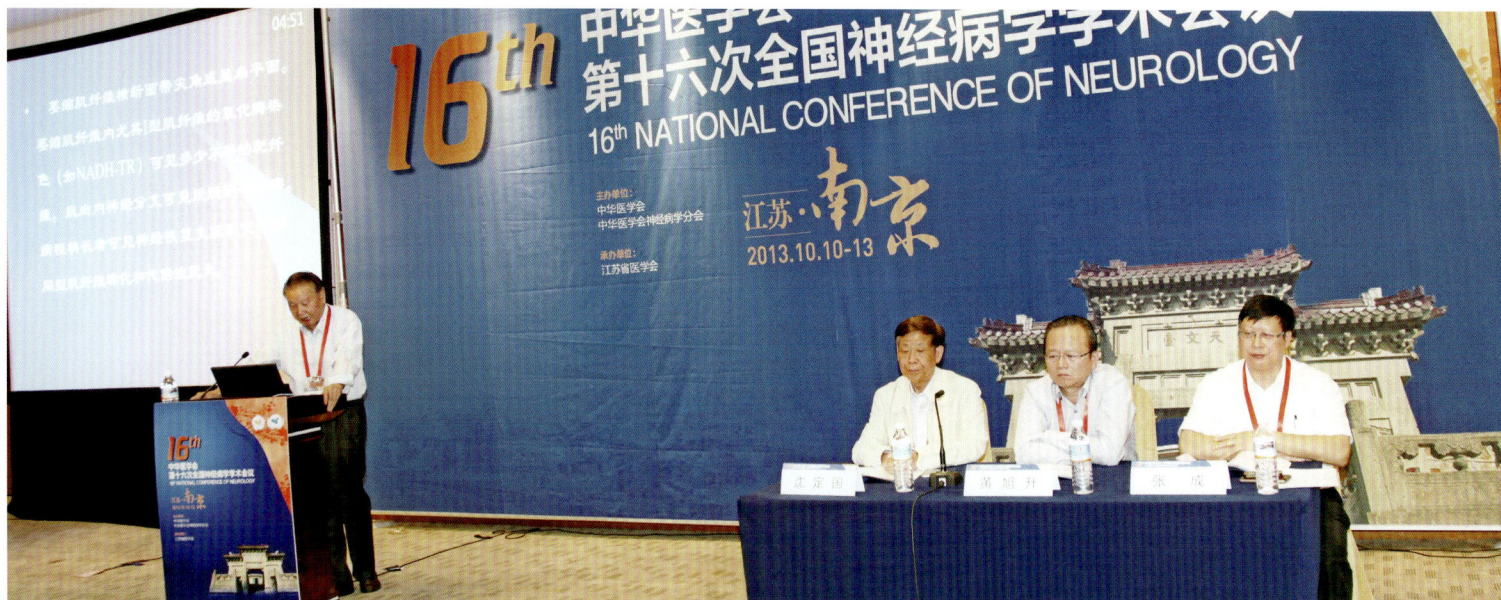

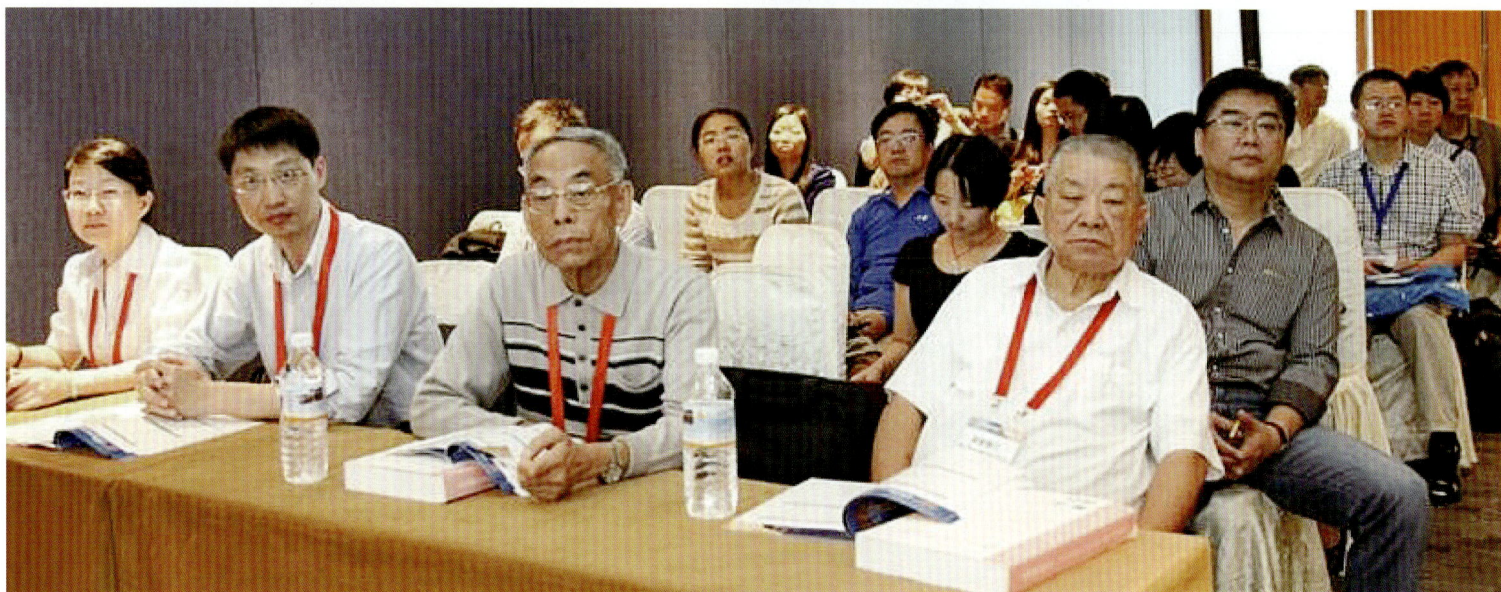

2013年10月，中华医学会第十六次全国神经病学学术会议在南京召开

1/神经肌肉病与肌电图和临床神经电生理分会场上，李作汉教授发言，沈定国、张成和黄旭升教授做主持

2/刘焯霖、慕容慎行和王柠教授等积极参会

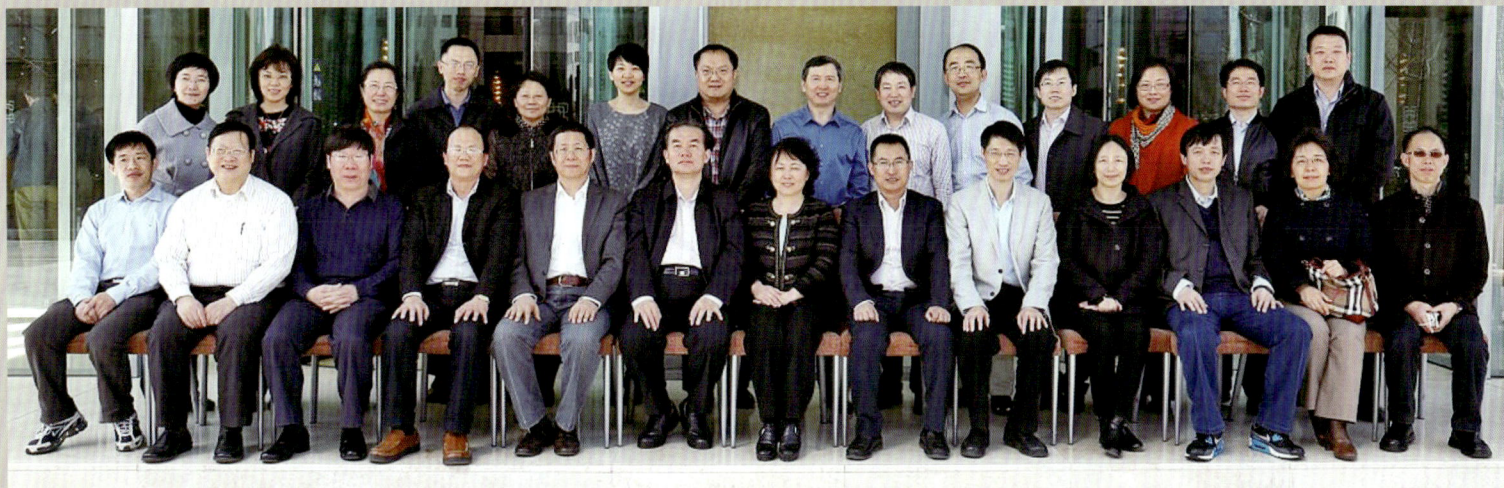

2014年3月，中华医学会神经病学分会第六届委员会神经肌肉病学组委员合影

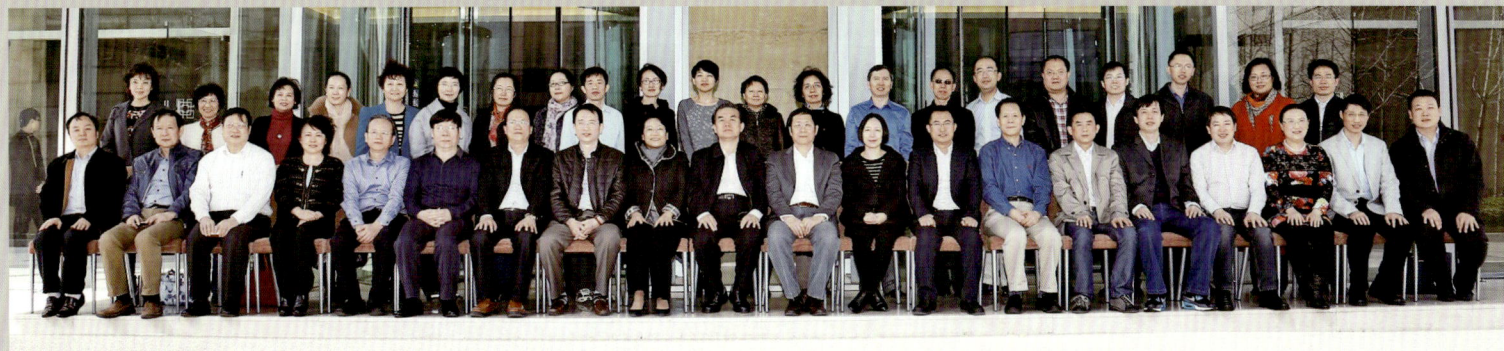

2015年3月，神经肌肉病学组与肌电图和临床神经电生理学组合作，在神经肌肉病诊治指南/共识修订会后合影

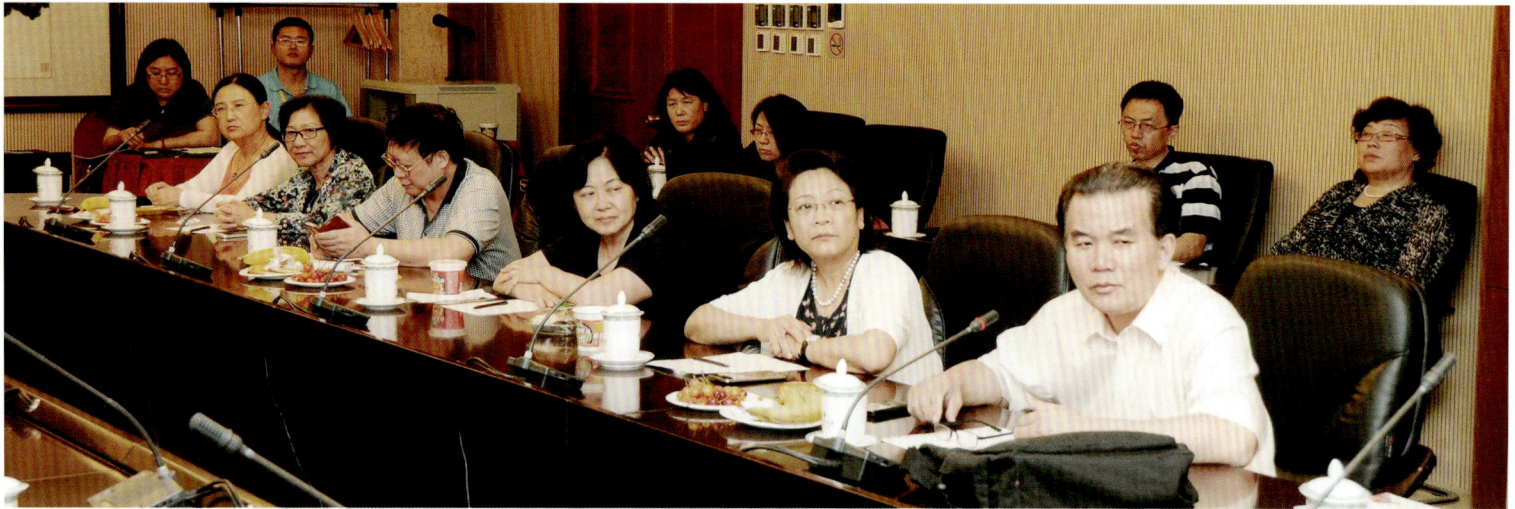

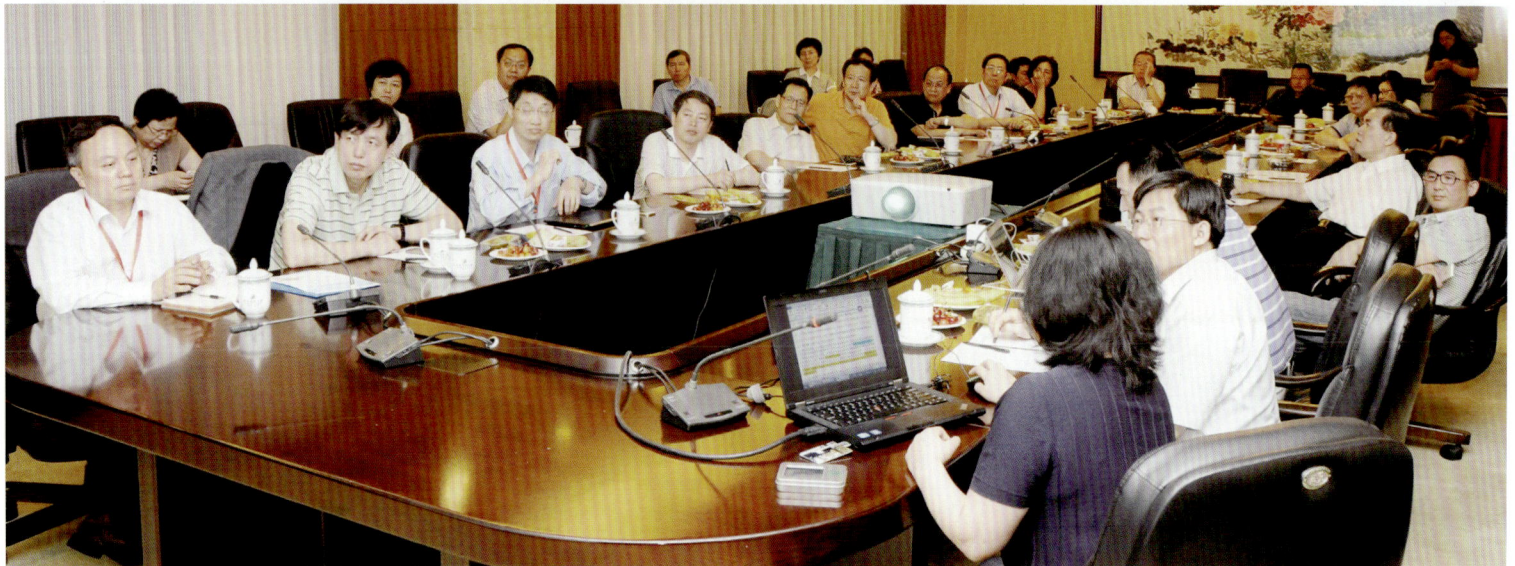

2015年6月，神经肌肉病学组与肌电图和临床神经电生理学组在青岛联合召开委员工作会议

1、2/会场

中华医学会神经病学分会
第十次全国神经肌肉病学术会议

2015年6月4-6日 青岛

日程&论文汇编

主办：中华医学会
　　　中华医学会神经病学分会
承办：中华医学会神经病学分会神经肌肉病学组
　　　中华医学会肌电图与临床神经生理学组
协办：山东大学齐鲁医院

中华医学会神经病学分会
第十次全国神经肌肉病学术会议

欢迎辞

各位同仁，大家好！

欢迎大家来到美丽的青岛市参加由中华医学会、中华医学会神经病学分会主办，中华医学会神经病学分会神经肌肉病学组和肌电图与临床神经生理学组联合承办的第十次中华医学会神经病学分会全国神经肌肉病学术会议。在此，我们谨代表中华医学会神经病学分会、神经肌肉病学组、肌电图与临床神经生理学组及大会组委会向来自全国各地的专家和同仁们表示最热烈的欢迎和衷心的感谢！

今年是中华医学会成立一百周年，也是中华医学会神经病学分会肌电图与临床神经生理学组成立30周年和中华医学会神经病学分会神经肌肉病学组成立25周年。长期以来，在中华医学会和神经病学分会的领导下，两个学组的领导及委员们与全国同仁们共同努力，使之成为我国神经肌肉病领域最高水平的学术会议。特别是，自从2006年开始，两个学组每两年共同举办一次全国神经肌肉病学会议，充分发挥两个学组的优势，共同深入研讨中枢神经、周围神经和肌肉病的基础与临床研究成果；在每年的神经病学年会上共同主办神经肌肉病及临床生理专场。尤其是，每次会议均用半天时间举办临床肌肉病理讨论会，使参会代表在获得最新研究成果的同时，也能取临床诊断技术与经验，为促进我国周围神经与肌肉病理技术的广泛开展起到积极的作用。

经老专家及相关文件资料考证，1986年由中华神经精神科杂志在吉林市承办第一次全国神经肌肉病学术会议，而后继续分别在1991（杭州）、1996（南宁）、1999（成都）、2002（北京）、2006（青岛）、2009（厦门）、2011（太原）、2013（西安）举办会议共九次，因此，此次的全国神经肌肉病学术会议确定称为第十次全国神经肌肉病学术会议，以后每次会议的名称以此类推称呼。

本次会议共收到会议论文300余篇，是历史上最多，内容新颖。在本次会议上，将由13位专家作专题讲座，有40余篇学术论文进行交流，以及与6个精彩的复杂神经肌肉病病例供大家分享讨论。来自全国各地的老、中、青神经肌肉病专家将与神经内科及相关学科同行一起从同研讨神经肌肉病的基础与临床研究进展，介绍最新的研究成果，推广治治新技术和新方法，以用图解神经病与肌肉病的规范治疗和处理为重点，会议还将利用临床上举行临床肌肉病理讨论会，可谓是精彩分成，时间紧凑，相信各位同仁会有所收获。

2015年6月5日

会议组织机构

学术委员会

顾问：
郭玉璞　汤晓芙　沈定国　吴丽娟　康德瑄

大会主席：
崔丽英　蒲传强

大会副主席：（按姓氏笔画排列）
王玉平　卢家红　陈琳　袁云　焉传祝　黄旭升　樊东升

学术委员会委员：（按姓氏笔画排列）
卜碧涛　于雪凡　丰宏林　王柠　王剑锋　王晓明　石强　卢祖能　乔凯　刘兴洲　刘明生
刘南平　许虹　李伟　李晓商　杨欢　张成　张俊　张通　张在强　张哲成　邵蓓
周晖　周丽玲　赵重波　赵晓萍　郝延磊　胡静　姚生　姚晓黎　贾志荣　郭军红　曹秉振
篮宇威　管宇宙　潘华　潘晓丽

组织委员会

主席：
蒲传强　崔丽英

执行主席：
焉传祝

组织委员会委员：（按姓氏笔画排列）
卜碧涛　于雪凡　丰宏林　王柠　王剑锋　王晓明　石强　卢祖能　乔凯　刘兴洲　刘明生
刘南平　许虹　李伟　李晓商　杨欢　张成　张俊　张通　张在强　张哲成　邵蓓
周晖　周丽玲　赵重波　赵晓萍　郝延磊　胡静　姚生　姚晓黎　贾志荣　郭军红　曹秉振
篮宇威　管宇宙　潘华　潘晓丽　李海峰　曹丽丽

大会秘书处：
石强　管宇宙　蔡晓杰　刘洁晓　张悦　赵翠萍　李伟

会议日程

2015年6月5日　周五　三层会堂

时间	环节	内容	发言人	单位
08:30-08:45	开幕式	主持人：陈琳		
		1. 大会执行主席 焉传祝 致辞		山东大学齐鲁医院
		2. 大会主席 崔丽英 致辞		北京协和医院
		3. 大会主席 蒲传强 致辞		中国人民解放军总医院
08:45-10:15	专题讲座	主持人：郭玉璞 汤晓芙 蒲传强 樊东升		
08:45-09:00	[专题发言]	神经肌肉病学组成立25周年回眸	蒲传强	中国人民解放军总医院
09:00-09:15	[专题发言]	神经电生理学组成立30周年回眸	崔丽英	北京协和医院
09:15-09:45	[专题发言]	线粒体病的基因诊断研究进展	管敏鑫	浙江大学医学院
09:45-10:00	[专题发言]	我国肌肉病研究的历史与现状	焉传祝	山东大学齐鲁医院
10:00-10:15	[专题发言]	神经电生理的特殊应用	樊东升	北京大学第三医院
10:15-10:30		茶歇		
10:30-12:00	论文交流	主持人：李大年 沈定国 崔丽英 袁云		
10:30-10:40	[论文交流]	Lambert-Eaton 肌无力综合征的同芯针电极单纤维肌电图表现	管宇宙	北京协和医院
10:40-10:50	[论文交流]	伸肘及屈肘在短节段神经传导速度检测中的作用	柳竹	北京大学第一医院
10:50-11:00	[论文交流]	脂质沉积性肌病患者电生理改变特点分析	乔凯	复旦大学附属华山医院
11:00-11:10	[论文交流]	慢性炎性脱髓鞘性神经根神经病（CIDP）临床与神经电生理特征回顾性研究	王家坪	武汉大学人民医院
11:10-11:20	[论文交流]	以疲劳不耐受为主的线粒体肌病临床病理特点分析	刘智	北京协和医院
11:20-11:30	[论文交流]	简易乳酸运动试验在线粒体肌病筛选中的价值	杜爱蓉	上海交通大学医学院附属同仁医院
11:30-11:40	[论文交流]	clinical, neuroimaging and myopathological analyses of Leigh syndrome	赵玉英	山东大学齐鲁医院
11:40-11:50	[论文交流]	脂质沉积性肌病的临床、病理与基因研究	牛军平	中国人民解放军总医院

1
2

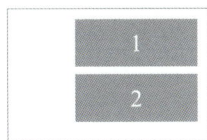

2015年6月，中华医学会第十次全国神经肌肉病学术会议在青岛召开

1、2/宣传册封面、大会主席和大会执行主席欢迎辞、会议组织结构及会议日程

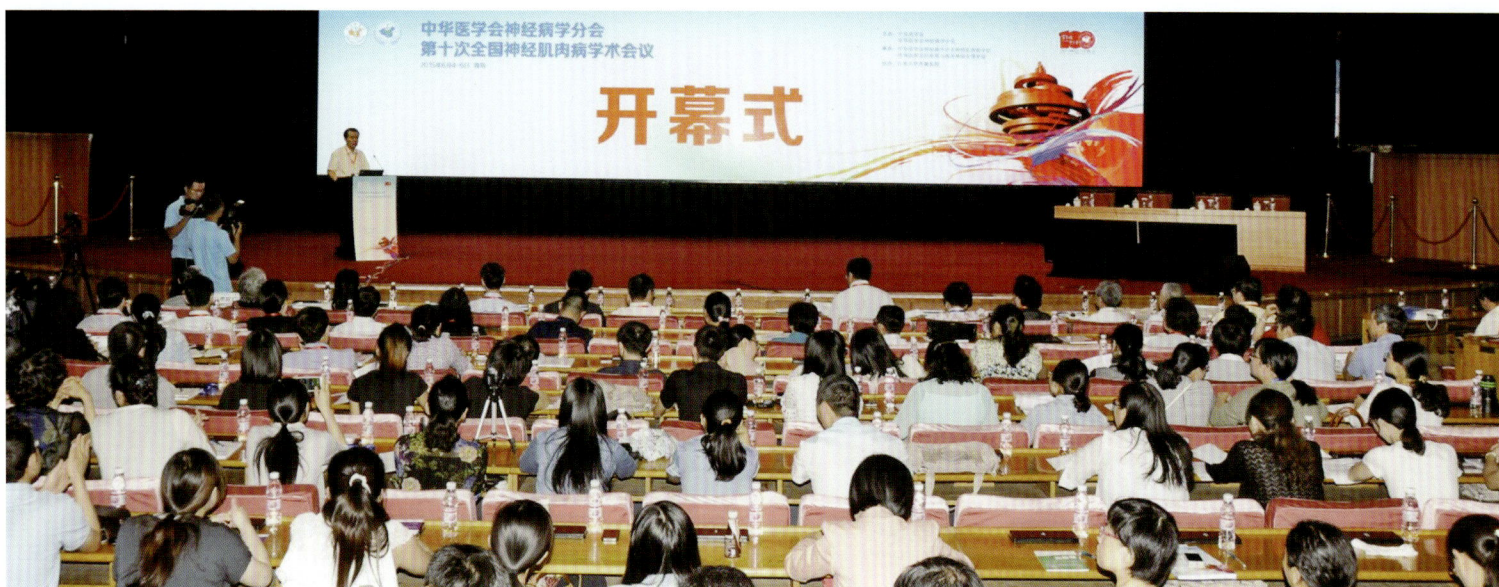

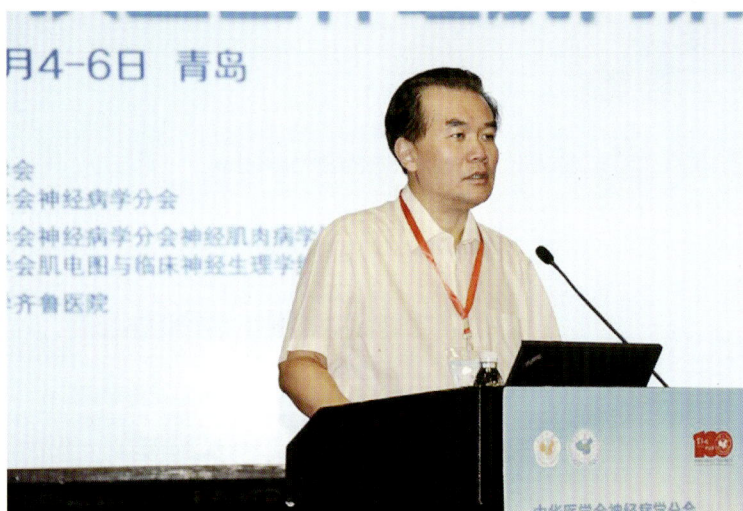

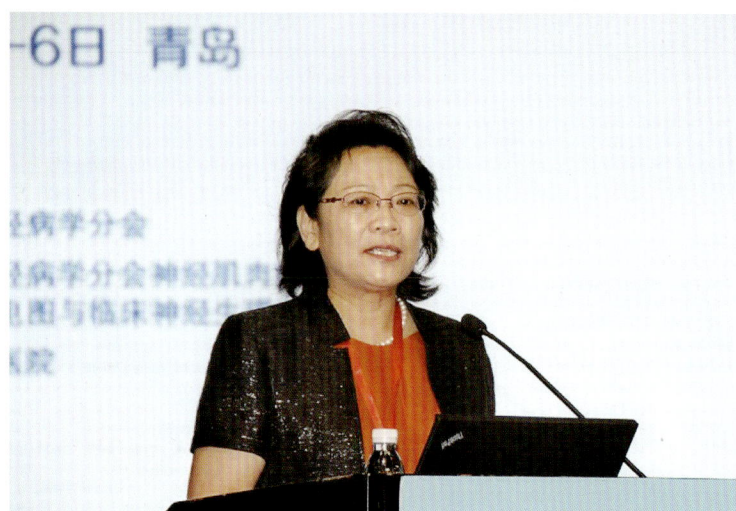

2015年6月，中华医学会第十次全国神经肌肉病学术会议在青岛召开

3/ 开幕式会场

4、5/ 大会主席蒲传强和崔丽英教授致辞

6、7/ 神经肌肉病学组副组长焉传祝教授、陈琳教授致辞

8、9/ 会议主持人梁秀龄、蒲传强、樊东升、李伟、杨欢、郭军红和笪宇威教授

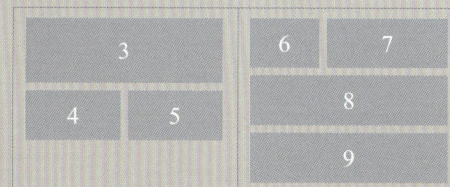

神经肌肉病学组

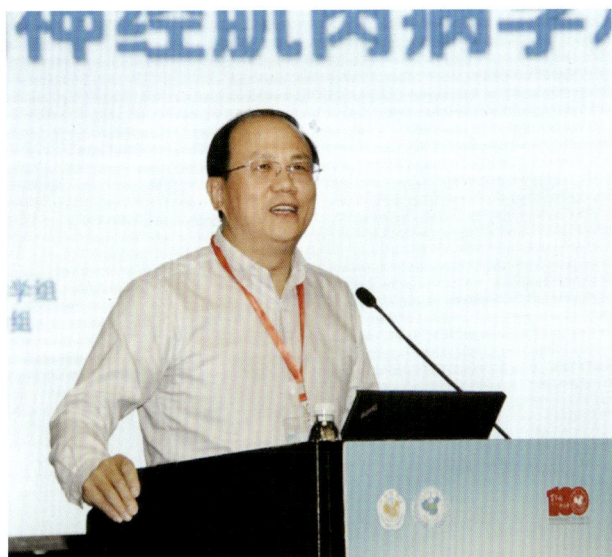

5年6月4-6日　青岛

中华医学会
中华医学会神经病学分会
中华医学会神经病学分会神经肌肉病学组
中华医学会肌电图与临床神经生理学组
山东大学齐鲁医院

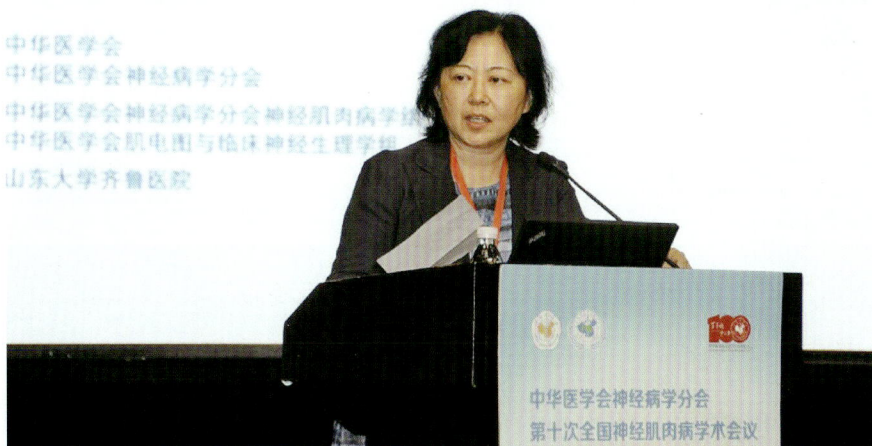

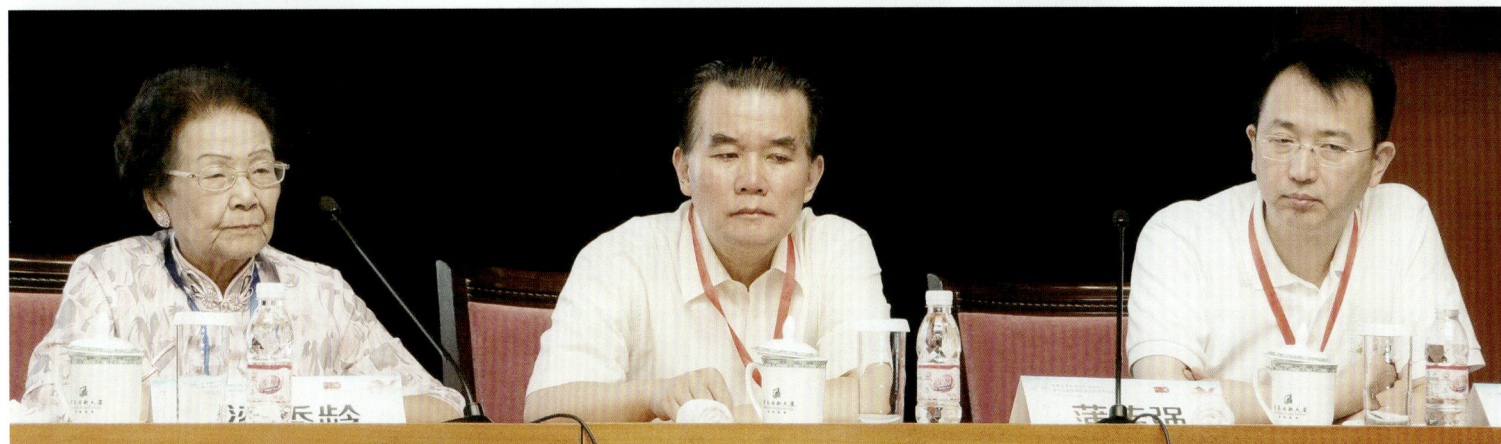

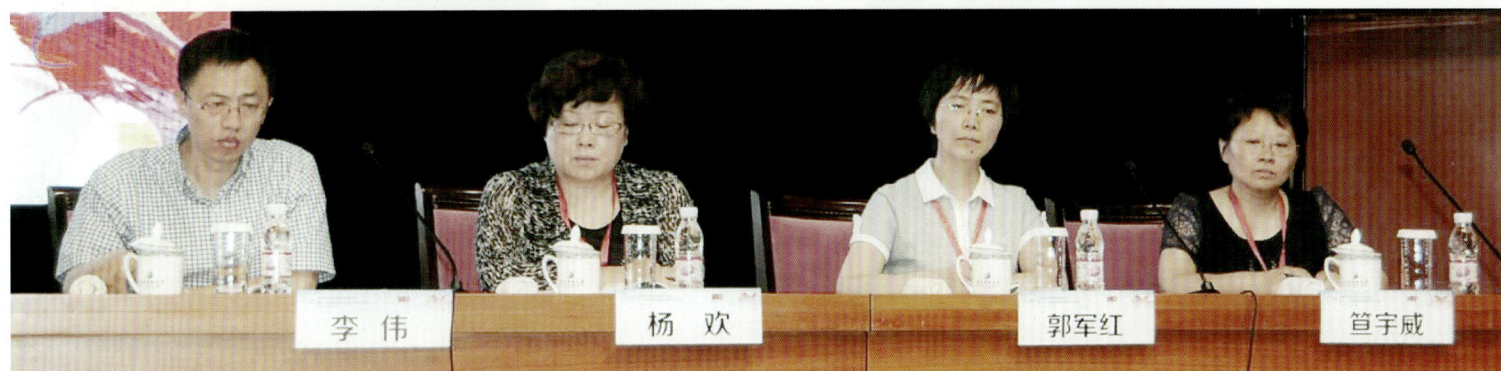

中华医学会神经病学分会
第十次全国神经肌肉病学术会议

李　伟　　杨　欢　　郭军红　　笪宇威

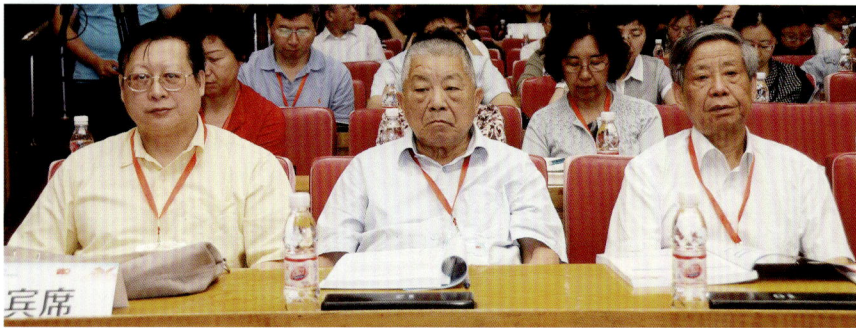
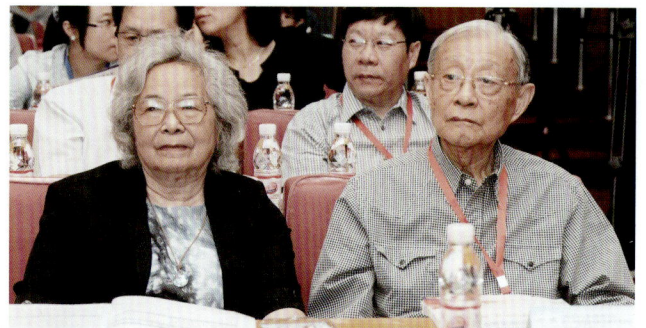

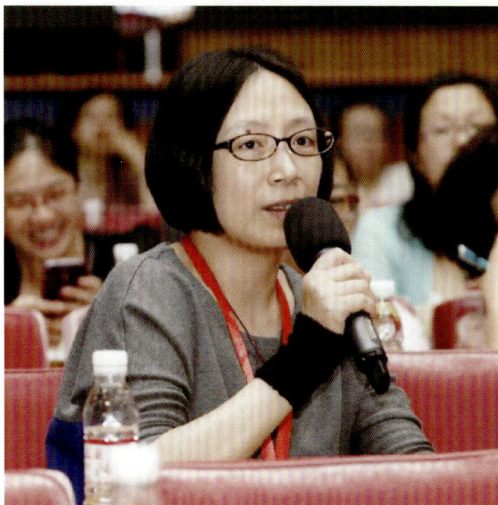
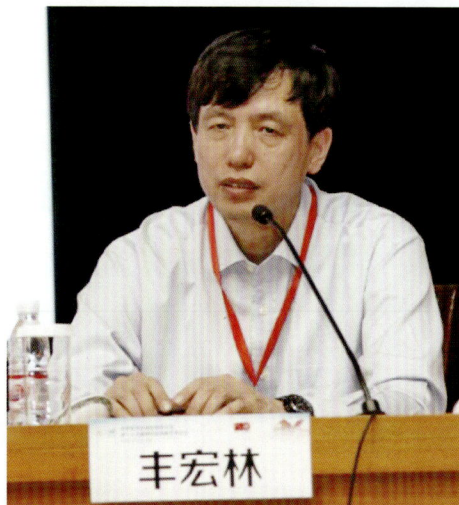
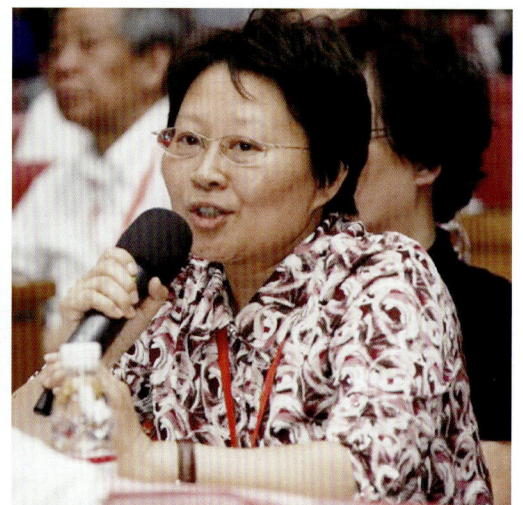

丰宏林

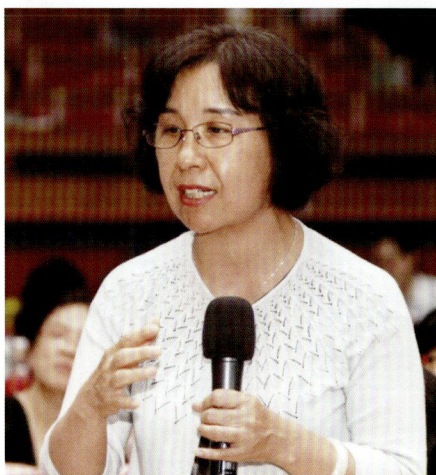
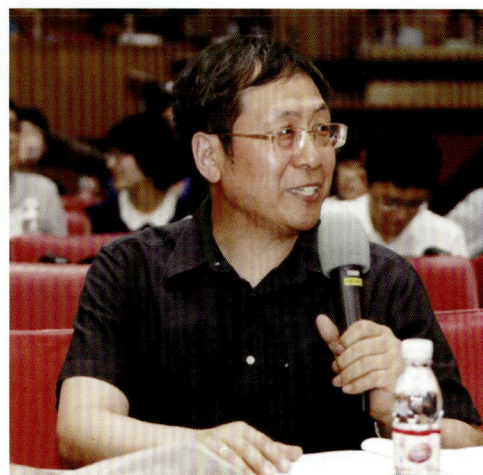
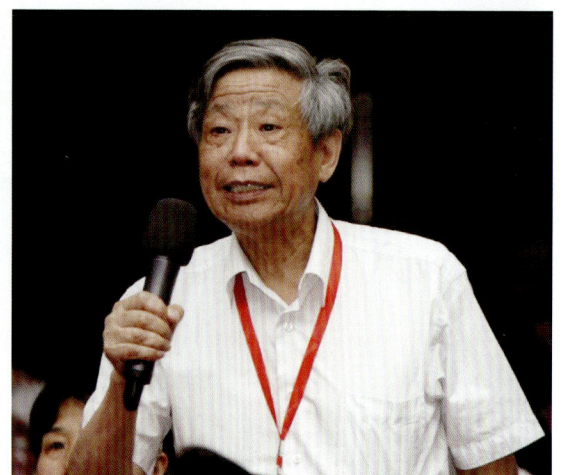

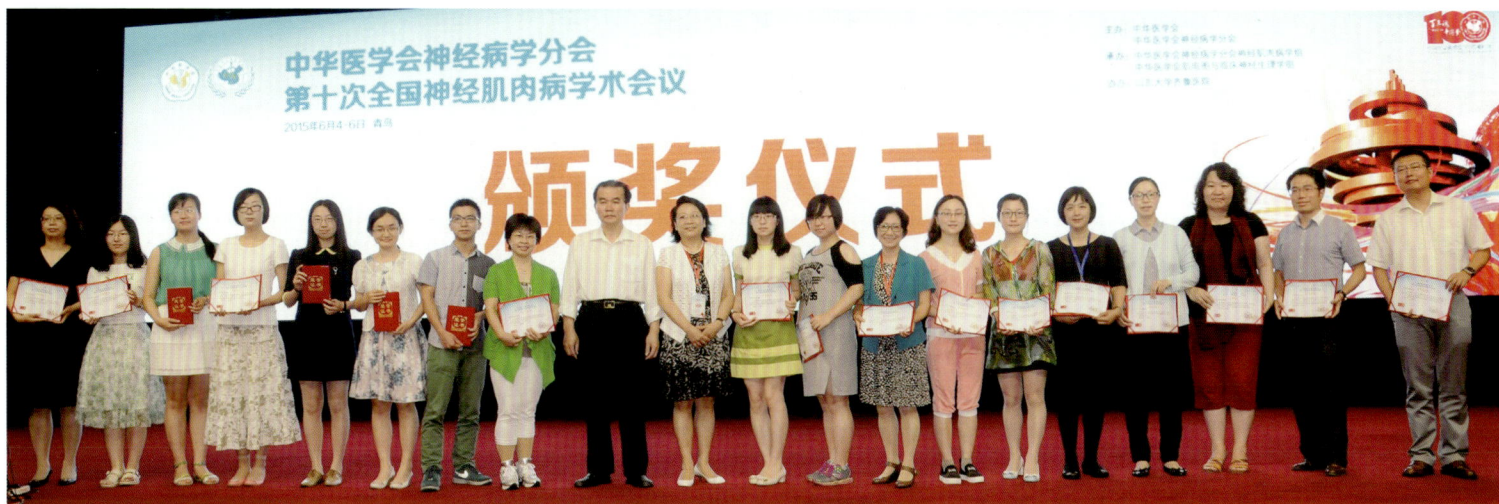

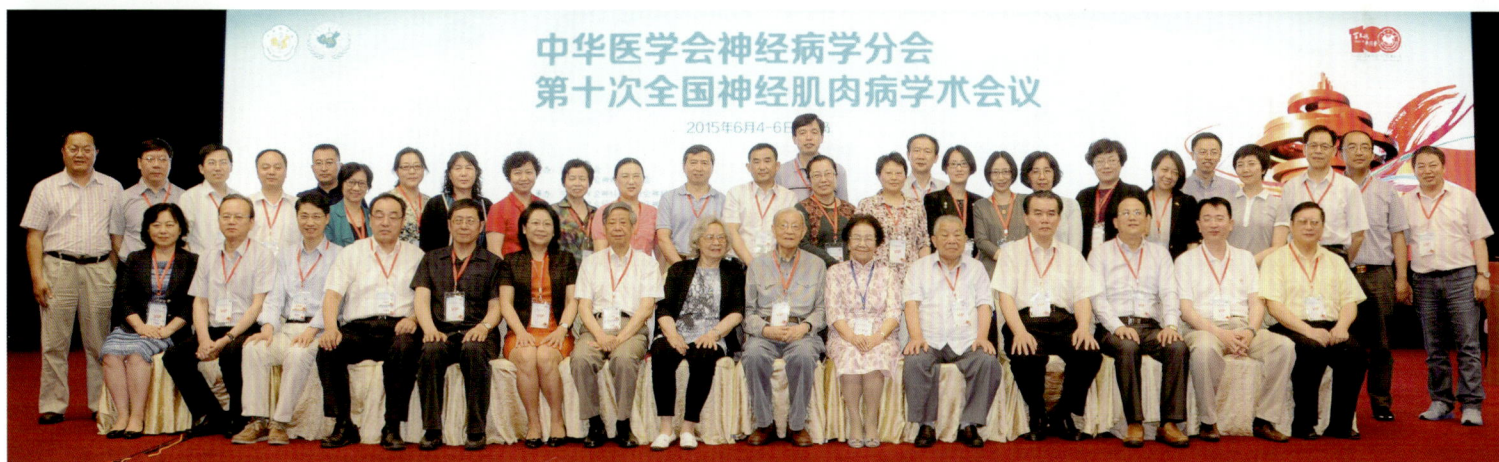

2015年6月，中华医学会第十次全国神经肌肉病学术会议在青岛召开

10～17/李大年、汤晓芙、梁秀龄、慕容慎行、张成、卢家红、丰宏林、笪宇威、胡静、袁云和沈定国等教授参会

18/蒲传强和崔丽英教授与优秀论文奖获得者合影

19/神经肌肉病学组委员与老专家合影

10	11		18	
12	13	14	19	
15	16	17		

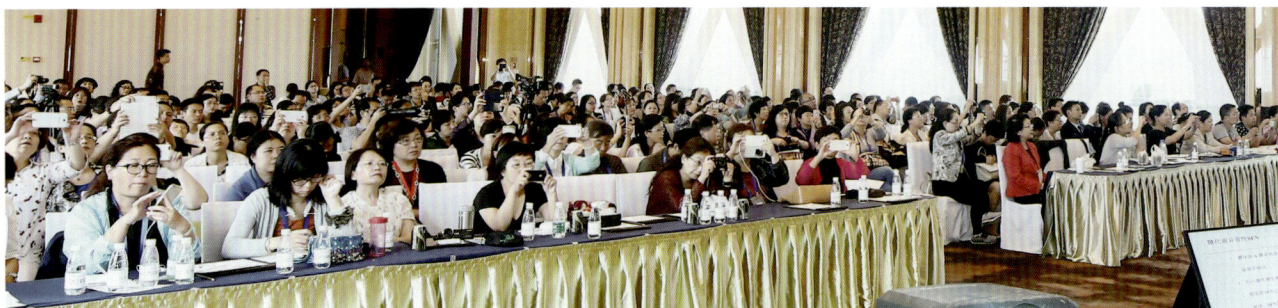

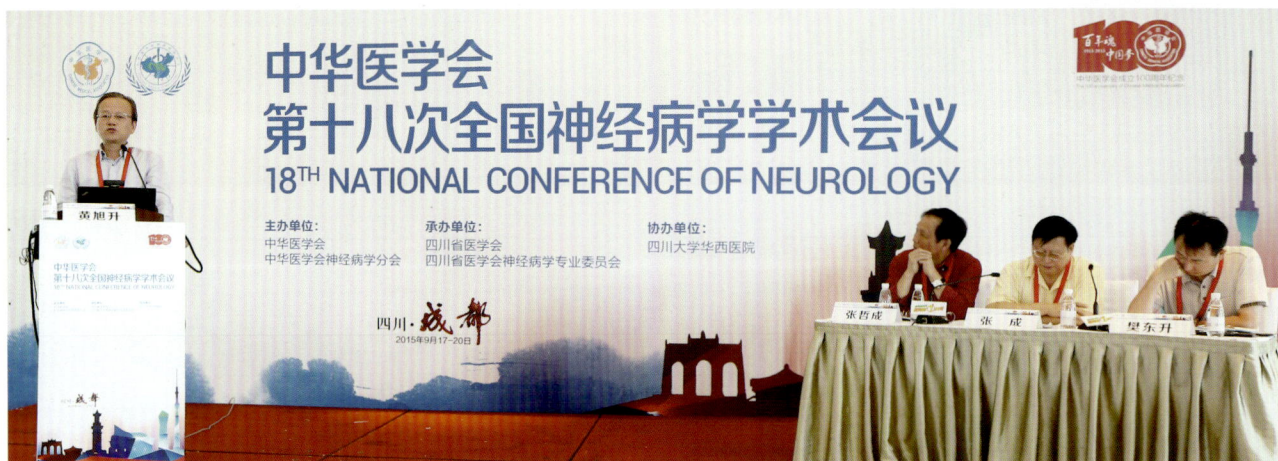

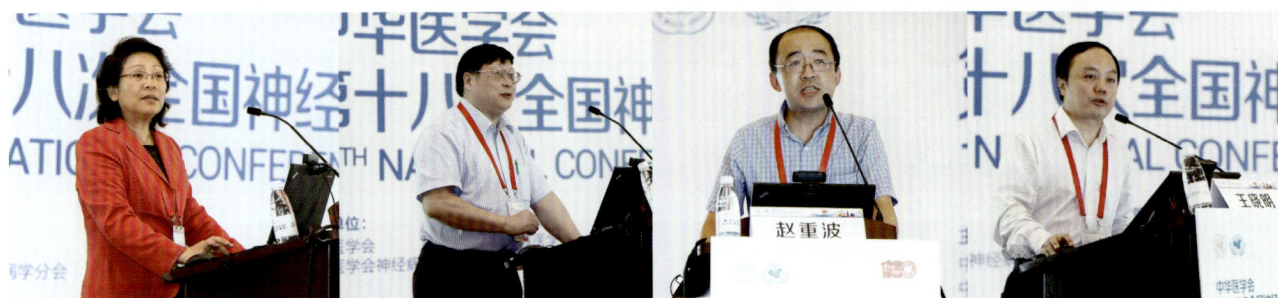

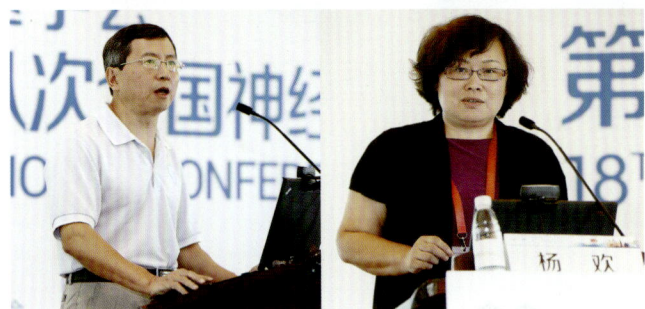

2015年9月，中华医学会第十八次全国神经病学学术会议在成都召开

1/ 神经肌肉病与肌电图和临床神经电生理分会场

2/ 张哲成、张成和樊东升教授做主持，黄旭升教授发言

3/ 崔丽英、张成、赵重波和王晓明教授发言

4/ 王剑锋和杨欢教授发言

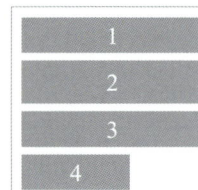

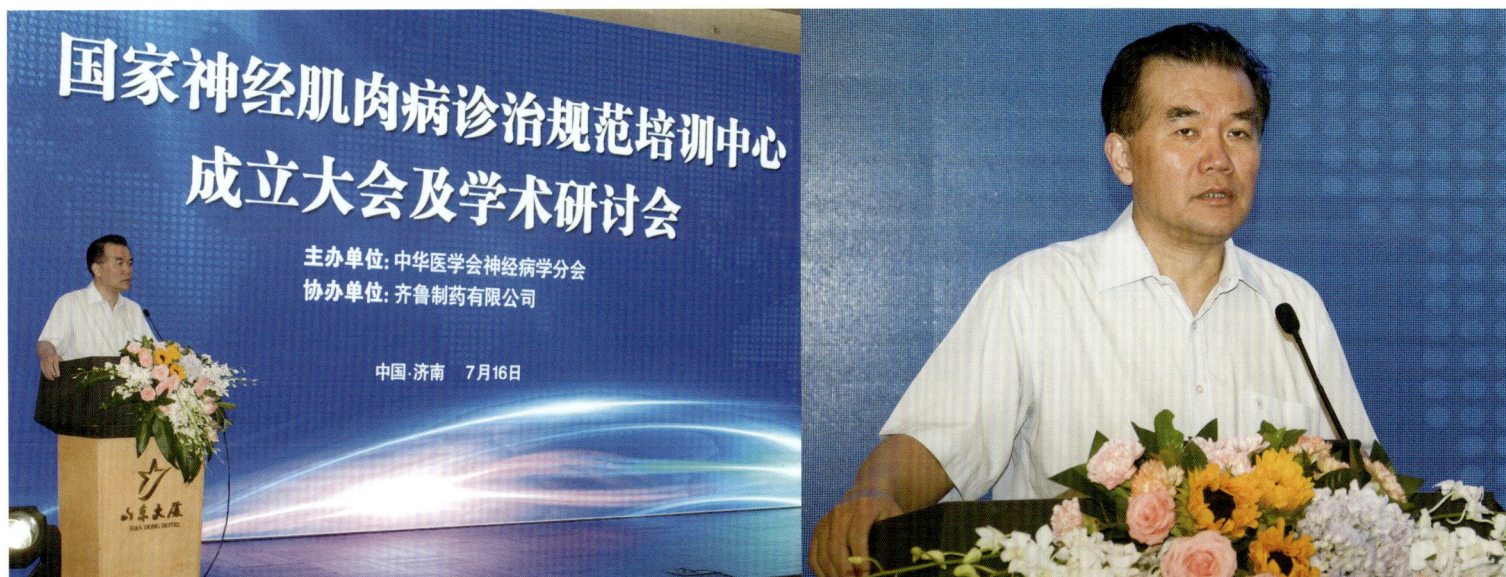

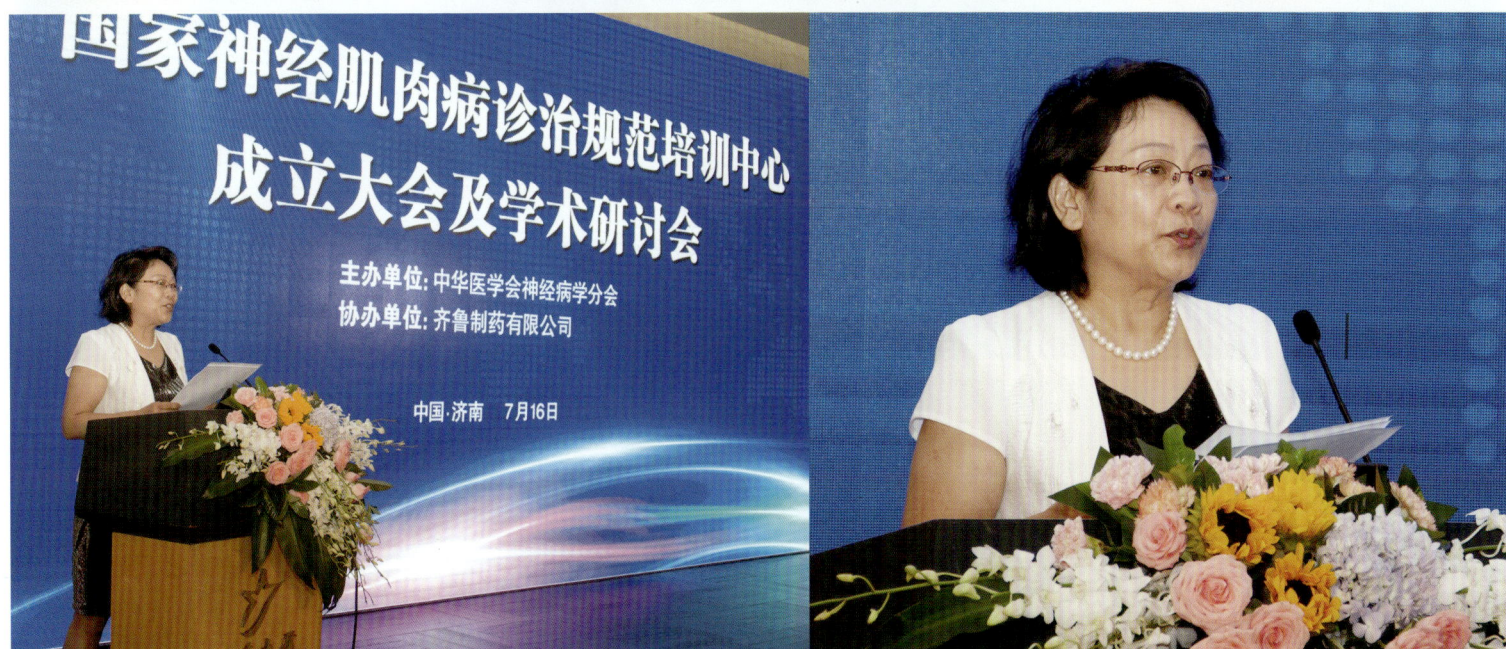

2016年7月，国家神经肌肉病诊治规范培训中心成立大会及学术研讨会在济南召开

1/中华医学会神经病学分会主任委员蒲传强教授致辞

2/国家神经肌肉病诊治规范培训中心学术委员会主任崔丽英教授致辞

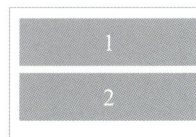

国家神经肌肉病诊治规范培训中心
成立大会及学术研讨会

主办单位：中华医学会神经病学分会
协办单位：齐鲁制药有限公司

中国·济南 7月16日

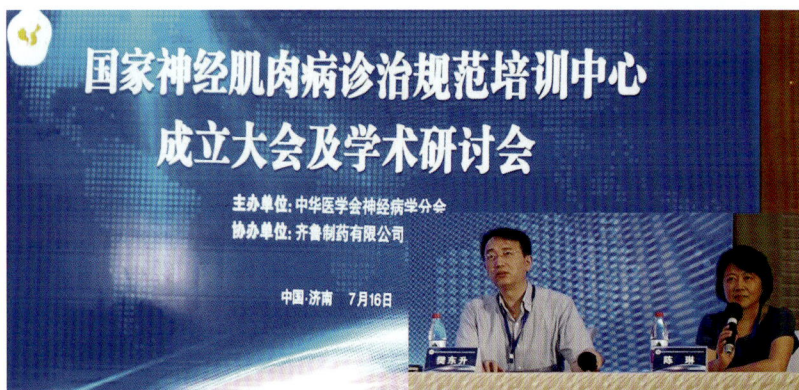

2016年7月，国家神经肌肉病诊治规范培训中心成立大会及学术研讨会在济南召开

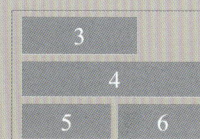

3/樊东升和陈琳教授主持会议

4/10家医院成为国家神经肌肉病诊治规范培训中心单位

5/国家神经肌肉病诊治规范培训中心"牌"（样品）

6/国家神经肌肉病诊治规范培训中心聘书和神经肌肉病理诊断资质合格证书（样品）

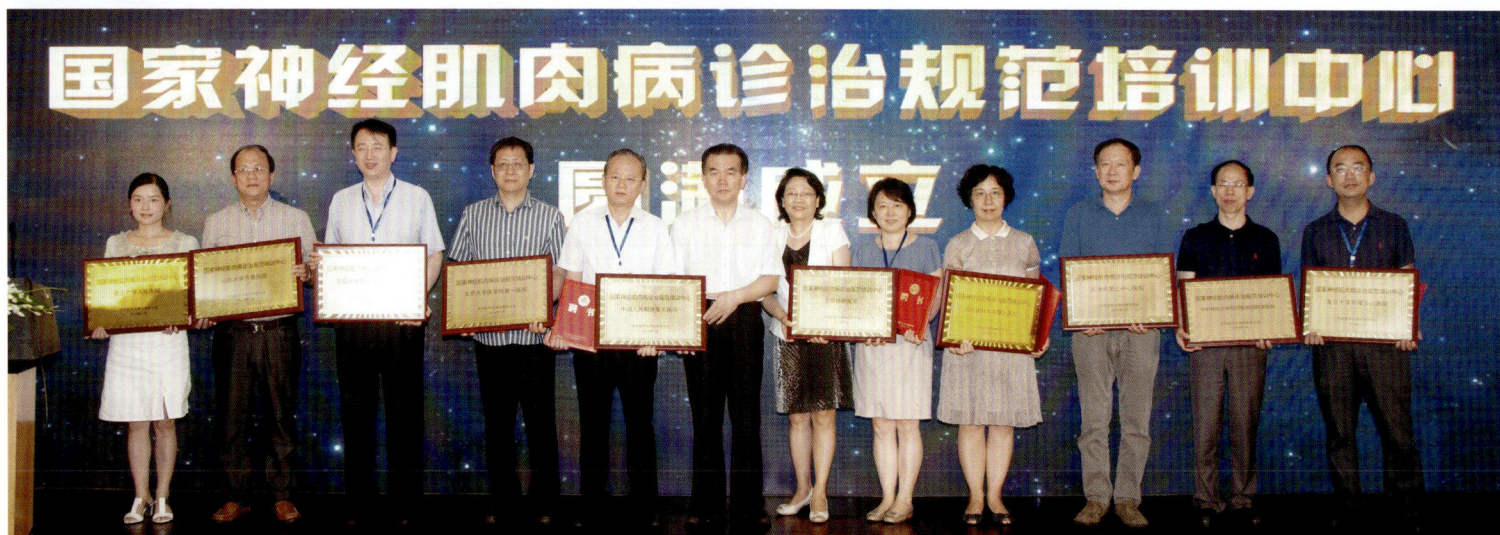

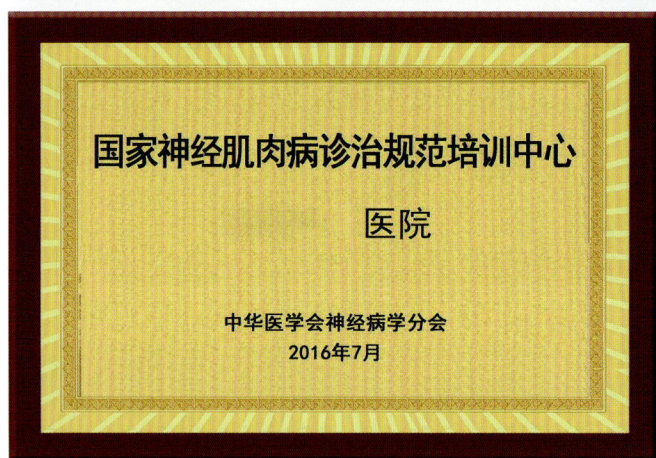

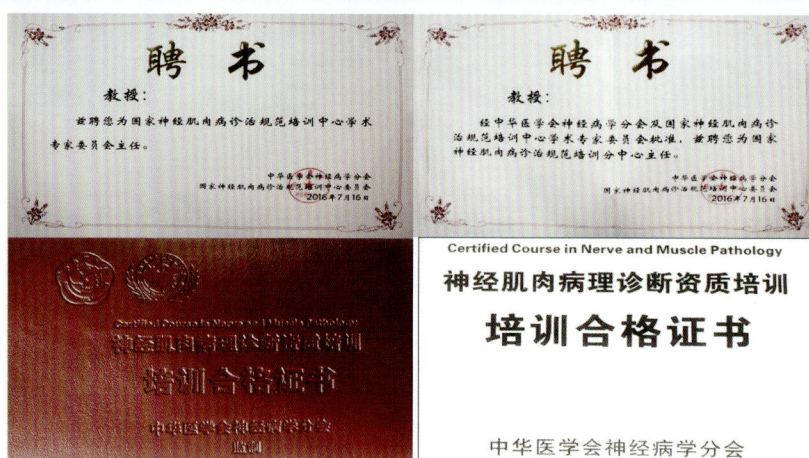

国家神经肌肉病诊治规范培训中心

医院

中华医学会神经病学分会
2016年7月

聘书

聘书

Certified Course in Nerve and Muscle Pathology
神经肌肉病理诊断资质培训
培训合格证书

中华医学会神经病学分会

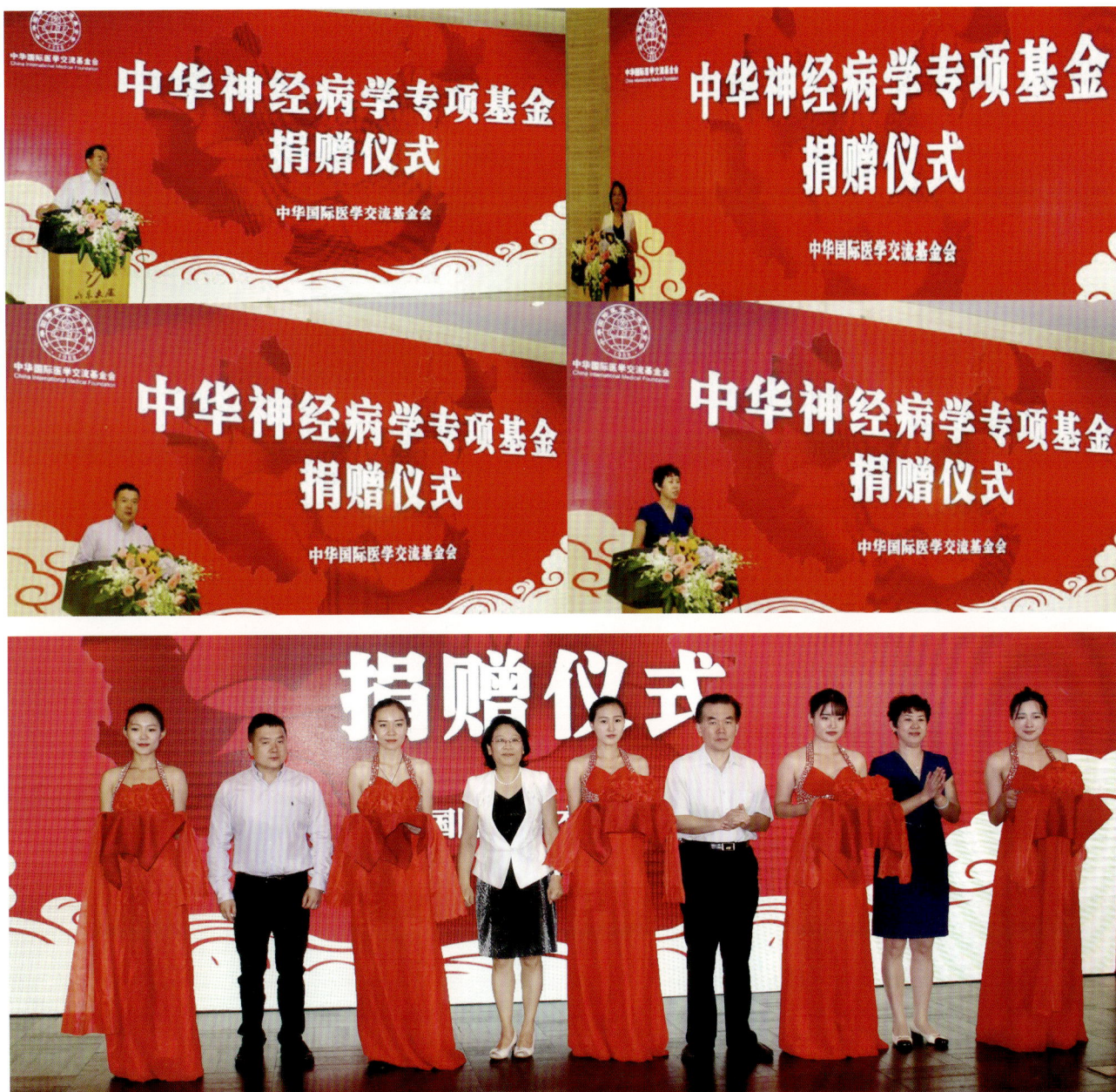

2016年7月，中华国际医学交流基金会在济南举办中华神经病学专项基金捐赠仪式

1/中华医学会神经病学分会主任委员蒲传强教授、中华国际医学交流基金会中华神经病学专项基金主任崔丽英教授、中华国际医学交流基金会张伟强主任和捐赠企业徐元玲副总经理分别致辞

2/捐赠仪式剪彩

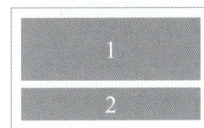

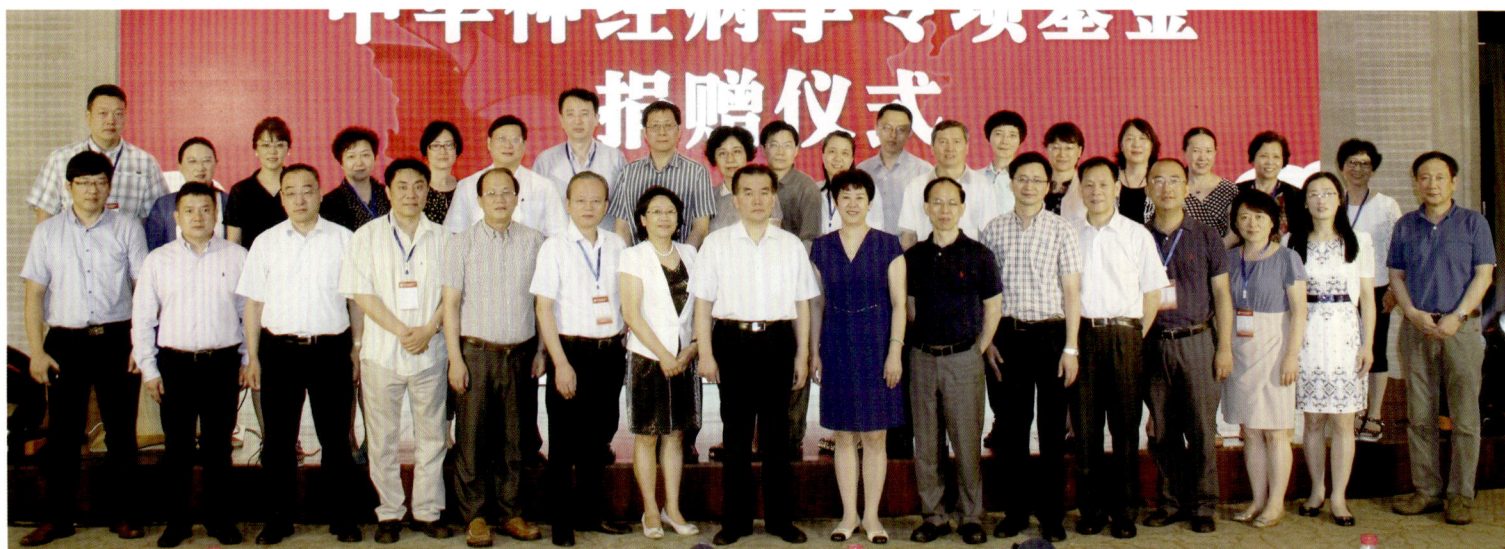

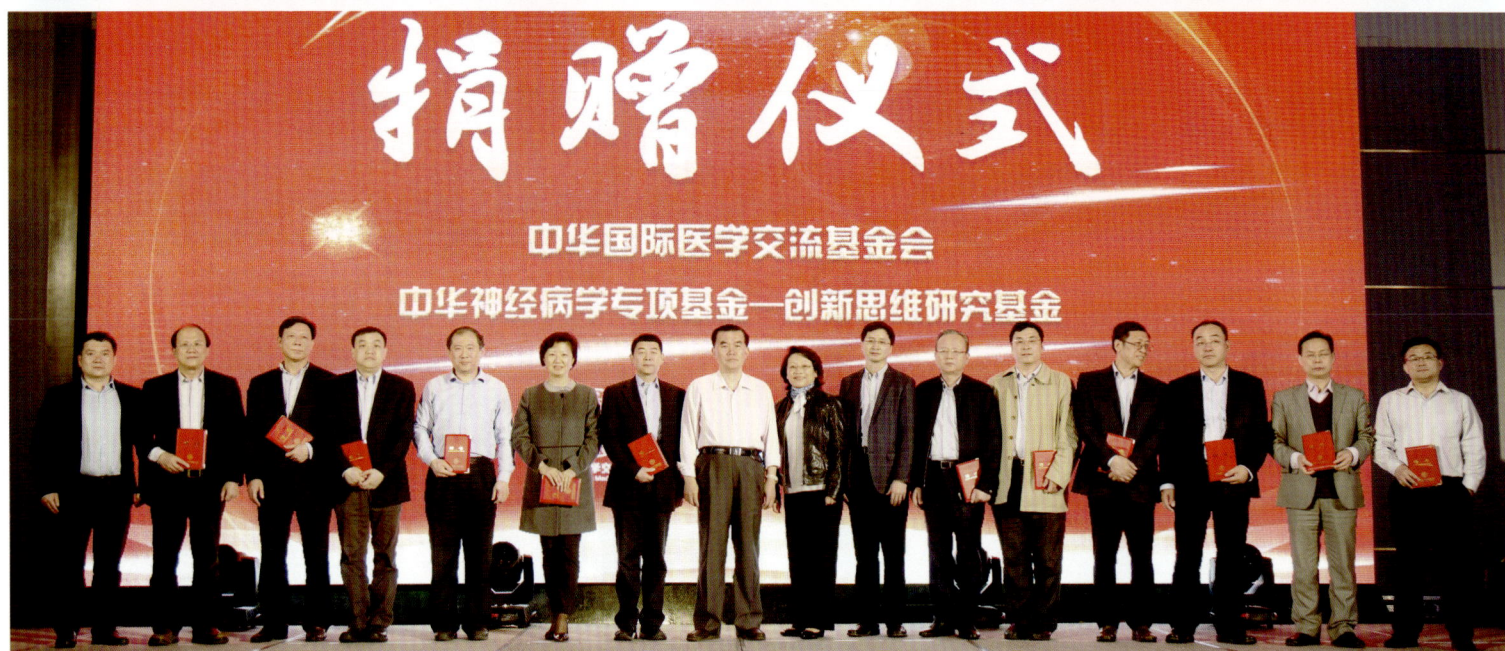

2016年7月，中华国际医学交流基金会在济南举办中华神经病学专项基金捐赠仪式

3/参会专家合影

4/蒲传强和崔丽英教授给中华国际医学交流基金会神经病学专项基金评审委员会专家颁发聘书并合影

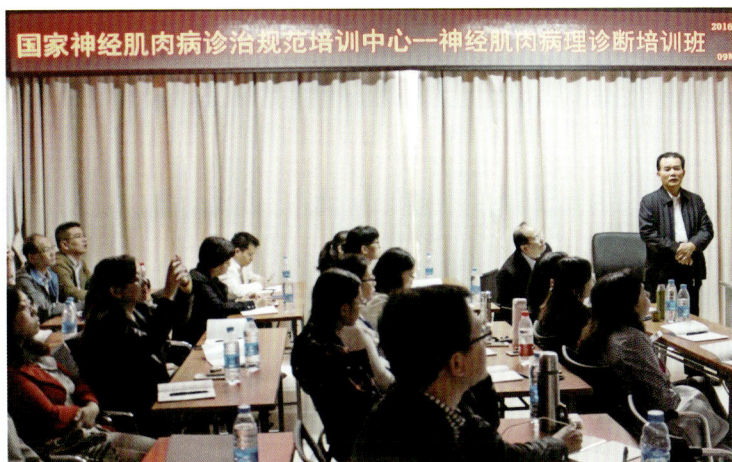

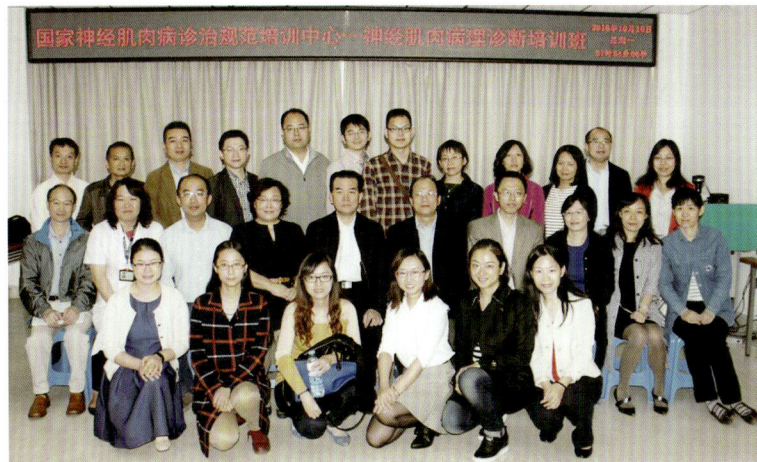

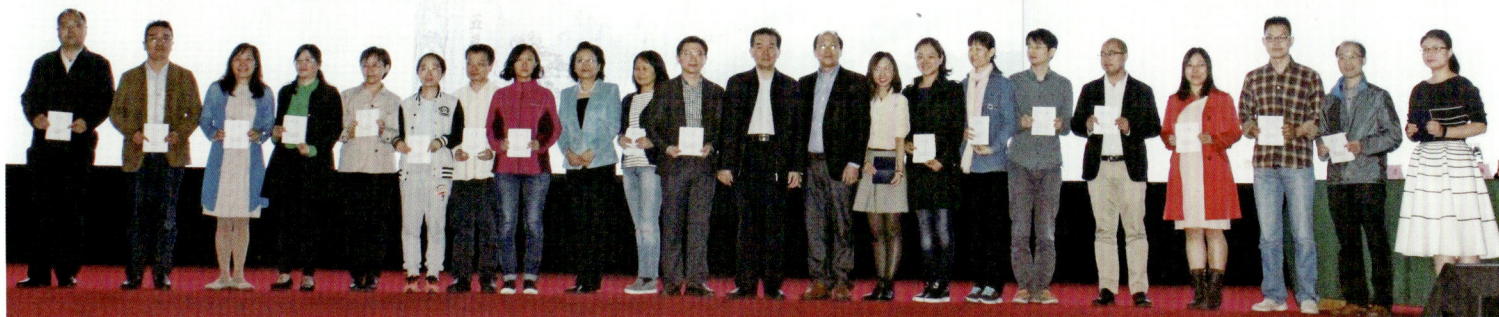

2016年10月，第一次全国神经肌肉病理培训班在济南举办

1/蒲传强教授致辞

2/培训专家和学员合影

3/崔丽英、蒲传强和焉传祝教授为及格学员颁发证书后合影

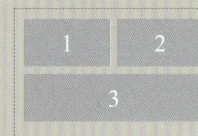

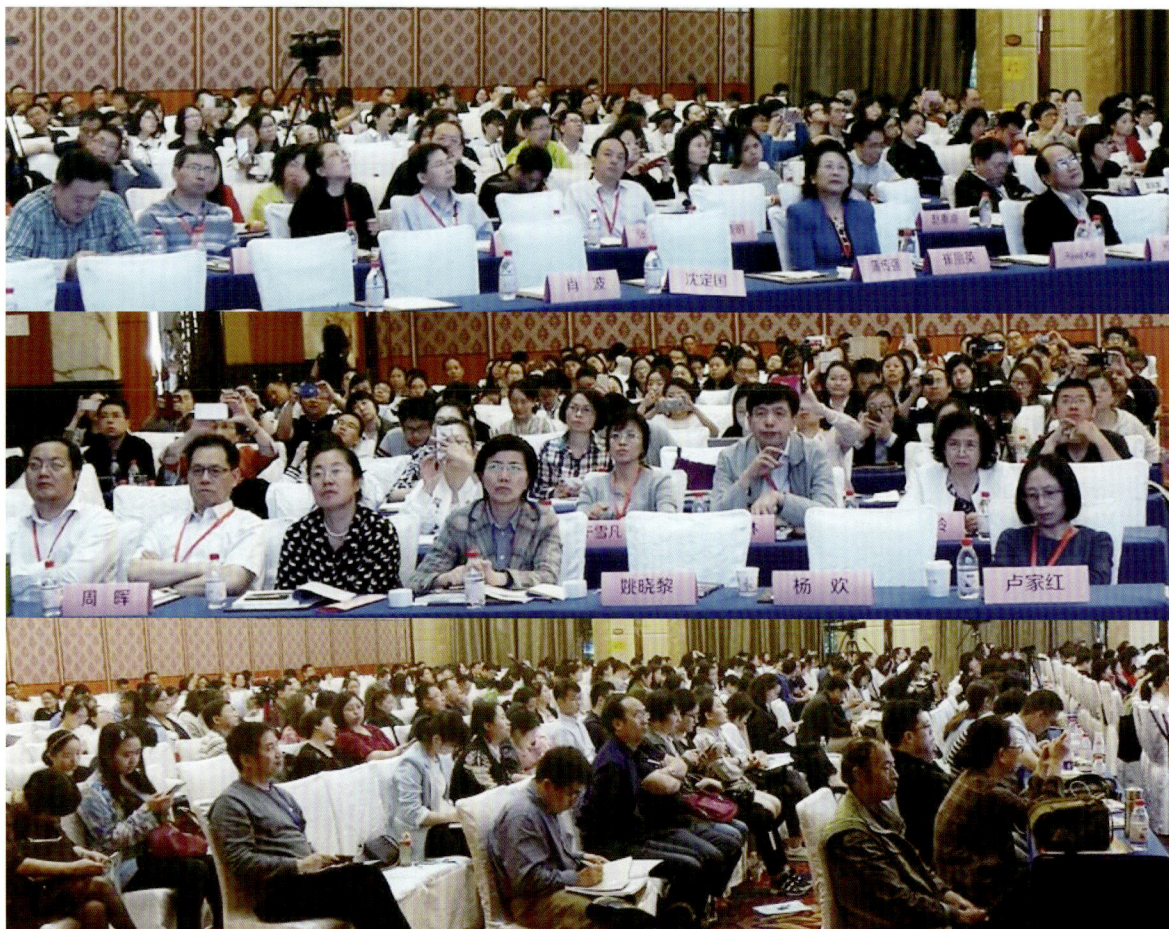

中华医学会神经病学分会
第十一次全国神经肌肉病学术会议

2017年5月4-6日 长沙

日程&论文汇编

主办：中华医学会
　　　中华医学会神经病学分会
承办：中华医学会神经病学分会神经肌肉病学组
　　　中华医学会神经病学分会肌电图与临床神经生理学组

潘传强 教授
大会主席

崔丽英 教授
大会主席

肖波
大会执行主席

杨欢
大会执行主席

欢迎辞

各位同仁，大家好！

由中华医学会、中华医学会神经病学分会主办，中华医学会神经病学分会神经肌肉病学组和肌电图与临床神经生理学组联合承办的第十一次中华医学会神经病学分会全国神经肌肉病学术会议在美丽的历史名城长沙市举办。在此，我们谨代表中华医学会神经病学分会、神经肌肉病学组、肌电图与临床神经生理学组大会组委会向来自全国各地的专家和同仁们表示最热烈的欢迎和衷心的感谢！

本次会议共收到会议投稿360篇，在本次会议上，将进行专题讲座、论文交流及复杂神经肌肉病病例讨论。在两年一次的神经肌肉病学术年会上，来自国内外神经病学专家，特别是长期从事神经肌肉病研究和临床工作的专家们和各地门诊荟萃一堂，共同研讨神经肌肉病的基础与临床研究进展，介绍最新的研究成果，推广诊治新技术、新方法。通过举办复杂的临床肌肉病理讨论等活动，将会给各位同仁更多的收获。

潘传强 教授 崔丽英 教授
大会主席
肖波 教授 杨欢 教授
大会执行主席
2017年5月5日

会议组织机构

学术委员会

顾问：
汤晓芙　吴丽娟　沈定国　郑玉璞　康德瑄

大会主席：
崔丽英　蒲传强

大会副主席：（按姓氏笔画排列）
王玉平　卢家红　陈琳　袁云　焉传祝　黄旭升
樊东升　肖波　杨欢

学术委员会：（按姓氏笔画排列）
卜碧涛　于雪凡　丰宏林　王柠　王剑锋　王晓明　石强
卢祖能　乔凯　刘兴洲　刘明生　刘南平　许红　李伟
李晓雍　杨欢　张成　张俊　张通　张在强　张哲成
邵蓓　周晖　周瑞玲　赵重波　赵晓萍　郝延磊　胡静
姚生　姚晓黎　贾志荣　郭军红　曹秉振　蓝宇威　管宇宙
蒲华　潘晓丽

组织委员会

主席：
蒲传强　崔丽英

执行主席：
肖波　杨欢

组织委员会：（按姓氏笔画排列）
卜碧涛　于雪凡　丰宏林　王柠　王剑锋　王晓明　石强
卢祖能　乔凯　刘兴洲　刘明生　刘南平　许红　李伟
李晓雍　杨欢　张成　张俊　张通　张在强　张哲成
邵蓓　周晖　周瑞玲　赵重波　赵晓萍　郝延磊　胡静
姚生　姚晓黎　贾志荣　郭军红　曹秉振　蓝宇威　管宇宙
蒲华　潘晓丽　李海峰　曹丽娟

大会秘书处：
石强　管宇宙　蔡晓杰　张悦　姜海燕　吴志国　李秋香
周坡婷

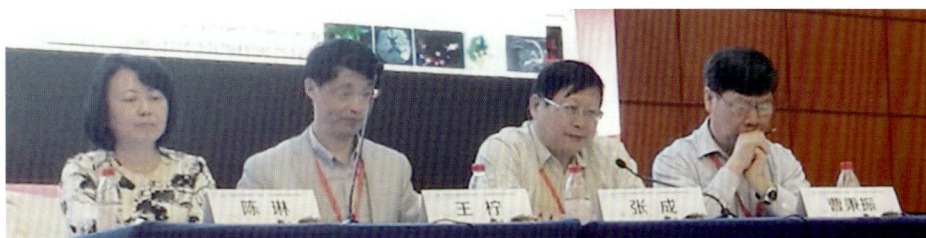

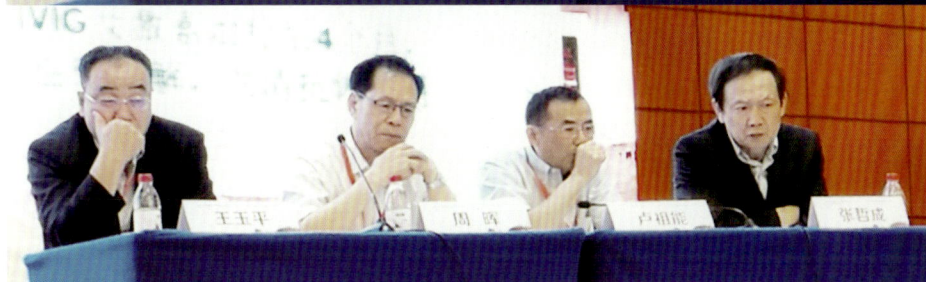

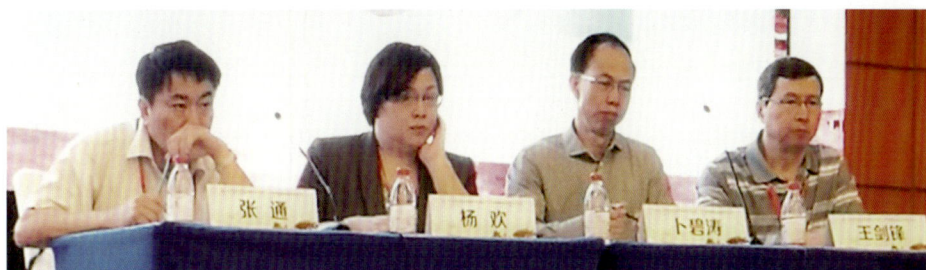

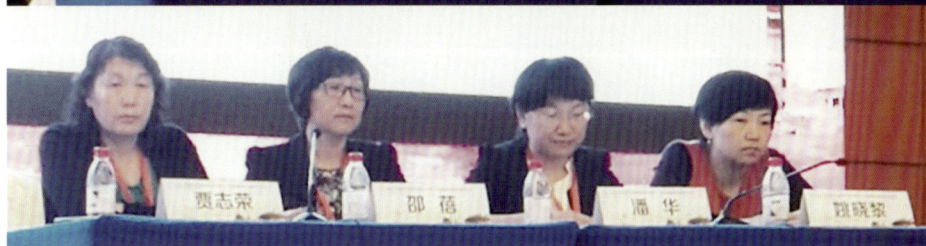

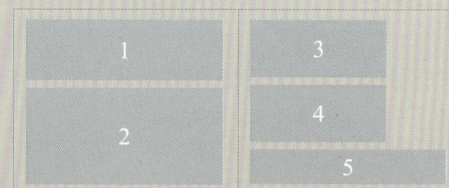

2017年5月，中华医学会第十一届全国神经肌肉病学术会议在长沙召开

1/会议日程与论文汇编、大会主席和大会执行主席欢迎辞及会议组织结构

2/会场

3/会议主持陈琳、王柠、张成、曹秉振、王玉平、周晖、卢祖能和张哲成教授

4/会议主持张通、杨欢、卜碧涛、王剑锋、贾志荣、邵蓓、潘华和姚晓黎教授

5/樊东升、袁云、黄旭升和Ryuuji Kaji教授在会上发言

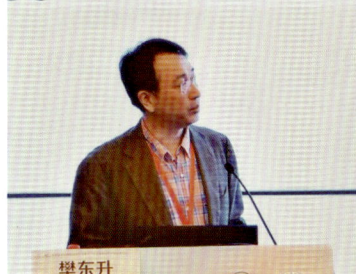

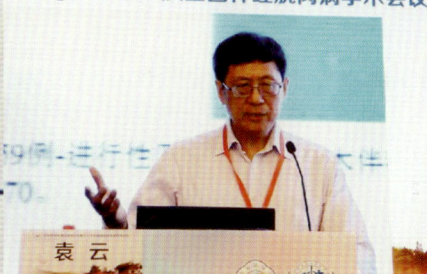

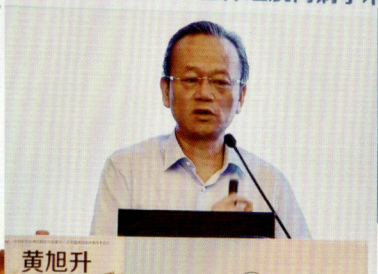

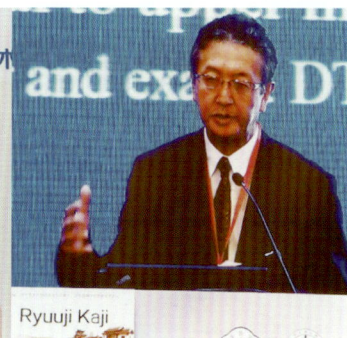

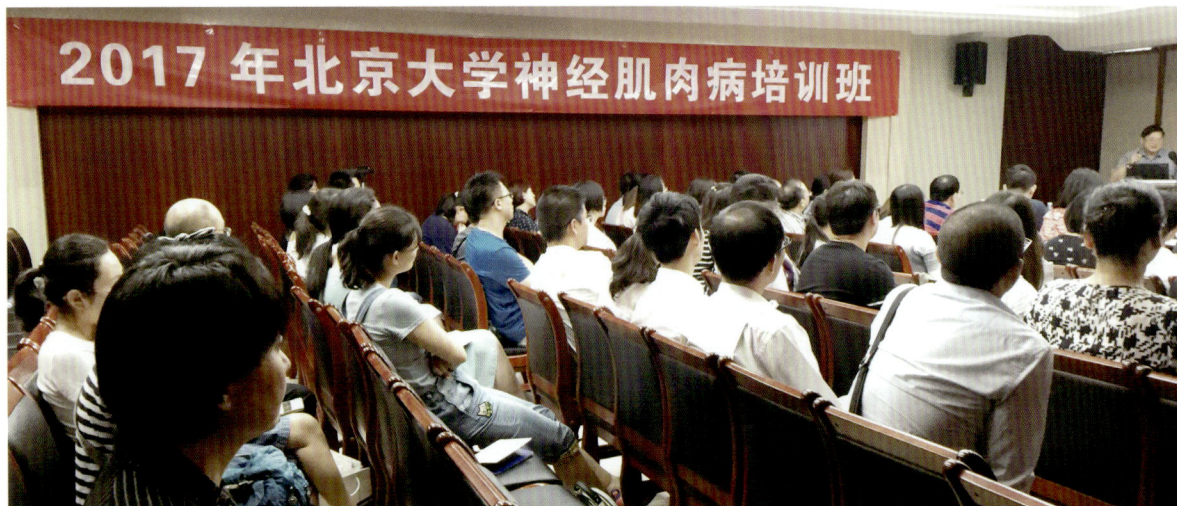

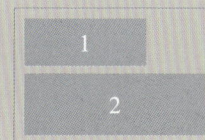

2017年6月，第二次全国神经肌肉病理培训班在北京举办

1/会场

2/学员合影

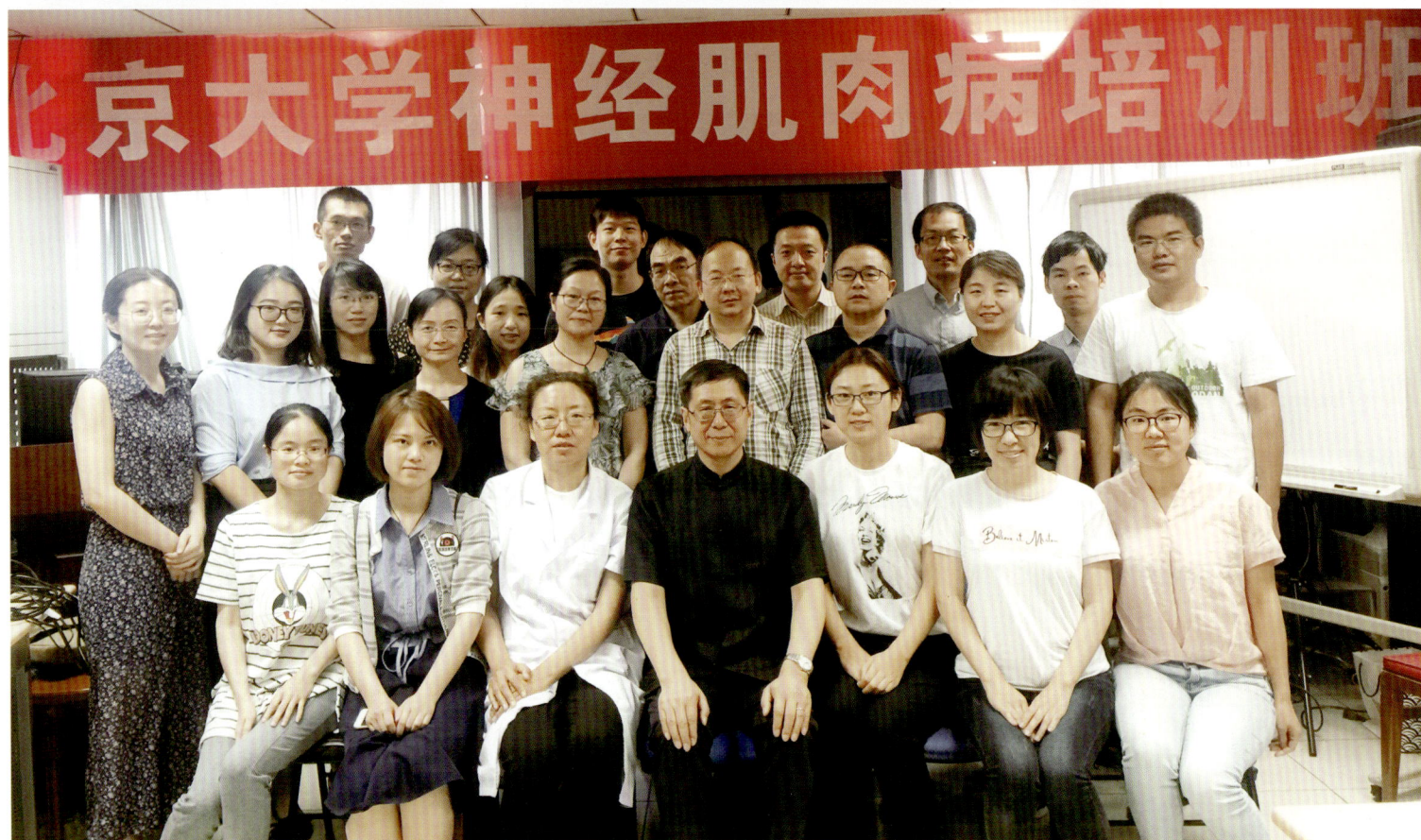

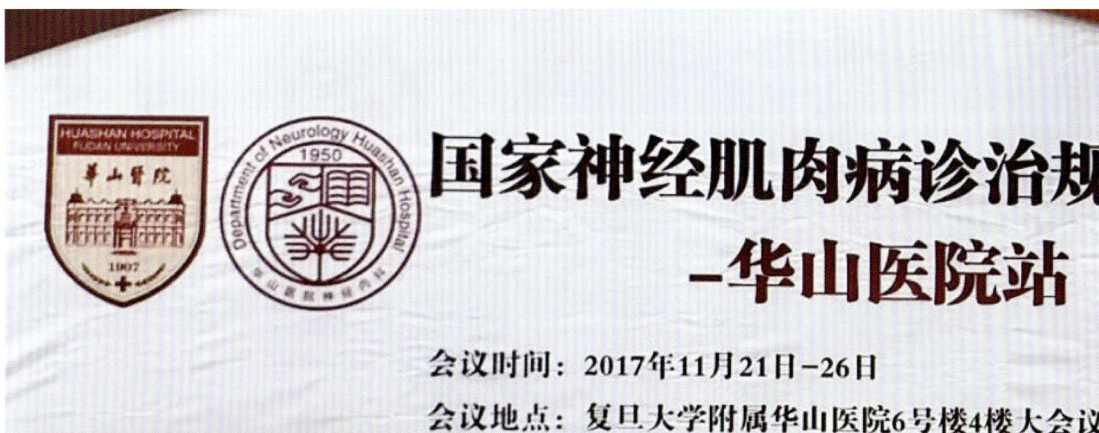

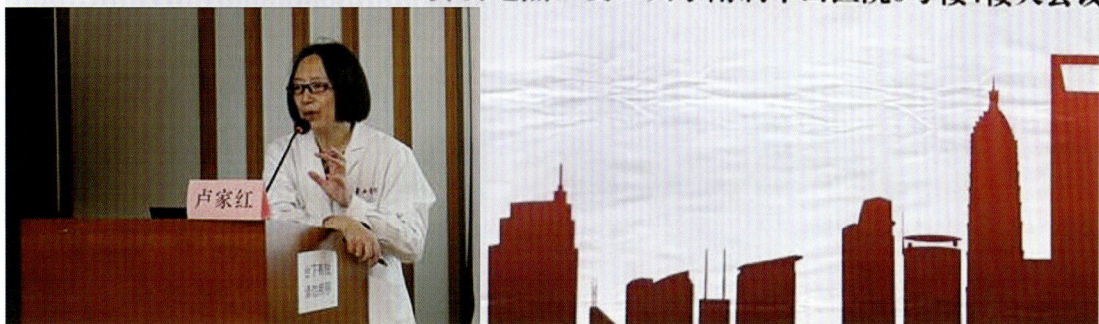

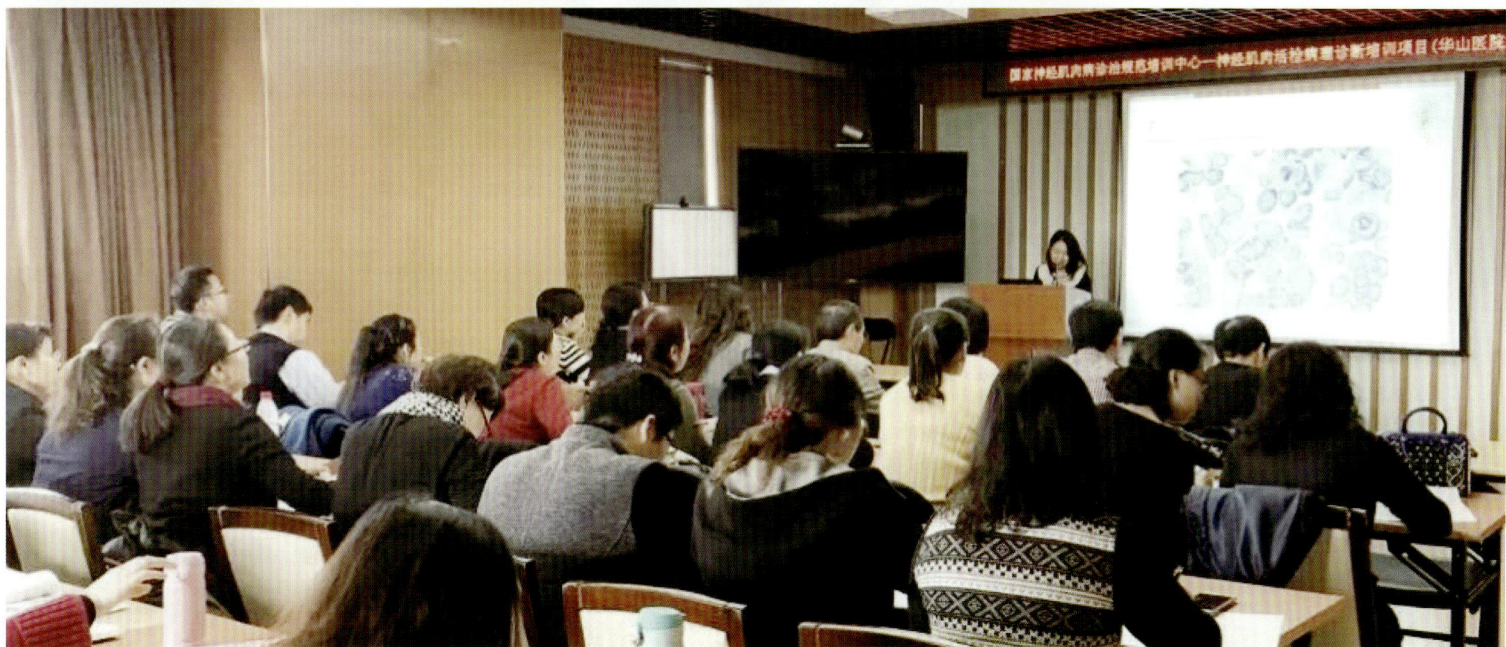

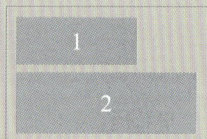

2017年11月，第三次全国神经肌肉病理培训班在上海举办

1/ 卢家红教授致辞

2/ 会场

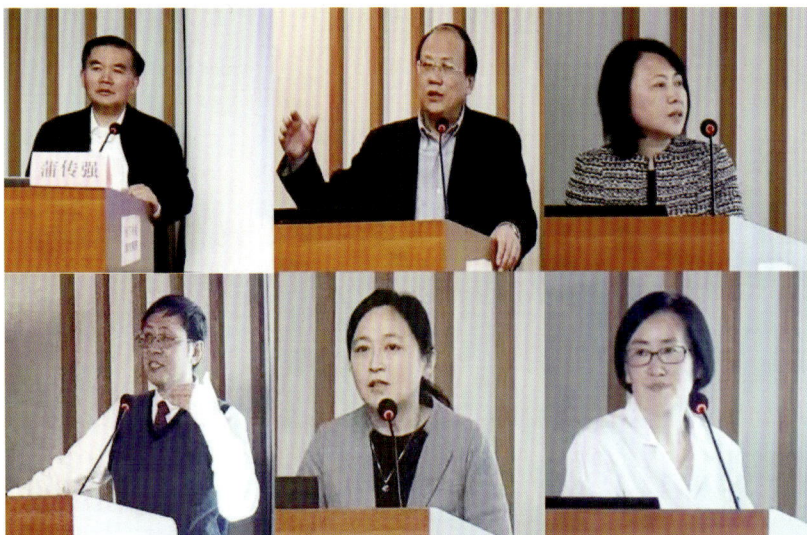

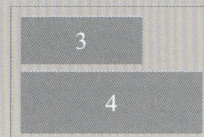

2017年11月，第三次全国神经肌肉病理培训班在上海举办

3/蒲传强、焉传祝、陈琳、袁云、王朝霞和乔凯教授发言

4/部分授课专家与学员合影

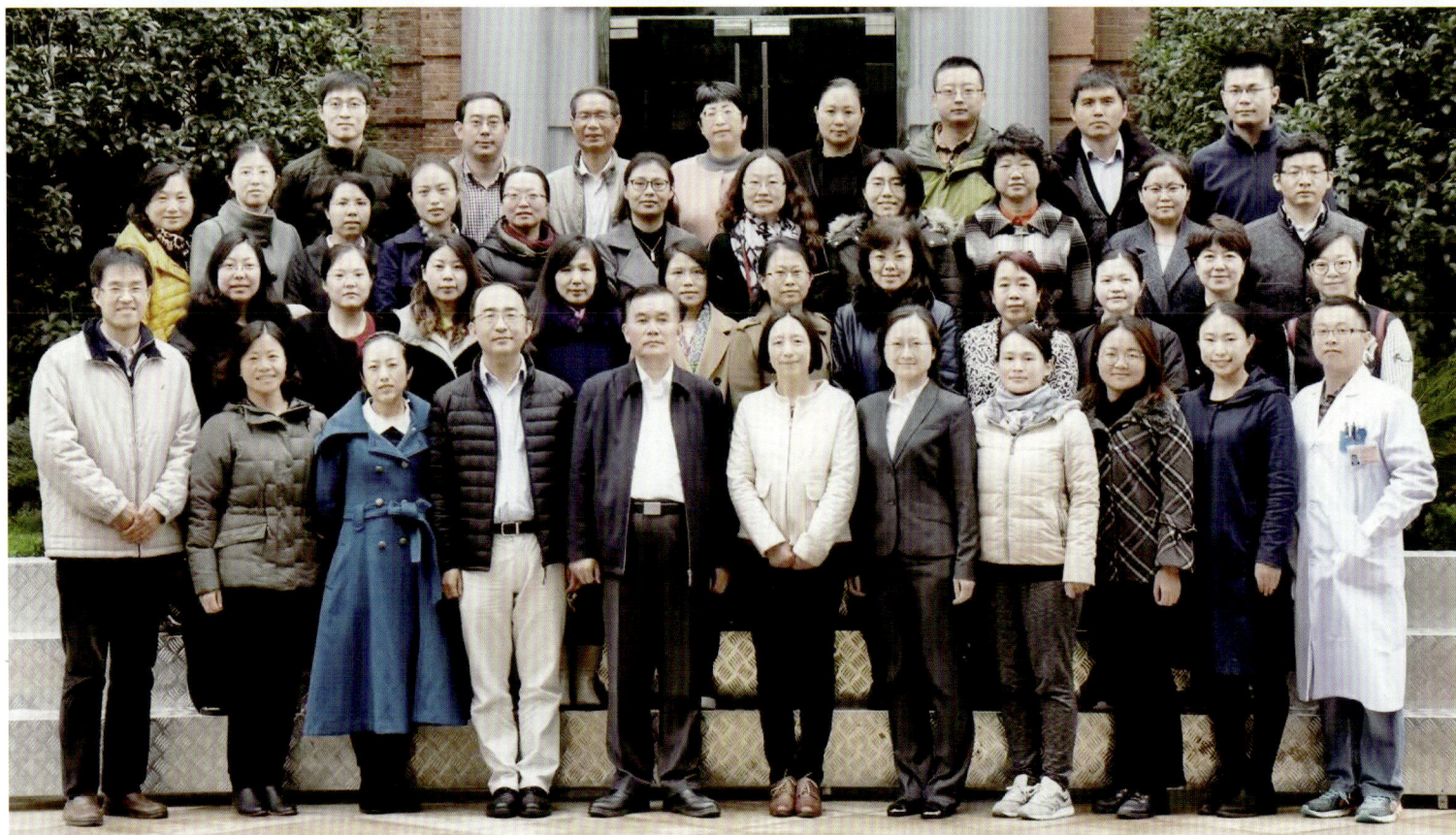

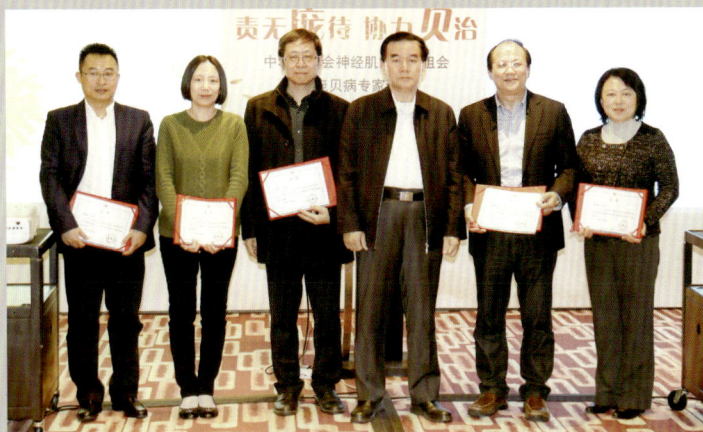

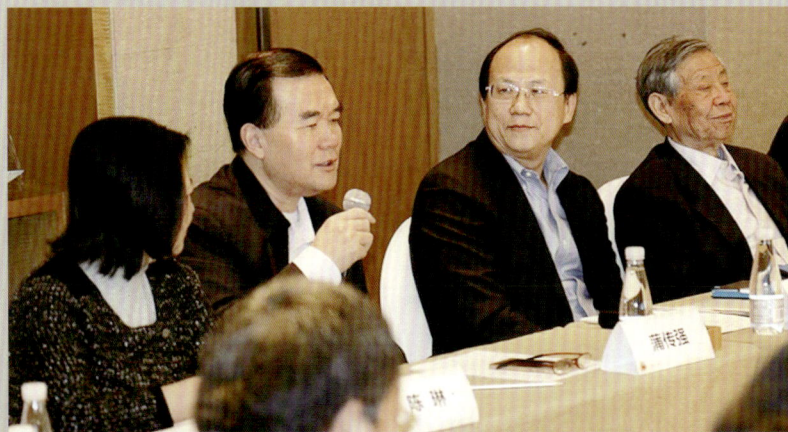

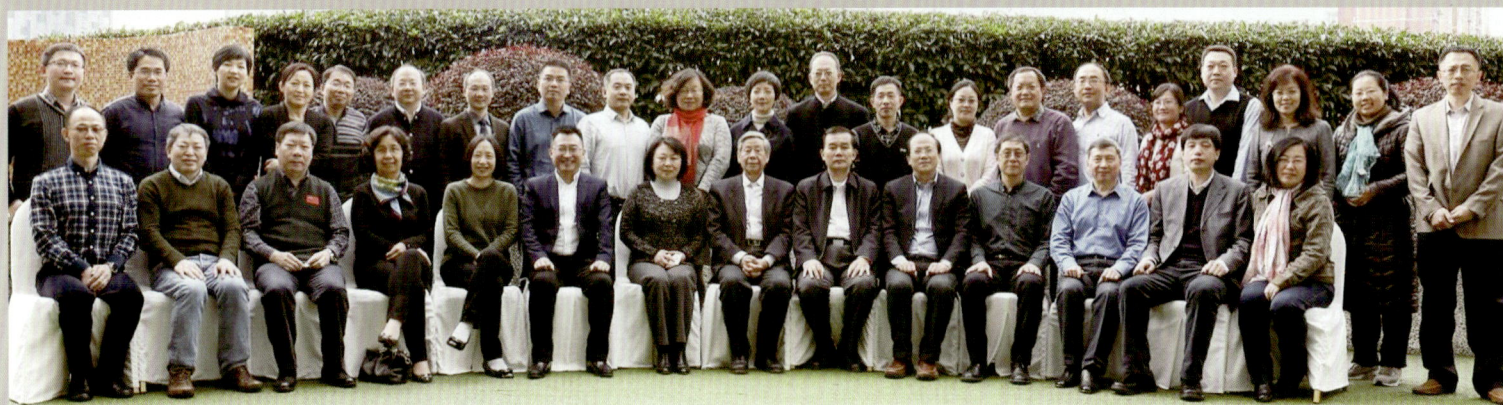

2017 年 12 月，神经肌肉病学组在上海召开委员工作会议

1/ 名誉组长蒲传强教授给学组领导颁发聘书

2/ 蒲传强教授发言

3/ 全体委员合影

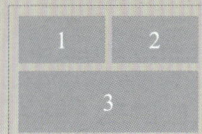

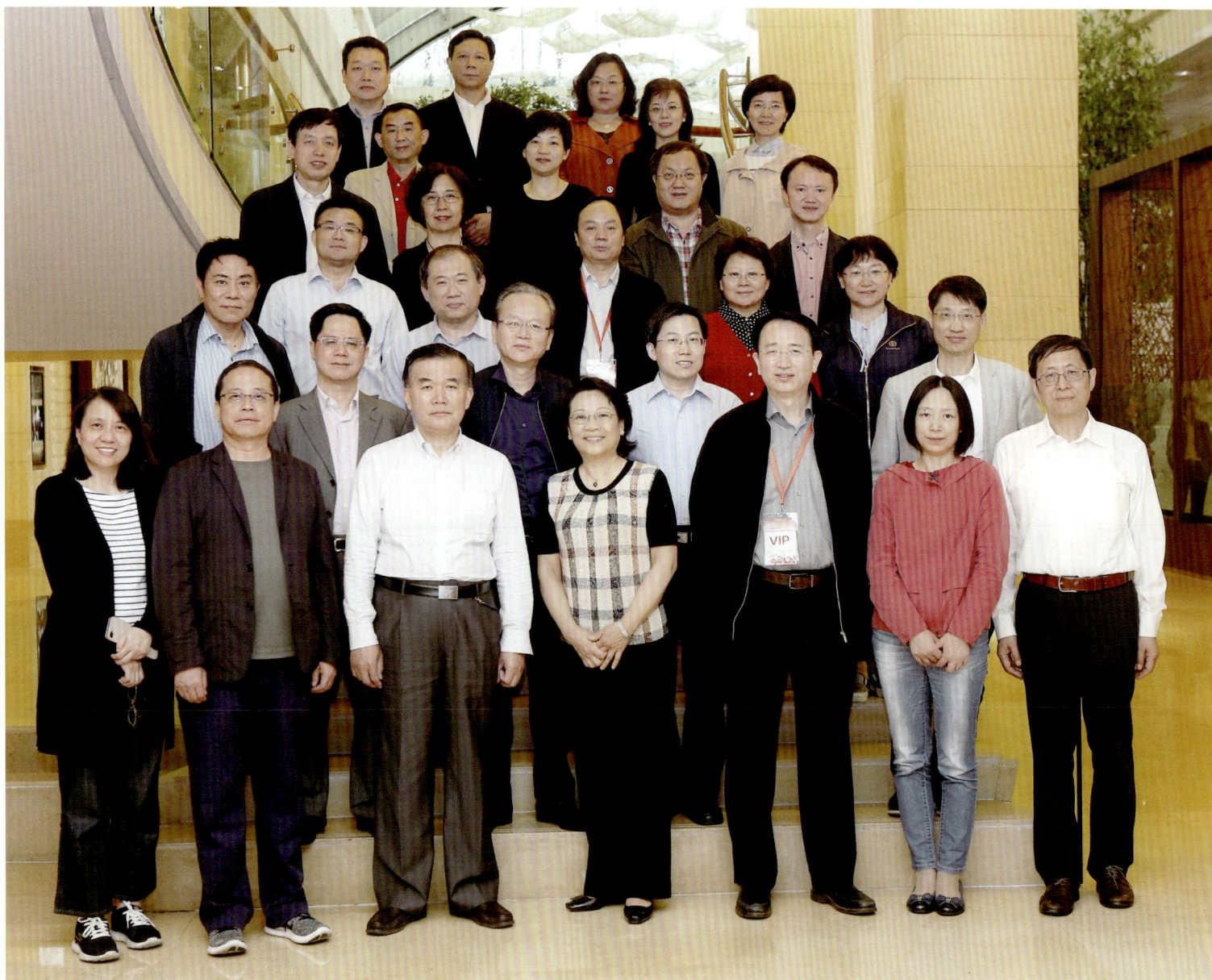

2018年4月，中华医学会神经病学分会周围神经病协作组、神经肌肉病学组、肌电图和临床神经电生理学组的部分专家在成都参加第一次周围神经病诊治指南/共识修订讨论会后合影

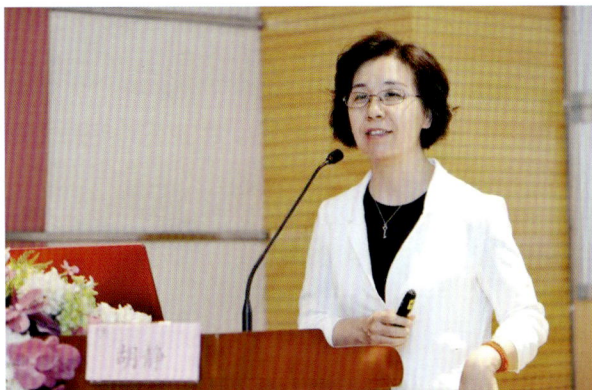

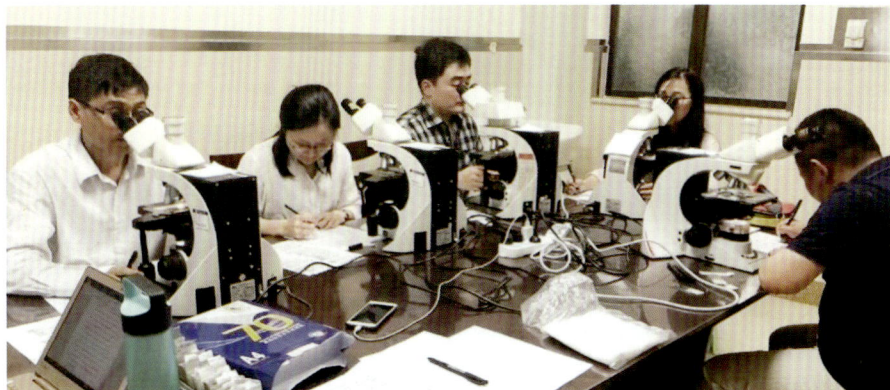

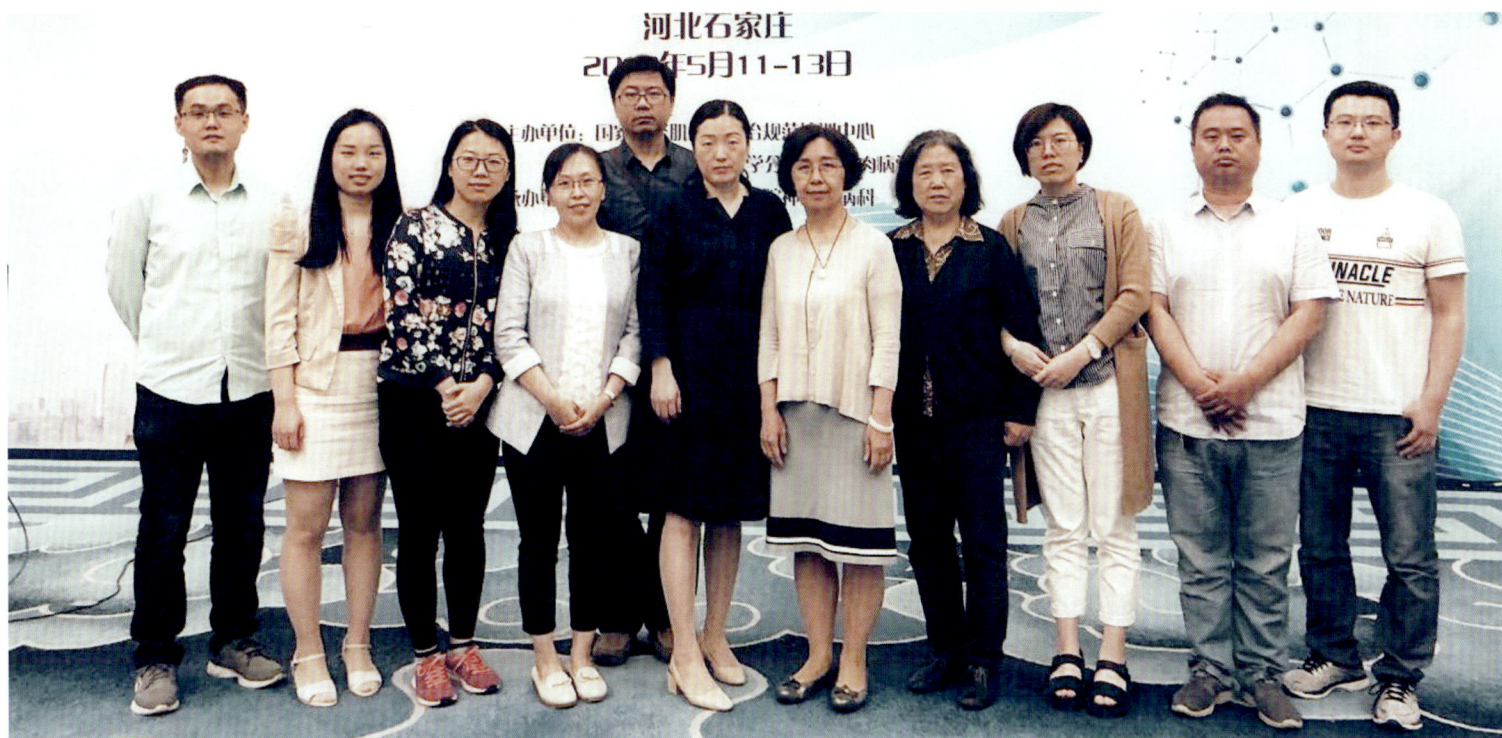

2018年5月，第四次全国肌肉病理培训班在石家庄举办

1/胡静教授讲课

2/学员在显微镜下学习读肌肉病理片

3/参会学员合影

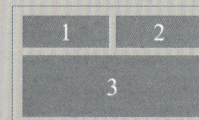

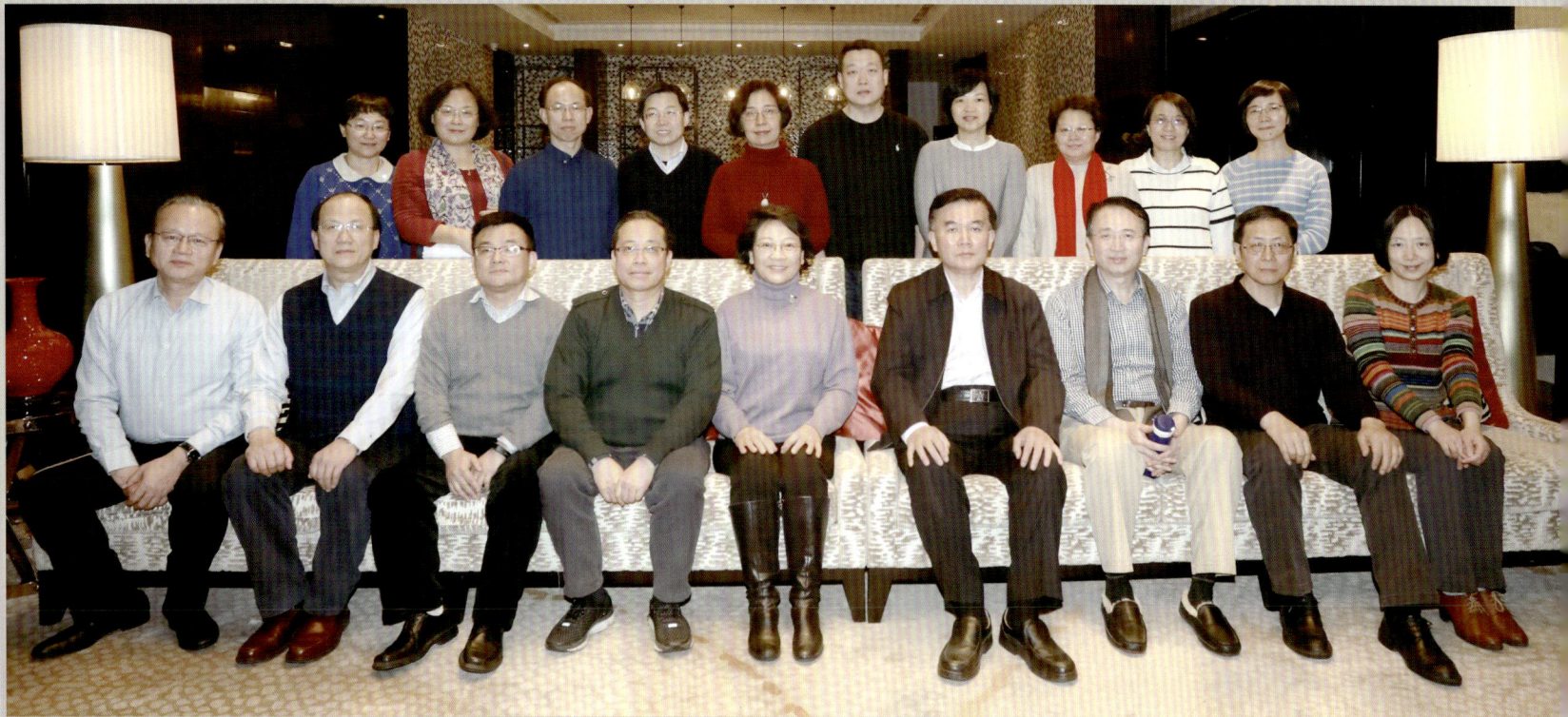

2019年1月，中华医学会神经病学分会周围神经病协作组、神经肌肉病学组、肌电图和临床神经电生理学组的部分专家在南京参加第二次周围神经病诊治指南/共识修订讨论会后合影

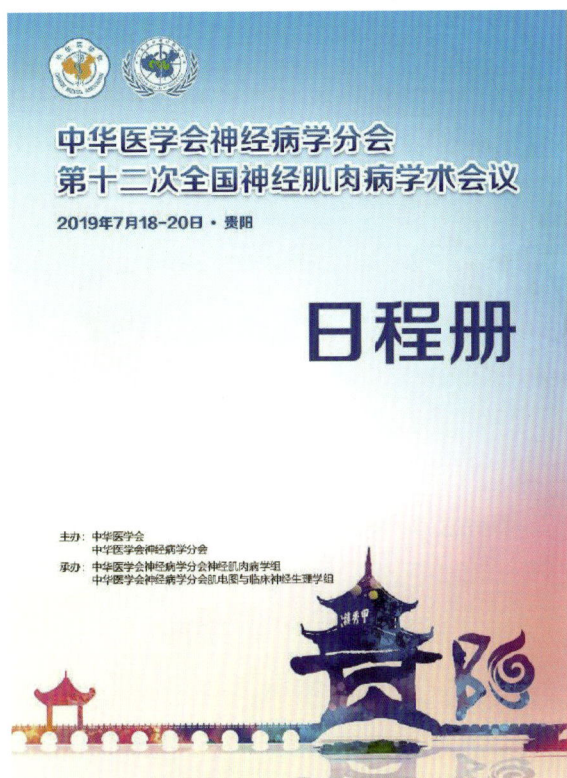

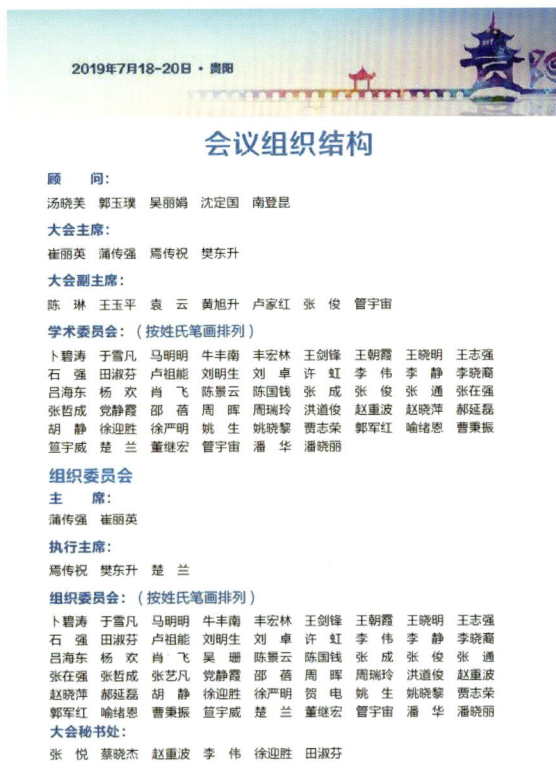

会议组织结构

顾　问：
汤晓芙　郭玉璞　吴丽娟　沈定国　南登昆

大会主席：
崔丽英　蒲传强　焉传祝　樊东升

大会副主席：
陈　琳　王玉平　袁　云　黄旭升　卢家红　张　俊　管宇宙

学术委员会：（按姓氏笔画排列）
卜碧涛　于雪凡　马明明　牛丰南　丰宏林　王剑锋　王朝霞　王晓明　王志强
石　强　田淑芬　卢祖能　刘明生　刘　卓　许　虹　李　伟　李　静　李晓裔
吕海东　杨　欢　肖　飞　陈景云　陈国钱　张　成　张　俊　张　通　张在强
张哲成　党静霞　邵　蓓　周　晖　周瑞玲　洪道俊　赵重波　赵晓萍　郝延磊
胡　静　徐迎胜　徐严明　姚　生　姚晓黎　贾志荣　郭军红　喻绪恩　曹秉振
笪宇威　楚　兰　董继宏　管宇宙　潘　华　潘晓丽

组织委员会

主　席：
蒲传强　崔丽英

执行主席：
焉传祝　樊东升　楚　兰

组织委员会：（按姓氏笔画排列）
卜碧涛　于雪凡　马明明　牛丰南　丰宏林　王剑锋　王朝霞　王晓明　王志强
石　强　田淑芬　卢祖能　刘明生　刘　卓　许　虹　李　伟　李　静　李晓裔
吕海东　杨　欢　肖　飞　吴　翊　陈景云　陈国钱　张　成　张　俊　张　通
张在强　张哲成　张艺凡　党静霞　邵　蓓　周　晖　周瑞玲　洪道俊　赵重波
赵晓萍　郝延磊　胡　静　徐迎胜　徐严明　贺　电　姚　生　姚晓黎　贾志荣
郭军红　喻绪恩　曹秉振　笪宇威　楚　兰　董继宏　管宇宙　潘　华　潘晓丽

大会秘书处：
张　悦　蔡晓杰　赵重波　李　伟　徐迎胜　田淑芬

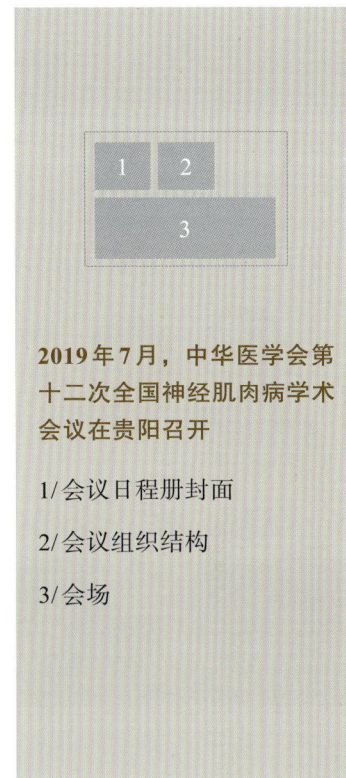

2019 年 7 月，中华医学会第十二次全国神经肌肉病学术会议在贵阳召开

1/ 会议日程册封面

2/ 会议组织结构

3/ 会场

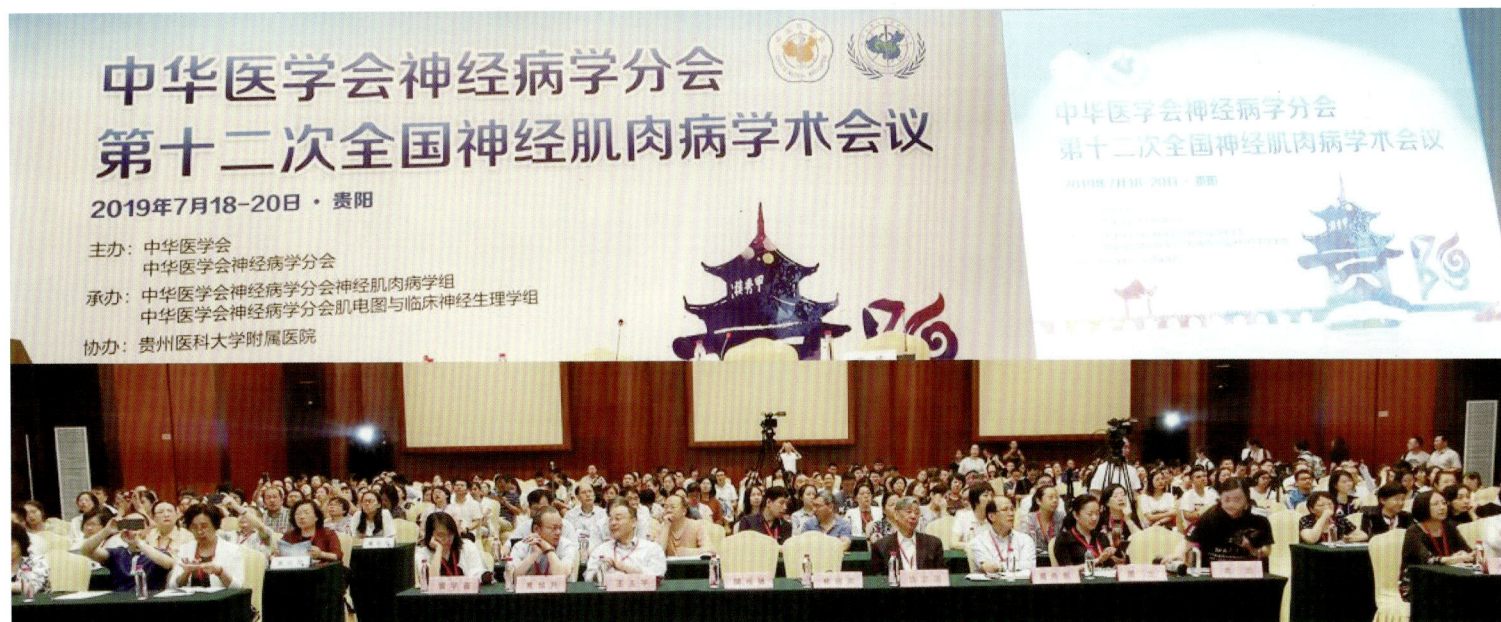

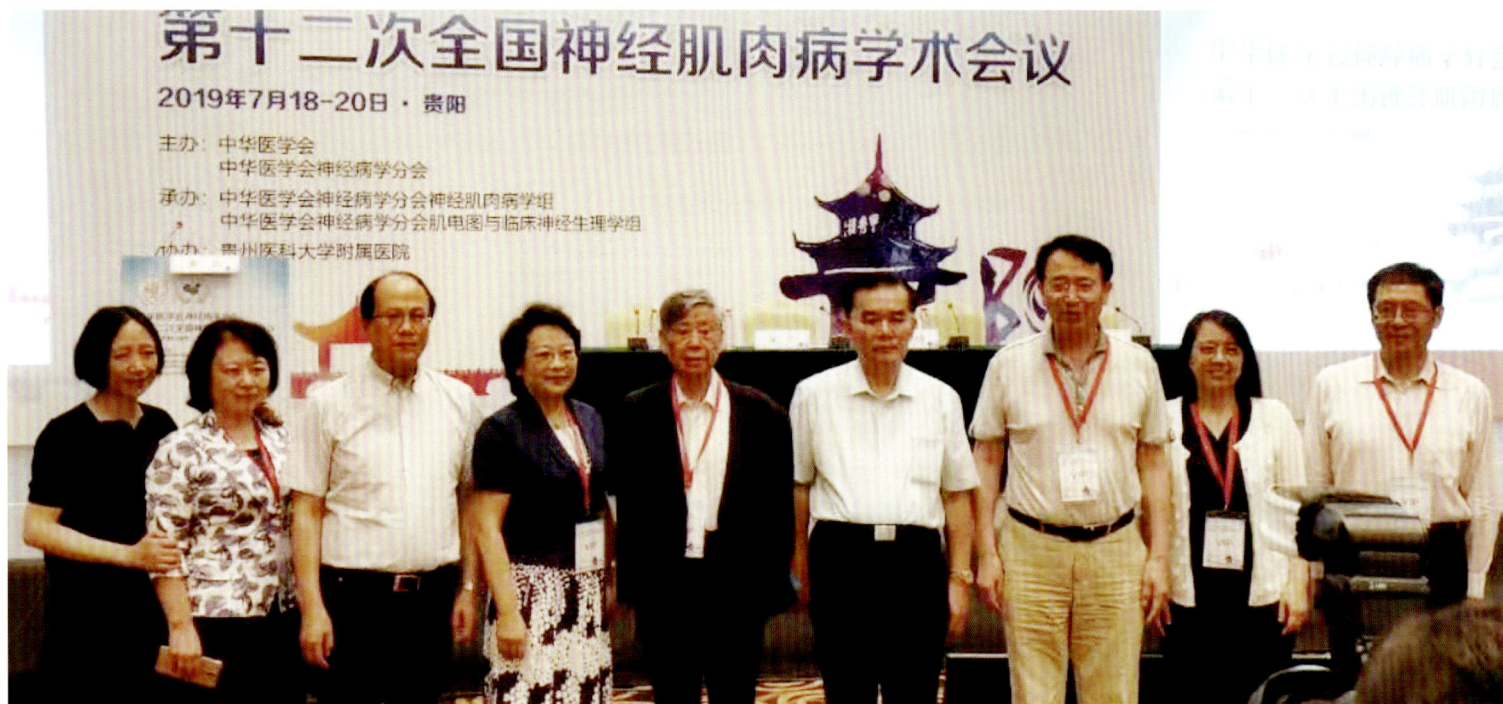

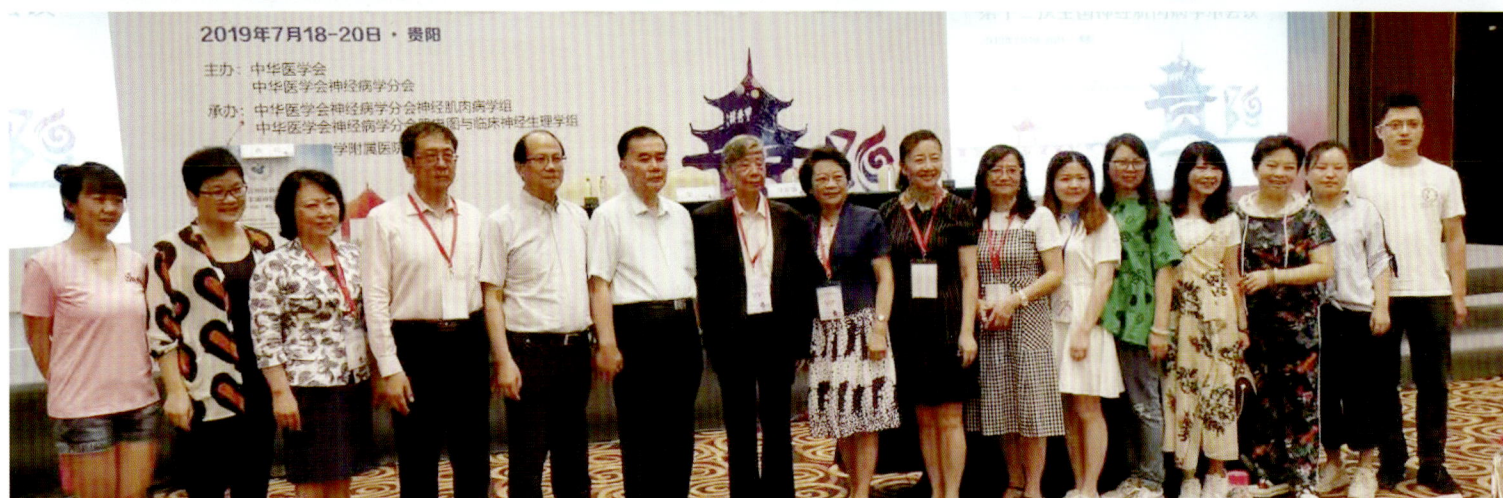

2019年7月，中华医学会第十二次全国神经肌肉病学术会议在贵阳召开

4/ 神经肌肉病学组和肌电图与临床神经电生理学组领导合影

5/ 神经肌肉病学组、肌电图与临床神经电生理学组领导和部分参会代表合影

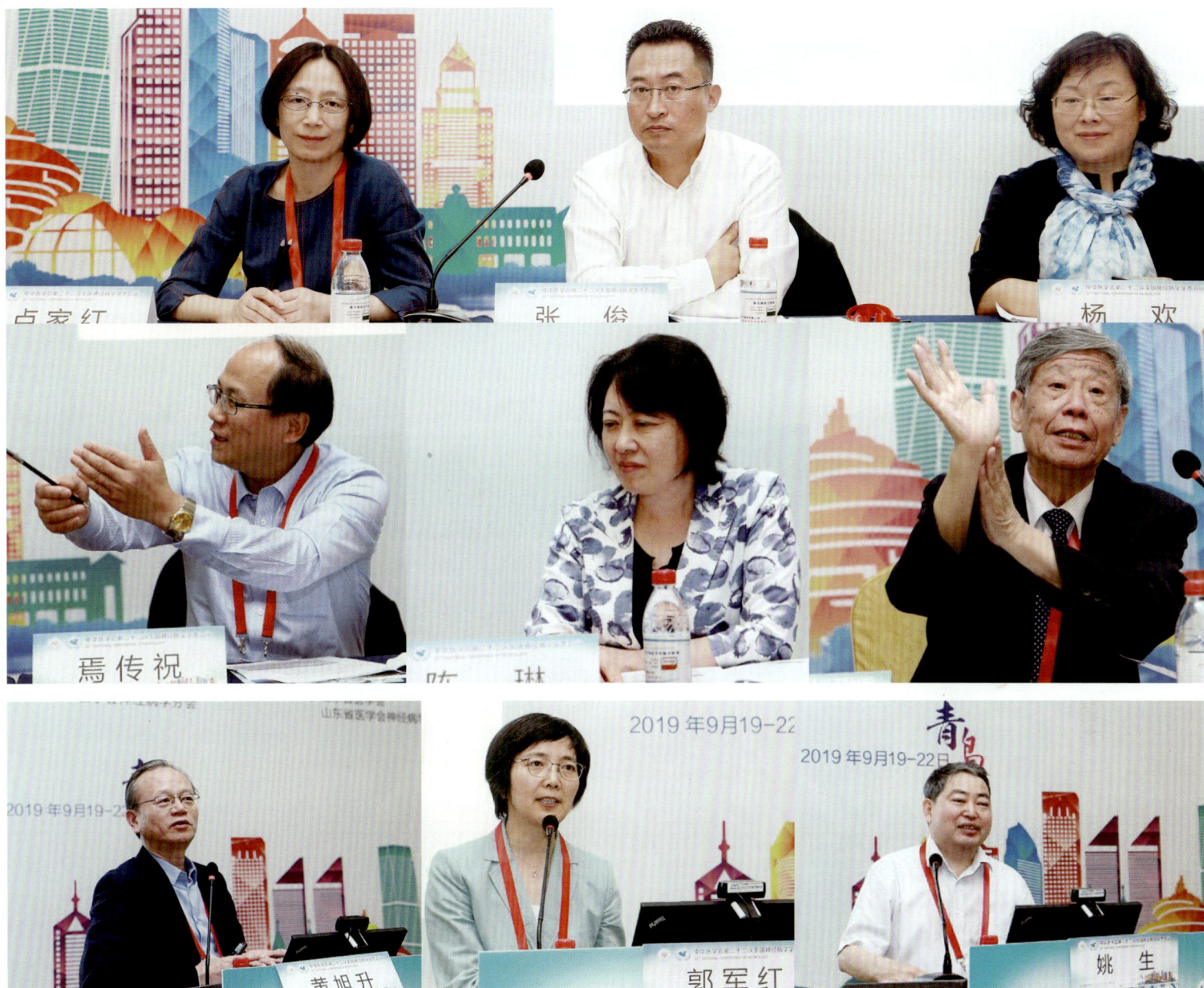

2019年9月，中华医学会第二十二次全国神经病学学术会议在青岛召开

1/神经肌肉病与周围神经病分会场主持人焉传祝、陈琳、沈定国、卢家红、张俊和杨欢教授

2/黄旭升、郭军红和姚生教授发言

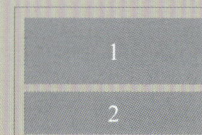

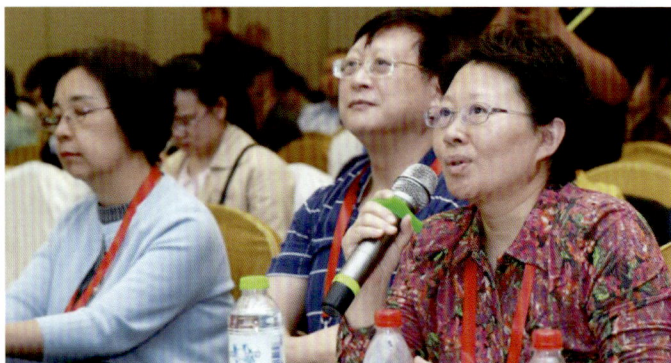

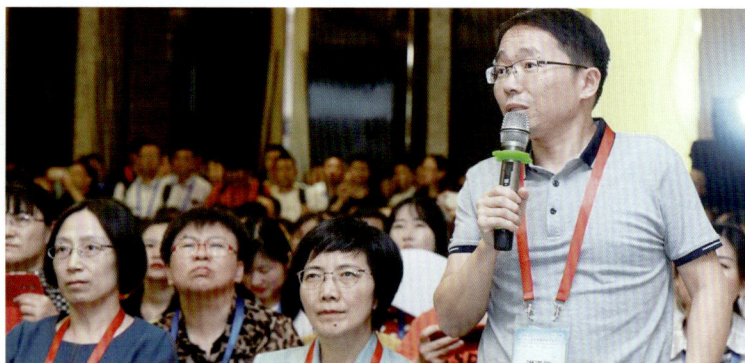

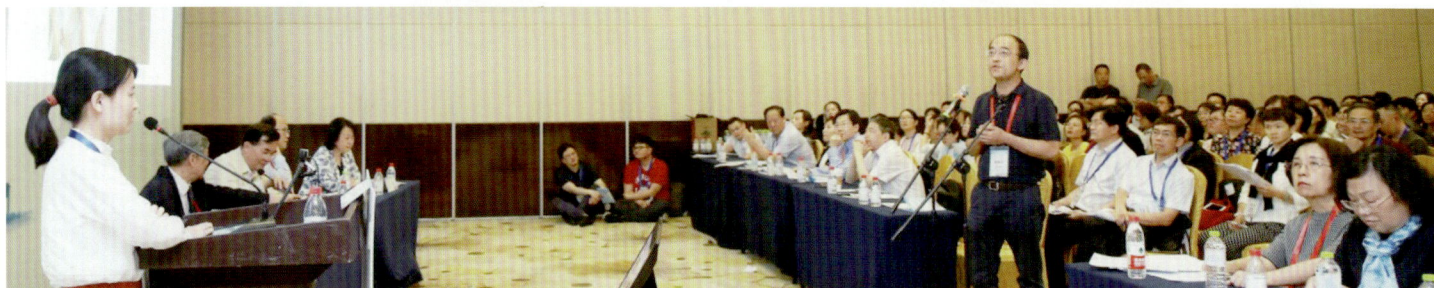

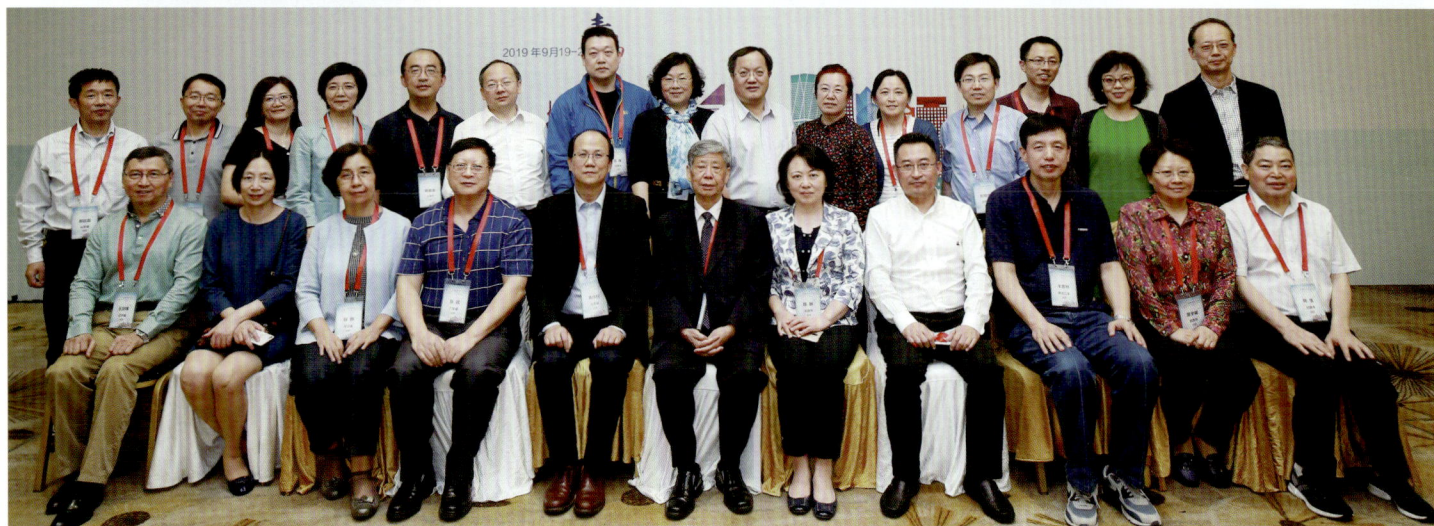

2019年9月，中华医学会第二十二次全国神经病学学术会议在青岛召开

3～5/笪宇威、赵重波和洪道俊教授参与讨论

6/神经肌肉病学组委员合影

3	4
5	
6	

九、中华医学会神经病学分会神经康复学组

（一）学组成立及其发展

中国康复医学的发展始于20世纪80年代。神经康复是神经病学专业重要的临床学科，早在1990年，神经病学的知名专家和有识之士就认识到了神经康复对神经损伤后恢复的重要性。1990年3月，中华医学会第三届全国脑血管病学术会议在洛阳召开，会上30余名神经病学代表经过讨论后认为，有必要在中华医学会神经精神科学会建立神经康复学组，并推荐朱镛连、曹起龙和方定华教授等为筹备人员。1991年初，中华医学会正式批准成立神经康复学组，朱镛连教授任组长，曹起龙教授任副组长，方定华教授任秘书，委员有朱镛连、曹起龙、方定华、丁德云、王新德、卢亮、刘道宽、陈俊宁、李恭、孟家眉、高素荣、郭玉璞和粟秀初。他们是全国各地在神经内科有较深造诣且知名度较高的专家，热心于发展神经康复事业。神经康复学组的成立标志着我国神经康复进入一个新阶段。1992年5月，神经康复学组于杭州召开中华医学会第一届全国神经康复学术会议，参会者来自除新疆维吾尔自治区、西藏自治区和台湾地区外的全国各省、自治区、直辖市。此次会议收到论文262篇，内容广泛，涉及康复医学的基础研究、失语症、智力障碍、运动障碍的临床康复，中西医药的康复治疗，以及康复器械、仪器、检测指标等研究。此次会议的成功召开表明，康复医学已被神经病学界认可和接受，且受到重视，其与临床神经病学和神经康复学相互渗透、紧密结合之势已成，是现代医学发展的一个必然趋势。神经康复学组成立初期，为了向我国广大医务工作者和患者介绍神经康复的各个方面内容，委员们不遗余力，通过各种渠道进行宣传。神经康复学组在社会捐助下，于1994年下半年拍摄并制作了我国第一部有关脑血管病家庭康复的录像带，大大促进了脑血管病康复在我国的普及。

1994年10月和1998年6月，神经康复学组在朱镛连教授等的带领下，分别在南昌和绍兴举办了中华医学会第二届和第三届全国神经康复学术会议，并按照现代康复的理念，就神经康复的观念、脑血管病认知功能的药物康复、植物状态的诊断治疗、失语症的检查和治疗、电生理技术的应用、肉毒毒素的应用和神经生长因子的应用做专题报告，同时还对脑外伤、脑肿瘤术后、脊髓与周围神经病的康复和现代康复方法［包括物理疗法（physical therapy，PT）、作业疗法（occupational therapy，OT）、言语疗法（speech therapy，ST）］与新药物、新仪器和新装置的应用进行了交流。中华医学会全国神经康复学术会议的参会代表和论文交流逐年增多，论文内容也更为深入和广泛，显示我国的神经康复在神经康复学组的引导下逐渐普及。

2001年5月，中华医学会第四届全国神经康复学术会议在苏州召开。此次会议上，中国康复研究中心代表国家"九五"课题组汇报了《急性脑血管病早期康复研究》。此外，对脑卒中患者应进行早期康复并应注意康复的个体化取得了共识；对认知、心理、语言、行为和儿童康复等兼顾并施，使康复内容达到较高层次；对现代先进技

术与神经康复的关系做了论述；提出神经康复各指标应量化、标准化、统一化，并结合中国人的特点逐步与国际标准接轨。此次会议还成功地完成了换届选举，产生第二届神经康复学组。张通等9位来自全国各地且活跃在神经康复领域的中青年专家当选为新一届委员，他们在神经康复领域开展了更多工作。

2004年，中华医学会神经病学分会第三届委员会换届改选。之后，神经康复学组也进行了换届改选，产生了新一届学组，朱镛连教授任顾问，张通教授任组长，梅元武教授任副组长，新学组在张通教授等的带领下，锐意进取、积极开拓，按照现代康复的发展规律进行康复新技术研究和推广，其间承担了国家"十五"科技攻关课题"急性脑血管病三级康复的研究"，还建立了国内专家一致认可的脑血管病患者三级康复的医疗模式，该模式从经济效益和社会效益两方面证实了康复为脑卒中患者带来的益处，为我国脑血管病康复的发展打下了坚实基础，成为我国脑血管病康复发展的指导性标准和国家发展神经康复的框架性文件。随后我国的"十五"攻关滚动课题与国际康复先进国家合作，在脑卒中强制性运动疗法等新技术的研究和推广方面与国际水平同步，大大推动了我国神经康复临床和基础研究的水平。此外，新一届学组也积极筹备了下一届中华医学会全国神经康复学术会议。

2006年6月，中华医学会第五届全国神经康复学术会议在南宁召开。此次会议针对脑损伤后各种功能障碍（包括肢体痉挛、言语障碍、吞咽障碍及心理/精神障碍）的康复进行了交流，同时也探讨了干细胞、神经电生理、经颅磁刺激和中医治疗在神经康复中的应用。

2008年10月，中华医学会第六届全国神经康复学术会议在厦门召开。此次会议上，来自神经内科、康复医学科的专家们介绍了脑血管病诊疗的最新进展、脑血管病康复的新进展、脑卒中的康复治疗现状和中枢神经损伤修复的基础研究结果等，在脑损伤后运动、认知、言语、睡眠、步态和帕金森病的康复方面进行了广泛交流。

2010年，中华医学会神经病学分会第五届委员会换届改选。之后，神经康复学组也进行了换届改选，朱镛连和汪家琼教授任顾问，张通教授任组长，梅元武、刘雁和李小刚教授任副组长，崔利华教授任秘书，委员有28名。

2010年6月，中华医学会第七届全国神经康复学术会议在南京召开。

2012年7月，中华医学会第八届全国神经康复学术会议在东莞召开。此次会议参会代表约300人，共收到论文164篇，其中大会发言22篇。此次会议突出"高质量康复，高品质生活"的主题，对目前国内外神经疾病治疗和康复的研究成果进行了交流和讨论，内容涵盖从临床医学到康复医学、从基础研究到临床应用，不仅涉及领域广泛（如脑梗死后皮质功能重塑及药物影响、脑卒中后失眠的非药物治疗、脑卒中的营养管理及虚拟现实和实时反馈在现代康复医学中的应用等），且深度很高。此次会议上，新学组还召开了委员工作会议，委员们在总结工作的基础上，提出以神经康复学组为平台，共同协作发展的目标。

2013年7月，中华医学会第九届全国神经康复学术会议在包头召开。此次会议的主题是"关注康复，重建幸福"，参会代表400多人；共收到论文241篇，其中大会发言19篇，发言专家对国际脑外伤患者的康复情况、脑血管病的康复路径、康复中的药物治疗、认知功能的康复和肉毒毒素再痉挛治疗的应用等热点问题进行了论述。此外，此次会议还特邀了世界神经康复联合会（World Federation for Neurorehabilitation，WFNR）主席Stephanie

Clark教授及其他成员参会并做精彩发言。同时，张通教授携全体神经康复学组委员加入世界神经康复联合会，成立了世界神经康复联合会中国分会，以加强与国际专业团体的合作，基地设在中国康复研究中心，名誉主席为李建军教授，主席为张通教授。世界神经康复联合会中国分会的成立预示着中国神经康复的发展达到了一个新的高度，中国神经康复水平在世界神经康复领域占有了一定的学术地位，为促进我国的神经康复与国际水平接轨起到了有效引导和桥梁作用。

2014年8月，全国神经康复学术论坛在长沙召开。同时，神经康复学组也进行了换届改选并召开了委员工作会议，朱镛连、梅元武、刘鸣和刘国荣教授任顾问，张通教授任组长，刘雁和李小刚教授任副组长，赵军和崔利华教授任秘书，委员增加到38人，新一届的神经康复学组增加了更多的新生力量，张通教授为每位委员颁发了证书，并总结了以往的工作。

2015年10月，中华医学会第十届全国神经康复学术会议在成都召开。

2016年，中华医学会神经病学分会第七届委员会换届改选。之后神经康复学组也进行了换届改选，朱镛连、汪家琮、郎森阳和梅元武教授任顾问，张通教授任组长，刘雁和李小刚教授任副组长，赵军和李冰洁教授任秘书，委员壮大到41人，特别吸纳了从事神经康复的优秀中青年专家，以保证我国神经康复研究的持续发展。新一届学组先后牵头编写了《中国脑卒中早期康复治疗指南》《帕金森病康复中国专家共识》《阿尔茨海默病康复管理中国专家共识》和《卒中后失语临床管理专家共识》并在专业杂志上发表。

2018年11月，中华医学会第十一届全国神经康复学术会议在广州召开，同时召开了《中国卒中后语言障碍管理专家共识》启动会。

2019年8月，中华医学会第十二届全国神经康复学术会议在贵阳召开。这两次会议引领了神经康复学科发展，促进了神经康复理念在全国各地的传播。

神经康复学组自成立后，本着"立足临床抓科研，以科研推动临床发展"的原则，近年来在科研、教学和医疗等方面做了大量工作。在中华医学会神经病学分会的带领下，神经康复学组完成了"九五""十五""十一五"和"十二五"科技部多项课题。其中，国家"十五"攻关课题"急性脑血管病三级康复的研究"建立了国内专家一致认可的脑血管病患者三级康复的医疗模式，从经济效益和社会效益两方面证实了康复为脑卒中患者带来的益处；国家"十一五"攻关课题"脑血管病康复规范化方案的研究"对不同康复时间、训练强度和部分功能障碍的评估和治疗进行了研究，为规范康复治疗提供了依据；"十二五"国家科技支撑计划课题"脑血管病整体康复适宜技术的开发推广及康复信息平台的建设"在国内建立了第一个脑血管病患者康复数据库，为将来进一步的研究和与国际康复研究接轨奠定了基础。神经康复学组率先在国内开展减重步行、肉毒毒素治疗脑卒中后肢体痉挛、强制性运动疗法、经颅磁刺激治疗抑郁、视频检查吞咽功能、音乐治疗和虚拟现实等康复技术的研究和应用。神经康复学组从国情出发，通过建立医院康复与社区康复紧密结合的三级康复，做到了低投入、广覆盖，在脑卒中早期康复、三级康复建立和持续康复与预防方面获得了丰富的经验和宝贵的资料。神经康复学组还积极开展国际合作，完成了"脑损伤后患者生活满意度的调查"和"多国多中心专业卒中康复研究"。

除康复领域的研究外，神经康复学组的委员们还完成了其他神经内科领域多项国家级研究，如"出血性卒中病因学评价与微创治疗技术研究"；成功申请并完成多项国家自然科学基金，包括"高尔基体在脑缺血性脑损伤中作用的研究""重复经颅磁刺激对卒中后非流畅性失语的影响及机制研究""高效靶向抗原递呈细胞激活的DNA疫苗抗胶质瘤血管免疫应答的研究""神经肽S对片段睡眠导致觉醒功能损害的保护作用及机制"和"脑血管病社区康复技术的开发与推广"等；成功申请并完成省部级和其他科研项目上百项，其中"脑血管规范化康复流程和适宜技术的推广应用"荣获"中国康复医学会科技进步奖一等奖"，"脑卒中早期康复、三级康复和康复新技术的研究"荣获"华夏高科技产业创新奖三等奖"，"脑血管病防治的临床及应用基础研究"荣获"教育部自然科学奖一等奖"，"脑血管病防治的临床研究"荣获"中华医学科技奖医学科学技术奖三等奖"，"加压素治疗疼痛的临床应用和生物分子基础研究"荣获"江苏省科学技术进步奖二等奖"，"脑卒中临床诊治及研究"荣获"四川省科技进步奖一等奖"，"理化因素所致神经系统损伤的机制及干预"荣获"广东省科学技术奖二等奖"。

神经康复学组的委员们作为主编或副主编完成了《中国脑卒中康复治疗指南》《神经康复学》《脑卒中的功能障碍和康复》《神经康复治疗学》《系统评价、meta分析设计与实施方法》《神经康复科常见病诊疗方法图解》和《临床康复医疗手册》等多部著作。多年来，神经康复学组主办多项国家级继续教育项目，培训学员千余人；进修人员培训及全国各类康复学习班已培养康复医师、康复技师数百人；培养康复医学硕士、博士数十人；协助国家卫生健康委员会完成了《国家康复医学职称考试指南》及其大纲的修订，不断规范了康复准入制度。此外，神经康复学组还通过广播、电视、网络、报刊、科普读物、专家培训和专题讲座等活动，使大多数脑损伤患者及其亲友获得预防和康复方面的基础知识，提高了其预防和康复意识，使其能掌握实用易行的康复方法。

在20多年的发展中，神经康复学组已形成了一支团结协作、不断进取的队伍。在未来的工作中，相信各位委员必将借助现今康复事业发展的大好之势，不断进取、创新，让我国的康复医学发展更上一层楼，让更多的患者因康复获得"新生"。

（二）图片展示

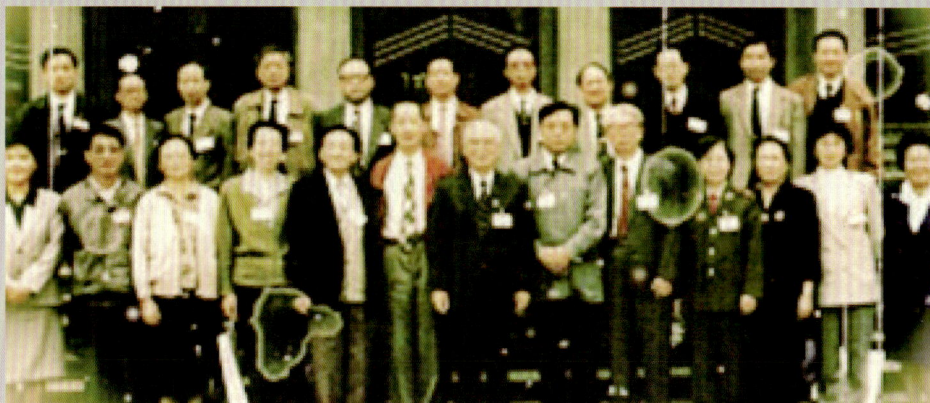

1991年，中华医学会神经精神科学会神经康复学组在北京成立后全体委员合影

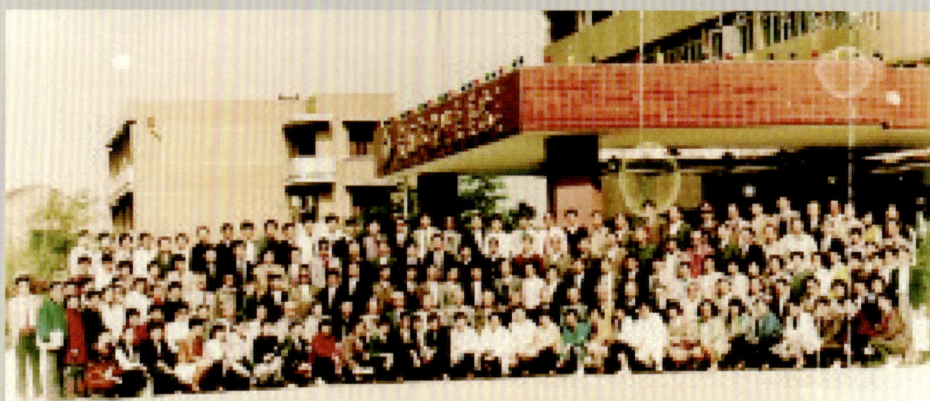

1992年5月，中华医学会第一届全国神经康复学术会议（杭州）参会人员合影

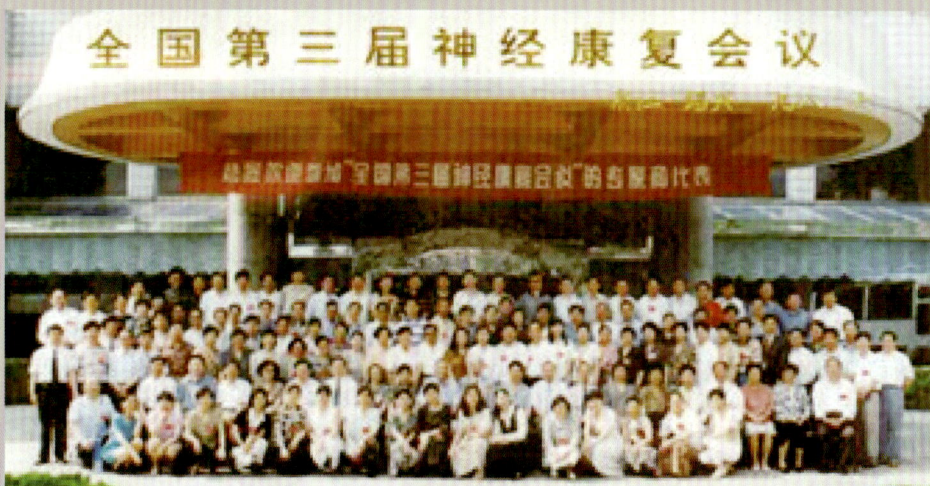

1998年6月，中华医学会第三届全国神经康复学术会议（绍兴）参会人员合影

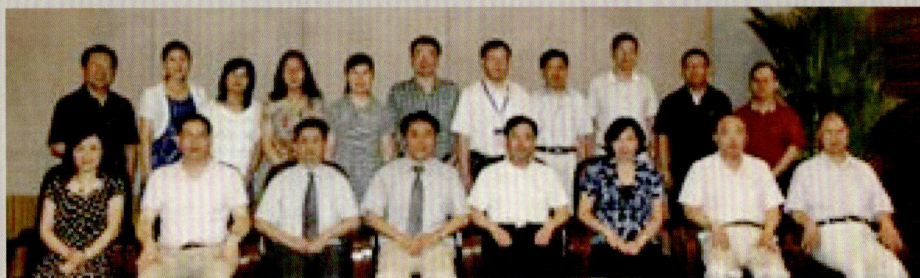

2012年7月，中华医学会第八届全国神经康复学术会议在东莞召开，会后神经康复学组委员合影

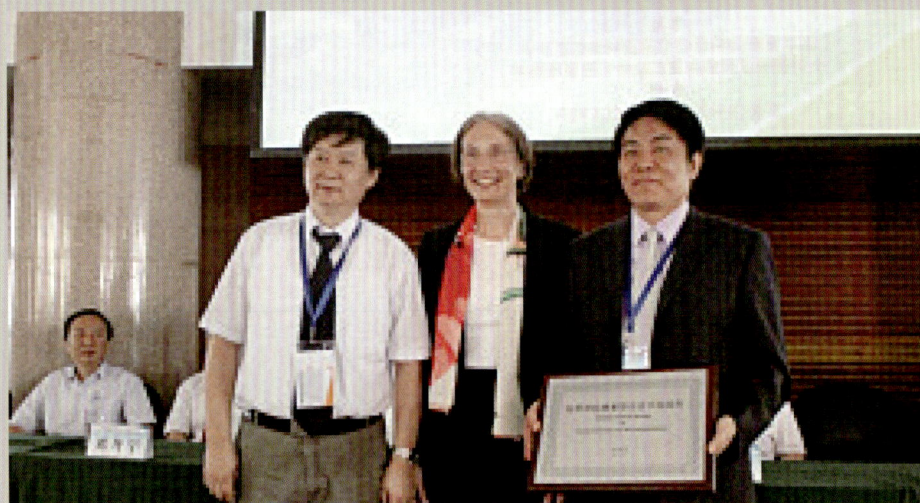

2013年7月，中华医学会第九届全国神经康复学术会议在包头召开，特邀世界神经康复联合会主席 Stephanie Clark 教授及其他成员参会，并成立了世界神经康复联合会中国分会，张通教授当选世界神经康复联合会中国分会主席

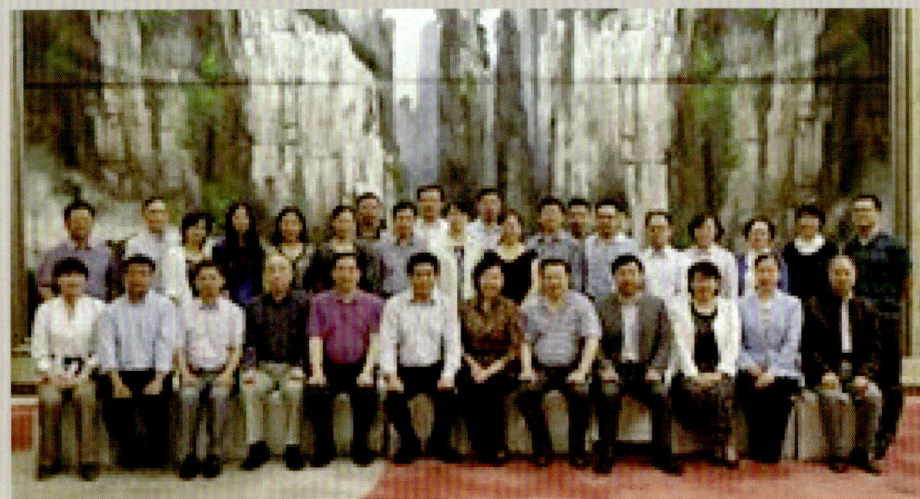

2014年8月，全国神经康复学术论坛（长沙）部分参会专家合影

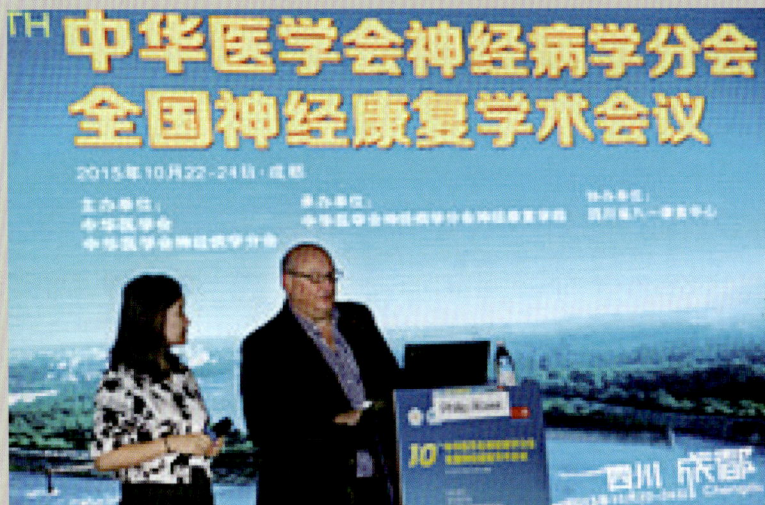

2015年10月，中华医学会第十届全国神经康复学术会议（成都）外国专家发言

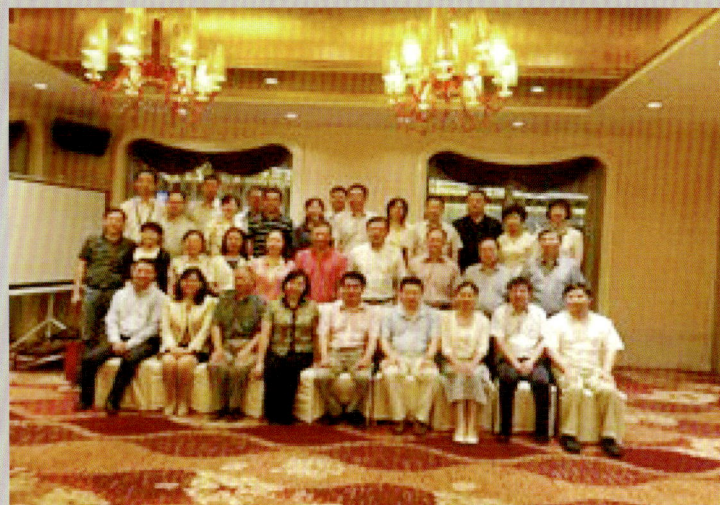

2017年9月，神经康复学组委员合影

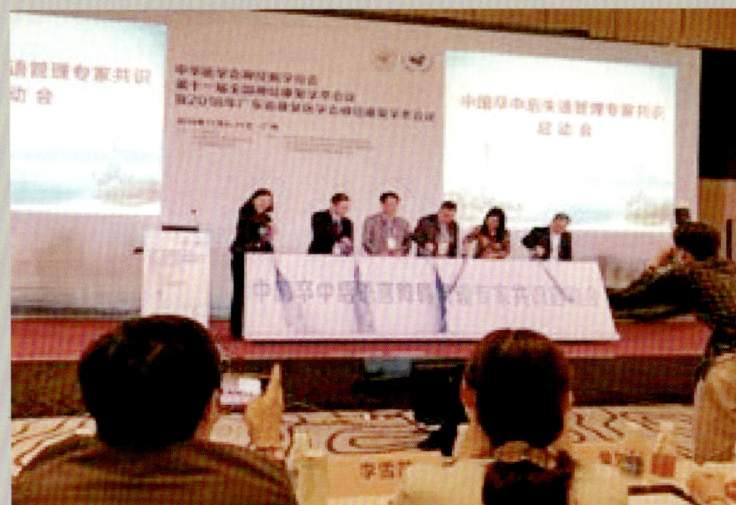

2018年11月，中华医学会第十一届全国神经康复学术会议在广州召开，同时召开了《中国卒中后语言障碍管理专家共识》启动会

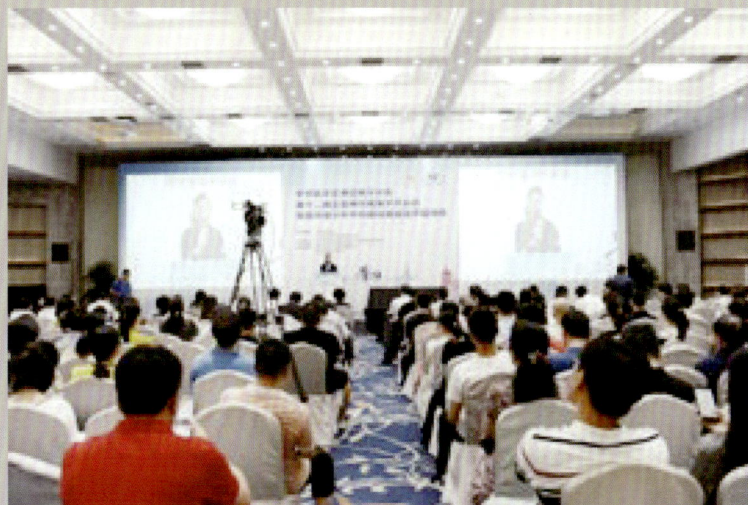

2019年8月，中华医学会第十二届全国神经康复学术会议（贵阳）会场

十、中华医学会神经病学分会感染性疾病与脑脊液细胞学学组

（一）学组成立及其更名

我国脑脊液细胞学的临床和基础研究始于20世纪60年代初期，自南京医科大学的侯熙德、侯明德教授（1962年）和第四军医大学（现空军军医大学）的粟秀初教授（1978年）相继建立脑脊液细胞学实验室以后，国内部分医院于20世纪80年代中期相继开展此项工作，并取得了一定成绩。

1985年，中华医学会第一届全国脑脊液细胞学学术交流会在西安召开。此次会议成立了全国脑脊液细胞学联络协作小组，粟秀初教授任组长，委员有侯熙德、刁琨圃、张洪生、姜新生、朱淑贞、方树友、黄如训、王念祖、孔繁元、廖镇德、赵志立、张苏明、谭梅尊、金锡强和楼玉珍（兼秘书）。

1991年11月，中华医学会第二届全国脑脊液细胞学学术交流会（第一届全国脑脊液细胞学学术会议）在西安召开。经中华医学会神经精神科学会批准，脑脊液细胞学学组正式成立，名誉组长为陈学诗、侯熙德和卢亮教授，组长为粟秀初教授，副组长为孔繁元教授，委员有14人。此后，在脑脊液细胞学学组的领导下，国内脑脊液细胞学研究快速发展，更多的新方法、新技术应用在临床和研究中，并取得了令人欣喜的成果。目前，脑脊液细胞学已成为中枢神经系统感染、免疫疾病等各类疾病的主要确诊手段，是通过非手术方式确诊中枢神经系统肿瘤的重要手段，亦是诊断脑膜疾病不可或缺的诊察方法。

2009年12月，中华医学会第七届全国脑脊液细胞学学术会议在南京召开，赵钢教授在会上倡议并经中华医学会神经病学分会批准，脑脊液细胞学学组正式更名为感染性疾病与脑脊液细胞学学组。

（二）我国神经系统感染性疾病和脑脊液细胞学的学术发展

1. 我国神经系统感染性疾病和脑脊液细胞学工作的开展虽较国外起步晚，但发展快，成绩显著。1984年，脑脊液细胞学首次被列为全国高等医（药）院校《神经病学》教材内容。1985年，第四军医大学创办了《脑脊液细胞学信息》杂志，1995年改名为《脑脊液学和临床》。1986年，粟秀初和楼玉珍教授编写了《脑脊液细胞彩照扩印图谱》；侯熙德和周善仁教授编写了《临床脑脊液细胞学》并于江苏科技出版社出版。1989年，粟秀初和孔繁元教授编写了《实用脑脊液细胞学彩色图谱》并于人民军医出版社出版，1996年再版。1999年，中华医学会神经病学分会《神经病学系列丛书·现代脑脊液细胞学》在时任脑脊液细胞学学组组长粟秀初教授的主持下经学组全体委员的共同努力顺利出版。2007年，何俊瑛、孔繁元和郭力教授编写了《临床脑脊液细胞学诊断》并于河北科技出版社出版；同年，粟秀初和赵钢教授主编的《神经系统感染性疾病》为学组更名为感染性疾病与脑脊液细胞学学组奠定了基础。

2．自1982年起，南京医科大学、第四军医大学（现空军军医大学）、同济医科大学（现华中科技大学同济医学院）、中山医科大学（现中山大学）、贵阳医学院（现贵州科大学）、宁夏医学院（现宁夏医科大学）及全国各地有条件的临床脑脊液细胞学检查室相继招收了不少进修生。第四军医大学（1986年）（现空军军医大学）、广州医学院（1989年）（现广州医科大学）和宁夏医学院（1990年）等院校相继招收了专门从事脑脊液细胞学研究的研究生，并组建了临床与检验相结合的专业队伍，从事较高层次的学术研究。

3．20世纪60年代后，由粟秀初和赵钢教授先后研制的FMU系列玻片离心机和沉淀器成为我国脑脊液细胞学工作的常规设备并获得国家专利2项；侯熙德教授建立的自然沉淀法至今仍在一些医疗机构应用。20世纪80年代末，第四军医大学西京医院（现空军军医大学西京医院）率先建立了脑脊液标本库，并先后开展了脑脊液早期分泌靶抗原-6（early secretory antigenic target 6，ESAT-6）免疫细胞化学染色、改良抗酸染色诊断结核性脑膜炎、MGG（May-Grunwald-Giemsa）染色和阿利新蓝染色诊断及评估隐球菌性脑膜炎等临床工作，相关研究均为国际或国内首创。赵钢教授发明了新型改良抗酸染色法，在结核性脑膜炎的诊断上取得突破性进展，将结核性脑膜炎的早期确诊率从3.3%提高到82.9%，论文发表在国际呼吸科权威杂志《美国呼吸与重症医学杂志》上，被誉为当年国际结核性脑膜炎诊断三大新进展之首。2016年，以感染性疾病与脑脊液细胞学学组委员为骨干，第四军医大学西京医院（现空军军医大学西京医院）赵钢教授牵头，联合首都医科大学附属北京同仁医院王佳伟教授和河北医科大学第二附属医院卜晖教授共同申报并获得中国精准医学计划《基于组学特征谱的脑（膜）炎病因分子分型研究》课题资助，成功在传统脑脊液细胞学诊断领域引入了宏基因组检测、特异性抗体检测及肿瘤驱动基因检测等新技术，提出了脑（膜）炎从临床分型到病因分型的新模式，且赵钢教授课题组建立的脑膜炎人工智能辅助诊断决策系统将脑膜炎初步符合率提高到80%以上。同年，北京协和医院关鸿志教授牵头的"全国脑炎协作组多中心临床研究"初步摸清了我国脑（膜）炎的病因构成；河北医科大学第二附属医院何俊瑛教授牵头"脑膜癌病诊治研究"，并完成了该病临床指南的撰写。上述研究促进了我国中枢神经系统感染及相关疾病诊断和治疗的发展。2019年，感染性疾病与脑脊液细胞学学组又启动了"脑炎/脑膜炎症候群真实世界研究及人工智能辅助诊断脑膜炎多中心临床研究""中国神经感染专科联盟建设项目"，并成立了中华医学会神经病学分会神经感染学院。

（三）学组会议

自1982年起，中华医学会分别在西安、银川和南京等城市召开了20多次全国脑脊液细胞学和中枢神经系统感染的专题学术会议，且历届中华医学会全国神经病学学术会议亦设立感染性疾病与脑脊液细胞学分会场，促进了业内学者的学术交流。

1985年，中华医学会第一届全国脑脊液细胞学学术交流会在西安召开，成立了全国脑脊液细胞学联络协作组。

1991年11月，中华医学会第二届全国脑脊液细胞学学术交流会（第一届全国脑脊液细胞学学术会议）在西安召开，中华医学会神经精神科学会主任委员陈学诗教授亲临大会进行指导，并成立了脑脊液细胞学学组。

1993年8月，中华医学会第三届全国脑脊液细胞学学术交流会（第二届全国脑脊液细胞学学术会议）在银川召开。

1995年10月，中华医学会第四届全国脑脊液细胞学学术会议在瑞昌召开。

1998年9月，中华医学会第五届全国脑脊液细胞学学术会议（第五届全国中枢神经系统感染性疾病暨脑脊液细胞学学术研讨会）在烟台召开。

2003年10月，中华医学会第六届全国脑脊液细胞学学术会议（第六届全国脑脊液细胞学暨脑脊液学学术研讨会）在银川召开。

2008年10月，中华医学会第七届全国脑脊液细胞学高级讲授班及学术研讨会在石家庄召开。

2009年12月，中华医学会第七届全国脑脊液细胞学学术会议在南京召开，脑脊液细胞学学组更名为感染性疾病与脑脊液细胞学学组。

2010年11月，中华医学会第八届全国感染性疾病暨脑脊液细胞学高级讲授班及学术研讨会在福州召开。

2012年7月，中华医学会第九届全国感染性疾病暨脑脊液细胞学高级讲授班及学术研讨会在西安召开。

2014年5月，中华医学会第十届全国神经系统感染性疾病与脑脊液细胞学学术会议在西安召开。

2014年以后，中华医学会全国感染性疾病暨脑脊液细胞学学术会议每年召开2次。

2015年9月，中华医学会第十八次全国神经病学学术会议在成都召开，感染性疾病与脑脊液细胞学学组安排神经系统感染性疾病与脑脊液细胞学分会场的日程。

2016年9月，中华医学会第十九次全国神经病学学术会议在广州召开，感染性疾病与脑脊液细胞学学组安排神经系统感染性疾病与脑脊液细胞学分会场的日程。

2017年9月，中华医学会第二十次全国神经病学学术会议在苏州召开，感染性疾病与脑脊液细胞学学组安排神经系统感染性疾病与脑脊液细胞学分会场的日程。

2018年9月，中华医学会第二十一次全国神经病学学术会议在上海召开，感染性疾病与脑脊液细胞学学组安排神经系统感染性疾病与脑脊液细胞学分会场的日程。

2019年9月，中华医学会第二十二次全国神经病学学术会议在青岛召开，感染性疾病与脑脊液细胞学学组安排神经系统感染性疾病与脑脊液细胞学分会场的日程。

（四）图片展示

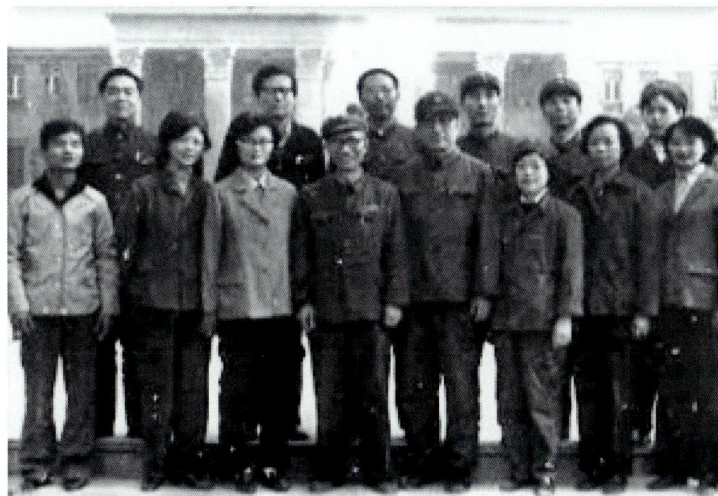

1985年，第一届全国脑脊液细胞学学术交流会（西安）粟秀初教授等专家合影

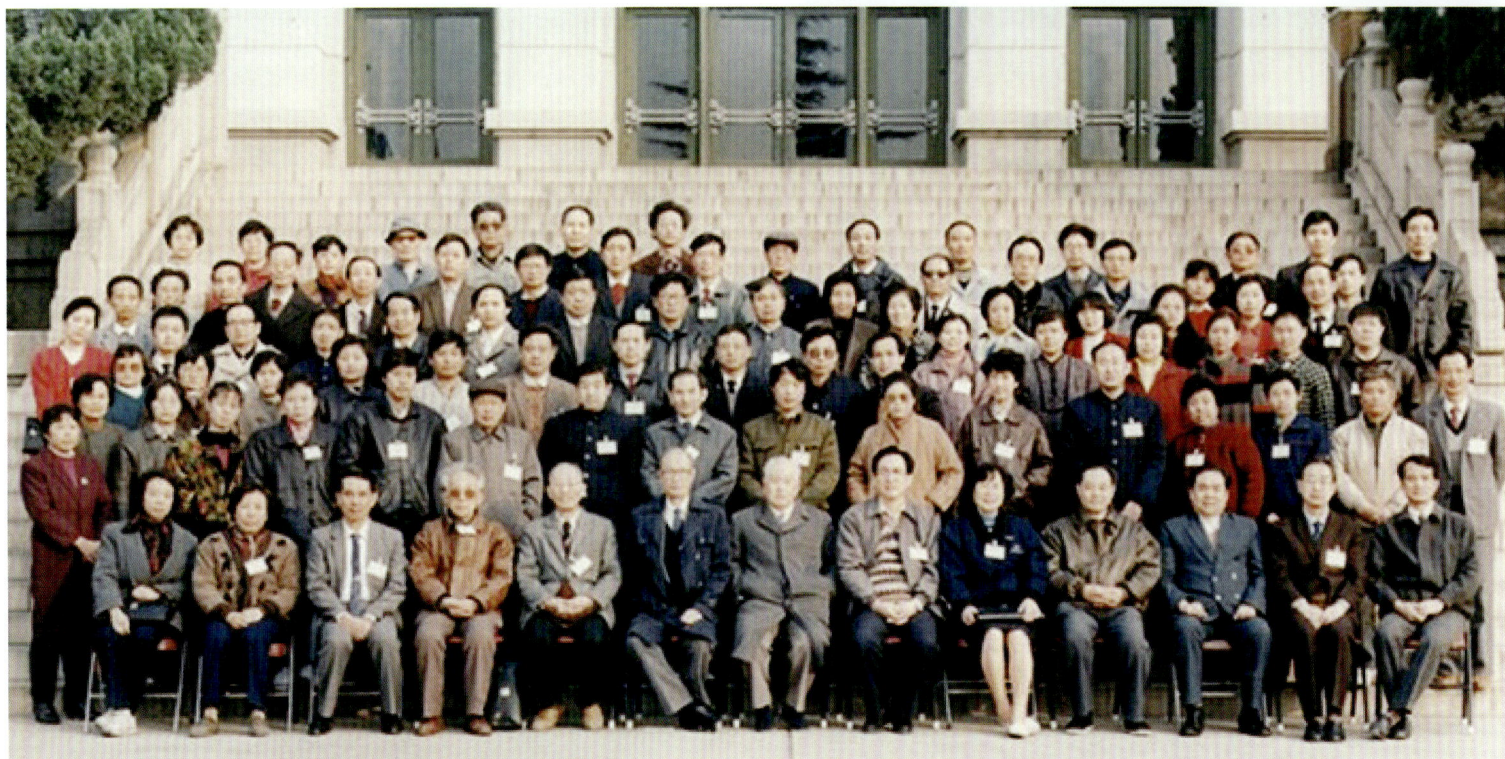

1991年11月，中华医学会第二届全国脑脊液细胞学学术交流会（西安）参会人员合影

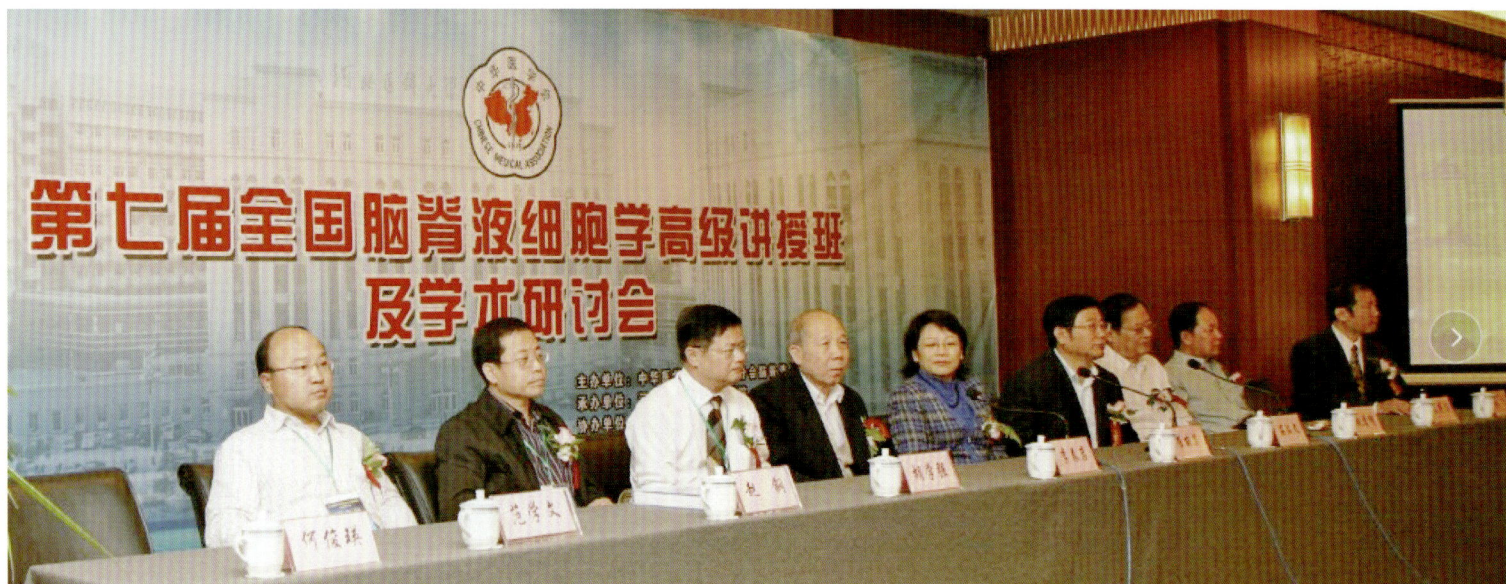

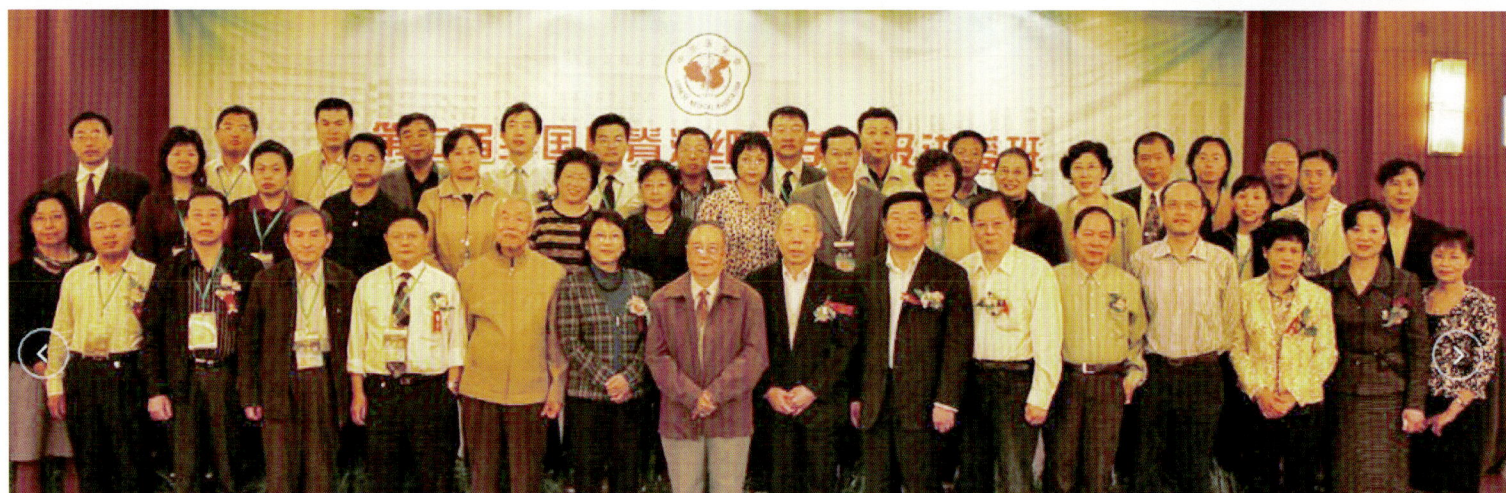

2008年10月，中华医学会第七届全国脑脊液细胞学高级讲授班及学术研讨会在石家庄召开

1/ 主席台

2/ 参会人员合影

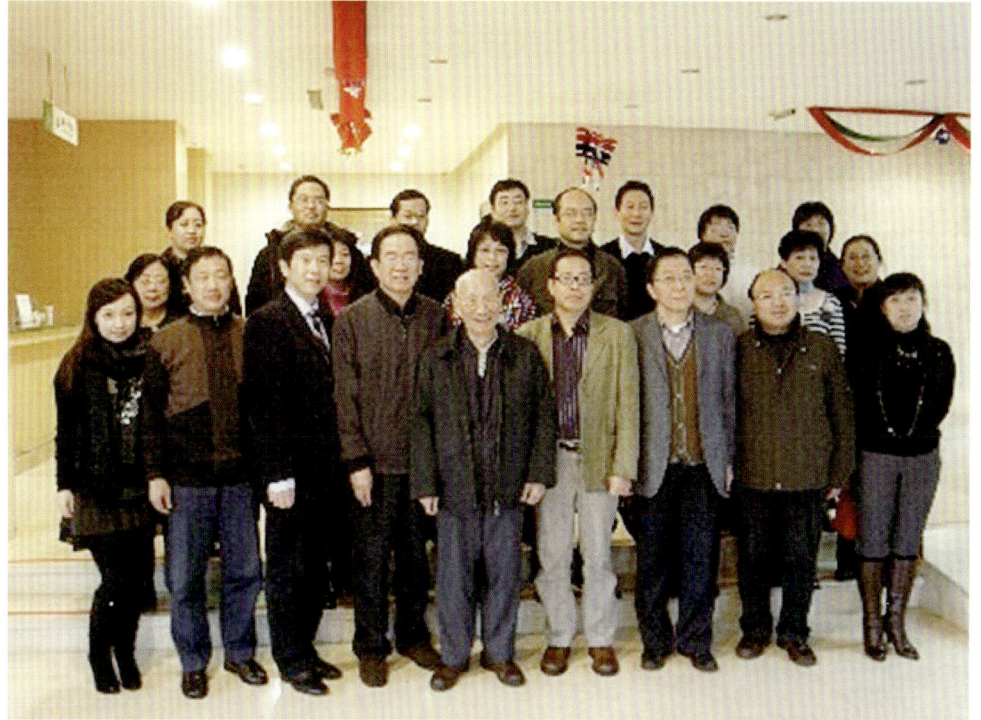

2009 年 12 月，中华医学会第七届全国脑脊液细胞学学术会议（南京）参会专家合影

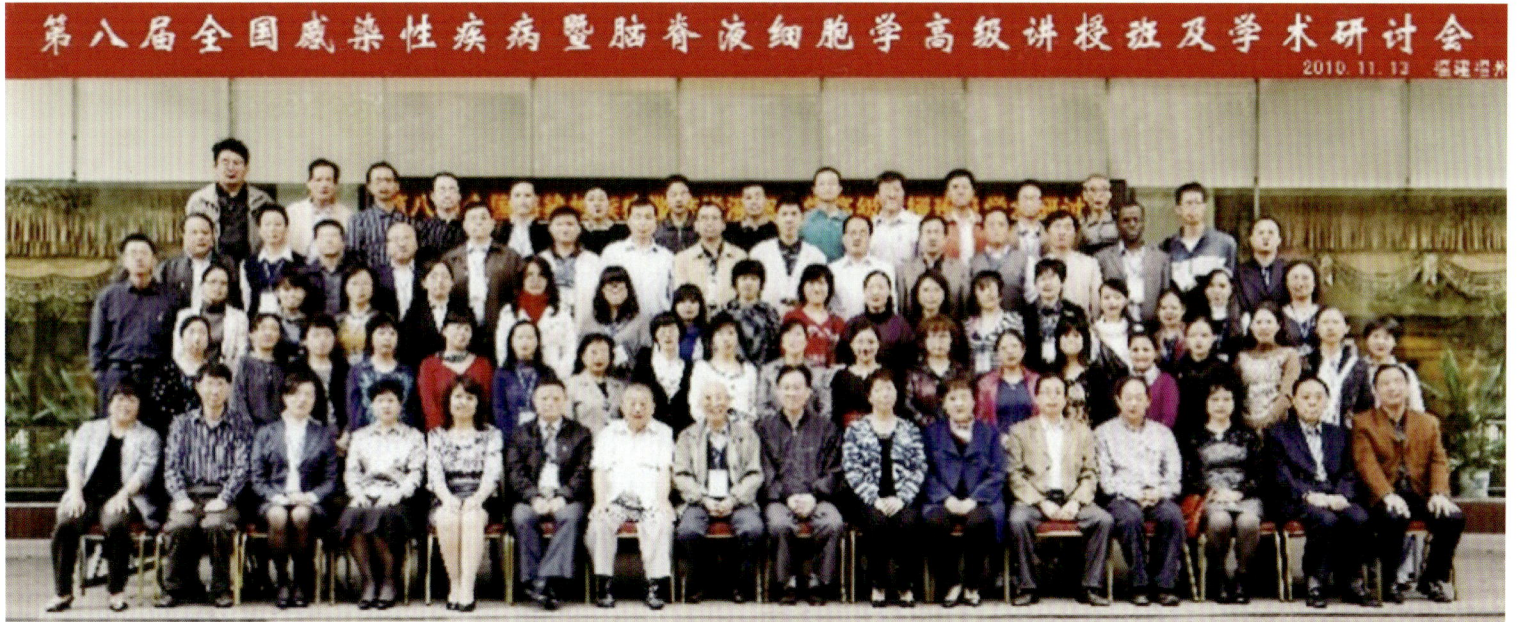

2010 年 11 月，中华医学会第八届全国感染性疾病暨脑脊液细胞学高级讲授班及学术研讨会（福州）参会人员合影

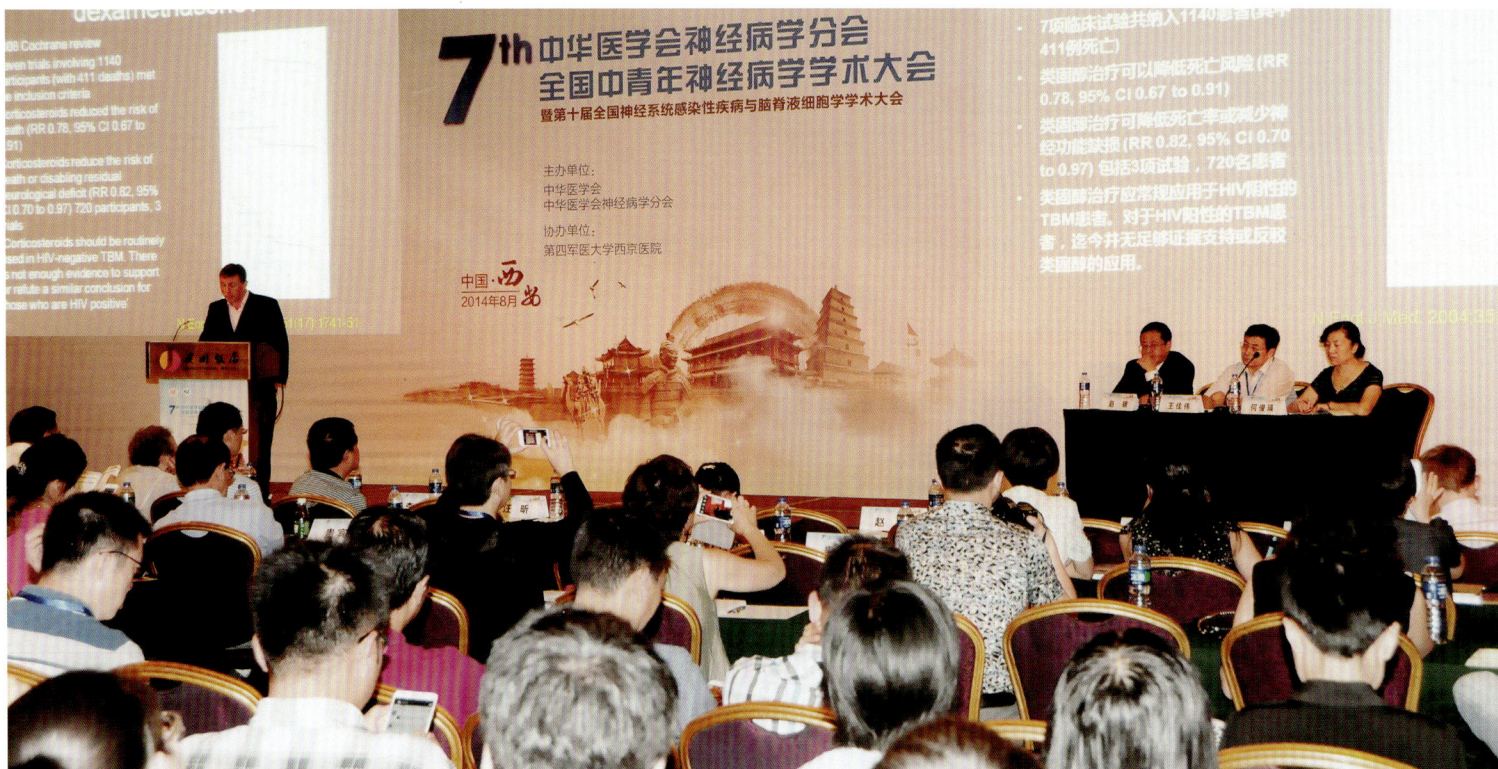

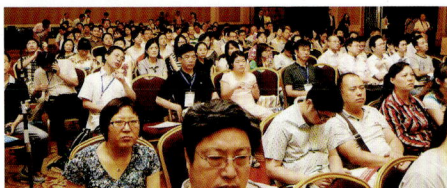

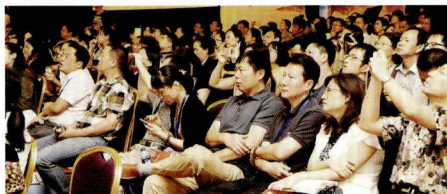

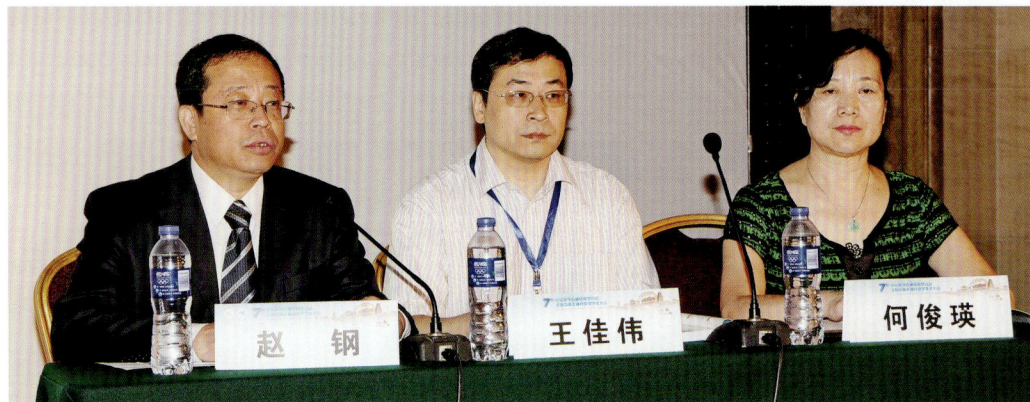

2014年8月，中华医学会第十届全国神经系统感染性疾病与脑脊液细胞学学术大会在西安召开

1～3/ 会场

4/ 主持人赵钢、王佳伟和何俊瑛教授

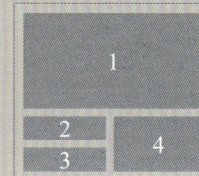

名牌：赵钢

名牌：王佳伟　刘卫彬　关鸿志　范学文

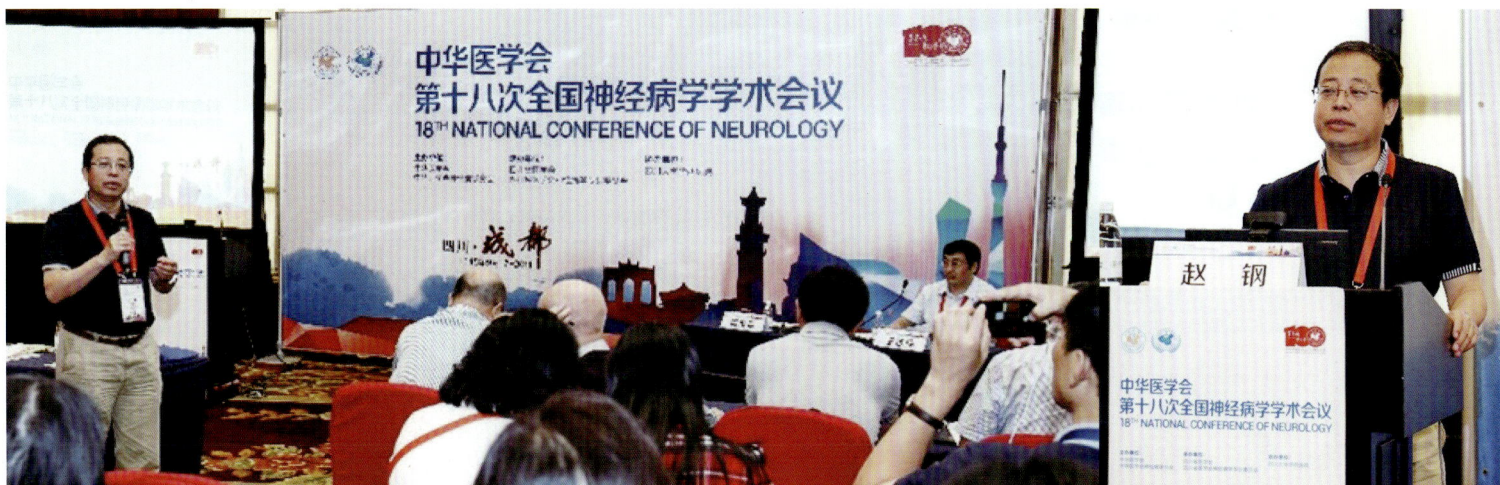

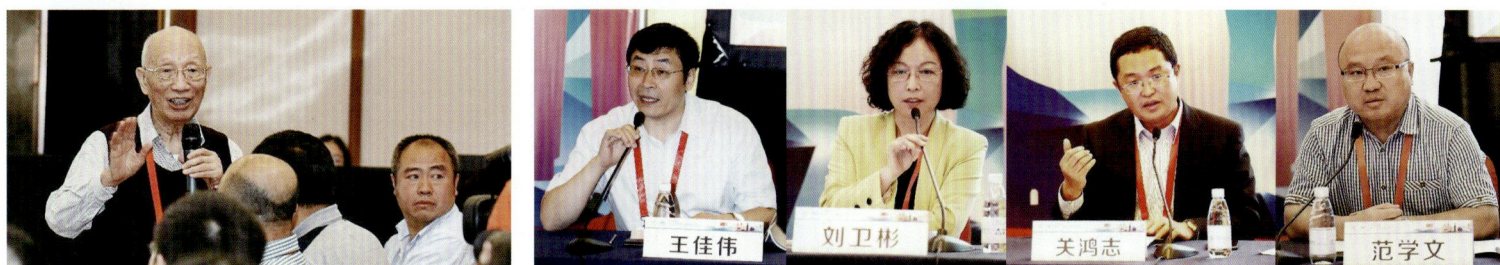

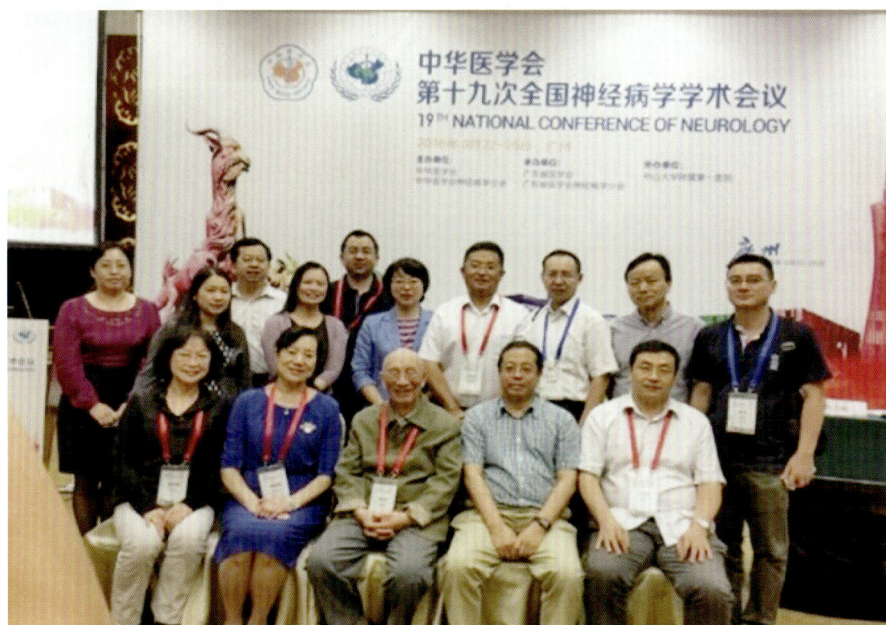

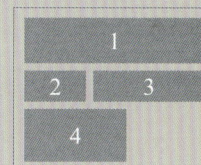

2015年9月，中华医学会第十八次全国神经病学学术会议在成都召开

1/ 神经系统感染性疾病与脑脊液细胞学分会场上赵钢教授做专题讲座

2/ 粟秀初教授参加会议进行讨论

3/ 王佳伟、刘卫彬、关鸿志和范学文教授主持会议

4/ 分会场专家合影

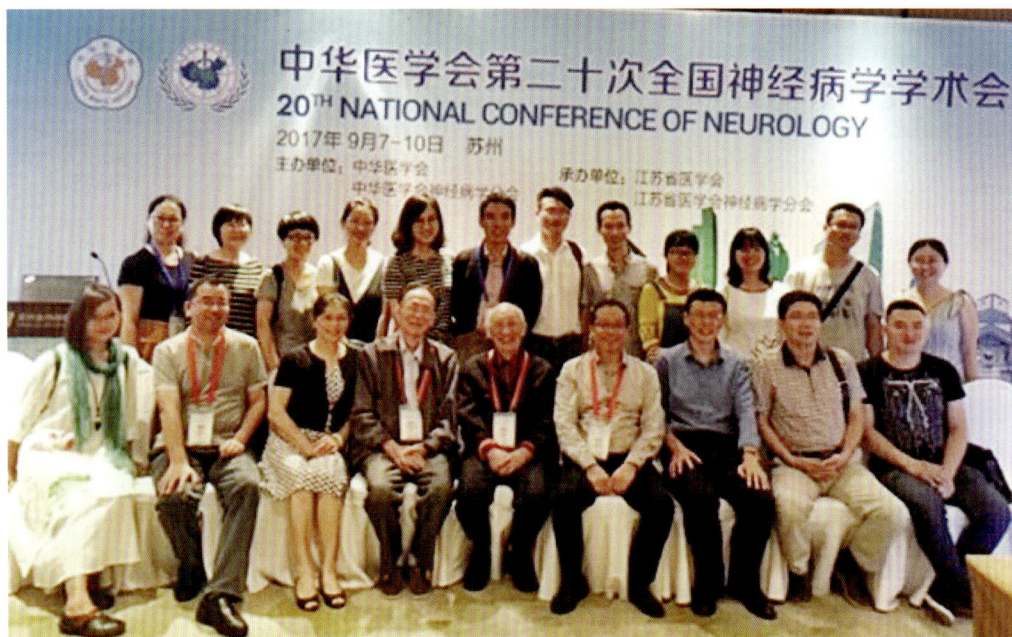

2017年9月，中华医学会第二十次全国神经病学学术会议（苏州）神经系统感染性疾病与脑脊液细胞学分会场专家合影

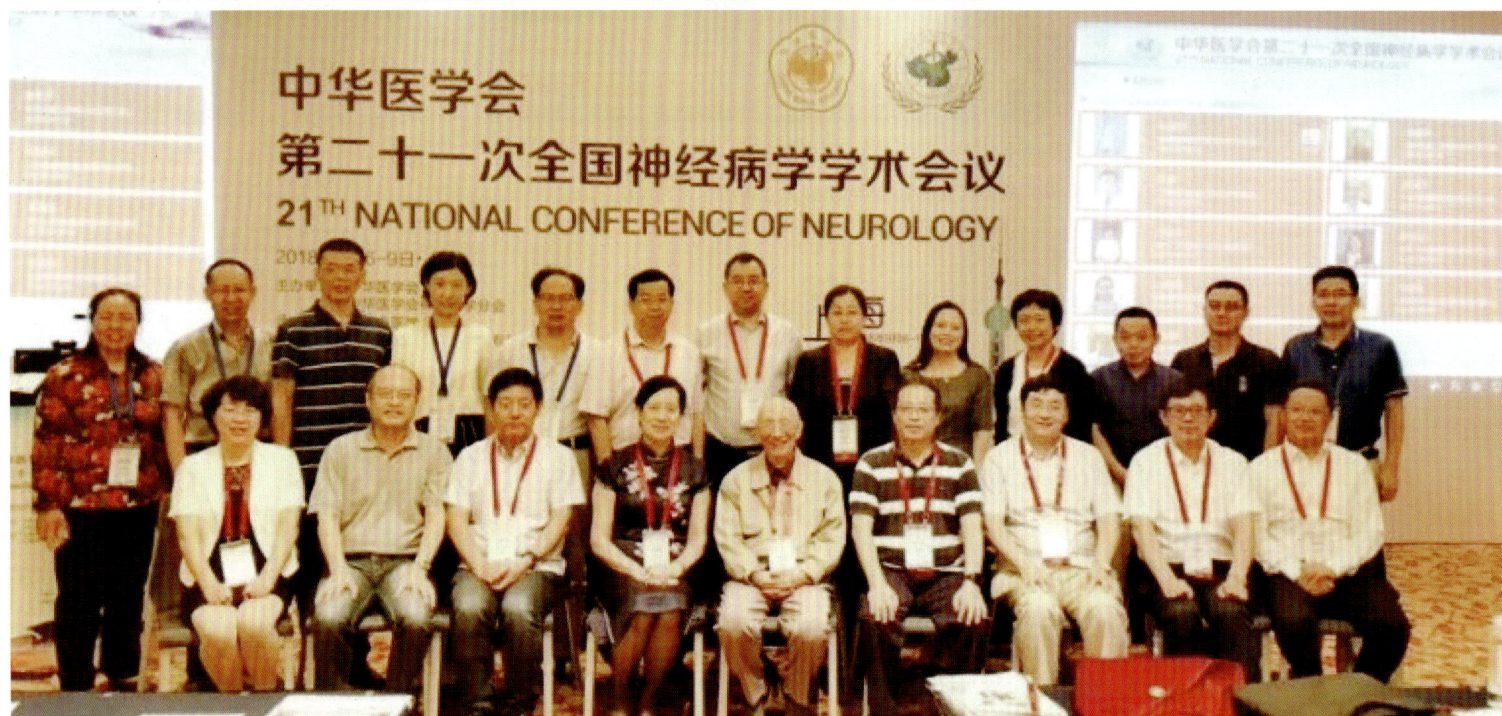

2018年9月，中华医学会第二十一次全国神经病学学术会议（上海）神经系统感染性疾病与脑脊液细胞学分会场专家合影

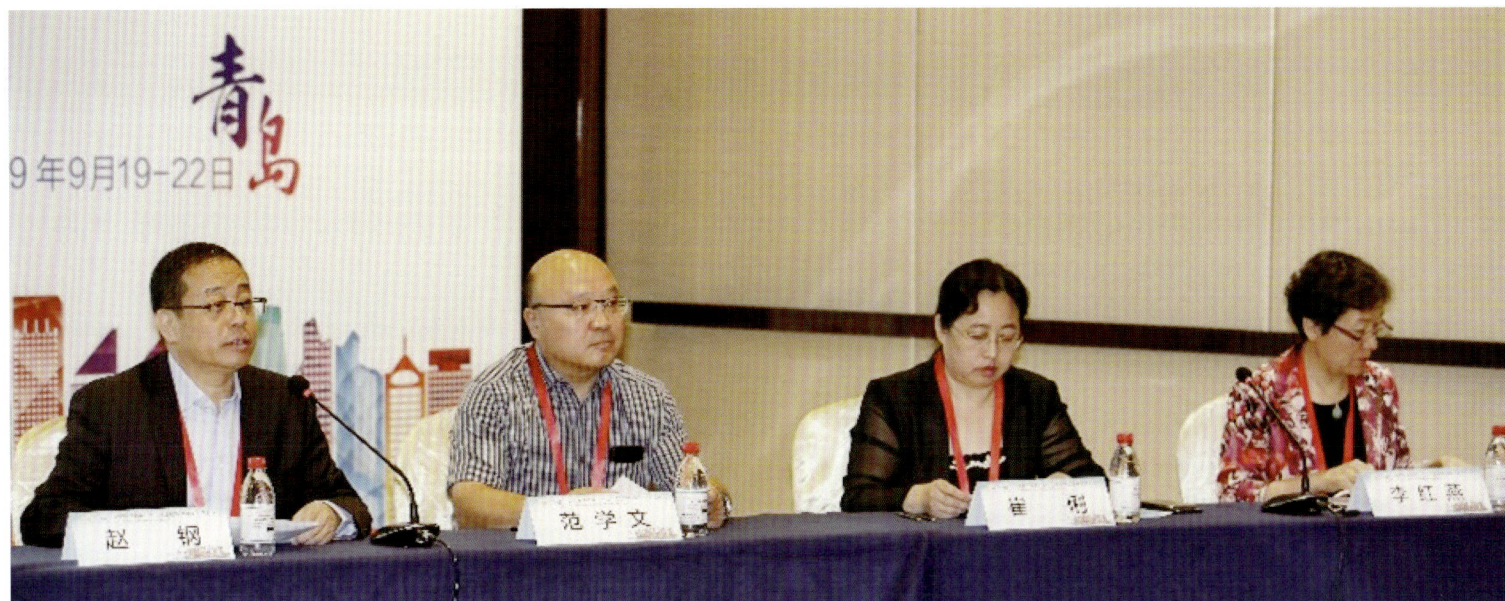

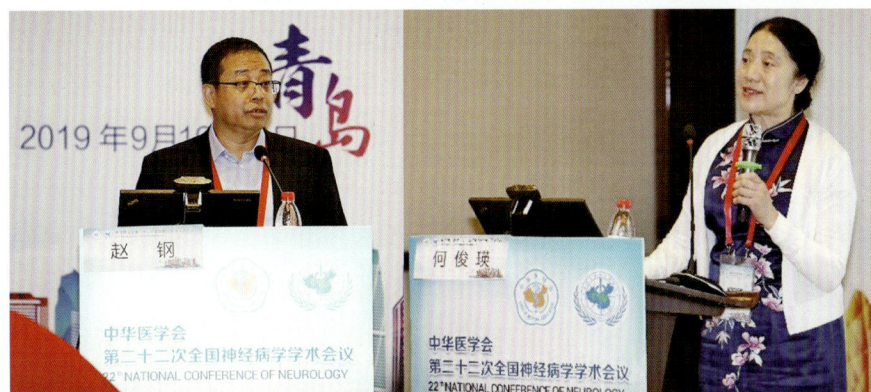

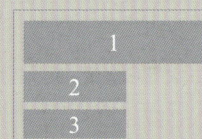

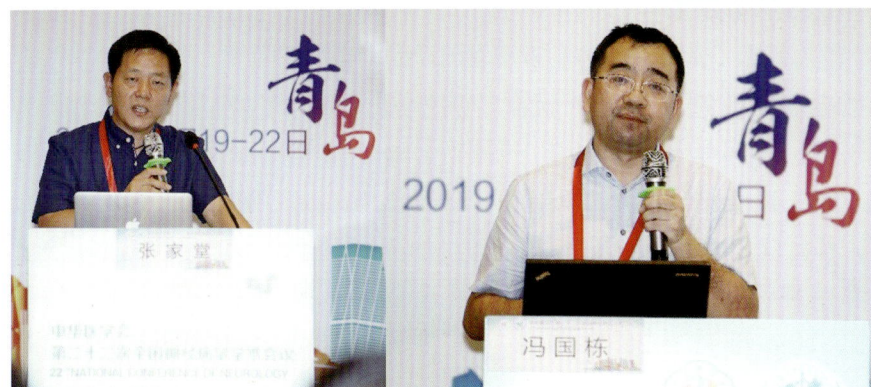

2019年9月，中华医学会第二十二次全国神经病学学术会议在青岛召开

1/神经系统感染性疾病与脑脊液细胞学分会场赵钢、范学文、崔俐和李红燕教授主持会议

2/赵钢、何俊瑛教授做专题讲座

3/张家堂、冯国栋教授做专题讲座

十一、中华医学会神经病学分会脑血管病学组

（一）学组成立及其发展

1951年，中华医学会神经精神科学会成立并推选出第一届委员会。之后，中华医学会神经精神科学会主办了各种以脑血管病为议题的学术交流活动。

2001年12月17日，中华医学会神经病学分会第二届委员会经讨论决定成立脑血管病学组。在时任中华医学会神经病学分会主任委员陈清棠教授的领导和支持下，饶明俐教授作为召集人开展了脑血管病学组的筹备工作。2002年7月，中华医学会神经病学分会脑血管病学组正式成立会议在北京召开，出席此次会议的有中华医学会组织管理部周赞主任、《中华神经科杂志》编辑部陈秀华和包雅琳主任、《中华医学杂志》编辑部袁桂清主任、《健康报》记者徐晓宇等及第一届脑血管病学组全体委员和顾问。饶明俐组长主持此次会议并宣读中华医学会章程和讲述成立脑血管病学组的重要性，周赞主任代表中华医学会宣布了第一届脑血管病学组委员名单并发表讲话，王新德教授和陈清棠教授分别做了口头和书面致辞。此次会议讨论了脑血管病学组的工作计划和任务，确定脑血管病学组在国际交流时统一称为 "Chinese Stroke Society（CSS）"，且主要任务是在全国范围内组织开展脑血管病相关学术和教育活动，包括制定脑血管病指南、共识、标准等规范化诊治文件，举办高水平学术会议和国内外学术交流活动，开展脑血管病防治的继续教育、科普和公益活动等，为带领和推动我国脑血管病防治事业的发展做出贡献。

中华医学会神经病学分会第二届委员会脑血管病学组组长为饶明俐教授，副组长为王纪佐、黄如训和王文志教授，委员为16位来自全国各地长期从事脑血管病临床和研究工作且有较高学术水平的脑血管病专家。脑血管病学组成立后协办了中日脑血管病会议（2002年11月，北京）；举办了中华医学会第六届全国脑血管病学术会议（2003年11月，福州）；组织编写了我国第一部《中国脑血管病防治指南》并由人民卫生出版社出版，且卫生部（现国家卫生健康委员会）办公厅于2005年1月特别发文要求在全国推广应用《中国脑血管病防治指南》。脑血管病学组开展的工作为我国脑血管病学术水平的提高和规范化防治起到了重要的引领作用。

2004年，中华医学会神经病学分会第三届委员会换届改选。之后，脑血管病学组也进行了换届改选，组长为吕传真教授，副组长为张苏明、黄如训和王文志教授。本届学组主办了第三届亚太地区脑卒中国际会议暨中华医学会第七届全国脑血管病学术会议（2006年4月，上海），还与世界卒中组织（World Stroke Organization，WSO）联合举办了第一届国际脑血管病防治进展与规范学术会议（2007年3月，成都），加强了脑血管病学组与国际脑血管病学术组织的交流。2005年后，根据卫生部文件精神，脑血管病学组组织了在全国各地推广《中国脑血管病防治指南》的学术活动。为做好卒中的预防宣传工作，2006年11月20日中华医学会神经病学分会和全国脑血管病防

治研究办公室发起了"中国卒中教育日",11月20日开始成为每年的"中国卒中教育日",原因是"11月20日"中的4位数字1、1、2、0连续与"要120"谐音,旨在引起公众的高度重视,后因世界卒中组织将每年10月29日定为"世界卒中日",故脑血管病学组将"中国卒中教育日"与"世界卒中日"合并,定在每年10月29日前后在全国范围内开展脑血管病科普教育活动,提高全社会对卒中防治工作的重视程度。

2007—2012年,中华医学会神经病学分会第四、五届委员会脑血管病学组组长为张苏明教授,副组长为王文志、刘鸣、吴江、董强、王拥军和黄一宁教授。其间,本学组举办了中华医学会第八届全国脑血管病学术会议(2008年4月,长沙)、中华医学会第九届全国脑血管病学术会议(2010年3月,武汉)、中华医学会第三届全国脑血管病研究进展与诊治规范学术会议(2011年3—4月,郑州)、中华医学会第十二次中国脑血管病大会(2012年3月,成都)、中华医学会第十三次中国脑血管病大会(2013年3月,济南)。2012年,在中华医学会神经病学分会领导的支持下,分会和脑血管病学组历年各种以脑血管病为议题的学术交流会议正式统称为"中国脑血管病大会(Congress of Chinese Cerebrovascular Diseases,CCCD)",每年举办1次;脑血管病学组还积极参与每年中华医学会神经病学分会年会(全国神经病学学术会议)的筹备工作,负责脑血管病分会场的组织协调工作等;并参与了中华医学会申办2016年第十届世界卒中大会的工作,以"Chinese Stroke Society"的名义给世界卒中组织发出正式申办信函并参加相关筹备会议。此外,脑血管病学组组织了对脑血管病系列指南的更新和/或修订,探讨了将国际标准与我国国情相结合的中国脑血管病指南制定方法,采用循证与共识相结合原则制定指南,先后在《中华神经科杂志》共发表了6部脑血管病指南。

2014—2019年,中华医学会神经病学分会第六届委员会脑血管病学组组长为刘鸣教授,副组长为王拥军、王文志、董强、黄一宁和吴江教授;中华医学会神经病学分会第七届委员会脑血管病学组组长为刘鸣教授,副组长为王拥军、董强、黄一宁、吴江、徐运和彭斌教授。在中华医学会神经病学分会领导的大力支持下,脑血管病学组进一步实施了规范化管理,制定了各种管理原则和规则共8项,包括:委员换届原则,顾问和名誉组长原则,指南制定方法原则,指南撰写署名原则,全体委员会议原则,承办全国性学术大会组织结构、日程和内容原则,科普患教和世界卒中日活动原则,以及国际交流名称规范原则等。并再次明确学组名称国内使用"中华医学会神经病学分会脑血管病学组",国际使用"Chinese Stroke Society",并由中华医学会学术会务部制作了相应英文信笺。2014年3月,脑血管病学组在中华医学会第十四次中国脑血管病大会上开设了英文交流国际专场。之后,中国脑血管病大会每次邀请至少一位世界知名专家到会做专题讲座和交流。2015年4月,中华医学会第十五次中国脑血管病大会在南京召开;2016年3月,中华医学会第十六次中国脑血管病大会在杭州召开;2017年3月,中华医学会第十七次中国脑血管病大会在厦门召开;2018年3月,中华医学会第十八次中国脑血管病大会在青岛召开;2019年3月,中华医学会第十九次中国脑血管病大会在南京召开。脑血管病学组还开展了脑血管病系列指南、共识的更新和/或修订及新指南、共识的编写,共23部;在各种会议或杂志上发表指南解读,与《中华神经科杂志》编辑部合作举办中国脑血管病诊治指南全国巡讲活动,每年2~4次;发表或出版了指南/共识的不同形式版本,包括《中华神经科杂志》版、人民卫生出版社的完整版和手册版等，为指南/共识的普及提供了便利。此外，脑血管病学组与神经康复学组合作印发了《"世界卒中日"科普知识手册》并邮寄本学组委员们在当地免费发放；撰写、印刷和出版了针对不同层次需求的科普患教资料（包括可作为教材的完整版、针对卒中患者的预防康复简化版、针对未患病者的预防简化版和患教随访卡等）。脑血管病学组还按照世界卒中组织精神在天津进行了"中国卒中患者及照护人员权益和需求调查研究"并发表。脑血管病学组亦积极支持和参加中华医学会神经病学分会的"西部行"医疗支援公益活动并负责中华医学会神经病学年会中脑血管病分会场的组织工作等，还为建立脑血管病学组网站准备了相关文字和图片资料。2017年，脑血管病学组的王文志教授在 *Circulation* 发表《中国脑血管病流行病学调查》；2019年，刘鸣教授等在 *Lancet Neurology* 发表《中国脑血管病流行趋势及诊治动态》，从时间和空间角度分析了近十多年中国脑血管病的发展变化，指出了下一步应优先研究和推动的领域。

总之，自1981年由中华医学会神经精神科学会主办第一届全国脑血管病学术会议开始，启动了我国脑血管病学术会议的征程，而后全国脑血管病学术会议召开的次数逐渐增多，内容不断丰富，参会者逐年增多，学术水平不断提高，尤其是2002年成立了中华医学会神经病学分会脑血管病学组后，我国脑血管病学术会议的水平继续提高，会议规模不断扩大。根据卫生部（现国家卫生健康委员会）要求和社会需求，脑血管病学组组织制定了《中国脑血管病防治指南》，之后还开展了指南规范的培训。与此同时，许多新成立的社会学术团体及地方单位也开始举办更多的脑血管病学术活动，丰富了全国脑血管病学术内容。2004年之后，新一届中华医学会神经病学分会脑血管病学组主办的全国脑血管病会议改为每年1次。2012年，脑血管病学组主办的全国性脑血管病会议正式统一命名为"第**次中国脑血管病大会"，也统一了办会的形式，自此中国脑血管病学大会成为中华医学神经病学分会主办的第二大学术会议，现也成为国内知名品牌脑血管病会议。中华医学会神经病学分会及其脑血管病学组还组织多位专家执笔撰写各种脑血管病诊治指南/共识并发表，至今共制定和/或修订的各种脑血管病指南、共识共33部，在《中华神经科杂志》上发表。2016年，《中国脑血管病诊治指南与共识》（大开本版和手册版）由人民卫生出版社出版，供临床一线医师使用。2015年开始，为了加强这些指南、共识的推广应用，中华医学会神经病学分会及其脑血管病学组与《中华神经科杂志》编辑部共同合作在全国各地举行中国脑血管病诊治指南巡讲，产生很好的社会影响。

中华医学会神经病学分会及其脑血管病学组主办的历次中国脑血管病大会见表1-1。

中华医学会神经病学分会脑血管病学组制定或修订的指南、共识见表1-2。

表1-1　中华医学会神经病学分会及其脑血管病学组主办的历次中国脑血管病大会

届次	时间（年）	地点	代表人数（注册）	讨论/制定脑血管病防治规范、指南、共识	组长
1	1981	苏州	197	有	无
2	1986	扬州	260	有	无
3	1990	洛阳	600	无	无
4	1995	成都	700	有	无
5	1999	宁波	700	无	无
6	2003	福州	600	有	饶明俐
7	2006	上海	800	有	吕传真
8	2007	成都	800	无	吕传真
9	2008	长沙	800	无	张苏明
10	2010	武汉	1200	有	张苏明
11	2011	郑州	1500	有	张苏明
12	2012	成都	1700	无	张苏明
13	2013	济南	2200	无	张苏明
14	2014	长沙	2500	无	刘鸣
15	2015	南京	3000	有	刘鸣
16	2016	杭州	3000余	有	刘鸣
17	2017	厦门	3000余	有	刘鸣
18	2018	青岛	约2600	有	刘鸣
19	2019	南京	2500余	有	刘鸣

表1-2　中华医学会神经病学分会脑血管病学组制定或修订的指南、共识

项目	指南、共识文件名称	出版信息
1	中国脑血管病防治指南	北京：人民卫生出版社，2007.
2	中国急性缺血性脑卒中诊治指南2010	中华神经科杂志，2010，43（2）：146-153.
3	中国缺血性脑卒中和短暂性脑缺血发作二级预防指南2010	中华神经科杂志，2010，43（2）：154-160.
4	中国卒中一级预防指南2010	中华神经科杂志，2011，44（4）：282-288.
5	中国缺血性脑血管病血管内介入诊疗指南	中华神经科杂志，2011，44（12）：863-869.
6	中国颅内静脉系统血栓形成诊断和治疗指南	中华神经科杂志，2012，45（11）：818-823.
7	中国卒中康复治疗指南简化版	中华神经科杂志，2012，45（3）：201-206.

（待续）

项目	指南、共识文件名称	出版信息
8	中国急性缺血性脑卒中诊治指南2014	中华神经科杂志，2015，48（4）：246-257.
9	中国缺血性脑卒中和短暂性脑缺血发作二级预防指南2014	中华神经科杂志，2015，48（4）：258-273.
10	中国脑出血诊治指南（2014）	中华神经科杂志，2015，48（6）：435-444.
11	中国脑血管病一级预防指南2015	中华神经科杂志，2015，48（8）：629-643.
12	中国颈部动脉夹层诊治指南2015	中华神经科杂志，2015，48（8）：644-651.
13	中国颅内静脉系统血栓形成诊断和治疗指南2015	中华神经科杂志，2015，48（10）：819-829.
14	中国缺血性脑血管病血管内介入诊疗指南2015	中华神经科杂志，2015，48（10）：830-837.
15	中国脑小血管病诊治共识	中华神经科杂志，2015，48（10）：838-844.
16	中国脑血管病影像技术应用指南	中华神经科杂志，2016，49（3）：164-181.
17	中国脑血管病超声临床应用指南	中华神经科杂志，2016，49（7）：507-518.
18	中国蛛网膜下腔出血诊治指南2015	中华神经科杂志，2016，49（3）：182-191.
19	中国重症脑血管病管理共识2015	中华神经科杂志，2016，49（3）：192-202.
20	中国缺血性脑卒中风险评估量表使用专家共识	中华神经科杂志，2016，49（7）：519-525.
21	中国脑血管疾病分类2015	中华神经科杂志，2017，50（3）：168-171.
22	中国脑卒中早期康复治疗指南	中华神经科杂志，2017，50（6）：405-412.
23	中国头颈部动脉粥样硬化诊治共识	中华神经科杂志，2017，50（8）：572-578.
24	中国急性脑卒中临床研究规范共识2018	中华神经科杂志，2018，51（4）：247-255.
25	中国急性缺血性脑卒中诊治指南2018	中华神经科杂志，2018，51（9）：666-682.
26	中国急性缺血性脑卒中早期血管内介入诊疗指南2018	中华神经科杂志，2018，51（9）：683-691.
27	中国无症状脑梗死诊治共识	中华神经科杂志，2018，51（9）：692-698.
28	中国急性脑梗死后出血转化诊治共识2019	中华神经科杂志，2019，52（4）：252-265.
29	中国脑血管病一级预防指南2019	中华神经科杂志，2019，52（9）：684-709.
30	中国各类主要脑血管病诊断要点2019	中华神经科杂志，2019，52（9）：710-715.
31	中国蛛网膜下腔出血诊治指南2019	中华神经科杂志，2019，52（12）：1006-1021.
32	中国颅内静脉血栓形成诊断和治疗指南2019	中华神经科杂志，2020，53（9）：648-663.

（二）图片展示

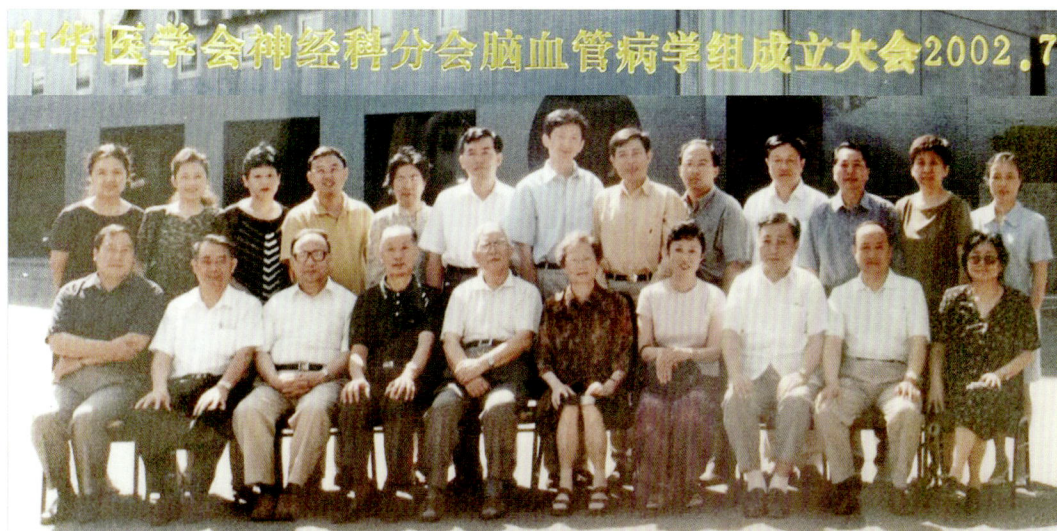

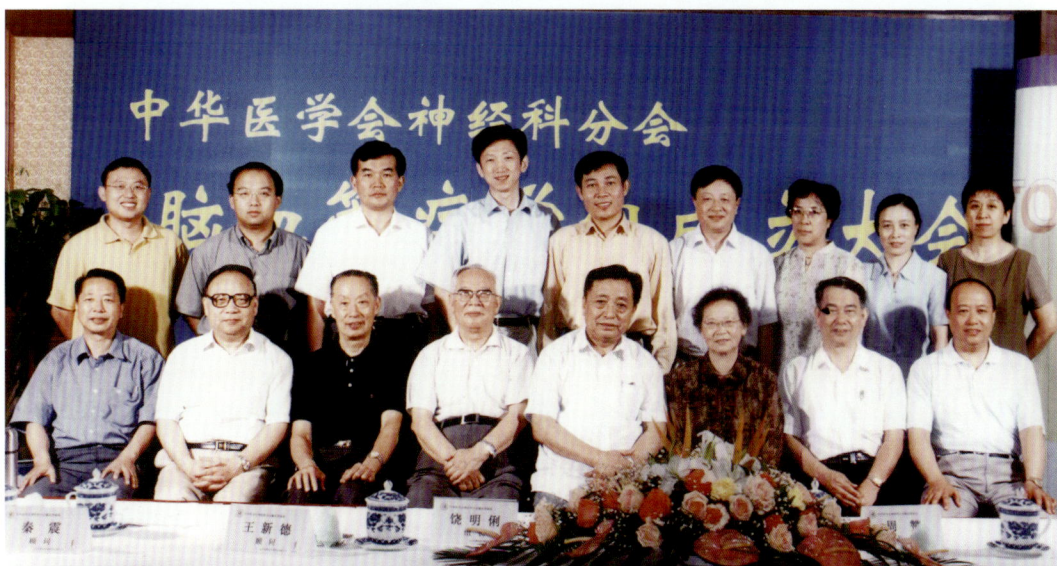

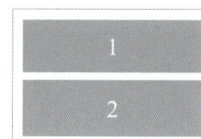

2002年7月，中华医学会神经病学分会脑血管病学组成立会议在北京召开

1/中华医学会组织管理部周赞主任与脑血管病学组委员们合影

2/第一次脑血管病学组委员会议后合影（前排左起杨期东、董为伟、秦震、王新德、郭玉璞、饶明俐、黄如训、王文志，后排左起龚涛、董强、蒲传强、王伟、黄一宁、王德生、陆兵勋、刘鸣、吴江）

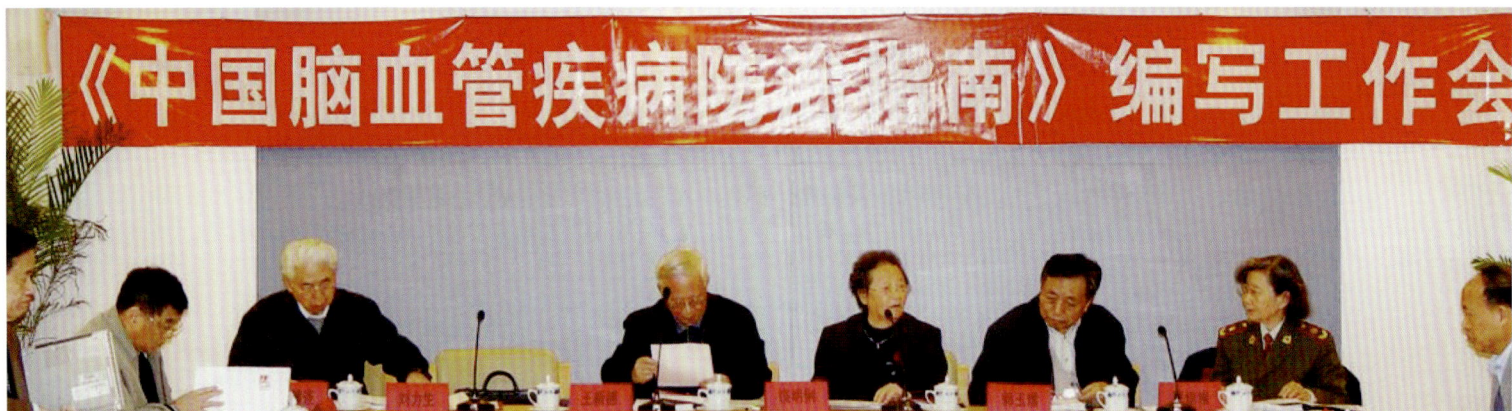

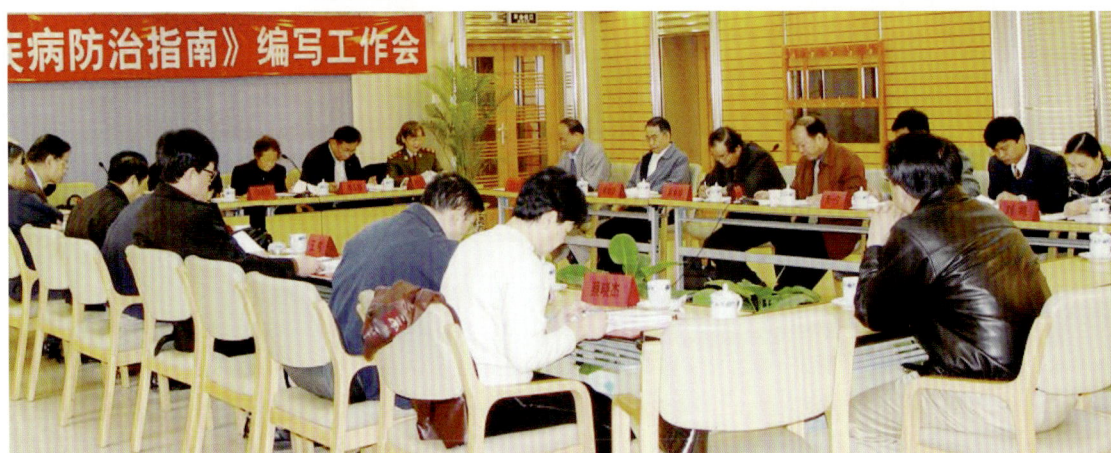

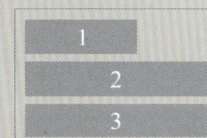

2003年，中华医学会神经病学分会脑血管病学组组织专家编写《中国脑血管疾病防治指南》

1、2/会场上专家们热烈讨论

3/参会专家合影

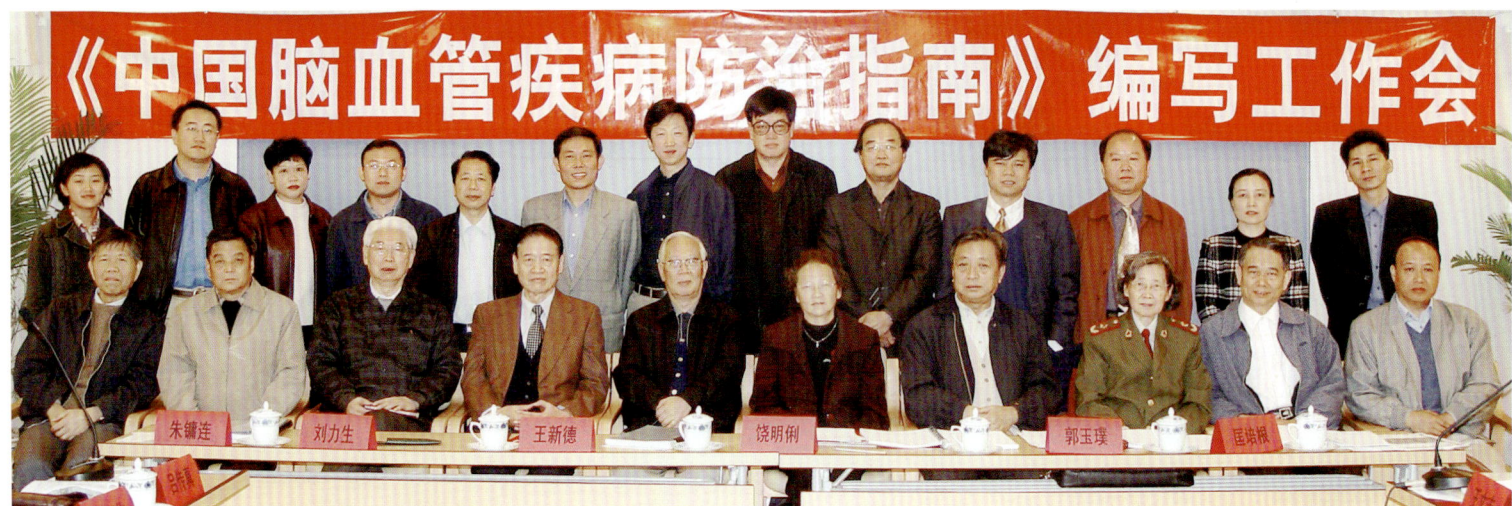

朱镛连　刘力生　王新德　饶明俐　郭玉璞　匡培根

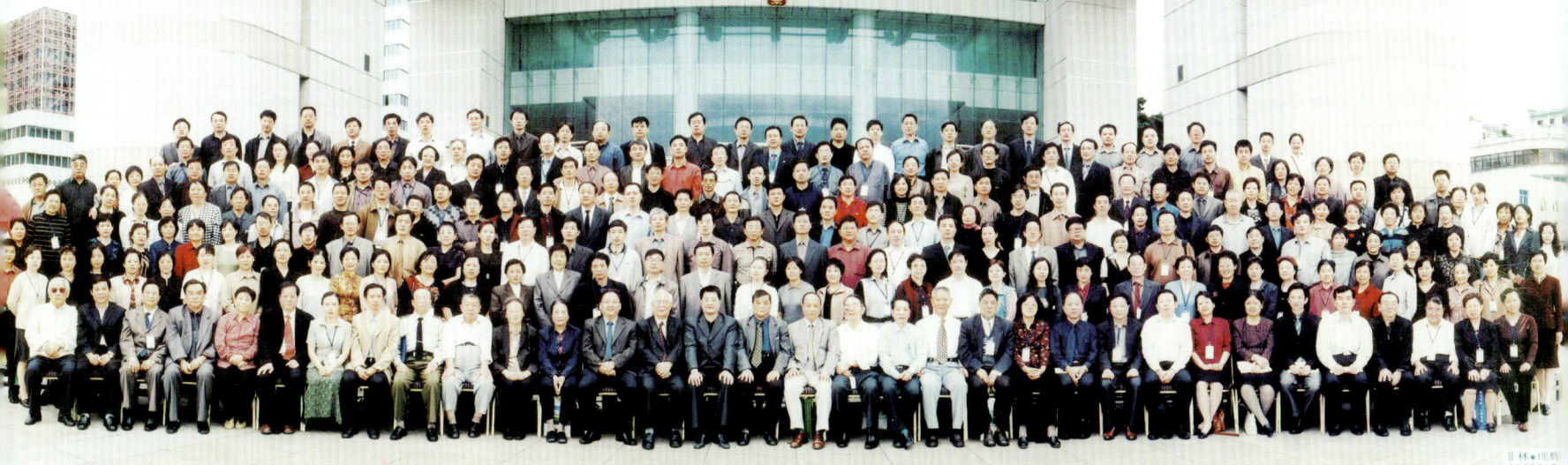

2003 年 11 月，中华医学会第六届全国脑血管病学术会议（福州）全体参会人员合影

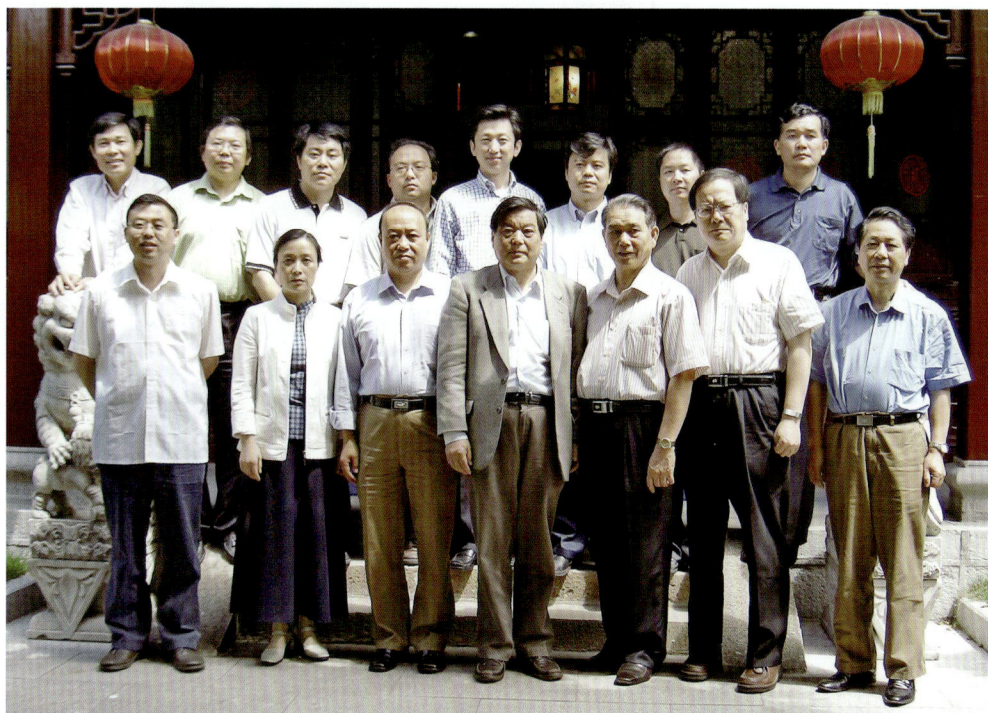

2005 年 5 月，中华医学会神经病学分会第三届委员会脑血管病学组工作会议（上海）委员合影（前排右起杨期东、张苏明、黄如训、吕传真、王文志、刘鸣、龚涛，后排右起蒲传强、曾进胜、贺茂林、王伟、董强、张通、王拥军、黄一宁）

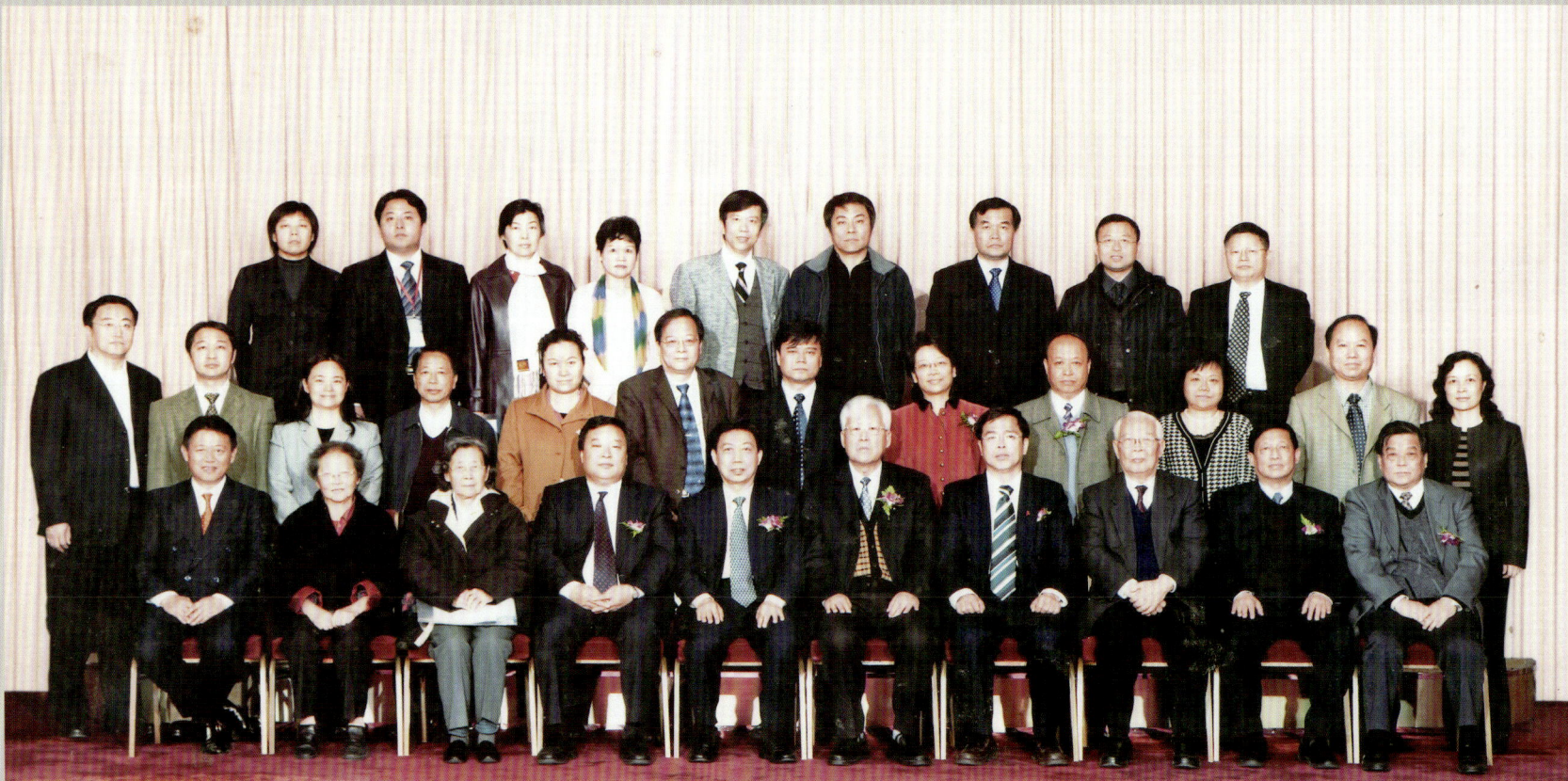

2007年11月20日，第一届中国"卒中教育日"启动会在北京人民大会堂隆重举行，会后各位领导与专家合影（参加会议的领导和专家有卫生部孟群、张立，北京市卫生局梁万年，中华医学会白书忠、王忠成，中华医学会神经病学分会王新德、匡培根、饶明俐、吕传真、崔丽英、张苏明、杨期东、贾建平、蒲传强、刘鸣、张微微、贺茂林、张通、胡学强、谢鹏和龚涛等）

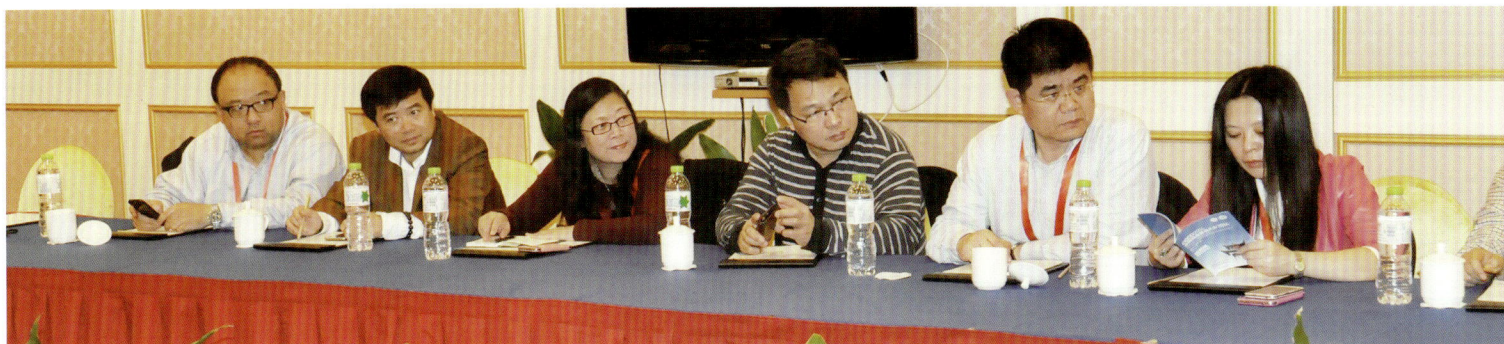

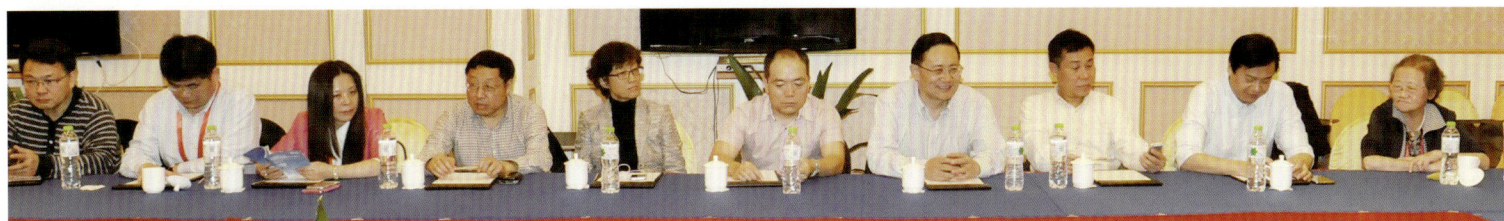

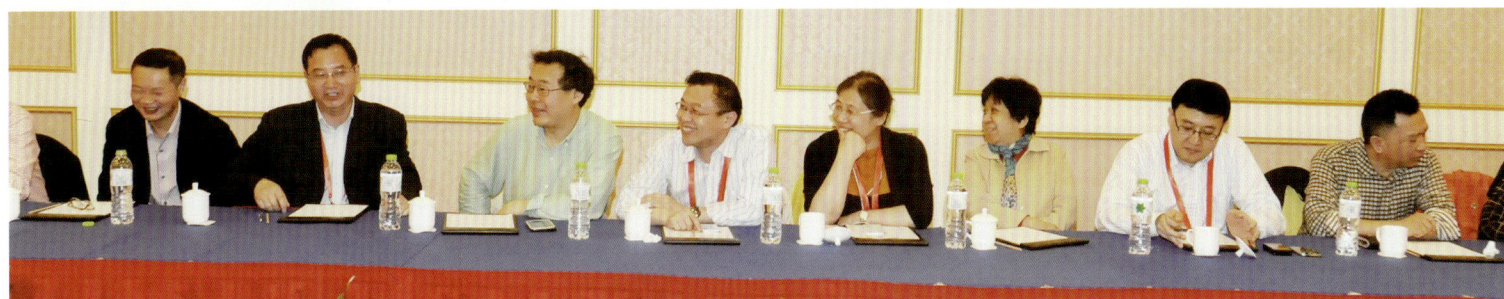

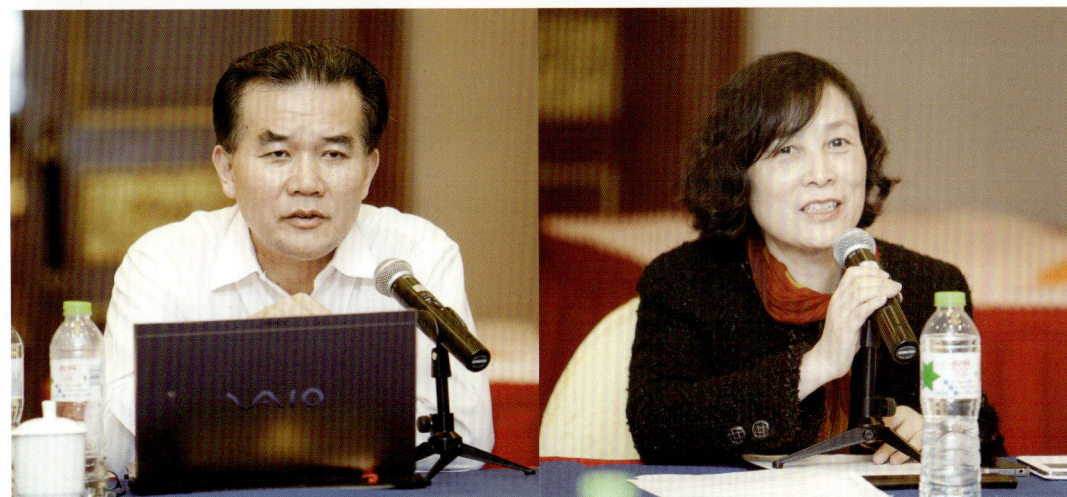

2014年3月，中华医学会神经病学分会第六届委员会脑血管病学组工作会议在长沙举行

1～3/会场

4/蒲传强主任委员和刘鸣组长发言

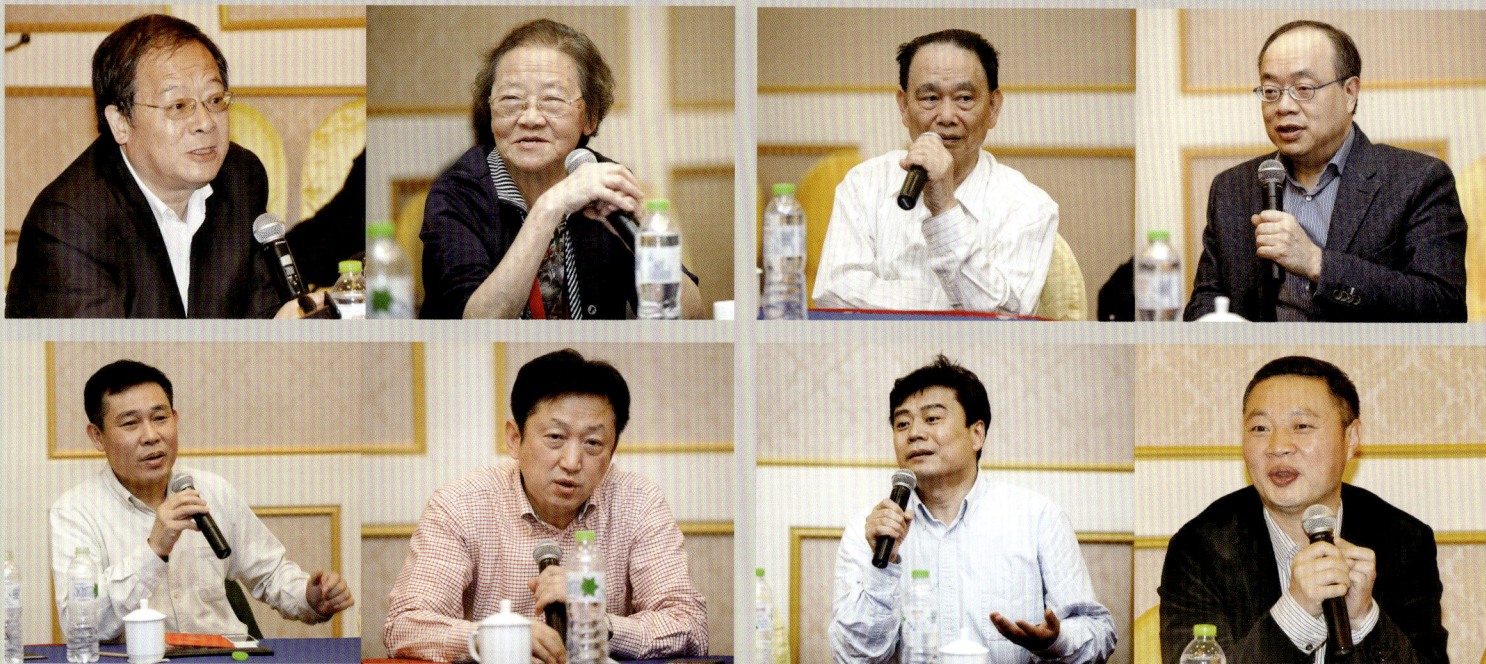

2014年3月，中华医学会神经病学分会第六届委员会脑血管病学组工作会议在长沙举行

5/ 张苏明名誉组长和饶明俐原组长发言

6/ 黄如训和黄家星教授发言

7/ 黄一宁和王伟教授发言

8/ 贺茂林和刘新峰教授发言

| 5 | 6 |
| 7 | 8 |

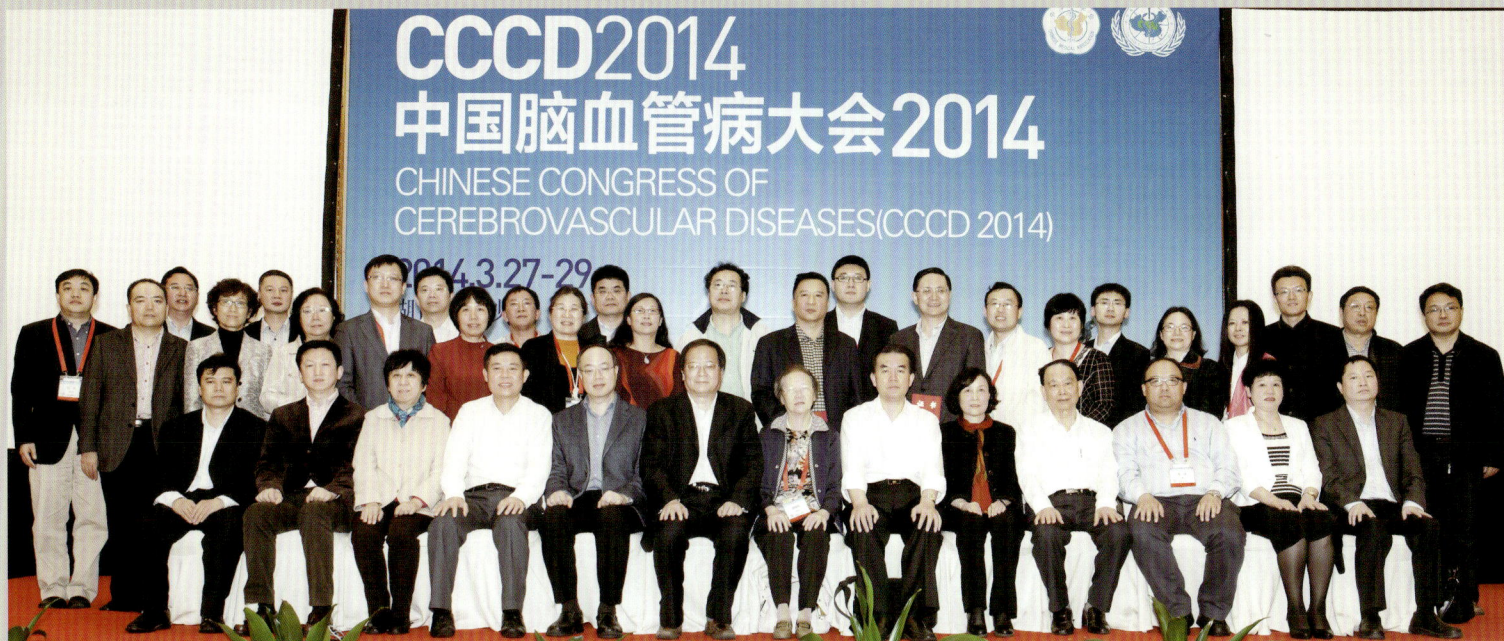

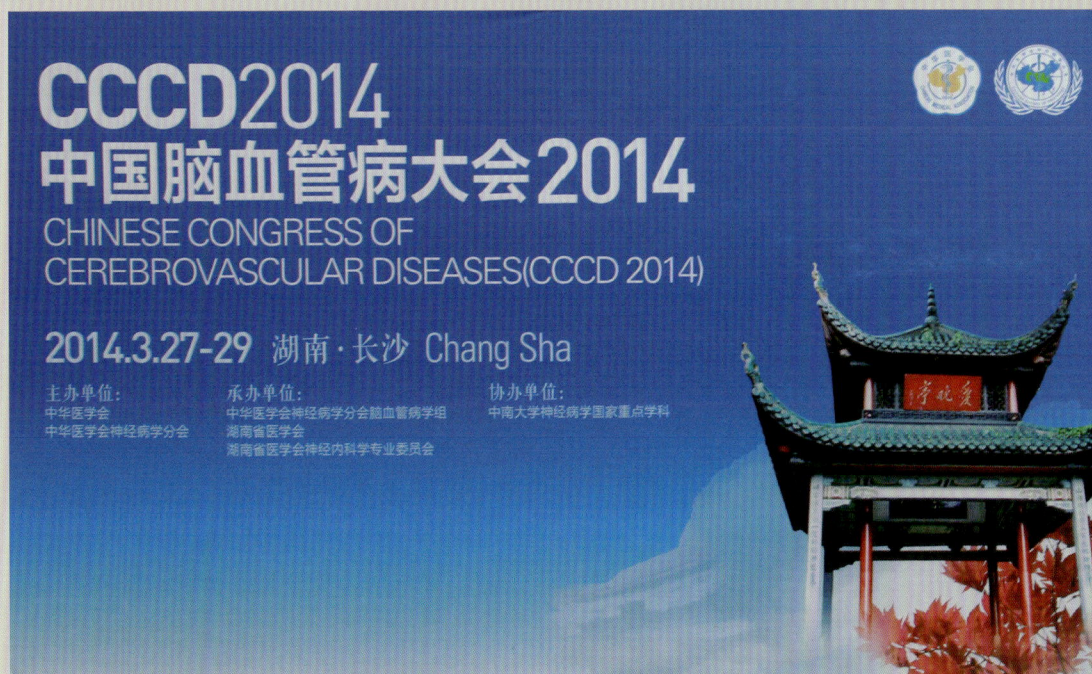

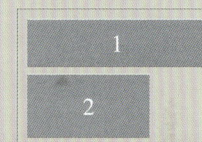

2014年3月，中华医学会第十四次中国脑血管病大会在长沙召开

1/ 会前中华医学会神经病学分会领导、脑血管病学组领导、顾问、委员们合影

2/ 大会背景

田勇泉　　刘家望　　饶克勤　　蒲传强　　贾建平　　

肖　平　　张　辉　　龙开超　　田勇泉　　刘家望

木村彰雄　杨期东　Marc Fisher　Michael Brainin　Bernard Yan　Stephen Davis　朱永赞

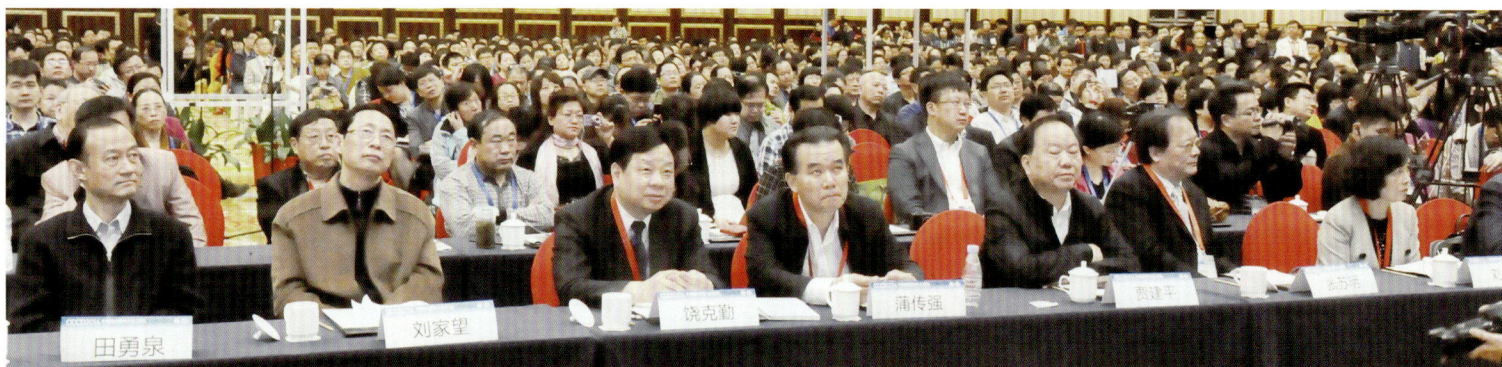

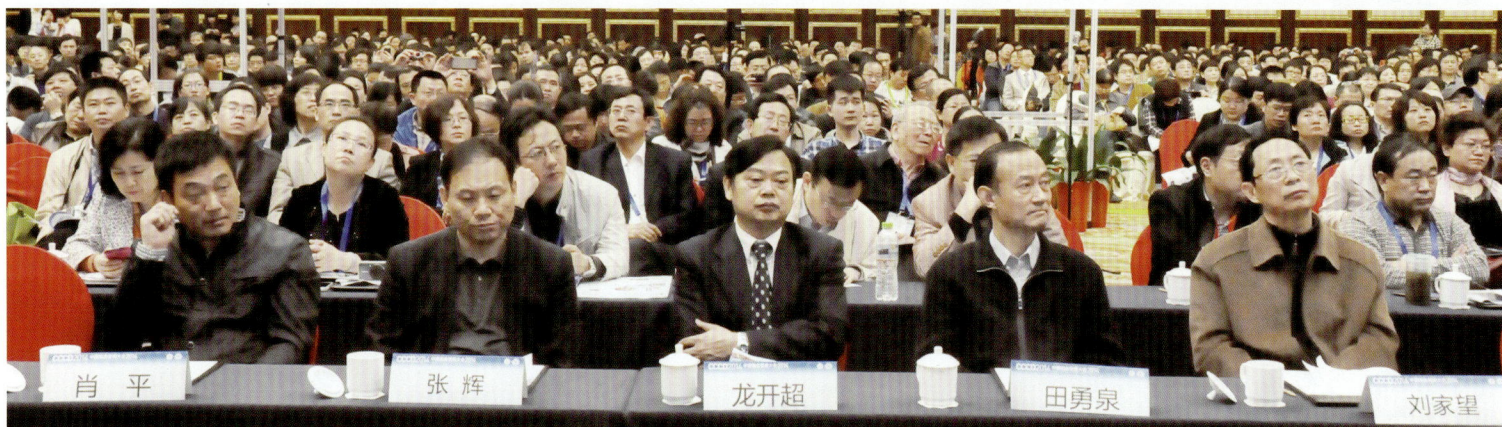

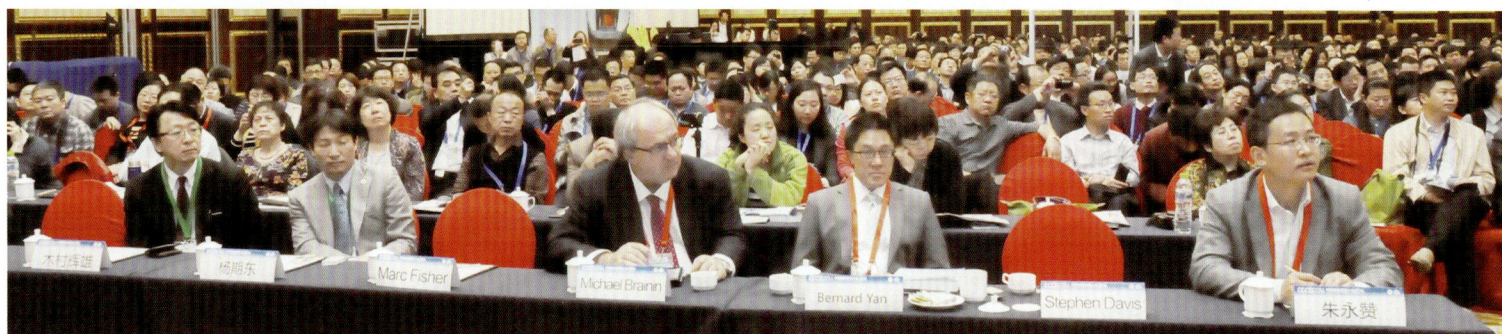

2014年3月，中华医学会第十四次中国脑血管病大会在长沙召开

3～5/会场

	3
	4
	5

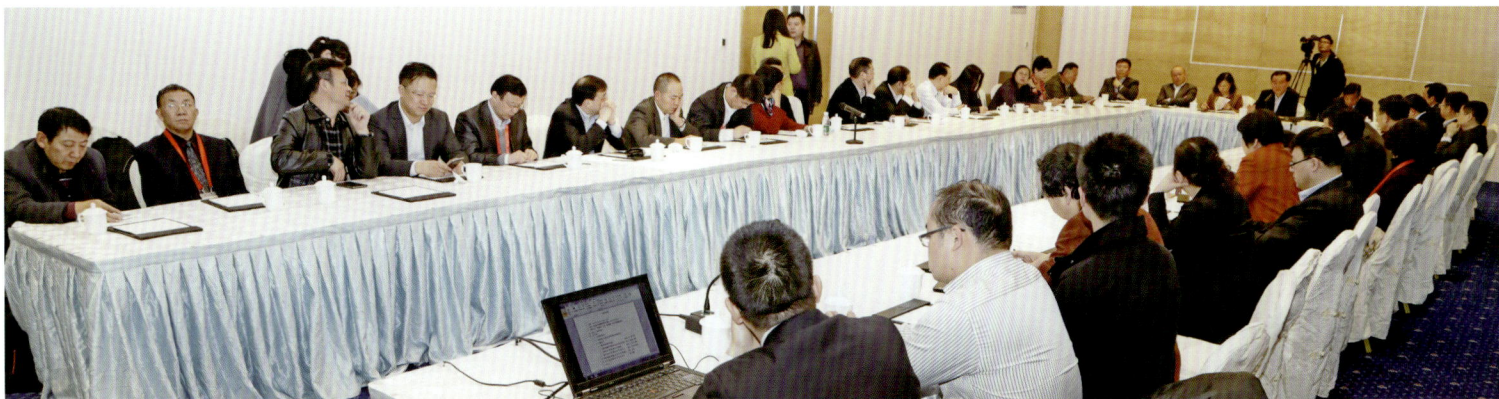
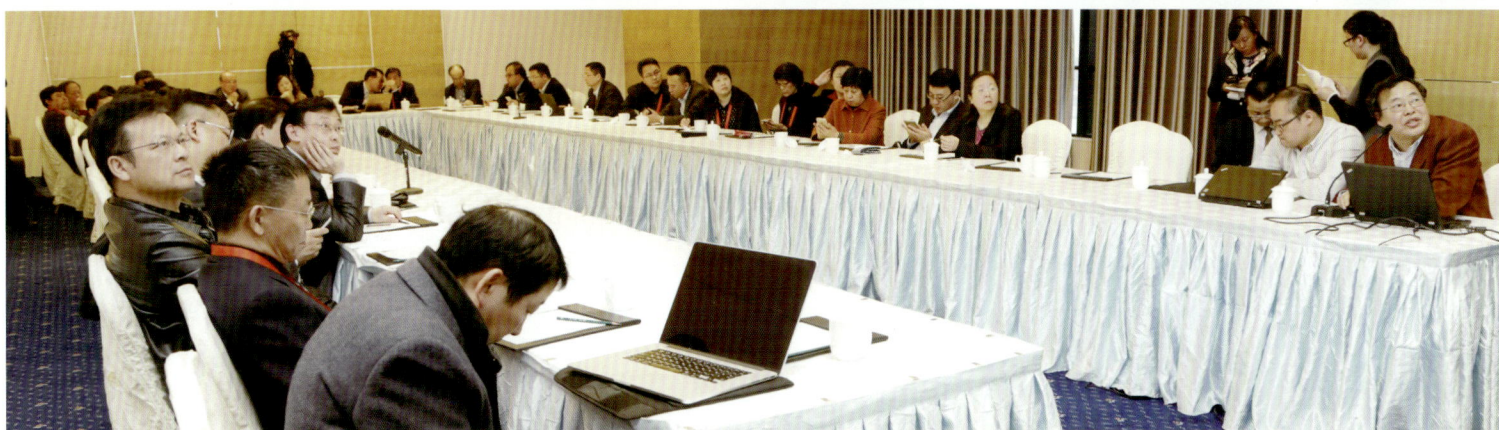
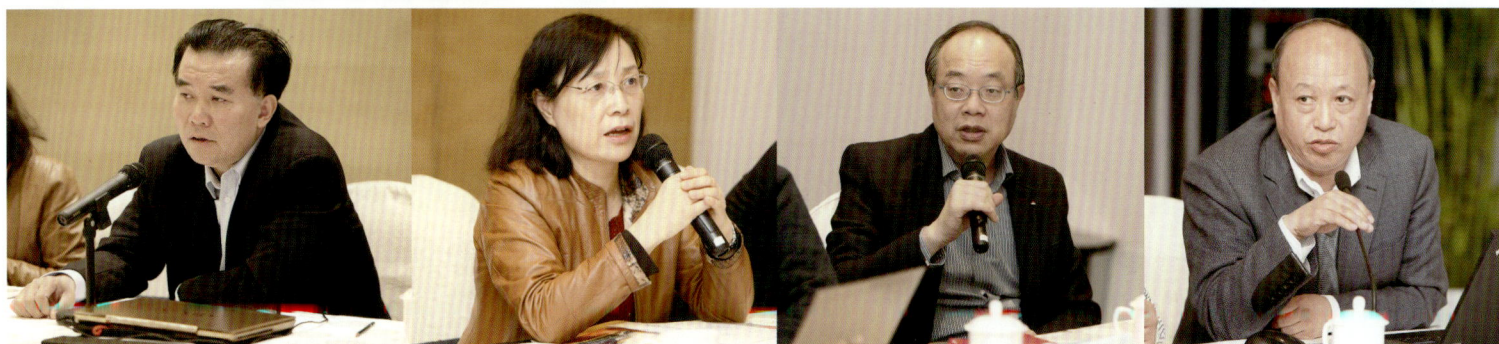

2015年4月9日，中华医学会神经病学分会第六届委员会脑血管病学组委员会议在南京召开

1、2/会场

3/蒲传强、刘鸣、黄家星和王文志教授发言

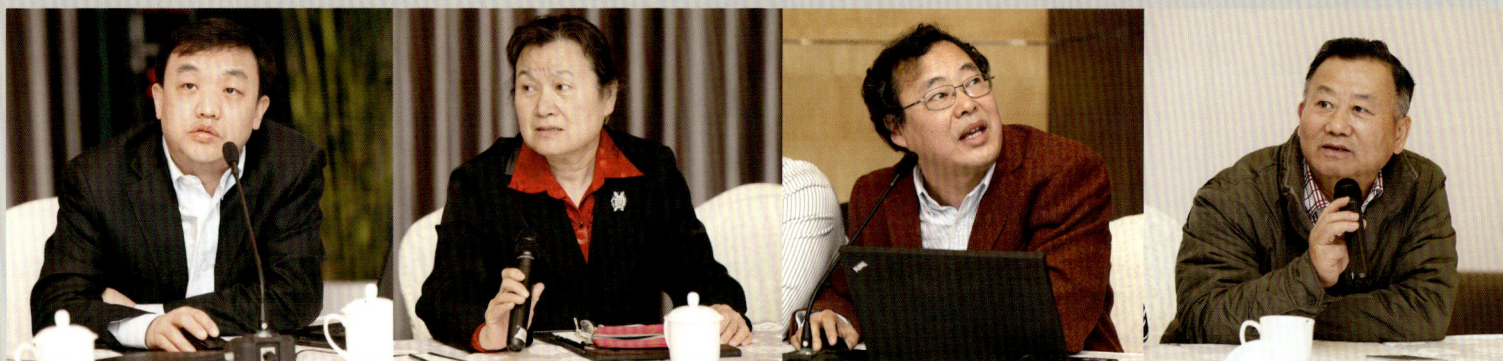

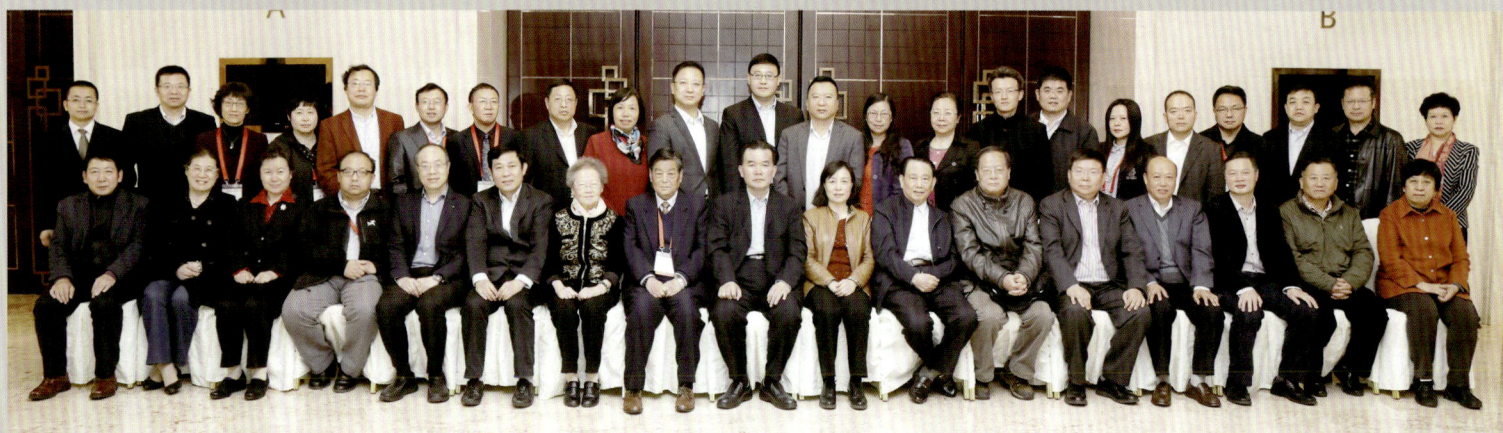

2015年4月9日，中华医学会神经病学分会第六届委员会脑血管病学组委员会议在南京召开

4/彭斌、张微微、许予明和周华东教授发言

5/全体学组委员合影留念

	4
	5

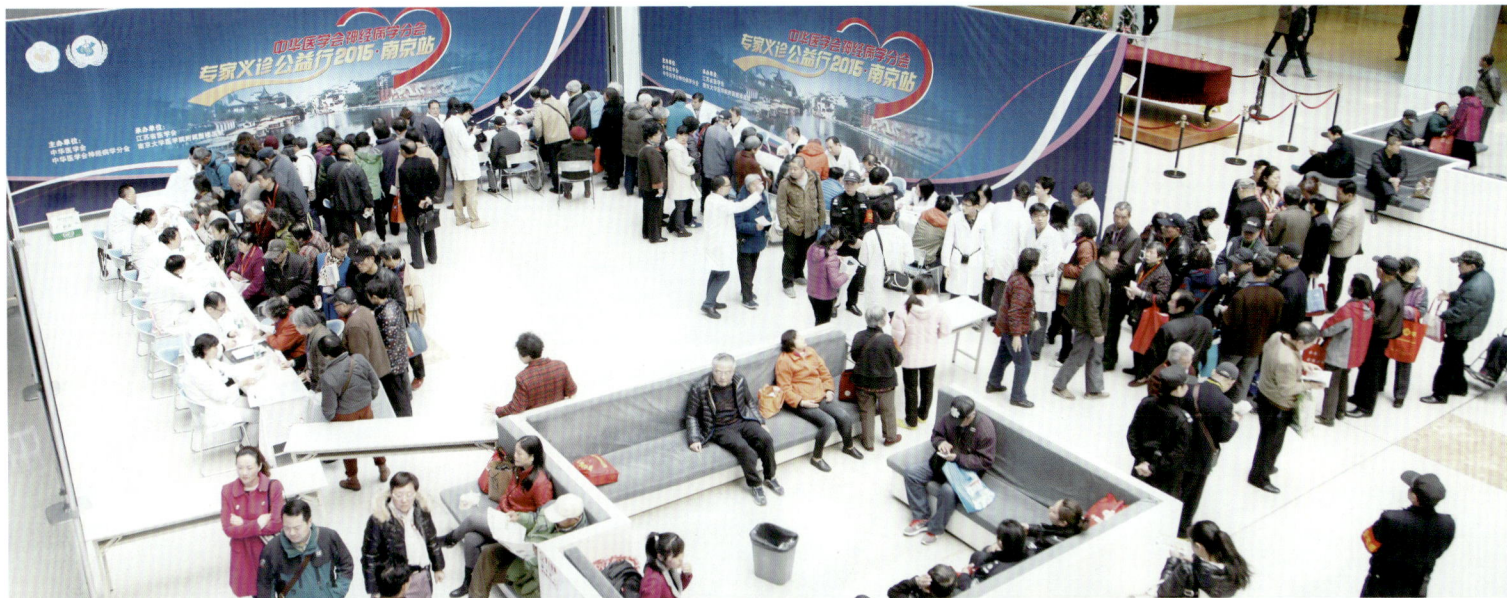

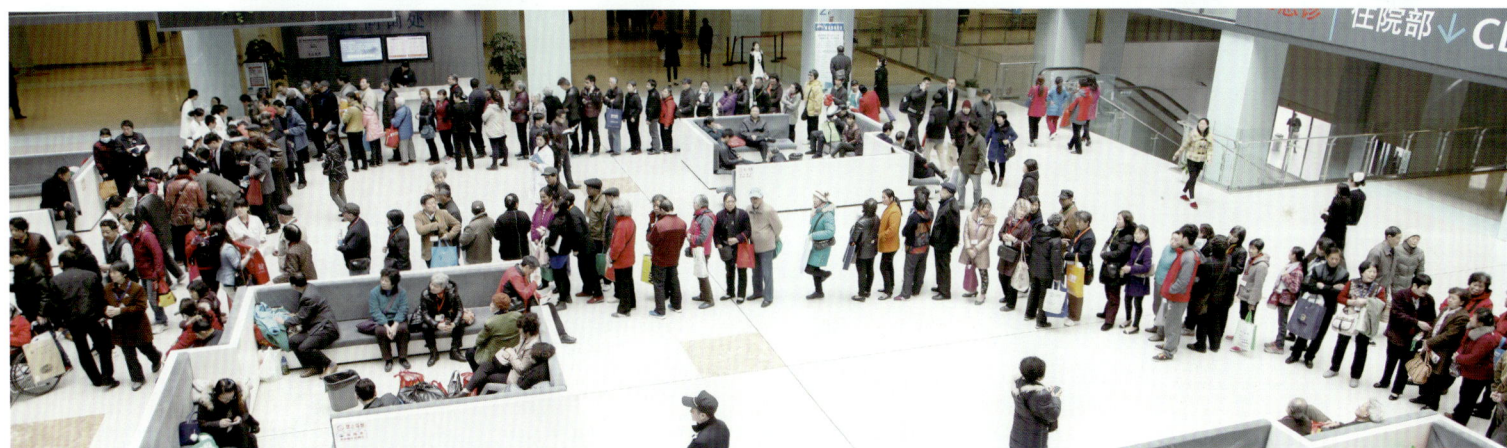

2015年4月9日，在南京召开中华医学会第十五次中国脑血管病大会之际，
脑血管病学组特别安排会前义诊活动

1、2/ 义诊现场

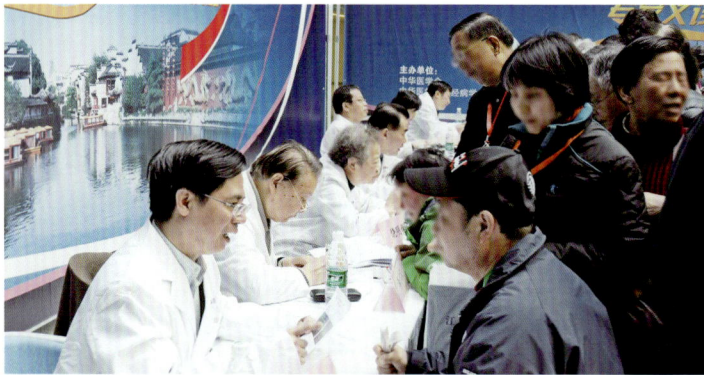

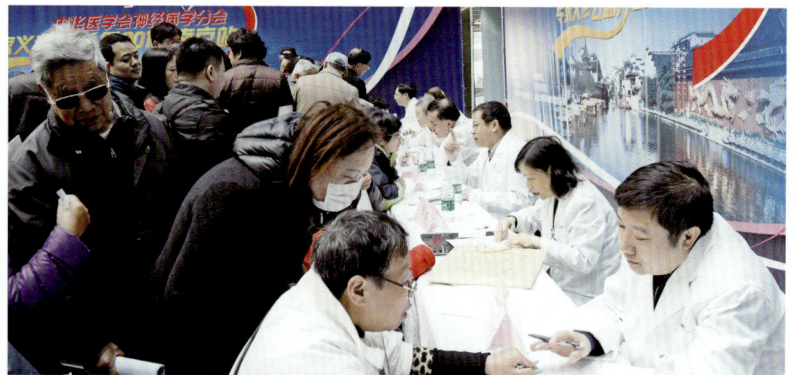

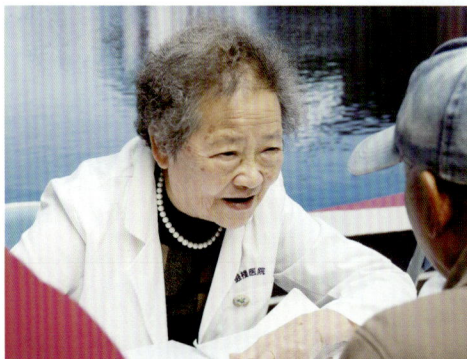

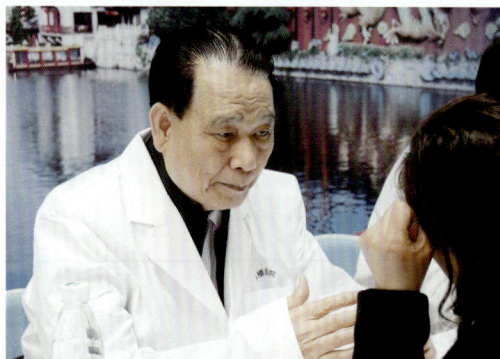

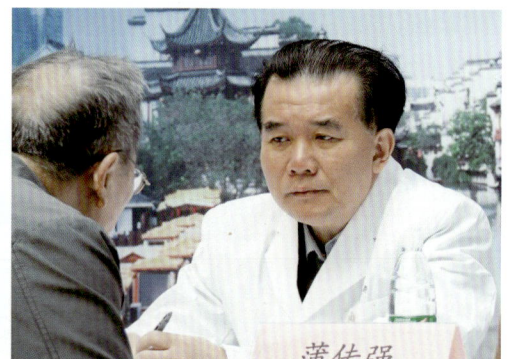

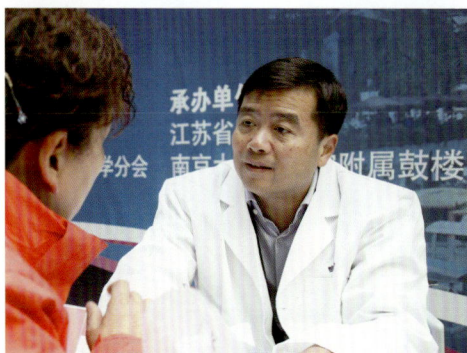

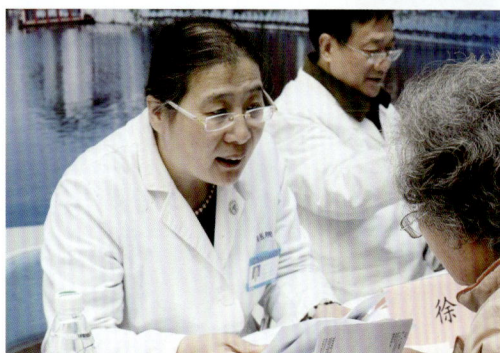

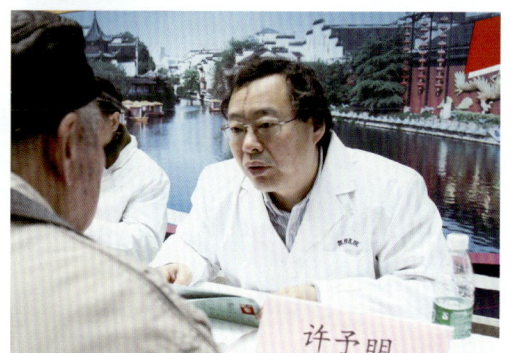

2015年4月9日，在南京召开中华医学会第十五次中国脑血管病大会之际，脑血管病学组特别安排会前义诊活动

3、4/义诊现场　　　　　　　8/朱遂强教授义诊

5/饶明俐教授义诊　　　　　9/徐运教授义诊

6/黄如训教授义诊　　　　　10/许予明教授义诊

7/蒲传强教授义诊

3		4
5	6	7
8	9	10

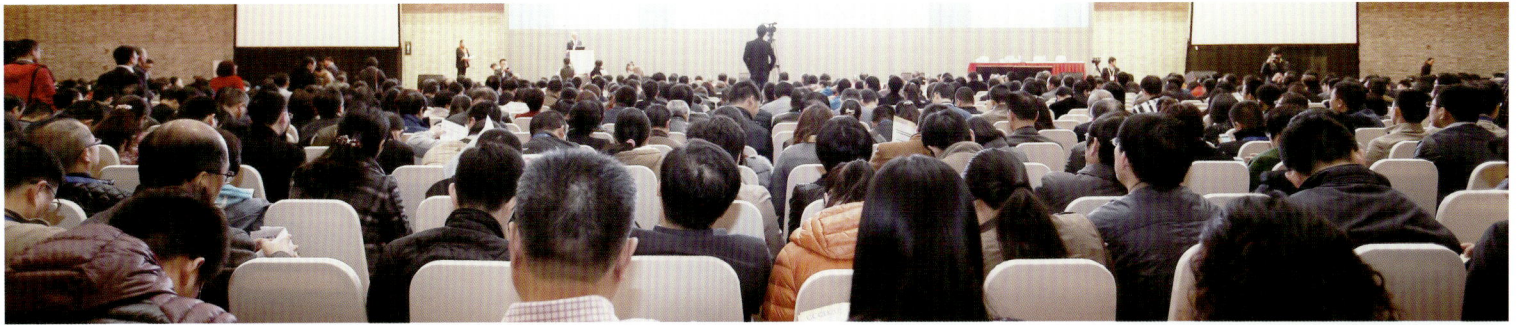

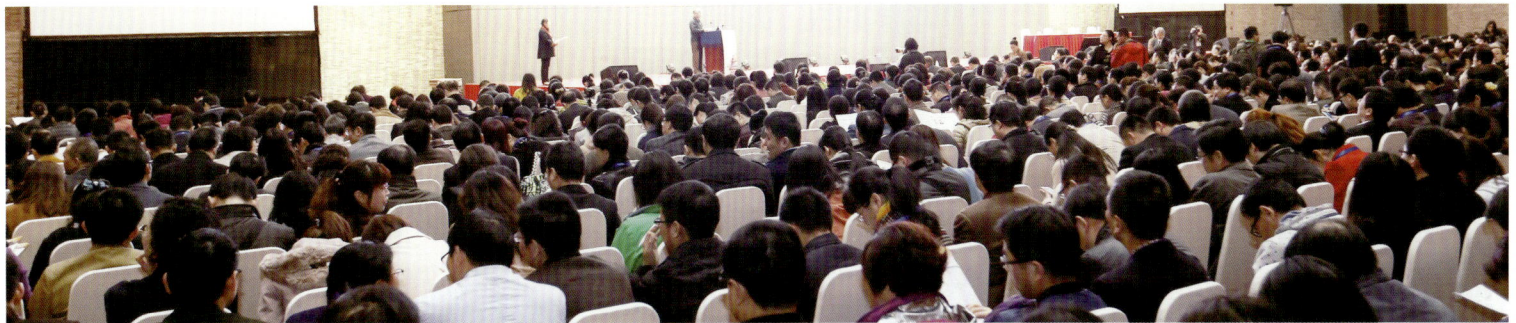

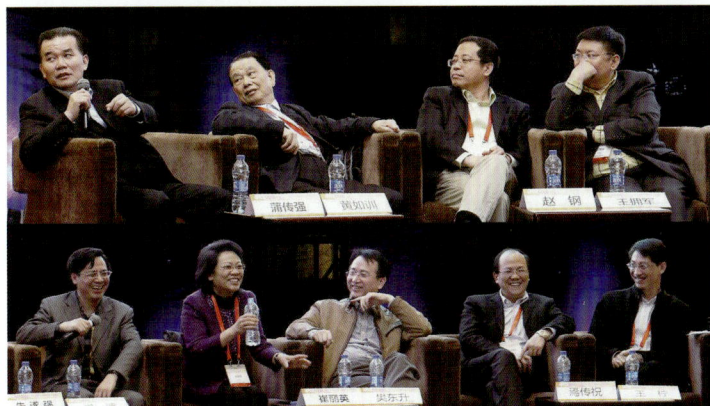

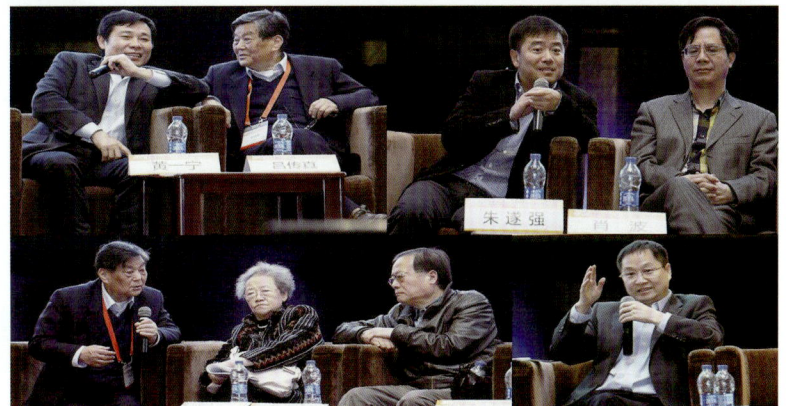

2015年4月，中华医学会第十五次中国脑血管病大会在南京召开

1、2/会场

3/新增加"专家面对面"疑难病例讨论会，参加讨论的专家有蒲传强、黄如训、赵钢、王拥军、肖波、崔丽英、樊东升、焉传祝和王柠教授

4/新增加"专家面对面"疑难病例讨论会，参加讨论的专家有黄一宁、吕传真、朱遂强、肖波、饶明俐、张苏明和曾进胜教授

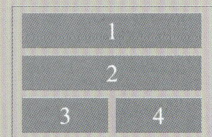

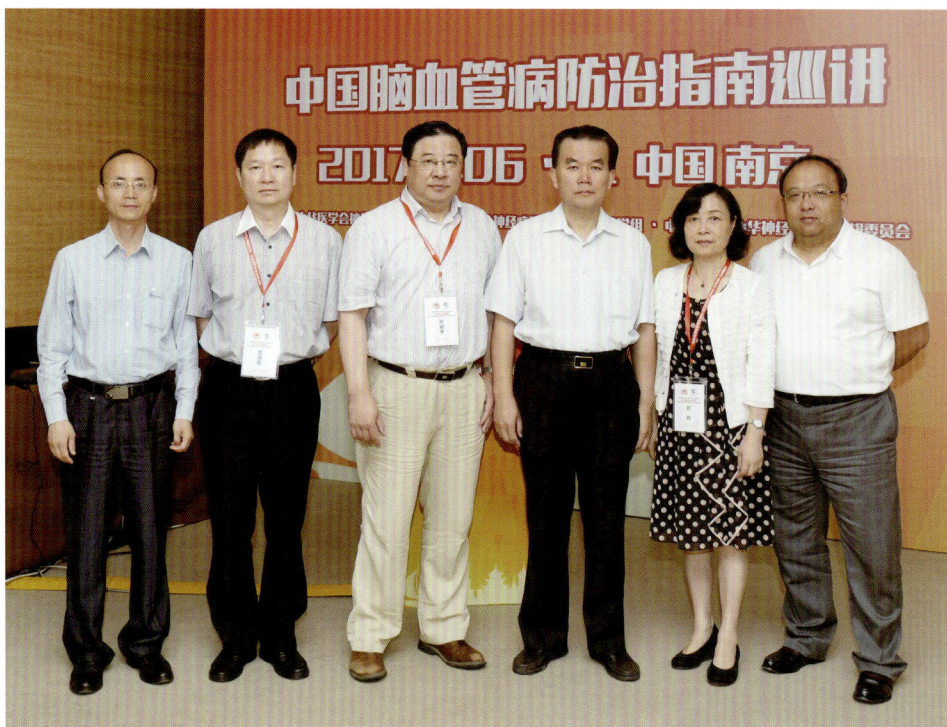

2017年6月，中国脑血管病防治指南全国巡讲南京站参会专家和《中华神经科杂志》编辑部主任合影（蒲传强、刘鸣、张颖冬、董强、曾进胜教授和《中华神经科杂志》汪谋岳主任）

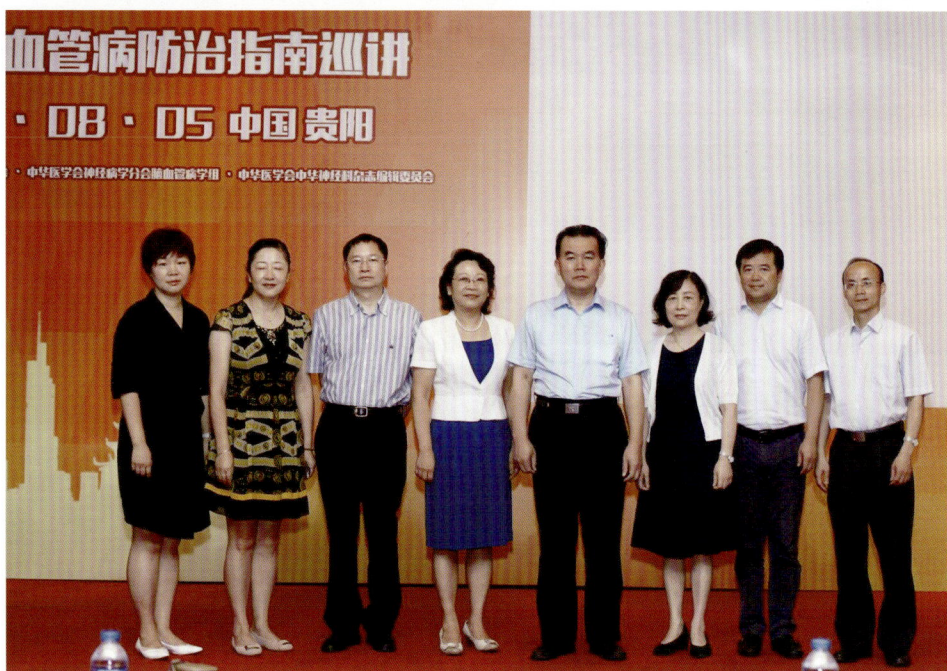

2017年8月，中国脑血管病防治指南全国巡讲贵阳站参会专家和《中华神经科杂志》编辑部主任合影（崔丽英、蒲传强、刘鸣、曾进胜、朱遂强和楚兰教授等，《中华神经科杂志》汪谋岳主任）

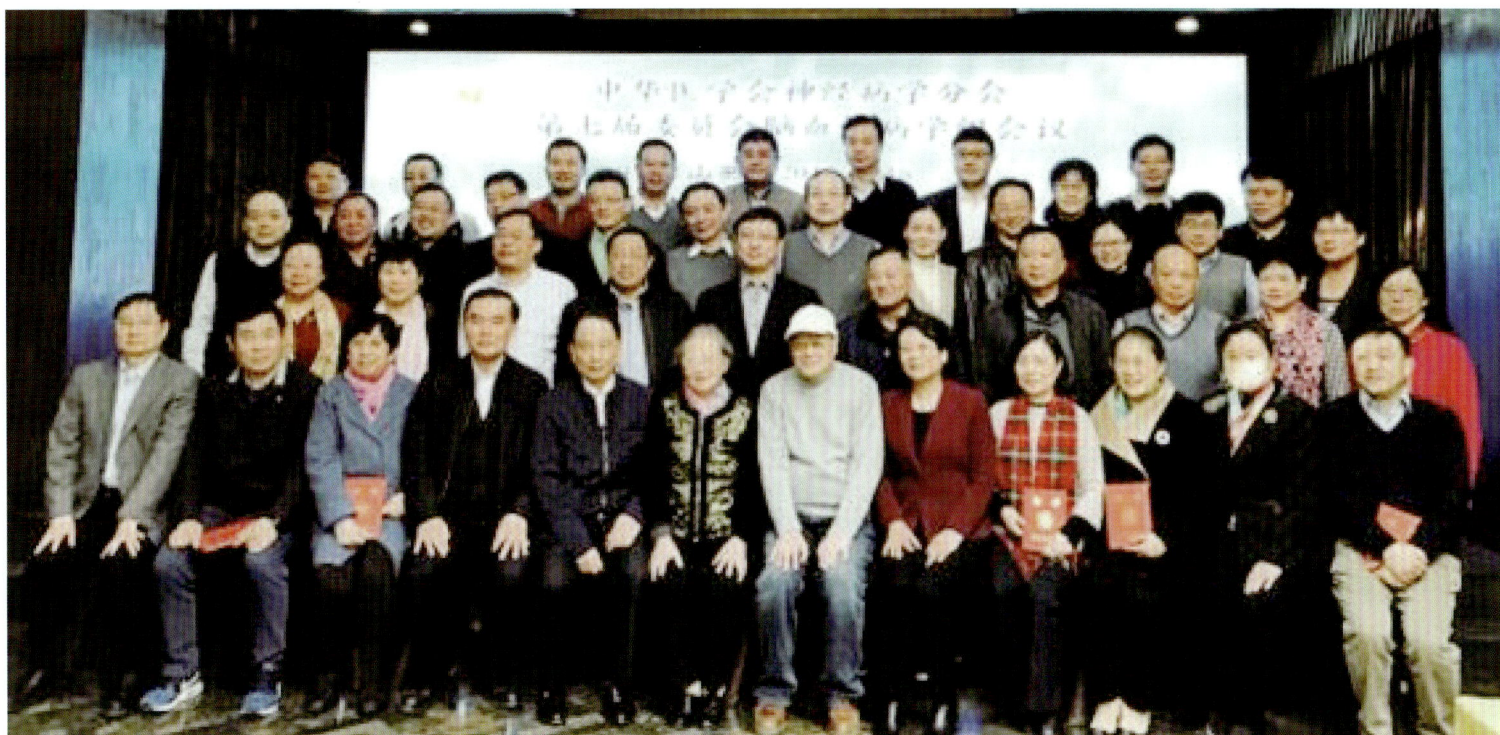

2017年11月，中华医学会神经病学分会第七届委员会脑血管病学组工作会议（太原）全体委员合影

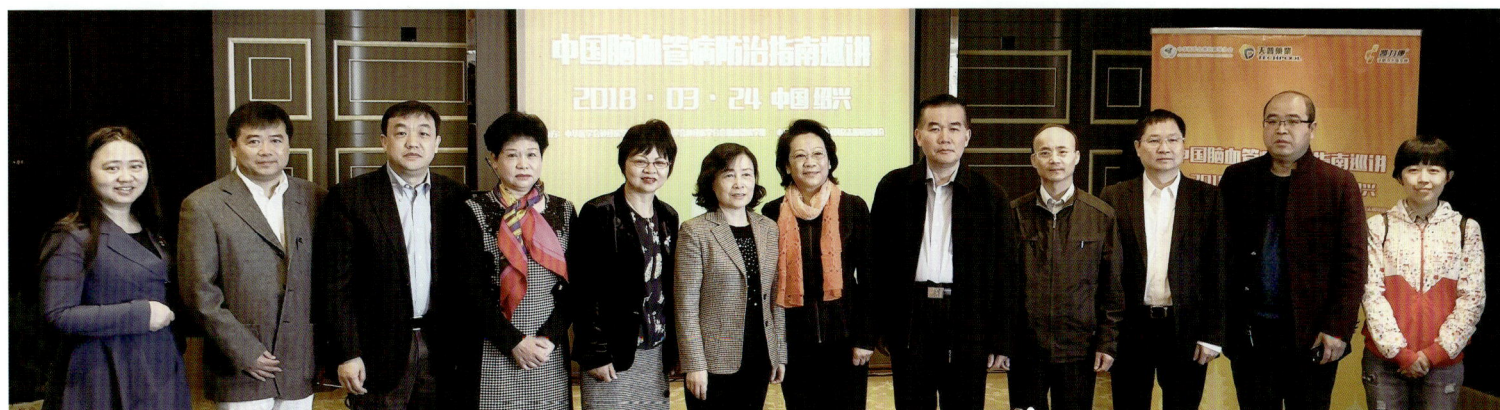

2018年3月，中国脑血管病防治指南全国巡讲绍兴站参会专家和《中华神经科杂志》编辑部成员合影（崔丽英、蒲传强、刘鸣、曾进胜、朱遂强、彭斌和罗本燕教授等，蔡晓杰秘书，《中华神经科杂志》汪谋岳主任和郑晴、许倩编辑）

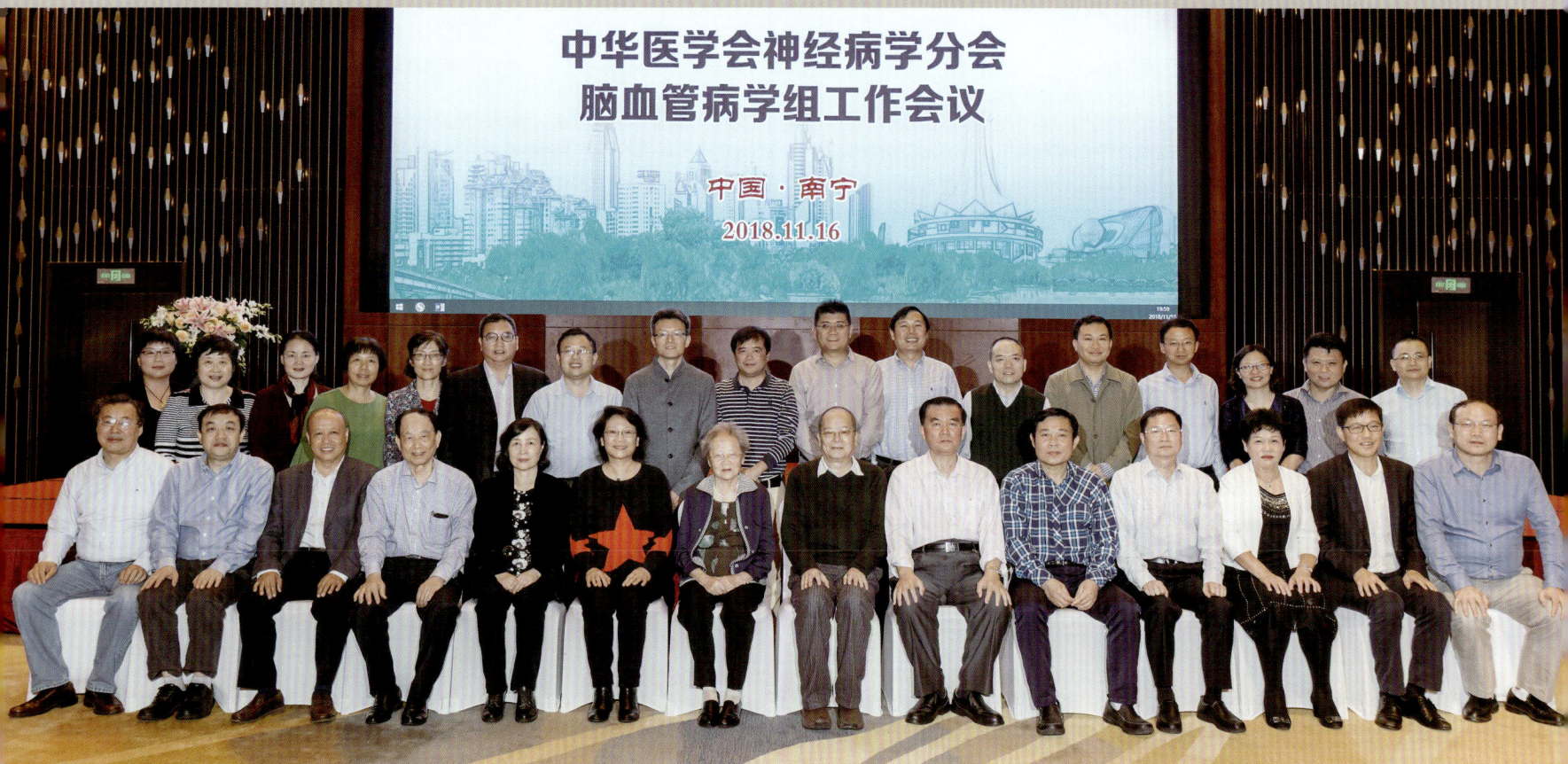

2018年11月，中华医学会神经病学分会第七届委员会脑血管病学组工作会议（南宁）委员合影

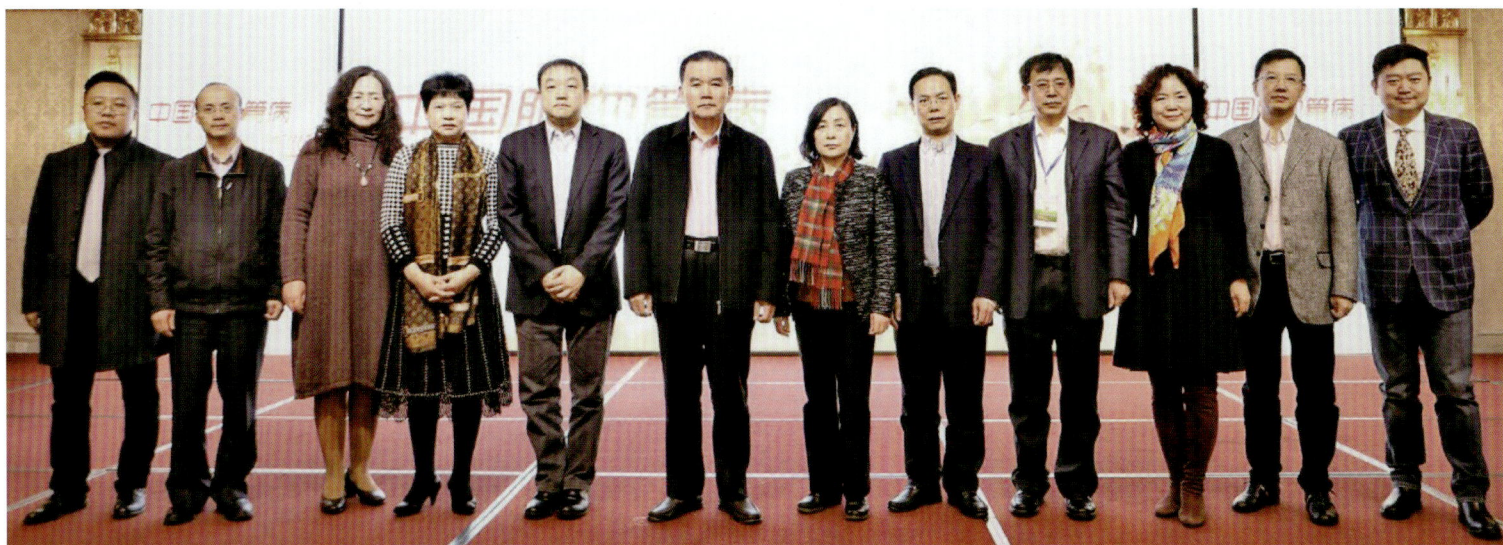

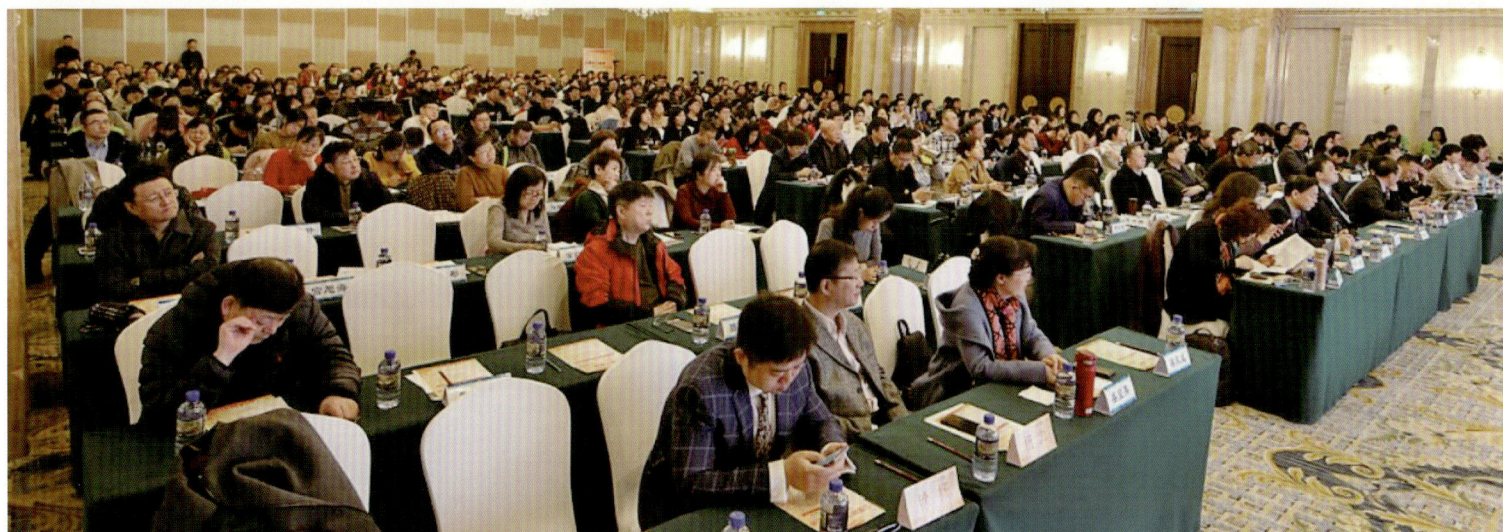

2019年3月，中国脑血管病防治指南巡讲哈尔滨站

1/参会专家和《中华神经科杂志》编辑部主任合影（崔丽英、蒲传强、刘鸣、彭斌、何俐、
何志义、李国忠和土丽华教授等，蔡晓杰秘书，《中华神经科杂志》汪谋岳主任）

2/会场

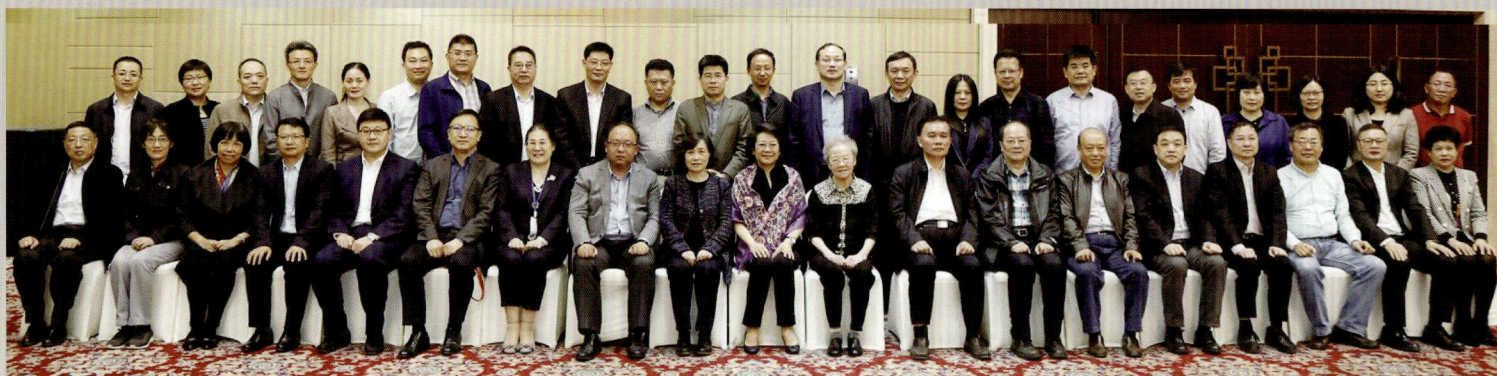

2019年4月，中华医学会第十九次中国脑血管病大会（南京）脑血管病学组委员合影

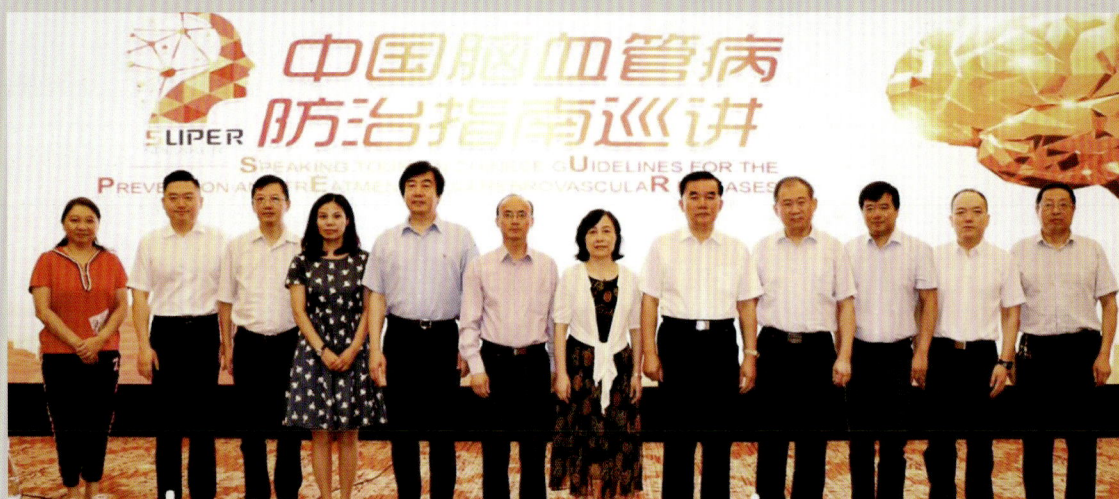

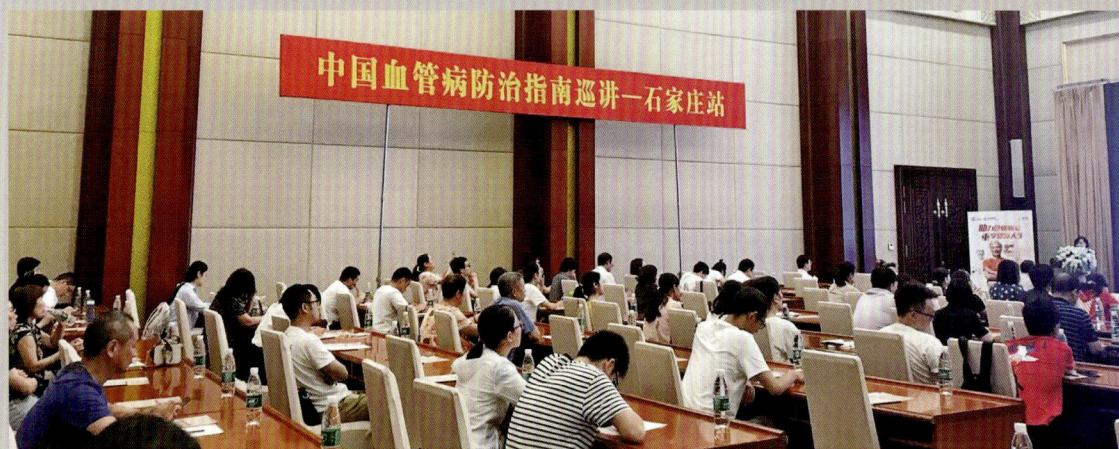

1
2

2019年7月，中国脑血管病防治指南巡讲石家庄站

1/参会专家和《中华神经科杂志》编辑部主任合影（蒲传强、刘鸣、郭力、朱遂强、吕佩源、张祥建和田成林教授等，《中华神经科杂志》汪谋岳主任）

2/会场

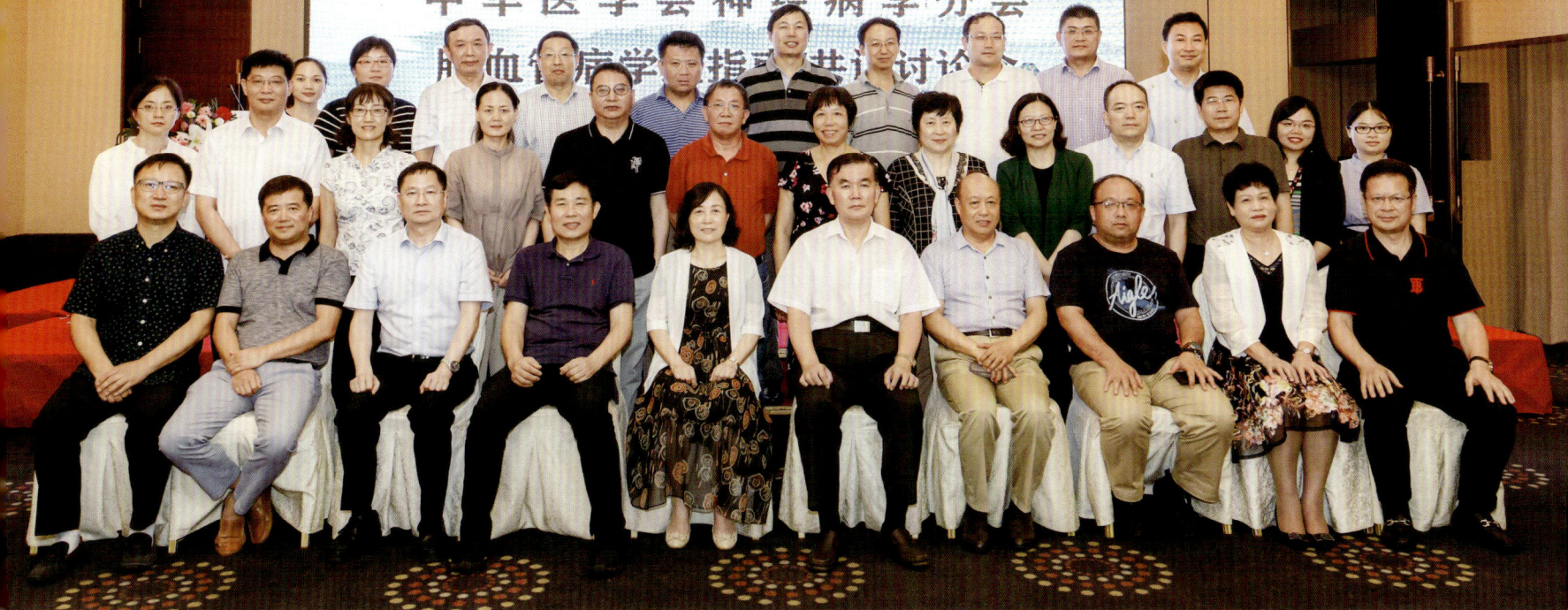

中华医学会神经病学分会脑血管病学组指南/共识讨论会

2019.07.26 江西·九江

中华医学会神经病学分会
脑血管病学组指南/共识讨论会

2019年7月，中华医学会神经病学分会第七届委员会脑血管病学组工作会议（九江）委员合影

十二、中华医学会神经病学分会帕金森病及运动障碍学组

（一）学组成立及其发展

中华医学会神经病学分会帕金森病及运动障碍学组的前身是1978年成立的全国帕金森病临床协作组，当时协作组的专家主要由北京医院、中国人民解放军总医院、北京协和医院、复旦大学附属华山医院、上海交通大学医学院附属仁济医院、上海交通大学医学院附属瑞金医院和复旦大学附属华东医院的神经科专家组成，即王新德、黄克维、张沅昌、周孝达、徐德隆、谭铭勋、匡培根、罗毅和蒋景文教授等，王新德教授担任组长。协作组创办伊始就开展了许多有深远意义的国内外学术交流活动，如1984年10月在上海召开了中华医学会第一届全国锥体外系疾病专题学术会议（帕金森病及运动障碍学组成立后，也就是从第五届开始，该会议改称为中华医学会全国帕金森病及运动障碍学术会议，每2年召开1次，迄今已召开11届），2008年在南昌、2017年在上海分别召开了中国帕金森病研究三十周年、四十周年庆典活动。

2002年，中华医学会正式批准成立中华医学会神经病学分会帕金森病及运动障碍学组，中国帕金森病学术带头人王新德等老一辈专家担任顾问，陈生弟教授担任组长，陈彪和陈海波教授担任副组长，之后孙圣刚教授担任副组长。2016年起，帕金森病及运动障碍学组由陈海波教授担任组长，陈生弟教授担任名誉组长，陈彪、万新华、王丽娟和刘春风教授担任副组长，委员共39人，顾问9人。

中华医学会神经病学分会帕金森病及运动障碍学组曾于1999年获得第十五届世界帕金森病及相关疾病大会在北京的承办权，遗憾的是，2003年由于北京严重急性呼吸综合征（severe acute respiratory syndrome，SARS）流行而停办了此次会议，其之后于2004年在北京改名为国际帕金森病学术会议并成功举办。中华医学会神经病学分会帕金森病及运动障碍学组于2007年又成功获得了第十九届世界帕金森病及相关疾病大会在上海的承办权，陈生弟教授担任此次大会的执行主席，2011年12月此次盛会在上海成功举行。2019年4月，中华医学会神经病学分会帕金森病及运动障碍学组在杭州承办了第六届国际运动障碍学会亚太区帕金森病及运动障碍学术会议，并编撰了《薪火传承·中国帕金森病及运动障碍研究杰出人物册》。截至2019年，帕金森病及运动障碍学组共举办了十一届全国帕金森病及运动障碍学术会议。此外，中华医学会神经病学分会帕金森病及运动障碍学组申请并获得5次国际运动障碍学会继续医学教育暨帕金森病学术研讨会的举办权，先后在上海、南昌、北京、成都和杭州召开。

中华医学会神经病学分会帕金森病及运动障碍学组自成立以来，先后制定了10余部运动障碍疾病相关诊疗指南，包括《帕金森病的诊断》（发表于《中华神经科杂志》2006年）、《中国帕金森病的诊断标准（2016版）》（发表于《中华神经科杂志》2016年）、4版《中国帕金森病治疗指南》（分别发表于《中华神经科杂志》

2006年、2009年、2014年和2020年）、《中国原发性震颤的诊断和治疗指南》（发表于《中华神经科杂志》2009年）、《肌张力障碍诊断与治疗指南》（发表于《中华神经科杂志》2008年）和《肌张力障碍诊断中国专家共识》《肌张力障碍治疗中国专家共识》（发表于《中华神经科杂志》2020年）、《不宁腿综合征的诊断标准和治疗指南》（发表于《中华神经科杂志》2009年）、《肝豆状核变性的诊断与治疗指南》（发表于《中华神经科杂志》2009年）、抽动障碍的诊断及治疗指南（发表于《中华神经科杂志》2009年）、《亨廷顿病的诊断与治疗指南》（发表于《中华神经科杂志》2011年）、《帕金森病痴呆的诊断与治疗指南》（发表于《中华神经科杂志》2011年）、《帕金森病抑郁、焦虑及精神病性障碍的诊断标准及治疗指南》（发表于《中华神经科杂志》2013年）、2版《中国帕金森病脑深部电刺激疗法专家共识》（发表于《中华神经科杂志》2013年、《中华神经外科杂志》2020年）、《帕金森病脑深部电刺激法术后程控中国专家共识》（发表于《中华神经外科杂志》2016年）、《脑组织铁沉积神经变性病诊治专家共识》（发表于《中华医学杂志》2016年）、《中国血管性帕金森综合征诊断与治疗专家共识》（发表于《中华神经科杂志》2017年）、《多系统萎缩诊断标准中国专家共识》（发表于《中华老年医学杂志》2017年）、《皮质基底节变性诊断标准及治疗中国专家共识》（发表于《中国神经免疫学和神经病学杂志》2019年）、《新型冠状病毒肺炎疫情防控期间帕金森病患者综合管理策略专家共识》（发表于《中国神经免疫学和神经病学杂志》2020年）等。

此外，帕金森病及运动障碍学组的多名专家先后在各个国际组织担任职务，如王新德教授曾担任世界神经病学联盟锥体外系疾病研究委员会委员、世界神经病学联盟帕金森病及相关疾病研究委员会执行委员会委员和 *Parkinsonism & Related Disorders* 杂志编委；陈生弟教授先后担任国际神经病学联盟帕金森病及相关疾病研究委员会委员、国际运动障碍学会亚太地区执行委员会委员、国际运动障碍学会委员和执行委员会委员和 *Parkinsonism & Related Disorders* 杂志编委；陈彪教授担任 *Parkinsonism & Related Disorders* 杂志编委和亚太区教育委员会主席；张振馨教授和张宝荣教授先后担任国际运动障碍学会亚太区执行委员会委员和理事；商慧芳教授担任国际运动障碍学会亚太区执行委员会委员和教育委员会主席；肖勤教授和刘军教授先后担任亚太区教育委员会委员；王小平教授担任国际运动障碍学会亚太区执行委员会委员。

（二）图片展示

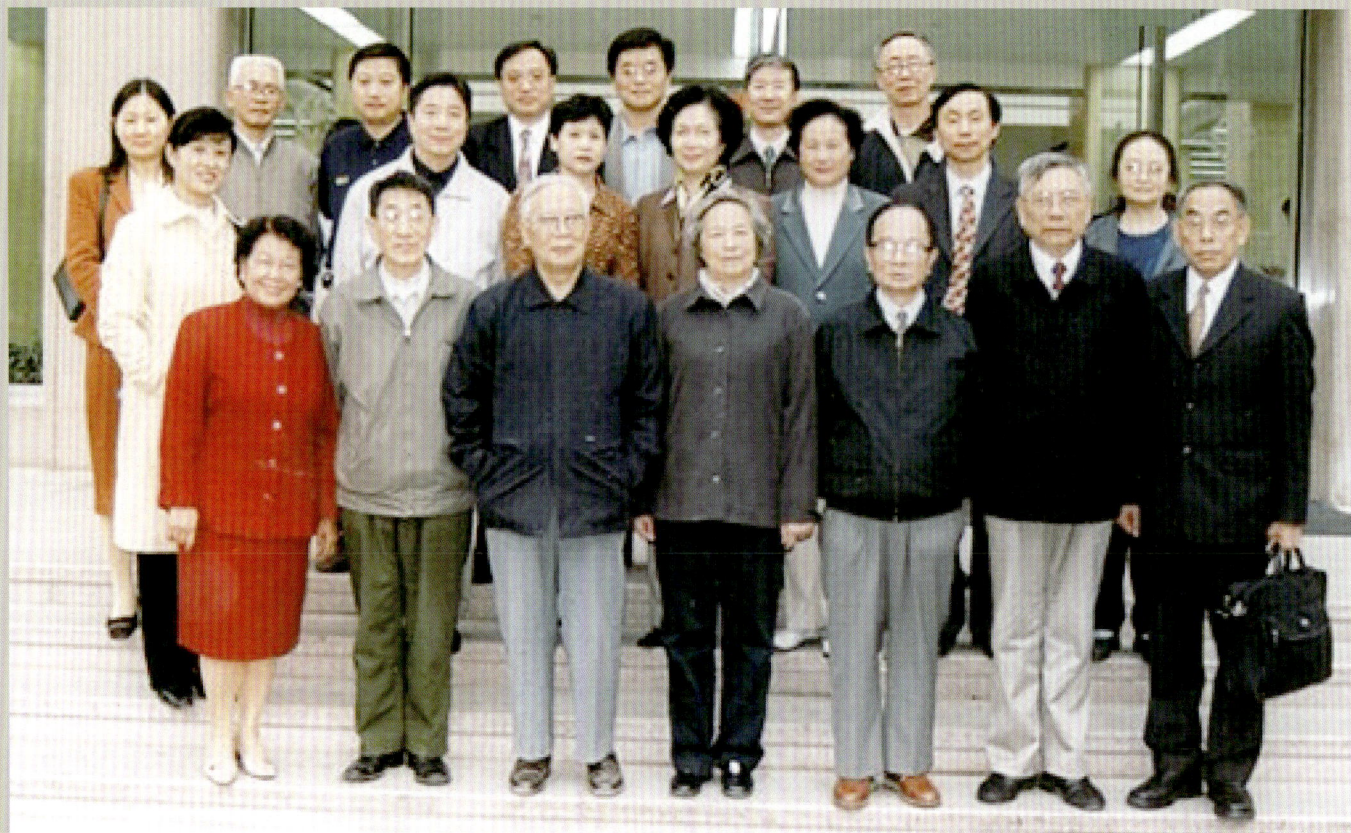

2002年10月，中华医学会神经病学分会帕金森病及运动障碍学组成立后委员合影

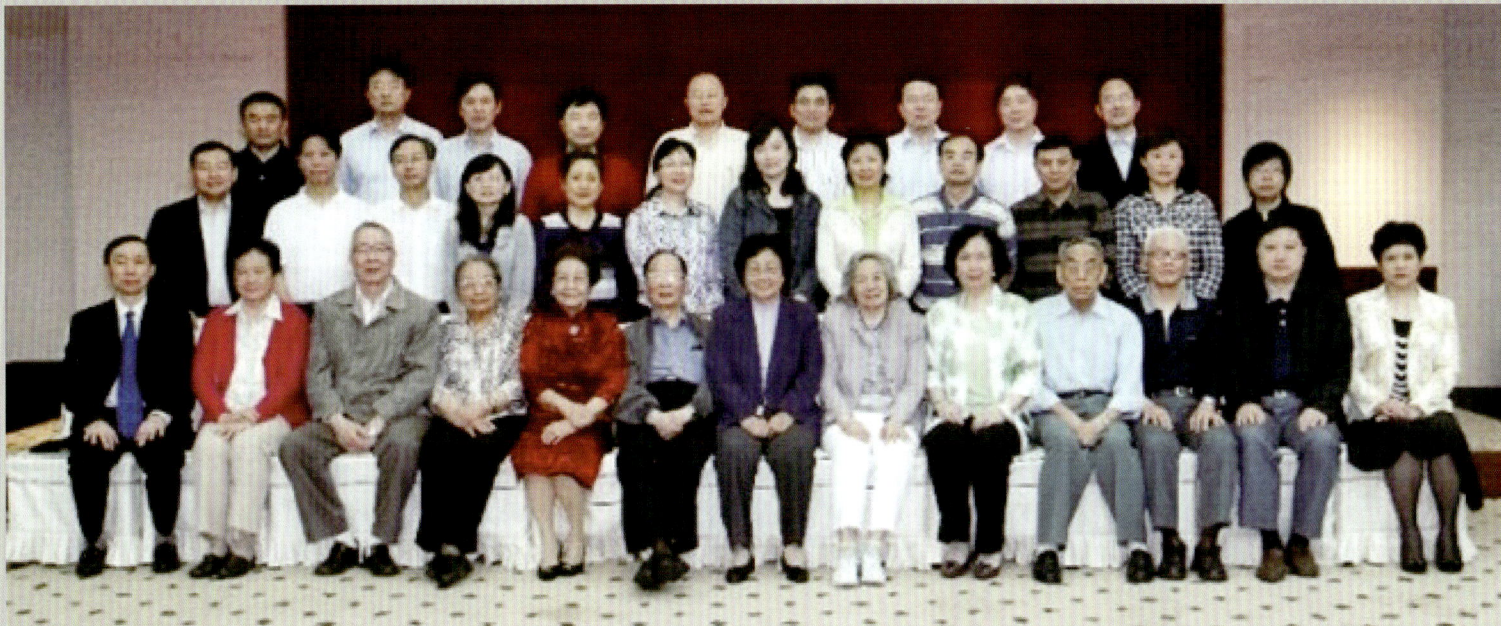

2011年4月，中华医学会神经病学分会第五届委员会帕金森病及运动障碍学组委员合影

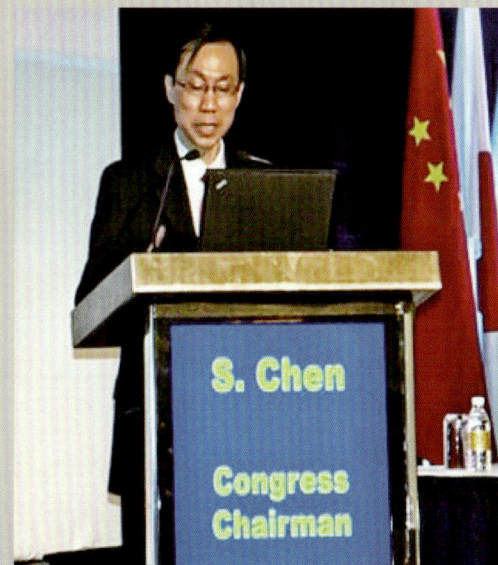

2011年12月，中华医学会神经病学分会帕金森病及运动障碍学组在上海协办第十九届世界帕金森病及相关疾病大会，陈生弟教授担任大会主席

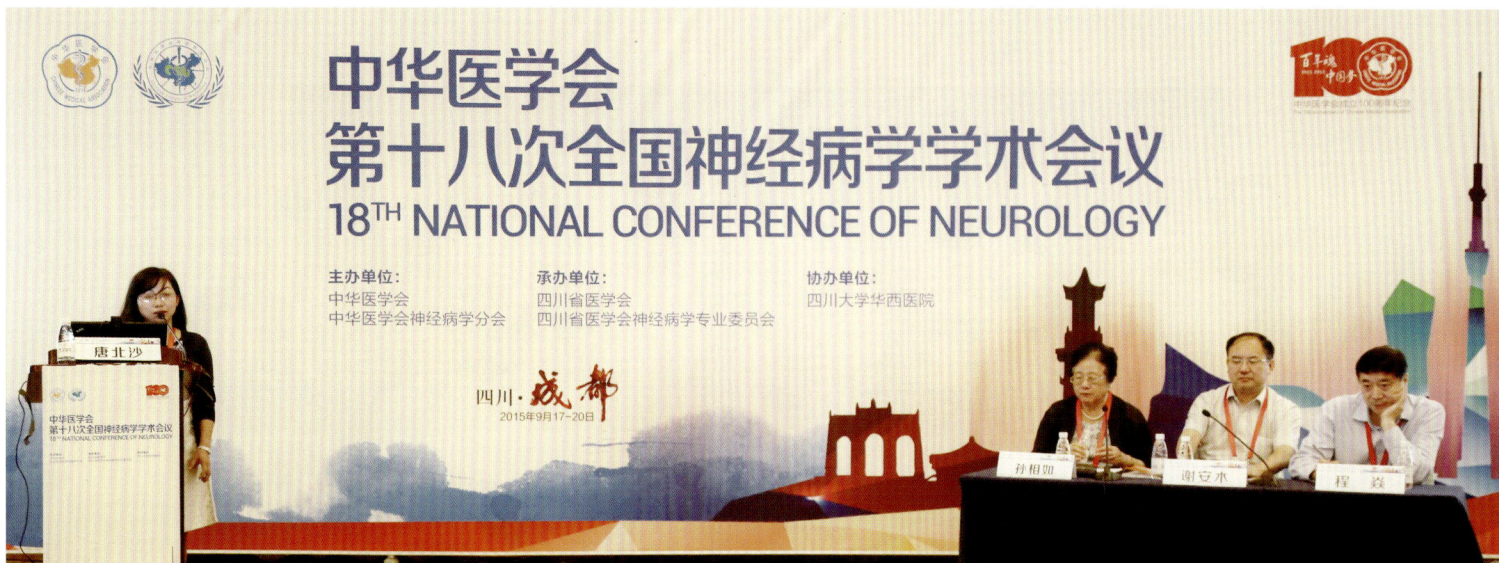

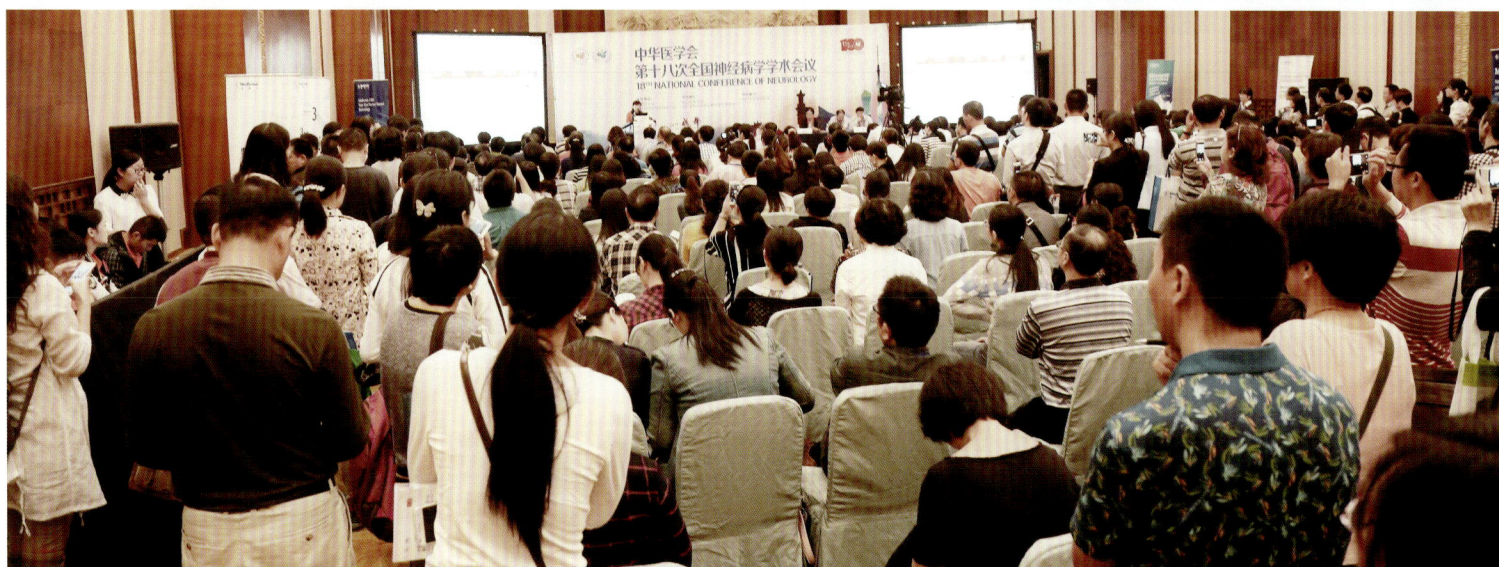

2015年9月，中华医学会第十八次全国神经病学学术会议在成都召开，帕金森病及运动障碍学组举办分会场会议

1～4/ 分会场上讨论热烈

5、6/刘振国、梁秀龄、刘春风、罗晓光、王振福和肖勤教授担任分会场主持人

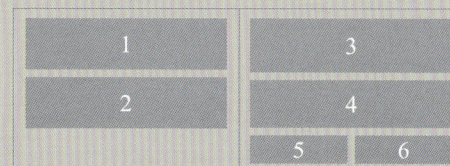

1		3	
2		4	
		5	6

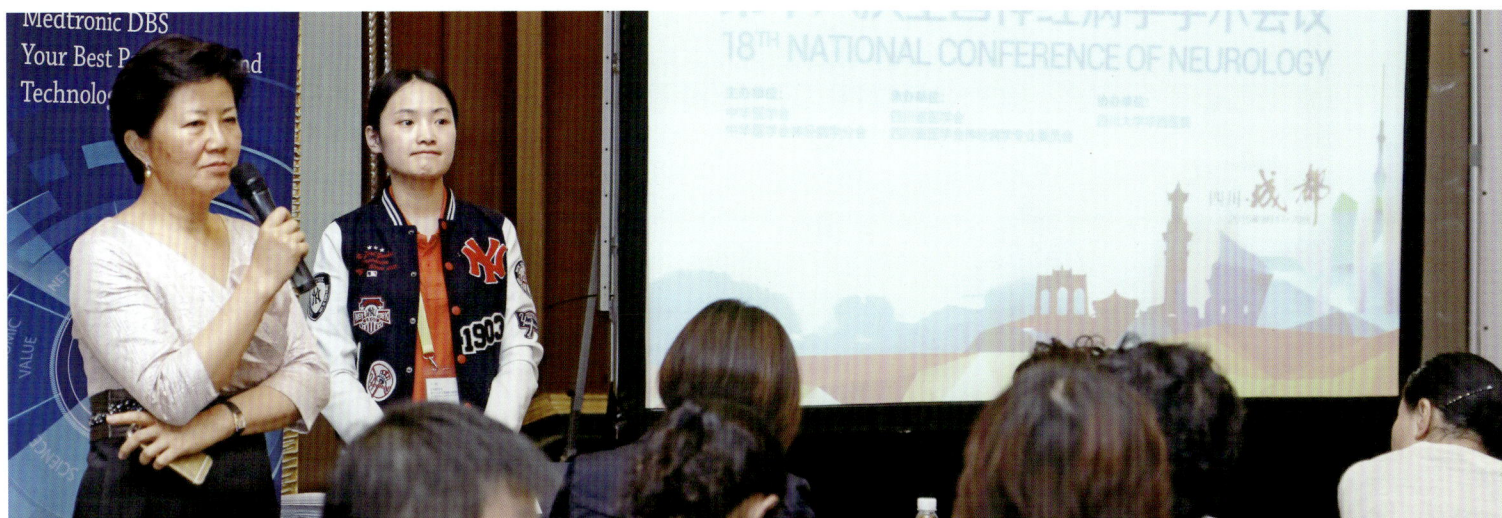

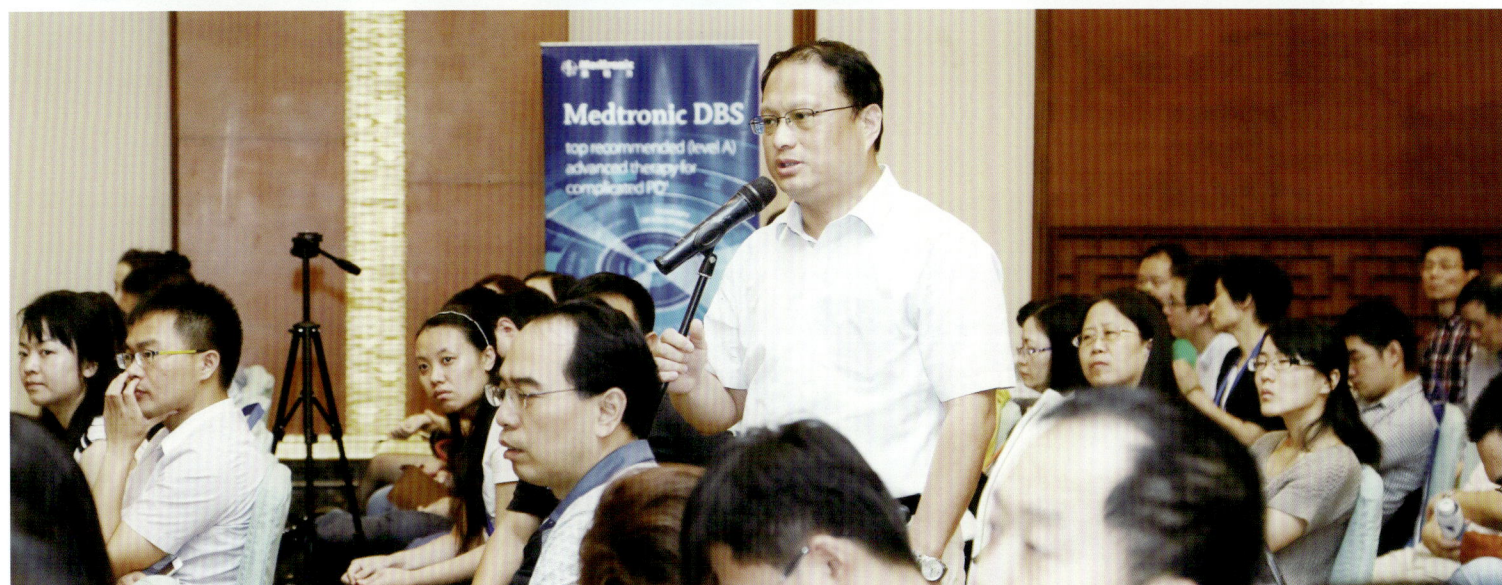

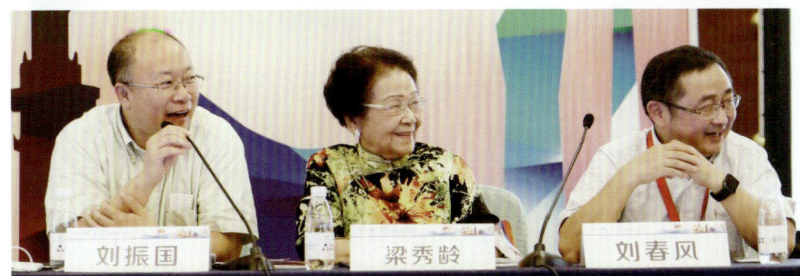

刘振国　　梁秀龄　　刘春风

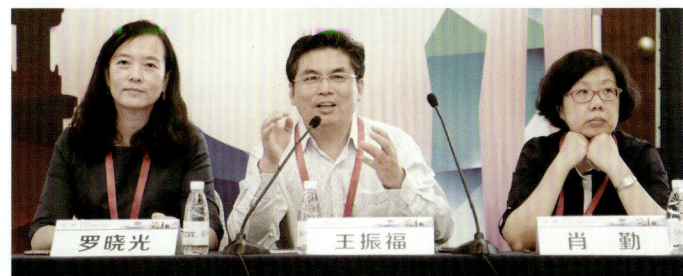

罗晓光　　王振福　　肖　勤

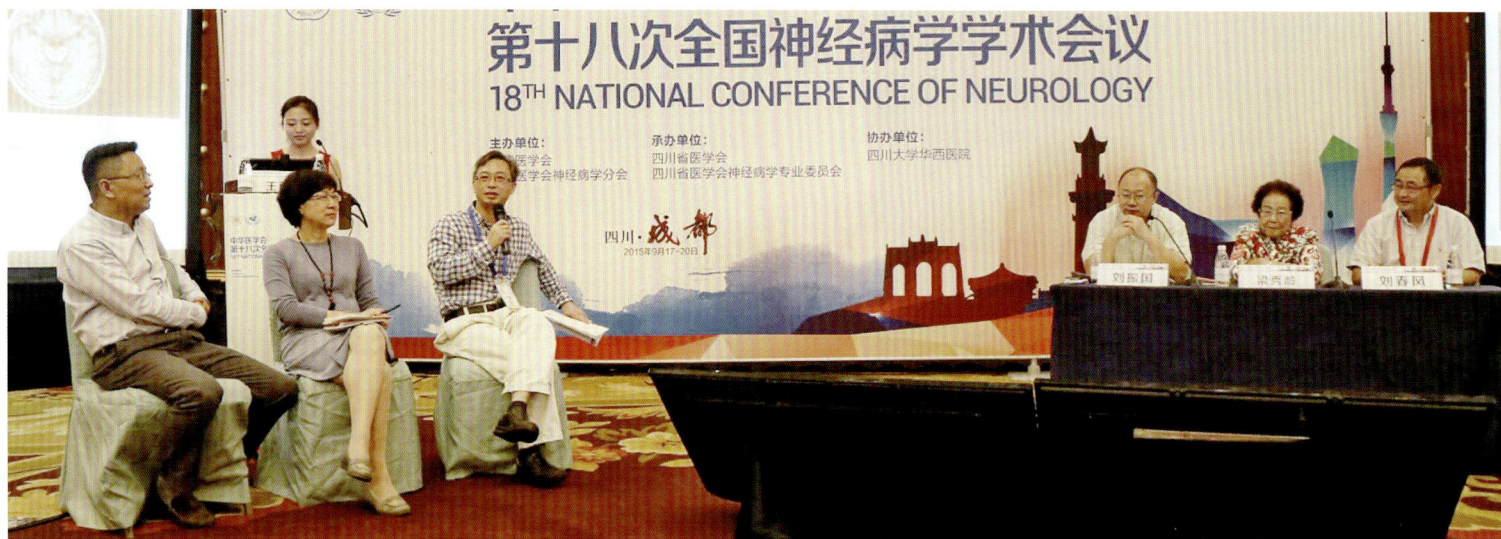

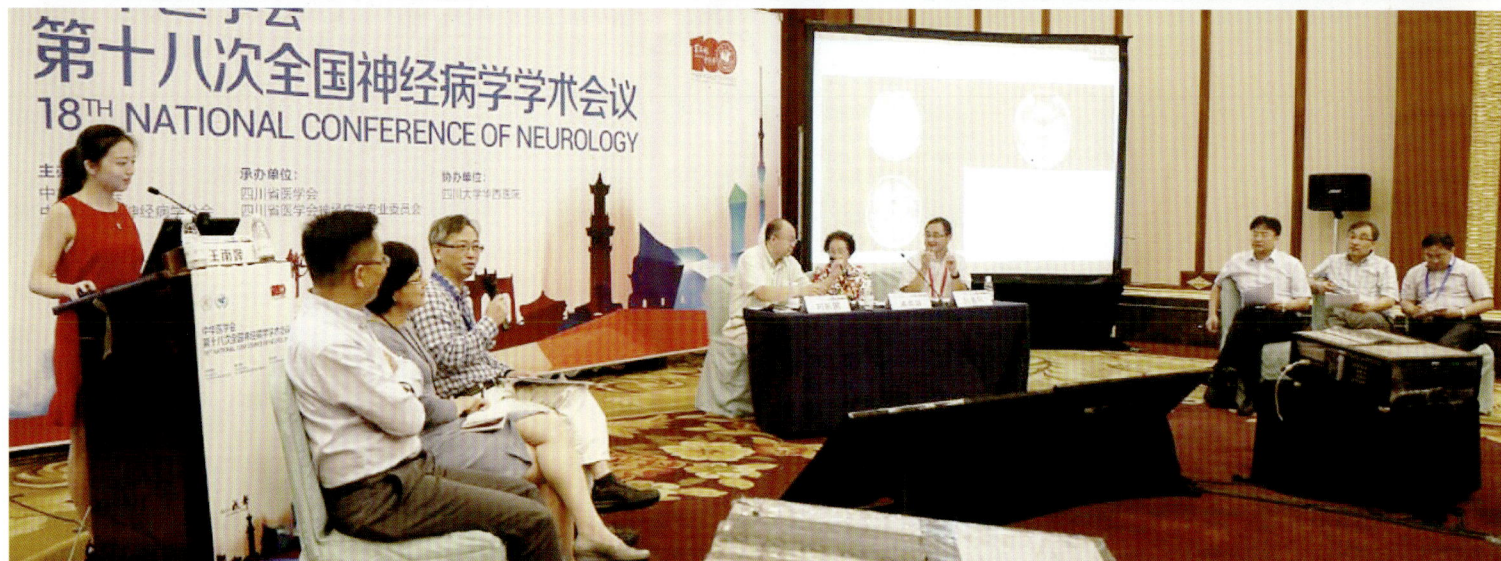

2015年9月，中华医学会第十八次全国神经病学学术会议在成都召开，帕金森病及运动障碍学组举办分会场会议

7、8/举办临床病例大查房，梁秀龄、刘春风和刘振国教授做主持，张宝荣、刘坚、万兴华和刘军等教授参加

9/张宝荣、刘军、万兴华和王坚教授发言

10/商慧芳、王涛和薛峥教授发言

11/学组委员合影

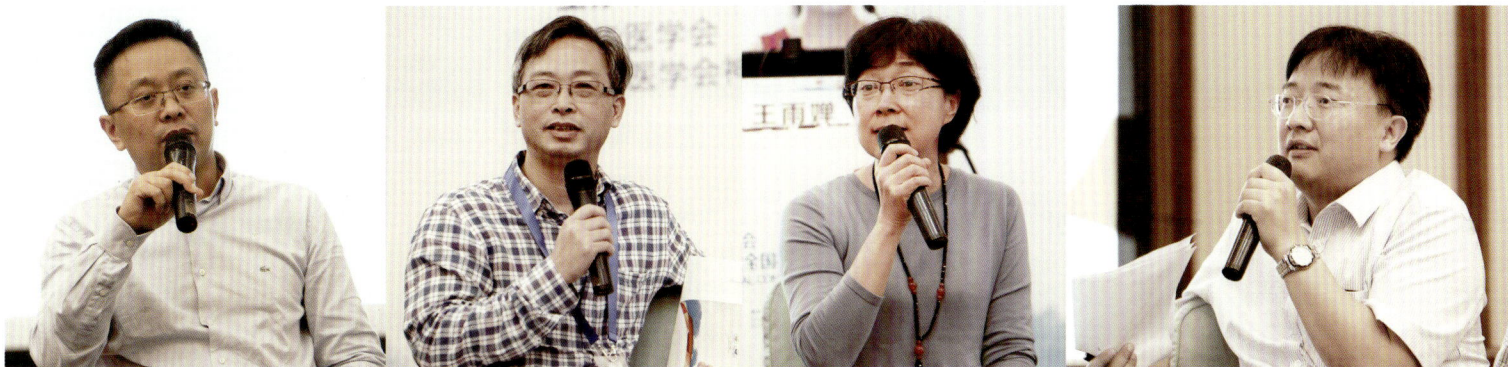

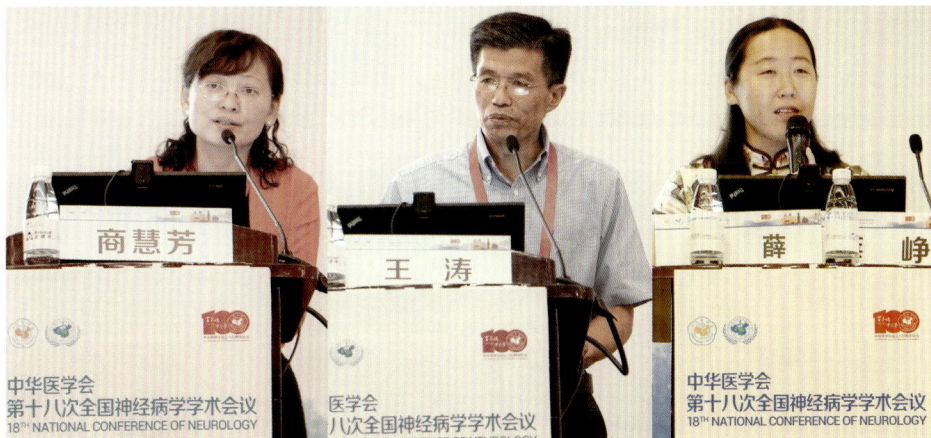

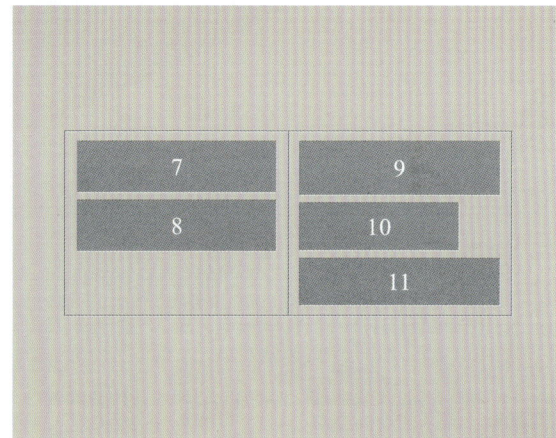

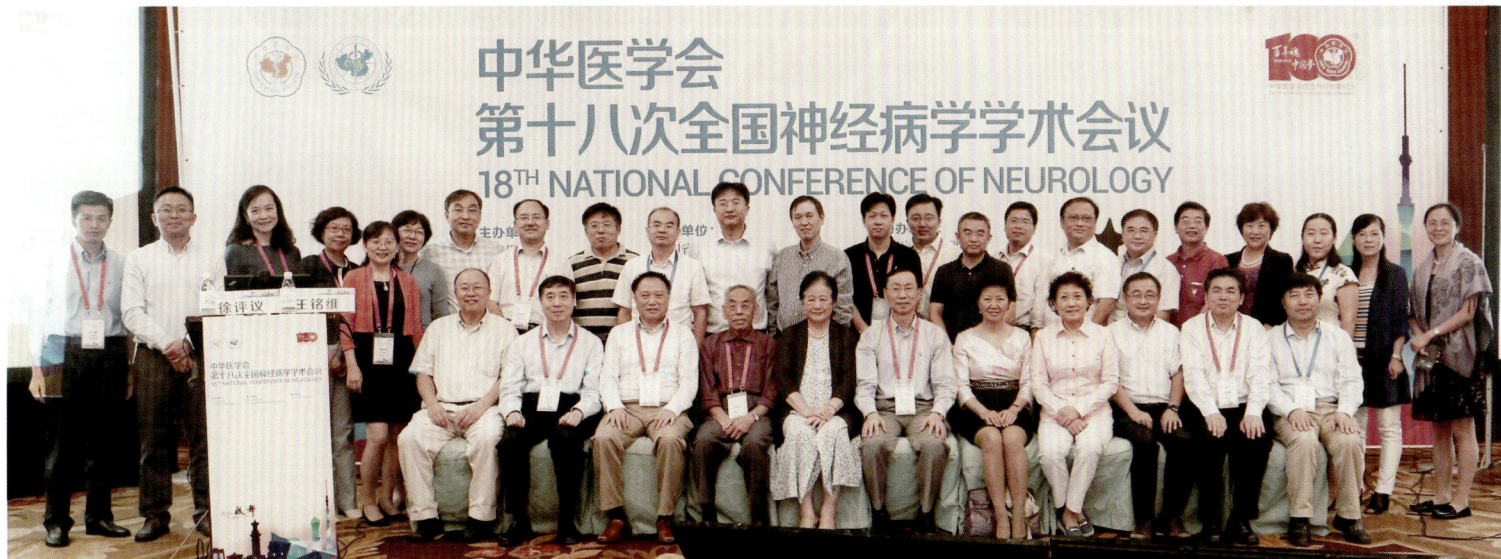

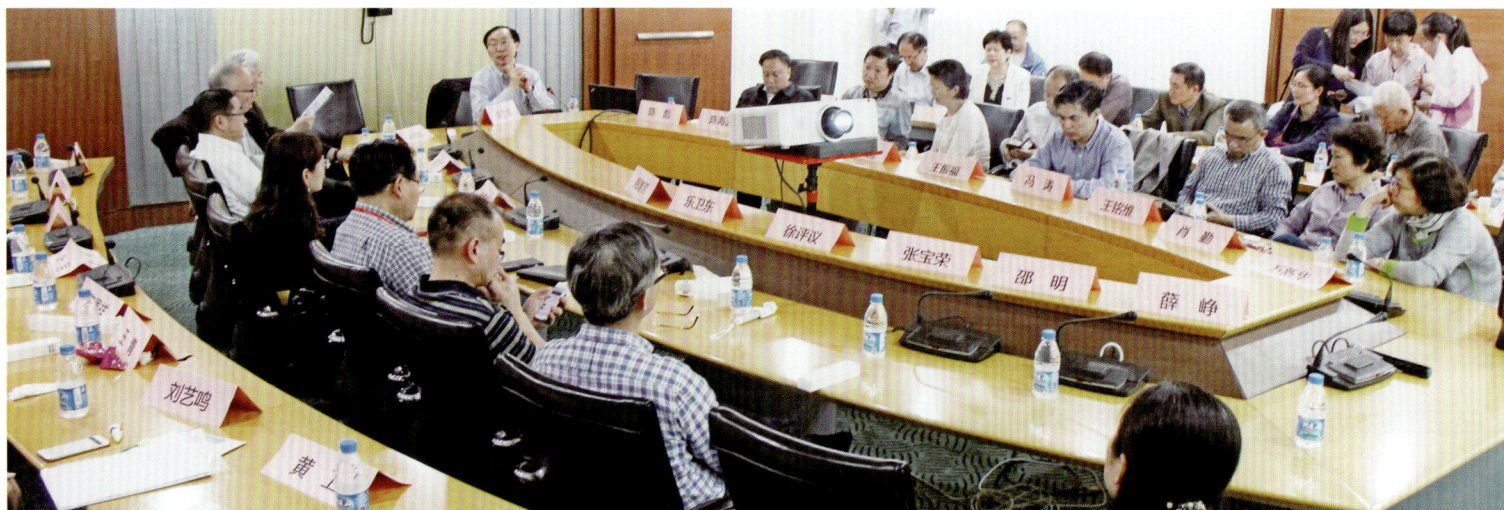

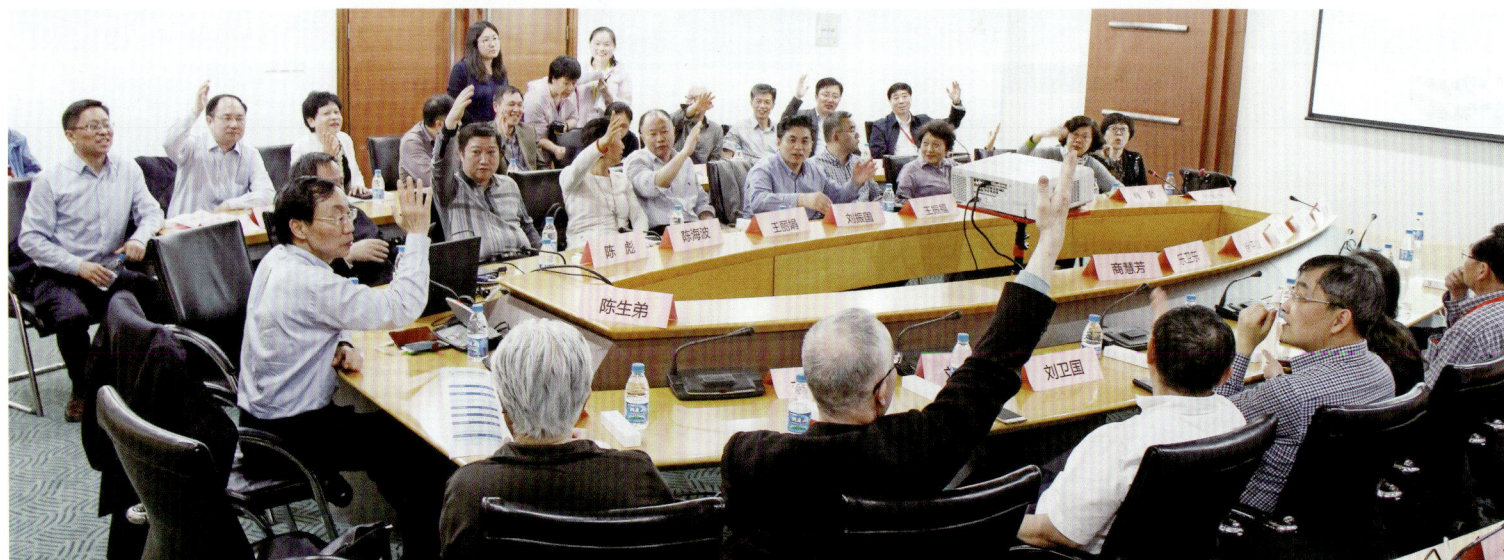

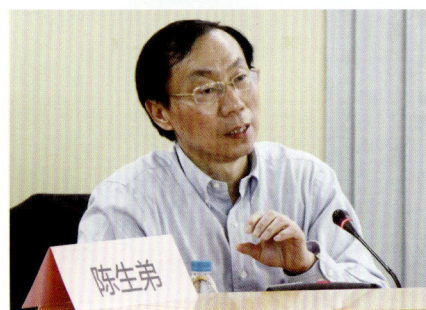

2016年4月22日，中华医学会神经病学分会帕金森病及运动障碍学组委员会议在苏州召开

1、2/ 会场

3/ 陈生弟组长做主持

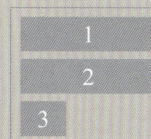

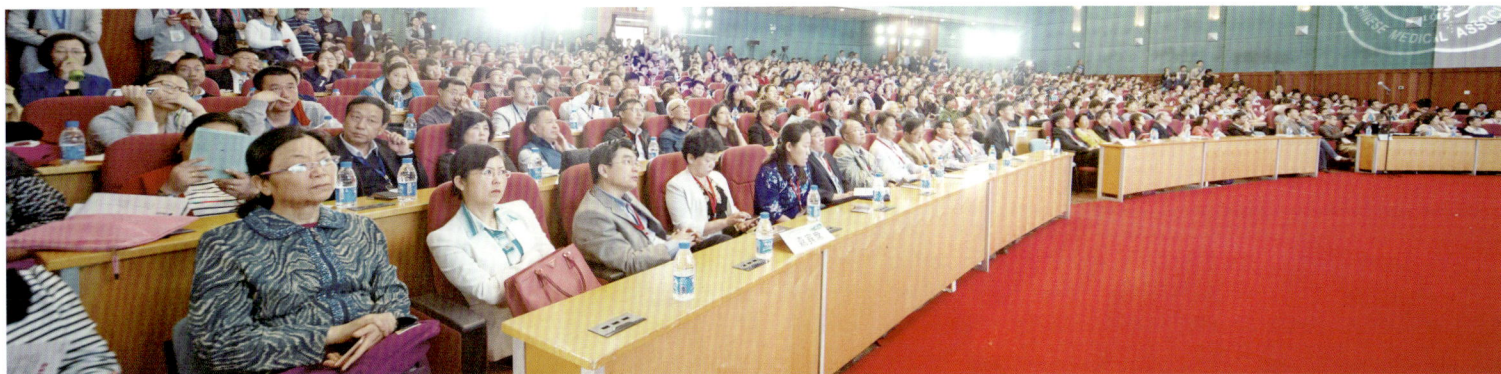

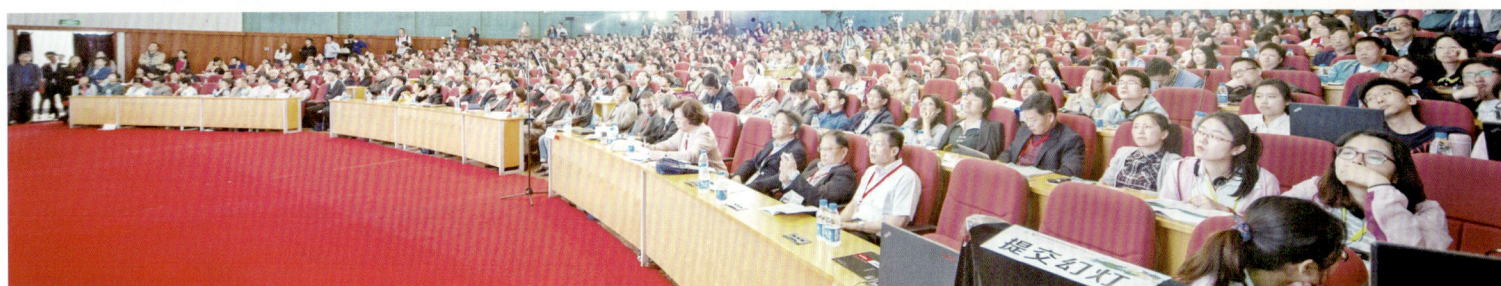

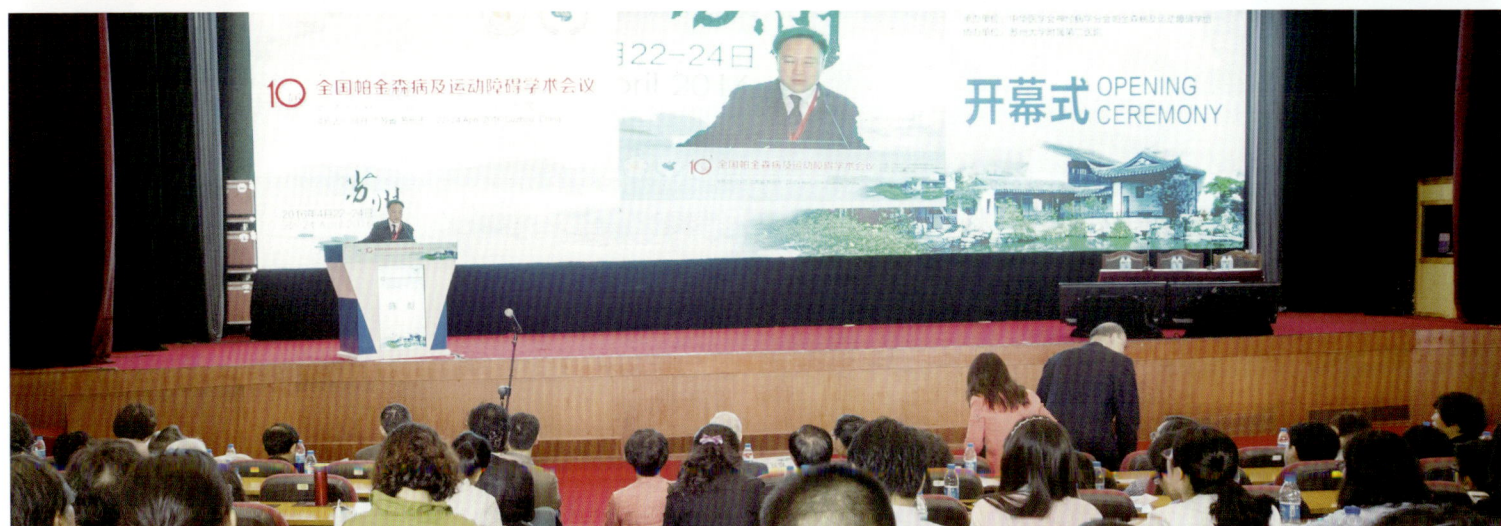

2016年4月22—24日，中华医学会第十届全国帕金森病及运动障碍学术会议在苏州召开

1、2/会场

3/大会开幕式

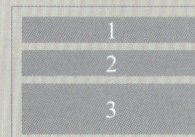

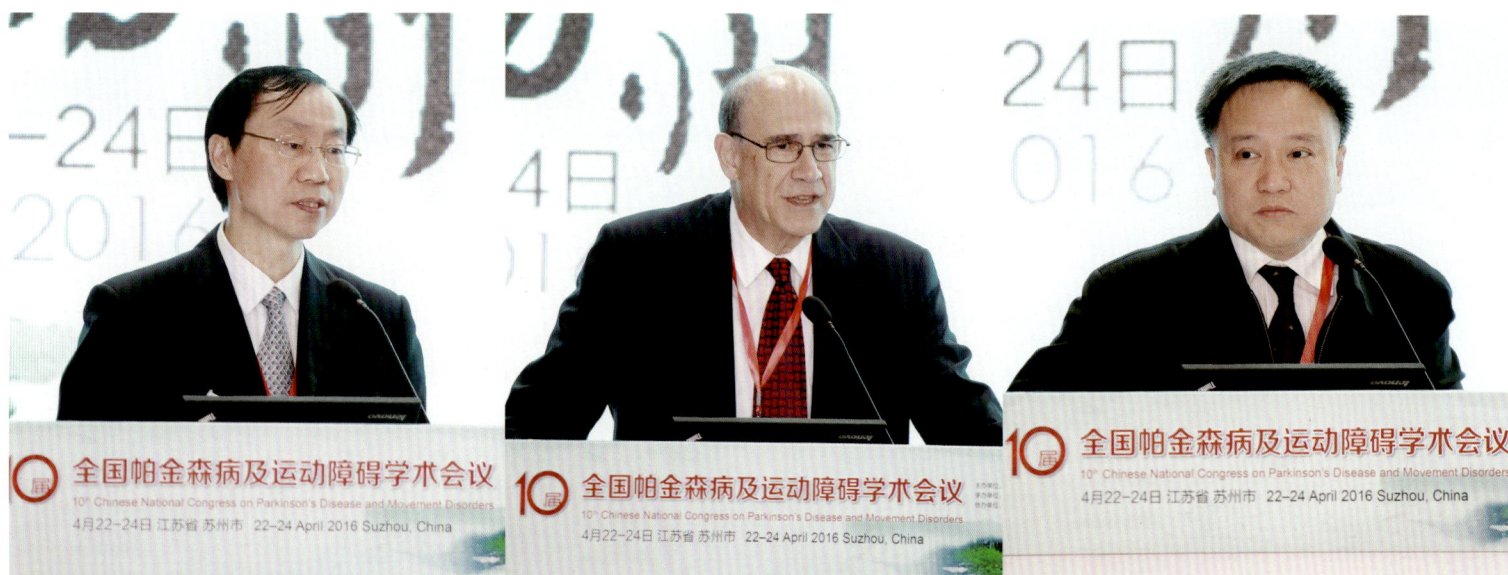

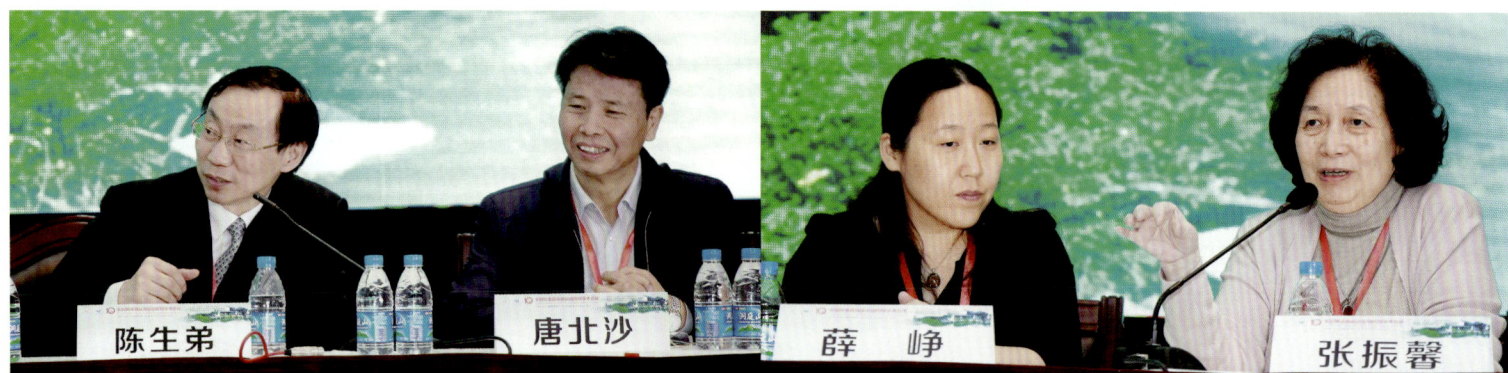

陈生弟　　唐北沙　　薛　峥　　张振馨

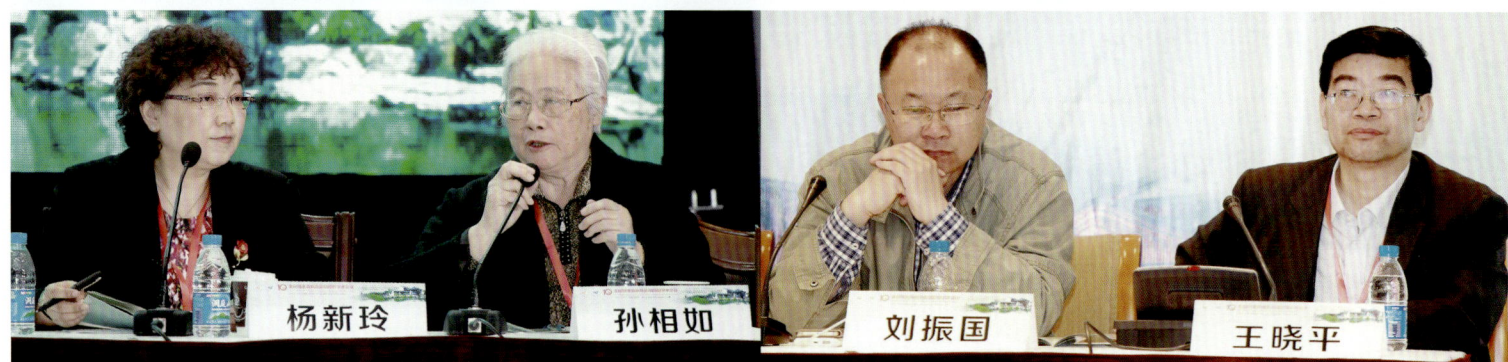

杨新玲　　孙相如　　刘振国　　王晓平

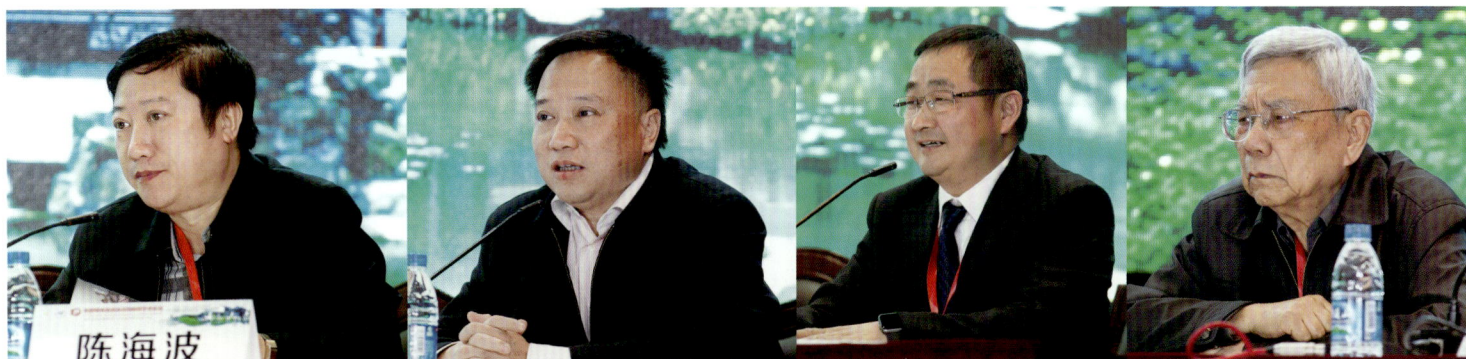

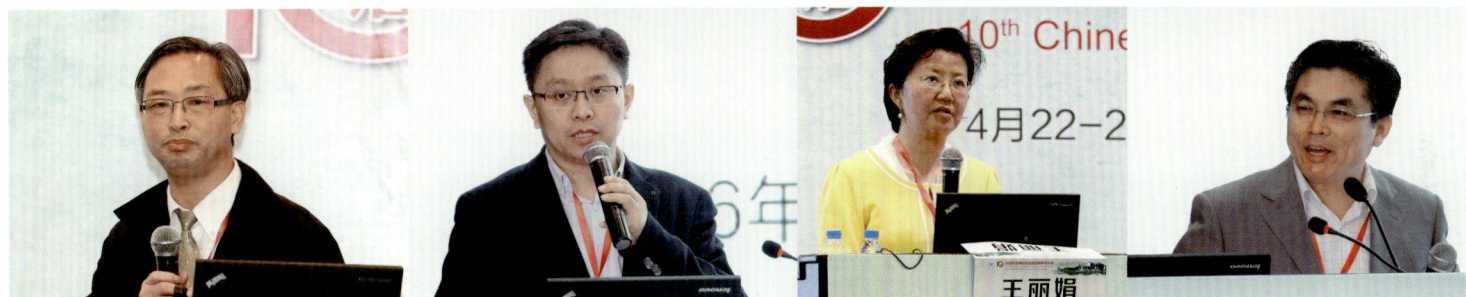

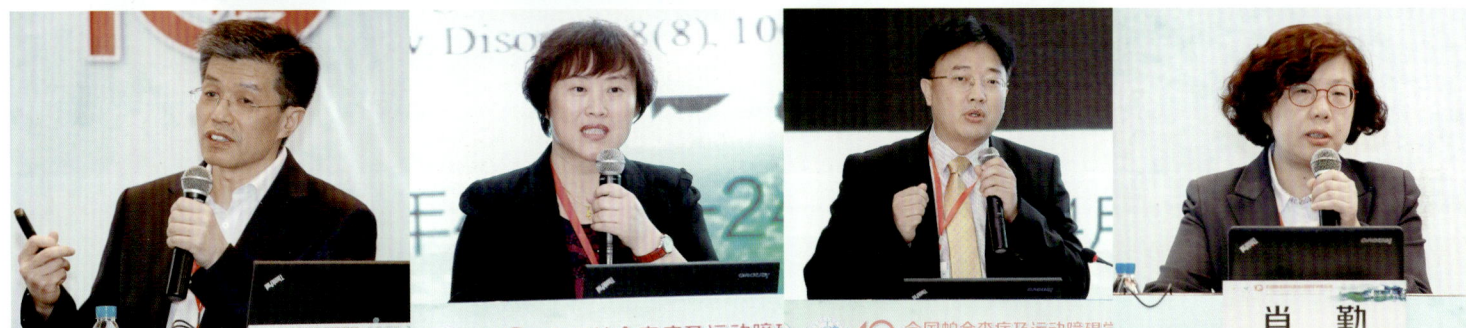

2016年4月22—24日，中华医学会第十届全国帕金森病及运动障碍学术会议在苏州召开

4/大会开幕式上，陈生弟组长和Mark Hallett教授分别致辞，陈彪教授做主持

5/大会主持陈生弟、唐北沙、薛峥和张振馨教授

6/大会主持杨新玲、孙相如、刘振国和王晓平教授

7/大会主持陈海波、陈彪、刘春风和杨任民教授

8/大会发言张宝荣、刘军、王丽娟和王振福教授

9/大会发言王涛、刘艺鸣、王坚和肖勤教授

4	7
5	8
6	9

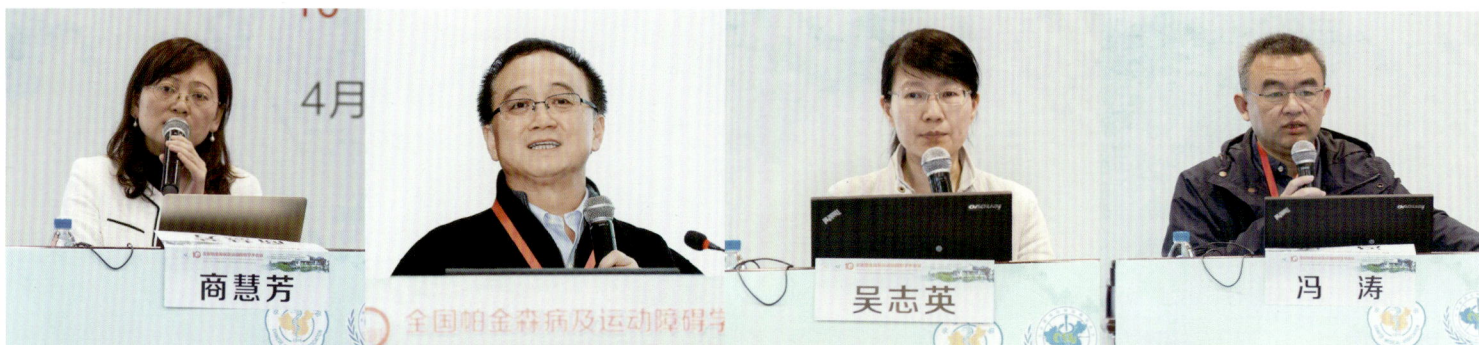

商慧芳　　　　　　　　　　　　吴志英　　　　　　冯　涛

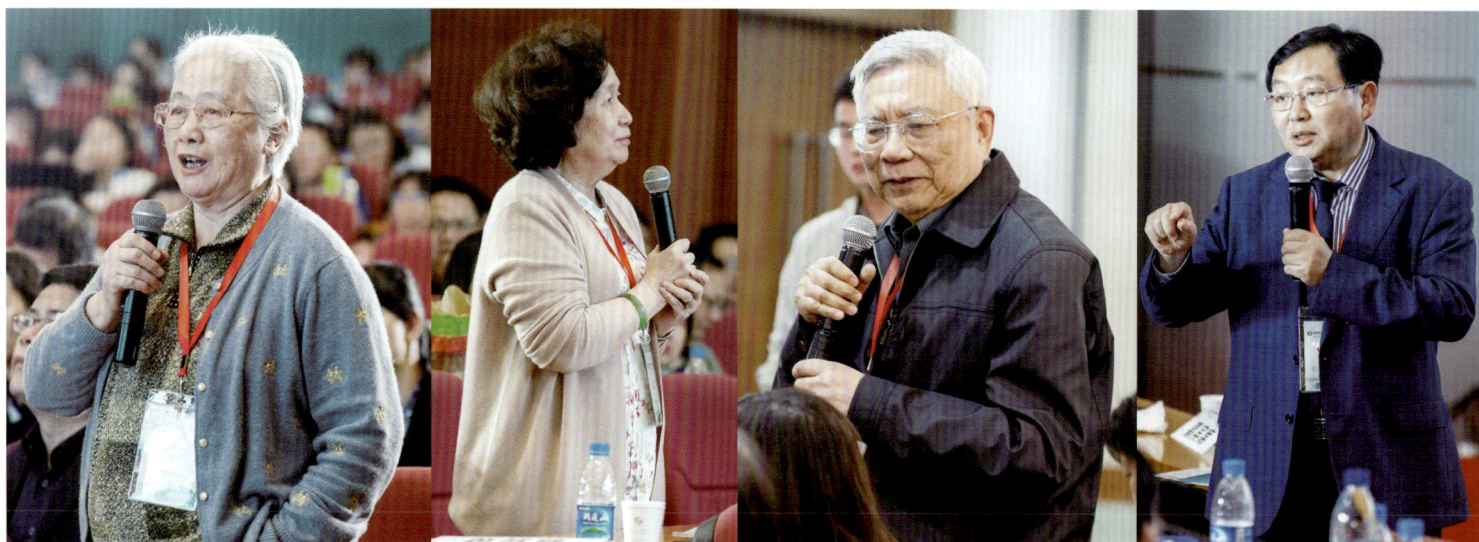

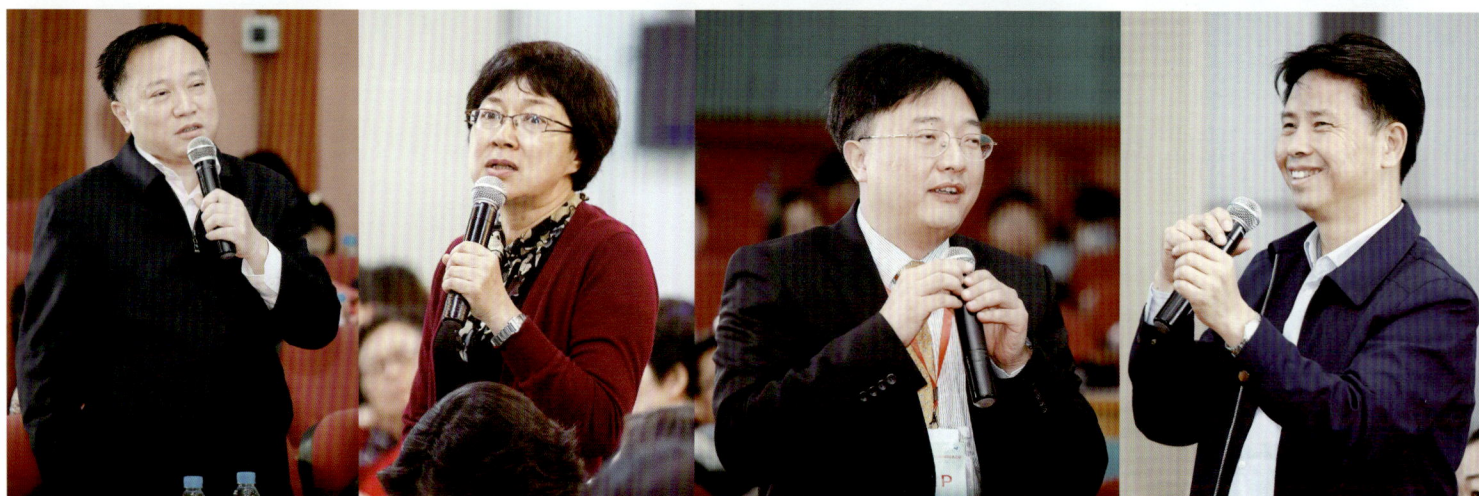

王铭维　邹海强

刘卫国　邵明

刘军　叶民

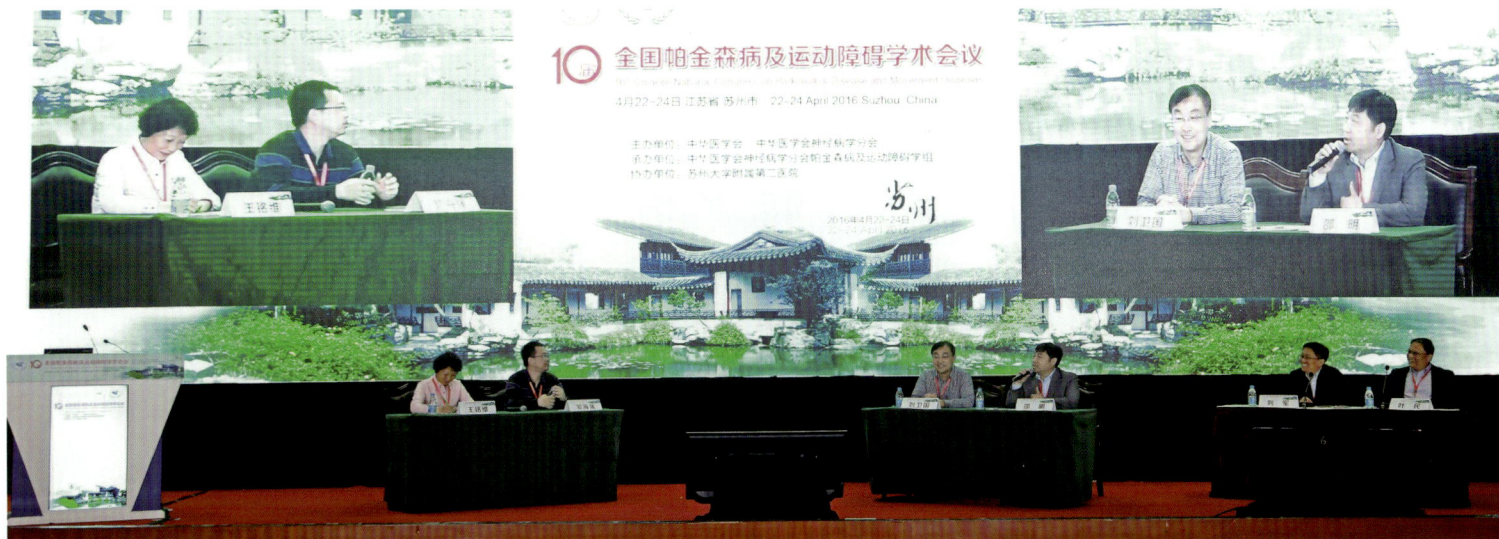

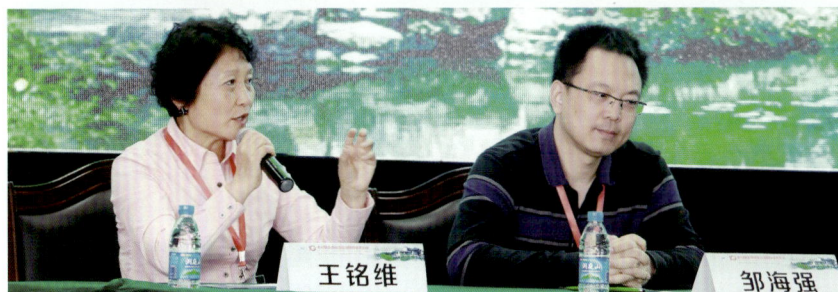

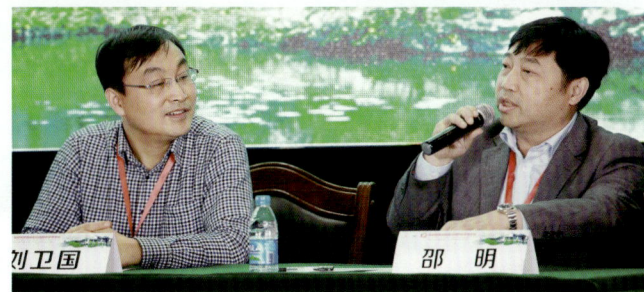

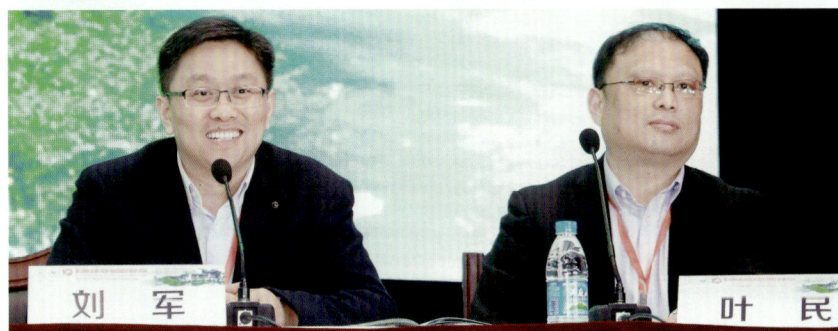

2016年4月22—24日，中华医学会第十届全国帕金森病及运动障碍学术会议在苏州召开

10/ 大会发言商慧芳、李勇杰、吴志英和冯涛教授

11/ 大会讨论专家孙相如、张振馨、杨任民和乐卫生教授

12/ 大会讨论专家陈彪、万新华、唐北沙和王坚教授

13～16/ 学术辩论会第一场，参与专家有王铭维、邹海强、刘卫国、邵明、刘军和叶民教授

10		13	
11		14	15
12		16	

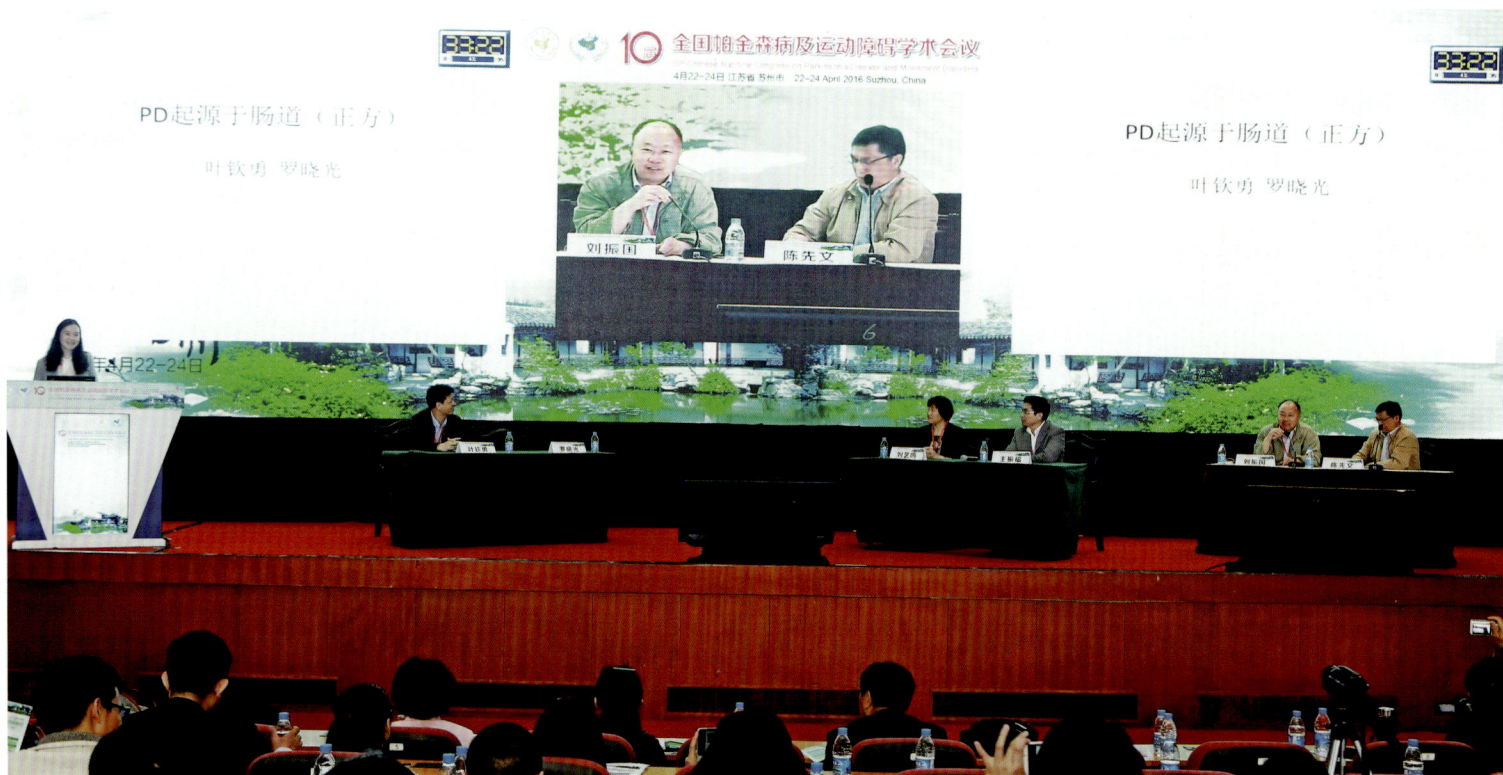

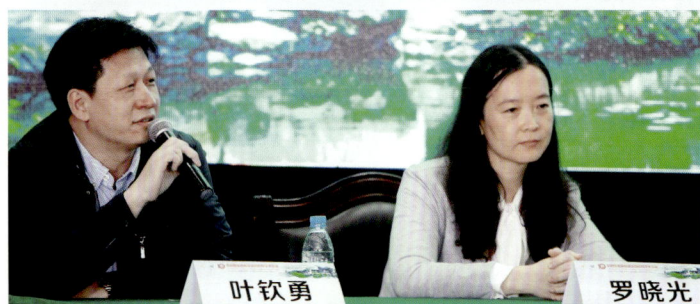

叶钦勇　　罗晓光

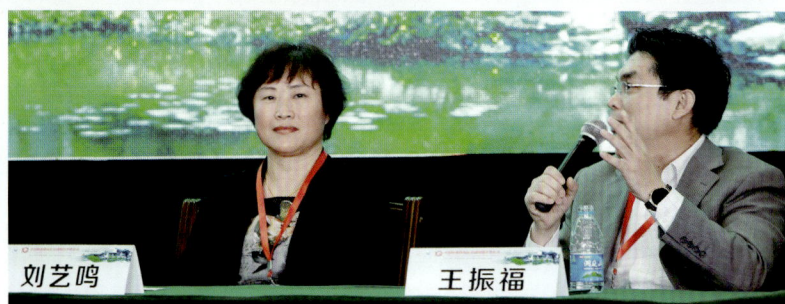

刘艺鸣　　王振福

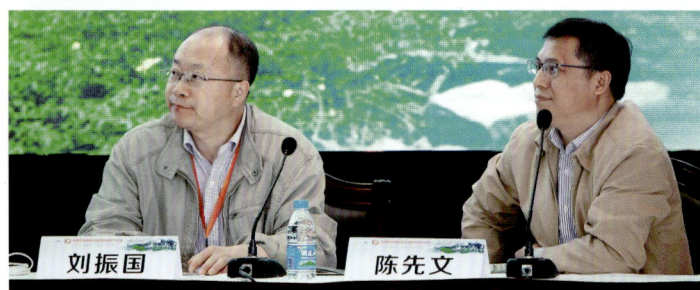

刘振国　　陈先文

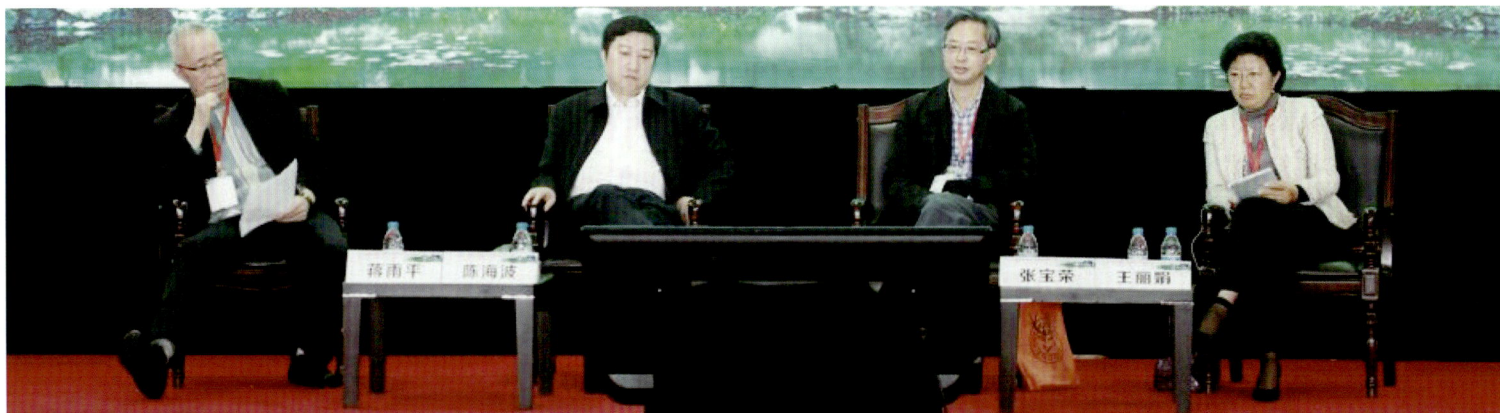

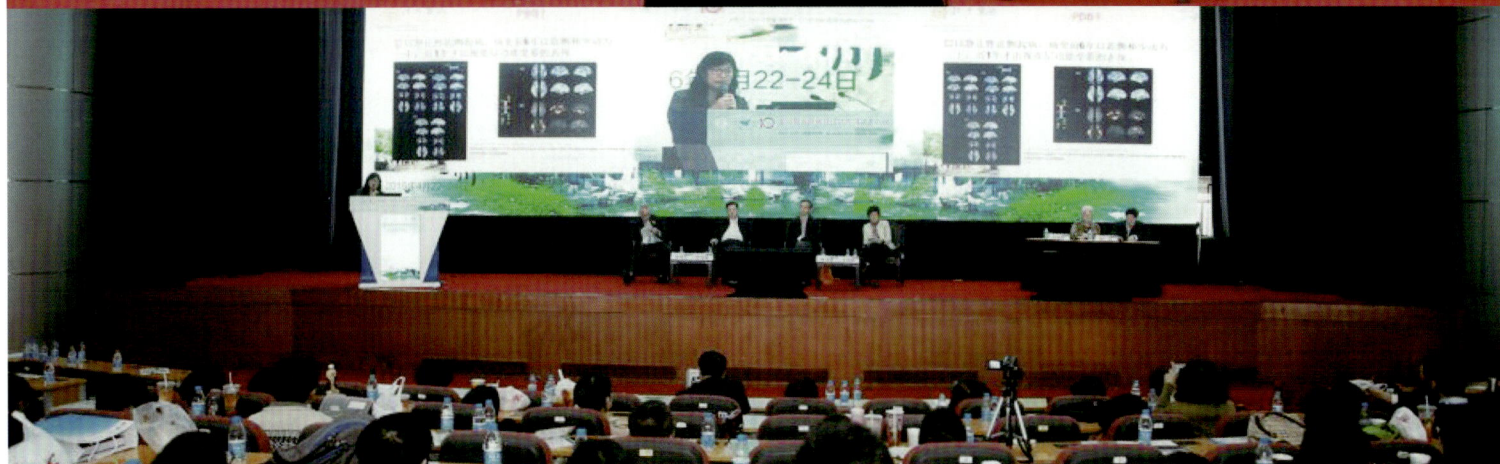

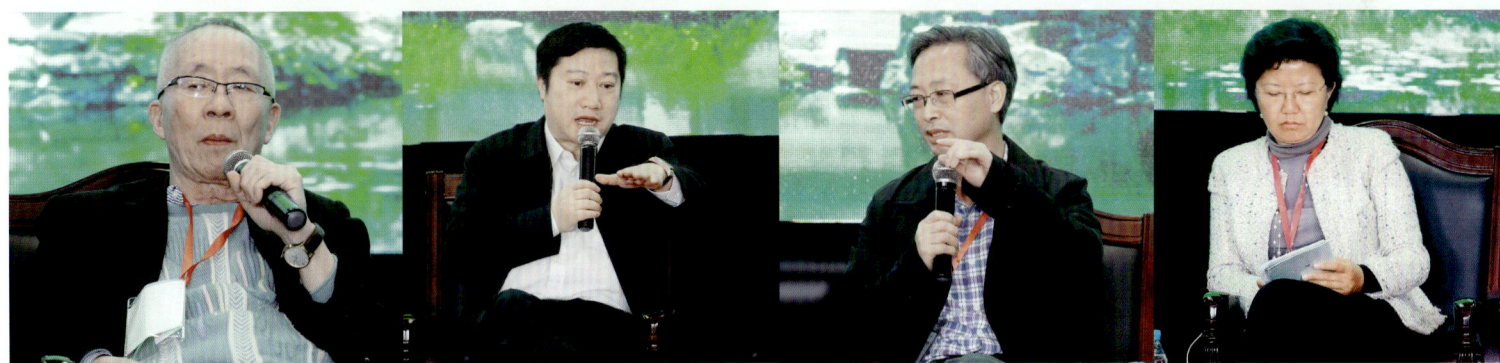

2016年4月22—24日，中华医学会第十届全国帕金森病及运动障碍学术会议在苏州召开

17～20/学术辩论会第二场，参与专家有叶钦勇、罗晓光、刘艺鸣、王振福、刘振国和陈先文教授

21、22/专题讨论会，参与专家有蒋雨平、陈海波、张宝荣和王丽娟教授

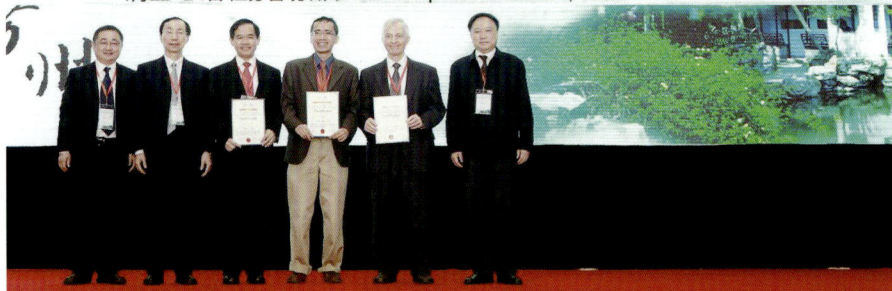

2016年4月22—24日，中华医学会第十届全国帕金森病及运动障碍学术会议在苏州召开

23/学组领导给参加大会发言的外国专家颁发证书并合影

24/优秀论文奖获得者合影

25/学组委员与参会专家合影

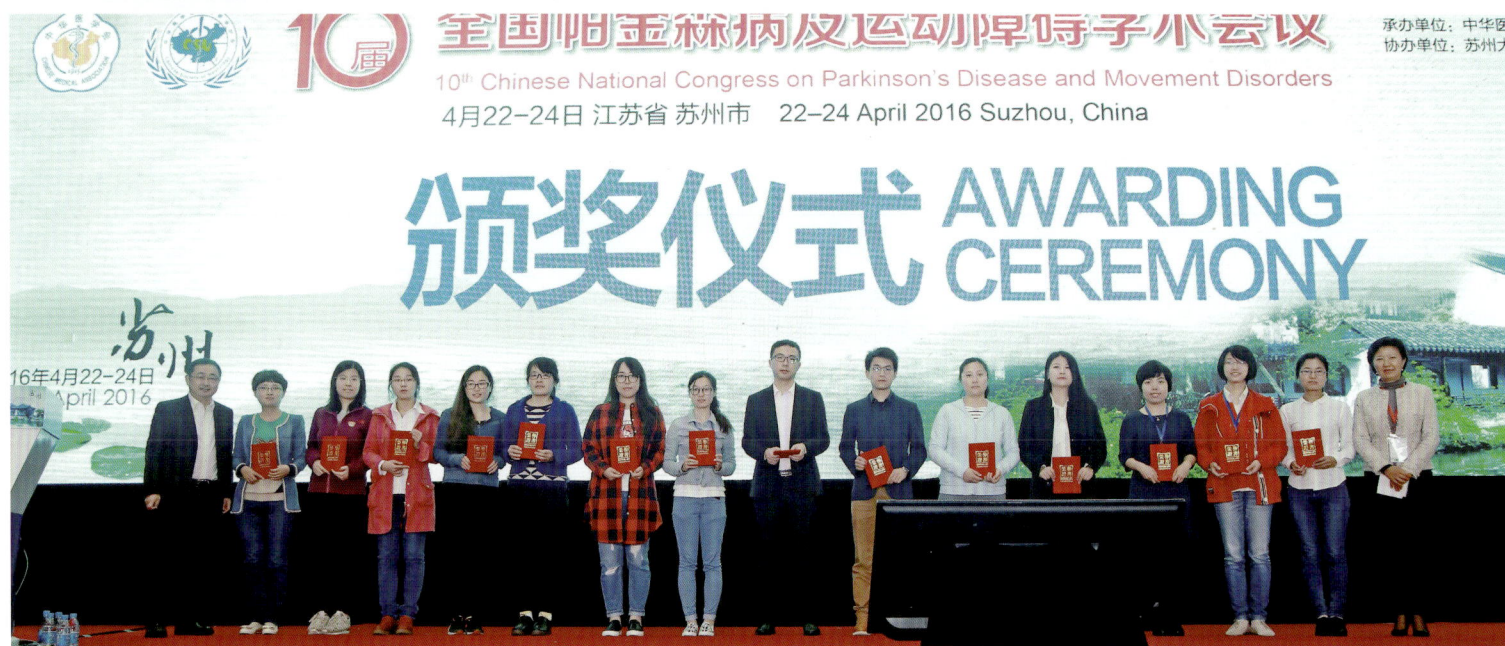

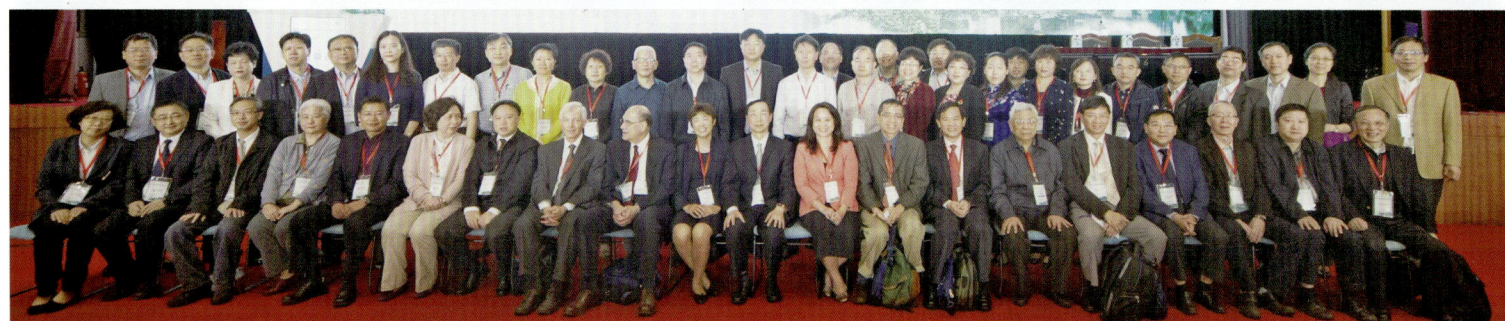

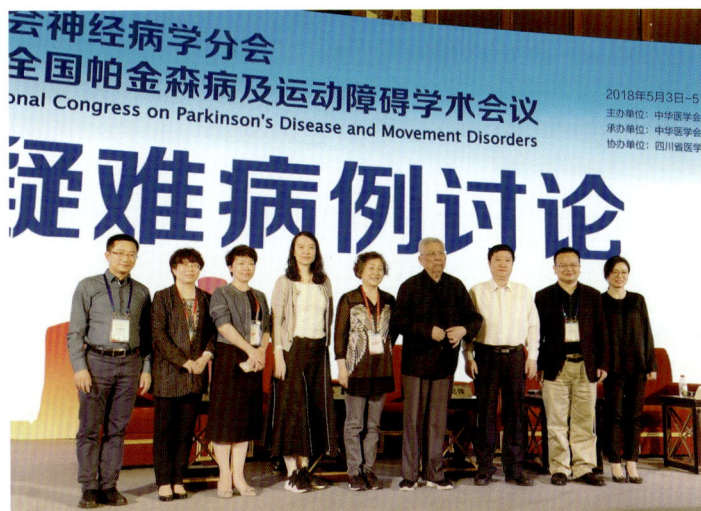

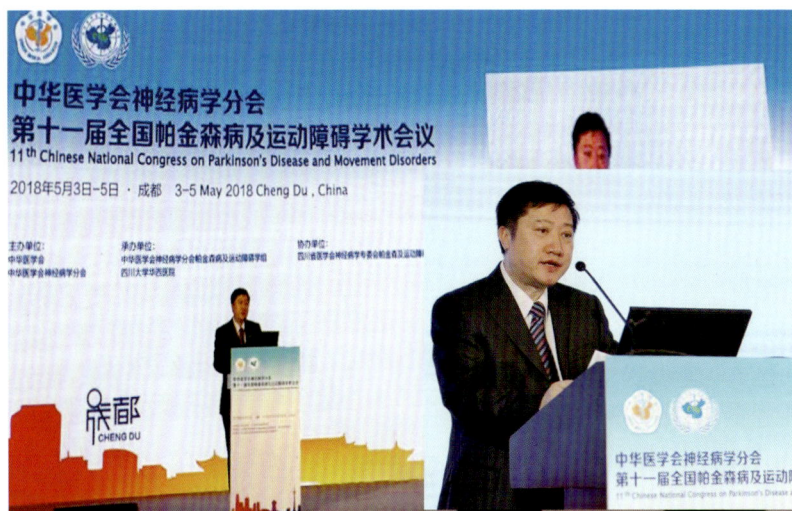

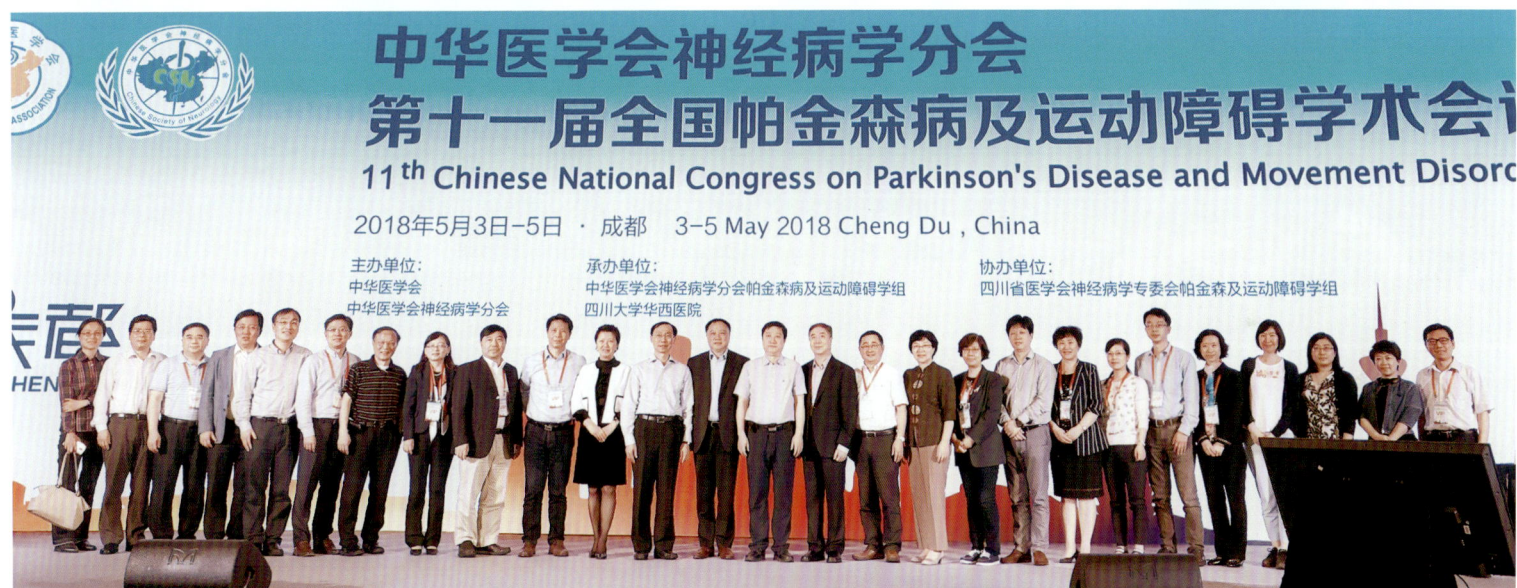

2018年3月，中华医学会第十一届帕金森病及运动障碍学术会议在成都召开

1/疑难病例讨论会

2/大会主席陈海波教授主持闭幕式

3/会后部分学组委员合影

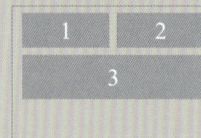

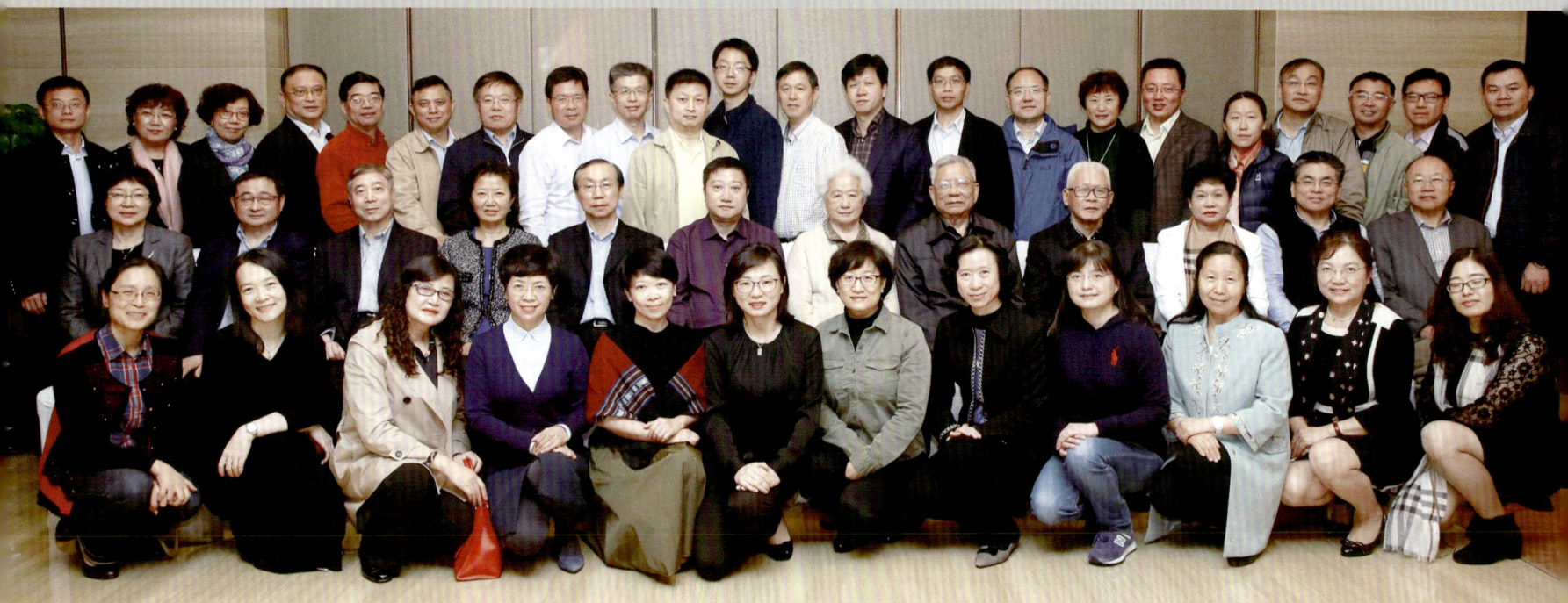

2018年11月，帕金森病及运动障碍学组在厦门召开工作总结会，会后专家合影

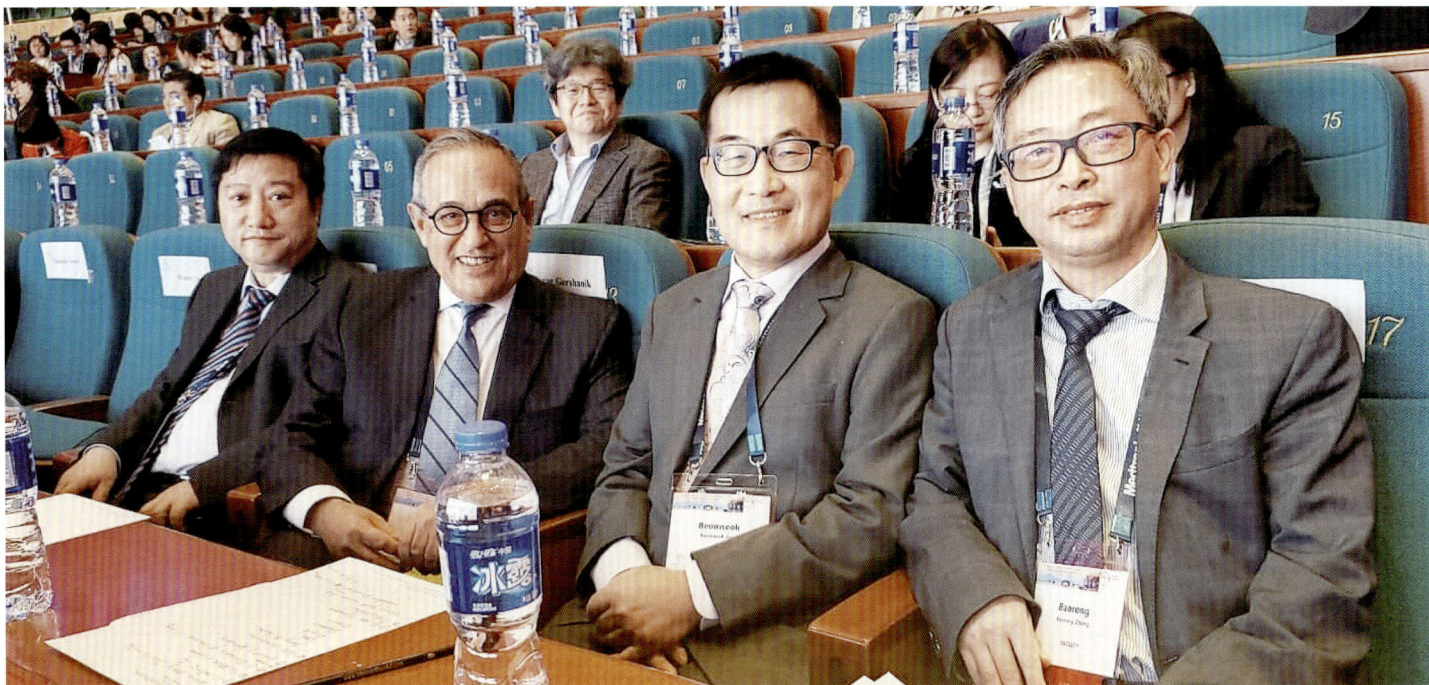

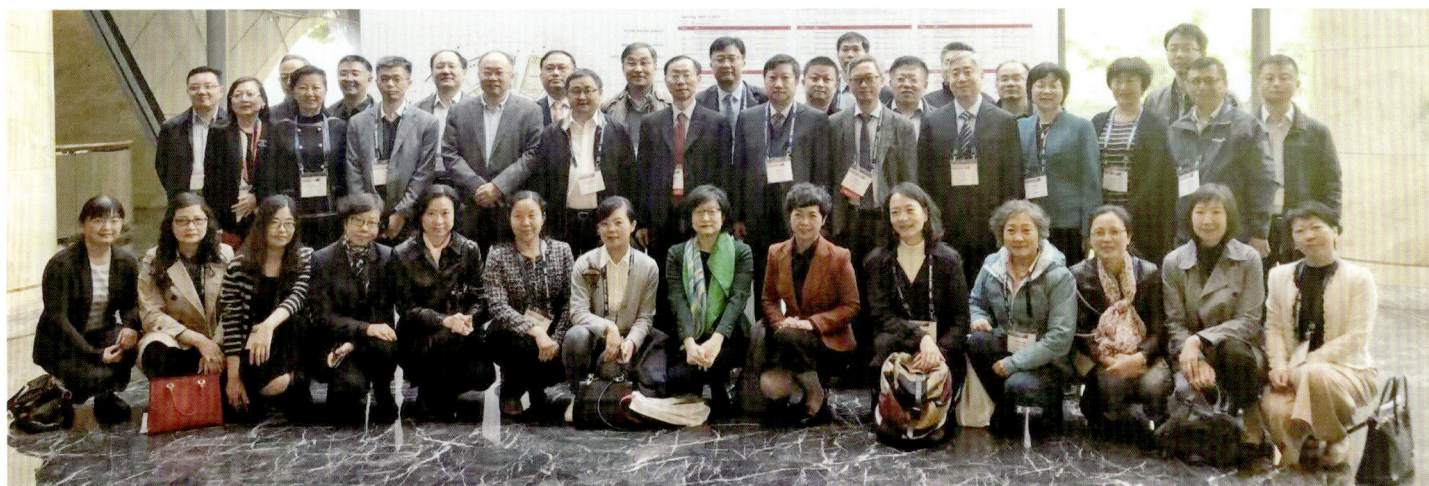

2019年4月，第六届国际运动障碍学会亚太区帕金森病及运动障碍学术会议在杭州召开

1/陈海波教授、国际运动障碍学会主席Oscar Gershanik、国际运动障碍学会亚太区主席Beomseok Jeon和张宝荣教授在会场上合影

2/会后学组委员合影

十三、中华医学会神经病学分会痴呆与认知障碍学组

（一）学组成立及其发展

2007年4月，由贾建平教授牵头，联合全国专注痴呆与认知障碍方面的神经内科专家，经中华医学会神经病学分会常务委员会同意，报请中华医学会批准，中华医学会神经病学分会第三届委员会痴呆与认知障碍学组（即中华医学会神经病学分会第十三个亚专业学组，也是中华医学会神经病学分会第一届痴呆与认知障碍学组）在西安举行成立大会暨学术交流会，中华医学会组织管理部周赞主任和中华医学会神经病学分会主任委员吕传真教授参加此次会议。中华医学会神经病学分会痴呆与认知障碍学组的工作重点为全面推动我国痴呆与认知障碍的学术发展和提升临床医师的诊疗水平，引领全国临床医师共同推动痴呆与认知障碍疾病事业不断向前的工作任务和方向。中华医学会神经病学分会痴呆与认知障碍学组自成立以来，在促进我国痴呆与认知障碍学术交流、督进科研协作、规范诊疗技能、推动专科发展和提高防治意识等方面做出了突出贡献。

推动全国痴呆与认知障碍的专科设置、尽快实现和推进专科医师培养、规范和提高我国临床医师对痴呆与认知障碍疾病的诊治水平是中华医学会神经病学分会痴呆与认知障碍学组成立后的第一个工作重点。中华医学会神经病学分会痴呆与认知障碍学组成立后在全国各地医院发起和推动建立"记忆门诊"，截至2014年，全国已有200余家医院建立了痴呆与认知障碍专科门诊。此外，为了规范临床医师的诊疗和细化指导，2008年4月，中华医学会神经病学分会痴呆与认知障碍学组组织并启动了首部《中国痴呆与认知障碍诊治指南》的撰写工作，该指南共分为9章47节，合计33万字，内容涵盖痴呆的流行病学、分类、神经心理测评方法、神经影像、电生理、体液检查、合并症评估、诊断标准和诊断流程、治疗及疗效评估等。该指南在科学、客观秉承国外相关指南的基础上，结合我国20余位专家的多年临床实践经验和体会而成，历经3年，于2010年由人民卫生出版社正式出版。2011—2013年，中华医学会神经病学分会痴呆与认知障碍学组还组织了全国范围内的系列指南解读活动，累计5000余名临床医师参加指南培训，并在培训中掌握了认知障碍疾病的诊疗，极大地提高了我国临床医师对痴呆与认知障碍疾病的临床诊疗能力。2015年3月，中华医学会神经病学分会痴呆与认知障碍学组启动了《中国痴呆与认知障碍诊治指南》的修订工作。在规范专科的诊疗工作中，中华医学会神经病学分会痴呆与认知障碍学组积极申请并获得国家卫生和计划生育委员会批准，2013年3月牵头制定了《痴呆与认知障碍诊疗质量控制标准（草案）》。为保证该草案作为行业标准颁布后的可行性，2014年3月，中华医学会神经病学分会痴呆与认知障碍学组组织全国70余家医院对该草案进行审评会，并在广泛征询意见的基础上对该草案进行反复修订。这一行业标准的制定标志着我国痴呆与认知障碍疾病的诊疗步入国家法律化进程。

促进学术交流是中华医学会神经病学分会痴呆与认知障碍学组成立后的另一项重要工作。2009年9月，中华医学会神经病学分会痴呆与认知障碍学组在杭州召开了第一届全国痴呆与认知障碍高级讲授班及学术研讨会，来

自全国的200余名临床医师参加此次会议，会上就痴呆与认知障碍领域多项国际关注热点、科研动态和临床指南等前沿问题进行广泛交流，得到了参会人员的一致好评。至此，开启了痴呆与认知障碍疾病学术交流的里程。2011年8月，第二届全国痴呆与认知障碍高级讲授班及学术研讨会在大连召开，500余名来自全国各地痴呆与认知障碍相关领域的同道和70余位专家参会，进行了广泛、深入的交流。在此次会议上，中华医学会神经病学分会痴呆与认知障碍学组组长贾建平教授带领全体学组委员拟定并签署《大连宣言》，宣言中展示了中国痴呆领域专家致力于提高中国痴呆与认知障碍的专业水平，打造能担当起国家痴呆防治大业的高水平医师队伍，做好社会民众的普及教育，开发防治痴呆的新药，为拯救痴呆患者、控制认知障碍做出贡献的坚定决心。2013年5月，第三届中国认知障碍学术大会在郑州召开，此次会议的参会人数首次超过1000人，还邀请了国际知名专家Doody和Bateman教授参会并做痴呆与认知障碍新进展的学术报告。2015年5月，第四届全国痴呆与认知障碍高级讲授班及学术研讨会在北京召开，中外认知障碍领域的著名专家和1200余名神经科医师齐聚首都，就痴呆与认知障碍疾病临床防治和基础研究的最新成就和热点问题进行了全方位、深层次、多角度的探讨。此外，医学论坛报、医师报、医师在线、健康报、健康周报，以及医学论坛网、医师网、医脉通、生物365网、丁香园等同期报道了此次会议。会议规模的不断扩大、参会人数的不断增加充分体现了在中华医学会神经病学分会痴呆与认知障碍学组的工作中，我国认知研究队伍的不断壮大和认知领域研究的蓬勃发展。

为促进我国临床医师间的资讯沟通，中华医学会神经病学分会痴呆与认知障碍学组积极开展信息交流平台的搭建工作。2008年底，"中华医学会神经病学分会痴呆与认知障碍学组网站"正式开通，该网站仅围绕与医师临床诊疗和科研工作紧密相关的学术内容，一级栏目设定了学组介绍、学组新闻、学术动态、临床治疗、科普知识和名院推荐等内容，二级栏目设定了典型病例分享、指南解读、课件共享、继续教育和科研动态等内容。该网站的设立为促进痴呆与认知障碍医疗信息的传播、丰富中国临床医师的业务知识提供了帮助。为进一步活跃痴呆与认知障碍领域医师的学术交流，2015年，中华医学会神经病学分会痴呆与认知障碍学组牵头增设"中国认知论坛"，该论坛设置了神经影像、诊断与治疗、遗传和神经免疫等多个版块。在开设网络交流的同时，中华医学会神经病学分会痴呆与认知障碍学组还开通了微信交流平台，在全国范围内构建了百家争鸣的学术氛围。

为引领学术风向，便于我国临床医师及时、准确地了解国际痴呆与认知障碍领域的最新诊疗信息，中华医学会神经病学分会痴呆与认知障碍学组的专家还及时将国外相关最新临床和科研资讯及研究动态通过国内杂志、报纸等媒体渠道传入国内。2011年，根据国际上血管性认知障碍的诊治新进展，中华医学会神经病学分会痴呆与认知障碍学组专家在《中华神经科杂志》上发表了《血管性认知障碍诊治指南》；2012年，中华医学会神经病学分会痴呆与认知障碍学组专家翻译并在《中华神经科杂志》上发布了美国国家老化研究所与阿尔茨海默病协会诊断指南写作组编写的《阿尔茨海默病最新诊断标准》。

提升我国临床医师的整体临床和科研水平是中华医学会神经病学分会痴呆与认知障碍学组成立后重要的工作方向。为有序整合国内科研资源，促进各地痴呆与认知障碍领域研究机构的交流、合作，整体提升我国痴呆与认知障碍科研队伍的创新能力，2009年，中华医学会神经病学分会痴呆与认知障碍学组发起并成立中国认知障碍疾病协作组，并组织全国25个省市和/或地区的三甲医院门诊开展痴呆的就诊现状调查。2014年，中华医学会神经病学分会痴呆与认知障碍学组建立了中国家族性阿尔茨海默病注册登记网，实现了全国家族性阿尔茨海默病家系的临床资料整合和分析，并及时发布家族性阿尔茨海默病（familial Alzheimer's disease, FAD）的病因学、遗传学、临床药物等研究新进展；同时，该网站针对FAD患者及照护者还提供了诊疗、照护和遗传咨询等服务，为促进我国FAD的临床研究提供了保障。同时，中华医学会神经病学分会痴呆与认知障碍学组为敦促科研的国际化，还组织设立了全国的载脂蛋白E（apolipoprotein E，ApoE）队列研究，为推动科研创新搭建协作平台。

中华医学会神经病学分会痴呆与认知障碍学组自成立以来始终以促进学术交流、督进科研协作、提升诊疗水平和增强专业技能为工作宗旨。2007—2014年，在中华医学会神经病学分会的组织下，中华医学会神经病学分会痴呆与认知障碍学组不断发展壮大，委员会历经3次换届改选，由最初的27人发展至42人。2013年，中华医学会神经病学分会第六届委员会换届改选。之后，痴呆与认知障碍学组也进行了换届改选，在贾建平、陈晓春、李焰生、章军建和杜怡峰教授等新一届学组领导的带领下，全体委员秉承"求实、敬业、发展"的工作准则，正在齐心协力为全面推动我国痴呆和认知障碍的临床和科研工作进入一个新阶段而努力！

中华医学会神经病学分会痴呆与认知障碍学组作为中华医学会神经病学分会的一员，积极参加中华医学会神经病学分会的各项活动，尤其是每年由中华医学会神经病学分会主办的中华医学会全国神经病学学术会议，本学组积极组稿，认真安排专家主持和做报告，不断提高学术交流水平。

（二）图片展示

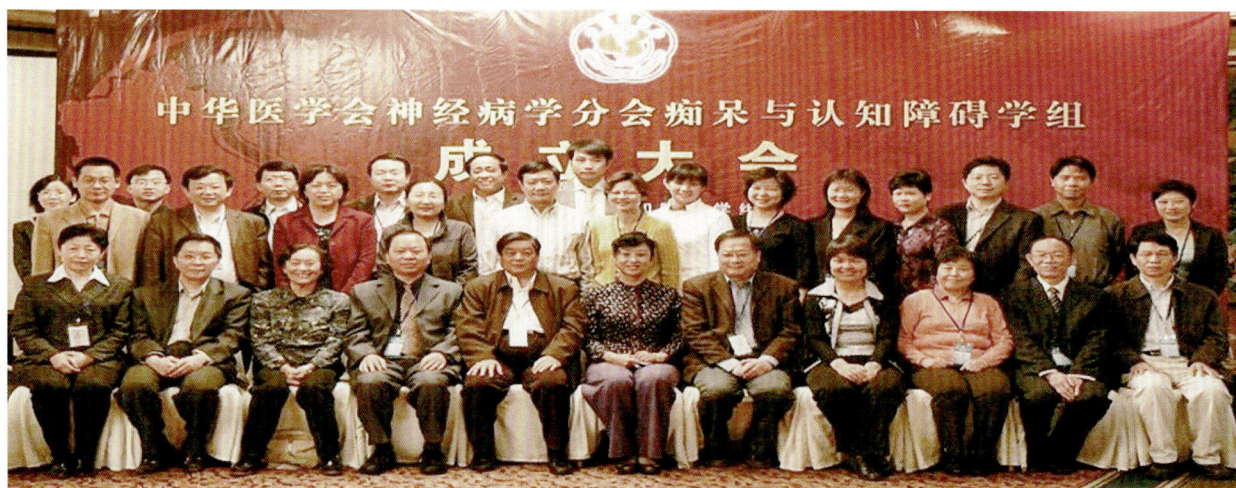

2007年4月，中华医学会神经病学分会痴呆与认知障碍学组成立大会暨学组委员工作会议（西安）参会人员合影

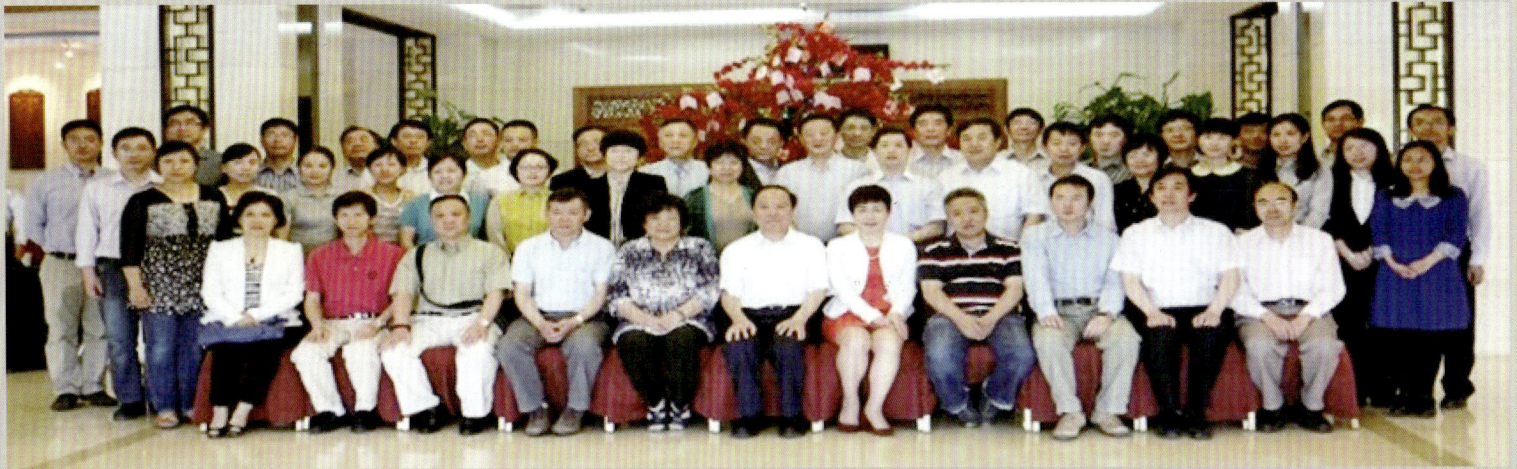
中华医学会神经病学分会痴呆与认知障碍学组合影

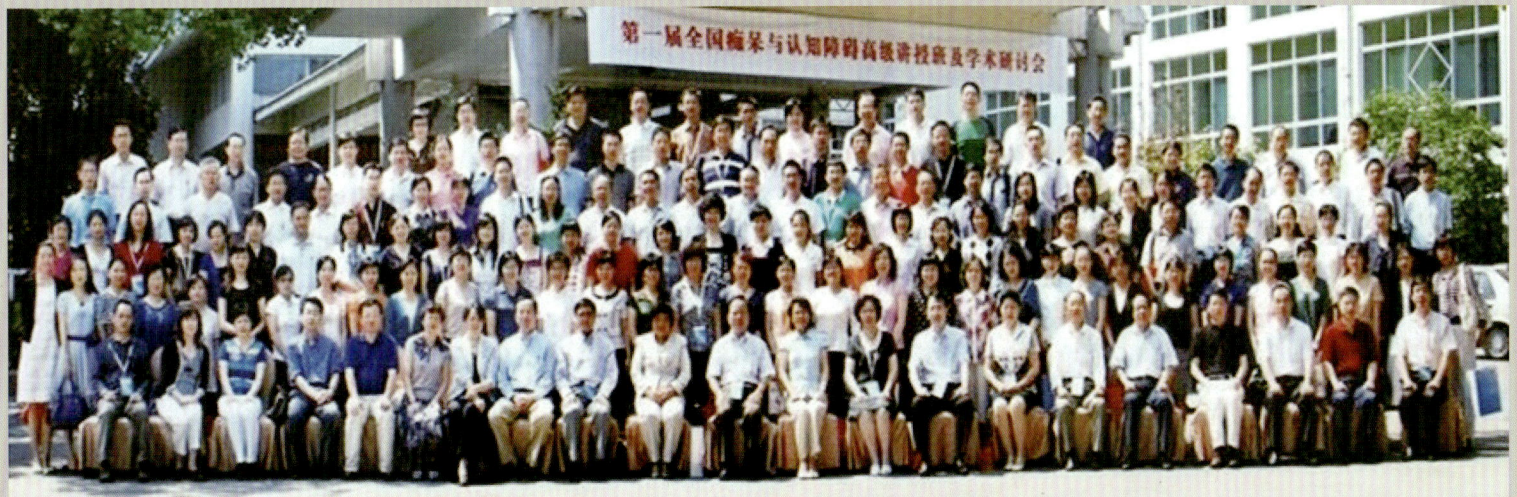
2009年9月，第一届全国痴呆与认知障碍高级讲授班及学术研讨会（杭州）全体代表合影

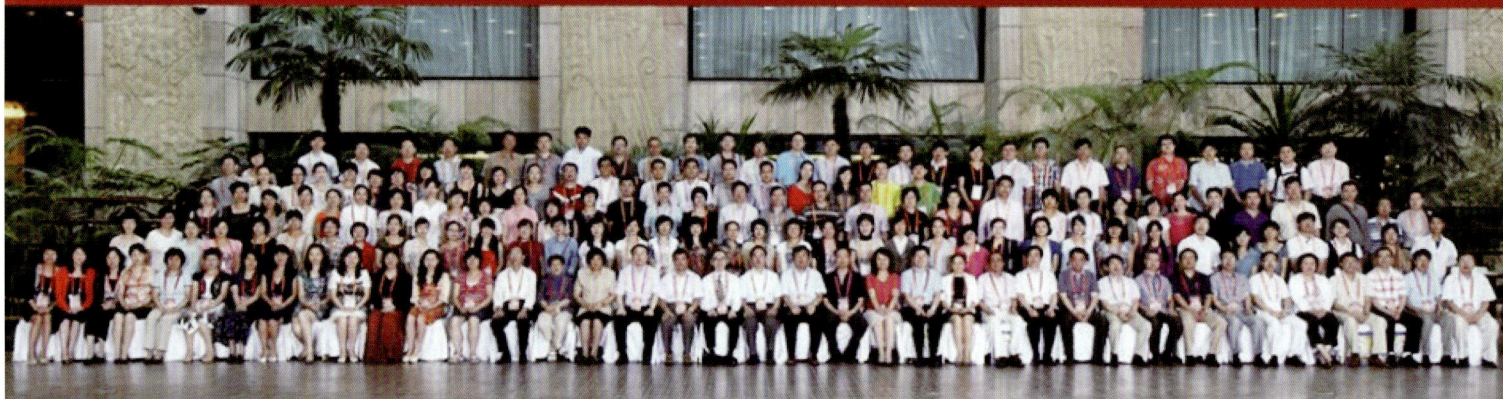

2011年8月，第二届全国痴呆与认知障碍高级讲授班及学术研讨会（大连）全体代表合影

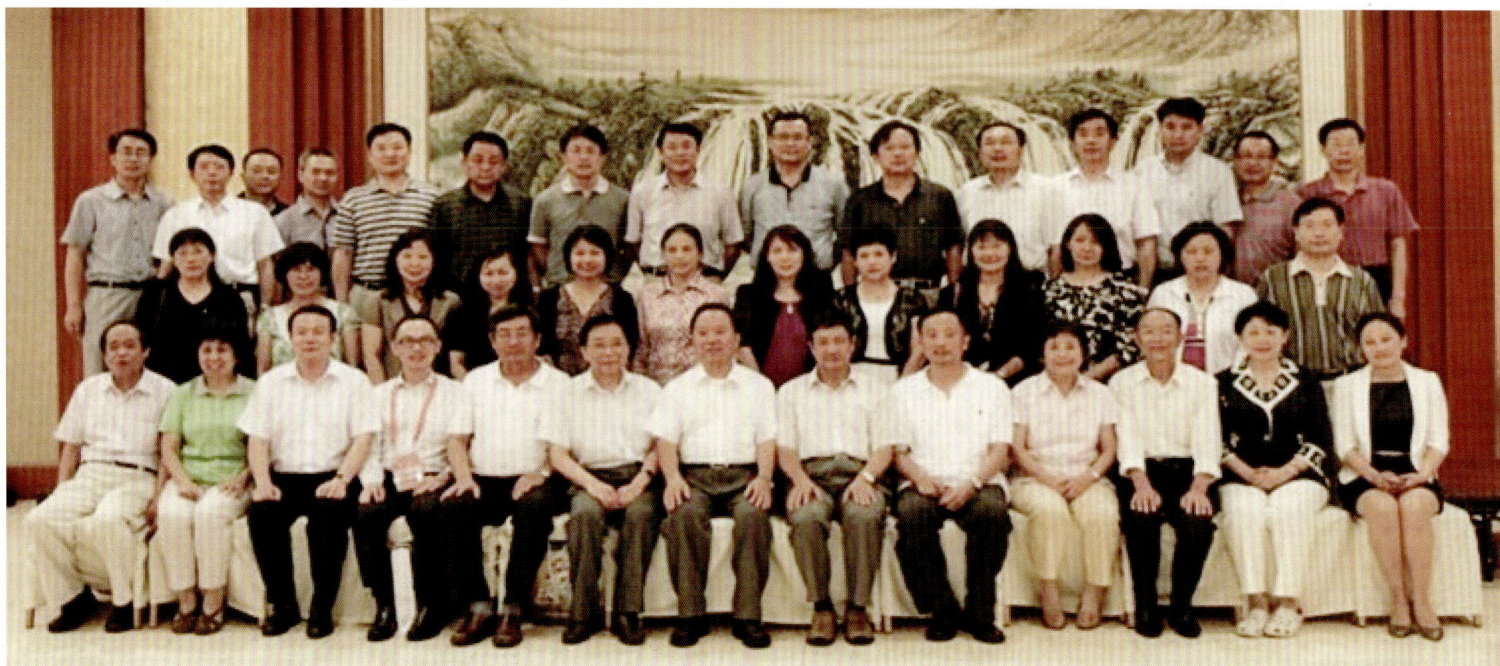

2011年8月，中华医学会神经病学分会痴呆与认知障碍学组全体委员合影

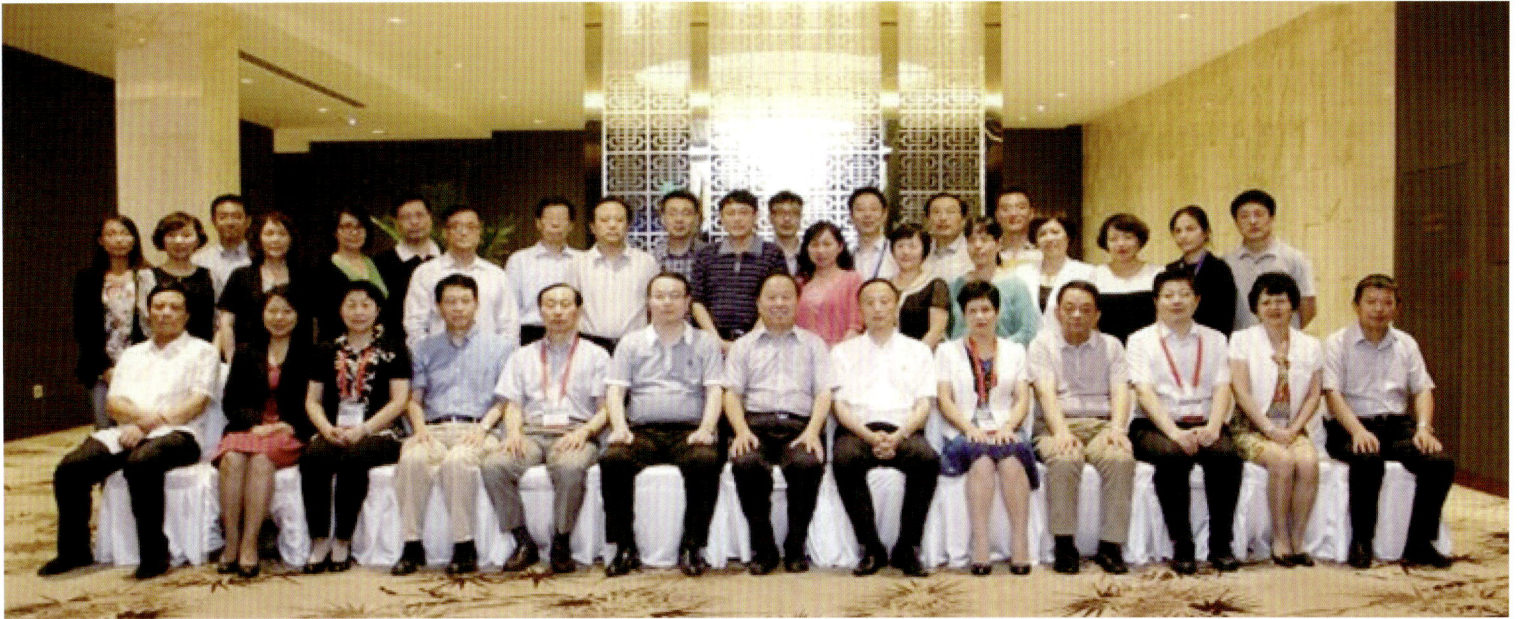

2014年9月，痴呆与认知障碍学组全体会议（厦门）委员合影

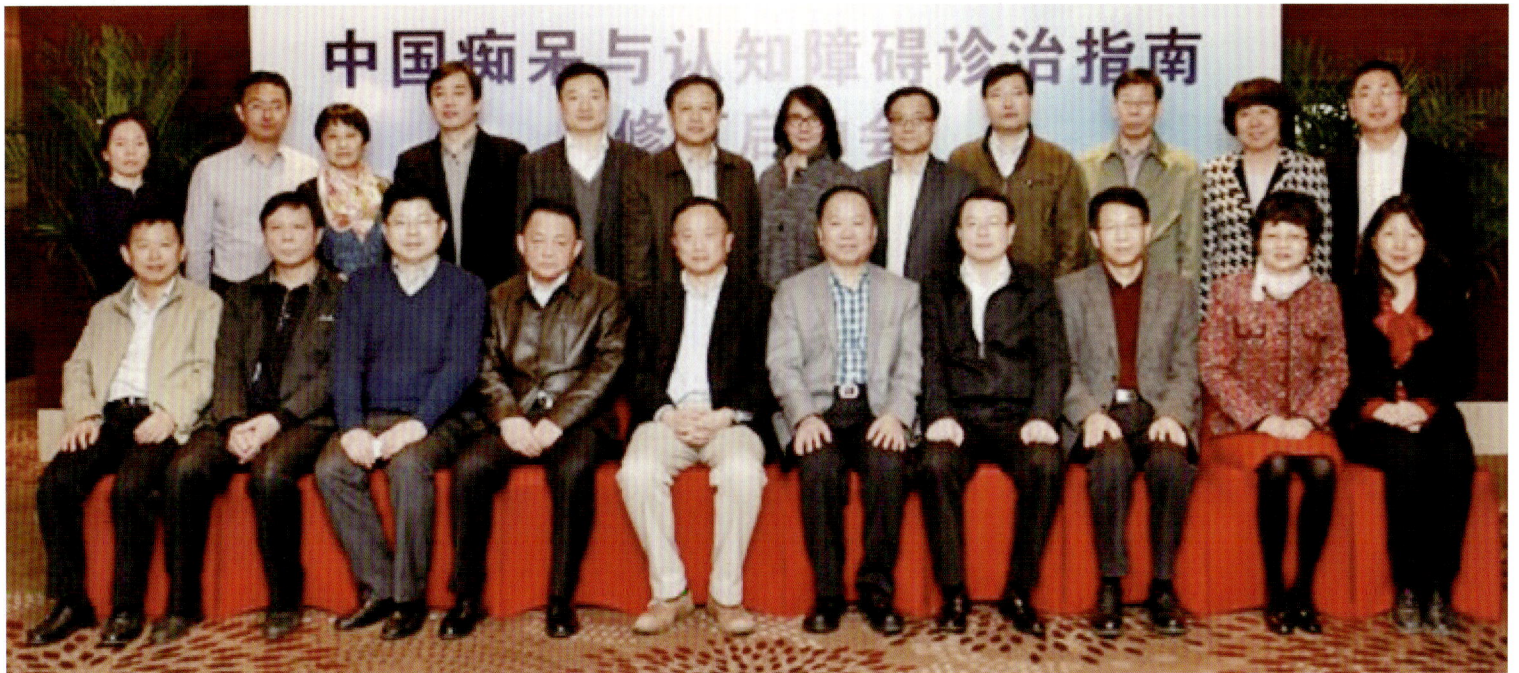

2015年，《中国痴呆与认知障碍诊治指南》修订启动会专家合影

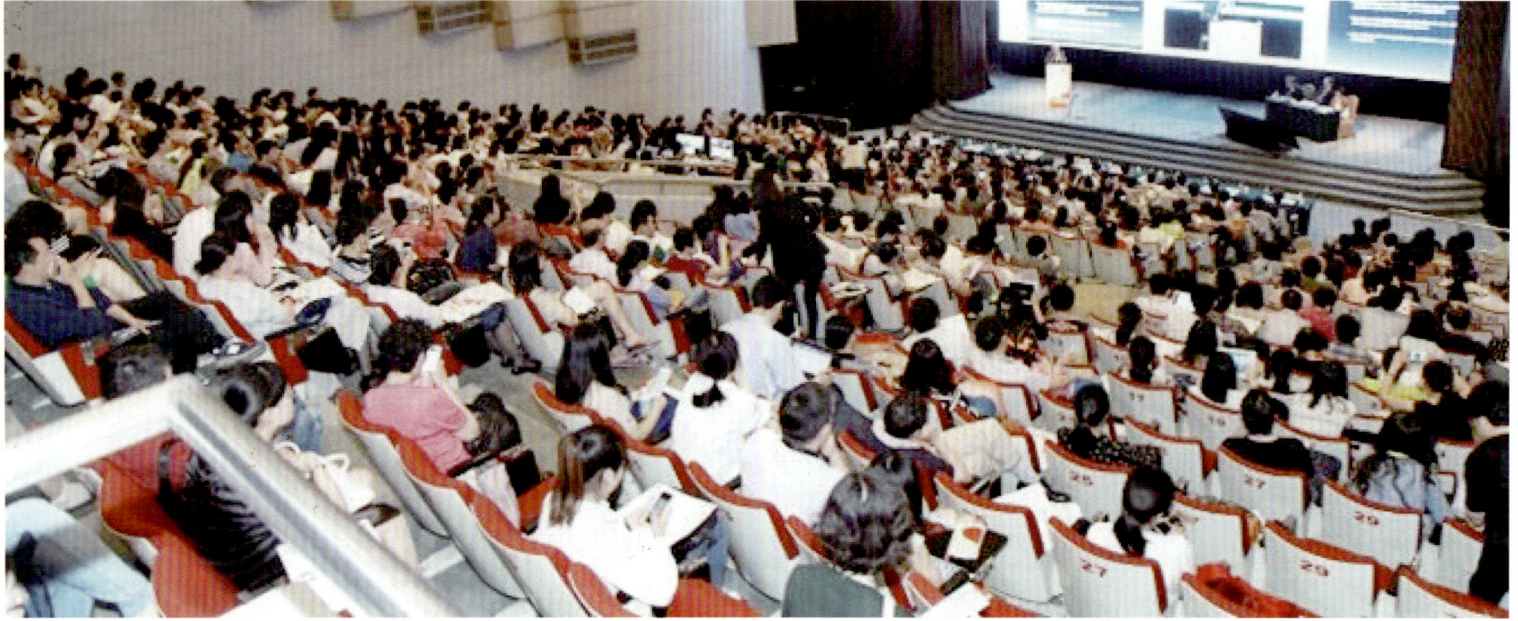

2015年5月，第四届全国痴呆与认知障碍高级讲授班及学术研讨会（北京）会场

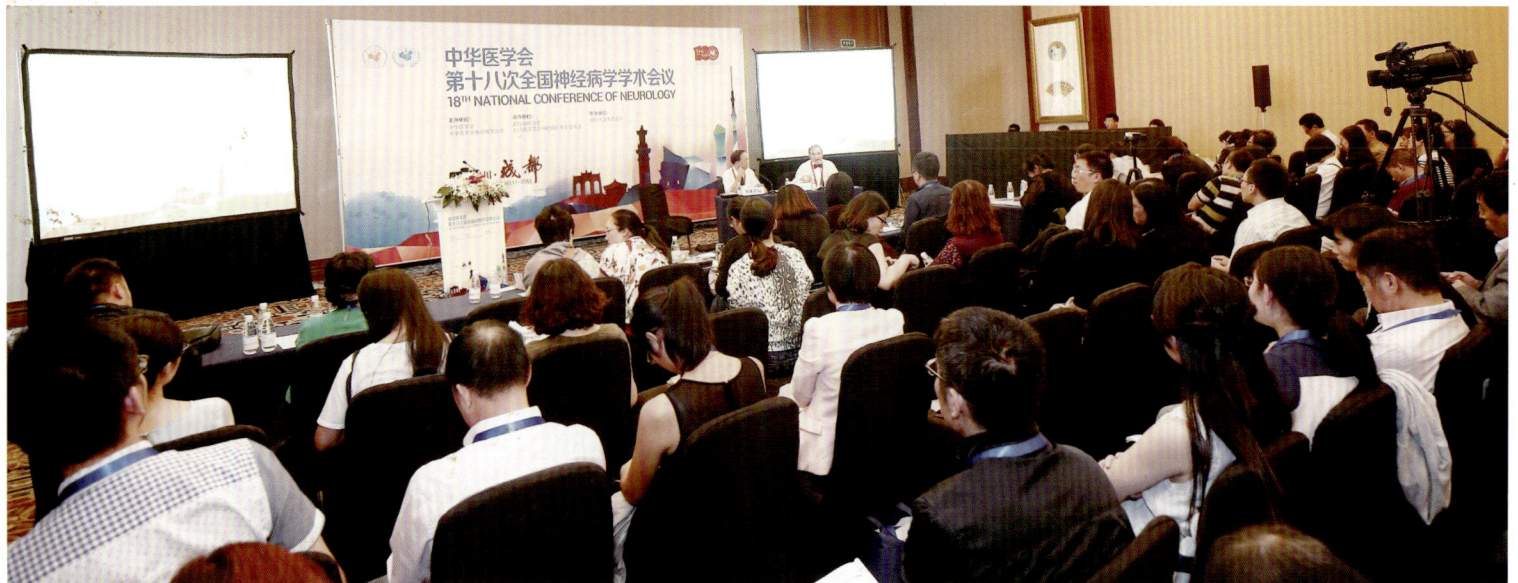

2015年9月，中华医学会第十八次全国神经病学学术会议在成都召开

1/痴呆与认知障碍学组分会场

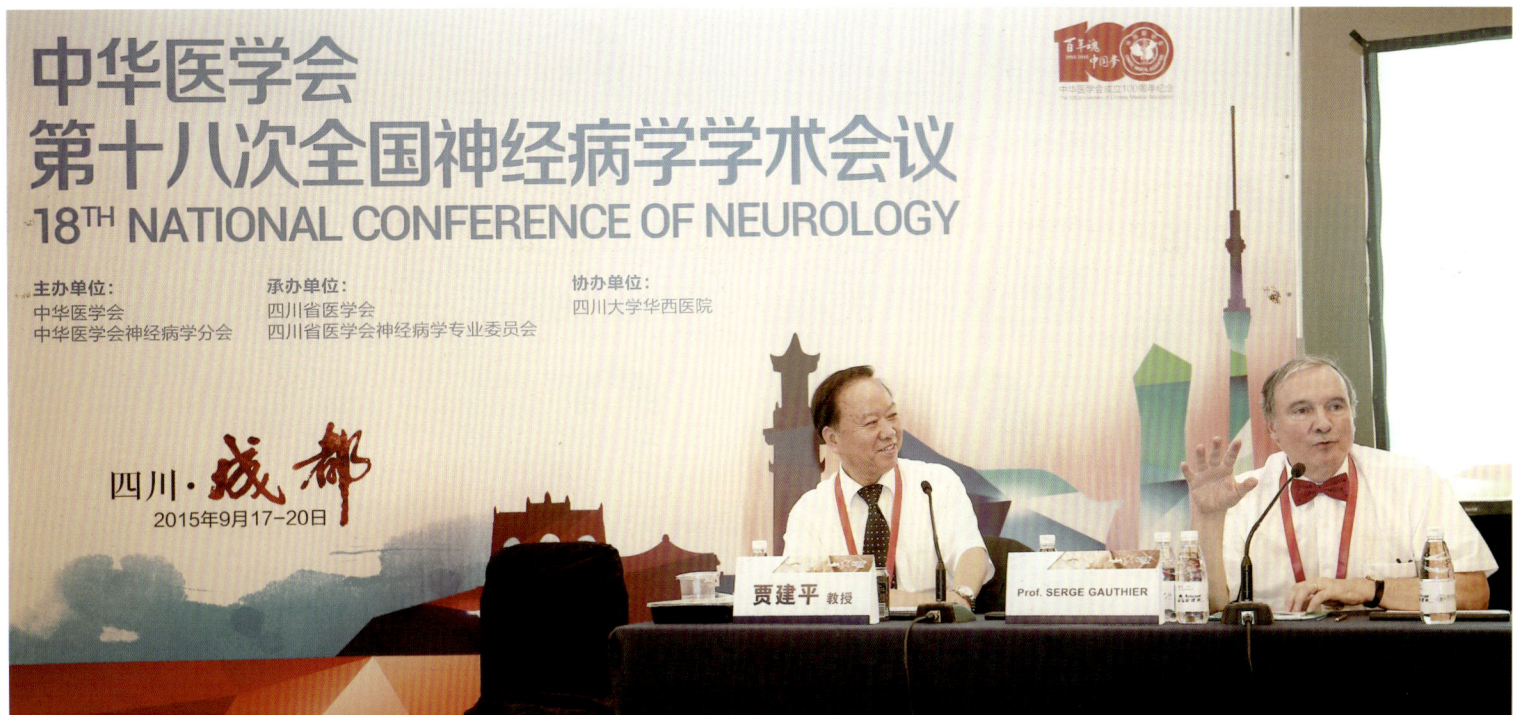

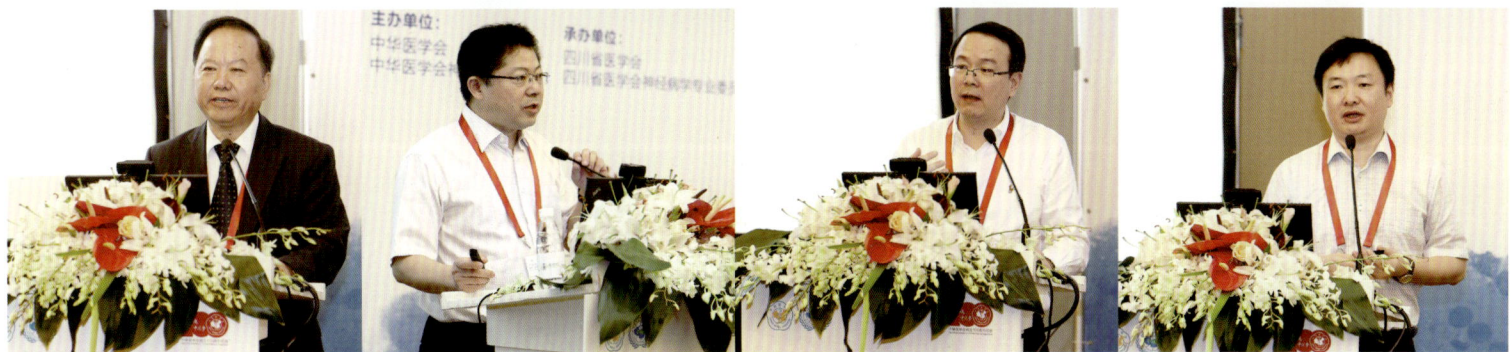

2015 年 9 月，中华医学会第十八次全国神经病学学术会议在成都召开

2/贾建平组长与应邀参加会议的加拿大 Serge Gauthier 教授做主持

3/贾建平、陈晓春、汪凯和王延江教授在分会场上做专题讲座

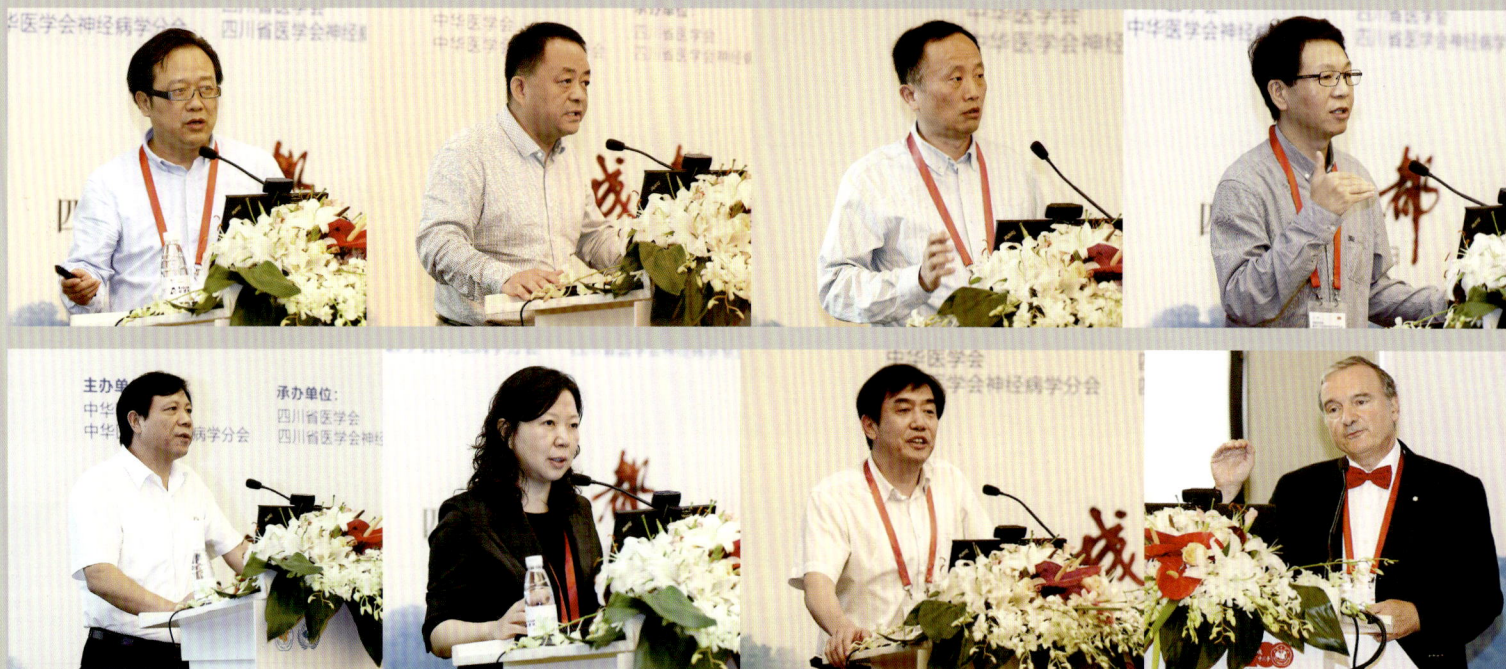

2015年9月，中华医学会第十八次全国神经病学学术会议在成都召开

4/贾建军、李焰生、杜怡峰和章军建教授在分会场上做专题讲座

5/张杰文、彭丹涛、吕佩源和Serge Gauthier教授在分会场上做专题讲座

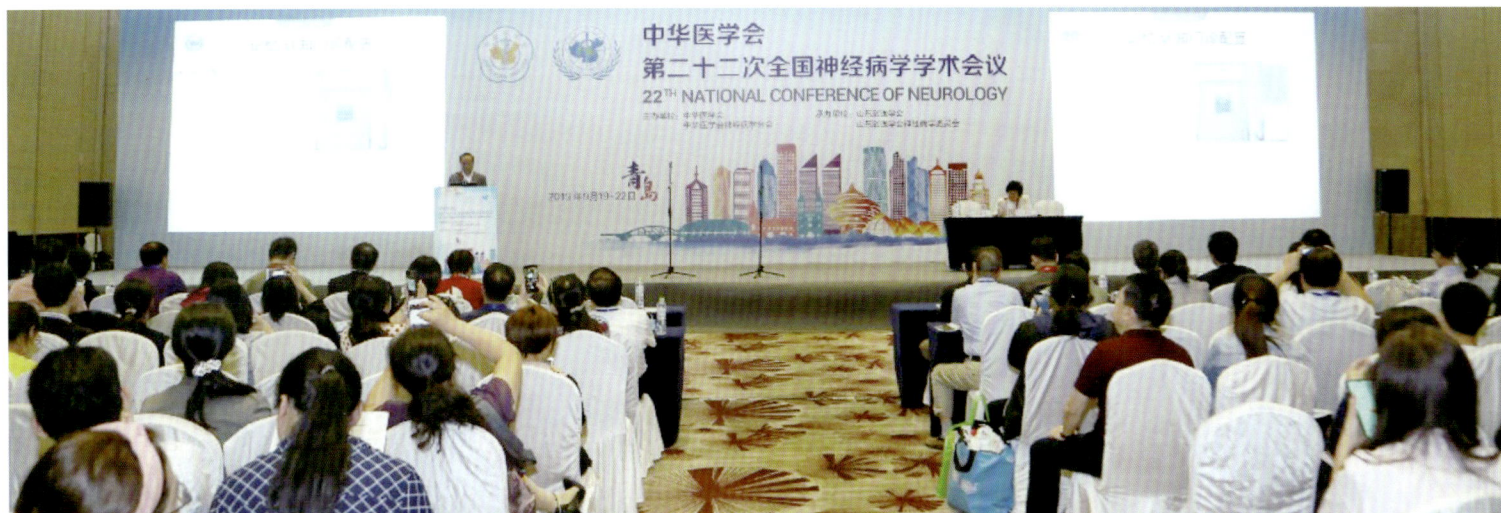

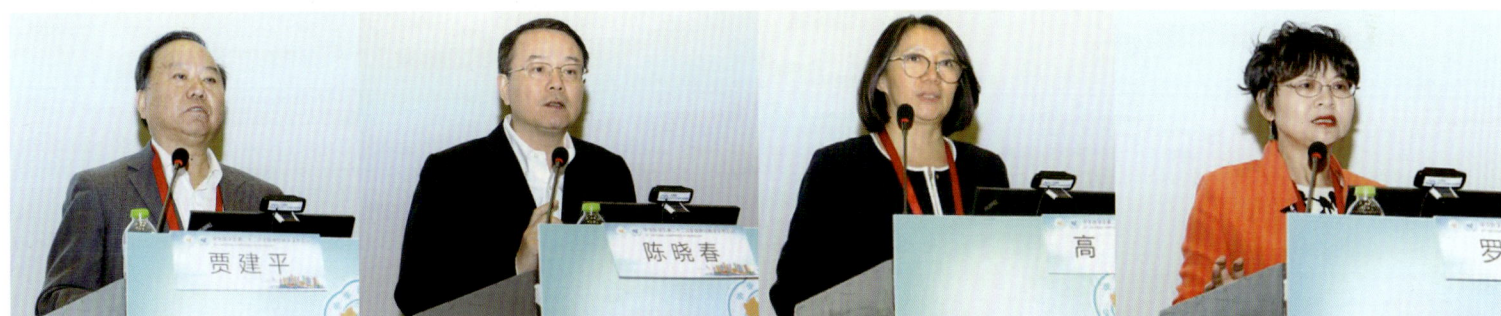

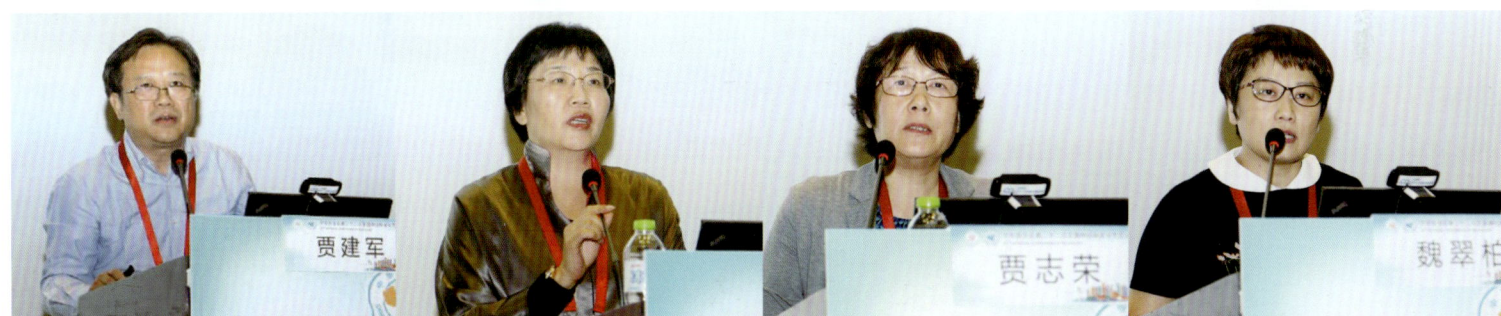

2019年9月，中华医学会第二十二次全国神经病学学术会议在青岛召开

1/痴呆与认知障碍分会场

2/贾建平、陈晓春、高晶和罗本燕教授在分会场上做专题讲座

3/贾建军、张志珺、贾志荣和魏翠柏教授在分会场上做专题讲座

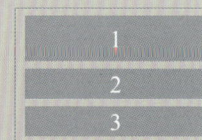

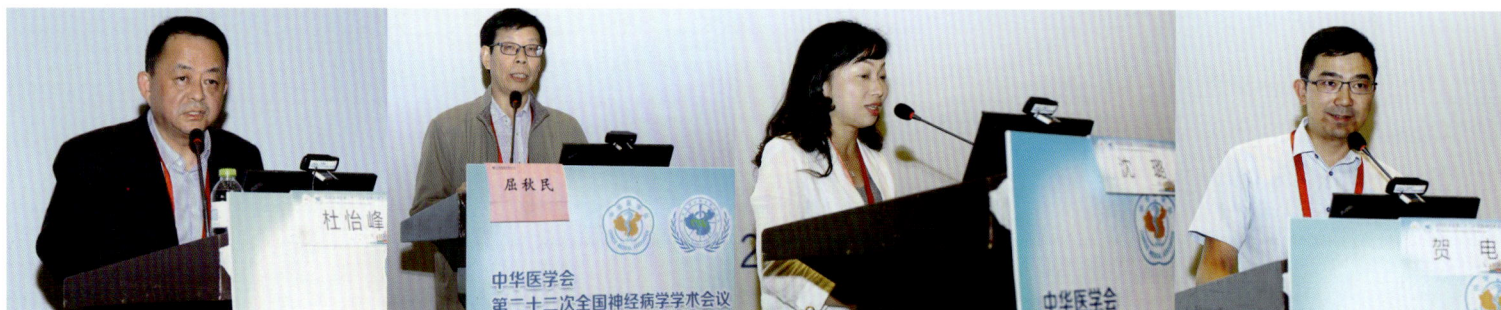

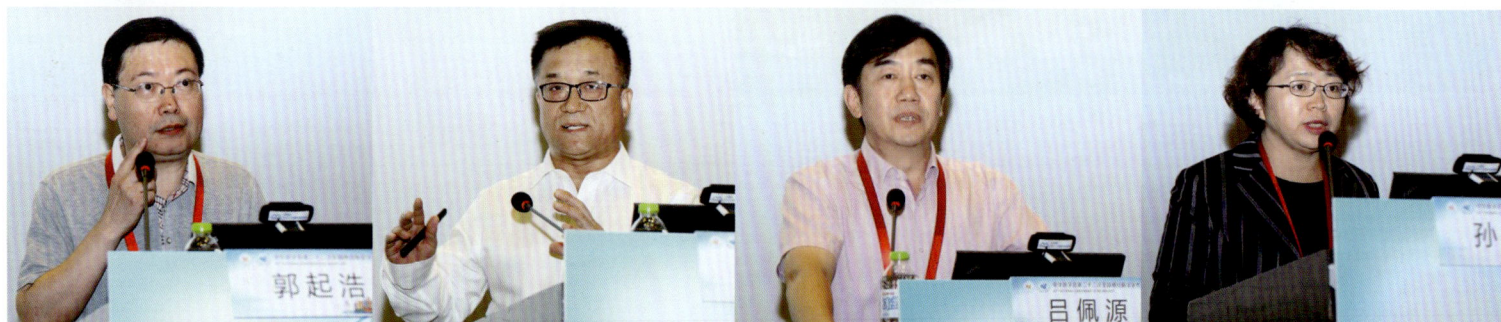

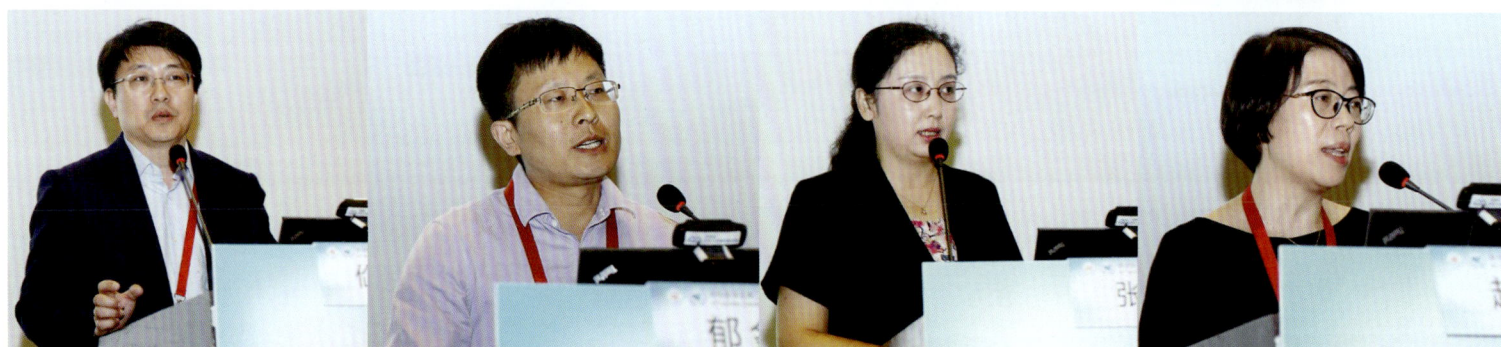

2019年9月，中华医学会第二十二次全国神经病学学术会议在青岛召开

4/杜怡峰、屈秋民、沈璐和贺电教授在分会场上做专题讲座

5/郭起浩、纪勇、吕佩源和孙莉教授在分会场上做专题讲座

6/伦剑非、郁金泰、张巍和赵辉教授在分会场上做专题讲座

十四、中华医学会神经病学分会睡眠障碍学组

（一）学组成立

在中华医学会神经病学分会第四届委员会主任委员崔丽英教授的积极倡议和努力下，经中华医学会批准，中华医学会神经病学分会睡眠障碍学组于2008年11月正式成立。

中华医学会神经病学分会睡眠障碍学组自成立以来，在中华医学会神经病学分会的指导下开展了一系列工作，包括开展学术活动、专业人员培训、睡眠基础研究，建立睡眠疾病诊治规范，以及进行科普宣教等方面的工作。中华医学会神经病学分会睡眠障碍学组成立后还连续举办了三届全国睡眠障碍学术会议。另外，中华医学会神经病学分会睡眠障碍学组还积极组织、协调与神经病学领域相关的其他睡眠障碍学术活动，促进了国内外的学术交流，进一步拓宽、深化了神经病学研究领域，有力推动了睡眠障碍的临床、教学和科研工作。在历次全国神经病学学术会议上，中华医学会神经病学分会睡眠障碍学组都设立了分会场，每次活动安排的专家演讲与学术交流都吸引众多参会代表的浓厚兴趣。目前，国内越来越多的神经内科医师逐渐重视睡眠障碍的诊断和治疗，全国三级医院的神经内科普遍开展了睡眠障碍专病门诊，有的医院还建立了临床睡眠监测室（配置多导睡眠图设备）；有的教学医院的神经内科还同时建立了动物睡眠实验室，并培养了许多睡眠研究方向的硕士研究生和博士研究生。

中华医学会神经病学分会睡眠障碍学组各委员的工作单位还积极申办国家级睡眠障碍学习班、编写睡眠障碍医学专著和发表睡眠障碍相关文章，通过多种方式为神经病学领域内睡眠专业的发展培养人才。此外，中华医学会神经病学分会睡眠障碍学组的大部分委员参加了由赵忠新教授担任主编的全国高等医药教材建设研究会"十二五"规划教材《睡眠医学》的编写工作。近年来，中华医学会神经病学分会睡眠障碍学组各委员及其单位在国内外学术期刊上发表的睡眠相关基础研究和临床研究数量大幅度增加。据不完全统计，中华医学会神经病学分会睡眠障碍学组近年来举办睡眠障碍学习班26次，各委员主编或参编睡眠相关著作12部，发表睡眠相关论文500余篇，其中SCI论文70余篇。中华医学会神经病学分会睡眠障碍学组还获得了国家自然科学基金重点项目1项、面上基金项目和青年基金项目30余项，国家重大专项基金和省部级基金50余项。

中华医学会神经病学分会睡眠障碍学组各委员及其单位均十分重视睡眠障碍的科普教育和义诊服务，通过电视讲座、电台名医会诊、出版科普书籍和发表科普文章等形式，努力推动睡眠障碍的科普教育。中华医学会神经病学分会睡眠障碍学组各委员及其单位充分利用每年3月21日的"世界睡眠日"活动，因地制宜积极开展睡眠障碍科普宣传和义诊活动，为提高公众睡眠与睡眠障碍相关知识和健康水平做出积极贡献。中华医学会神经病学分会睡眠障碍学组自成立以来已完成3次换届改选，队伍不断扩大。

（二）举办睡眠障碍学术会议

1. 2008年11月，经中华医学会批准，中华医学会神经病学分会正式成立了睡眠障碍学组。同期，中华医学会神经病学分会睡眠障碍学组成立大会暨学术报告会于厦门召开。中华医学会神经病学分会主任委员崔丽英教授主持大会并宣布委员名单，且中华医学会组织管理部张辉主任为委员颁发了证书。中华医学会神经病学分会第一届睡眠障碍学组组长赵忠新教授主持了学术报告会，还邀请了台湾长庚医院的陈顺胜教授做"神经系统疾病之睡眠障碍"讲座，且赵忠新教授和王玉平教授分别做了"睡眠医学与神经病学的联系和发展"和"不宁腿综合征"的讲座。中华医学会神经病学分会主任委员崔丽英教授在学术报告会上发表了讲话，中华医学会神经病学分会前任主任委员吕传真教授、候任主任委员贾建平教授、部分常务委员和厦门部分医院的专家出席了此次会议。此次会议对中华医学会神经病学分会睡眠障碍学组今后的工作和神经病学领域睡眠障碍的相关问题进行了热烈讨论。

2. 中华医学会神经病学分会第一届睡眠障碍学术会议于2010年8月在上海召开，到会代表319人，共录用论文91篇，其中专题讲座28篇。此次会议通过专题讲座、大会论文宣读、论文集和论文壁报等形式进行学术交流。中华医学会神经病学分会主任委员崔丽英教授、候任主任委员贾建平教授和前任主任委员吕传真教授出席了此次会议，李舜伟、陈生弟、谢鹏、胡学强和董强教授等知名专家到会并做了专题报告或主持了会议。此外，上海市卫生局（现上海市卫生健康委员会）、海军军医大学和海军军医大学第二附属医院（上海长征医院）的领导出席了此次会议并致辞。会议内容涉及神经内科、精神科、呼吸科、儿科、耳鼻咽喉科、心血管内科和心理康复科等学科，以公共睡眠卫生、原发性睡眠障碍、内科疾病睡眠障碍、精神健康与睡眠、睡眠基础研究、睡眠呼吸障碍和儿童睡眠障碍等疾病的研究进展为专题，总结了目前我国睡眠的基础和临床研究及诊疗现状，对近年来睡眠领域的新理论、新技术进行了前瞻性和总结性的探讨。

此次会议还邀请了美国哈佛大学医学院专家、*Sleep* 杂志前主编 David P White 教授进行"睡眠医学的未来"专题讲座，引起了代表们的浓厚兴趣。北京协和医院的李舜伟教授在会上介绍了睡眠障碍的国际分类，指出目前缺乏符合我国现状的系统性睡眠障碍分类和指南，希望中华医学会神经病学分会睡眠障碍学组今后在这方面多做工作。上海交通大学医学院附属上海儿童医学中心沈晓明教授主持的教育部研究课题在国内首次对儿童的睡眠状况进行了调查和研究，课题组代表江帆博士做了详细报告。该研究的结果显示，睡眠不足与学龄儿童发生肥胖密切相关，保证充足的睡眠很可能成为肥胖综合干预措施中的重要举措之一。重庆医科大学附属第一医院的谢鹏教授报告了中正在进行的国家"973"项目研究，该研究建立了食蟹猴抑郁模型，并初步观察发现抑郁样猴出现了不喜动、嗜睡等睡眠障碍的表现。空军军医大学唐都医院的赵广宇博士报告了不同策略剔除中枢5-羟色胺神经元对小鼠睡眠结构的影响，为5-羟色胺促进觉醒提供了直接在体证据。北京大学第六医院的王雪芹博士报告了采用多中心、开放性横向对照研究探索233例失眠患者和100名健康者关于睡眠障碍评定量表应用的再验证及划界值。陆军军医大学大坪医院的蒋晓江教授报告了72小时睡眠剥夺条件下咖啡和绿茶对军人血清炎性因子白介素（IL）-6的影响。海军军医大学第二附属医院的尹又博士报告了炎症因子在轻中度阿尔茨海默病睡眠障碍患者中的表达及其与睡眠障碍的相关性。兰州军区乌鲁木齐总医院的李桂花等报告了64例原发性癫痫患者睡眠结构及相关事件的对比分析。河南省中医院的王松龄医师报告了采用祛痰开窍通脉方治疗急性脑梗死合并阻塞性睡眠呼吸暂停低通气综合征。此次会议还对睡眠与发作性疾病、睡眠期的运动异常、睡眠与觉醒的关系、睡眠与抑郁和焦虑等精神障碍、睡眠对记忆功能的影响、脑血管病与睡眠障碍、白天睡眠增多与发作性睡病的鉴别诊断和治疗、失眠的心理生理学特点与失眠的药物治疗研究进展等多个热点问题做了专题报告。

此次会议是中华医学会神经病学分会在2008年11月成立睡眠障碍学组后召开的第一届全国睡眠障碍学术会议，参会专家和代表们对会议内容有浓厚的兴趣，并进行了热烈讨论，普遍认为这是一次高质量的学术会议。上海电视台与新闻晚报等十多家媒体对此次会议进行了宣传报道。

3. 中华医学会神经病学分会第二届全国睡眠障碍学术会议于2012年5月在北京召开，此次会议邀请了国内外数十名著名专家进行了学术演讲。中华医学会神经病学分会睡眠障碍学组组长赵忠新教授在会上解读了中国睡眠专家近期制定并在《中华神经科杂志》上发表的《中国成人失眠诊断与治疗指南》，副组长王玉平教授就"不同睡眠时相发作性症状的鉴别"紧密结合临床进行讲解，北京大学人民医院的韩芳教授和来自法国的Yves Dauvilliers教授就"发作性睡病相关的分子研究进展及相关运动障碍"进行讲解，上海交通大学医学院附属瑞金医院的陈生弟教授介绍了《中国不宁腿综合征的诊断与治疗指南》，另有多名神经内科专家就睡眠的生理机制，睡眠与疼痛、认知、癫痫、帕金森病的关系，快速眼动睡眠等睡眠行为异常，睡眠与焦虑、抑郁，脑卒中与睡眠呼吸障碍，睡眠监测技术及其临床应用，精神类药物对睡眠的影响，以及安眠药物的临床应用等进行专题讲座。另有8名年轻医师就一些睡眠相关的研究课题做了报告。著名的神经病学专家李舜伟教授、崔丽英教授也到现场主持此次会议。此次会议吸引了来自全国各地的代表，参会人数约300余人。

4. 中华医学会神经病学分会第三届全国睡眠障碍学术会议于2014年8月在西安召开。此次会议的内容涉及睡眠基础研究，各种睡眠障碍疾病的诊断和治疗，睡眠障碍的临床研究，精神障碍与睡眠，儿童、老人及女性等特殊人群睡眠障碍的临床和基础研究，并探讨了睡眠学科的建设。此次会议邀请了中国睡眠研究会理事长、北京大学人民医院的韩芳教授和西部精神医学协会会长、四川大学华西医院的孙学礼教授做特邀报告。来自全国各地近450名专家及代表参加了此次会议，且此次会议共收到论文150余篇，内容涵盖睡眠障碍的基础和临床研究，30余位专家做了大会报告。此外，此次会议还特邀了呼吸科、耳鼻喉科和精神科专家做学科相关报告，就最新发表的《精神障碍诊断与统计手册》（第5版）（DSM-5）和《睡眠障碍国际分类》（第3版）（ICSD-3）进行了解读，还有丰富的睡眠障碍个案报道、7例病例讨论、12篇优秀论文报告等，深受参会者好评。此次会议还设立了睡眠呼吸障碍和气道正压通气治疗工作坊专场，就该领域的新进展和各部指南进行解读，同时就正压通气治疗相关知识进行培训和现场交流指导。本次会议内容新颖、参会人员多、交流学科广，并首次设置了分会场。

（三）主持和制定睡眠障碍诊断、治疗指南和专家共识

针对神经病学领域临床常见与多发的不同类型睡眠障碍，中华医学会神经病学分会睡眠障碍学组邀请和组织国内相关专业领域的睡眠研究方向专家，按照循证医学原则，参考有关国际规范和新近的循证医学资料，结合我国国情共同讨论并制定了几部常见睡眠障碍的诊断、治疗指南和专家共识。目前，已制定并发表2版《中国成人失眠诊断与治疗指南》（2012年版和2017年版）、《中国发作性睡病诊断与治疗指南》（2015年）、《中国快速眼球运动睡眠期行为障碍诊断与治疗专家共识》（2017年）、《阻塞性睡眠呼吸暂停与卒中诊治专家共识》等。上述文件为规范神经病学领域内这些常见睡眠相关疾病的临床诊断和治疗工作提供了重要依据和指导作用。

（四）积极参与中华医学会全国神经病学学术会议

中华医学会神经病学分会睡眠障碍学组作为中华医学会神经病学分会的一员，积极参加中华医学会神经病学分会的各方面工作，特别是每年举办的中华医学会全国神经病学学术会议均是由14个亚专业学组和6个协作组共同努力协助完成的。中华医学会神经病学分会睡眠障碍学组的领导带领全体委员积极参与，努力组稿，认真审稿，精心安排睡眠障碍分会场的主持、专题讲座和论文交流活动，为中华医学会神经病学分会主办的全国神经病学学术会议的品牌效应做出贡献。

（二）图片展示

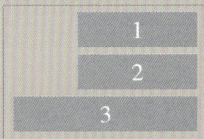

2008年11月，中华医学会神经病学分会睡眠障碍学组在厦门成立

1/ 中华医学会组织管理部张辉主任与睡眠障碍学组委员合影

2/ 中华医学会神经病学分会主任委员崔丽英教授与睡眠学组部分委员合影

3/ 睡眠障碍学组成立后召开委员工作会议

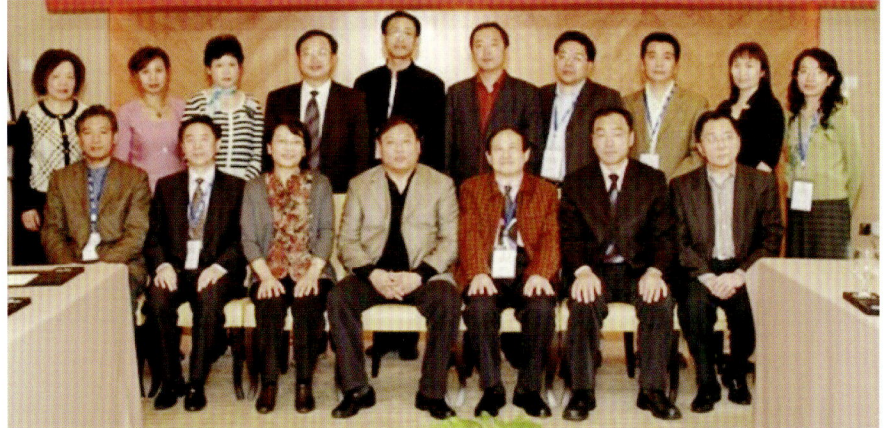

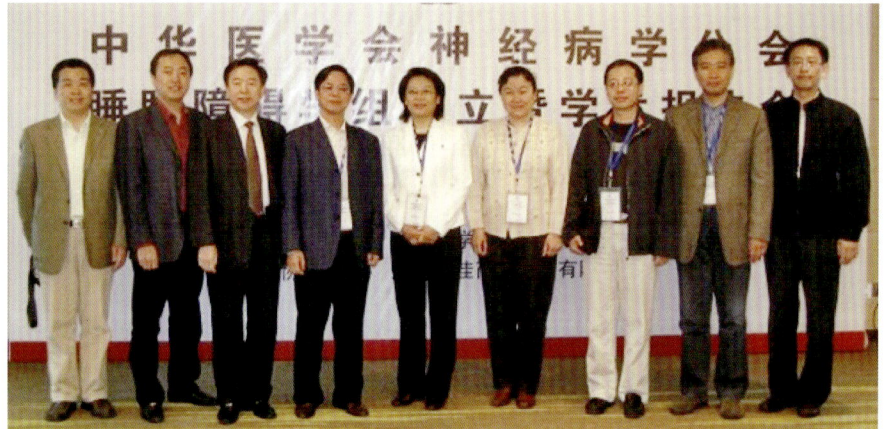

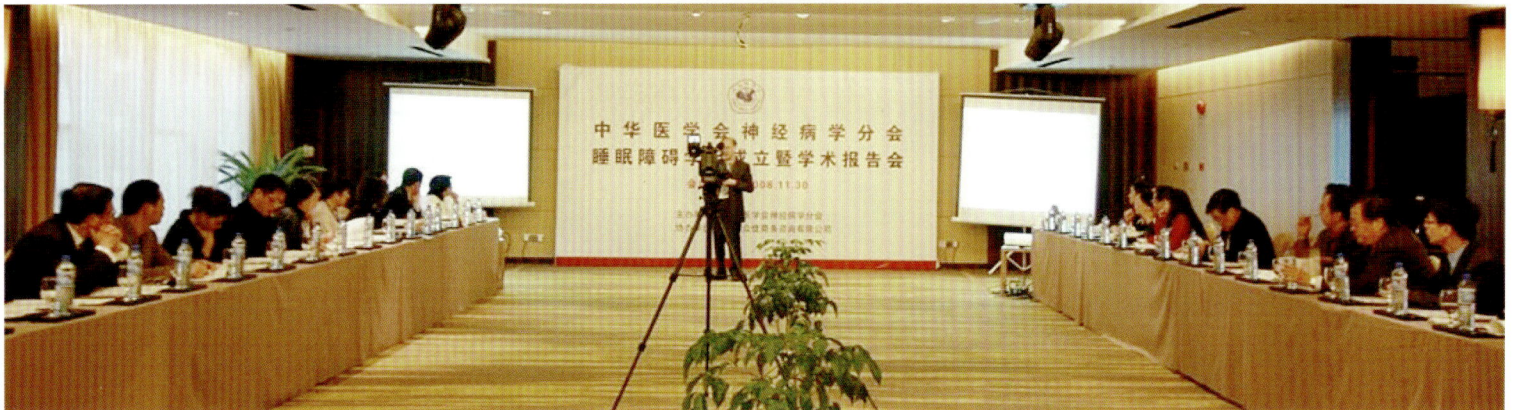

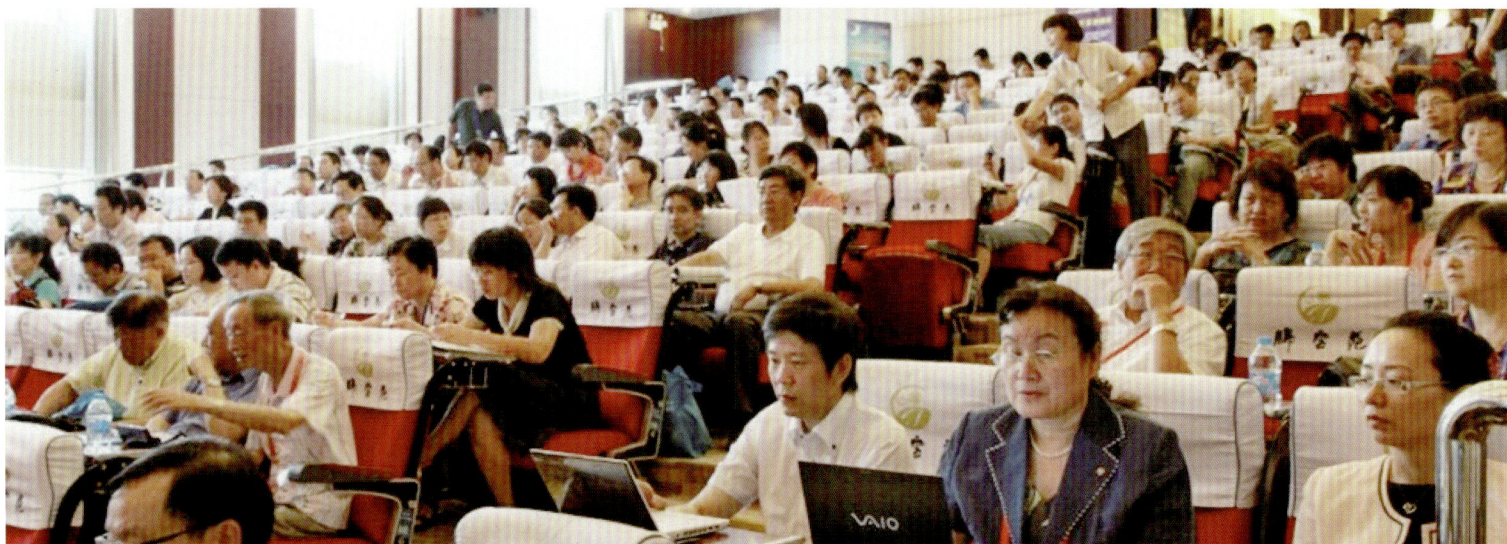

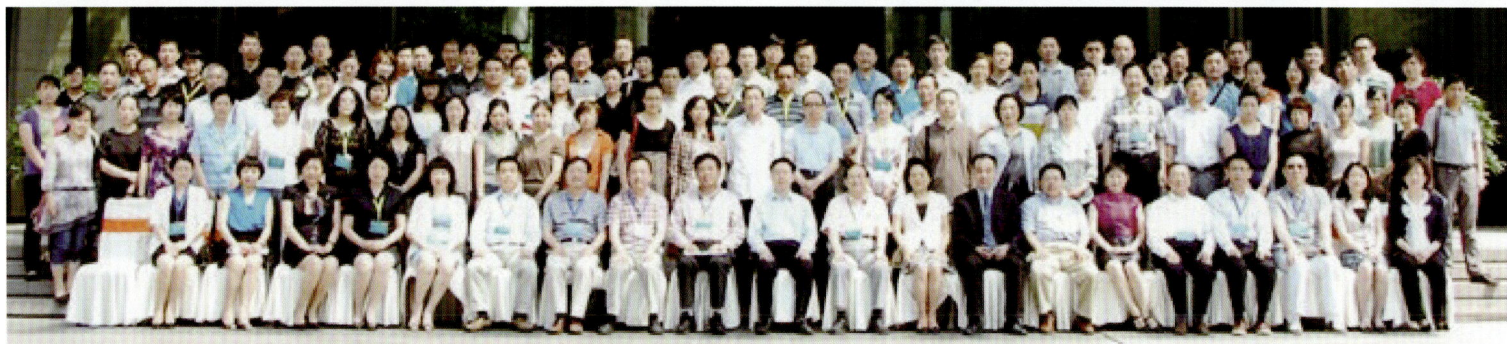

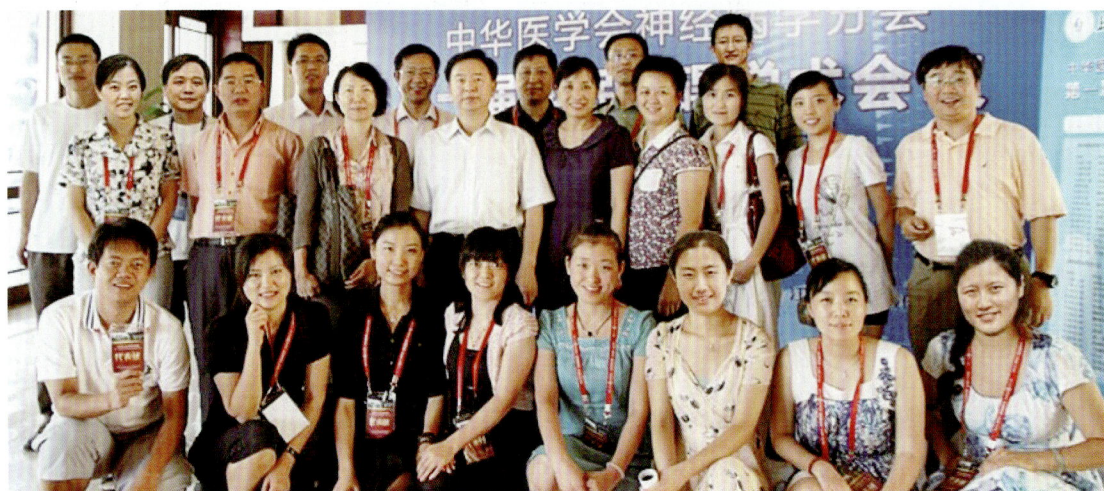

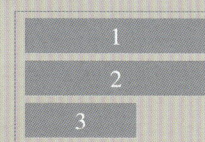

2010年8月，中华医学会神经病学分会第一届全国睡眠障碍学术会议在上海召开

1/会场

2/全体参会代表合影

3/部分专家与参会代表合影

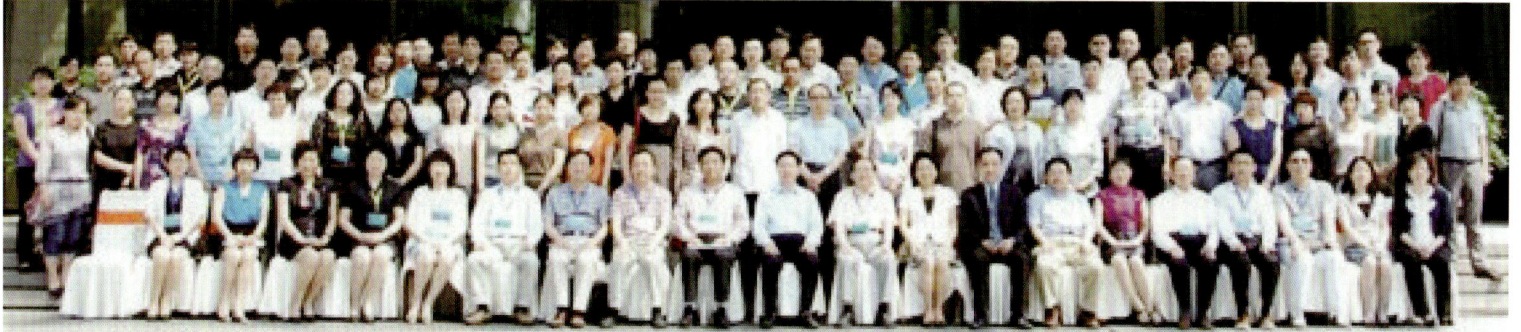

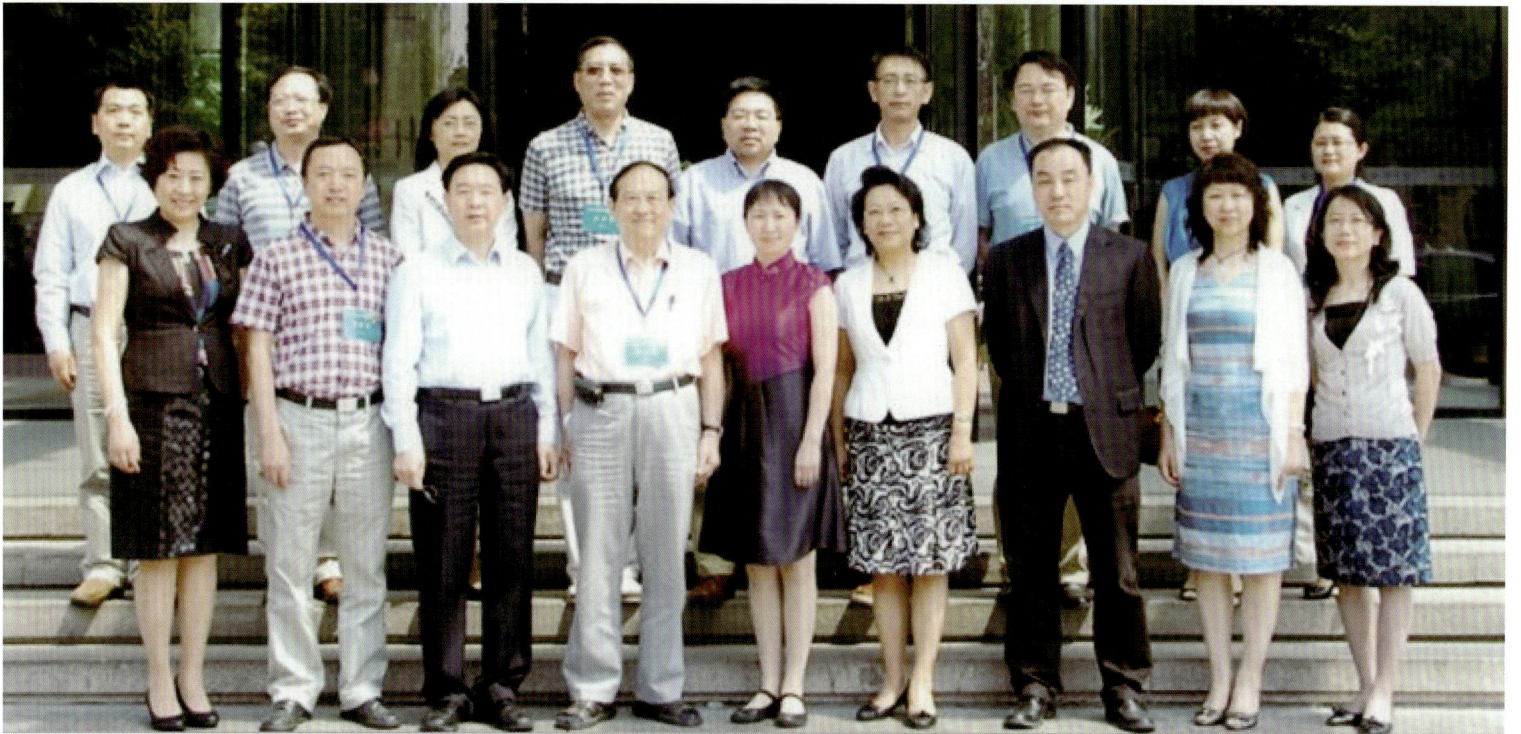

2012年5月，中华医学会神经病学分会第二届全国睡眠障碍学术会议在北京召开

1/ 全体参会代表合影

2/ 崔丽英教授与睡眠障碍学组委员和顾问合影

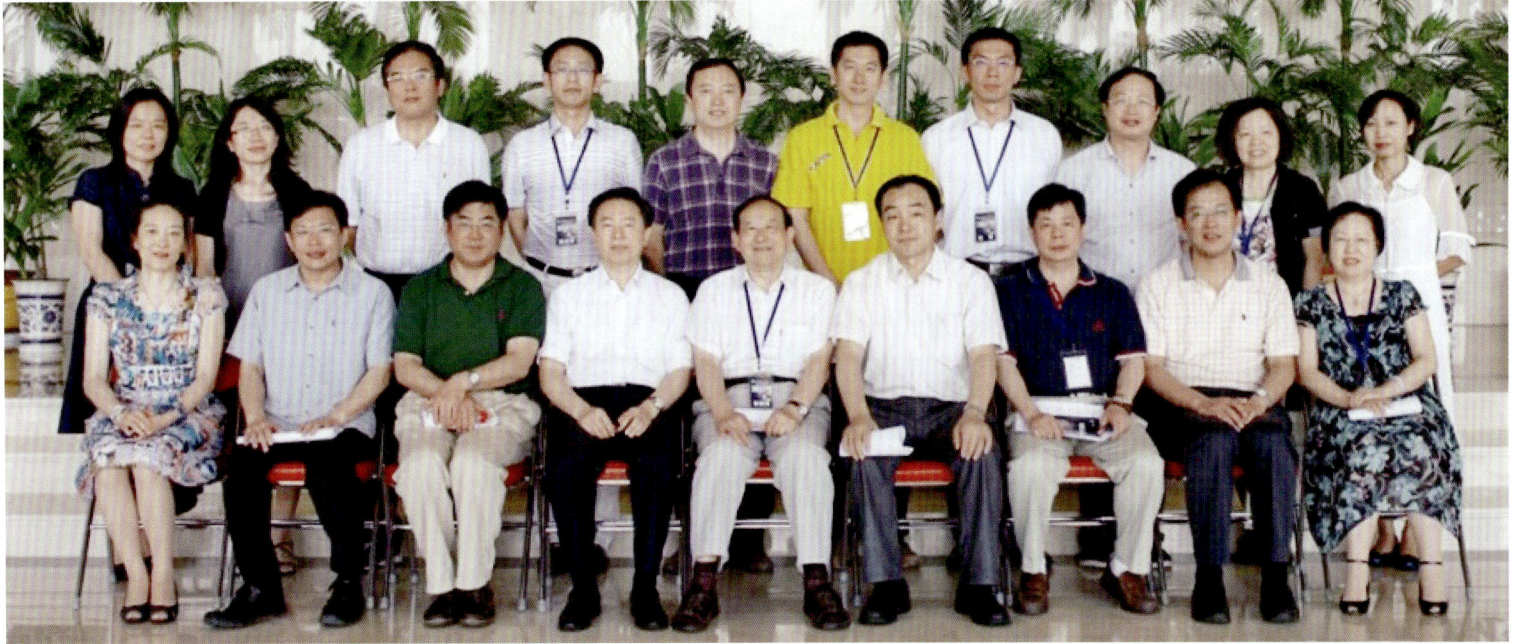

2012 年 7 月，睡眠障碍学组组织学组委员修订《中国成人失眠诊断与治疗指南》后合影

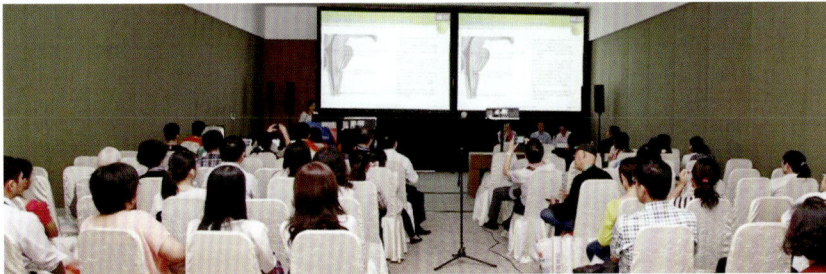

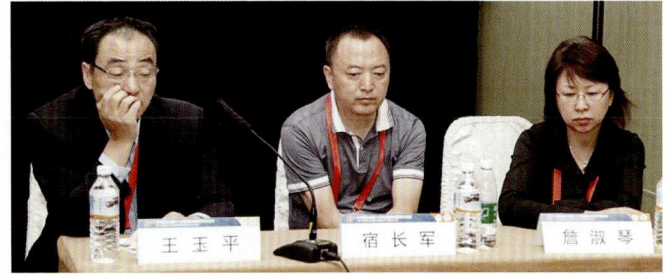

王 玉 平　　宿 长 军　　詹 淑 琴

2013 年 10 月，中华医学会第十六次全国神经病学学术会议在南京召开

1/睡眠障碍学组分会场

2/分会场主持人王玉平、宿长军和詹淑琴教授

| 1 | 2 |

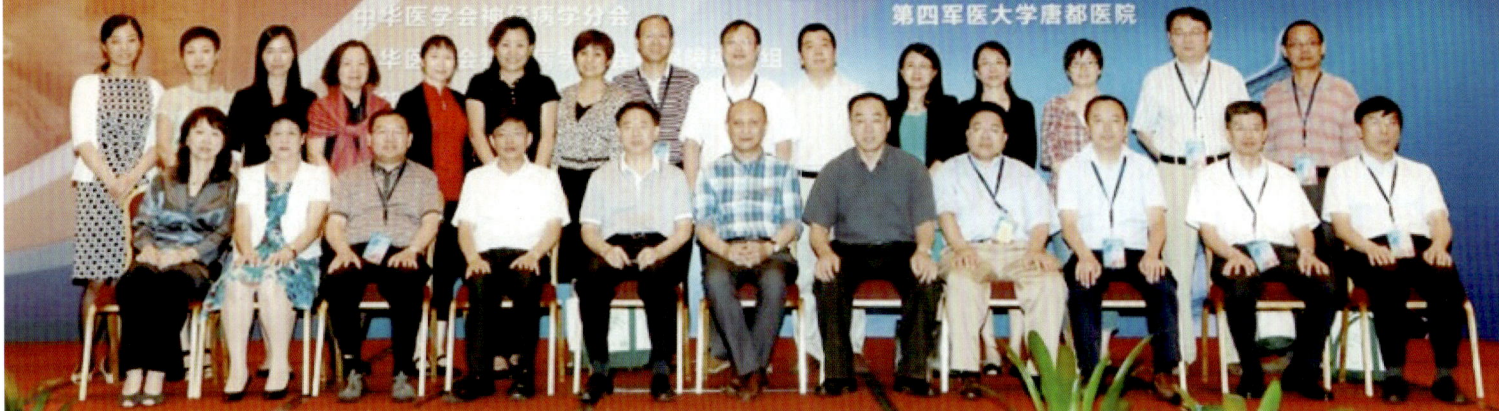

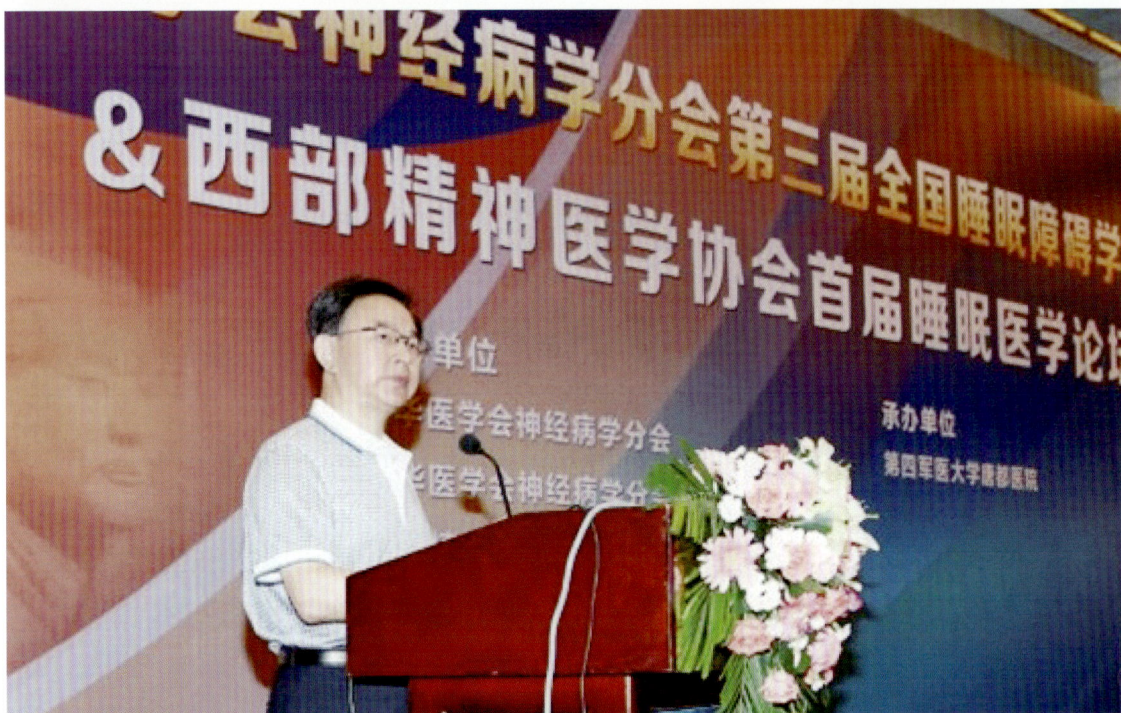

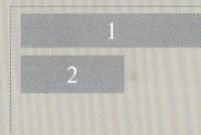

2014年8月，中华医学会神经病学分会第三届全国睡眠障碍学术会议在西安召开

1/睡眠障碍学组委员合影

2/睡眠障碍学组组长赵忠新教授在大会开幕式上致辞

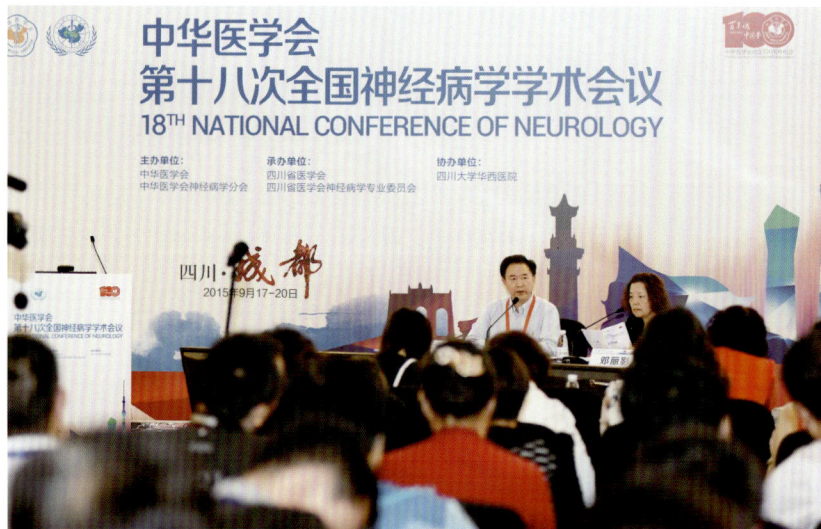

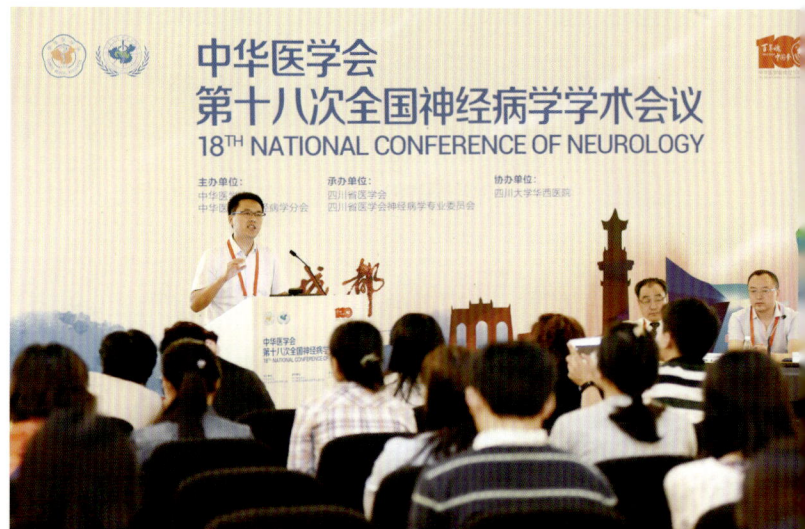

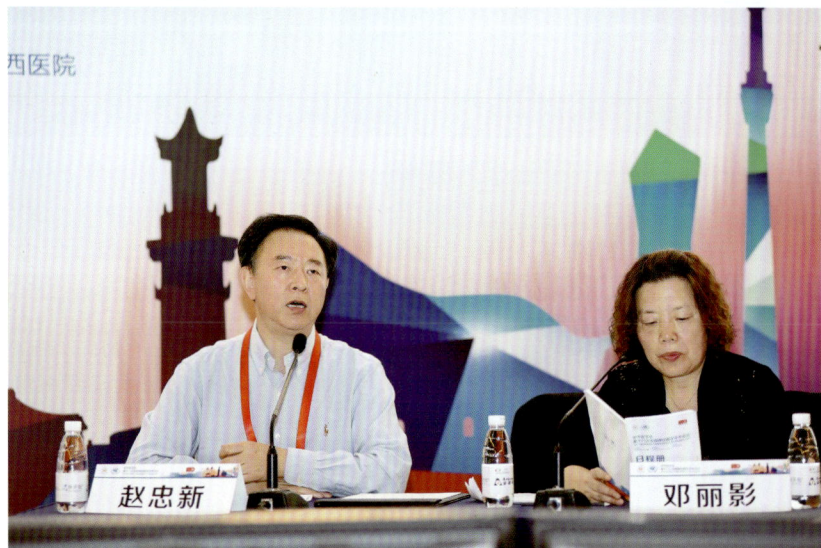

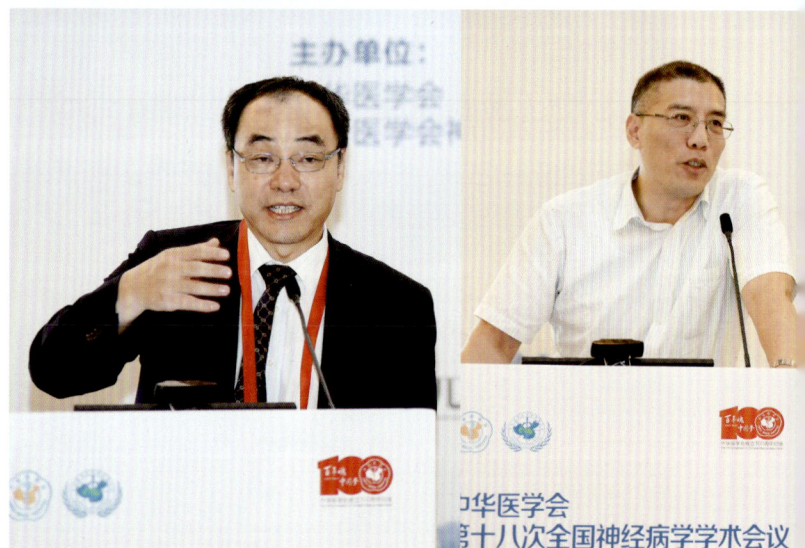

2015年9月，中华医学会第十八次全国神经病学学术会议在南京召开

1、2/睡眠障碍学组分会场

3/睡眠障碍学组分会场主持人赵忠新和邓丽影教授

4/睡眠障碍学组分会场王玉平和蒋晓江教授做专题讲座

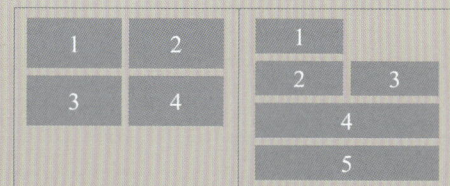

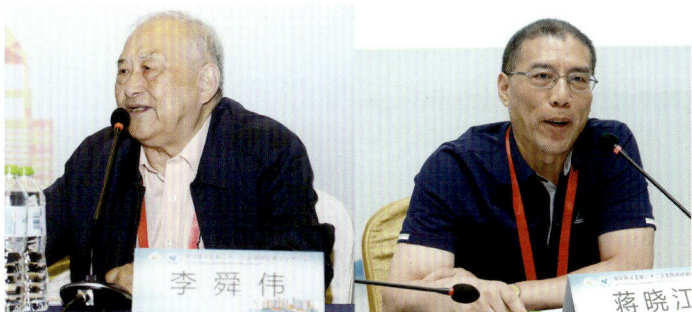

2019年9月，中华医学会第二十二次全国神经病学学术会议在青岛召开

1/睡眠障碍学组分会场李舜伟和蒋晓江教授主持会议

2/睡眠障碍学组分会场汤永红和赵忠新教授主持会议

3/睡眠障碍学组分会场徐江涛和吴中亮教授主持会议

4/睡眠障碍学组分会场张宁教授做专题讲座

5/睡眠障碍学组分会场宿长军、于逢春、薛蓉和唐吉友教授做专题讲座

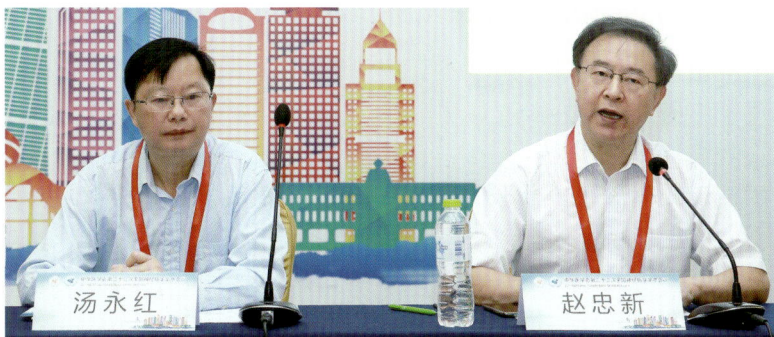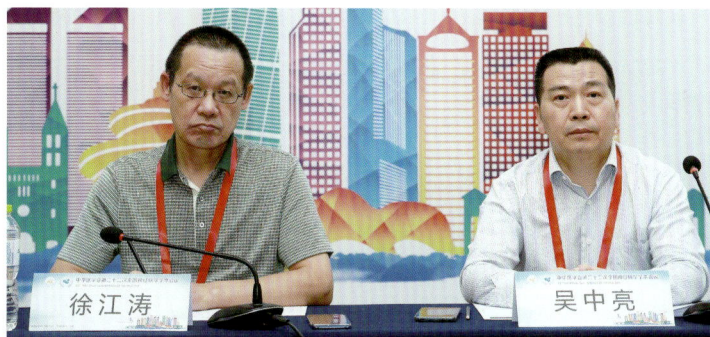

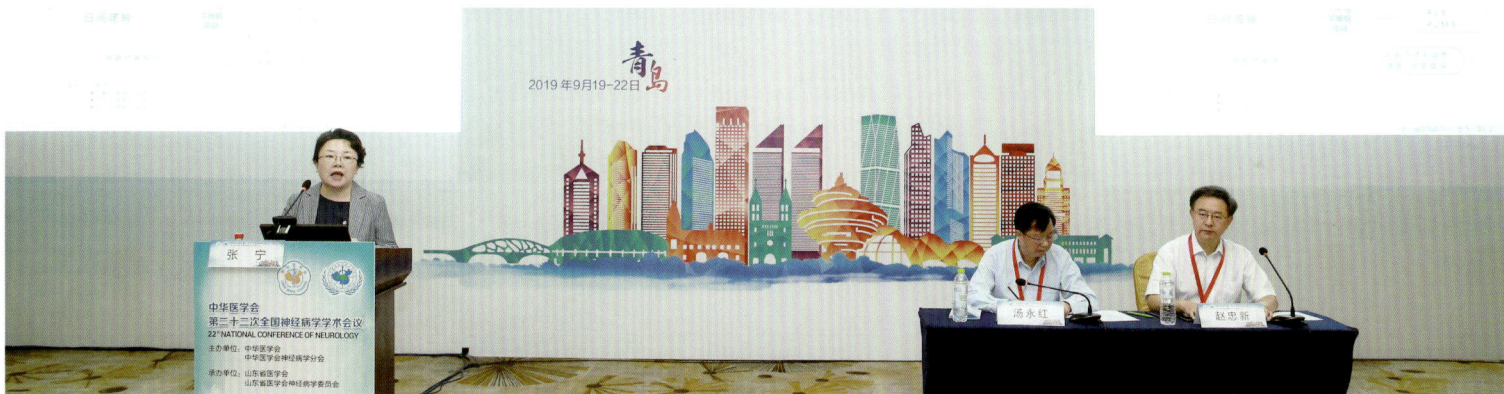

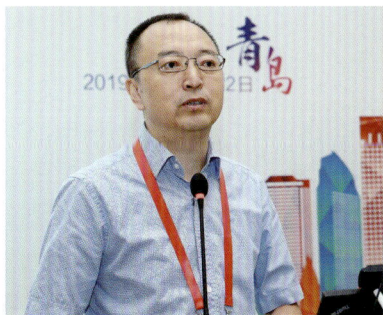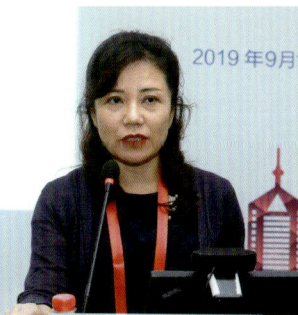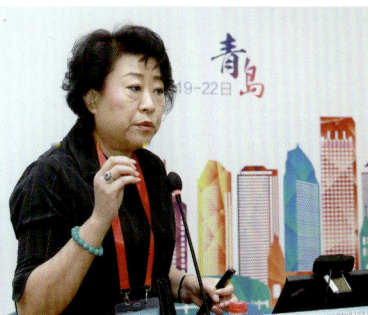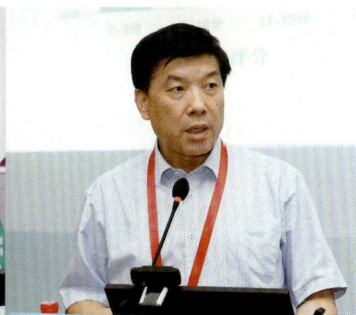

第五节　中华医学会神经病学分会历届委员会各亚专业学组名单

按照中华医学会章程和国家相关部门的严格规定，中华医学会下属设各专科分会，各专科分会下属只能设亚专业学组，故中华医学会神经病学分会下属设各亚专业学组。目前，中华医学会各专科分会的各亚专业学组主要由国内各个专业的权威专家组成。

尽管中华医学会早在20世纪初就成立了，但中华医学会神经精神科学会在20世纪50年代初才成立。由于当时各方面条件较差、权威专家也不多，故没有成立相关亚专业学组；直到1978年，中华医学会神经精神科学会第三届委员会成立前后才开始逐渐成立各亚专业学组，以利于专注某些技术和专病的学术交流，提高学术水平的深度。之后，许多著名专家自发地组织并通过中华医学会批准成立各亚专业学组，其领导（组长和副组长）都是我国神经病学相应亚专业公认的、具有影响力的高水平学术带头人，且要求加入各学组的委员为该专业临床和研究工作均做得很出色的高水平专家。之后，中华医学会要求各专科分会换届后的各学组也必须在半年内相继换届改选，并要求各学组的组长必须由国内同行中该专业的权威专家且是本届委员会中的常务委员或委员担任，副组长和委员也应该是该专业内临床和研究工作均做得很好的专家。由于中华医学会的严格规定，各专科分会的各学组名额有限，但为了加强某些疾病和技术的学术交流，从2013年开始，中华医学会神经病学分会常务委员会讨论通过组建具有特色的专病协作组，以加强学术交流的深度。

本章主要列出中华医学会神经精神科学会和中华医学会神经病学分会历届各学组和协作组的名誉组长、顾问、组长、副组长、委员和秘书名单。各亚专业学组的排列顺序按照成立时间编排，委员排列不分先后。名单主要来源于《中华神经科杂志》《中国现代神经精神病学发展概况》和各届主任委员、组长的记录。

一、中华医学会神经精神科学会第三届委员会前后各亚专业学组名单

（一）神经遗传学组（1981年成立）

组　长：刘焯霖

副组长：薛启蓂

委　员：刘焯霖　薛启蓂　高恒旺　杨任民　沈定国　马朝桂
吴保仁

（二）肌电图和临床神经电生理学组（1984年成立）

组　　长：汤晓芙

副组长：康德瑄　沈定国

委　　员：汤晓芙　康德瑄　沈定国　黄绥仁　南登昆　游国雄

　　　　　杨文俊　富慧谛

二、中华医学会神经精神科学会第四届委员会各亚专业学组名单

（一）神经遗传学组

组　　长：刘焯霖

副组长：薛启蕈

委　　员：刘焯霖　薛启蕈　高恒旺　杨任民　沈定国　马朝桂

　　　　　吴保仁

（二）肌电图和临床神经电生理学组

组　　长：汤晓芙

副组长：康德瑄　沈定国

委　　员：汤晓芙　康德瑄　沈定国　黄绥仁　南登昆　游国雄

　　　　　杨文俊　富慧谛

（三）脑电图学组（后改为脑电图与癫痫学组）（1986年成立）

组　　长：冯应琨

委　　员：冯应琨　周孝达　沈鼎烈　吴　逊　陈俊宁　周树舜

　　　　　陈世畯　卢　亮　曹起龙　瞿治平

（四）神经生化学组（1986年成立）

组　　长：薛启蕈

副组长：江德华

委　　员：薛启蕈　江德华　匡培根　张天锡　刘道宽　杜子威

陆雪芬　陈曼娥　杨蜀莲　董为伟　孟昭义　王　尧

吴建中　蒋雨平　涂来慧

秘　书：王　尧

（五）神经病理学组（1986年成立）

组　长：黄克维

副组长：刘多三　杨露春

委　员：黄克维　刘多三　杨露春　郭玉璞　秦芝九　徐庆中

陈清棠　杭振镳　张葆樽　郑彩梅　陈　诒　汤洪川

张福林

秘　书：罗　毅

（六）神经心理学组（后改为神经心理学与行为神经病学组）（1989年成立）

组　长：王新德

副组长：李心天

委　员：王新德　李心天　王　荪　秦　震　高素荣　胡超群

朱镛连　陈久荣　袁光固　汤慈美

（七）神经免疫学组（1989年成立）

组　长：赵葆洵

副组长：侯熙德　许贤豪

委　员：赵葆洵　侯熙德　许贤豪　施有昆　徐文桢　袁锦楣

吕传真

秘　书：吕传真

（八）神经肌肉病学组（1990年成立）

组　长：沈定国

副组长：陈清棠　郭玉璞

委　员：沈定国　陈清棠　郭玉璞　刘焯霖　林世和　汤晓芙

涂来慧　吴丽娟　谢光洁　李大年　慕容慎行

（九）神经康复学组（1991年成立）

组　长：朱镛连
副组长：曹起龙
委　员：朱镛连　曹起龙　丁德云　方定华　王新德　卢　亮
　　　　刘道宽　陈俊宁　李　恭　孟家眉　高素荣　郭玉璞
　　　　粟秀初
秘　书：方定华

（十）脑脊液细胞学学组（后改为感染性疾病与脑脊液细胞学学组）（1991年成立）

名誉组长：陈学诗　侯熙德　卢　亮
组　　长：粟秀初
副 组 长：孔繁元
委　　员：粟秀初　孔繁元　方树友　王长华　叶文翔　朱淑贞
　　　　　宋雪文　陆斌如　金锡强　姜新生　战其民　胡振序
　　　　　黄如训　赵　钢
秘　　书：赵　钢

三、中华医学会神经精神科学会第五届委员会各亚专业学组名单

（一）神经遗传学组

组　长：刘焯霖
副组长：薛启蓂
委　员：刘焯霖　薛启蓂　高恒旺　杨任民　沈定国　马朝桂
　　　　吴保仁

（二）肌电图和临床神经电生理学组

组　长：汤晓芙
副组长：康德瑄　沈定国
委　员：汤晓芙　康德瑄　沈定国　黄绥仁　南登昆　游国雄

杨文俊　富慧谛

（三）脑电图与癫痫学组

组　　长：周孝达

副组长：沈鼎烈　吴　逊　瞿治平

委　　员：周孝达　沈鼎烈　吴　逊　瞿治平　周树舜　李世绰

陈世峻　卢　亮　黄远桂　曹起龙　葛茂振　吴宪珠

谢光洁　罗新海　刘秀琴　陈俊宁

秘　　书：陈俊宁

（四）神经生化学组

组　　长：薛启蓂

副组长：江德华

委　　员：薛启蓂　江德华　匡培根　张天锡　刘道宽　杜子威

陆雪芬　陈曼娥　杨蜀莲　董为伟　孟昭义　王　尧

吴建中　蒋雨平　涂来慧

（五）神经病理学组

组　　长：徐庆中

副组长：张福林　张　昱

委　　员：徐庆中　张福林　张　昱　杨露春　秦芝九　陈清棠

郭玉璞　杭振镳　罗　毅　郑彩梅　张葆樽　陈　诒

汤洪川　刘　群　卢德宏

秘　　书：卢德宏

（六）神经心理学组（后改为神经心理学与行为神经病学组）

组　　长：王新德

副组长：李心天

委　　员：王新德　李心天　王　苏　朱镛连　陈久荣　汤慈美

胡超群　袁光固　秦　震　高素荣

（七）神经免疫学组

组　　长：赵葆洵

副组长：侯熙德　许贤豪

委　员：赵葆洵　侯熙德　许贤豪　施有昆　徐文桢　袁锦楣
　　　　吕传真

秘　　书：吕传真

（八）神经肌肉病学组

组　　长：沈定国

副组长：陈清棠　郭玉璞

委　员：沈定国　陈清棠　郭玉璞　刘焯霖　林世和　汤晓芙
　　　　涂来慧　吴丽娟　谢光洁　李大年　慕容慎行

（九）神经康复学组

组　　长：朱镛连

副组长：曹起龙

委　员：朱镛连　曹起龙　王新德　粟秀初　孟家眉　高素荣
　　　　郭玉璞　陈俊宁　刘道宽　丁德云　李　恭　卢　亮

（十）脑脊液细胞学学组（后改为感染性疾病与脑脊液细胞学学组）

名誉组长：陈学诗　侯熙德　卢　亮

组　　　长：粟秀初

副 组 长：孔繁元

委　　员：粟秀初　孔繁元　王长华　方树友　叶文翔　米淑贞
　　　　　宋雪文　陆彬如　金锡强　战其民　胡振序　赵　钢
　　　　　黄如训

秘　　书：赵　钢

四、中华医学会神经病学分会第一届委员会各亚专业学组名单

本届委员会各亚专业学组没有换届记录。

五、中华医学会神经病学分会第二届委员会各亚专业学组名单

（一）神经遗传学组

顾　问：刘焯霖

组　长：张　成

副组长：徐文桢

委　员：张　成　徐文桢　梁秀龄　唐北沙　王国相　王学峰
　　　　吴保仁　袁　云

（二）肌电图和临床神经电生理学组

组　长：汤晓芙

副组长：康德瑄　沈定国

委　员：汤晓芙　康德瑄　沈定国　崔丽英　邓远飞　樊东升
　　　　宋新光　王玉平　周　晖

（三）脑电图与癫痫学组

顾　问：曹起龙　陈世畯　沈鼎烈　周树舜　周孝达

组　长：吴　逊

副组长：王学峰

委　员：吴　逊　王学峰　吴立文　洪　震　黄希顺　黄远桂
　　　　郎森阳　刘秀琴　刘玉玺　汪　昕　王玉平　吴雯珠
　　　　肖　波　周　东　廖卫平

秘　书：吴立文

（四）神经生化学组

组　长：蒋雨平

副组长：王　尧　伍期专

委　员：蒋雨平　王　尧　伍期专　陈生弟　程　焱　郭沈昌
蒋晓江　陆雪芬　孟昭义　彭　英　涂来慧　王得新
吴卫平　谢　鹏

（五）神经病理学组

组　长：王鲁宁

副组长：张　昱　叶诸榕

委　员：王鲁宁　张　昱　叶诸榕　陈　琳　刘　群　卢德宏
吴浩强　徐庆中　于士柱　袁　云　张福林　张微微

秘　书：卢德宏

（六）神经心理学组（后改为神经心理学与行为神经病学组）

顾　问：王新德　汤慈美　李心天　高素荣

组　长：陈海波

副组长：洪　震　翁旭初

委　员：陈海波　洪　震　翁旭初　何金彩　李　漪　汪　凯
王　毅　王荫华　魏　镜　袁光固　蔡晓杰

秘　书：蔡晓杰

（七）神经免疫学组

组　长：许贤豪

副组长：吕传真　袁锦楣

委　员：许贤豪　吕传真　袁锦楣　范少光　方树友　郭向东
侯熙德　李柱一　林嘉友　刘　鸣　王维治

秘　书：吕传真

（八）神经肌肉病学组

顾　　问：郭玉璞　陈清棠　李大年　谢光洁　刘焯霖　梁秀龄
　　　　　林世和　涂来慧　潘瑞福　汤晓芙
组　　长：沈定国
副组长：吴丽娟　陈　琳
委　　员：沈定国　吴丽娟　陈　琳　袁　云　黄旭升　陈向军
　　　　　丁新生　江新梅　慕容慎行　　　王德生　肖　波
　　　　　焉传祝　张　成
秘　　书：袁　云　黄旭升

（九）神经康复学组

组　　长：朱镛连
副组长：汪家琼　梅元武
委　　员：朱镛连　汪家琼　梅元武　张　通　董　强　方定华
　　　　　郎森阳　李　巍　李　漪　李再林　刘　芳　魏岗之
　　　　　张　洁
秘　　书：张　通

（十）脑脊液细胞学学组（后改为感染性疾病与脑脊液细胞学学组）

顾　　问：粟秀初　侯熙德　胡振序
组　　长：孔繁元
副组长：赵　钢
委　　员：孔繁元　赵　钢　陈梅根　范学文　方树友　何俊瑛
　　　　　黄如训　秦秀燕　万　琪　王翠兰　王维治
秘　　书：范学文

（十一）脑血管病学组（2002年成立）

顾　　问：王新德　陈清棠　郭玉璞　秦　震　陆雪芬　董为伟
组　　长：饶明俐

副组长：王纪佐　王文志　黄如训
委　员：王　伟　王文志　王纪佐　王德生　刘　鸣　吴　江
　　　　陆兵勋　杨期东　武成斌　贺茂林　饶明俐　龚　涛
　　　　黄一宁　黄如训　董　强　蒲传强
秘　书：王　伟　吴　江

（十二）帕金森病及运动障碍学组（2002成立）

顾　问：王新德　罗　毅　谭铭勋　徐德隆　刘道宽　梁秀龄
　　　　刘焯霖　杨任民　汤晓芙
组　长：陈生弟
副组长：陈海波　陈　彪
委　员：陈生弟　蒋雨平　张振馨　陈　彪　陈海波　孙　斌
　　　　孙相如　孙圣刚　彭国光　程　焱

六、中华医学会神经病学分会第三届委员会各亚专业学组名单

（一）神经遗传学组

顾　问：刘焯霖　徐文桢　吴保仁　慕容慎行　梁秀龄
组　长：王　柠
副组长：张　成　唐北沙
委　员：王　柠　张　成　唐北沙　王国相　丁新生　吴卫平
　　　　袁　云　江新梅　王学峰　万　琪　蒋建民　彭　蓉
　　　　王　训

（二）肌电图和临床神经电生理学组

顾　问：汤晓芙　康德瑄　沈定国　南登昆
组　长：崔丽英
副组长：樊东升　王玉平
委　员：崔丽英　樊东升　王玉平　刘兴洲　黄旭升　张　通

周　晖　朱国行　卢祖能　郭铁成　周瑞玲　伍国峰
刘南平

秘　书：管宇宙

（三）脑电图与癫痫学组

顾　问：吴　逊

组　长：迟兆富

副组长：黄远桂　洪　震　王学峰

委　员：迟兆富　黄远桂　洪　震　王学峰　吴立文　王薇薇
王玉平　郎森阳　汪　昕　肖　波　廖卫平　周　东
韩　璞　黄希顺　刘玉玺　朱遂强　周列民　丁美萍

（四）神经生化学组

顾　问：薛启蓂　涂来慧

组　长：蒋雨平

副组长：王得新　伍期专　廖卫平

委　员：蒋雨平　王得新　伍期专　廖卫平　吕立夏　程　焱
谢　鹏　陈生弟　孟昭义　陈　彪　于生元　景乃禾
蒋晓江　任惠民　郭沈昌

秘　书：任惠民

（五）神经病理学组

顾　问：郭玉璞　徐庆中　张　昱　叶诸榕

组　长：王鲁宁

副组长：卢德宏　张微微　陈　琳

委　员：王鲁宁　卢德宏　袁　云　张微微　陈　琳　桂秋萍
刘　群　于士柱　汪　寅　焉传祝　肖　波　卞修武
陆兵勋　李存江

秘　书：袁　云

（六）神经心理学组（后改为神经心理学与行为神经病学组）

顾　问：王新德　李心天　汤慈美　高素荣

组　长：陈海波

副组长：汪　凯　翁旭初

委　员：陈海波　汪　凯　翁旭初　王荫华　袁光固　尹文刚
　　　　李国良　郎森阳　何金彩　郭起浩　王文敏　吴世政
　　　　李　漪　魏　镜　杨志杰　蔡晓杰

秘　书：蔡晓杰

（七）神经免疫学组

顾　问：侯熙德

组　长：许贤豪

副组长：胡学强　李柱一　吴卫平

委　员：许贤豪　胡学强　李柱一　吴卫平　王维治　张星虎
　　　　戚晓昆　张　华　郭　力　乔　健　肖保国　卜碧涛
　　　　周文斌　张　旭　刘建军　吴晓牧　楚　兰　廖小平
　　　　方树友

（八）神经肌肉病学组

顾　问：沈定国　康德瑄　吴丽娟

组　长：蒲传强

副组长：贾建平　陈　琳　肖　波

委　员：蒲传强　贾建平　陈　琳　肖　波　王德生　袁　云
　　　　黄旭升　丁新生　张　成　江新梅　焉传祝　卢家红
　　　　曹秉振　王剑锋　张　俊　胡　静　卜碧涛

秘　书：卢家红

（九）神经康复学组

顾　问：朱镛连

组　长：张　通

副组长：梅元武

委　员：张　通　梅元武　汪家琼　李丽林　李　漪　郎森阳

　　　　张　洁　董　强　刘　芳　李　巍　刘金生　王建明

　　　　王茂斌　黄东风

（十）脑脊液细胞学学组（后改为感染性疾病与脑脊液细胞学学组）

顾　问：粟秀初

组　长：孔繁元

副组长：赵　钢　何俊瑛

委　员：孔繁元　赵　钢　何俊瑛　万　琪　方树友　王维治

　　　　黄如训　王翠兰　刘卫彬　许予明　朱海青　秦秀燕

　　　　杨　欢　范学文

秘　书：范学文

（十一）脑血管病学组

顾　问：饶明俐　王纪佐

组　长：吕传真

副组长：张苏明　黄如训　王文志

委　员：吕传真　张苏明　黄如训　王文志　黄一宁　贺茂林

　　　　蒲传强　贾建平　王拥军　张　通　龚　涛　高　山

　　　　王　伟　王德生　刘　鸣　吴　江　杨期东　曾进胜

　　　　董　强

秘　书：王　伟　董　强

（十二）帕金森病及运动障碍学组

顾　问：王新德　罗　毅　刘道宽　梁秀龄　刘焯霖　汤晓芙

组　长：陈生弟

副组长：陈　彪

委　员：陈生弟　陈　彪　陈海波　蒋雨平　张振馨　孙圣刚

彭国光　程　焱　孙相如　王丽娟　唐北沙　王振福

刘振国　蔡晓杰

秘　书：刘振国　蔡晓杰

（十三）痴呆与认知障碍学组（2007年成立）

顾　问：许贤豪　张明园　钱采韵

组　长：贾建平

副组长：丁新生　张朝东　李焰生　陈晓春

委　员：贾建平　丁新生　张朝东　李焰生　陈晓春　王　毅

王荫华　王鲁宁　王新平　田金洲　吴　江　张　昱

张振馨　张晓君　汪　凯　肖世富　陈生弟　罗本燕

徐江涛　晏　勇　郭洪志　高　晶　章军建　彭丹涛

管小亭　蔡晓杰　魏翠柏

秘　书：魏翠柏

七、中华医学会神经病学分会第四届委员会各亚专业学组名单

（一）神经遗传学组

顾　问：刘焯霖　梁秀龄　慕容慎行　王国相

组　长：王　柠

副组长：张　成　唐北沙　吴志英

委　员：王　柠　张　成　唐北沙　吴志英　丁新生　樊东升

吴卫平　王学峰　王　训　江新梅　蒋建民　彭　蓉

王　涛　王　进　王朝霞　潘速跃　李晓光　何志义

吴世政

秘　书：陈万金　顾卫红

（二）肌电图和临床神经电生理学组

顾　问：汤晓芙　康德瑄　沈定国　南登昆

组　　长：崔丽英

副组长：樊东升　王玉平

委　　员：崔丽英　樊东升　王玉平　刘兴洲　黄旭升　周　晖

　　　　　朱国行　卢祖能　周瑞玲　刘南平　张哲成　贾志荣

　　　　　王晓明　许　虹

秘　　书：管宇宙

（三）脑电图与癫痫学组

顾　　问：吴　逊　沈鼎烈　黄远桂　刘秀琴　阮旭中

组　　长：洪　震

副组长：肖　波　迟兆富　王学峰　周　东

委　　员：洪　震　肖　波　迟兆富　王学峰　周　东　吴立文

　　　　　王玉平　王薇薇　郎森阳　汪　昕　廖卫平　黄希顺

　　　　　刘玉玺　朱遂强　周列民　丁美萍　孙红斌　高旭光

　　　　　武士京　赵忠新　张颖冬　刘振国　马仁飞　任　慧

　　　　　陈晓红　林卫红　邓艳春　谭　兰

（四）神经生化学组

顾　　问：薛启蓂　蒋雨平　王　尧　伍期专　盛树力　陆雪芬

组　　长：谢　鹏

副组长：廖卫平

委　　员：谢　鹏　廖卫平　任惠民　郭淮莲　朱晓峰　周盛年

　　　　　程　焱　冯加纯　彭　英　赵永波　丁健静　吕立夏

　　　　　丁正同　贺茂林　李润今　王振海　徐　平　张拥波

　　　　　蒋晓江　杨晓苏

（五）神经病理学组

顾　　问：郭玉璞　徐庆中　张　昱　叶诸榕

组　　长：王鲁宁

副组长：卢德宏　张微微　陈　琳

委　员：王鲁宁　卢德宏　张微微　陈　琳　袁　云　桂秋萍

　　　　李存江　汪　寅　于士柱　焉传祝　肖　波　褚晓凡

　　　　胡　静　曹秉振　刘　群　李洵桦　徐严明

（六）神经心理学与行为神经病学组

顾　问：王新德　汤慈美　王荫华　袁光固

组　长：陈海波

副组长：汪　凯　翁旭初　郎森阳

委　员：陈海波　汪　凯　翁旭初　郎森阳　何金彩　郭起浩

　　　　王文敏　魏　镜　李国良　李　漪　罗本燕　潘小平

　　　　沈　扬　许　晶　郑　健　洪　华　张志珺　张玉梅

　　　　丁素菊　袁　强　蔡晓杰

秘　书：蔡晓杰

（七）神经免疫学组

顾　问：许贤豪　侯熙德　方树友

组　长：胡学强

副组长：郭　力　李柱一　吴卫平

委　员：胡学强　郭　力　李柱一　吴卫平　张星虎　戚晓昆

　　　　张　华　乔　健　肖保国　卜碧涛　周文斌　张　旭

　　　　吴晓牧　楚　兰　廖小平　管阳太　莫雪安　秦新月

　　　　张晓君　周红雨　杜彦辉　刘卫彬　王满霞　李泽宇

　　　　安中平　李海峰　王佳伟　徐　雁　王维治

（八）神经肌肉病学组

顾　问：沈定国　康德瑄　吴丽娟

组　长：蒲传强

副组长：陈　琳　焉传祝

委　员：蒲传强　陈　琳　焉传祝　卢家红　袁　云　黄旭升

　　　　张　成　江新梅　曹秉振　王剑锋　张　俊　胡　静

卜碧涛　赵晓萍　杨　欢　丰宏林　笪宇威　王　柠

秘　书：卢家红

（九）神经康复学组

顾　问：朱镛连　汪家琼

组　长：张　通

副组长：梅元武

委　员：张　通　梅元武　王宁华　王建明　刘　芳　刘　鸣
　　　　刘　雁　刘合玉　刘国荣　宋鲁平　张　洁　李小刚
　　　　李存江　李丽林　胡治平　顾　新　黄东风　董　强

（十）脑脊液细胞学学组（后改为感染性疾病与脑脊液细胞学学组）

顾　问：粟秀初　孔繁元

组　长：赵　钢

副组长：何俊瑛　范学文

委　员：赵　钢　何俊瑛　范学文　王维治　秦秀燕　刘卫彬
　　　　朱海青　王翠兰　谭利民　刘　明　彭福华　崔　俐
　　　　刘　凌　关鸿志　杜　芳

（十一）脑血管病学组

顾　问：吕传真　饶明俐　王纪佐　黄如训　王德生

组　长：张苏明

副组长：王文志　刘　鸣　吴　江　董　强　王拥军　黄一宁

委　员：张苏明　王文志　刘　鸣　吴　江　董　强　王拥军
　　　　黄一宁　贺茂林　蒲传强　贾建平　张　通　龚　涛
　　　　高　山　王　伟　杨期东　曾进胜　周广喜　张微微
　　　　赵　钢　李正仪　朱榆红　徐安定　刘新峰　徐　恩
　　　　许予明　吴世政　李　威　周华东　宋水江　张黎明
　　　　范　薇

秘　书：曾进胜　许予明

（十二）帕金森病及运动障碍学组

顾　问：王新德　梁秀龄　罗　毅　张振馨　孙相如　蒋雨平

组　长：陈生弟

副组长：陈　彪　孙圣刚

委　员：陈生弟　陈　彪　孙圣刚　陈海波　彭国光　程　焱

王丽娟　刘振国　唐北沙　王振福　万新华　刘春风

陈晓春　张宝荣　邵　明　徐评议　乐卫东　王铭维

商慧芳　刘艺鸣　王　坚

秘　书：肖　勤　蔡晓杰

（十三）痴呆与认知障碍学组

顾　问：许贤豪　钱采韵　张明园

组　长：贾建平

副组长：张朝东　丁新生　陈晓春　李焰生

委　员：贾建平　张朝东　丁新生　陈晓春　李焰生　张振馨

高　晶　蔡晓杰　彭丹涛　王荫华　管小亭　张晓君

田金洲　王鲁宁　王新平　吴　江　张　昱　陈生弟

王　毅　肖世富　罗本燕　汪　凯　郭洪志　章军建

晏　勇　徐江涛　魏翠柏

秘　书：魏翠柏

（十四）睡眠障碍学组（2008年成立）

顾　问：李舜伟

组　长：赵忠新

副组长：王玉平

委　员：赵忠新　王玉平　黄　颜　黄志力　陈贵海　潘集阳

沈　扬　张红菊　邓丽影　吴中亮　王　瑛　黄流清

宿长军　张　熙　黄流清

秘　书：黄流清　宿长军

八、中华医学会神经病学分会第五届委员会各亚专业学组名单

（一）神经遗传学组

顾　问：刘焯霖　梁秀龄　慕容慎行　王国相
组　长：王　柠
副组长：张　成　唐北沙　吴志英
委　员：王　柠　张　成　唐北沙　吴志英　丁新生　樊东升
　　　　吴卫平　王学峰　江新梅　蒋建明　彭　蓉　王　训
　　　　李晓光　吴世政　王　涛　王　进　何志义　王朝霞
　　　　陈万金　顾卫红　邓艳春　江　泓　吴士文　张宝荣
　　　　李洵桦　刘艺鸣　张　旻　张　雄　张玉虎　许二赫
秘　书：陈万金　顾卫红

（二）肌电图和临床神经电生理学组

顾　问：康德瑄　南登昆　沈定国　汤晓芙
组　长：崔丽英
副组长：樊东升　王玉平　黄旭升
委　员：崔丽英　樊东升　王玉平　黄旭升　贾志荣　管宇宙
　　　　李晓南　刘南平　刘兴洲　卢祖能　乔　凯　邵　蓓
　　　　王晓明　许　虹　张哲成　张　通　周　晖　周瑞玲
秘　书：管宇宙

（三）脑电图与癫痫学组

顾　问：吴　逊　沈鼎烈　黄远桂　刘秀琴
组　长：洪　震
副组长：肖　波　迟兆富　王学峰　周　东
委　员：洪　震　肖　波　迟兆富　王学峰　周　东　邓艳春
　　　　高旭光　朱遂强　黄希顺　郎森阳　廖卫平　刘振国

谭 兰　汪 昕　王薇薇　王玉平　吴立文　刘玉玺
丁美萍　孙红斌　任 惠　周列民　陈晓红　林卫红
张颖冬　武士京　赵忠新　邓学军　李国良　江 文
吴 原　刘学伍　王为民　张 庆　赵永波　朱国行
伍国锋　郑荣远　孙 伟
秘　书：王薇薇

（四）神经生化学组

顾　问：盛树力　王 尧　陆雪芬　蒋雨平　薛启蕻　伍期专
　　　　孟昭义
组　长：谢 鹏
副组长：廖卫平　程 焱　杨晓苏　何志义
委　员：谢 鹏　廖卫平　程 焱　杨晓苏　何志义　陈 彪
　　　　丁健青　丁正同　冯加纯　郭淮莲　何 俐　贺茂林
　　　　黄 文　贾延颉　江 泓　蒋 莉　刘 军　刘新峰
　　　　刘永红　吕立夏　马 欣　彭 英　任惠民　沈 璐
　　　　盛文利　孙永馨　王延江　王振海　徐 平　于生元
　　　　张莉莉　张拥波　赵世刚　赵永波　周盛年　朱晓峰
　　　　朱 沂　唐洲平　杨国源　刘占东

（五）神经病理学组

组　长：卢德宏
副组长：张微微　陈 琳　袁 云　焉传祝
委　员：卢德宏　张微微　陈 琳　袁 云　焉传祝　褚晓凡
　　　　汪 寅　于士柱　肖 波　曹秉振　李存江　李洵桦
　　　　桂秋萍　刘 群　胡 静　徐严明　朴月善　卞修武
　　　　朱明伟　贾宏阁　张 巍　焦劲松　李 丹　吕田明
秘　书：朴月善

（六）神经心理学与行为神经病学组

顾　问：汤慈美　王荫华　袁光固

组　长：陈海波

副组长：汪　凯　翁旭初　郎森阳

委　员：陈海波　汪　凯　翁旭初　郎森阳　何金彩　王文敏
　　　　魏　镜　李　漪　罗本燕　潘小平　沈　扬　许　晶
　　　　郑　健　洪　华　张玉梅　丁素菊　蔡晓杰　袁　强
　　　　王　毅　毛善平　宋　治　王晓平　闵宝权　黄海威
　　　　孙永安　汤会冬　张国平　宋鲁平

秘　书：蔡晓杰

（七）神经免疫学组

顾　问：许贤豪　方树友　侯熙德

组　长：胡学强

副组长：郭　力　李柱一　吴卫平　董会卿

委　员：胡学强　郭　力　李柱一　吴卫平　董会卿　安中平
　　　　卜碧涛　陈向军　程　琦　楚　兰　杜彦辉　段瑞生
　　　　高　聪　管阳太　李海峰　李泽宇　廖小平　刘广志
　　　　刘卫彬　莫雪安　戚晓昆　秦新月　邱　伟　施福东
　　　　王佳伟　王津存　王满侠　王维治　吴晓牧　肖保国
　　　　徐　雁　张　华　张　旭　张美妮　张晓君　张星虎
　　　　赵玉武　周红雨　周文斌

秘　书：张星虎　邱　伟

（八）神经肌肉病学组

顾　问：沈定国　康德瑄　吴丽娟

组　长：蒲传强

副组长：陈　琳　焉传祝　袁　云

委　员：蒲传强　陈　琳　焉传祝　袁　云　卢家红　黄旭升

张　成	江新梅	曹秉振	王剑锋	张　俊	胡　静
卜碧涛	赵晓萍	杨　欢	丰宏林	笪宇威	王　柠
姚　生	李　伟	刘明生	姚晓黎	张在强	赵重波
郭军红	郝延磊				

秘　书：卢家红

（九）神经康复学组

顾　问：朱镛连　汪家琮
组　长：张　通
副组长：梅元武　刘　雁　李小刚
委　员：
张　通	梅元武	刘　雁	李小刚	王建明	王宁华
刘　鸣	刘合玉	刘国荣	张　洁	李存江	胡治平
吴　珊	高　磊	刘　鹏	王　亮	崔利华	翁长水
刘建国	尹明慧	何小明	王宏图	田少华	王　莉
贺　斌	肖卫民	张光运	展群岭		

秘　书：崔利华

（十）感染性疾病与脑脊液细胞学学组

顾　问：粟秀初　孔繁元
组　长：赵　钢
副组长：何俊瑛　范学文　王佳伟
委　员：
赵　钢	何俊瑛	范学文	王佳伟	陈　嬿	崔　俐
丁　晶	杜　芳	关鸿志	李敬诚	李智文	刘　凌
刘　明	刘诗翔	刘卫彬	刘　峥	彭福华	秦秀燕
史树贵	谭利明	王翠兰	王俊峰	王维治	王文昭
张家堂	张岳峰	朱海青			

秘　书：关鸿志　杜　芳

（十一）脑血管病学组

顾　问：吕传真　饶明俐　王纪佐　黄如训　王德生　黄家星
　　　　杨期东

组　　长：张苏明
副组长：王文志　刘　鸣　吴　江　董　强　王拥军　黄一宁
委　　员：张苏明　王文志　刘　鸣　吴　江　董　强　王拥军
　　　　　黄一宁　曾进胜　许予明　贺茂林　蒲传强　贾建平
　　　　　龚　涛　高　山　王　伟　周广喜　张微微　赵　钢
　　　　　李正仪　朱榆红　徐安定　刘新峰　徐　恩　吴世政
　　　　　李　威　周华东　宋水江　张黎明　范　薇　张　通
　　　　　陆正齐　周盛年　郭　毅　张祥建　武　剑　徐　运
　　　　　韩　钊　赵性泉　彭　斌　吴　钢　刘运海　牛　平
秘　　书：曾进胜　许予明　武　剑

（十二）帕金森病及运动障碍学组

顾　　问：刘道宽　刘焯霖　汤晓芙　杨任民　梁秀龄　罗　毅
　　　　　张振馨　孙相如　蒋雨平
组　　长：陈生弟
副组长：陈　彪　孙圣刚
委　　员：陈生弟　陈　彪　孙圣刚　陈海波　彭国光　程　焱
　　　　　王丽娟　刘振国　唐北沙　王振福　万新华　刘春风
　　　　　陈晓春　张宝荣　邵　明　徐评议　乐卫东　王铭维
　　　　　商慧芳　刘艺鸣　王　坚　罗晓光　陈先文　谢安木
　　　　　冯　涛　胡兴越　肖　勤　蔡晓杰
秘　　书：肖　勤　蔡晓杰

（十三）痴呆与认知障碍学组

顾　　问：张振馨　王鲁宁　王荫华　张　昱
组　　长：贾建平
副组长：张朝东　丁新生　陈晓春　李焰生
委　　员：贾建平　张朝东　丁新生　陈晓春　李焰生　高　晶
　　　　　蔡晓杰　彭丹涛　管小亭　张晓君　田金洲　王新平
　　　　　吴　江　陈生弟　肖世富　罗本燕　汪　凯　郭洪志

章军建	晏　勇	徐江涛	魏翠柏	杜怡峰	张志珺
宁玉萍	孙秀莲	张杰文	贾志荣	王延江	吕佩源
刘之荣	周春奎	沈　璐	张金涛	郭起浩	贾建军
吴　军	刘　军	徐书雯	屈秋民	Vincet MOK	
价剑非	曹云鹏				

秘　书：魏翠柏

（十四）睡眠障碍学组

顾　问：李舜伟

组　长：赵忠新

副组长：王玉平　宿长军

委　员：赵忠新	王玉平	宿长军	张　熙	黄志力	陈贵海
黄　颜	潘集阳	沈　扬	张红菊	邓丽影	吴中亮
王　瑛	王　赞	蒋晓江	于　欢	詹淑琴	尚　伟
龙小艳	薛　蓉	黄流清			

秘　书：黄流清

九、中华医学会神经病学分会第六届委员会各亚专业学组及协作组名单

（一）神经遗传学组

顾　问：刘焯霖　梁秀龄　慕容慎行　丁新生

组　长：王　柠

副组长：张　成　唐北沙　吴志英

委　员：王　柠	张　成	唐北沙	吴志英	樊东升	王学峰
彭　蓉	王朝霞	顾卫红	李晓光	许二赫	张宝荣
王　进	陈万金	江　泓	李洵桦	张　旻	邓艳春
吴世政	张玉虎	张　雄	吴士文	黄旭升	丛树艳
方　琪	宋晓南	程　楠	李　伟	曹　立	欧阳嶷
赵　哲	郁金泰	赵秀鹤			

秘　书：陈万金　顾卫红

（二）肌电图和临床神经电生理学组

顾　问：汤晓芙　康德瑄　沈定国

组　长：崔丽英

副组长：樊东升　王玉平　黄旭升

委　员：崔丽英　樊东升　王玉平　黄旭升　管宇宙　贾志荣
　　　　刘兴洲　刘南平　卢祖能　王晓明　张　通　许　虹
　　　　张哲成　周　晖　周瑞玲　李晓裔　乔　凯　邵　蓓
　　　　潘　华　潘晓丽

秘　书：管宇宙

（三）脑电图与癫痫学组

顾　问：吴立文　迟兆富　黄希顺

组　长：洪　震

副组长：肖　波　王学峰　周　东

委　员：洪　震　肖　波　王学峰　周　东　汪　昕　邓学军
　　　　朱遂强　郎森阳　廖卫平　刘振国　谭　兰　陈晓红
　　　　王玉平　刘玉玺　丁美萍　孙红斌　任　惠　孙　伟
　　　　赵忠新　王薇薇　张颖冬　江　文　林卫红　刘学伍
　　　　赵永波　朱国行　王为民　李国良　吴　原　张　庆
　　　　伍国锋　邓艳春　周列民　狄　晴　王　玉　刘献增
　　　　黄华品　宋毅军　金丽日　陈阳美

秘　书：王薇薇　朱国行

（四）神经生化学组

顾　问：薛启蒉　蒋雨平　陆雪芬　盛树力　伍期专

组　长：谢　鹏

副组长：廖卫平　程　焱　杨晓苏　何志义

委　员：谢　鹏　廖卫平　程　焱　杨晓苏　何志义　丁健青

丁正同	冯加纯	郭淮莲	贺茂林	彭　英	任惠民
王振海	徐　平	何　俐	贾延颉	江　泓	蒋　莉
刘　军	马　欣	孙永馨	赵世刚	唐洲平	于生元
张莉莉	刘占东	朱　沂	刘永红	张拥波	张为西

秘　书：孙永馨　朱　丹

（五）神经病理学组

顾　问：郭玉璞　徐庆中　王鲁宁

组　长：卢德宏

副组长：陈　琳　袁　云　焉传祝

委　员：	卢德宏	陈　琳	袁　云	焉传祝	褚晓凡	汪　寅
	肖　波	曹秉振	李存江	李洵桦	桂秋萍	刘　群
	胡　静	徐严明	朴月善	朱明伟	贾宏阁	张　巍
	焦劲松	李　丹	吕田明	戚晓昆	高　晶	朱光明
	赵玉英	宋学琴	郑雪平	洪道俊		

秘　书：朴月善　戚晓昆

（六）神经心理学与行为神经病学组

顾　问：丁素菊　李　漪

组　长：陈海波

副组长：汪　凯　翁旭初　郎森阳

委　员：	陈海波	汪　凯	翁旭初	郎森阳	何金彩	王文敏
	罗本燕	潘小平	张玉梅	袁　强	毛善平	王晓平
	孙永安	张国平	宋鲁平	王　毅	汤荟冬	闵宝权
	黄海威	宋　治	李淑华	李　华	王　健	常　翼
	林　燕	刘晓加	邵春红	毕晓莹	林　红	蔡晓杰

秘　书：蔡晓杰

（七）神经免疫学组

顾　问：方树友　侯熙德　许贤豪　王维治

组　长：胡学强

副组长：郭　力　　李柱一　　吴卫平　　董会卿

委　员：胡学强　　郭　力　　李柱一　　吴卫平　　董会卿　　施福东
　　　　张星虎　　戚晓昆　　张　华　　张晓君　　楚　兰　　徐　雁
　　　　廖小平　　肖保国　　张　旭　　吴晓牧　　李海峰　　管阳太
　　　　杜彦辉　　刘卫彬　　邱　伟　　卜碧涛　　莫雪安　　秦新月
　　　　李泽宇　　安中平　　王佳伟　　赵玉武　　段瑞生　　周红雨
　　　　高　聪　　程　琦　　陈向军　　王满侠　　周文斌　　张美妮
　　　　刘广志　　王津存　　魏东宁　　汪鸿浩　　王丽华

秘　书：张星虎　　邱　伟

（八）神经肌肉病学组

顾　问：沈定国　　康德瑄　　吴丽娟

组　长：蒲传强

副组长：陈　琳　　焉传祝　　袁　云　　卢家红

委　员：蒲传强　　陈　琳　　焉传祝　　袁　云　　卢家红　　张　成
　　　　曹秉振　　王剑锋　　张　俊　　赵重波　　郭军红　　张在强
　　　　郝延磊　　胡　静　　卜碧涛　　赵晓萍　　杨　欢　　丰宏林
　　　　笪宇威　　王　柠　　姚晓黎　　姚　生　　李　伟　　刘明生
　　　　石　强　　于雪凡

秘　书：石　强

（九）神经康复学组

顾　问：朱镛连　　梅元武　　刘　鸣　　刘国荣

组　长：张　通

副组长：刘　雁　　李小刚

委　员：张　通　　刘　雁　　李小刚　　王宁华　　刘合玉　　李存江
　　　　胡治平　　吴　珊　　高　磊　　刘　鹏　　王　亮　　崔利华
　　　　瓮长水　　刘建国　　尹明慧　　何小明　　肖卫民　　展群岭
　　　　张　洁　　张光运　　王宏图　　贺　斌　　李红戈　　倪　俊

　　　　　吴　波　王宝军　王爱民　邵　明　沈光莉　李铁山

　　　　　张丽芳　赵　军　刘丽旭　刘　楠　李雪萍　周　筠

　　　　　蔡　斌　彭　英

秘　书：赵　军　崔利华

（十）感染性疾病与脑脊液细胞学学组

顾　问：粟秀初　孔繁元　王维治

组　长：赵　钢

副组长：何俊瑛　范学文　王佳伟　刘卫彬

委　员：赵　钢　何俊瑛　范学文　王佳伟　刘卫彬　关鸿志

　　　　　彭福华　张家堂　张岳峰　刘　铮　杜　芳　刘　明

　　　　　李智文　崔　俐　王俊峰　谭利明　王翠兰　陈　嬿

　　　　　丁　晶　王文昭　李敬诚　史树贵　刘诗翔　朱海青

　　　　　李国忠　张齐龙　徐　平　洪　桢　赵　辉　邱　峰

　　　　　李　玮　李　锐　杨　丽　黄　文

秘　书：杜　芳　卜　晖

（十一）脑血管病学组

名誉组长：张苏明

顾　问：饶明俐　吕传真　黄如训　王纪佐　黄家星

组　长：刘　鸣

副组长：王拥军　董　强　王文志　黄一宁　吴　江

委　员：刘　鸣　王拥军　董　强　王文志　黄一宁　吴　江

　　　　　王　伟　徐　运　曾进胜　许予明　贺茂林　朱榆红

　　　　　高　山　龚　涛　张微微　李正仪　徐安定　刘新峰

　　　　　刘运海　郭　毅　彭　斌　陆正齐　宋水江　周盛年

　　　　　赵性泉　张祥建　张黎明　周华东　徐　恩　吴世政

　　　　　武　剑　韩　钊　吴　钢　胡　波　朱遂强　田成林

　　　　　李　新　杨　弋　李继梅　秦　超

秘　书：彭　斌　吴　波　蔡晓杰

（十二）帕金森病及运动障碍学组

顾　问：张振馨　孙相如　蒋雨平　彭国光

组　长：陈生弟

副组长：陈　彪　孙圣刚

委　员：陈生弟　陈　彪　孙圣刚　陈海波　程　焱　王丽娟
　　　　刘振国　唐北沙　王振福　王铭维　肖　勤　万新华
　　　　刘春风　张宝荣　邵　明　徐评议　乐卫东　刘艺鸣
　　　　商慧芳　罗晓光　王　坚　谢安木　陈先文　冯　涛
　　　　胡兴越　叶钦勇　刘卫国　叶　民　薛　峥　陶恩祥
　　　　王　青　杨新玲

秘　书：刘　军　蔡晓杰

（十三）痴呆与认知障碍学组

顾　问：张振馨　王鲁宁　王荫华　张　昱

组　长：贾建平

副组长：陈晓春　李焰生　杜怡峰　章军建

委　员：贾建平　陈晓春　李焰生　杜怡峰　章军建　魏翠柏
　　　　高　晶　蔡晓杰　彭丹涛　张晓君　田金洲　王新平
　　　　孙　莉　陈生弟　罗本燕　汪　凯　徐江涛　郭起浩
　　　　张志珺　贾志荣　王延江　刘之荣　周春奎　沈　璐
　　　　张金涛　贾建军　张杰文　屈秋民　吕佩源　曹云鹏
　　　　佤剑非　吕继辉　陈　芹　纪　勇　唐牟尼　苗建亭
　　　　陈国俊　徐书雯　孙秀莲　张昆南

秘　书：魏翠柏

（十四）睡眠障碍学组

顾　问：李舜伟

组　长：赵忠新

副组长：王玉平　宿长军

委　员：赵忠新　王玉平　宿长军　张　熙　黄志力　詹淑琴
　　　　邓丽影　沈　扬　陈贵海　潘集阳　蒋晓江　薛　蓉
　　　　黄　颜　张红菊　王　赞　吴中亮　尚　伟　龙小艳
　　　　马建芳　唐吉友　顾　平　乐卫东　吴惠涓
秘　书：王　涛　吴惠涓

（十五）神经血管介入协作组（2014年成立）

组　长：刘新峰
副组长：石　进　缪中荣　周华东　张晓龙　李定民
委　员：刘新峰　石　进　缪中荣　周华东　张晓龙　李宝民
　　　　刘亚杰　范一木　刘建林　张光远　宋永斌　王守春
　　　　高连波　吴　伟　张　勇　郑洪波　郭富强　陈康宁
　　　　曹文锋　秦　超　陆正齐　柯开富　刘运海　高小平
　　　　刘煜敏　陈国华　李天晓　周志明　骆　翔　刘新通
　　　　方　玲　岳炫烨　徐浩文　朱武生
秘　书：朱武生

（十六）神经重症协作组（2014年成立）

组　长：宿英英
副组长：黄旭升　潘速跃　彭　斌　江　文
委　员：宿英英　黄旭升　潘速跃　彭　斌　江　文　刘丽萍
　　　　杨　渝　胡颖红　张　旭　狄　晴　曹　杰　韩　杰
　　　　牛小媛　曹秉振　李连弟　田林郁　张　猛　王学峰
　　　　黄　卫　张　乐　谭　红　王芙蓉　袁　军　丁　里
　　　　郭　涛　石向群　田　飞　朱　沂　段　枫
秘　书：张　艳　吴永明

（十七）神经影像协作组（2015年成立）

组　长：黄一宁
副组长：徐　运　徐蔚海

委　员：黄一宁　徐　运　徐蔚海　田成林　赵重波　楼　敏
　　　　邢英奇　卢晓东　张在强　秦　超　范玉华　任连坤
　　　　郑洪波　史树贵　张　冰　李飞宇　刘　嘉　刘　冰
　　　　张　珏

（十八）肌萎缩侧索硬化协作组（2016年成立）

顾　问：李春岩　郭玉璞　汤晓芙　粟秀初　蒋雨平　沈定国
　　　　康德瑄　梁秀龄　李作汉　慕容慎行　　　　蒲传强
组　长：崔丽英
副组长：樊东升　黄旭升　张　成　卢家红　商慧芳
委　员：崔丽英　李晓光　刘明生　樊东升　鲁　明　徐迎胜
　　　　黄旭升　崔　芳　杨　飞　李存江　丁　岩　卢家红
　　　　陈　嬿　丁新生　金庆文　牛　琦　商慧芳　徐严明
　　　　刘亚玲　宋学琴　张　成　姚晓黎　李洵桦　焉传祝
　　　　曹丽丽　张在强　张　俊　袁　云　魏东宁　胡　静
　　　　张哲成　管阳太　侯晓军　吴志英　张宝荣　吕　文
　　　　王　柠　周瑞玲　曹秉振　梁战华　卜碧涛　肖　波
　　　　唐北沙　赵　刚　张　旻　卢祖能　丰宏林　何志义
　　　　张杰文　李六一　郭军红　王占军　笪宇威　党静霞
秘　书：柳　青　冯国栋

十、中华医学会神经病学分会第七届委员会各亚专业学组及协作组名单

（一）神经遗传学组

顾　问：梁秀龄　慕容慎行
组　长：王　柠
副组长：唐北沙　张　成　吴志英
委　员：王　柠　唐北沙　张　成　吴志英　樊东升　黄旭升
　　　　李晓光　吴世政　陈万金　顾卫红　邓艳春　江　泓

吴士文　张宝荣　李洵桦　张　雄　张玉虎　丛树艳

曹　立　方　琪　李　伟　赵秀鹤　欧阳嶷　赵　哲

程　楠　许二赫　宋晓南　吕　洋　陈雪平　罗　曼

吕　鹤　谭梦珊　陈　涛　邬剑军　卫　玲　吴　军

李　东　赵玉华

秘　书：戴　毅　李宏福

（二）肌电图和临床神经电生理学组

名誉组长：崔丽英

组　　长：樊东升

副组长：王玉平　黄旭升　管宇宙

委　　员：樊东升　王玉平　黄旭升　管宇宙　贾志荣　卢祖能

王晓明　张　通　许　虹　张哲成　周瑞玲　李晓裔

邵　蓓　潘　华　潘晓丽　陈景云　党静霞　李　静

刘　卓　徐迎胜

秘　　书：徐迎胜

（三）脑电图与癫痫学组

名誉组长：洪　震

顾　　问：吴　逊　沈鼎烈　吴立文　迟兆富　黄希顺

组　　长：周　东

副组长：肖　波　汪　昕　朱遂强　王学峰

委　　员：周　东　肖　波　汪　昕　朱遂强　王学峰　邓学军

廖卫平　刘振国　谭　兰　丁美萍　孙红斌　孙　伟

王薇薇　张颖冬　江　文　林卫红　刘学伍　赵永波

吴　原　张　庆　伍国锋　邓艳春　周列民　王　玉

刘献增　黄华品　宋毅军　金丽日　陈阳美　陈晓红

龙莉莉　王小姗　韩雁冰　吴洵昳　王湘庆　任连坤

王　群　张　琳　牛增平　朱雨岚　朱国行

秘　　书：朱国行　洪　桢

（四）神经生化学组

名誉组长：谢　鹏

顾　　问：程　焱　蒋雨平　孟昭义

组　　长：何志义

副组长：廖卫平　杨晓苏　何　俐　张拥波

委　　员：何志义　廖卫平　杨晓苏　何　俐　张拥波　丁正同
　　　　　冯加纯　郭淮莲　贺茂林　彭　英　王振海　徐　平
　　　　　贾延颐　江　泓　蒋　莉　赵世刚　于生元　张莉莉
　　　　　刘占东　朱　沂　刘永红　张为西　王　含　罗　云
　　　　　李　怡　周　畅　林　宇　曾可斌　冯　娟　闵连秋
　　　　　尹　琳　丛　琳　邓钰蕾　刘　芳

秘　　书：刘　芳

（五）神经病理学组

顾　　问：郭玉璞　徐庆中　王鲁宁

组　　长：卢德宏

副组长：陈　琳　焉传祝　袁　云　汪　寅

委　　员：卢德宏　陈　琳　焉传祝　袁　云　汪　寅　李存江
　　　　　曹秉振　桂秋萍　戚晓昆　褚晓凡　李洵桦　胡　静
　　　　　朱明伟　张　巍　焦劲松　李　丹　吕田明　高　晶
　　　　　赵玉英　郑雪平　宋学琴　李劲梅　毕方方　孙　莉
　　　　　龙　玲　蒋海山　张英爽　张在强　蒋　云　史　明
　　　　　朴月善

秘　　书：朴月善

（六）神经心理学与行为神经病学组

名誉组长：陈海波

顾　　问：丁素菊　袁光固

组　　长：汪　凯

副 组 长：罗本燕　郎森阳　王　毅

委　　员：汪　凯　罗本燕　郎森阳　王　毅　翁旭初　张国平

宋鲁平　李淑华　张玉梅　孙永安　闵宝权　刘学源

汤荟冬　毕晓莹　邵春红　何金彩　林　燕　潘小平

刘晓加　王文敏　毛善平　王　健　常　翼　刘彩燕

周　雯　柯晓燕　崔立谦　王　湘　郭　毅　杨　渊

陈龙飞　邓　方　潘永慧　邵宏元　迟　松　周沐科

崔　芳　田仰华　牟　君　蔡晓杰　胡盼盼　袁　晶

秘　　书：蔡晓杰　胡盼盼　袁　晶

（七）神经免疫学组

名誉组长：胡学强

顾　　问：许贤豪　王维治　吴卫平

组　　长：郭　力

副 组 长：施福东　管阳太　李柱一　董会卿

委　　员：郭　力　施福东　管阳太　李柱一　董会卿　张星虎

戚晓昆　张　华　张晓君　楚　兰　徐　雁　张　旭

吴晓牧　李海峰　刘卫彬　卜碧涛　秦新月　安中平

王佳伟　赵玉武　段瑞生　周红雨　陈向军　王满侠

周文斌　张美妮　刘广志　王津存　魏东宁　汪鸿浩

王丽华　黄德辉　郑维红　成　江　金　涛　刘洪波

唐玉兰　李春阳　龙友明　沈帆霞　邱　伟

秘　　书：邱　伟　檀国军

（八）神经肌肉病学组

名誉组长：蒲传强

顾　　问：沈定国　吴丽娟

组　　长：焉传祝

副 组 长：卢家红　陈　琳　袁　云　张　俊

委　　员：焉传祝　卢家红　陈　琳　袁　云　张　俊　卜碧涛

曹秉振　笪宇威　丰宏林　郭军红　郝延磊　胡　静
刘明生　石　强　王剑锋　杨　欢　姚　生　姚晓黎
于雪凡　张　成　张在强　赵晓萍　赵重波　陈国钱
喻绪恩　王志强　肖　飞　徐严明　吕海东　马明明
牛丰南　董继宏　田淑芬　王朝霞　洪道俊　李　伟
秘　　书：李　伟

（九）神经康复学组

顾　　问：朱镛连　汪家琮　郎森阳　梅元武
组　　长：张　通
副组长：李小刚　刘　雁
委　　员：张　通　李小刚　刘　雁　贺　斌　胡治平　李红戈
　　　　　李铁山　高　磊　李雪萍　刘建国　刘　楠　刘　鹏
　　　　　倪　俊　彭　英　邵　明　沈光莉　王爱民　王宝军
　　　　　王宏图　王　亮　王宁华　瓮长水　吴　珊　肖卫民
　　　　　尹明慧　展群岭　张光运　张　洁　张丽芳　蔡　斌
　　　　　何小明　周　筠　朱　宁　张世洪　洪　华　屈传强
　　　　　宋海庆　孙伟平　赵　军
秘　　书：赵　军　李冰洁

（十）感染性疾病与脑脊液细胞学学组

顾　　问：粟秀初　孔繁元
组　　长：赵　钢
副组长：何俊瑛　范学文　王佳伟　刘卫彬
委　　员：赵　钢　何俊瑛　范学文　王佳伟　刘卫彬　关鸿志
　　　　　彭福华　张家堂　张岳峰　刘　铮　杜　芳　刘　明
　　　　　李智文　崔　俐　王俊峰　谭利明　王翠兰　陈　嬿
　　　　　丁　晶　王文昭　李敬诚　史树贵　刘诗翔　朱海青
　　　　　李国忠　张齐龙　徐　平　洪　桢　邱　峰　李　玮
　　　　　李　锐　杨　丽　黄　文　朱晓蕾　郭守刚　王丙聚

冯国栋

秘　书：冯国栋　杜　芳　卜　晖

（十一）脑血管病学组

名誉组长：张苏明

顾　　问：饶明俐　吕传真　黄如训　蒲传强　贾建平　王文志
　　　　　贺茂林　黄家星

组　　长：刘　鸣

副组长：王拥军　董　强　徐　运　吴　江　黄一宁　彭　斌

委　　员：刘　鸣　王拥军　董　强　徐　运　吴　江　黄一宁
　　　　　彭　斌　曾进胜　王　伟　许予明　龚　涛　刘新峰
　　　　　刘运海　陆正齐　宋水江　赵性泉　张祥建　徐　恩
　　　　　武　剑　韩　钊　胡　波　朱遂强　田成林　李　新
　　　　　杨　弋　秦　超　李继梅　杨清武　朱以诚　韩建峰
　　　　　殷小平　李　刚　孙钦健　马　欣　汪银洲　林　毅
　　　　　吴　伟　傅　毅　陈会生　孟　强　吴　波

秘　　书：吴　波　蔡晓杰

（十二）帕金森病及运动障碍学组

名誉组长：陈生弟

顾　　问：梁秀龄　杨任民　孙相如　张振馨　蒋雨平　彭国光
　　　　　孙圣刚　程　焱　乐卫东

组　　长：陈海波

副组长：陈　彪　王丽娟　刘春风　万新华

委　　员：陈海波　陈　彪　王丽娟　刘春风　万新华　王振福
　　　　　冯　涛　刘振国　唐北沙　刘艺鸣　商慧芳　邵　明
　　　　　胡兴越　刘卫国　罗晓光　王　青　王　坚　薛　峥
　　　　　叶　民　陶恩祥　谢安木　徐评议　杨新玲　叶钦勇
　　　　　张宝荣　陈先文　肖　勤　王铭维　王　涛　苏　闻
　　　　　陈　玲　梁战华　刘　军　靳令经　承欧梅　黄　卫

焦　玲　朱晓冬　吴云成

秘　　书：蔡晓杰　王　含　张玉虎

（十三）痴呆与认知障碍学组

顾　　问：张朝东　丁新生

组　　长：贾建平

副组长：张杰文　陈晓春　杜怡峰　高　晶

委　　员：贾建平　张杰文　陈晓春　杜怡峰　高　晶　章军建

　　　　　蔡晓杰　曹云鹏　陈国俊　郭起浩　张志珺　纪　勇

　　　　　贾建军　贾志荣　罗本燕　吕继辉　吕佩源　彭丹涛

　　　　　屈秋民　沈　璐　孙　莉　唐牟尼　王延江　价剑非

　　　　　周春奎　陈　芹　张金涛　张昆南　汪　凯　李焰生

　　　　　石胜良　赵　辉　梁芙茹　贺　电　张　旻　张　巍

　　　　　张　伟　郁金泰　孟新玲　王　刚　魏翠柏　孙中武

秘　　书：魏翠柏　孙中武

（十四）睡眠障碍学组

名誉组长：赵忠新

组　　长：王玉平

副组长：宿长军　吴惠涓

委　　员：王玉平　宿长军　吴惠涓　詹淑琴　邓丽影　乐卫东

　　　　　张　熙　顾　平　黄　颜　蒋晓江　唐吉友　王　赞

　　　　　薛　蓉　吴中亮　尚　伟　龙小艳　张红菊　黄志力

　　　　　陈贵海　潘集阳　马建芳　范玉华　于逢春　于　欢

　　　　　陈　燕　徐江涛　汤永红　张　燕　王晓云　吴　华

　　　　　朱　舟　王春雪　李震中　王　康　郭春妮

秘　　书：刘江红　王　涛

（十五）神经血管介入协作组

组　　长：刘新峰

副组长：石　进　缪中荣　秦　超　王守春　杨清武　王　君
委　员：刘新峰　石　进　缪中荣　秦　超　王守春　杨清武
　　　　王　君　刘运海　蔡艺灵　孙钦建　帅　杰　高小平
　　　　郭富强　柯开富　刘新通　刘煜敏　骆　翔　牛国忠
　　　　陈康宁　石向群　吴　伟　尹　琳　张　猛　钟士江
　　　　周志明　朱其义　朱双根　汪银洲　高连波　曹文锋
　　　　刘文华　张光运　张　勇　李　冰　胡　伟　朱良付
　　　　岳炫烨　林　敏　刘德志　陈红兵　张卓伯　曹文杰
　　　　王　硕　朱武生
秘　书：朱武生

（十六）神经重症协作组

组　长：宿英英
副组长：潘速跃　彭　斌　江　文
委　员：宿英英　潘速跃　彭　斌　江　文　才　鼎　曹秉振
　　　　曹　杰　狄　晴　丁　里　郭　涛　胡颖红　黄　卫
　　　　李红燕　李连弟　刘丽萍　牛小媛　石向群　谭　红
　　　　檀国军　滕军放　田　飞　田林郁　王芙蓉　王丽华
　　　　王学峰　王长青　王志强　杨　渝　袁　军　张家堂
　　　　张　乐　张　猛　张　旭　张永巍　张　艳
秘　书：张　艳　吴永明

（十七）神经影像协作组

组　长：黄一宁
副组长：徐　运　徐蔚海
委　员：黄一宁　徐　运　徐蔚海　田成林　赵重波　楼　敏
　　　　邢英奇　张　冰　卢晓东　张在强　范玉华　任连坤
　　　　郑洪波　史树贵　张　珏　刘　嘉　刘　冰

（十八）肌萎缩侧索硬化协作组

顾　　问：李春岩　粟秀初　郭玉璞　蒋雨平　沈定国　梁秀龄
　　　　　李作汉　蒲传强　丁新生

组　　长：崔丽英

副组长：樊东升　黄旭升　卢家红　商慧芳　姚晓黎

委　　员：崔丽英　李晓光　刘明生　樊东升　鲁　明　徐迎胜
　　　　　黄旭升　崔　芳　杨　飞　李存江　丁　岩　笪宇威
　　　　　卢家红　陈　嬿　牛　琦　商慧芳　徐严明　陈康宁
　　　　　刘亚玲　宋学琴　张　成　姚晓黎　李洵桦　焉传祝
　　　　　曹丽丽　张在强　张　俊　袁　云　贾志荣　魏东宁
　　　　　王占军　胡　静　张哲成　管阳太　张宝荣　吴志英
　　　　　王　柠　梁战华　肖　波　唐北沙　赵　钢　卜碧涛
　　　　　张　旻　卢祖能　吴　江　丰宏林　冯　娟　张杰文
　　　　　郭军红　杜宝新　罗本燕

秘　　书：杨洵哲　冯国栋　邹漳钰

（十九）周围神经病协作组（2017成立）

顾　　问：郭玉璞　蒋雨平　沈定国　崔丽英

组　　长：蒲传强

副组长：樊东升　焉传祝　黄旭升　刘明生

委　　员：蒲传强　樊东升　焉传祝　黄旭升　刘明生　赵　钢
　　　　　王　柠　郭　力　张　通　张杰文　管阳太　卢家红
　　　　　肖　波　张　俊　陈　琳　卢祖能　张宝荣　郭军红
　　　　　张　成　袁　云　张哲成　卜碧涛　赵重波　管宇宙
　　　　　石　强　胡　静　姚晓黎　张在强　杨　欢　笪宇威
　　　　　王剑锋　于雪凡　周　辉　贾志荣　潘　华　王晓明
　　　　　乔　凯　邹章钰　彭　郁　刘银红

秘　　书：管宇宙　石　强

（二十）神经护理协作组（2018成立）

组　长：薄　琳

副组长：张雅静　蔡卫新　杨　蓉　张小燕　沈小芳　常　红

委　员：薄　琳　张雅静　蔡卫新　杨　蓉　张小燕　沈小芳
　　　　常　红　许雅芳　蒋秋焕　颜秀丽　林志萍　张　杰
　　　　吴昭英　孙婷婷　田英然　陶东霞　周宝华　庄　磊
　　　　刘　洁　刘光维　王　珏　李　芸　计海霞　胡叶文
　　　　王欣华　邢介霞　詹　慧　冯俊艳　李慧娟　李　玲

秘书长：王乾贝

秘　书：张小兰　苗亚杰

第六节 中华医学会神经病学分会历届委员会各亚专业学组组长个人简介

　　本节主要收录了中华医学会神经精神科学会历届委员会（神经病学部分）和中华医学会神经病学分会历届委员会各亚专业学组组长的资料，以下展示各位专家的照片并附简单的个人介绍（包括行政职务、教师职称、医师职称，以及历任组长届数，均以任期最高级别为主）。

一、中华医学会神经病学分会神经遗传学组

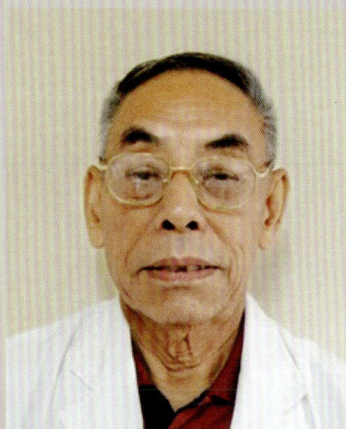

刘焯霖
中山大学附属第一医院神经内科主任，教授，主任医师
中华医学会神经精神科学会第三至五届委员会神经遗传学组组长

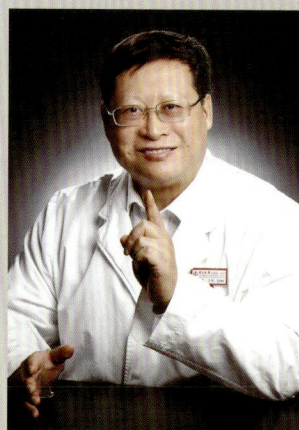

张成
中山大学附属第一医院神经内科主任，教授，主任医师
中华医学会神经病学分会第二届委员会神经遗传学组组长

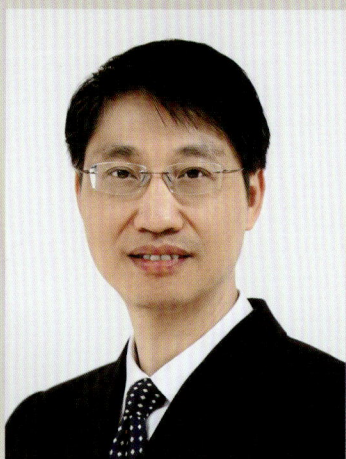

王柠
福建医科大学附属第一医院副院长、神经内科主任，教授，主任医师
中华医学会神经病学分会第三至七届委员会神经遗传学组组长

二、中华医学会神经病学分会肌电图和临床神经电生理学组

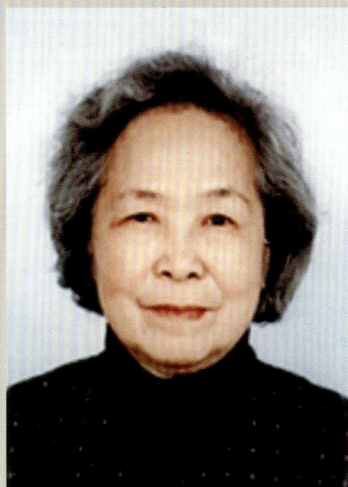

汤晓芙
北京协和医院神经科副主任，
教授，主任医师
中华医学会神经精神科学会第三
至五届委员会、中华医学会神经
病学分会第二届委员会肌电图和
临床神经电生理学组组长

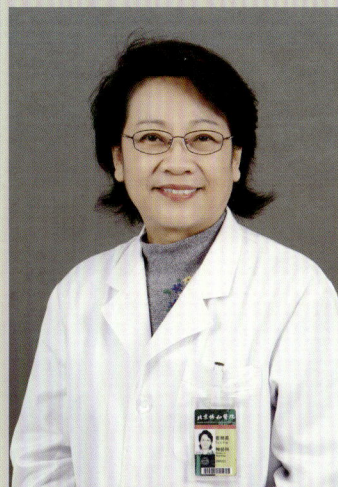

崔丽英
北京协和医院神经内科主任，
教授，主任医师
中华医学会神经病学分会第三
至六届委员会肌电图和临床神
经电生理学组组长

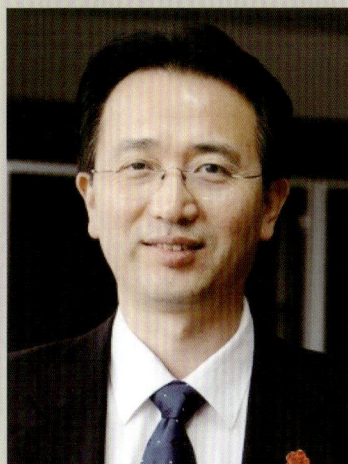

樊东升
北京大学第三医院副院长、神
经内科主任，教授，主任医师
中华医学会神经病学分会第七
届委员会肌电图和临床神经电
生理学组组长

三、中华医学会神经病学分会脑电图与癫痫学组

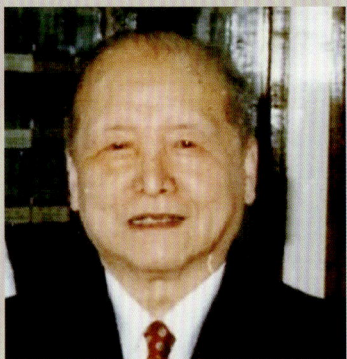

冯应琨
北京协和医院神经科主任，教授，主任医师
中华医学会神经精神科学会第四届委员会脑电图学组组长

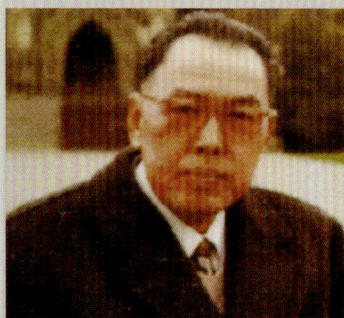

周孝达
上海交通大学医学院附属仁济医院神经内科主任，教授，主任医师
中华医学会神经精神科学会第五届委员会脑电图与癫痫学组组长

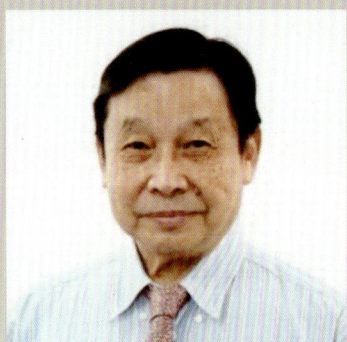

吴逊
北京大学第一医院神经内科专家，教授，主任医师
中华医学会神经病学分会第二届委员会脑电图与癫痫学组组长

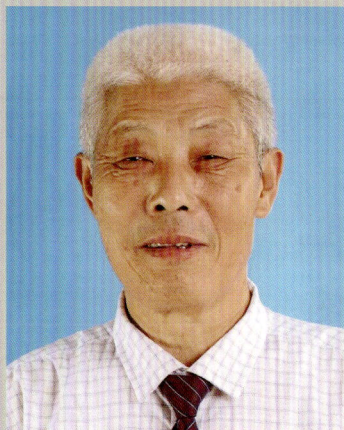

迟兆富
山东大学齐鲁医院神经内科主任，教授，主任医师
中华医学会神经病学分会第三届委员会脑电图与癫痫学组组长

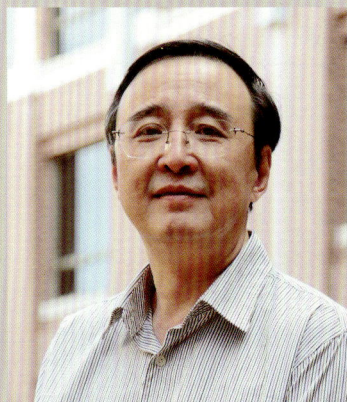

洪震
复旦大学附属华山医院神经内科主任，教授，主任医师
中华医学会神经病学分会第四至六届委员会脑电图与癫痫学组组长

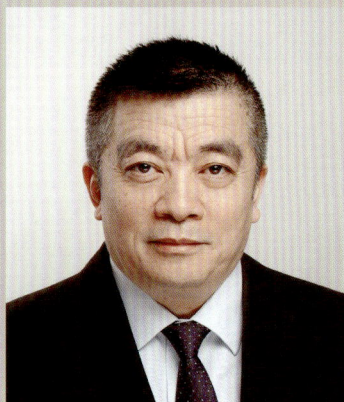

周东
四川大学华西医院神经内科主任，教授，主任医师
中华医学会神经病学分会第七届委员会脑电图与癫痫学组组长

四、中华医学会神经病学分会神经生化学组

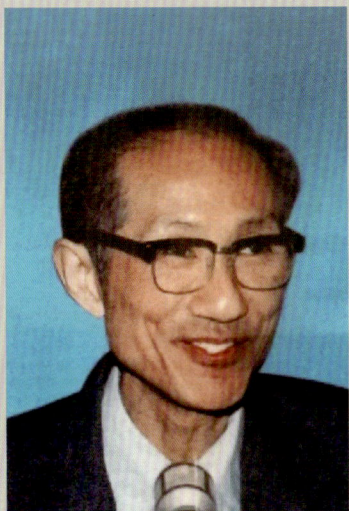

薛启蓂
首都医科大学附属北京友谊医院神经内科主任，教授，主任医师
中华医学会神经精神病学会第四、五届委员会神经生化学组组长

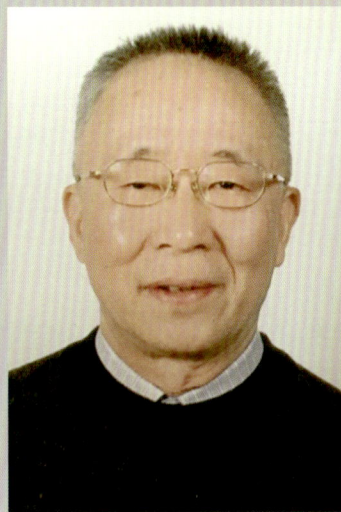

蒋雨平
复旦大学附属华山医院神经内科副主任、神经病学研究所副所长，教授，主任医师
中华医学会神经病学分会第二、三届委员会神经生化学组组长

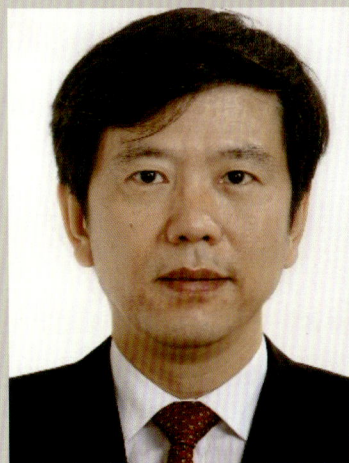

谢鹏
重庆医科大学副校长、重庆医科大学附属第一医院副院长，教授，主任医师
中华医学会神经病学分会第四至六届委员会神经生化学组组长

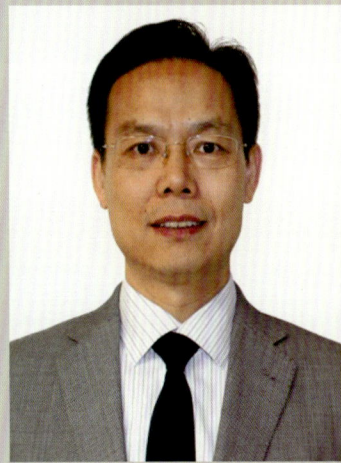

何志义
中国医科大学附属第一医院神经内科主任，教授，主任医师
中华医学会神经病学分会第七届委员会神经生化学组组长

五、中华医学会神经病学分会神经病理学组

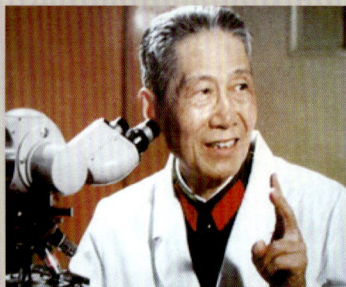

黄克维
中国人民解放军总医院副院长、
神经病理室负责人，教授，主
任医师
中华医学会神经精神病学会第
四届委员会神经病理学组组长

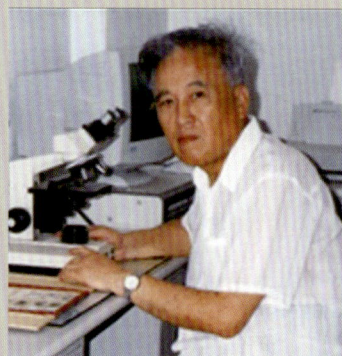

徐庆中
首都医科大学宣武医院副院长、
病理科主任，教授，主任医师
中华医学会神经精神病学会第
五届委员会神经病理学组组长

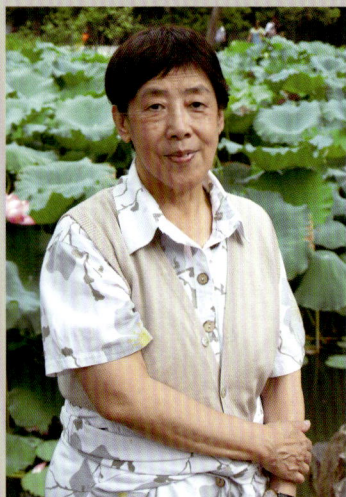

王鲁宁
中国人民解放军总医院神经内
科主任，教授，主任医师
中华医学会神经病学分会第二至
四届委员会神经病理学组组长

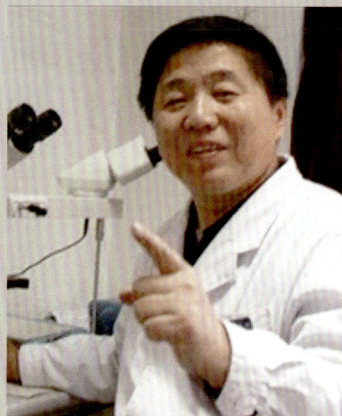

卢德宏
首都医科大学宣武医院病理科
主任，教授，主任医师
中华医学会神经病学分会第五至
七届委员会神经病理学组组长

六、中华医学会神经病学分会神经心理学与行为神经病学组

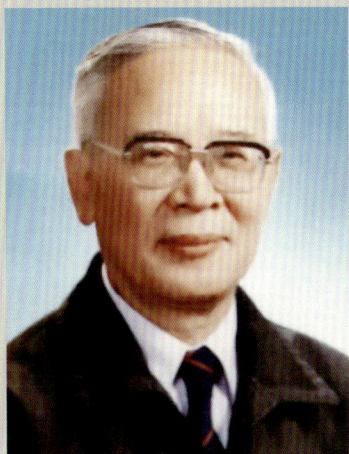

王新德
北京医院神经内科主任，教授，主任医师
中华医学会神经精神病学会第四、五届委员会神经心理学组组长

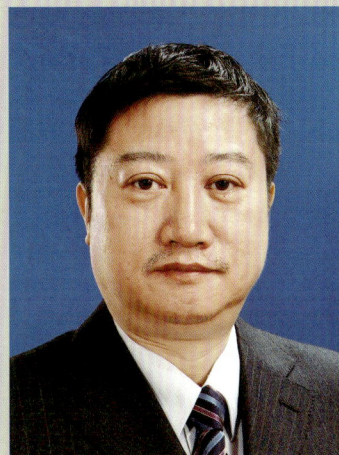

陈海波
北京医院神经内科主任，教授，主任医师
中华医学会神经病学分会第二、三届委员会神经心理学组组长
中华医学会神经病学分会第四至六届委员会神经心理学与行为神经病学组组长

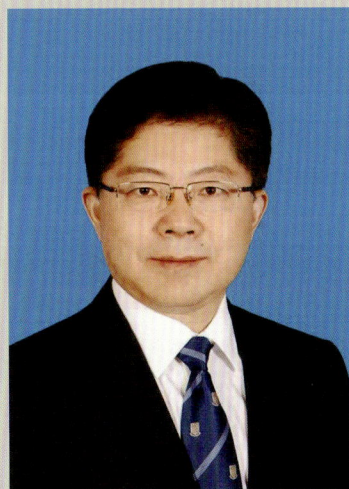

汪凯
安徽医科大学副校长、安徽医科大学第一附属医院神经内科主任，教授，主任医师
中华医学会神经病学分会第七届委员会神经心理学与行为神经病学组组长

七、中华医学会神经病学分会神经免疫学组

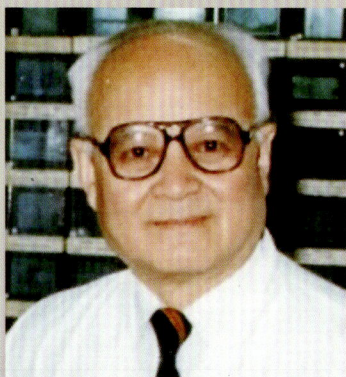

赵葆洵
北京协和医院神经科主任，教授，主任医师
中华医学会神经精神病学会第四、五届委员会神经免疫学组组长

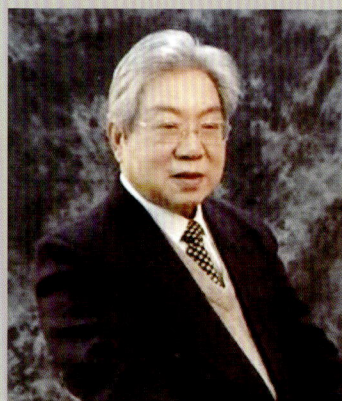

许贤豪
北京医院神经内科主任，教授，主任医师
中华医学会神经病学分会第二、三届委员会神经免疫学组组长

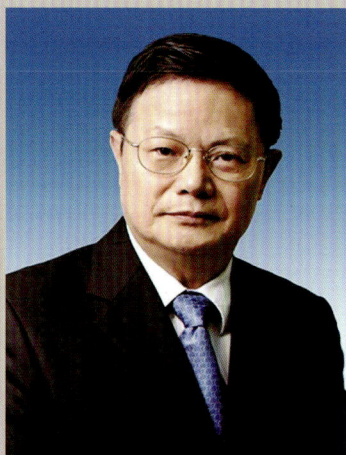

胡学强
中山大学附属第三医院神经内科主任，教授，主任医师
中华医学会神经病学分会第四至六届委员会神经免疫学组组长

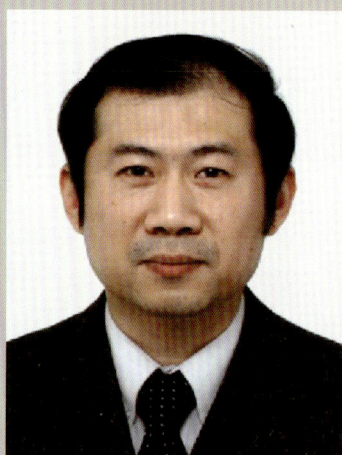

郭力
河北医科大学第一医院副院长、神经内科主任，教授，主任医师
中华医学会神经病学分会第七届委员会神经免疫学组组长

八、中华医学会神经病学分会神经肌肉病学组

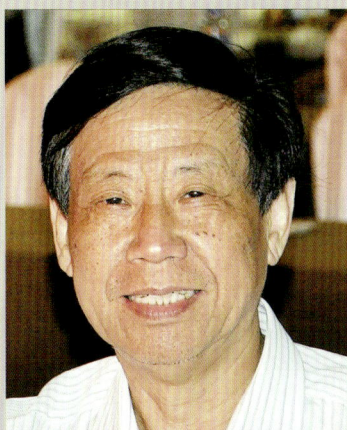

沈定国
中国人民解放军总医院神经内科专家、肌病研究室负责人，教授，主任医师
中华医学会神经精神病学会第四、五届委员会神经肌肉病学组组长
中华医学会神经病学分会第二届委员会神经肌肉病学组组长

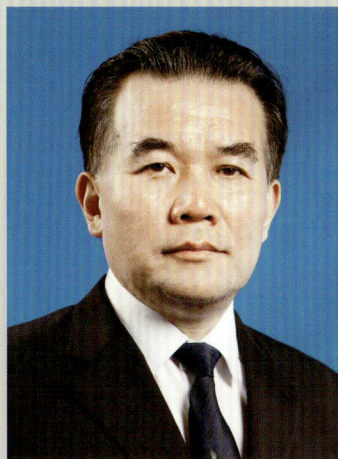

蒲传强
中国人民解放军总医院神经内科主任，教授，主任医师
中华医学会神经病学分会第三至六届委员会神经肌肉病学组组长

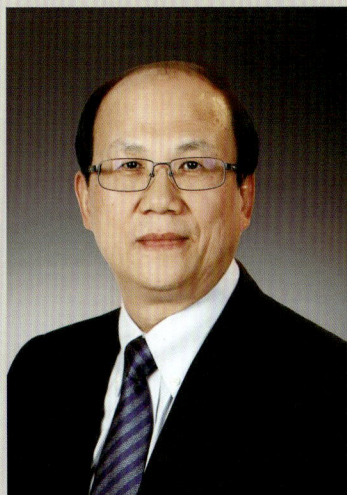

焉传祝
山东大学齐鲁医院副院长、神经内科主任，教授，主任医师
中华医学会神经病学分会第七届委员会神经肌肉病学组组长

九、中华医学会神经病学分会感染性疾病与脑脊液细胞学学组

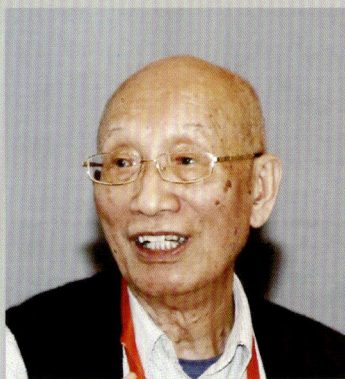

粟秀初
空军军医大学西京医院神经内科主任，教授，主任医师
中华医学会神经精神病学会第五届委员会脑脊液细胞学学组组长

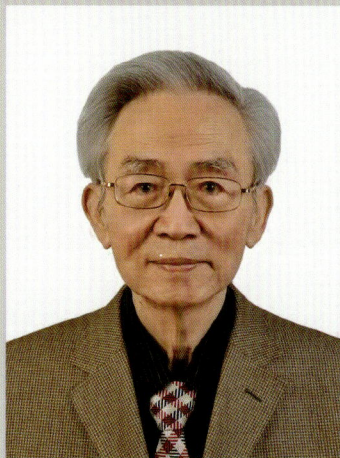

孔繁元
宁夏医科大学总医院（原宁夏医科大学附属医院）院长、神经病学中心（原神经内科）主任，教授，主任医师
中华医学会神经病学分会第二、三届委员会脑脊液细胞学学组组长

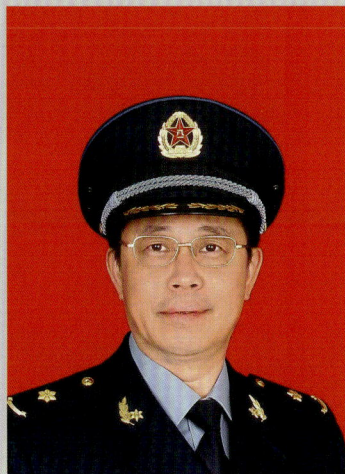

赵钢
空军军医大学西京医院神经内科主任，教授，主任医师
中华医学会神经病学分会第四、五届委员会脑脊液细胞学学组组长
中华医学会神经病学分会第六、七届委员会感染性疾病与脑脊液细胞学学组组长

十、中华医学会神经病学分会神经康复学组

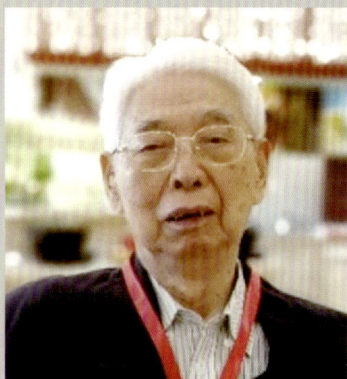

朱镛连
中国康复研究中心（北京博爱医院）神经康复科主任，教授，主任医师
中华医学会神经精神病学会第四、五届委员会神经康复学组组长中华医学会神经病学分会第二届委员会神经康复学组组长

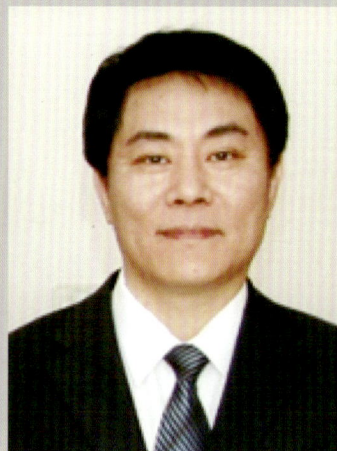

张通
中国康复研究中心（北京博爱医院）副院长、神经康复科主任，教授，主任医师
中华医学会神经病学分会第三至七届委员会神经康复学组组长

十一、中华医学会神经病学分会脑血管病学组

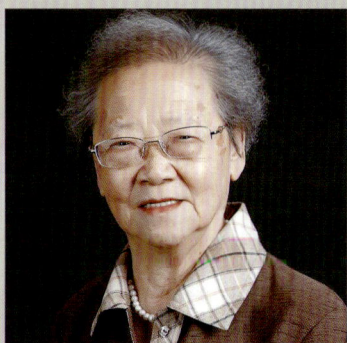

饶明俐
吉林大学白求恩医学部（原白求恩医科大学）副校长、吉林大学白求恩第一医院神经内科专家，教授，主任医师
中华医学会神经病学分会第二届委员会脑血管病学组组长

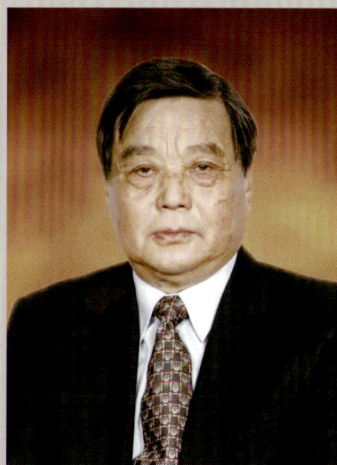

吕传真
复旦大学附属华山医院神经内科主任，教授，主任医师
中华医学会神经病学分会第三届委员会脑血管病学组组长

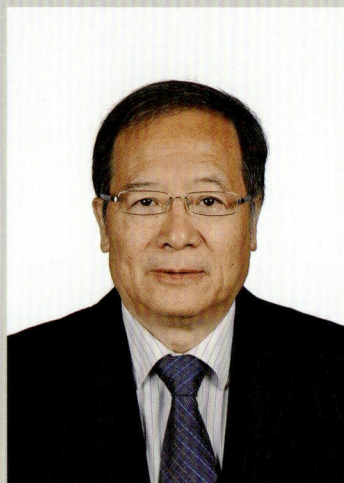

张苏明

华中科技大学同济医学院附属
同济医院神经内科主任，教授、
主任医师
中华医学会神经病学分会第四、
五届委员会脑血管病学组组长

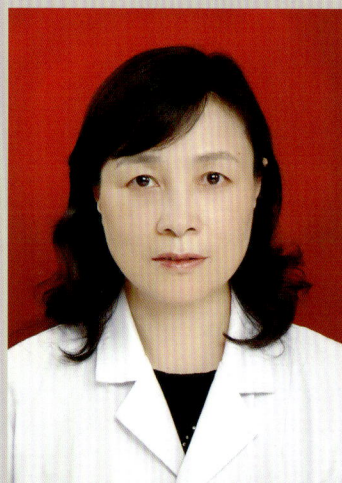

刘鸣

四川大学华西医院神经内科副
主任，教授，主任医师
中华医学会神经病学分会第六、
七届委员会脑血管病学组组长

十二、中华医学会神经病学分会帕金森病及运动障碍学组

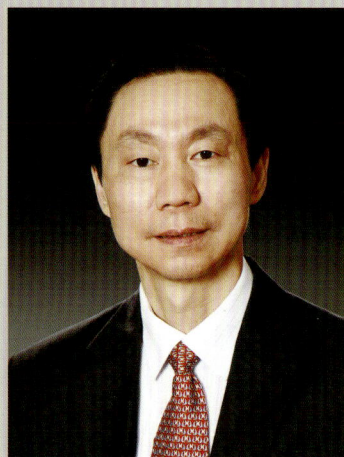

陈生弟

上海交通大学医学院附属瑞金
医院神经内科主任，教授，主
任医师
中华医学会神经病学分会第二
至六届委员会帕金森病及运动
障碍学组组长

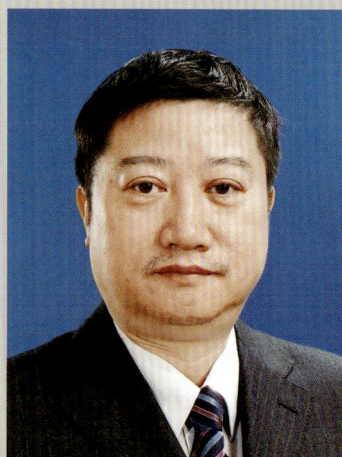

陈海波

北京医院神经内科主任，教授，
主任医师
中华医学会神经病学分会第七
届委员会帕金森病及运动障碍
学组组长

十三、中华医学会神经病学分会痴呆与认知障碍学组

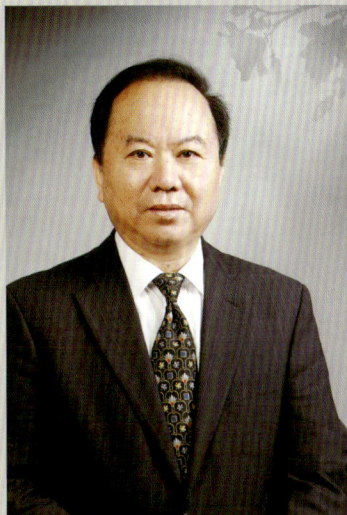

贾建平
首都医科大学宣武医院神经内
科主任，教授，主任医师
中华医学会神经病学分会第三
至七届委员会痴呆与认知障碍
学组组长

十四、中华医学会神经病学分会睡眠障碍学组

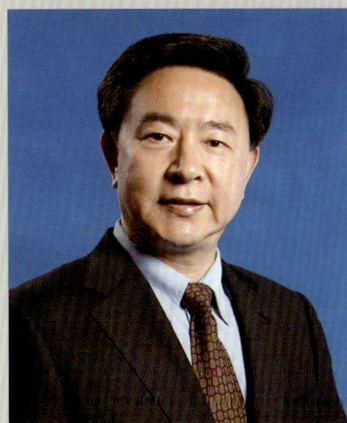

赵忠新
海军军医大学第一附属医院
（上海长海医院）神经内科主
任，教授，主任医师
中华医学会神经病学分会第四至
六届委员会睡眠障碍学组组长

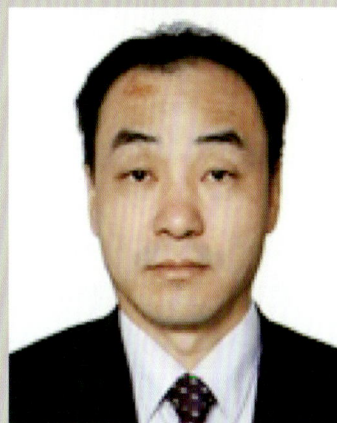

王玉平
首都医科大学宣武医院神经内
科主任，教授，主任医师
中华医学会神经病学分会第七
届委员会睡眠障碍学组组长

第二章 《中华神经科杂志》发展历程

第一节 《中华神经科杂志》概况

《中华神经精神科杂志》是中国较早的临床医学杂志之一，创办于20世纪50年代，后分为《中华神经外科杂志》《中华神经科杂志》和《中华精神科杂志》。在中华医学会和中华医学杂志社的领导和关怀下，经过历届编辑委员会（简称"编委会"）专家们和编辑们的不懈努力，本刊越办越好，不断进取和发展，已成为我国权威性知名品牌中文杂志。

一、创刊和发展

1954年7月召开的中华医学会神经精神科学会常务委员扩大会议决定创办《中华神经精神科杂志》，随后组成了以许英魁为总编辑的编委会，并调穆怀珠任专职编辑。在全体编审人员、专职编辑和作者的共同努力下，由当时卫生部副部长、中华医学会会长傅连暲题写刊名的《中华神经精神科杂志》于1955年3月13日面世，从此我国有了自己的神经精神科专业杂志，开辟了我国神经精神科学术交流的园地。《中华神经精神科杂志》在历史上曾因特殊原因经历了2次停刊。1978年9月，基于全国神经精神科工作者的迫切要求，经过国家科学技术委员会（简称"国家科委"）、中国科学技术协会（简称中国科协）和中华医学会批准，以及广大编审人员共同努力，《中华神经精神科杂志》复刊。

创刊之初，《中华神经精神科杂志》包含3个学科，即神经内科、神经外科和精神科。随着我国神经精神科专业的迅速发展，为适应专业学术发展的需求，神经外科专业首先从本刊分出，经国家科委批准，中华医学杂志社于1985年创办了《中华神经外科杂志》。1995年，本刊在创刊40周年之际又经历了一次孕育新生命的裂变，1996年分为《中华神经科杂志》和《中华精神科杂志》。《中华神经精神科杂志》的发展离不开中华医学会、中华医学会神经病学分会、中华医学会精神病学分会和中华医学会神经外科分会的领导、专家、编委和编辑们的长期关怀、支持和努力，到目前为止，在组织上，包括《中华神经科杂志》在内的中华系列杂志仍由中华医学会领导。

《中华神经科杂志》经过历届编委会和历代办刊人的辛勤浇灌和精心培育，不断成长和发展，于1997年和2002年分别荣获"第二、三届中国科协优秀科技期刊奖二等奖"（为我国神经精神科专业领域唯一获奖者）；2003—2019年连续荣获"百种中国杰出学术期刊"称号，并连续被收录为"中国科技核心期刊（中国科技论文统计源期刊）"；2005年荣获"第三届国家期刊奖百种重点期刊"；2006—2008年本刊刊登的论文连续荣获第三至六届"中国科协期刊优秀学术论文"；2007年获得"中国科协精品科技期刊工程项目"资助；2008年和2011年荣获"中国精品科技期刊"称号；2014年入选"第三届中国精品科技期刊"[即"中国精品科技期刊顶尖学术论文（F5000）"项目来源期刊]；2015—2017年获得"中国科协精品科技期刊TOP50项目"资助；2015年还荣获了"中华医学会系列杂志综合质量评审一等奖"；2017年入选"第四届中国精品科技期刊"[即"中国精品科技期刊顶尖学术论文（F5000）"项目来源期刊]；2018年荣获"中华医学会系列杂志学术质量评审一等奖"；2019年被评为"中华医学会杂志社学科高影响力期刊"并荣获"中华医学会系列杂志综合质量评审一等奖"，2019年还参加了"庆祝中华人民共和国成立70周年精品期刊展"。

《中华神经科杂志》2019年的核心影响因子为1.965（高于2018年的1.500），核心总被引频次为4251次，综合评价总分为82.61分，均在国内31种神经病学、精神病学类期刊中排名第一。《中华神经科杂志》亦为《中国科技论文统计源期刊》《中国学术期刊影响因子年报》和"中国科学评价研究中心（RCCES）权威学术期刊"来源期刊，在国内被中国生物医学文献数据库、中国核心期刊要目总览、中国核心期刊（遴选）数据库、中国学术期刊综合评价数据库和中国科学引文索引等多个数据库和期刊文摘收录；在国际上被俄罗斯的《文摘杂志》和《化学文摘》及荷兰的《医学文摘》等收录。

二、历届编委会

（一）《中华神经精神科杂志》第一届编委会（1954年7月至1960年6月）

1954年7月，中华医学会神经精神科学会常务委员扩大会议召开后，《中华神经精神科杂志》组成了以许英魁为总编辑，冯应琨、伍正谊、王慰曾、张沅昌为副总编辑的第一届编委会，编委23人。穆怀珠任专职编辑。

1960年7月至1963年4月，《中华神经精神科杂志》因经济原因停刊。

（二）《中华神经精神科杂志》第二届编委会（1963年5月至1966年8月）

1963年5月，中华医学会第一届全国神经精神科学术会议后，《中华神经精神科杂志》复刊，并换届选出以许英魁为总编辑，冯应琨、伍正谊、王慰曾、张沅昌、陈学诗为副总编辑的第二届编委会，编委34人。穆怀珠仍为专职编辑，但于1965年年底调离，后陈秀华任专职编辑。

1966—1977年，《中华神经精神科杂志》因特殊原因停刊。

（三）《中华神经精神科杂志》第三届编委会（1978年7月至1986年4月）

1978年初，经卫生部（现国家卫生健康委员会）批准，《中华神经精神科杂志》复刊，组成了以冯应琨为总编辑，伍正谊、王忠诚、张沅昌、黄克维、夏镇夷、陶国泰、陈学诗为副总编辑的第三届编委会，编委64人。1978年7月，在南京召开中华医学会第二届全国神经精神科学术会议期间，《中华神经精神科杂志》同时召开编委会全体会议，专职编辑陈秀华负责复刊工作，于1978年9月正式复刊，后陆续调入李文军、于际生任编辑，吕满红任干事。

（四）《中华神经精神科杂志》第四届编委会（1986年5月至1991年3月）

1986年5月，经中华医学会常务理事会批准，《中华神经精神科杂志》组成了以陈学诗为总编辑，夏镇夷、周孝达、陶国泰、史玉泉、谭铭勋、沈渔邨为副总编辑的第四届编委会，编委55人。1986年6月，在重庆召开中华医学会第三届全国神经精神科学术会议期间，《中华神经精神科杂志》同时召开编委会全体会议，专职编辑有陈秀华、李文军、于际生、敖明、杨小昕、李文慧和吕满红（干事），陈秀华任编辑部主任，于际生任编辑部副主任（1989—1992年因陈秀华出国任代主任）。期间，敖明、李文军调离本编辑部。

（五）《中华神经精神科杂志》第五届编委会（1991年4月至1995年12月）

1991年4月，经中华医学会常务理事会批准，《中华神经精神科杂志》组成了以陈学诗为总编辑，沈渔邨、郭玉璞、姜佐宁、江德华、张明园、陆雪芬为副总编辑的第五届编委会，编委57人。《中华神经精神科杂志》于1991年5月在吉林召开编委会全体会议，专职编辑有陈秀华、于际生、杨小昕、李文慧和吕金梅（干事），陈秀华任编辑部主任，杨小昕任编辑部副主任。

（六）《中华神经科杂志》第一届编委会（1996年1月至2001年6月）

由于中华医学会神经精神科学会分为中华医学会神经病学分会和中华医学会精神病学分会，故1995年经国家科委批准，将《中华神经精神科杂志》分为《中华神经科杂志》和《中华精神科杂志》。《中华神经科杂志》组成了以郭玉璞为总编辑，江德华、秦震、陆雪芬、袁锦楣、陈秀华为副总编辑的第一届编委会，编委54人。1996年1月，《中华神经科杂志》在哈尔滨召开第一届编委会全体会议，专职编辑有陈秀华、李文慧、包雅琳和吕金梅（干事），陈秀华任编辑部主任。

（七）《中华神经科杂志》第二届编委会（2001年7月至2005年2月）

2001年初，经中华医学会常务理事会批准，《中华神经科杂志》组成了以陈清棠为总编辑，秦震、朱克、陆雪芬、陈秀华为副总编辑的第二届编委会，编委57人。《中华神经科杂志》于2001年7月在连云港召开编委会全体会议。2003年6月，因陈清棠总编辑逝世，由秦震任总编辑。专职编辑有包雅琳、陈秀华、李文慧（2002年调离）、李鹏（2002年7月调入）、郑晴（2004年7月调入）和吕金梅（干事），包雅琳任编辑部主任。

（八）《中华神经科杂志》第三届编委会（2005年3月至2009年2月）

2005年4月，《中华神经科杂志》创刊50周年庆典暨第三届编辑委员会在贵阳召开。经中华医学会常务理事会批准，《中华神经科杂志》组成了以秦震为名誉总编辑，吕传真为总编辑，许贤豪、崔丽英、张苏明、胡学强、陈生弟、包雅琳为副总编辑的第三届编委会，编委77人。2007年4月，《中华神经科杂志》第三届编辑委员会工作会议于南京召开，有48位编委出席。专职编辑有包雅琳、陈秀华（2007年7月退休）、李鹏、郑晴、高蓓蕾（2007年7月调入）和吕金梅（干事），包雅琳任编辑部主任。

（九）《中华神经科杂志》第四届编委会（2009年3月至2013年9月）

2009年3月，经中华医学会常务理事会批准，《中华神经科杂志》组成了以吕传真为名誉总编辑，崔丽英为总编辑，包雅琳、贾建平、陈生弟、蒲传强、胡学强、张苏明为副总编辑的第四届编委会。本届编委会有11名顾问、88名编委（包含4名外籍编委）和30名特约编委。2012年1月，《中华神经科杂志》第四届编委会第二次工作会议在北京举行，共有74位编委和通信编委参加了本次会议。专职编辑有包雅琳、李鹏（2011年9月调出）、郑晴、高蓓蕾、许倩（2012年7月调入）和吕金梅（干事），包雅琳任编辑部主任。

（十）《中华神经科杂志》第五届编委会（2013年10月至2017年11月）

2013年10月，《中华神经科杂志》经中华医学会常务理事会批准，组成了以吕传真为名誉总编辑，崔丽英为总编辑，包雅琳、陈海波、陈生弟、陈晓春、洪震、胡学强、贾建平、张苏明为副总编辑的第五届编委会。本届编辑委员会有10名顾问、107名编委（其中8名为外籍编委）和42名通信编委。专职编辑有包雅琳（2014年4月调出）、汪谋岳（2014年4月调入）、郑晴、高蓓蕾（2014年4月调出）、许倩、吕金梅（干事，2014年4月退休）和任琳（干事，2014年4月调入），包雅琳任编辑部主任至2014年4月，后汪谋岳任编辑部主任至今。

（十一）《中华神经科杂志》第六届编委会（2017年12月至今）

2017年12月，经中华医学会常务理事会批准，《中华神经科杂志》组成了以崔丽英为名誉总编辑，蒲传强为总编辑，陈海波、陈晓春、董强、贾建平、彭斌、汪谋岳、肖波、焉传祝、曾进胜、赵钢为副总编辑的第六届编委会。本届编辑委员会有10名顾问、106名编委（其中5名为外籍编委）和45名通信编委。专职编辑有汪谋岳、郑晴、许倩和任琳（干事），汪谋岳任编辑部主任。

三、组稿、约稿、审稿和定稿工作

《中华神经科杂志》自创刊至今，十分重视发挥编委会的学术指导作用，注重对杂志学术质量的管理，编委会的组成始终坚持选择在我国神经精神科学术界内具有较高学术水平和威望且有无私奉献精神的专家。编委们在日常繁忙的临床和科研工作之余认真审阅每一篇稿件，仔细查阅相关文献，提出自己对文章的审稿意见，指出其不足之处，以帮助作者提高科研和写作水平。为把严学术质量关，本刊从创刊以来，始终坚持稿件三审制度，即编辑初审，2名或3名编委复审，在京常务编委定稿会终审制度。每次定稿会，编委们都认真审阅并讨论每一篇稿件。本刊长期以来采取双盲审稿，定稿会讨论时亦采取双盲审稿，对每一篇稿件的取舍都持慎重态度。审稿会每年召开10～12次，常务编委们无论是严寒酷暑还是刮风下雨，都积极参加。本刊每期发排稿均经编辑部主任、总编辑和杂志社总编三级负责人亲自签阅和把关。正是由于有以上做法和重重把关，《中华神经科杂志》才能始终保持学术高质量和高水平。本刊还十分注重对中青年专家的培养，近几年来不断选拔优秀的中青年神经科骨干和热爱本刊的编审专家做编委和审稿人。本刊自创刊以来，历届编委、审稿人、专家对本刊的发展和进步都倾注了大量心血，老一辈专家勤奋治学、一丝不苟、勇于探索、无私奉献的精神将激励年轻一代为我国神经病学的发展奋进。

四、合作办会

《中华神经科杂志》是由中华医学会神经病学分会的前辈们创建的，不仅得到了历届中华医学会神经病学分会领导和委员们的关心和支持，且在早期，许多前辈亦借助本刊举办了许多学术会议。在中华医学会神经病学分会各学组成立前，《中华神经科杂志》的一些专家主办和协办各亚专科学术会议。各学组成立后，《中华神经科杂志》继续与各学组合作举办各种学术活动，制定一些疾病诊治或技术应用指南或共识，还与各学组合作开展了一些亚专科的技术培训，特别是从2015年底开始，《中华神经科杂志》与中华医学会神经病学分会及其脑血管病学组合作，在全国各地区轮回举办"中国脑血管病诊治指南巡讲"，产生极好的影响，使其成为品牌学术会议。

《中华神经科杂志》大事记（1996—2019年）见表2-1。

表 2-1 《中华神经科杂志》大事记（1996—2019 年）

时间	事件
1996年	《中华神经精神科杂志》分为《中华神经科杂志》和《中华精神科杂志》
	《中华神经科杂志》第一届编委会成立
	《中华神经科杂志》发行双月刊，每期64页
1997年	《中华神经科杂志》荣获"中国科协优秀科技期刊二等奖"
	《中华神经科杂志》由黑白图改为彩图
1998年	《中华神经科杂志》改为大16开本
2001年	《中华神经科杂志》第二届编委会成立
2002年	《中华神经科杂志》荣获"第三届中国科协优秀科技期刊奖二等奖"
	《中华神经科杂志》改为铜版纸印刷，插图放在文内
	《中华神经精神科杂志1955—1995年索引》（光盘）发行
2003年	《中华神经科杂志》每期增至80页
2003—2019年	《中华神经科杂志》连续荣获"百种中国杰出学术期刊"称号，并连续被收录为"中国科技核心期刊（中国科技论文统计源期刊）"
2004年	《中华神经科杂志》每期增至96页
2005年	《中华神经科杂志》第三届编委会成立
	《中华神经科杂志》举行创刊50周年庆典
	《中华神经科杂志》荣获"第三届国家期刊奖百种重点期刊"
	《中华神经科杂志》改为月刊，每期64页
2006年	《中华神经科杂志》每期增至72页
2007年	《中华神经科杂志》获得"中国科协精品科技期刊工程项目"资助
	《中华神经科杂志》全面启用"中华神经科杂志稿件远程处理系统"，开始网上投稿、审稿
	《中华神经科杂志》正式与万方数据知识服务平台合作，提供全文付费下载服务
2008年	《中华神经科杂志》荣获"中国精品科技期刊"称号
2009年	《中华神经科杂志》第四届编委会成立
	《中华神经科杂志五十四年全文检索系统》（光盘）发行
2011年	《中华神经科杂志》启用科技期刊学术不端文献监测系统
	《中华神经科杂志》荣获"中国精品科技期刊"称号
2012年	《人尿激肽原酶治疗急性脑梗死多中心随机双盲安慰剂对照试验》荣获"2010年中国百篇最具影响国内学术论文"
	《中华神经科杂志》的影响因子上升到1.596，核心被引频次达4611次
2013年	《中华神经科杂志》第五届编委会成立
	《中华神经科杂志》获得"中国科协精品科技期刊工程项目"之"期刊学术质量提升项目"支持，并开展了"中华神经科杂志2009—2012年高影响力论文评选"等一系列活动
	《中华神经科杂志》荣获"中华医学会系列杂志综合质量评审一等奖"

（待续）

时间	事件
2014年	《中华神经科杂志》入选"第三届中国精品科技期刊"［即中国精品科技期刊顶尖学术论文（F5000）"项目来源期刊］
	《中华神经科杂志》建设并开通专属网站、微信公众号等数字化平台
2015年	《中华神经科杂志》荣获"中华医学会系列杂志综合质量评审一等奖"
	《中华神经科杂志》与中华医学会神经病学分会及其脑血管病学组合作，开始在全国各地召开中国脑血管病防治指南巡讲
	《中华神经科杂志》自创刊以来发表的全部内容均可在杂志官网查询，微信公众号关注人数达1200多人
2015—2017年	《中华神经科杂志》获得"中国科协精品科技期刊TOP50项目"资助
2016年	《中华神经科杂志》与中华医学会神经病学分会及其脑血管病学组合作，在合肥、沈阳、武汉召开了3次中国脑血管病防治指南巡讲
	《伴有一侧胚胎型大脑后动脉的Percheron动脉梗死二例临床与影像分析》荣获"百篇中华医学优秀学术论文"称号
	《富亮氨酸胶质瘤失活1蛋白抗体阳性相关边缘叶脑炎临床分析》《灌注加权成像-弥散加权成像不匹配与缺血性卒中静脉溶栓后早期再灌注的相关性》《富亮氨酸胶质瘤失活1蛋白抗体阳性边缘系统脑炎一例临床特点》荣获"2016年度F5000论文"称号
	《中华神经科杂志》荣获"中华医学会系列杂志学术质量评审二等奖"
2017年	《中华神经科杂志》入选"第四届中国精品科技期刊"［即"中国精品科技期刊顶尖学术论文（F5000）"项目来源期刊］（有效期为2017年10月至2021年12月）
	《丁苯酞注射液治疗急性脑梗死的多中心、随机、双盲双模拟、对照Ⅲ期临床试验》荣获"2017年度F5000论文""2017年中国百篇最具影响国内学术论文""百篇中华医学优秀学术论文"称号
	《不明病因脑炎中抗N-甲基-D-天冬氨酸受体脑炎的筛查诊断》荣获"百篇中华医学优秀学术论文"称号
	《中华神经科杂志》与中华医学会神经病学分会及其脑血管病学组合作，在福州、南京、哈尔滨、贵阳和威海召开了5次中国脑血管病防治指南巡讲
	《中华神经科杂志》荣获"中华医学会系列杂志综合质量评审二等奖"
	《中华神经科杂志》第六届编委会成立
2018年	《中华神经科杂志》从2018年第7期开始，除了论著类文章需要作者提供结构式摘要外，其他各学术类文章也需要作者提供简短的（不超过200字）提示性（非结构式）中英文摘要和关键词；中文表题和图题下方注明英文表题和图题；中文参考文献下方注明中文参考文献的英文
	《中华神经科杂志》与中华医学会神经病学分会脑血管病学组、帕金森病及运动障碍学组和周围神经病协作组合作，共召开了中国脑血管病防治指南巡讲5次、运动障碍病指南及新进展巡讲2次、周围神经病诊治进展学习班2次
	《早期帕金森病患者非运动症状的临床表现》《国人45例抗N-甲基-D-天冬氨酸受体脑炎病例分析》荣获"2018年度F5000论文"称号
	《线粒体脑肌病伴高乳酸血症和卒中样发作综合征患者的脑磁共振成像改变动态演变规律》《正常压力脑积水患者的运动障碍及认知功能在脑脊液放液试验前后的对比》荣获"百篇中华医学优秀学术论文"称号
	《中华神经科杂志》荣获"中华医学会系列杂志综合质量评审二等奖"
2019年	《中华神经科杂志》开始使用全新的远程稿件处理系统
	经全国继续医学教育委员会审批，《中华神经科杂志》成为首批选定期刊开设继续教育专栏"名医堂继续教育园地"试点
	《中华神经科杂志》参加了"庆祝中华人民共和国成立70周年精品期刊展"
	《中华神经科杂志》与中华医学会神经病学分会脑血管病学组、帕金森病及运动障碍学组和周围神经病协作组合作，共召开了中国脑血管病防治指南巡讲6次、运动障碍病指南及新进展巡讲5次、周围神经病诊治进展学习班3次
	《多重抗神经元抗体阳性的自身免疫性脑炎临床分析》《线粒体脑肌病伴乳酸血症和卒中样发作190例的临床特征分析》荣获"百篇中华医学优秀论文"称号
	《国人45例抗N-甲基-D天冬氨酸受体脑炎病例分析》《早期帕金森病患者非运动症状的临床表现》荣获"2019年度F5000论文"称号
	《中华神经科杂志》荣获"中华医学会系列杂志综合质量评审一等奖、管理优秀奖"，并荣获"学科高影响力期刊"称号

五、图片展示

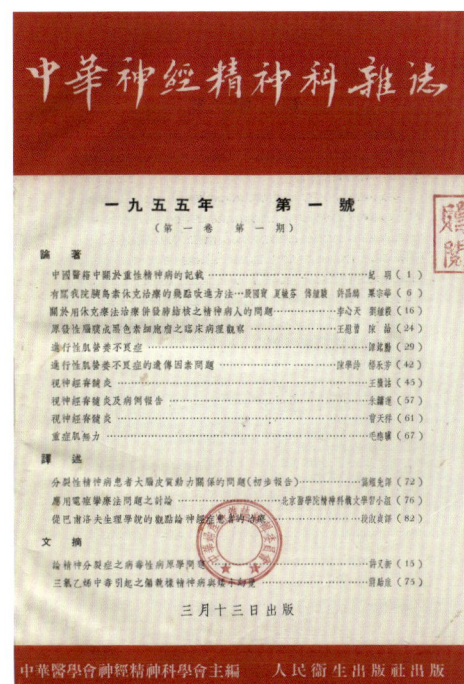

1955年3月，《中华神经精神科杂志》
创刊号正式出版

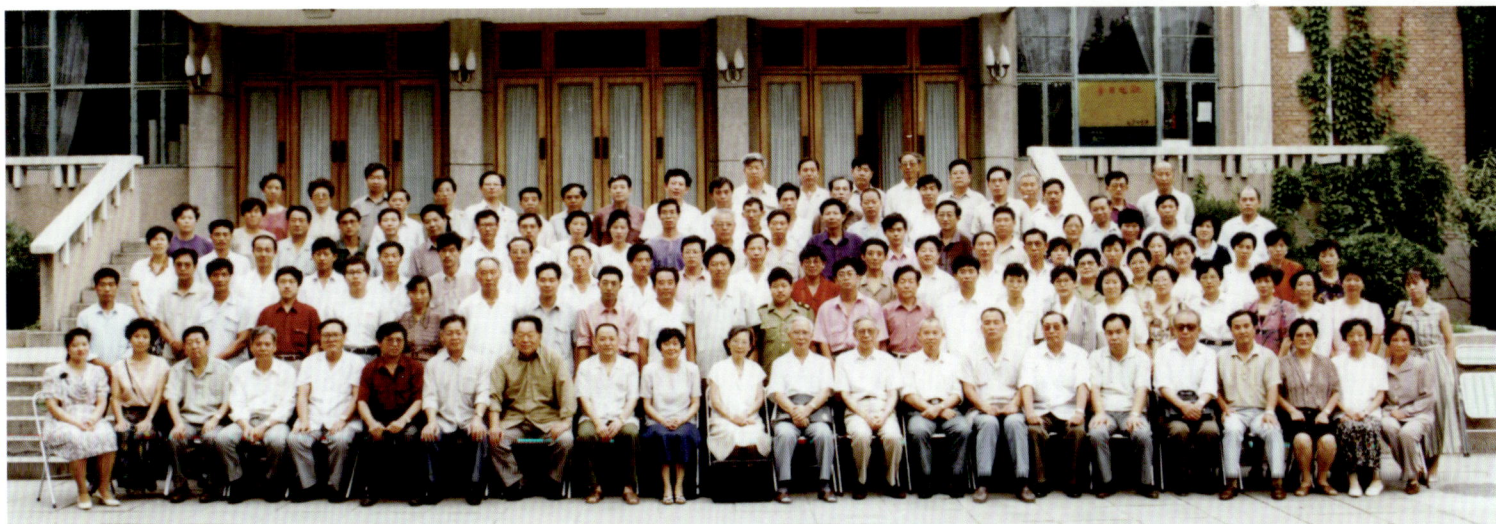

1993年9月，中华医学会全国脑血管病进展学习班暨《中华神经精神科杂志》编委会参会者合影（大会主席为王新德教授）

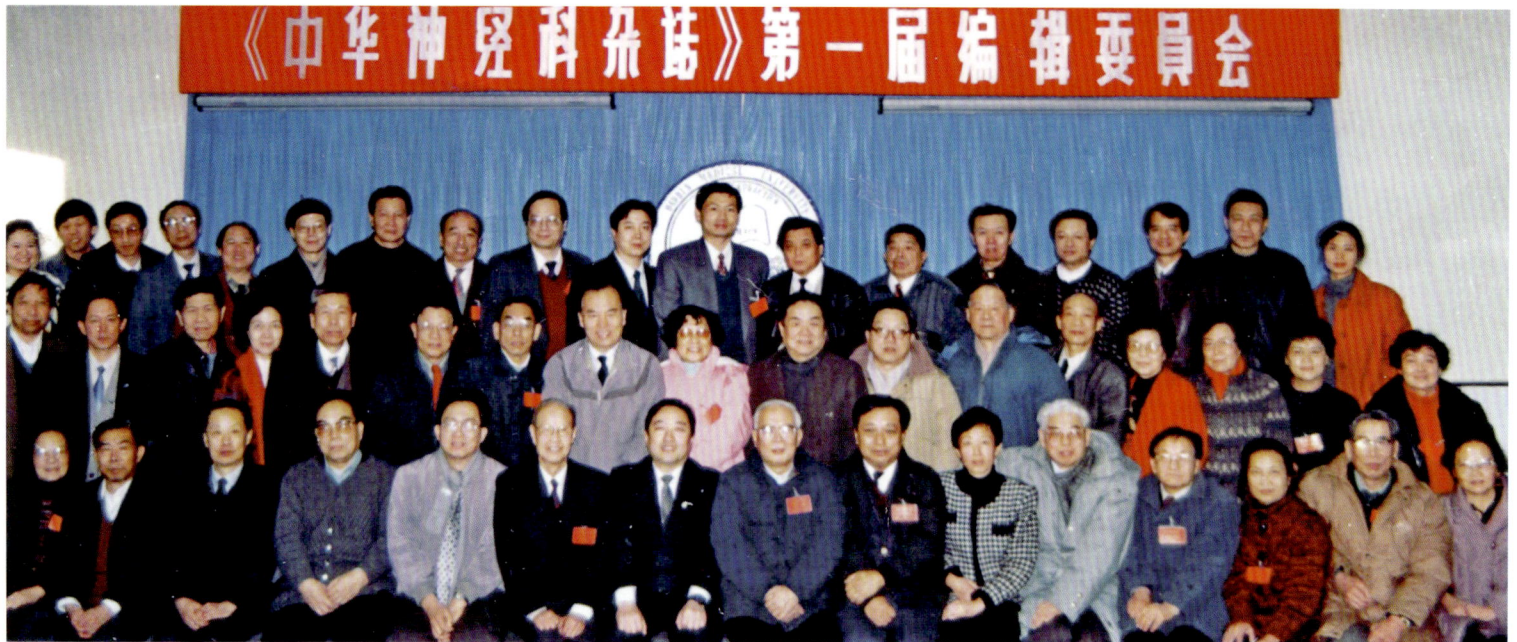

1996年1月,《中华神经科杂志》第一届编委会(哈尔滨)参会者合影

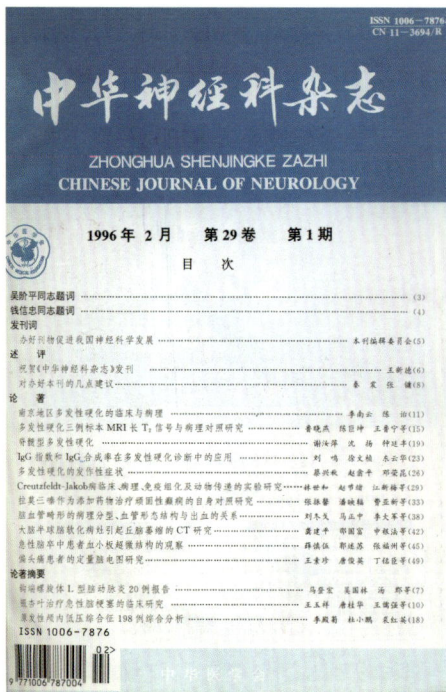

1996年2月,《中华神经精神科杂志》分为《中华神经科杂志》和《中华精神科杂志》后,《中华神经科杂志》沿用《中华神经精神科杂志》的卷号,即1996年第1期为第29卷第1期

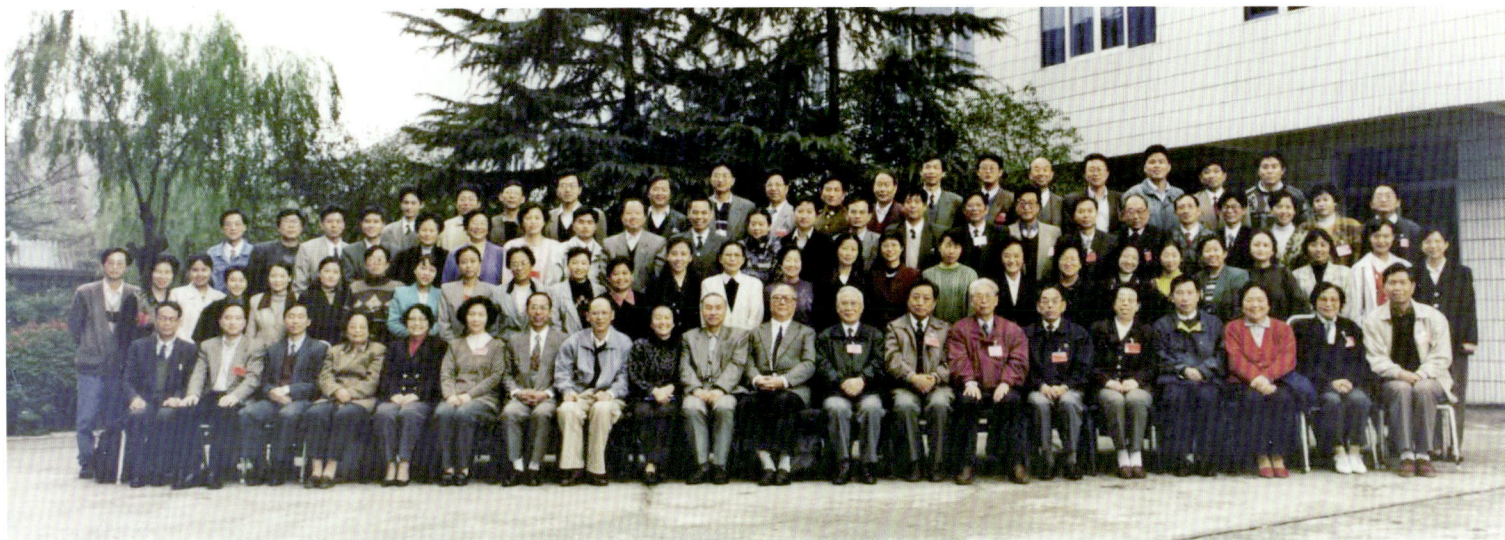

1996 年 11 月，中华医学会第三届全国锥体外系疾病学术会议（杭州）参会者合影（中华医学会神经病学分会主任委员王新德在会上致开幕词）

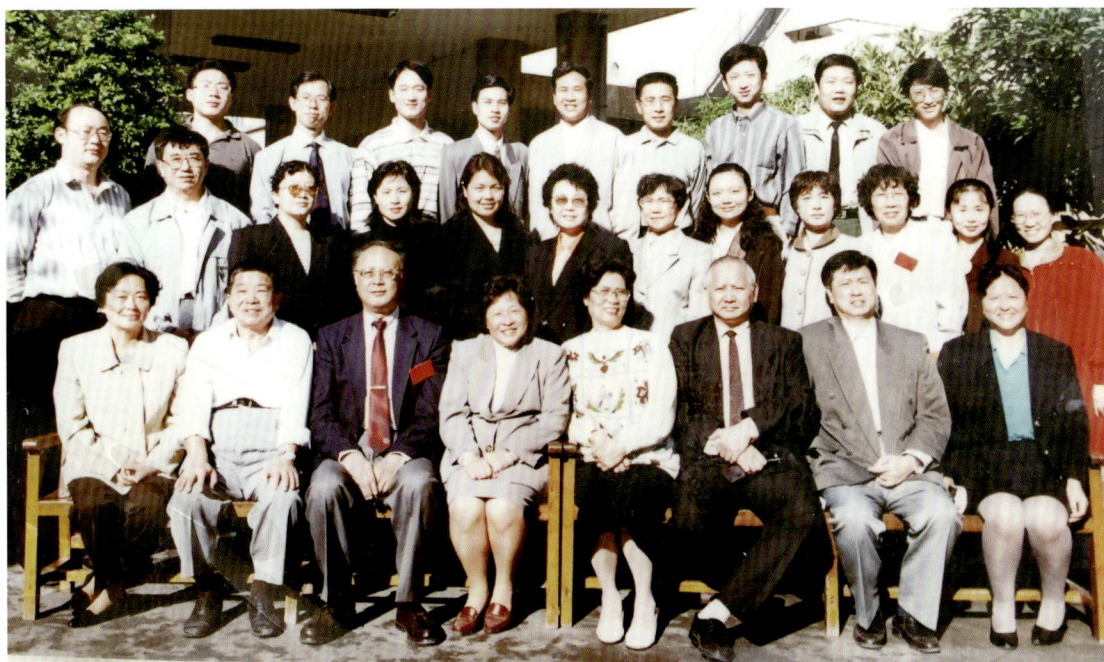

1997 年 11 月，中华医学会全国神经分子生物学技术讲习班（福州）参会者合影

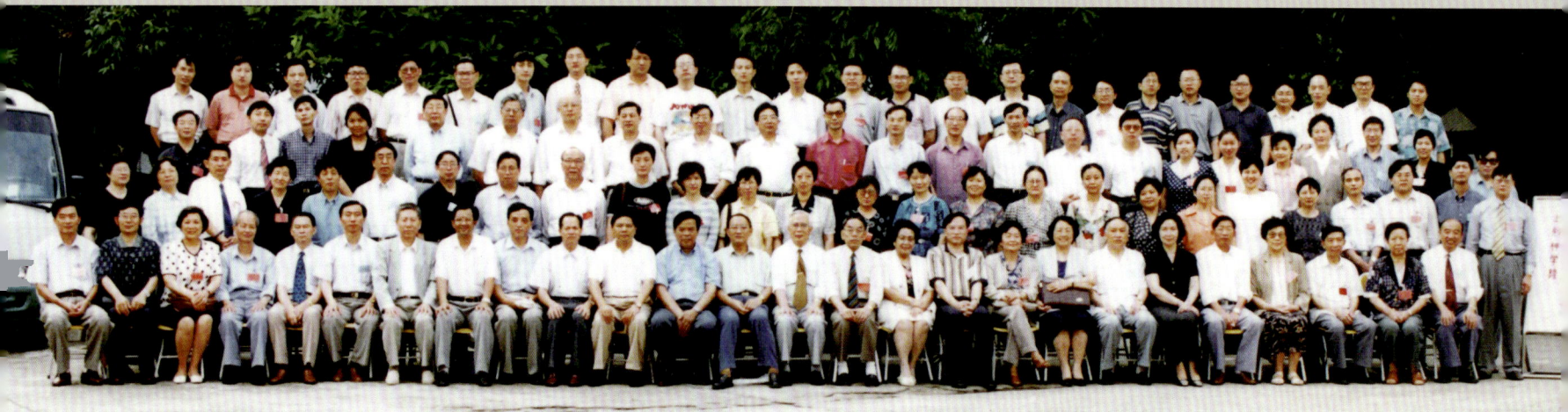

1998年6月，中华医学会第五届全国神经遗传病新进展学习班暨学术研讨会（湛江）参会者合影

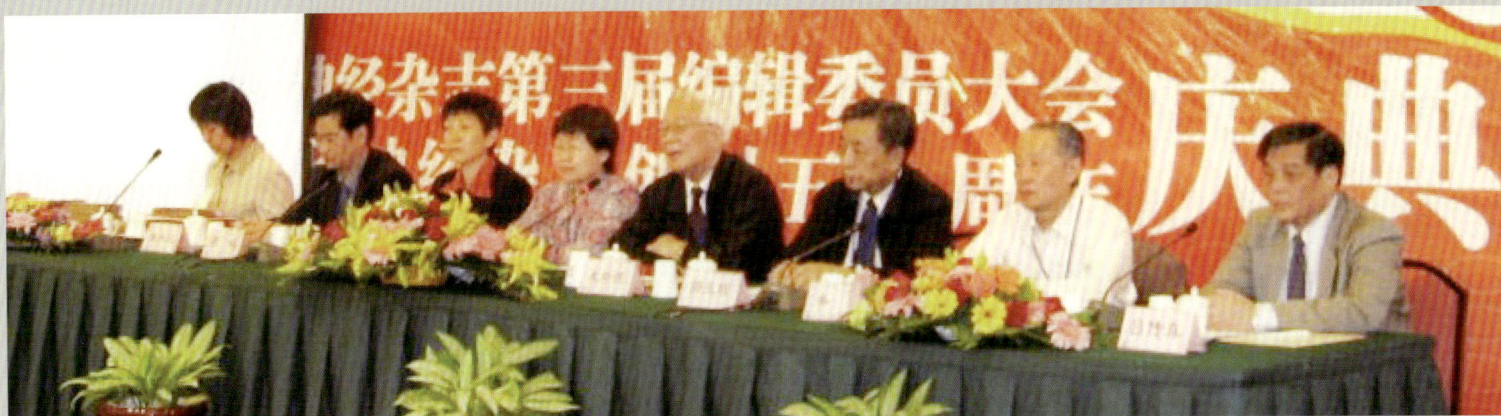

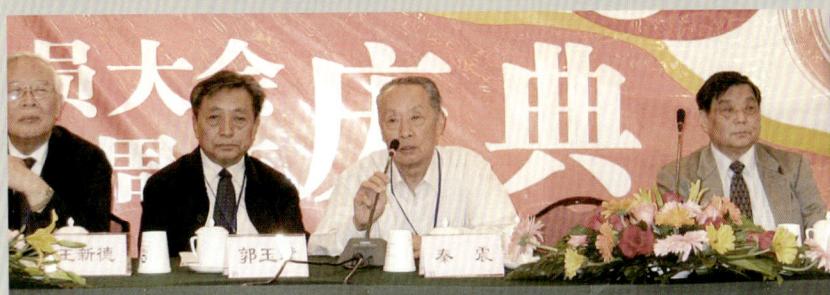

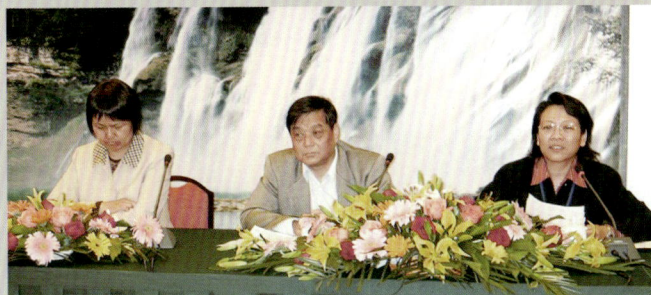

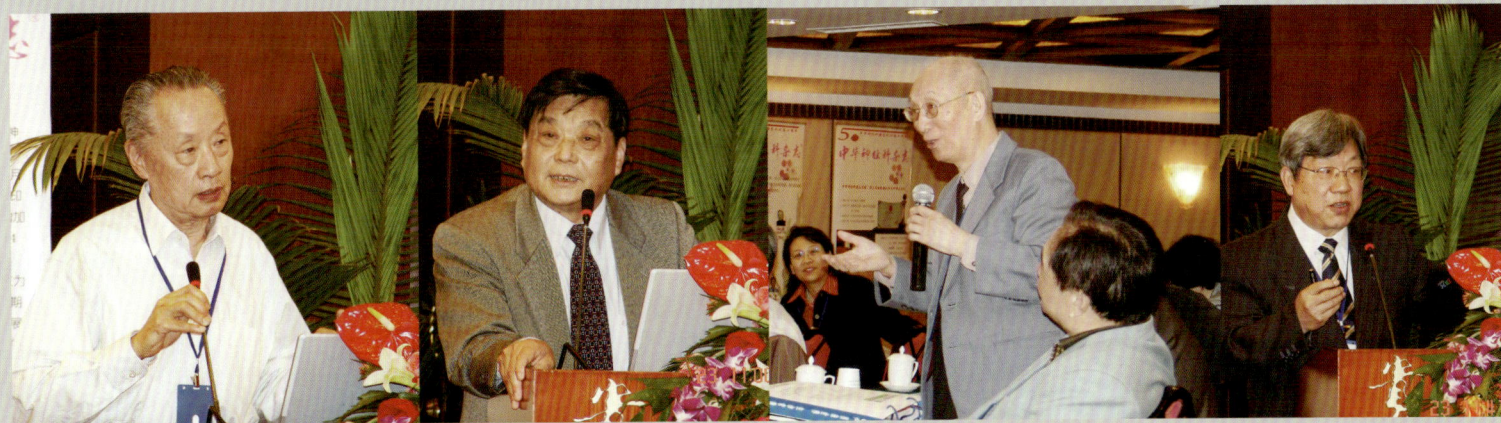

2005年4月，《中华神经科杂志》创刊50周年活动在贵阳举行

1/会议主席台（王新德教授、郭玉璞教授、秦震教授、吕传真教授、包雅琳主任和中华医学会、中华医学杂志社的领导）

2/王新德教授、郭玉璞教授、秦震教授主持会议

3/崔丽英教授、吕传真教授、包雅琳主任主持会议

4/秦震名誉总编辑（左一）、吕传真总编辑（左二）、粟秀初教授（左三）、许贤豪教授（左四）在会上发言

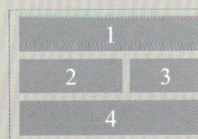

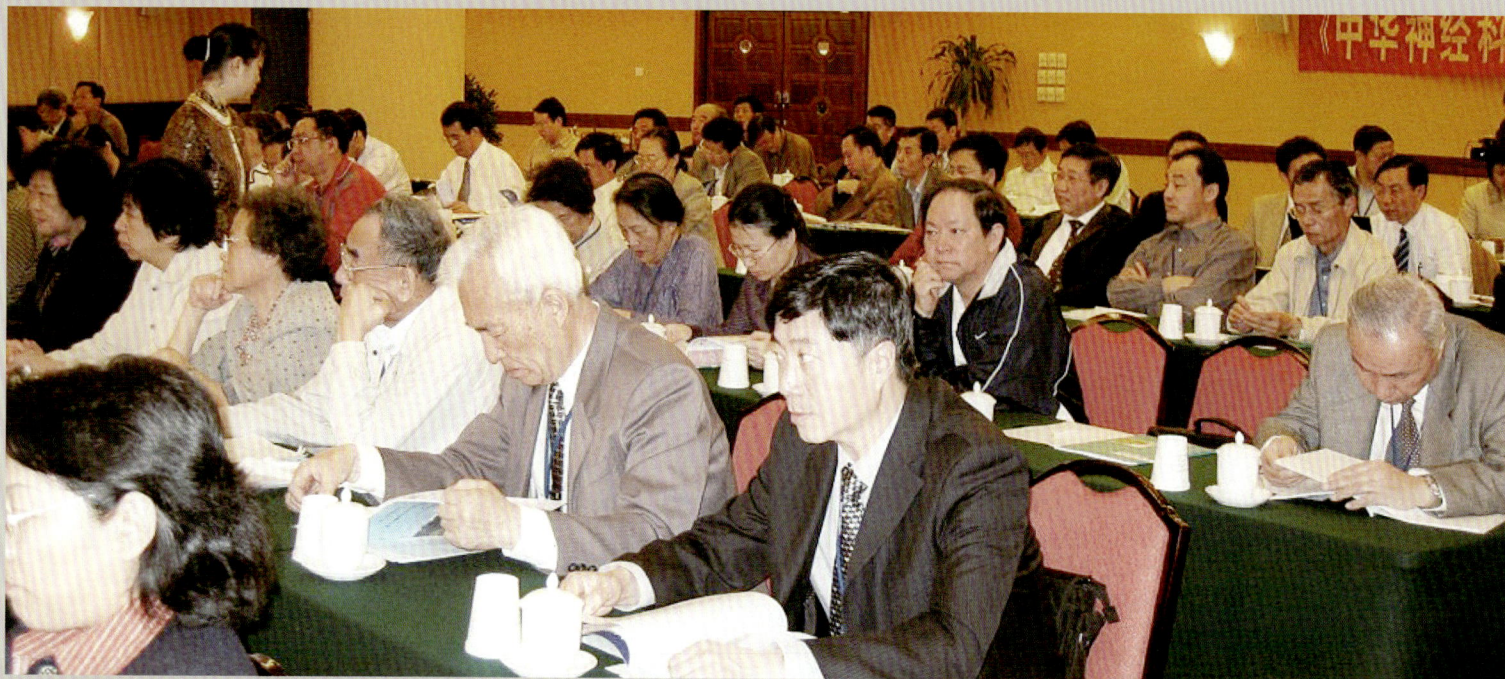

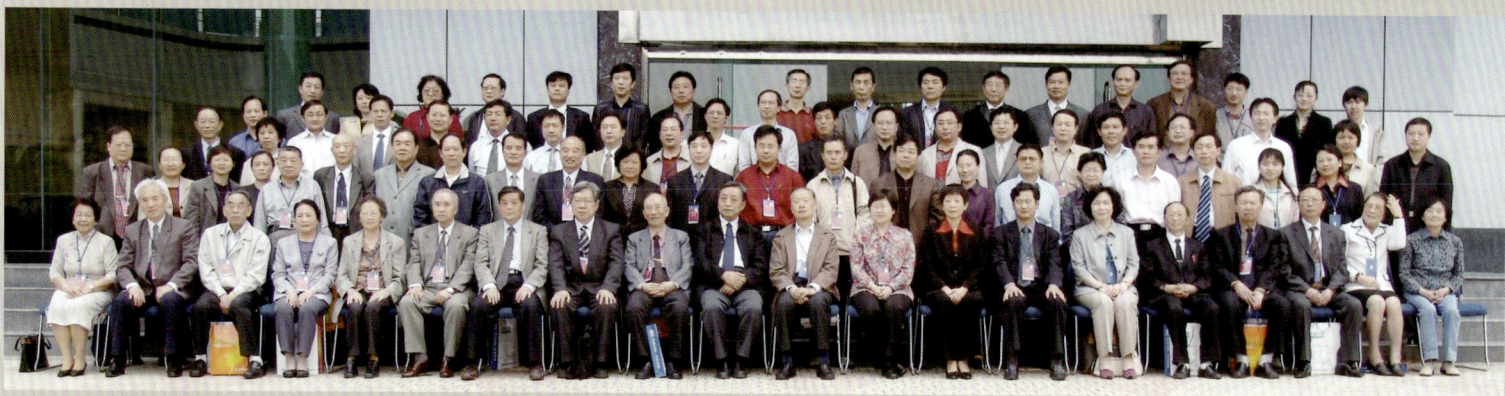

2005年4月，《中华神经科杂志》创刊50周年活动在贵阳举行

5/ 会场

6/ 参会者合影

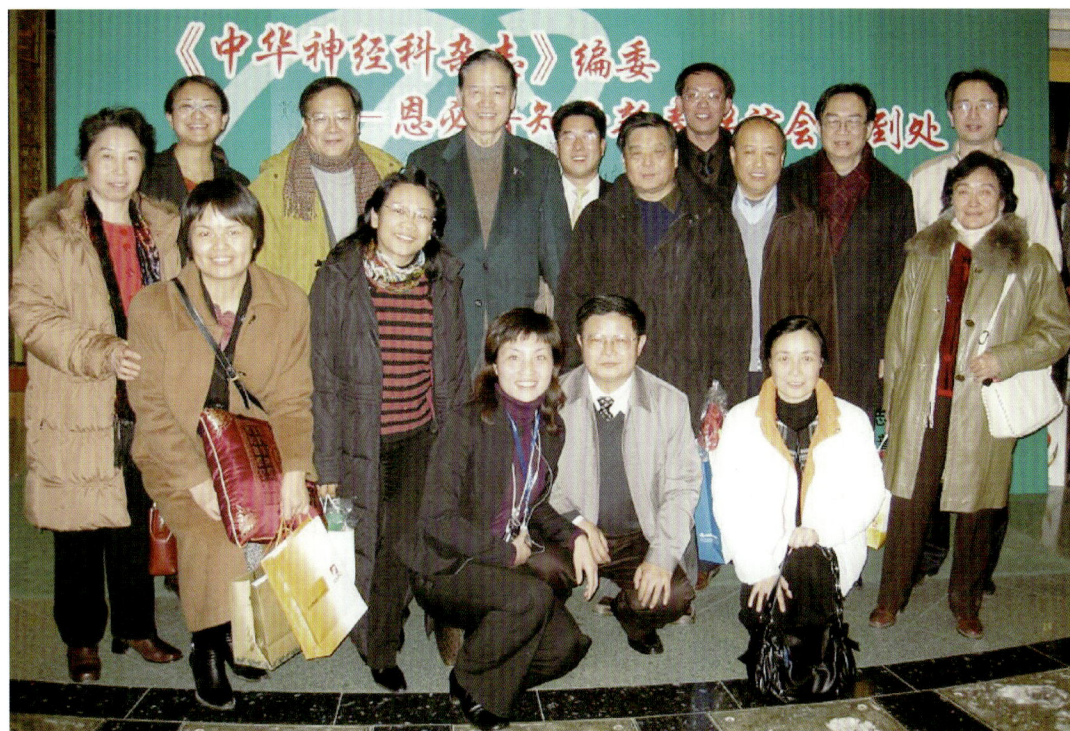

2006年1月,《中华神经科杂志》春节
联欢会（北京）部分参会专家合影

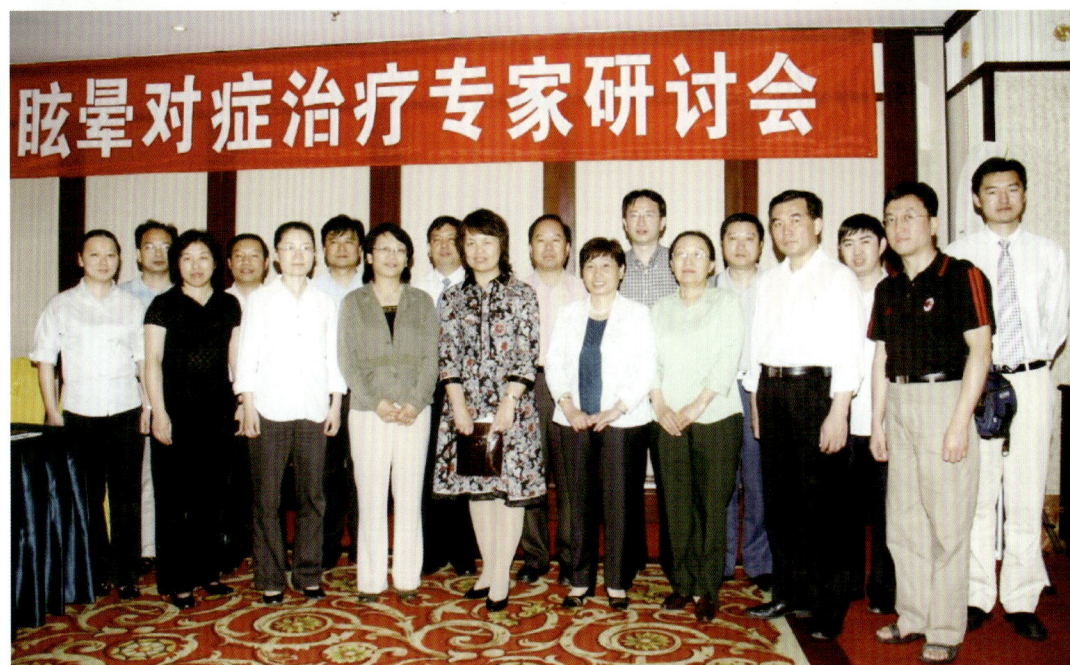

2008年6月,《中华神经科杂志》眩晕
诊治共识研讨会参会专家合影

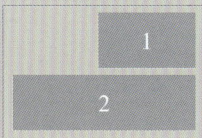

2008年7月，《中华神经科杂志》与中华医学会神经病学分会肌电图和临床神经电生理学组在银川举办中华医学会第十届全国肌电图和临床神经电生理学术会议

1/ 会场

2/ 参会专家和《中华神经科杂志》编辑部工作人员合影

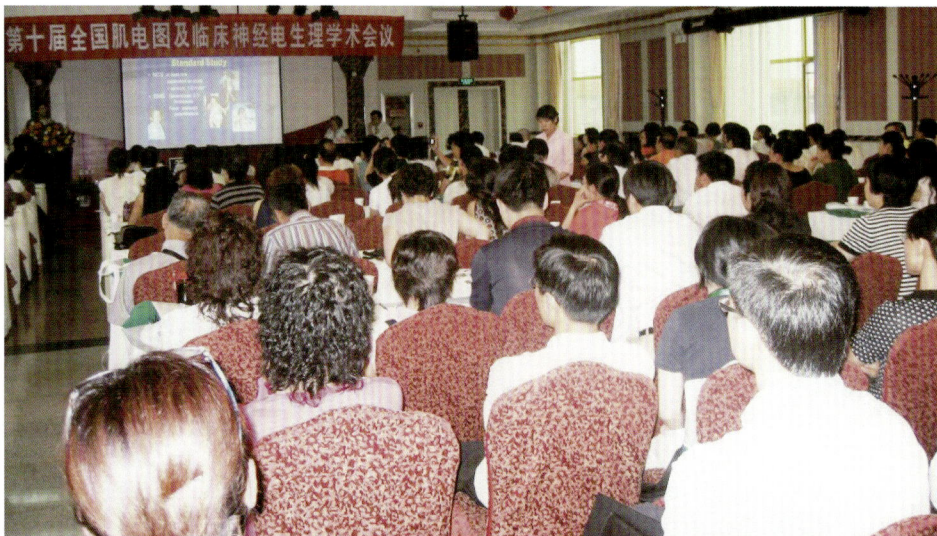

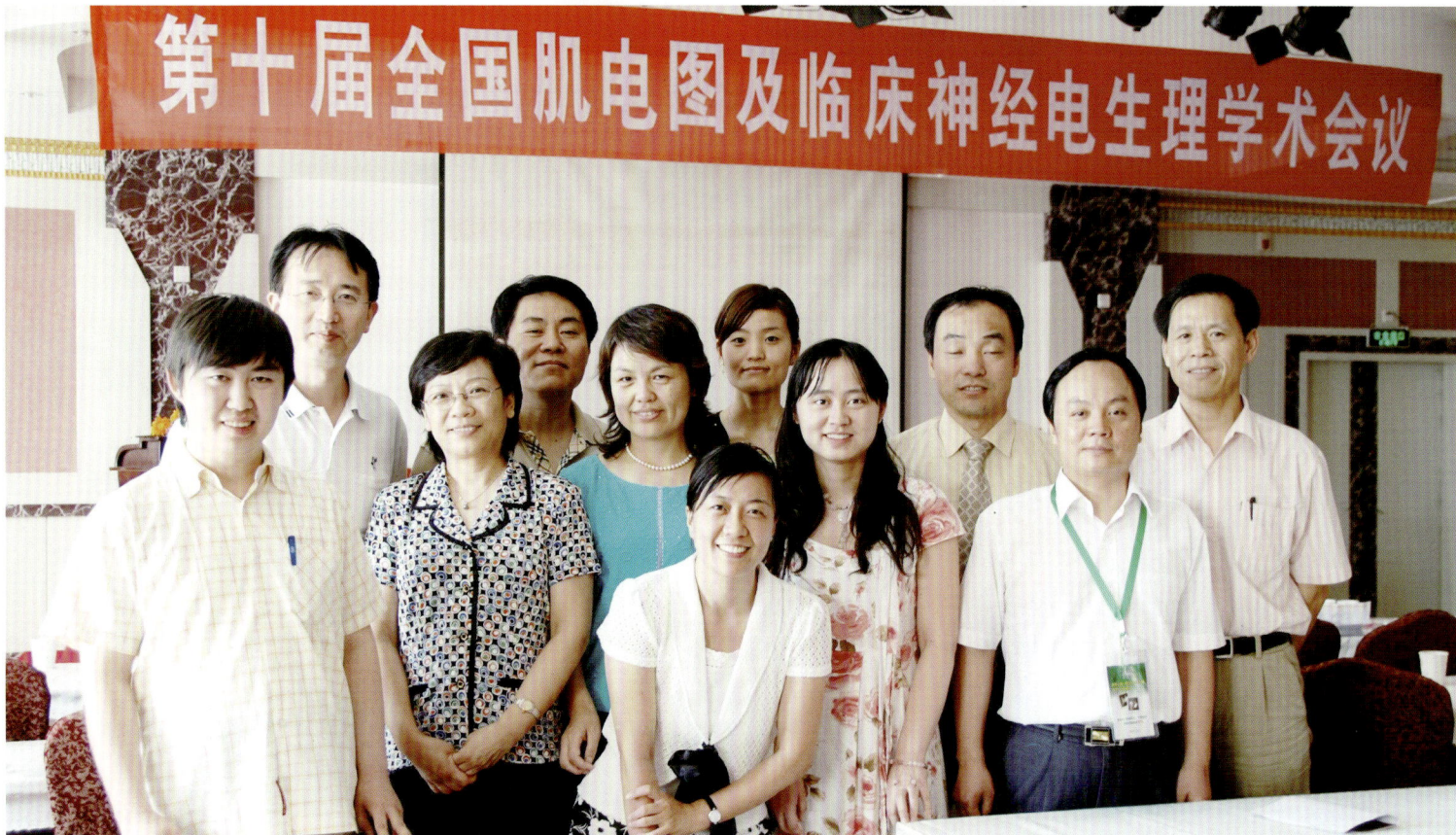

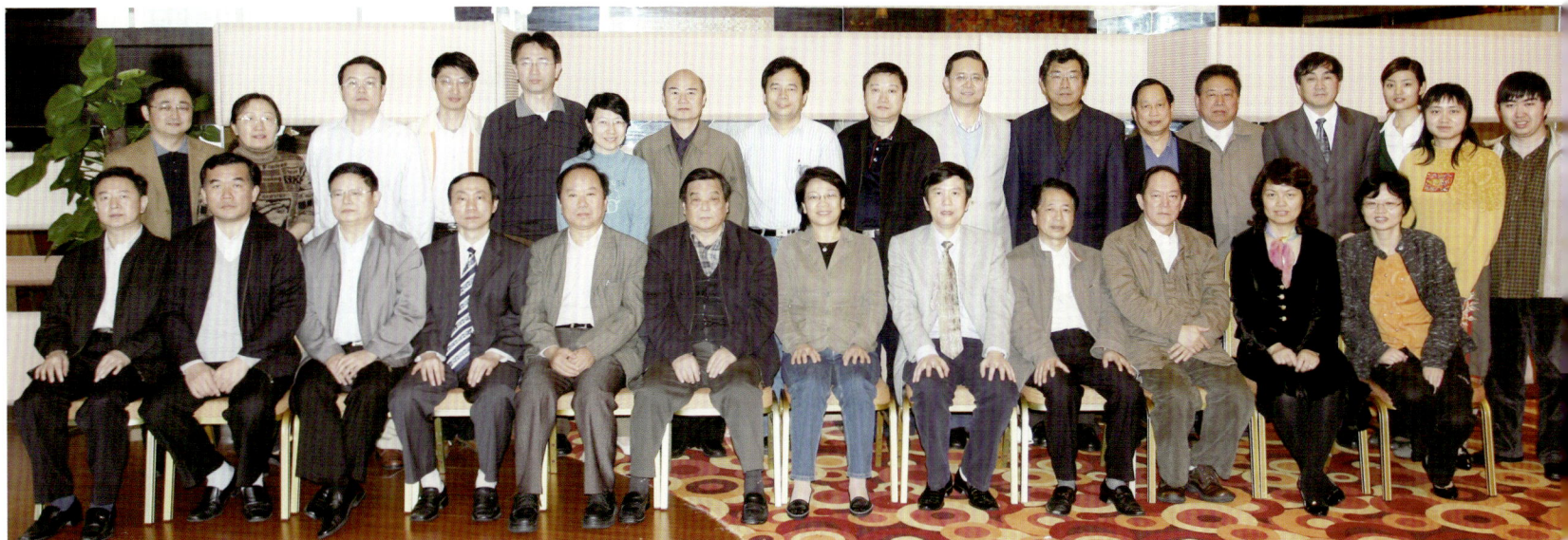

2008年11月，《中华神经科杂志》异地定稿会（杭州）参会专家合影

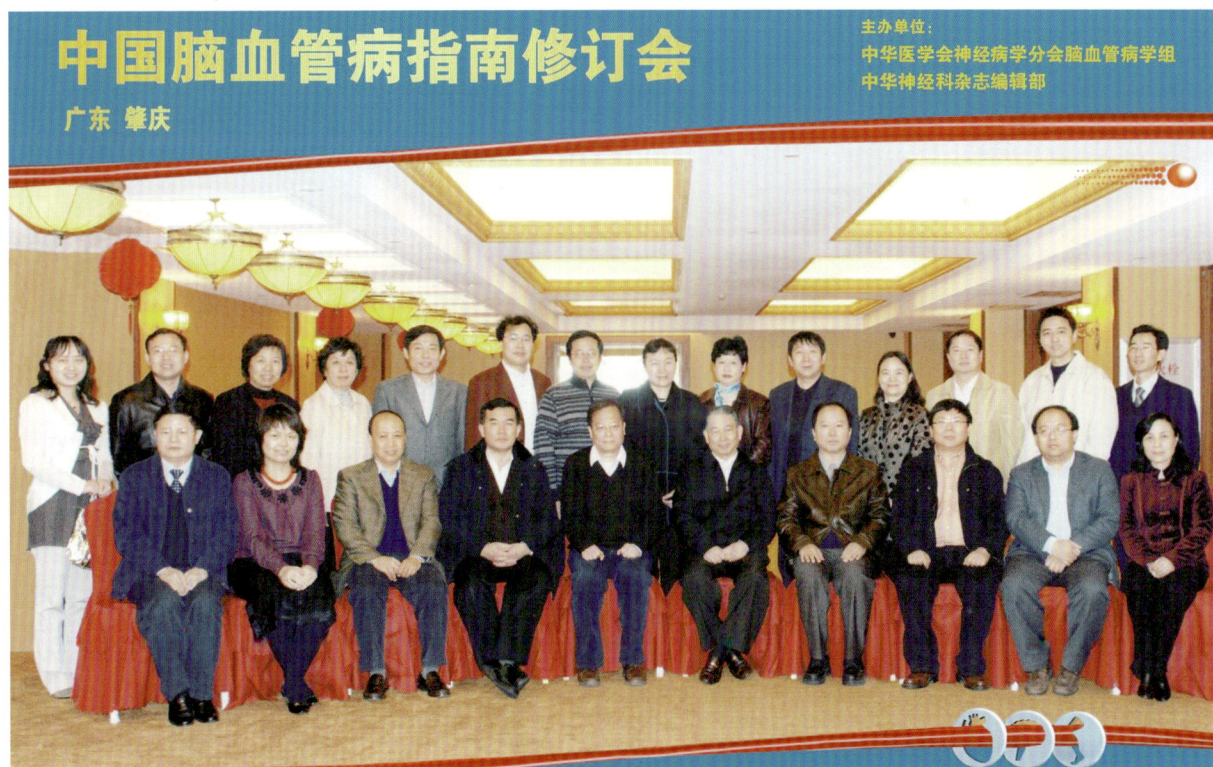

2009年1月，《中华神经科杂志》与中华医学会神经病学分会脑血管病学组在肇庆举办中华医学会中国脑血管病指南修订会后参会专家合影

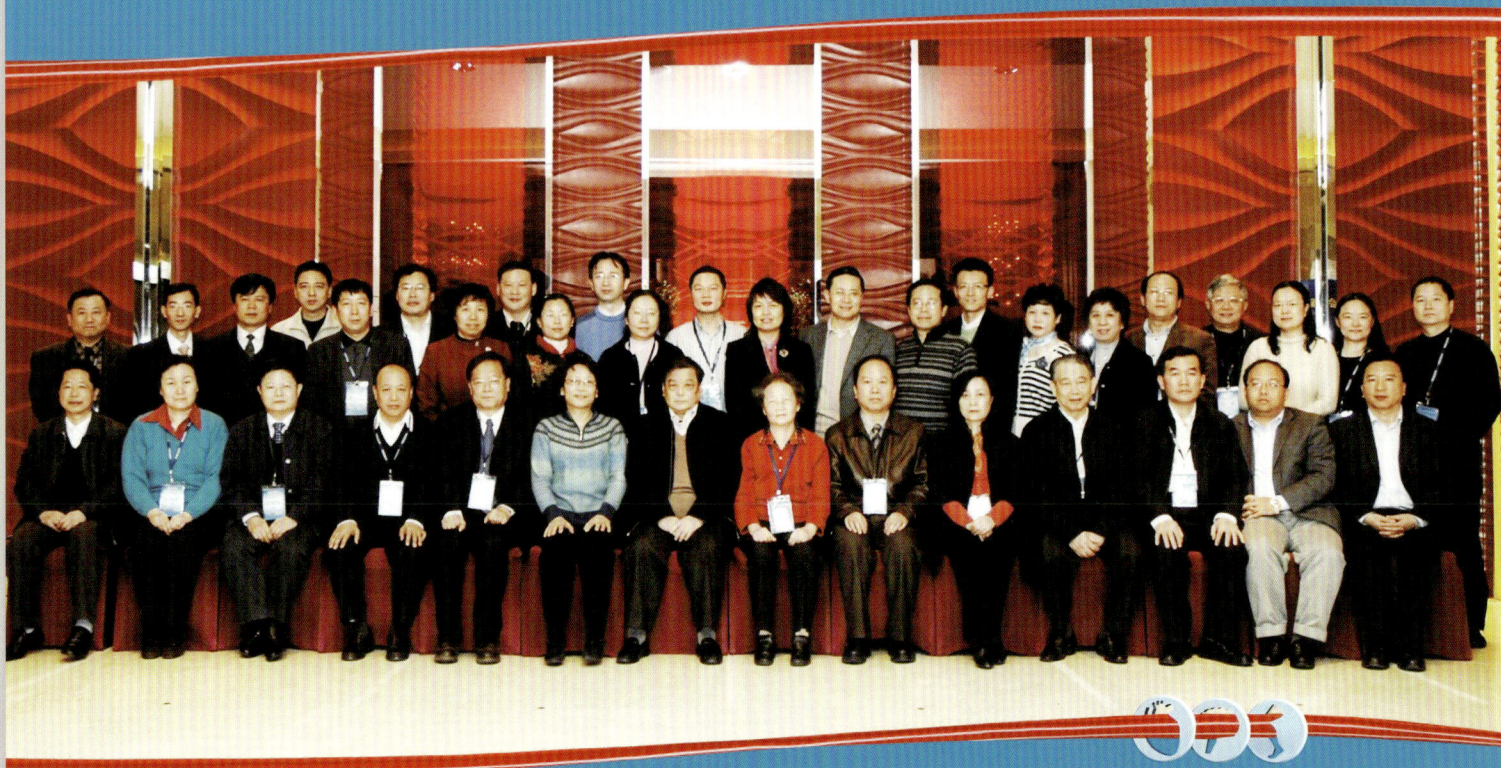

中国脑血管病指南修订会

中华医学会神经病学分会脑血管病学组
中华神经科杂志编辑部

中国 武汉

2009年2月，《中华神经科杂志》与中华医学会神经病学分会脑血管病学组在武汉举办中国脑血管病指南修订会后参会专家合影

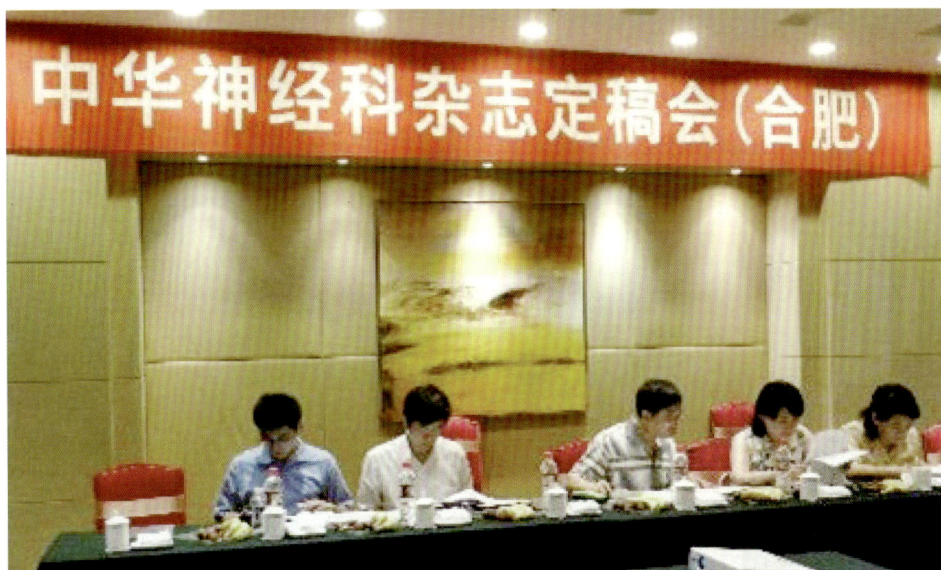

2009年4月,《中华神经科杂志》
异地定稿会（合肥）会场

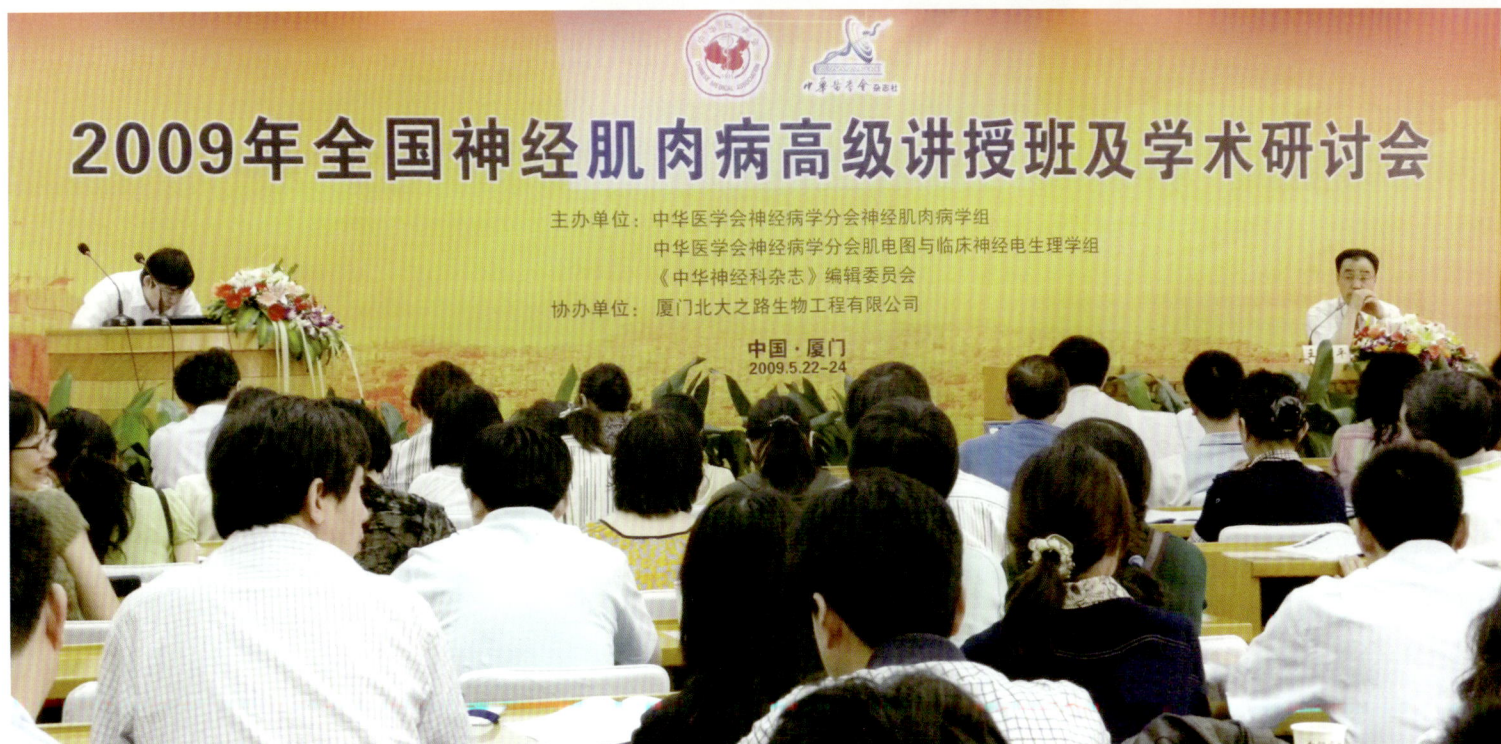

2009年5月,《中华神经科杂志》与中华医学会神经病学分会神经肌肉病学组、肌电图和临床神经电生理学组在厦门举办中华医学会全国神经肌肉病高级讲授班及学术研讨会（会场）

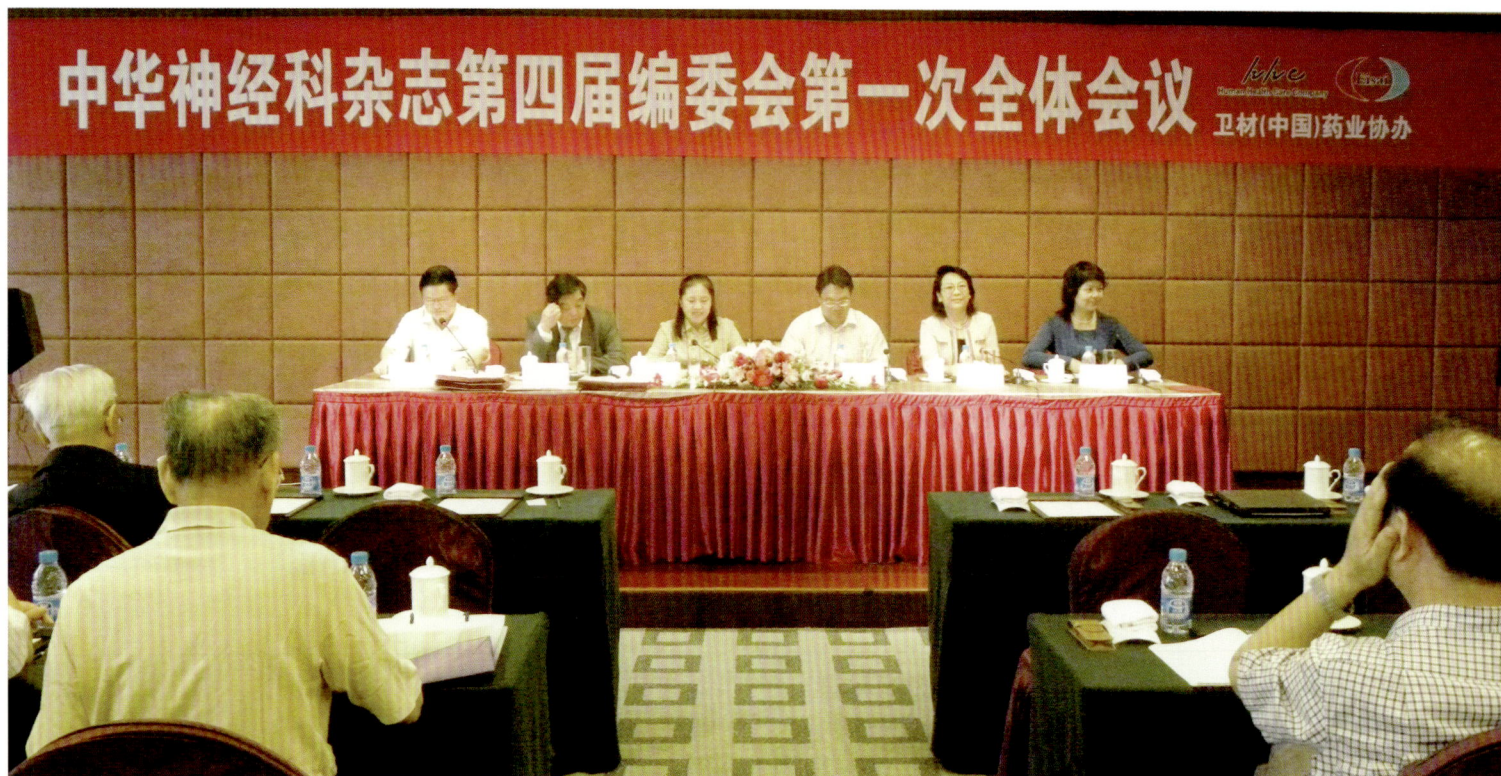

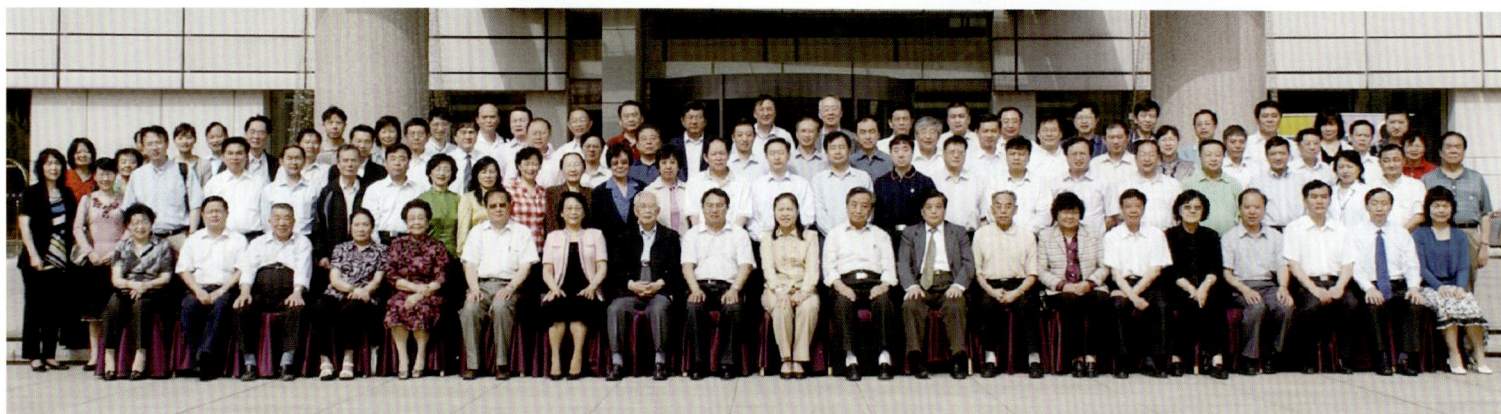

2009年9月5日，《中华神经科杂志》第四届编委会在北京召开第一次全体会议

1/ 会场

2/ 参会者合影

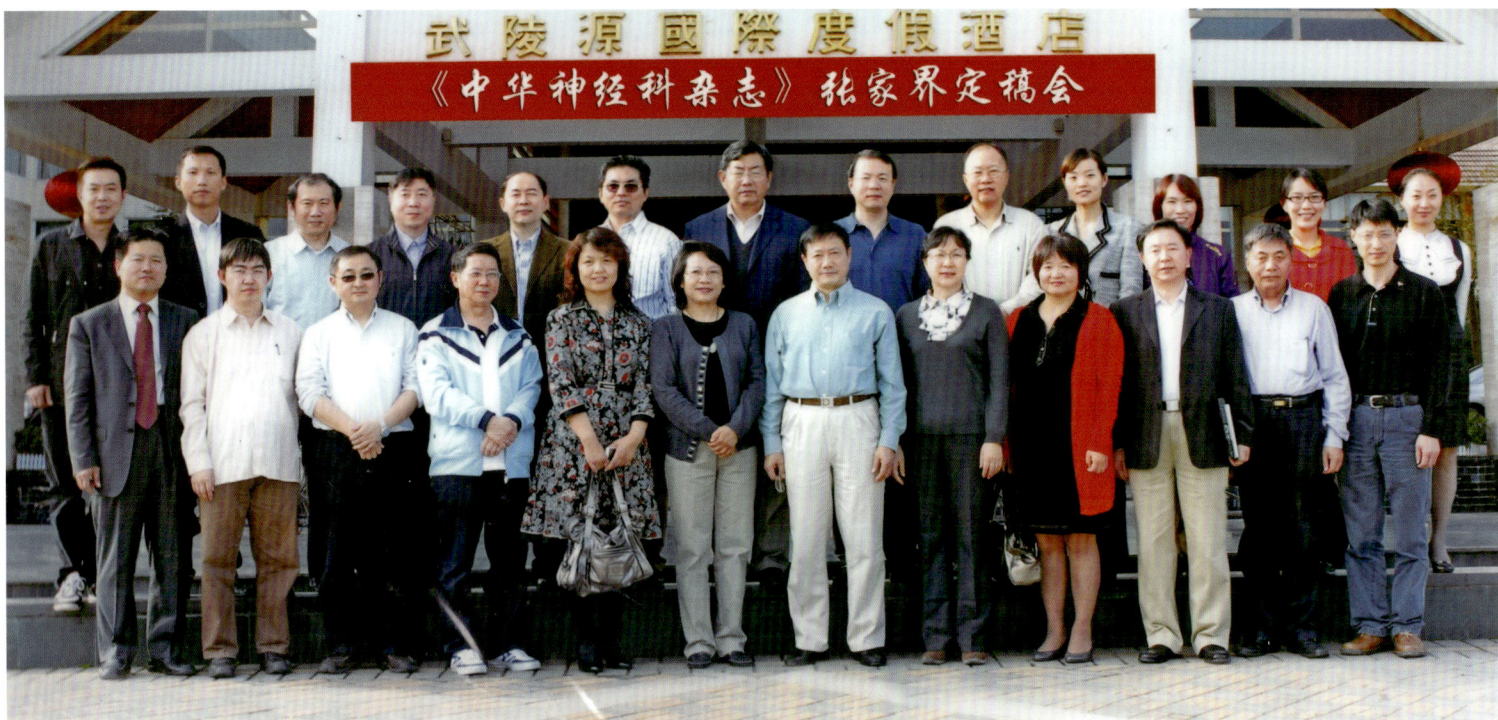

2010年10月，《中华神经科杂志》异地定稿会（张家界）参会专家合影

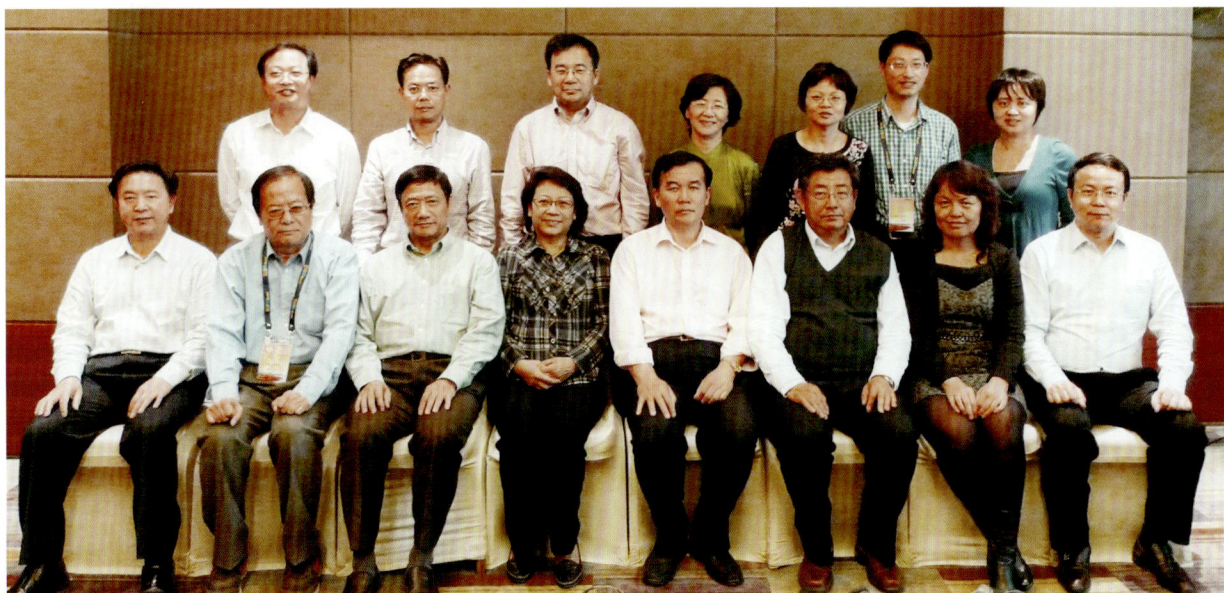

2011年10月，《中华神经科杂志》异地定稿会（沈阳）参会专家合影

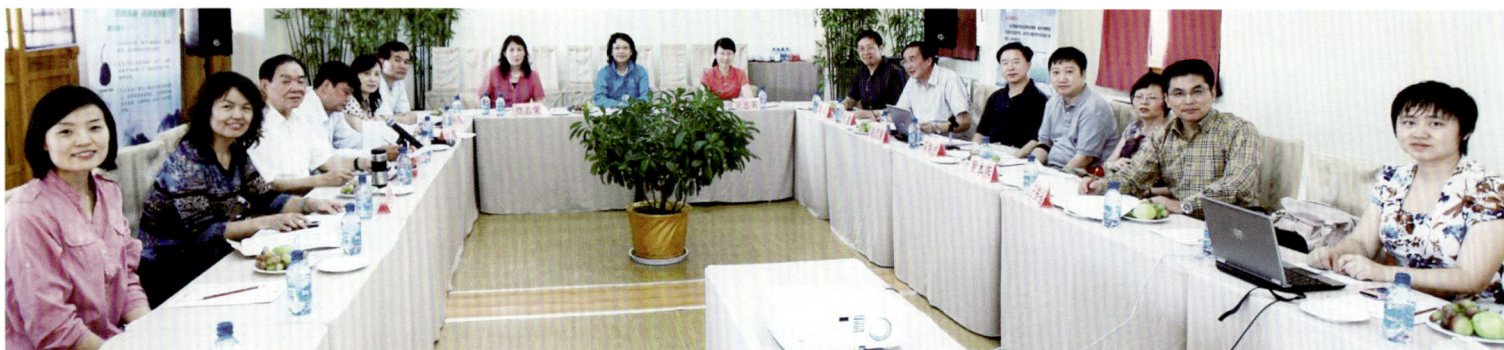

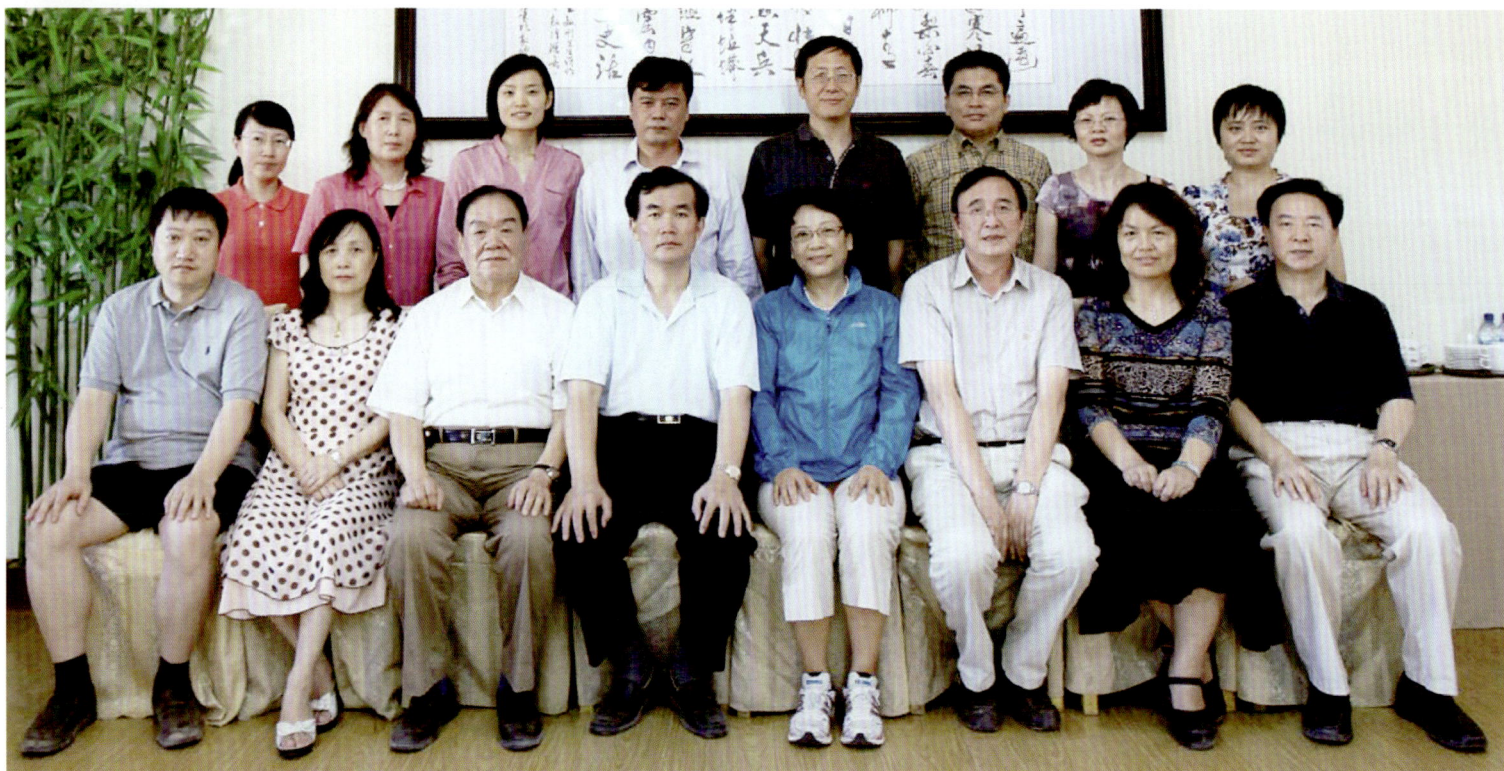

2012年10月，《中华神经科杂志》在甘肃召开异地定稿会

1/ 会场

2/ 参会专家合影

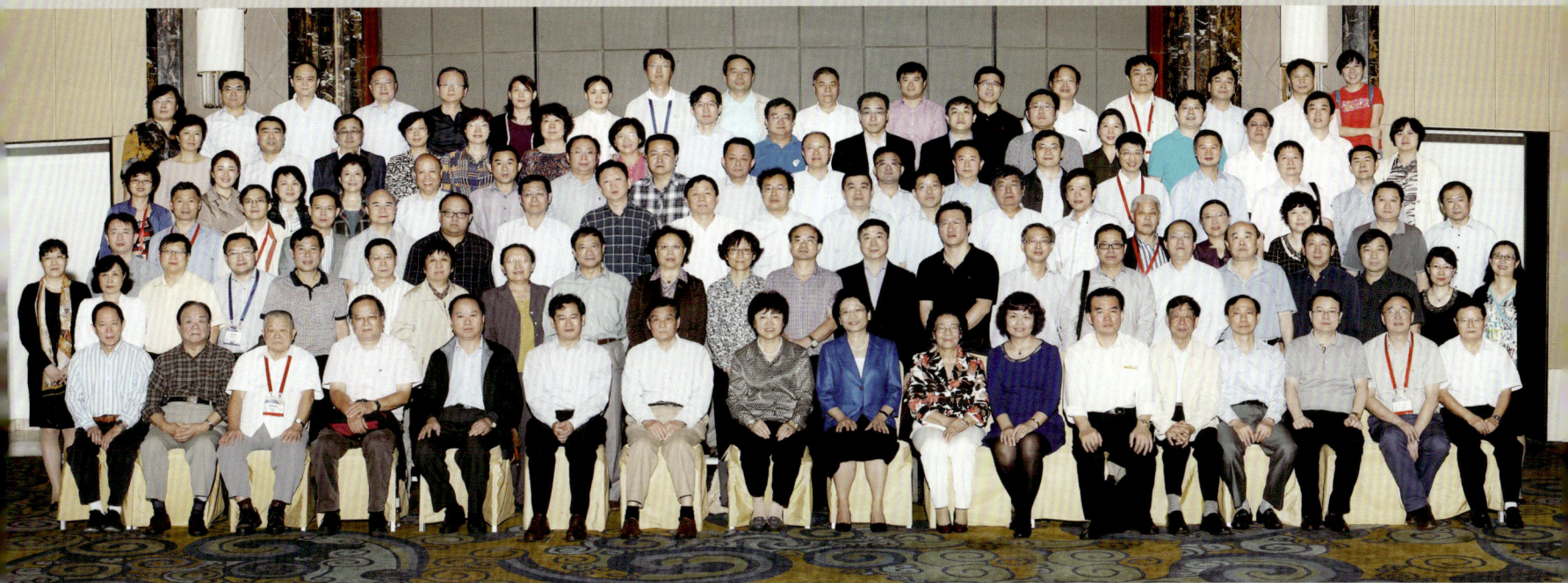

2013年10月，《中华神经科杂志》第五届编委会全体会议（南京）参会者合影

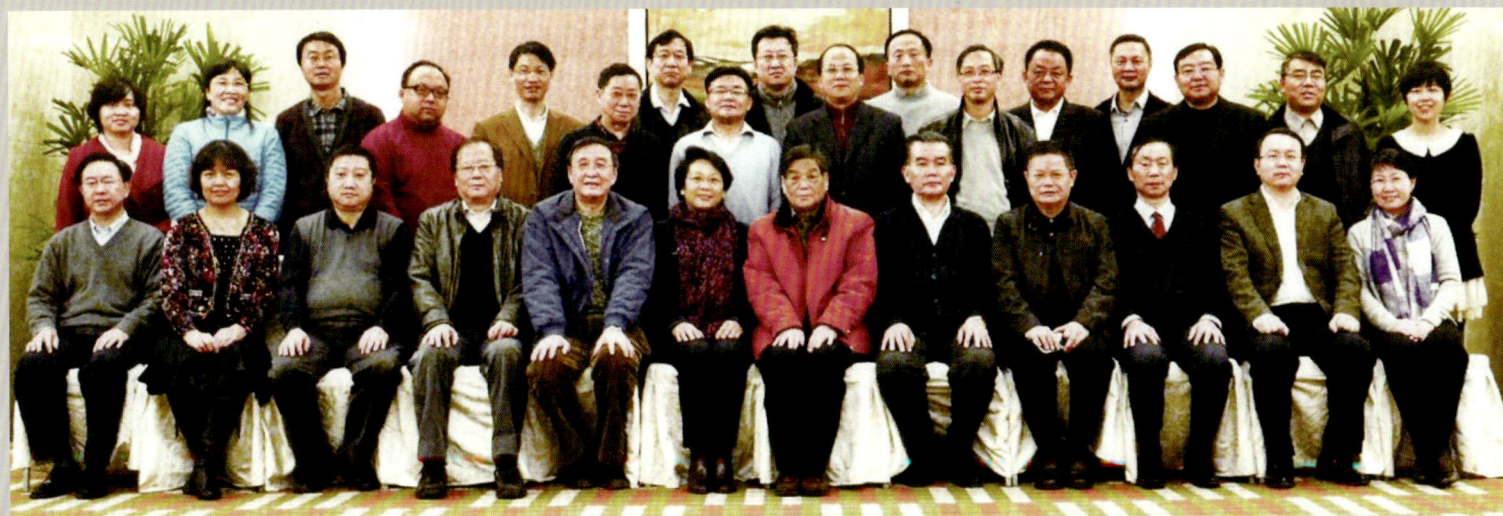

2013年12月，《中华神经科杂志》异地定稿会（上海）参会专家合影

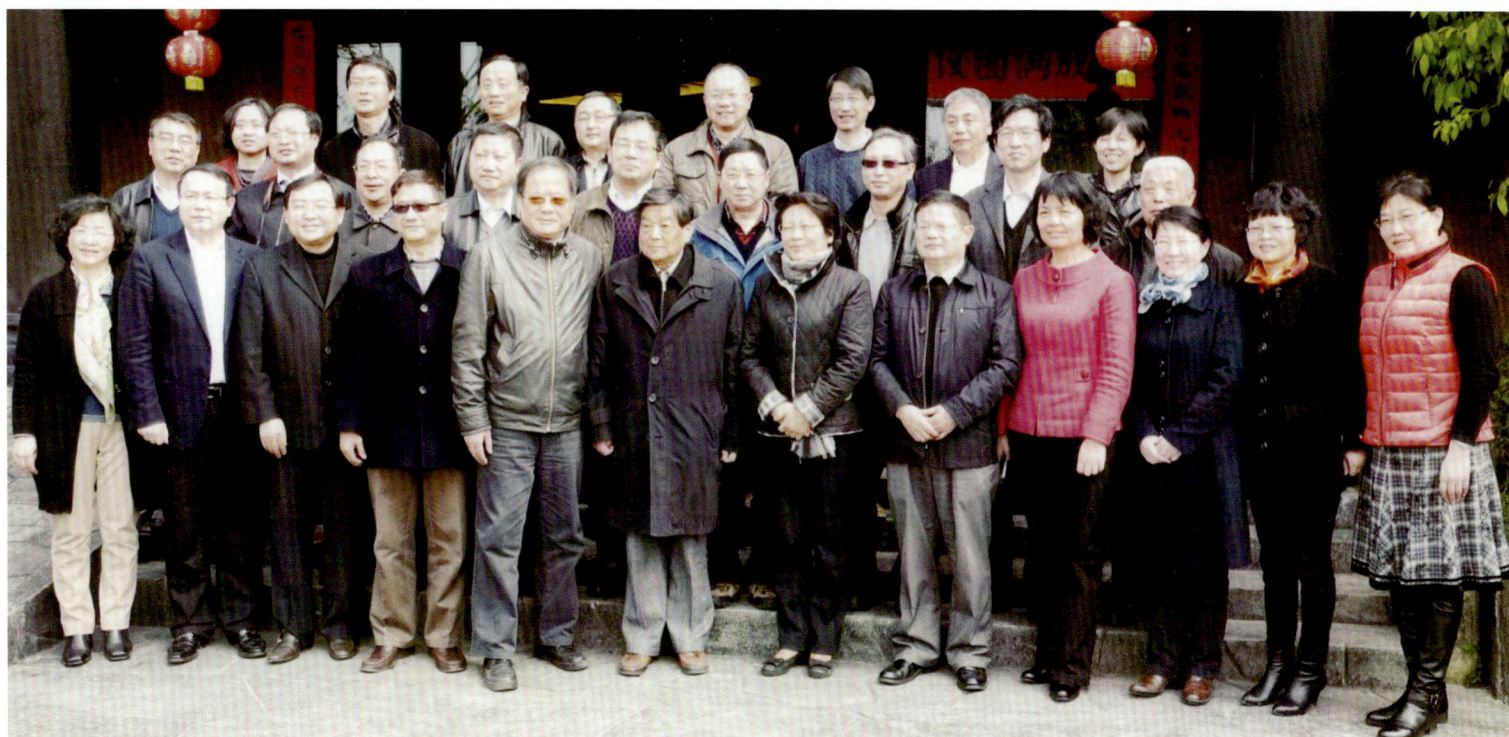

2014年3月，《中华神经科杂志》异地定稿会（上海）参会专家合影

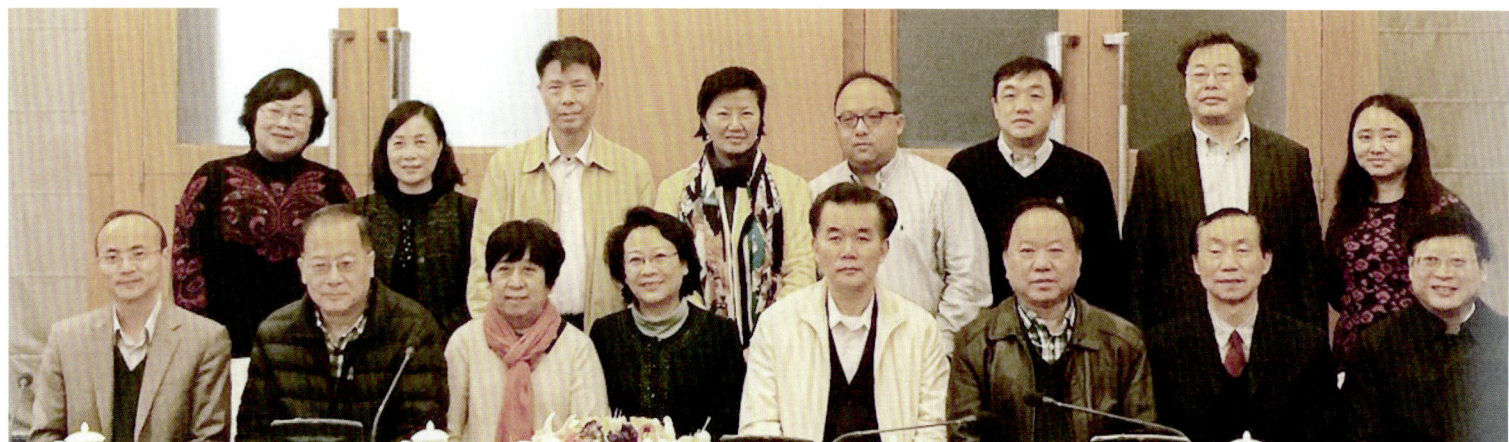

2015年12月，《中华神经科杂志》异地定稿会（珠海）参会专家合影

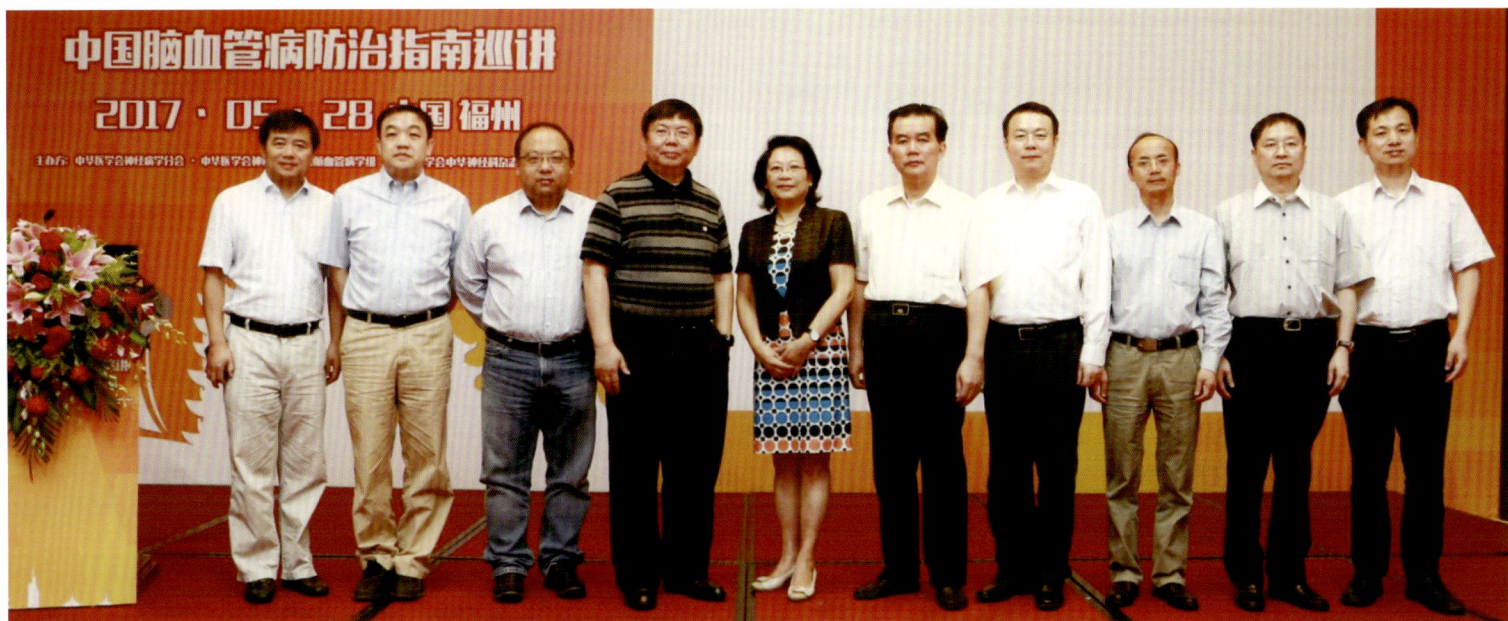

2017年5月28日，《中华神经科杂志》与中华医学会神经病学分会脑血管病学组在福州召开中国脑血管病防治指南巡讲，参加会议的专家有崔丽英、蒲传强、王拥军、董强、陈晓春、曾进胜、朱遂强、彭斌、陈万金教授和汪谋岳主任

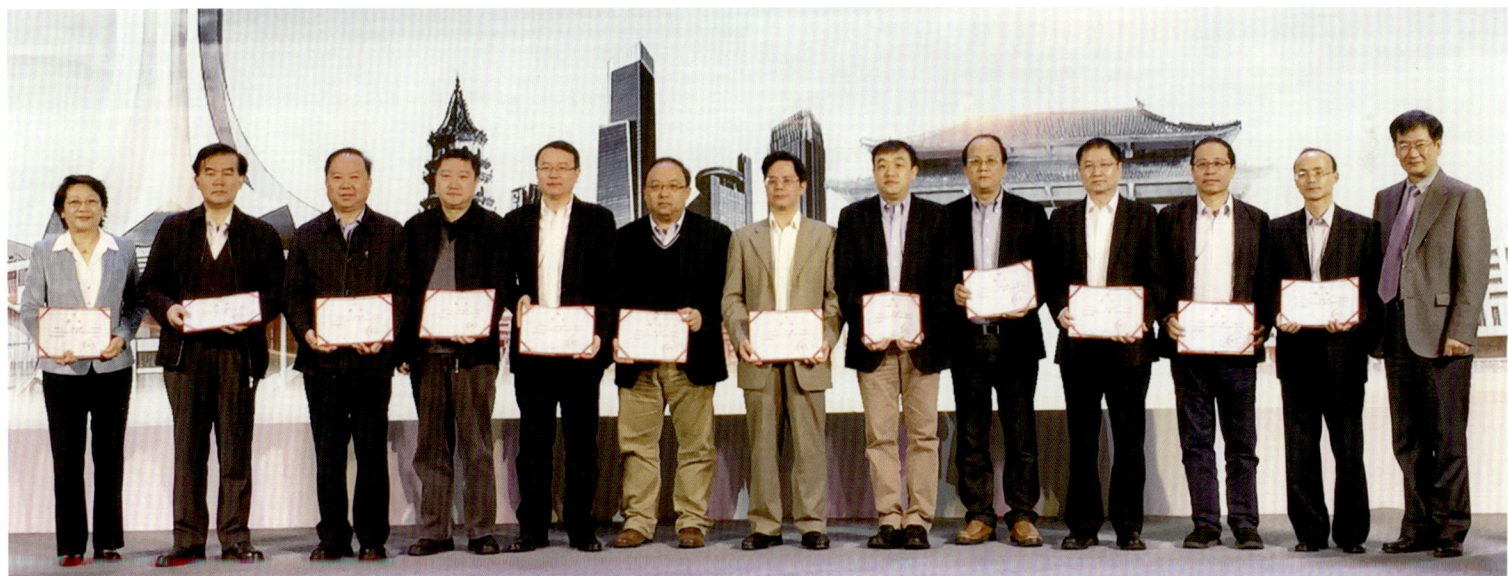

2017年12月，《中华神经科杂志》第六届编委会成立，中华医学会杂志社姜永茂社长给名誉总编辑崔丽英教授，总编辑蒲传强教授，副总编辑陈海波、陈晓春、董强、贾建平、彭斌、肖波、焉传祝、曾进胜、赵钢教授和汪谋岳主任颁发任命证书

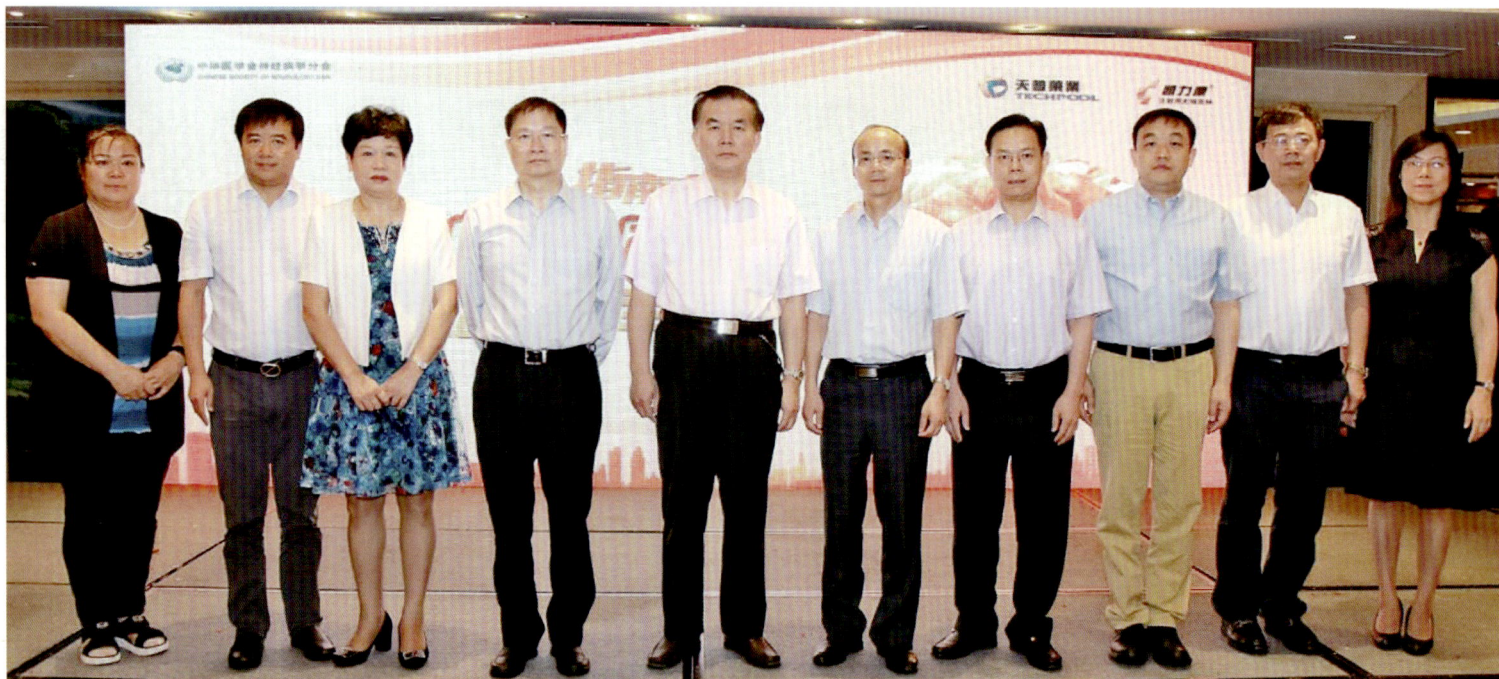

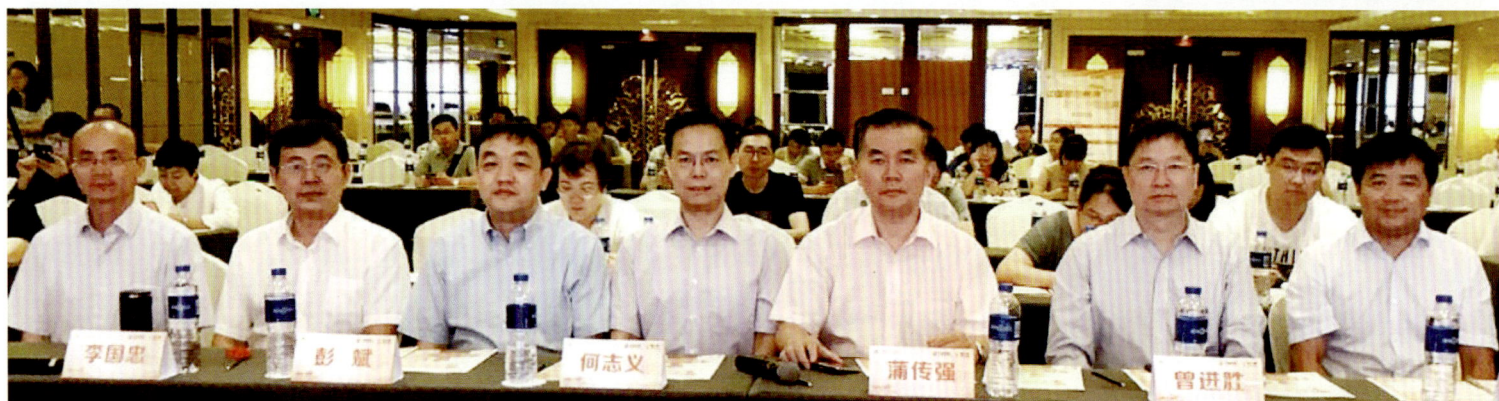

2018年8月,《中华神经科杂志》与中华医学会神经病学分会脑血管病学组在哈尔滨召开中国脑血管病防治指南巡讲

1、2/参加会议的专家有蒲传强、曾进胜、朱遂强、彭斌、何志义、李国忠、冯娟教授和汪谋岳主任

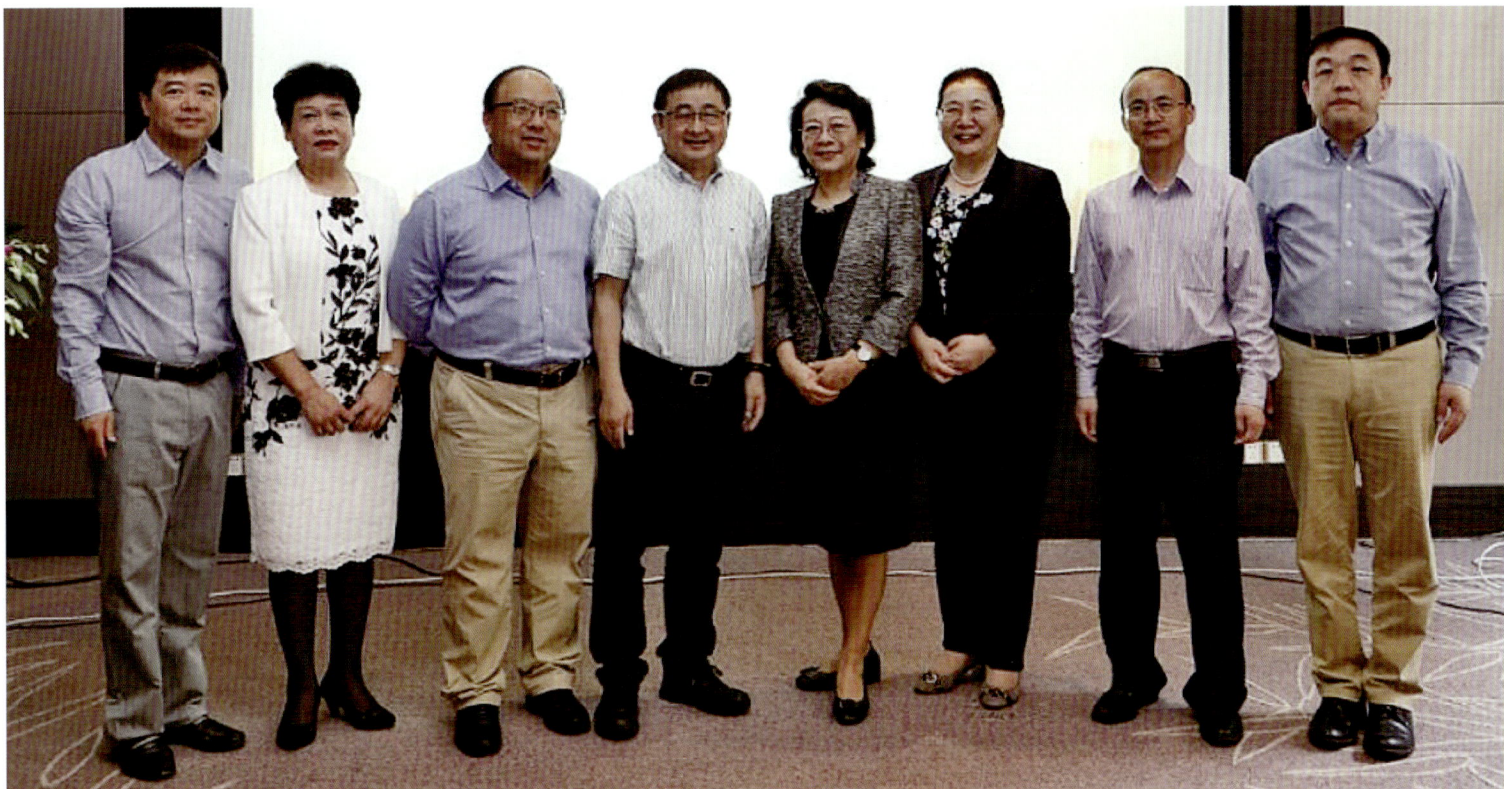

2019年5月，《中华神经科杂志》与中华医学会神经病学分会脑血管病学组在苏州召开中国脑血管病防治指南巡讲，参加会议的专家有崔丽英、董强、徐运、刘春风、朱遂强、彭斌教授和汪谋岳主任

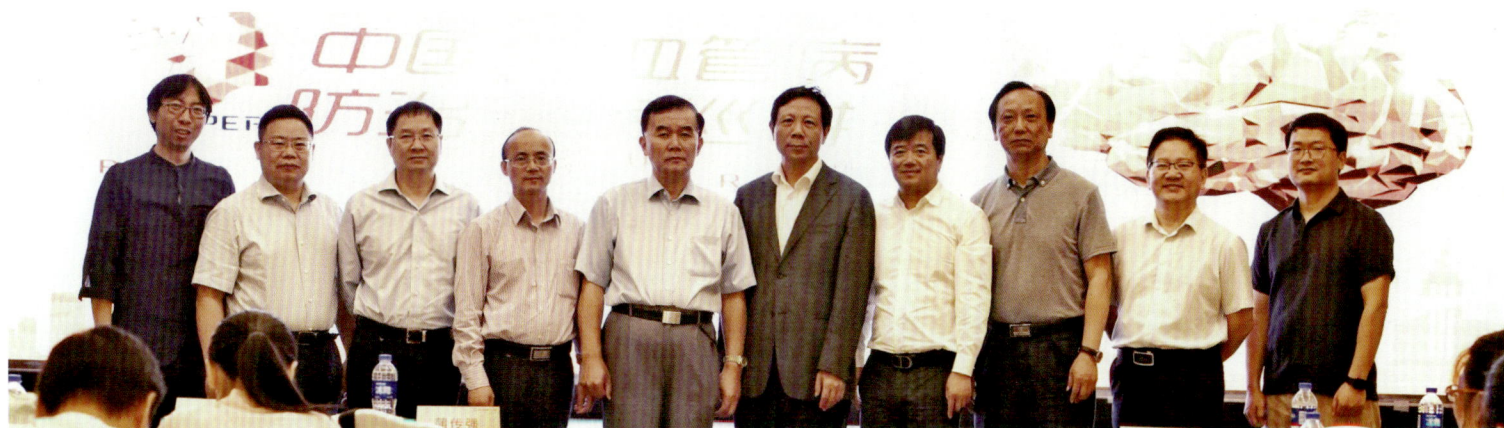

2019年6月，《中华神经科杂志》与中华医学会神经病学分会脑血管病学组在武汉召开中国脑血管病防治指南巡讲，参加会议的专家有蒲传强、曾进胜、张杰文、朱遂强、张兆辉、陈国华教授和汪谋岳主任

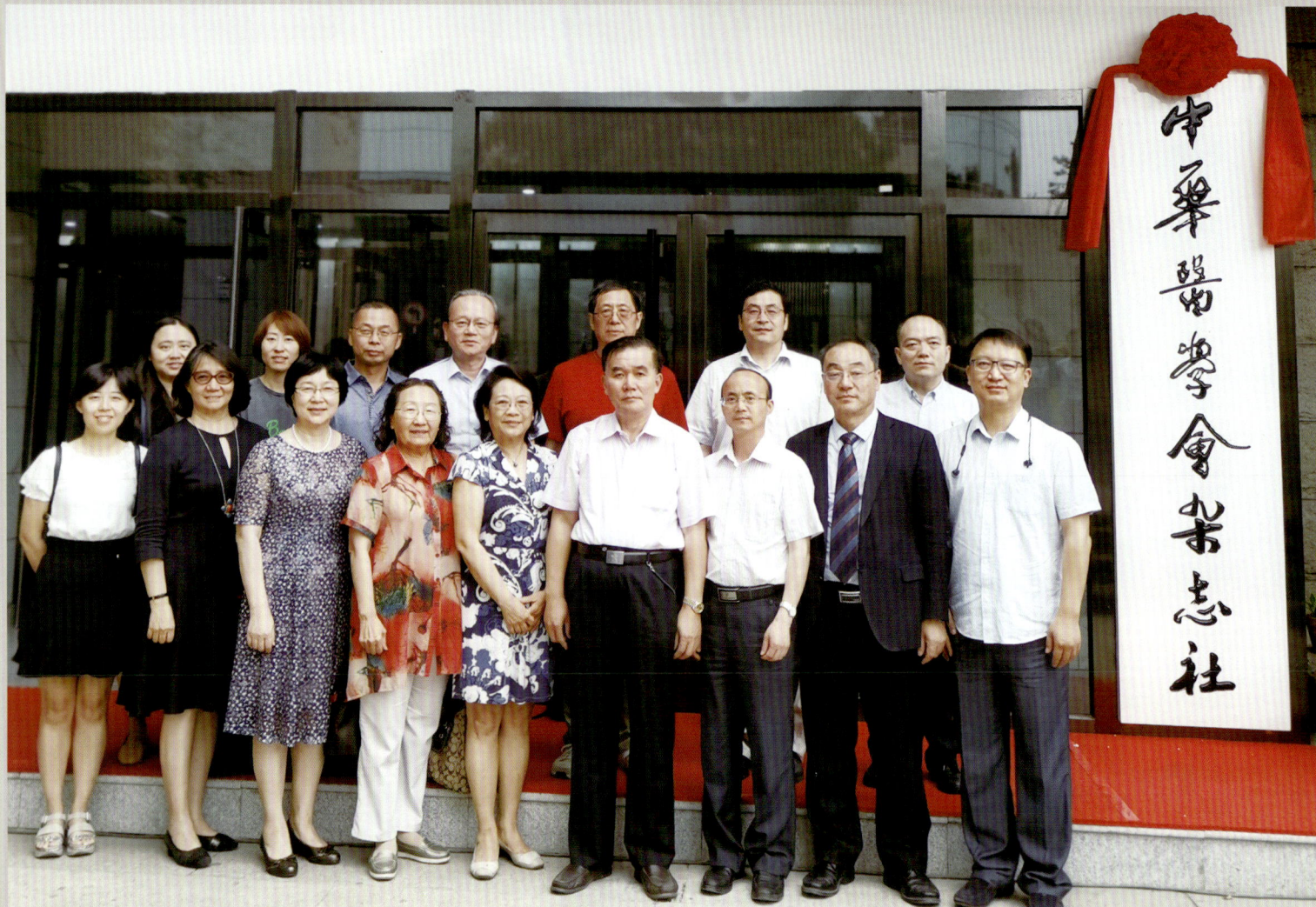

2019年6月5日，编委会领导与编辑部同志在中华医学会杂志社新址门前合影（崔丽英、蒲传强、郎森阳、王玉平、万兴华、武剑、高晶、袁云、黄旭升、王佳伟、石进和田成林编委，编辑部汪谋岳主任和郑晴、许倩、任琳编辑）

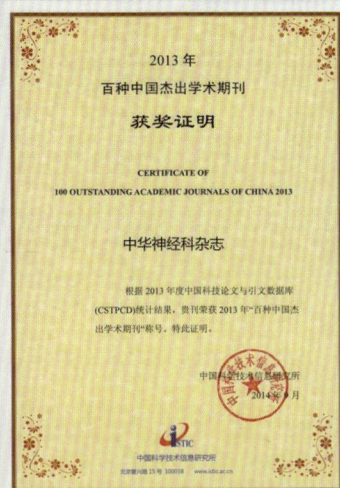

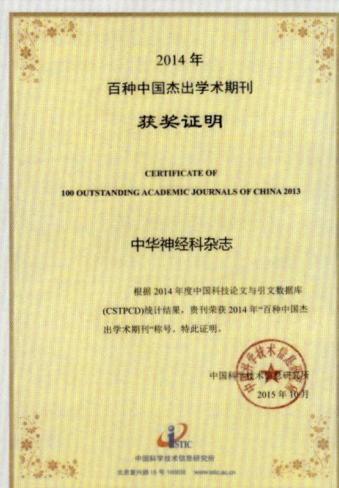

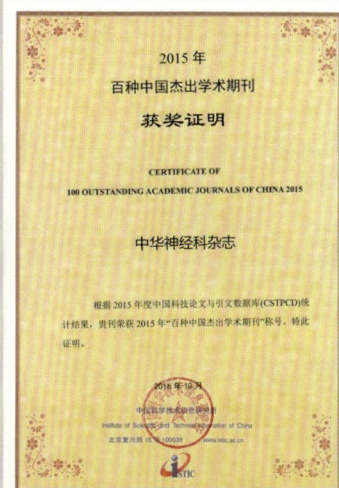

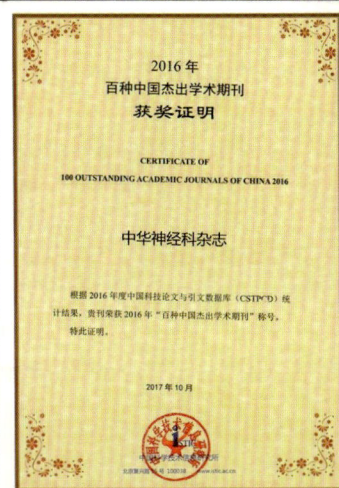

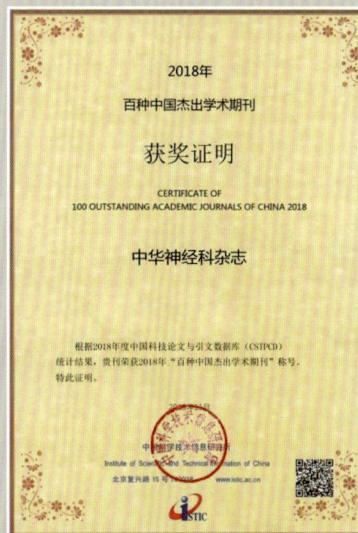

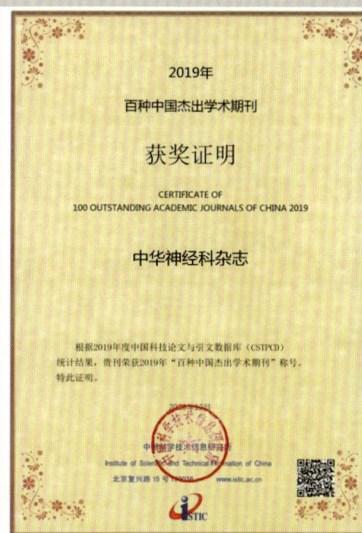

《中华神经科杂志》荣获2013—2019年"百种中国杰出学术期刊"称号（2017年图缺）

中国精品科技期刊证书
Certificate of Outstanding S&T Journals of China 2014

中华神经科杂志

　　经中国精品科技期刊遴选指标体系综合评价，贵刊入选"第3届中国精品科技期刊"，即"中国精品科技期刊顶尖学术论文（F5000）"项目来源期刊。有效期从2014年9月至2017年12月。

　　特此证明。

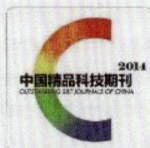

精品科技期刊服务与保障系统项目组
中国科学技术信息研究所
2014年9月

2014年，《中华神经科杂志》入选"第三届中国精品科技期刊"［即"中国精品科技期刊顶尖学术论文（F5000）"项目来源期刊］

中国精品科技期刊证书
Certificate of Outstanding S&T Journals of China
2017

中华神经科杂志

　　根据中国精品科技期刊遴选指标体系综合评价结果，贵刊入选"第4届中国精品科技期刊"，即"中国精品科技期刊顶尖学术论文（F5000）"项目来源期刊。有效期：2017年10月–2020年12月。

　　特此证明。

精品科技期刊服务与保障系统项目组
中国科学技术信息研究所
2017年10月

2017年，《中华神经科杂志》入选"第四届中国精品科技期刊"［即"中国精品科技期刊顶尖学术论文（F5000）"项目来源期刊］

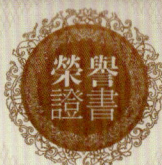

榮譽證書

[HONOR CERTIFICATE]

中华神经科杂志：

　　自中华医学会第24届理事会成立以来，不断开拓进取，为学会发展做出了突出贡献、成绩优异，被评为优秀期刊。

　　特发此证，以资鼓励。

中华医学会
2015年12月

2015年，《中华神经科杂志》荣获"中华医学会优秀期刊"

2014年和2018年，《中华神经科杂志》荣获"中华医学会系列杂志学术质量评审一等奖"

2016年，《中华神经科杂志》荣获"中华医学会系列杂志科研设计与统计优胜奖"

2018年，《中华神经科杂志》荣获"中华医学会系列杂志综合质量评审一等奖"

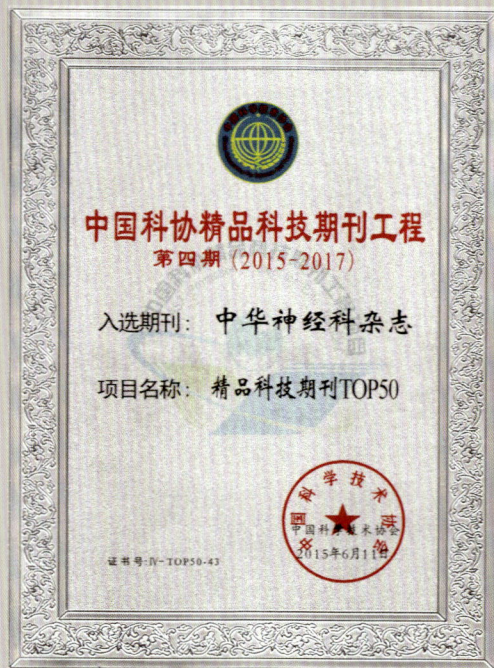

2015—2017年，《中华神经科杂志》获得"中国科协精品科技期刊TOP50项目"资助

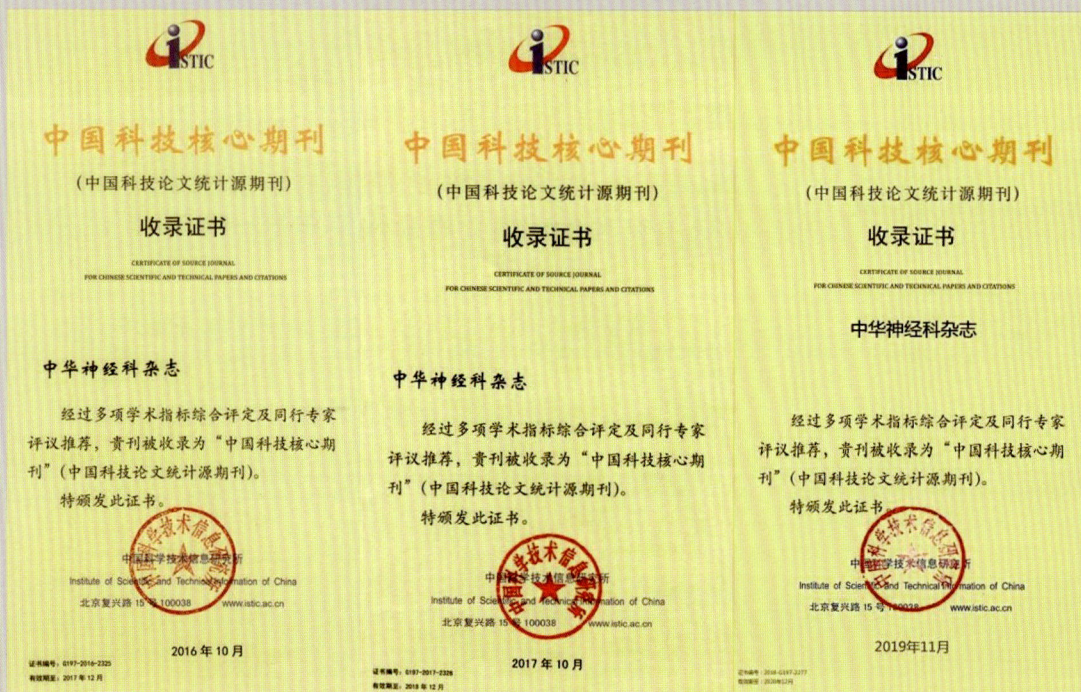

《中华神经科杂志》入选中国科技核心期刊（2016年、2017年、2019年图片展示）

第二节 《中华神经科杂志》历届编委会名单

一、《中华神经精神科杂志》第一届编委会名单

总　编　辑：许英魁

副总编辑：冯应琨　伍正谊　王慰曾　张沅昌

编辑委员：于清汉　王慰曾　冯应琨　朱汉英　伍正谊　刘多三

　　　　　刘昌永　许英魁　张沅昌　张纯亮　周廷闿　周孝达

　　　　　赵以成　桂质良　夏镇夷　凌敏猷　唐家琛　张俊卿

　　　　　陶国泰　黄友岐　黄兆开　黄克维　魏毓麟

编辑干事：王芷沅　陈文俊　曹天祥　赵葆洵

专职人员：穆怀珠

注：在京委员为常务委员。

二、《中华神经精神科杂志》第二届编委会名单

总　编　辑：许英魁

副总编辑：冯应琨　伍正谊　王慰曾　张沅昌　陈学诗

编辑委员：于清汉　王芷沅　王忠诚　王景祥　王慰曾　冯应琨

　　　　　兰维廉　朱汉英　伍正谊　刘多三　刘昌永　许　迪

　　　　　许英魁　苏　英　李文中　汪无级　沈渔邨　张沅昌

　　　　　张继忠　陈文俊　陈学诗　周廷闿　周孝达　赵以成

　　　　　赵葆洵　粟宗华　夏镇夷　陶国泰　黄友岐　黄兆开

　　　　　黄克维　傅雅各　谭铭勋　魏毓麟

专职人员：穆怀珠　陈秀华

注：在京委员为常务委员。

三、《中华神经精神科杂志》第三届编委会名单

总 编 辑：冯应琨

副总编辑：伍正谊　王忠诚　张沅昌　黄克维　夏镇夷　陶国泰
　　　　　陈学诗

编辑委员：于清汉　王　环　王芷沅　王忠诚　王积枯　王维钧
　　　　　王新德　戈治理　卢　亮　史玉泉　冯传宜　冯应琨
　　　　　朱汉英　朱桢卿　朱家昌　伍正谊　刘多三　刘昌永
　　　　　刘贻德　刘锡民　许　迪　严和骏　李文忠　李振三
　　　　　杨露春　何钦圣　何慕陶　汪无级　沈其杰　沈渔邨
　　　　　张　明　张扬达　张沅昌　张继志　陈文俊　陈汉白
　　　　　陈学诗　邵嘉伟　罗维武　周廷閽　周孝达　孟家眉
　　　　　项全富　赵　馥　赵崇智　赵葆洵　段国升　侯金镐
　　　　　姜佐宁　娄焕明　莫淦明　索敬贤　夏镇夷　徐德隆
　　　　　陶国泰　黄友岐　黄克维　曹美鸿　韩哲生　傅雅各
　　　　　谭铭勋　翟书涛　褐湘荣　薛庆澄

专职人员：陈秀华　李文军　于际生　敖明　吕满红

注：在京委员为常务委员。

四、《中华神经精神科杂志》第四届编委会名单

名誉总编辑：冯应琨　伍正谊　黄克维

总 编 辑：陈学诗

副总编辑：夏镇夷　周孝达　陶国泰　史玉泉　谭铭勋　沈渔邨

编辑委员：于际生　王新德　卢　亮　史玉泉　冯传宜　朱　克
　　　　　刘协和　刘多三　刘贻德　刘焯霖　刘锡民　江德华
　　　　　汤晓芙　许　迪　严和骏　李大年　杨德森　杨露春
　　　　　吴　逊　何慕陶　沈其杰　沈渔邨　张　明　张扬达
　　　　　张明圆　张继志　张维熙　陆雪芬　陈汉白　陈秀华

陈昌惠	陈学诗	邵嘉伟	茅于燕	罗维武	周孝达
孟家眉	项全富	赵亚忠	赵雅度	侯熙德	姜佐宁
粟秀初	夏镇夷	徐韬园	徐德隆	郭玉璞	陶国泰
葛茂振	傅雅各	谭铭勋	翟书涛	熊希民	薛启蕣
瞿治平

咨询编委：万文鹏　于清汉　王芷沅　邓荣琨　匡培根　李心天
　　　　　李文中　李从培　李振三　朱汉英　朱家昌　朱镛连
　　　　　刘昌永　刘道宽　汪无级　陈文俊　周廷闿　赵葆洵
　　　　　赵　馥　张　本　莫淦明　黄友岐

专职人员：陈秀华　于际生　李文军　敖　明　杨小昕　李文惠
　　　　　吕满红

注：在京委员为常务委员。

五、《中华神经精神科杂志》第五届编委会名单

顾　　　问：周孝达　陶国泰　谭铭勋
名誉总编辑：夏镇夷
总　编　辑：陈学诗
副总编辑：沈渔邨　郭玉璞　姜佐宁　江德华　张明园　陆雪芬
编辑委员：于际生　马　崔　王汝川　王明礼　王维治　王新德
　　　　　卢　亮　朱　克　刘协和　刘焯霖　江德华　汤晓芙
　　　　　许贤豪　严和骎　李　恭　李大年　杨玲玲　杨德森
　　　　　杨露春　吴　逊　何慕陶　沈其杰　沈渔邨　宋雪文
　　　　　张　明　张扬达　张明园　张继忠　陆雪芬　陈秀华
　　　　　陈昌惠　陈学诗　陈俊宁　邵嘉伟　茅于燕　林世和
　　　　　罗维武　孟昭义　孟家眉　项全富　赵亚忠　侯熙德
　　　　　姜佐宁　秦　震　袁锦楣　粟秀初　顾牛范　徐韬园
　　　　　高恒旺　郭玉璞　涂来慧　葛茂振　舒　良　雷征霖
　　　　　翟书涛　薛启蕣　瞿治平

专职人员：陈秀华　杨小昕　于际生　李文慧　吕金梅

注：在京委员为常务委员。

六、《中华神经科杂志》第一届编委会名单

名誉总编辑：王新德

总 编 辑：郭玉璞

副总编辑：江德华　秦　震　陆雪芬　袁锦楣　陈秀华

编辑委员：丁德云　马朝桂　王国相　王维治　王新德　王镇涛

　　　　　王德生　方树友　尹世杰　孔繁元　丛志强　吕传真

　　　　　朱　克　刘焯霖　江德华　汤洪川　汤晓芙　许贤豪

　　　　　李大年　李作汉　李绍英　李春岩　杨露春　吴　逊

　　　　　吴卫平　宋东林　宋雪文　张苏明　张振馨　陆雪文

　　　　　陈生弟　陈秀华　陈俊宁　陈清棠　林世和　孟昭义

　　　　　侯熙德　洪祖培　秦　震　袁锦楣　徐文桢　翁建英

　　　　　郭玉璞　涂来慧　黄远桂　董为伟　董佑忠　粟秀初

　　　　　程　焱　谢光洁　雷征霖　薛启蒉　魏岗之　慕容慎行

特约编委：陈学诗　谭铭勋　匡培根　朱镛连　赵雅度

编辑部主任：陈秀华

编　　　辑：陈秀华　李文慧　包雅琳

编 辑 干 事：吕金梅

注：在京委员为常务委员。

七、《中华神经科杂志》第二届编委会名单

名誉总编辑：郭玉璞

总 编 辑：陈清棠（2001—2003年）　秦　震（2003—2005年）

副总编辑：秦　震　朱　克　陆雪芬　陈秀华

编辑委员：丁新生　丁德云　马朝桂　王　柠　王国相　王维治

　　　　　王鲁宁　王得新　王镇涛　王德生　方树友　尹世杰

　　　　　孔繁元　丛志强　吕传真　朱　克　伍期专　刘国荣

　　　　　许贤豪　李作汉　李绍英　李春岩　肖　波　吴　逊

八、《中华神经科杂志》第三届编委会名单

		秦　震	莫雪安	贾建平	晏　勇	黄一宁	黄远桂
		黄家星	崔丽英	蒋雨平	韩恩吉	程　焱	谢　鹏
		蒲传强	楚　兰	廖小平	廖卫平	樊东升	
特约编委：	丁德云	马朝桂	王纪佐	王荫华	王新德	王镇涛
	尹世杰	刘秀琴	刘焯霖	李绍英	李舜伟	吴　逊
	沈定国	陆雪芬	林世和	孟昭义	赵雅度	饶明俐
	姚　晨	袁光固	钱采韵	郭玉璞	梁秀龄	董为伟
	董佑忠	蒋景文	雷征霖	薛启蒉	魏岗之	慕容慎行

编辑部主任：包雅琳

编　　辑：包雅琳　陈秀华　李　鹏　郑　晴　高蓓蕾

编辑干事：吕金梅

注：在京委员为常务委员。

九、《中华神经科杂志》第四届编委会名单

名誉总编辑：吕传真

顾　　问：	郭玉璞	李舜伟	梁秀龄	刘焯霖	刘秀琴	陆雪芬
	慕容慎行		钱采韵	秦　震	沈定国	王荫华

总　编　辑：崔丽英

副总编辑：包雅琳　贾建平　陈生弟　蒲传强　胡学强　张苏明

编辑委员：	丁美萍	丁新生	万新华	马　欣	王　伟	王　柠
	王小同	王玉平	王丽娟	王国相	王学峰	王振福
	王得新	王维治	王德生	王薇薇	方树友	孔繁元
	包雅琳	任惠民	刘　鸣	刘国荣	刘春风	刘振国
	许予明	许贤豪	孙长凯	孙圣刚	李承晏	李春岩
	杨期东	肖　波	吴　江	吴卫平	吴世政	吴立文
	吴志英	何志义	汪　凯	迟兆富	张　成	张　通
	张　晨	张苏明	张振馨	张朝东	张德辉	陈　彪
	陈　琳	陈生弟	陈贵海	陈晓春	陈海波	邵福源
	罗本燕	周　东	郎森阳	赵　钢	赵永波	赵忠新

胡学强　洪　震　贺茂林　袁　云　莫雪安　贾志荣

贾建平　晏　勇　高　晶　郭　力　唐北沙　黄一宁

戚晓昆　崔丽英　蒋雨平　韩恩吉　程　焱　曾进胜

谢　鹏　蒲传强　楚　兰　廖小平　廖卫平　樊东升

Marc Fisher　Vladimir Hachinski　Charles Piction Warlow

Richard AC. Hughes

通信编委：于　欣　马　林　王　晔　王文志　王海军　毛　颖

石　进　卢祖能　卢德宏　乐卫东　冯　逢　吕佩源

朱雨岚　孙伯民　李　新　杨　欢　肖江喜　邹丽萍

初曙光　张　俊　张宝荣　陈　旭　周盛年　赵一鸣

赵继宗　倪朝民　徐安定　焉传祝　章成国　雷　霆

褚晓凡　管阳太

编辑部主任：包雅琳

编　　　辑：包雅琳　李　鹏　郑　晴　高蓓蕾　许　倩

编 辑 干 事：吕金梅

注：在京委员为常务委员。

十、《中华神经科杂志》第五届编委会名单

名誉总编辑：吕传真

顾　　　问：郭玉璞　蒋雨平　李春岩　李舜伟　梁秀龄　秦　震

沈定国　许贤豪　杨期东　张振馨

总　编　辑：崔丽英

副 总 编 辑：包雅琳　陈海波　陈生弟　陈晓春　洪震　胡学强

贾建平　蒲传强　张苏明

编 辑 委 员：丁美萍　丁新生　于生元　万　琪　万新华　马　欣

王　伟　王　柠　王小同　王文志　王玉平　王丽娟

王佳伟　王学峰　王维治　王薇薇　卢祖能　卢德宏

乐卫东　包雅琳　吕佩源　朱遂强　朱榆红　任惠民

刘　鸣　刘国荣　刘春风　刘振国　刘新峰　许予明

孙长凯　孙圣刚　杜怡峰　李　新　李柱一　李焰生
杨　欢　肖　波　吴　江　吴卫平　吴世政　吴志英
吴晓牧　何志义　汪　昕　汪　凯　迟兆富　张　成
张　通　张志珺　张苏明　张宝荣　张晓君　张朝东
陈　旭　陈　彪　陈　琳　陈生弟　陈贵海　陈晓春
陈海波　罗本燕　周　东　周华东　郎森阳　赵　钢
赵永波　赵忠新　胡　静　胡学强　洪　震　贺茂林
袁　云　莫雪安　贾志荣　贾建平　高　晶　郭　力
唐北沙　焉传祝　黄一宁　黄旭升　戚晓昆　崔丽英
宿英英　张德辉　彭　斌　彭丹涛　董　强　程　焱
曾进胜　谢　鹏　蒲传强　楚　兰　管阳太　廖小平
廖卫平　樊东升　潘旭东　Marc Fisher　Vladimir Hachinski
Ziad S. Nasreddine　Anthony Traboulsee　Chong-Tin Tan
Ingmar Blumcke　Charles Piction Warlow　Richard AC. Hughes

通信编委：丁素菊　马　林　王　晔　王剑锋　王海军　毛　颖
石　进　冯　逢　朱雨岚　刘学伍　许　虹　孙伯民
李存江　李晓光　李海峰　李继梅　肖　勤　肖江喜
邹丽萍　汪　寅　初曙光　张　俊　陆正齐　陈　炜
陈东晖　邵　明　郁金泰　周盛年　郑　健　赵一鸣
赵传胜　顾卫红　倪朝民　徐安定　徐评议　郭起浩
黄流清　章成国　蒋子栋　雷　霆　褚晓凡　谭　兰

编辑部主任：包雅琳（2013年3月至2014年4月）
汪谋岳（2014年4月至2017年12月）

编　　辑：包雅琳　汪谋岳　郑　晴　高蓓蕾　许　倩

编　　务：任　琳

注：在京委员为常务委员。

十一、《中华神经科杂志》第六届编委会名单

名誉总编辑：崔丽英

贾建军　倪　俊　倪朝民　郭守刚　唐洲平　章成国

章军建　楼　敏　雷　霆

编辑部主任：汪谋岳

编　　辑：汪谋岳　郑　晴　许　倩

编　　务：任　琳

注：在京委员为常务委员。

第三节 《中华神经科杂志》历届编委会总编辑、副总编辑个人简介

　　本节主要收录了《中华神经科杂志》（包括《中华神经精神科杂志》）历届编委会总编辑、副总编辑的资料，以下展示各位专家的照片并附简单的个人介绍（包括行政职务、教师职称、医师职称，以及历任总编辑、副总编辑届数，均以任期最高级别为主）。

一、总编辑

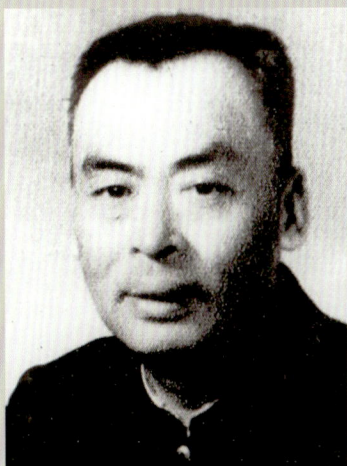

许英魁
北京协和医院神经科主任，教授，主任医师
《中华神经精神科杂志》第一、二届编委会总编辑

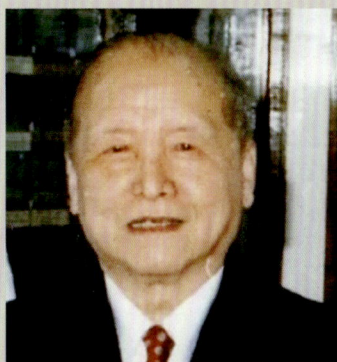

冯应琨
北京协和医院神经科主任，教授，主任医师
《中华神经精神科杂志》第一、二届编委会副总编辑
《中华神经精神科杂志》第三届编委会总编辑

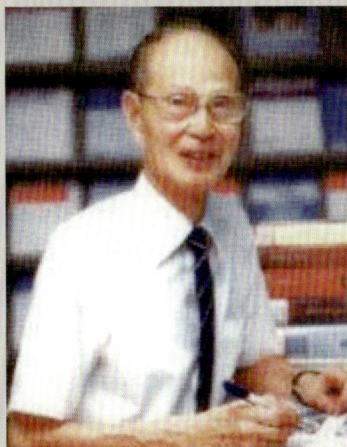

陈学诗
首都医科大学附属北京安定医院院长，教授，主任医师
《中华神经精神科杂志》第二、三届编委会副总编辑
《中华神经精神科杂志》第四、五届编委会总编辑

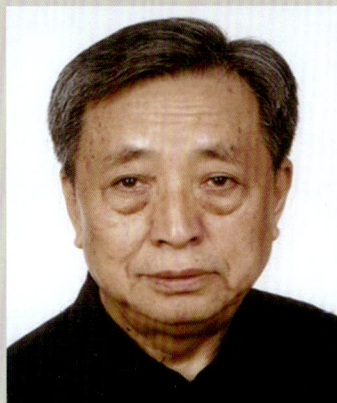

郭玉璞
北京协和医院神经科主任，教授，主任医师
《中华神经精神科杂志》第五届编委会副总编辑
《中华神经科杂志》第一届编委会总编辑

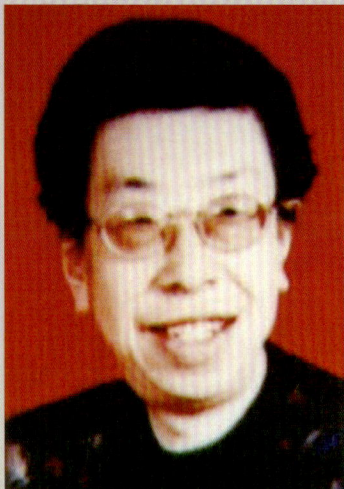

陈清棠
北京大学第一医院神经内科主任，教授，主任医师
《中华神经科杂志》第二届编委会总编辑

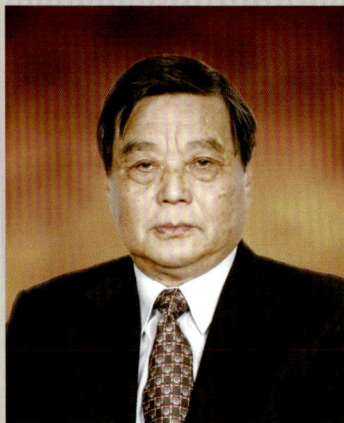

秦震
复旦大学附属华山医院神经病学研究所副所长、神经内科专家，教授，主任医师
《中华神经科杂志》第一届编委会副总编辑
《中华神经科杂志》第二届编委会总编辑

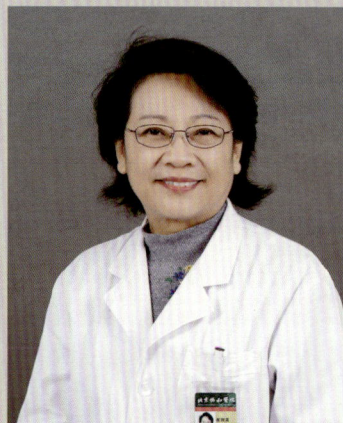

吕传真
复旦大学附属华山医院神经内科主任，教授，主任医师
《中华神经科杂志》第三届编委会总编辑

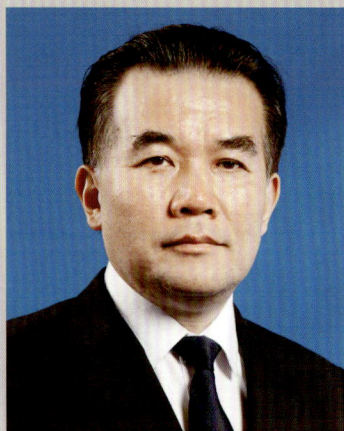

崔丽英
北京协和医院神经科主任，教授，主任医师
《中华神经科杂志》第三届编委会副总编辑
《中华神经科杂志》第四、五届编委会总编辑

蒲传强
中国人民解放军总医院神经内科主任，教授，主任医师
《中华神经科杂志》第四、五届编委会副总编辑
《中华神经科杂志》第六届编委会总编辑

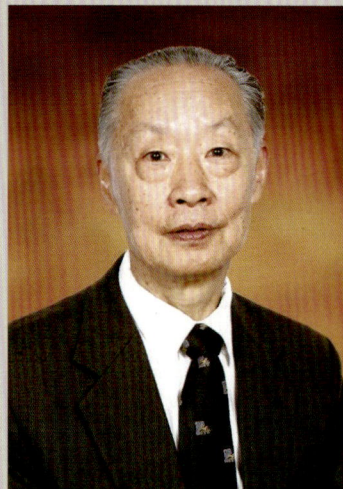

二、副总编辑

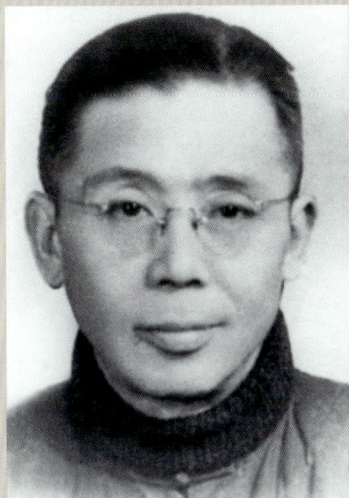

王慰曾
南京脑科医院院长、神经内科专家，教授，主任医师
《中华神经精神科杂志》第一、二届编委会副总编辑

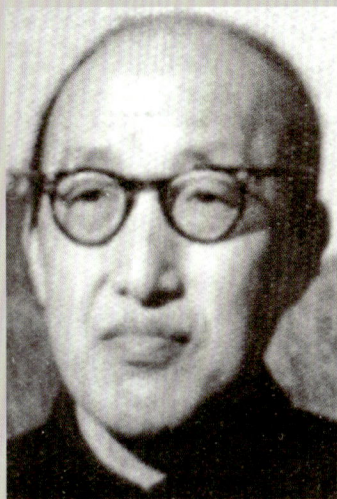

张沅昌
复旦大学附属华山医院神经内科主任，教授，主任医师
《中华神经精神科杂志》第一至三届编委会副总编辑

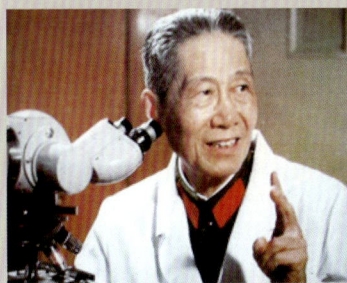

黄克维
中国人民解放军总医院副院长、神经病理室负责人，教授，主任医师
《中华神经精神科杂志》第三届编委会副总编辑

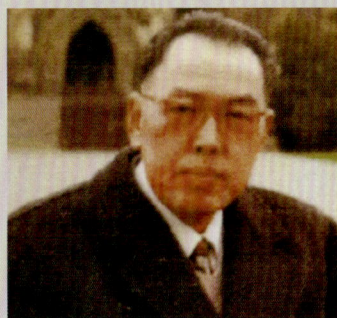

周孝达
上海交通大学医学院附属仁济医院神经内科主任，教授，主任医师
《中华神经精神科杂志》第四届编委会副总编辑

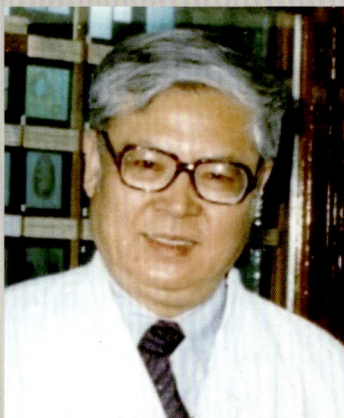

谭铭勋
北京协和医院神经科主任，教授，主任医师
《中华神经精神科杂志》第四届编委会副总编辑

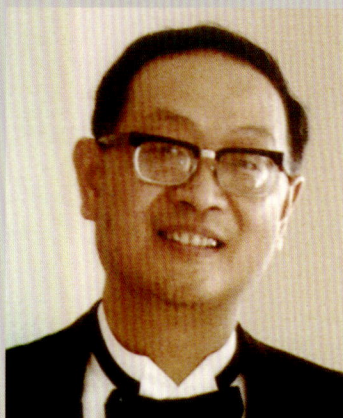

江德华
天津医科大学总医院神经内科主任，教授，主任医师
《中华神经精神科杂志》第五届编委会副总编辑
《中华神经科杂志》第一届编委会副总编辑

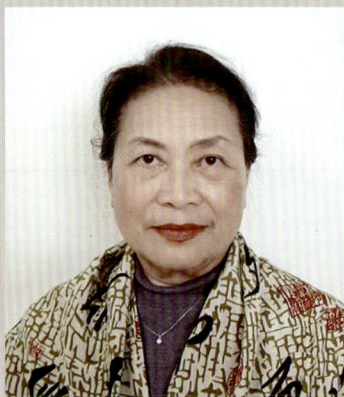

陆雪芬
广州医学院神经科学研究所所长、广州医学院附属第二医院神经内科专家，教授，主任医师
《中华神经精神科杂志》第五届编委会副总编辑
《中华神经科杂志》第一、二届编委会副总编辑

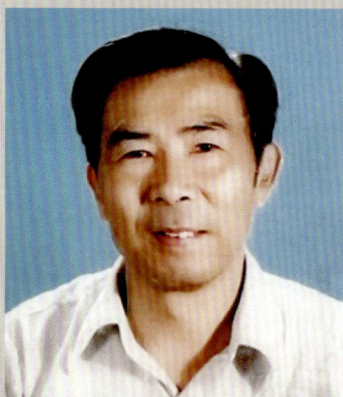

袁锦楣
北京大学第一医院神经内科专家，教授，主任医师
《中华神经科杂志》第一届编委会副总编辑

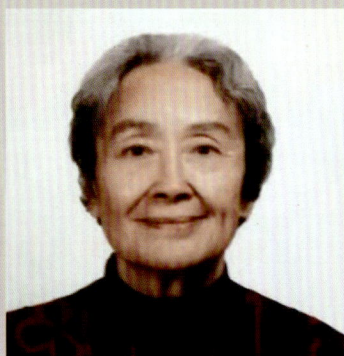

陈秀华
《中华神经精神科杂志》《中华神经科杂志》编辑部主任，编审
《中华神经科杂志》第一、二届编委会副总编辑

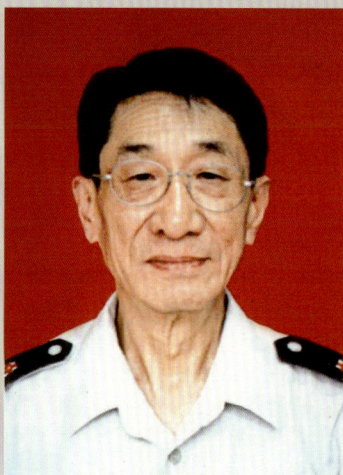

朱克
中国人民解放军总医院神经内科主任，教授，主任医师
《中华神经科杂志》第二届编委会副总编辑

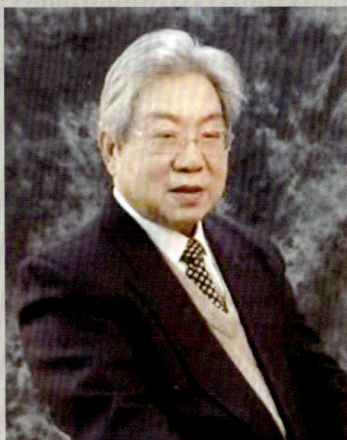

许贤豪
北京医院神经内科主任，教授，主任医师
《中华神经科杂志》第三届编委会副总编辑

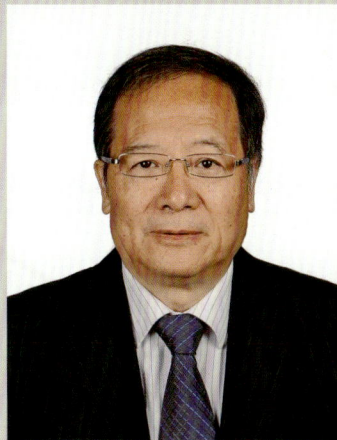

张苏明
华中科技大学同济医学院附属同济医院神经内科主任，教授，主任医师
《中华神经科杂志》第三至五届编委会副总编辑

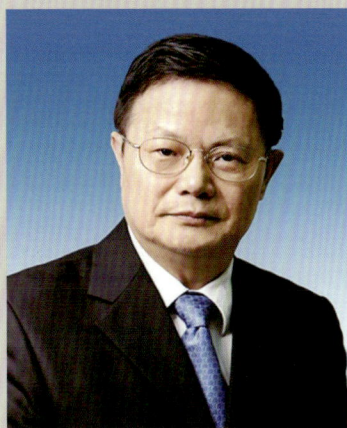

胡学强
中山大学附属第三医院神经内科主任，教授，主任医师
《中华神经科杂志》第三至五届编委会副总编辑

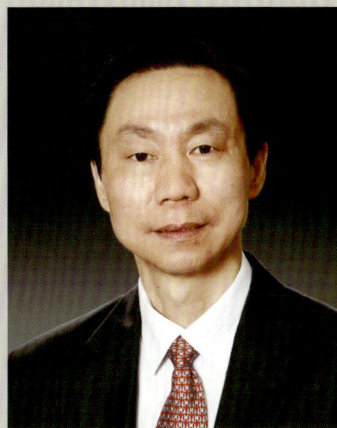

陈生弟
上海交通大学医学院附属瑞金医院神经内科主任，教授，主任医师
《中华神经科杂志》第三至五届编委会副总编辑

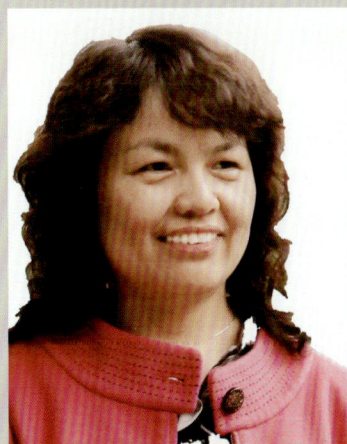

包雅琳
《中华神经科杂志》编辑部主任，编审
《中华神经科杂志》第三至五届编委会副总编辑
中华神经科杂志第二至五届编委会编辑部主任

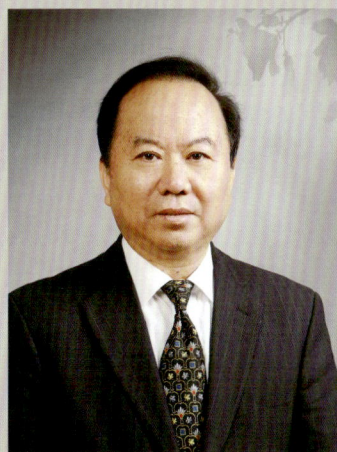

贾建平
首都医科大学宣武医院神经内科主任，教授，主任医师
中华神经科杂志第四至六届编委会副总编辑

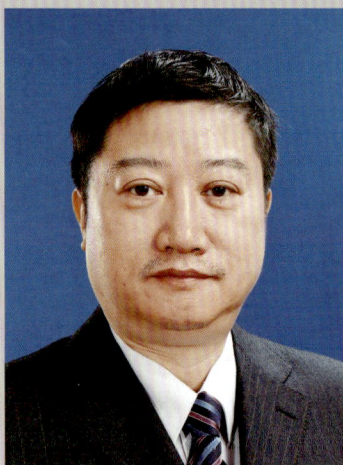

陈海波
北京医院神经内科主任，教授，
主任医师
《中华神经科杂志》第五、六届
编委会副总编辑

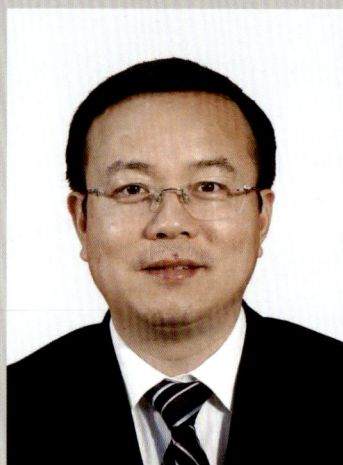

陈晓春
福建医科大学校长，教授，主
任医师
《中华神经科杂志》第五、六届
编委会副总编辑

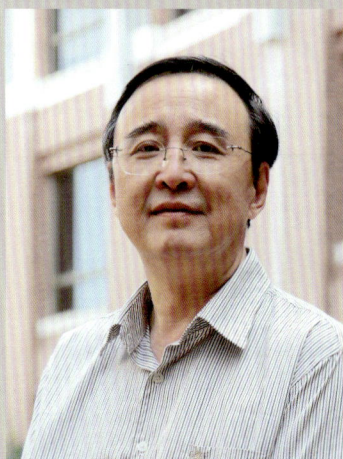

洪震
复旦大学附属华山医院神经内
科主任，教授，主任医师
《中华神经科杂志》第五届编委
会副总编辑

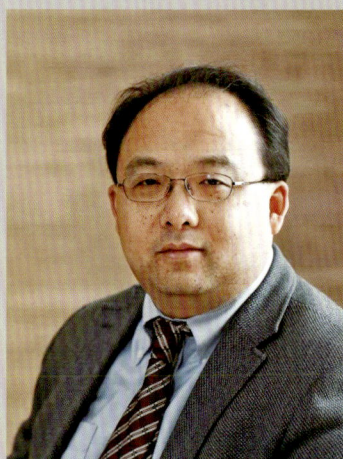

董强
复旦大学附属华山医院神经内
科主任，教授，主任医师
《中华神经科杂志》第六届编委
会副总编辑

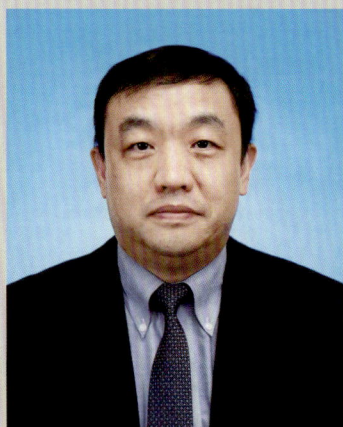

彭斌
北京协和医院神经科主任，教
授，主任医师
《中华神经科杂志》第六届编委
会副总编辑

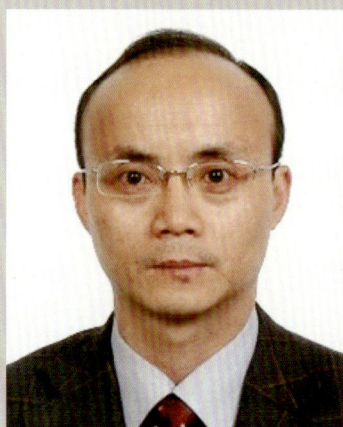

汪谋岳
《中华神经科杂志》编辑部主
任，编审
《中华神经科杂志》第六届编委
会副总编辑

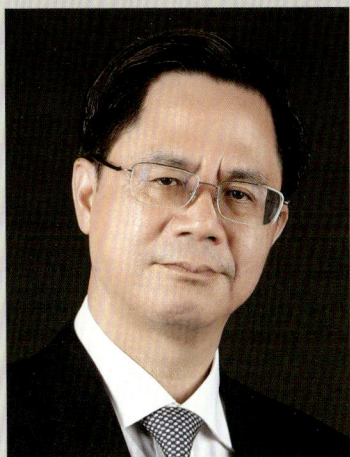

肖波
中南大学湘雅医院神经内科主任，教授，主任医师
《中华神经科杂志》第六届编委会副总编辑

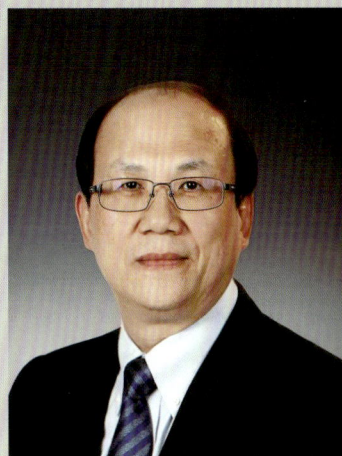

焉传祝
山东大学齐鲁医院副院长、神经内科主任，教授，主任医师
《中华神经科杂志》第六届编委会副总编辑

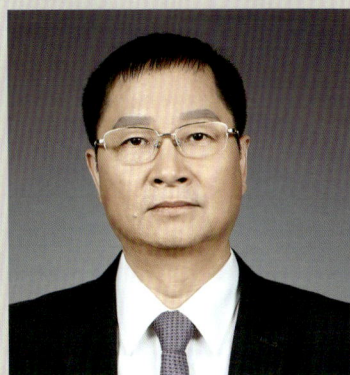

曾进胜
中山大学附属第一医院副院长、神经内科主任，教授，主任医师
《中华神经科杂志》第六届编委会副总编辑

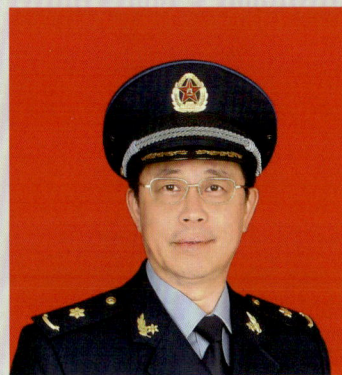

赵钢
空军军医大学西京医院神经内科主任，教授，主任医师
《中华神经科杂志》第六届编委会副总编辑